小儿癫痫外科学

[法]亚历克西斯·阿兹玛诺格罗（Alexis Arzimanoglou）
[英]J.海伦·克洛斯(J. Helen Cross)
[美]威廉·D.盖拉德（William D. Gaillard）
[德]汉斯·赫斯豪森（Hans Holthausen） 主编
[美]普拉萨纳·贾亚尔卡（Prasanna Jayakar）
[法]菲利普·卡汗（Philippe Kahane）
[美]盖里·马瑟恩（Gary Mathern）
徐成伟 田 宏 史建国 主译

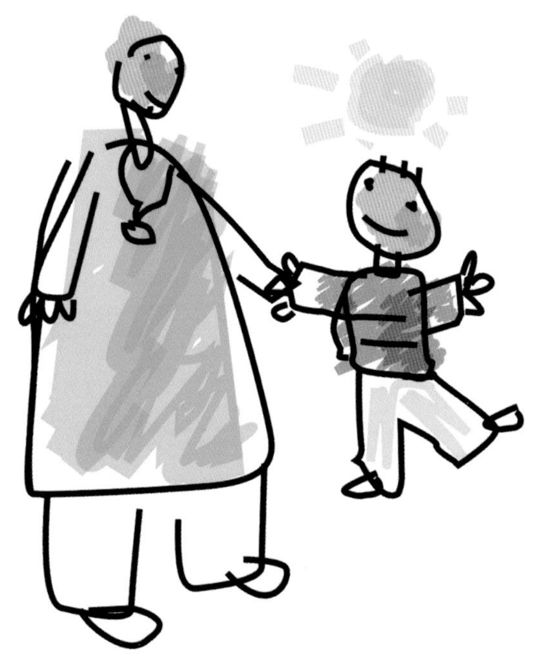

清華大學出版社
北 京

北京市版权局著作权合同登记号　图字：01-2021-7339

Pediatric Epilepsy Surgery / by Alexis Arzimanoglou, J. Helen Cross, William D. Gaillard, Hans Holthausen, Prasanna Jayakar, Philippe Kahane, Gary Mathern.

ISBN: 9782742014248

图书在版编目（CIP）数据

小儿癫痫外科学 /（法）亚历克西斯·阿兹玛诺格罗 (Alexis Arzimanoglou) 等主编；徐成伟，田宏，史建国主译．—北京：清华大学出版社，2023.4

书名原文：Pediatric Epilepsy Surgery

ISBN 978-7-302-63018-0

Ⅰ.①小…　Ⅱ.①亚…　②徐…　③田…　④史…　Ⅲ.①小儿疾病—癫痫—神经外科学　Ⅳ.① R748

中国国家版本馆 CIP 数据核字（2023）第 038950 号

责任编辑：李　君
封面设计：王晓旭
责任校对：李建庄
责任印制：杨　艳

出版发行：清华大学出版社
网　　址：http: //www.tup.com.cn，http: //www.wqbook.com
地　　址：北京清华大学学研大厦 A 座　　邮　　编：100084
社 总 机：010-83470000　　邮　　购：010-62786544
投稿与读者服务：010-62776969，c-service@tup.tsinghua.edu.cn
质量反馈：010-62772015，zhiliang@tup.tsinghua.edu.cn
印 装 者：三河市铭诚印务有限公司
经　　销：全国新华书店
开　　本：210mm × 285mm　　印　张：38.75　　字　数：863 千字
版　　次：2023 年 5 月第 1 版　　印　次：2023 年 5 月第 1 次印刷
定　　价：368.00 元

产品编号：086931-01

主译简介

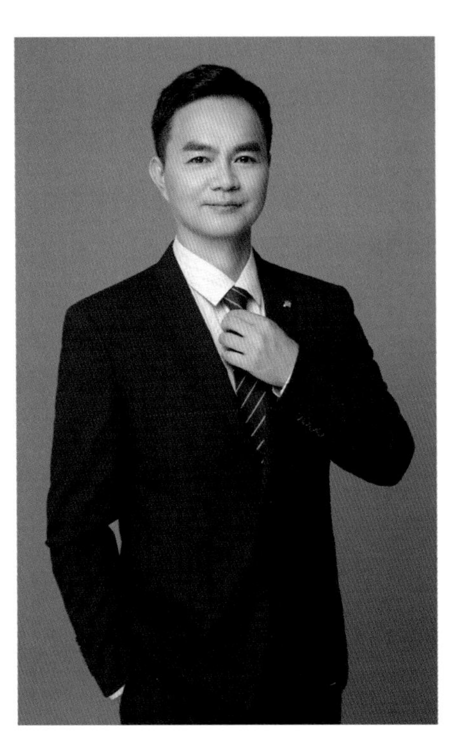

徐成伟　博士　主任医师

法国里昂大学医院功能神经外科clinical fellow
中国抗癫痫协会癫痫外科技术与术前评估协作委员
中国抗癫痫协会SEEG与脑定位学专业委员会委员
中国抗癫痫协会青年委员会委员
内蒙古抗癫痫协会常务副会长兼秘书长
内蒙古医科大学附属医院癫痫中心主任

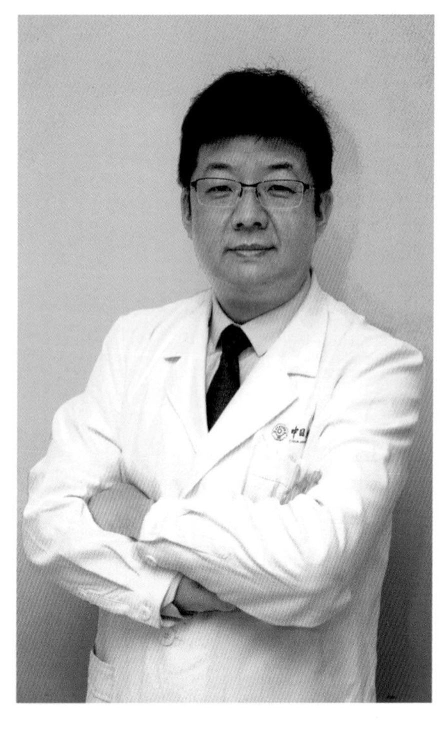

田　宏　博士　主任医师

中日友好医院神经外科功能神经外科专业组负责人

北京大学医学部及北京协和医学院副教授

美国巴罗神经学研究所（BNI）访问学者

兼职：中国医师协会神经外科分会神经电生理学组副组长、中国抗癫痫协会理事、中国抗癫痫协会立体定向脑电图与脑定位学专业委员会委员、中国抗癫痫协会神经调控专业委员会委员、中国抗癫痫协会青年委员会委员、中国研究型医院学会神经外科专业委员会委员、世界华人神经外科协会功能神经外科专业委员会委员、中国人体健康科技促进会神经调控与功能修复专业委员会常务委员、北京医学会神经外科分会功能神经外科学组委员及秘书、北京医学会第二届帕金森病与运动障碍分会委员、北京抗癫痫协会理事

擅长：难治性癫痫的术前评估及手术治疗、神经调控治疗

史建国　博士　副主任医师

山东大学附属儿童医院（济南市儿童医院）癫痫中心外科主任

美国克利夫兰癫痫中心访问学者

兼职：中国抗癫痫协会青年委员会委员，中国研究性医院脑功能及转化专业委员会委员，中国抗癫痫协会谭启富癫痫外科发展专项协作组委员，山东省抗癫痫协会理事；山东省医药教育协会癫痫与脑电图专委会副主任委员；山东省抗癫痫协会青年委员会常务委员；山东省疼痛医学会癫痫专业委员会常务委员

擅长：儿童难治性癫痫手术治疗，神经调控治疗

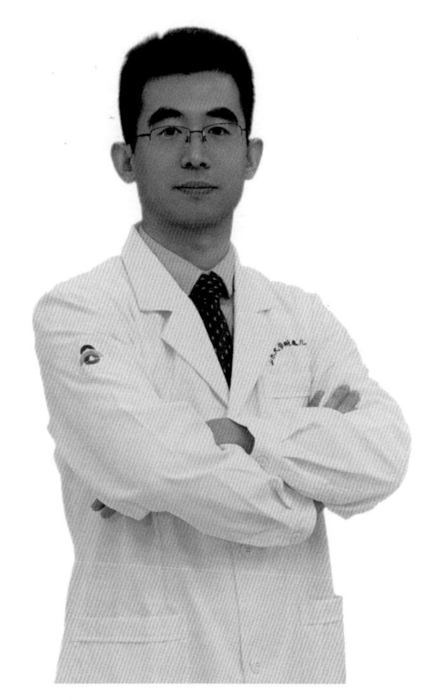

译者名单

主　审　周文静　清华大学玉泉医院

　　　　梁树立　首都医科大学附属北京儿童医院

　　　　姚　一　厦门弘爱医院

主　译　徐成伟　内蒙古医科大学附属医院

　　　　田　宏　中日友好医院

　　　　史建国　山东大学附属儿童医院

译　者（按姓氏拼音排序）

　　　　柏建军　清华大学玉泉医院

　　　　陈　彦　深圳市儿童医院

　　　　丰　倩　清华大学玉泉医院

　　　　高在芬　山东大学附属儿童医院

　　　　贺　晶　清华大学玉泉医院

　　　　林久銮　清华大学玉泉医院

　　　　刘一鸥　清华大学玉泉医院

　　　　马久红　山西省人民医院

　　　　沈志鹏　浙江大学医学院附属儿童医院

　　　　史　洁　清华大学玉泉医院

　　　　宋宪成　清华大学玉泉医院

　　　　孙朝晖　清华大学玉泉医院

　　　　王　鑫　内蒙古医科大学附属医院

　　　　王海祥　清华大学玉泉医院

　　　　王思瑜　清华大学玉泉医院

　　　　解自行　首都医科大学附属北京儿童医院

杨光路　内蒙古医科大学附属医院
杨荣华　内蒙古医科大学附属医院
姚　晨　深圳大学第一附属医院
张冰清　清华大学玉泉医院
张庆辉　清华大学玉泉医院
赵　瑞　复旦大学附属儿科医院
朱　晋　北京积水潭医院
朱凤军　深圳市儿童医院
朱宏伟　内蒙古医科大学附属医院

中译版序言一

癫痫是由多种病因引起的最常见的慢性脑部疾病之一，在任何年龄、地区和种族的人群中都有发病，但儿童和青少年的发病率较高，许多成人癫痫亦是由儿童癫痫迁延发展而来的。癫痫给个人、家庭和社会带来严重的负面影响，它不仅仅是医疗问题，也是重要的公共卫生和社会问题。WHO已将癫痫列为重点防治的神经、精神疾病之一。

2016年，国家发布了《“健康中国2030”规划纲要》，其宗旨为推进健康中国建设，提高人民健康水平，为实现“两个一百年”奋斗目标和中华民族伟大复兴的中国梦提供坚实健康基础。对本学科而言，关注癫痫儿童，就是关注祖国的未来。

近些年，随着癫痫诊断定位技术的进步，神经电生理监测和神经影像学的发展，以及手术技术和麻醉的改善，小儿癫痫外科适应证有所扩大，手术的安全性与良好效果已经被许多研究证实。我国癫痫防控事业在过去的十几年中蓬勃发展，无论是在临床还是基础研究上都取得了显著进步，从事癫痫诊断与治疗的专业医务人员队伍不断壮大，但在某些方面与国际先进水平相比仍存在一定的差距。临床上仍有许多适合手术的患儿因为各种原因得不到及时的术前评估而延误了手术时机，或者没有得到合适的手术治疗而饱受癫痫发作的痛苦与认知发育方面的损害。

儿童癫痫具有许多不同于成人的明显特点，诸如：①儿童发育变化快，大脑可塑性强；②病因复杂，症状学不典型，影像学随年龄而变化，手术等治疗方式多样；③认知记忆、行为情绪、生活质量等方面的评估显得更重要等。目前认为，只要确定是药物难治性癫痫，就应进行术前评估，如果具备手术指征，就应选择合适的手术方式积极手术，不应受年龄的限制。

《小儿癫痫外科学》由欧美知名小儿癫痫学专家主编，全面而系统地阐述了小儿癫痫外科的相关内容。其开篇就建议难治性癫痫患儿尽早转诊，经由综合癫痫中心多学科专家“组团”进行小儿癫痫外科术前评估，告诉我们应该做什么，客观地分析各项评估项目优缺点，提倡如果条件允许尽早手术；接着分门别类地介绍癫痫症状学、病因学及其相关各种癫痫外科手术技术，详细地告诉我们具体如何做；最后谈及术后随访，既重视癫痫发作预后，又关注患儿的神经心理、精神认知和生活质量等方面的改善。在国内一批青年癫痫专业医生的努力下，这本书的中文译本终于和大家见面了。

我对此书的问世和译者付出的辛勤劳动表示衷心的祝贺与感谢，相信对于已经开展和计划开展小儿癫痫外科的医疗机构和专业人员来说，此书定会成为他们的良师益友！

李世绰

中国抗癫痫协会创会会长

2023年2月

中译版序言二

癫痫是最常见的儿童神经系统疾病，其中20%～30%为药物难治性癫痫，需要小儿神经外科干预。因儿童癫痫的复杂性和特殊性，需要从事小儿癫痫外科的神经外科医生掌握更多的技能，更需要多学科团队协作进行科学严谨的术前评估，涉及小儿神经外科、小儿神经内科、神经影像科、神经电生理、精神心理、神经康复、神经护理等。由中国抗癫痫协会组织评审的“综合癫痫中心”正好满足这样的要求。

实施小儿癫痫外科手术，要在严格把握适应证、禁忌证的基础上，结合患儿脑可塑性、脑发育的特点，根据不同的病因合理选择手术方式。既不能冒进，以免为良性癫痫患儿手术；也不能保守，以防错过良好的手术时机，给患儿的认知、心理、发育造成不可逆的损害。应当实时掌握国内外先进的神经影像、神经电生理等技术，与时俱进，创新性地给过去不能手术的患儿做手术，拓宽手术适应证，同时给过去只能做大手术的患儿进行微创手术，甚至不用手术而治愈癫痫。比如，大脑半球病变所致癫痫，从不能手术到解剖性大脑半球切除术，再到功能性大脑半球切除术，现在发展为大脑半球离断术，大量药物难治性癫痫患儿因此受益就是很好的例证。另外，癫痫发作是一个异常的神经电生理过程。近些年，癫痫的神经调控治疗如火如荼、方兴未艾。只有完美的医工合作才能结出硕果，整合大学优质资源，互利互惠。同时还要关注脑科学进展，诸如脑网络、脑机接口、光遗传学、人工智能等，脚踏实地做好基础与临床研究，这样才能惠及更多患儿。 遗传因素在儿童癫痫中占据重要地位，基因异常是儿童癫痫最常见的病因之一，基因性小儿癫痫外科是下一步的热点，癫痫基因外科更值得关注。

癫痫患儿术后随访也很重要，不仅要重视术后发作改善情况，还应追踪患儿的社会心理、精神行为。良好的生活质量符合“生物—心理—社会”新医学模式，也是我们追求的最终治疗目标。

听闻我的学生主译的《小儿癫痫外科学》即将付梓，深感欣慰！译者汇集全国多家综合癫痫中心的优秀青年癫痫专科医生，相信此书对于广大癫痫诊疗工作者定会有所帮助。践行清华校风“行胜于言”，牢记清华校训“自强不息、厚德载物”，做一名优秀的小儿神经外科医生！

张玉琪

清华大学玉泉医院院长

***Brain Science Advances*主编**

中国医师协会神经外科医师分会常务委员

中国医师协会神经外科医师分会小儿神经外科专业委员会主任委员

北京市王忠诚医学基金会理事长

2023年2月

前　言

2019年5月，我在法国里昂开会，当我第一眼看到这本书时，就被封面的漫画吸引住了，可以说是一见钟情。漫画里，一位儿童头顶太阳，兴高采烈。和他牵手的可能是他的家长，也说不定是他的主治医师。寥寥几笔就描绘出一幅幸福美好的画面。这正是我们癫痫专科医生一直追求的目标！

从全世界来看，大量癫痫患儿因得不到正规的诊疗，迁延至成年，严重影响个人及其家庭。少年强，则国强；少年健康，则国健康，所以癫痫治疗得从娃娃抓起，早诊断、早治疗，尤其是要注重外科治疗。这也是本书始终传递给我们的理念。

在突发公共卫生事件的影响下，虽然洽谈、翻译、出版工作进展缓慢，但同时也给了我们一个对译文精雕细琢的机会。本书全面而翔实地阐述了当代科学前沿的小儿癫痫外科的治疗理念。构建“人类命运共同体”，实现中华民族伟大复兴，更要具有国际视野。他山之石，可以攻玉。国外同行走过的弯路，我们少走，甚至不走。因此，我们团队尽全力翻译本书，期待能够给所有从事和计划从事小儿癫痫外科的同道们，提供一个交流的平台和值得借鉴的著作。当然，由于翻译水平有限，中西方文化差异，不足之处在所难免，敬请各位同道不吝赐教、批评与匡正！

值此本书出版之际，感谢培养我的清华大学玉泉医院癫痫中心，感谢三位主审老师周文静教授、梁树立教授、姚一教授，感谢我的主译伙伴田宏教授和史建国教授，感谢所有参与翻译的各大癫痫中心的青年才俊们！感谢清华大学出版社的大力支持！

最后要感谢我的爱人朱宏伟女士，感谢她译路上给予的理解、鼓励和陪伴！

徐成伟

2023年1月

原书前言

小儿癫痫外科：手术时机是关键

J. Helen Cross, Alexis Arzimanoglou, Philippe Kahane, Hans Holthausen, Gary Mathern, William D. Gaillard, Prasanna Jayakar

目前，手术已经成为“精挑细选”的局灶性癫痫患儿的标准治疗方法。手术是有效的，不仅适用年龄范围广，而且适用于一系列的临床表现与病变。然而，对于儿童，在许多方面都特别具有挑战性，术前评估及手术策略均需要特殊的考虑。另外，早期术前评估与手术对发作控制造成的影响意味着儿童，尤其是婴儿应该在病程早期进行转诊及评估。因此，细心的医生应该常常考虑一个孩子是否适合切除性手术或者至少需要术前评估。

儿童癫痫外科并不是新兴学科。1928年Dandy首次提出大脑半球离断术治疗恶性胶质瘤（Dandy, 1928），之后，1938年McKenzie首次运用此术式治疗癫痫发作（McKenzie, 1938）。然而后来，虽然半球切除术对于小儿外科而言是一个非常特殊的选择，但是行颞叶切除术的成年患者常常在儿童时期起病。随着成年手术患者中社会心理疾病的发病率增高，就出现了如下假设：如果在癫痫病程早期进行手术的话，这种情况很可能会避免（Falconer, 1972），而且随着功能与结构神经影像的发展，局灶或半球病变可以被及时发现，使得早期手术成为可能（Cross et al., 1993）。这些问题已经在第6届克利夫兰伯特利国际癫痫论坛中深入讨论过，这届会议主题就是小儿癫痫外科（Bielefeld, 1995）。随后，相关书籍在1997年出版（Tuxhorn et al., 1997）。随着时间的推移，人们积累了大量的小儿癫痫外科经验，也逐渐认识到儿童与成人之间的区别，以及专业评估与建设中心的必要性。国际抗癫痫联盟专业委员会与之后的小儿癫痫外科特别工作组经过一段时间研究后确定了转诊与评估标准。2003年举办了研讨会，并最终于2006年发表了关于小儿癫痫外科转诊与评价标准的首版共识声明（Cross et al., 2006）。这一声明不仅仅概括了当时的研究，而且还概述了未来为新版共识提供依据所要开展的工作。随后，这一工作组继续朝着这个目标努力，发表了流行病学数据（Harvey et al., 2008），评价了在术前评估中应用的高级的诊断技术（Jayakar et al., 2014）。这本书就是这些年来癫痫外科中心之间持续合作的结晶。我们旨在书中陈述出术前评估的关键点、具体的电临床表现，共患病、儿童病理学以及要监测的一系列结果。儿童获得最佳效果的关键是早期认识到是否适合手术并及时转诊。

为什么儿童与众不同?

癫痫外科的主要目标是彻底控制发作，或者至少做到发作减少，可以明显改善生活质量。因此，评估的目的是确定需要切除的脑区，使得无发作的可能性最大，同时也要确定切除此脑区后功能障碍的风险。也就是说，既要评估获益风险比，还要考虑儿童大脑可塑性。然而，大龄儿童症状学可能高度提示局灶性发作及手术风险，而低龄儿童未发育成熟大脑意味着症状学可能不太可靠。例如，尽管婴儿有明确的局灶性病变，却可能表现为明显的全面性发作。这时就该考虑患儿何时转诊并进行术前评估。出于多种原因，答案是越快越好（Cross et al., 2006）。当然，对于有发作的孩子，无论多大年龄，MRI上都有能定位、定侧的异常脑病变的孩子优先转诊评估。另外，也应考虑有能定位的临床表现和EEG证据的孩子。根据发育迟缓的表现、行为状态的改变以及近持续状态的EEG而确诊的癫痫脑病并不少见，这类孩子应该尽快转诊。是否需要证明药物治疗失败的讨论常常随之而来。某些时候，人们可能主张需要使用能轻易切除的明显可见病变来证明耐药性。最近，针对这一情况ILAE提出了药物难治性癫痫的定义可以用在这里：按疗程服用正确选择的且能耐受的两种药物，无论是单药还是联合用药，都未能达到持续无发作（Kwan et al., 2010）。因为没有明确的用药时限，所以这个概念即使对于那些在非常短的时间里就服用多种药物的婴儿也是有意义的。

某些综合征与病因学

许多癫痫分类中的电临床综合征是有年龄相关性的，而且病因多种多样（Berg et al., 2010）。一些明确表现为年龄依赖性，并可能以局灶性病变的结果出现。经典的病例就是婴儿痉挛，伴或不伴满足West 综合征全部三种临床表现（伴有神经发育停滞，EEG表现为高度失律）。在早期确诊的大田原综合征似乎是年龄依赖性，表现为一种电临床综合征。一些儿童从一种综合征转变为另一种综合征，如早期的婴儿癫痫脑病转变为West综合征，再转变为LGS综合征（Ohtahara & Yamatogi, 2003）。随着影像新技术的出现，从最初的正电子发射计算机体层成像（FDG-PET）到后来的MRI，一些表现为West综合征的儿童似乎有了能定侧的病理改变。UCLA报道，20世纪90年代早期，他们应用多脑叶切除术治疗婴儿痉挛，那些孩子们在癫痫发作控制和长期的神经发育两方面都取得了明显的改善（Chugani et al., 1993）。一段时间之后，随着经验的积累，我们清楚地认识到临床症状学和（或）EEG可能包含明显的偏侧性，此时常常需要考虑进一步评估结构和功能影像。

还有一些特殊的病症需要早期关注，而一些限于儿童，或与神经行为方面有关的临床表现需要特殊考虑。Rasmussens脑炎主要出现在儿童期，推测它是一种获得性的、累及一侧半球的自身免疫性疾病。虽然药物治疗可在短期内缓解发作，但最终可能需要手术，需要针对最佳手术时机进行仔细评估（Varadkar et al., 2014）。与潜在的下丘脑错构瘤有关的发笑样癫痫可能难于识别，但需要再次早期评估与回顾来确定最佳消融、离断或者切除术来治疗错构瘤，以防多种发作类型或不良神经行为方面造成长期不良后果（Berkovic et al., 1988）。发育性脑肿瘤可能会有一系列的临床表现，常伴有异常的行为与认知，要确保在频繁发作间期进行早期评估与干预。

癫痫对于早期脑发育的影响

长期反复发作对于大脑发育似乎有明显的影响。许多早发癫痫神经发育结果的预后很差，虽然癫痫对于已有病变是否存在一定影响的争论不绝于耳，但人们认为活动性癫痫与发作还是有额外影响的。如癫痫性脑病，活动性癫痫不仅单独影响已有的脑病变，而且还影响行为与认知（Berg et al., 2010）。一项关于伴发静止性病变的儿童的研究表明，长期的早发癫痫会有额外的影响（Muter et al., 1997）。另外，早发活动性癫痫患儿的长期神经发育更差（Berg et al., 2004）。如果考虑到有可能是癫痫脑病的话，那么我们就能推断出早期终止发作至少会改善神经发育。虽然还没有关于手术与不手术儿童的对比研究，但是越来越多的研究提示无论长期（Freitag et al., 2005; Skirrow et al., 2011）还是短期（Loddenkemper et al., 2007; Freitag et al., 2005）都能看到这种改善情况。

儿童局灶性癫痫的多样化表现

综上所述，婴儿与低龄儿童局灶性脑病损可能不会导致公认的、典型的局灶性癫痫。假设是关键通路发育不成熟的结果，这可见于痉挛、失张力猝倒、3Hz棘慢波的典型失神或者全面性强直阵挛发作，均无局灶性特征，却有广泛性脑电图表现。更复杂的问题是，低龄儿童MRI上髓鞘化不完全会给人以误导。皮质发育畸形依然是小儿癫痫外科中的最常见原因（Cross et al., 2006），需要特殊的参数/方案来使MRI数据可视化。随着髓鞘化的完成，我们可以看到病灶明显出现或消失（Gaillard et al., 2009）。因此，需要反复成像及评估早期图像来最终决定是否排除肉眼可见的局灶性病变（Eltze et al., 2005）。这种评估需要特殊的小儿神经放射专业知识。随着越来越多的高精尖技术应用于定位癫痫发作起始病变，在专业的小儿评估中心内，显然这些技术在评估中根据潜在病因起到个性化的作用（Jayakar et al., 2014）。

潜在的功能可塑性

早期癫痫发作可能会影响远期神经认知功能，与这一假设类似的是一直存在如下论题：如果早期损伤，即早期手术后，功能重定位的可能性。具有大病灶及早期癫痫起病的儿童似乎在早期就发生功能重定位。优势语言半球可能会由病灶大小及癫痫起病年龄决定。而大龄儿童的情况并不是这样。语言优势半球的Rasmussens脑炎研究显示，语言重定位很可能发生在五岁以内起病的患儿，发病越晚，功能重塑可能性越小（Hertz-Pannier et al., 2002; Boatman et al., 1999）。

运动功能重定位很少能被预测，即使观察到重定位了，也不可能是完全代偿的。然而，因为后期躯体感觉投射的发育，丘脑皮质投射仍然会对产后损伤做出反应，所以尽管存在大病灶，躯体感觉功能仍然会相对保留完好。

改善长期社会心理结果的可能性

儿童期活动性癫痫的远期社会心理学的不良后果是明显的（Sillanpaa, 1990; 1993; Ounsted et al., 1995; Camfield & Camfield, 2013; Geerts et al.,2011）。因此，一直存在这样一个问题：通过手术早期终止癫痫发作是否会长期改善社会、行为、认知结果？已证实生活质量（QOL）与发作控制密切相关（Jacoby & Baker, 2008）。尽管做手术的儿童有多种类型，但是术后无癫痫发作的儿童的学历、工作、经济独立性的远期结果更好。癫痫持续时间越短，结果越好（skirrow & Baldeweg, 2015）。而且，生活质量与社会心理功能的明显改善始终与癫痫无发作有关（Smith & Puka, 2015）。越来越多的证据表明，早期选择合适的手术，将会最优化远期社会心理学结果。认知结果的改善尤其可能与停药有关，这特别是在远期可以表现出来（Skirrow et al., 2011）。有证据表明：停药之后术后癫痫复发也许不可避免，而与停药时机无关。因此，如果癫痫控制预后好的话，应该考虑尽早停药（Boshuisen et al., 2012）。

本书主旨

本书概述了小儿癫痫外科评估的关键内容：第一部分着眼于术前评估的关键部分，随后的部分将详细地回顾临床症状学的作用，以及症状学如何指导临床医生确定发作起始区，并且是针对儿童要特殊考虑的方面。小儿癫痫外科中遇到的常见相关病理将详细重点地陈述，尤其是所需要的检查评估。与切除性手术不同，一小部分内容将讨论姑息性手术。然而，这本书的特别之处在于，后期考虑治疗效果时涉及的方方面面观点以及从外科角度综述的手术技术，都是针对神经科医生的。通过回顾分析，我们推断出未来可能出现的问题，为未来需要解决的问题开创先例，保证儿童早期转诊及评估。我们的责任是确保这么做，使孩子的治疗效果最好。

原书前言参考文献

Berg AT, Berkovic SF, Brodie MJ, et al. Revised termino;logy and concepts for organisation of seizures and epilepsies: Report of the ILAE Commission on Classification and Terminology, 2005—2009. Epilepsia 2010; 51: 676-685.

Berg AT, Smith SN, Frobish D, et al. Longitudinal assessment of adaptive behavior in infants and young children with newly diagnosed epilepsy: influences of etiology, syndrome, and seizure control. Pediatrics 2004; 114: 645-650.

Berkovic SF, Andermann F, Melanson D, et al. Hypothalamic hamartomas and ictal laughter: evolution of a characteristic epileptic syndrome and diagnostic value of magnetic resonance imaging. Ann Neurol 1988; 23: 429-439.

Boatman D, Freeman J, Vining E et al. Language recovery after left hemispherectomy in children with late onset seizures. Ann Neurol 1999; 46: 579-586.

Boshuisen K, Arzimanoglou A, Cross JH, et al. Timing of antiepileptic drug withdrawal and long-term seizure outcome after paediatric epilepsy surgery （TimeToStop）: a retrospective observational study. Lancet Neurol 2012; 11: 784-791.

Camfield CS, Camfield PR. The adult seizure and social outcomes of children with partial complex seizures. Brain 2013; 136: 593-600.

Chugani HT, Shewmon DA, Shields WD, et al. Surgery for intractable infantile spasms: neuroimaging perspectives. Epilepsia 1993; 34: 764-771.

Cross JH, Jackson GD, Neville BGR, et al. Early detection of abnormalities in partial epilepsy using magnetic resonance. Arch Dis Child 1993; 69:104-109.

Cross JH, Jayakar P, Nordli D, et al. Proposed criteria for referral and evaluation of children with epilepsy for surgery. Epilepsia 2006; 47: 952-959.

Dandy WL. Removal of the right cerebral hemisphere for certain tunours with hemiplegia. JAMA 1928; 90: 823-825.

Eltze C, Chong WK, Harding B, et al. Focal cortical dysplasia in infants; some MRI lesions almost disappear with maturation of myelination. Epilepsia 2005; 46: 1988-2022.

Falconer MA. Place of surgery for temporal lobe epilepsy during childhood. Br Med J 1972; 2: 631-634.

Freitag H, Tuxhorn I. Cognitive funciton in preschool children after epilepsy surgery:rationale for early intervention. Epilepsia 2005; 46: 561-567.

Gaillard WD, Chiron C, Cross JH, et al. Guidelines for imaging infants and children with recent-onset epilepsy. Epilepsia 2009; 50: 2147-2153.

Geerts AT, Brouwer OF, van Donselaar CA, et al. Health perception and socioeconomic status following childhood-onset epilepsy: the Dutch study of epilepsy in childhood. Epilepsia 2011; 52: 2192-2202.

Harvey AS, Cross JH, Shinnar S, et al. Seizure syndromes, eitiologies and procedures in paediatric epilepsy: A 2004 International Survey. Epilepsia 2008; 49: 146-155.

Hertz-Pannier L, Chiron C, Jambaque I, et al. Late plasticity for language in a child's non-dominant hemisphere: a pre and post surgery fMRI study. Brain 2002; 125: 361-372.

Jacoby A, Baker GA. Quality-of-life trajectories in epilepsy: a review of the literature. Epilepsy Behav 2008; 12: 557-571.

Jayakar P, Gaillard WD, Tripathi M, et al, on behalf of the Task Force for Paediatric Epilepsy Surgery of the ILAE. Diagnostic test utilization in evaluation for resective epilepsy surgery in children; recommendations on behalf of the Task Force for Paediatric Epilepsy Surgery (of the Commission for Paediatrics) and the Diagnostic Commission of the ILAE. Epilepsia 2014; 55: 507-518.

Kwan P, Arzimanoglou A, Berg AT, et al. Definition of drug resistant epilepsy: Consensus proposal by the ad hoc Task Force of the ILAE Commission on Therpeutic Strategies. Epilepsia 2010; 51: 1069-1077.

Loddenkemper T, Holland KD, Stanford L, et al. Developmental outcome after epilepsy surgery in infancy. Pediatrics 2007; 119: 930-935.

McKenzie KG. The present status of a patient who had the right hemisphere removed. JAMA 1938; 111: 243-267.

Muter V, Taylor S, Vargha-Khadem F. A longitudinal study of early intellectual development in hemiplegic children. Neuropsychologia 1997; 35: 289-298.

Ohtahara S, Yamatogi Y. Epileptic encephalopathies in early infancy with suppression-burst. J Clin Neurophysiol 2003; 20: 398-407.

Ounsted C, Lindsay J, Richards P. Temporal Lobe Epilepsy 1948-1986: A Biographical Study. 1-129. Oxford, MacKeith Press, 1995.

Sillanpaa M. Children with epilepsy as adults: outcome after 30 years of followup. Acta Paediatr Scand Suppl 1990; 368: 1-78.

Sillanpaa M. Medico-social prognosis of children with epilepsy. Epidemiological study and analysis of 245 patients. Acta Paediatr Scand Suppl 1973; 237: 3-104.

Skirrow C, Baldeweg T. Educational and employment outcomes following epilepsy surgery in childhood. In: Malmgren K, Baxendale SA, Cross JH (eds). Long Term Outcomes of Epilepsy Surgery in Adults and Children. New York: Springer, 2015, pp. 151-164.

Skirrow C, Cross JH, Cormack F, et al. Long-term outcome after temporal lobe surgery in childhood; Intellectual gains are correlated with brain volume changes. Neurology 2011; 76: 1330-1337.

Smith ML, Puka K. Quality of life and psychosocial outcomes in children following epilepsy surgery. In: Malmgren K, Baxendale SA, Cross JH (eds). Long Term Outcomes of Epilepsy Surgery in Adults and Children. New York: Springer, 2015, pp. 193-208.

Staudt M. Reorganisation after pre-and perinatal brain lesions. J Anat 2010; 217: 469-474.

Tuxhorn I, Holthausen H, Boenigk H. Pediatric Epilepsy Syndromes and Their Surgical Management. London: John Libbey, 1997.

Varadkar SM, Bien CG, kruse CA, et al. Rasmussens encephalitis: current concepts & therapeutic advances. Lancet Neurol 2014; 13: 195-205.

目 录

第一部分 儿童术前评估

第二部分 儿童癫痫症状学

第三部分 癫痫病因学及癫痫外科

第四部分　癫痫外科技术

第五部分　姑息性癫痫外科手术

第六部分　术后随访

第七部分 展 望

PART 01

第一部分

儿童术前评估

第1章

癫痫发作症状学的作用与局限性

J. Helen Cross，著
王海祥，译

要 点

- 癫痫发作的症状学特点是定位发病的责任脑区的关键因素。
- 这些特点的可靠性取决于年龄因素。
- 在低龄儿童中，症状学特点更具有隐蔽性。
- 当存在明确的特点时，症状学可能是有用的。然而，对于低龄儿童，症状学的作用在很大程度上又需要质疑。

术前评估的关键是确定发作的起源，并能确定是唯一的、能被切除的发作起源灶。局灶性发作的定义随着时间的推移而发生了演变，但最近的定义试图涵盖所有讨论过的方面。局灶性发作被定义为："起源局限在一侧半球内网络的发作。这些网络可能是局灶性的，也可能分布更广泛，还可能包括皮质下结构。对于每一种发作类型，每次发作都是一致的，具有优先的扩散通路，可以累及对侧半球。然而，在有些病例中可能有不止一个网络或不止一种发作类型，但每一种独立发作类型的发病部位是一致的"（Berg et al., 2010）。

局灶性发作的描述是基于症状的（发作事件的临床表现），而症状的产生又依赖于脑起源部位和扩散形式。因此，发作的临床特点就为可能的起源、定侧和定位及所涉及的网络提供有用的信息。通过识别不同的临床发作模式，发作的起始部位可以被归为某个特殊的脑叶（如枕叶）或局灶性脑区（如颞叶内侧结构、辅助运动区）。特别是在大龄儿童和成人中，癫痫发作的特点为定位发作的起源提供了线索。所以，症状学非常重要。然而在低龄儿童中，即使症状学有帮助，也同样可能具有误导性。一些研究已经证实发作的临床表现随着发育年龄而发生演变（见本书第二部分）。虽然大部分髓鞘化到2岁时已完成，但之后临床发作表现继续发生演变（可能反映了大脑发育遵循由后向前的模式），6岁前不大可能出现成人症状学模式。因此，当评估临床的局灶性事件时，应持有高度怀疑的态度。

儿童癫痫症状学能够决定什么

大龄儿童和青少年的局灶性发作表现出与成人相似的症状学特点。症状学能够为定位发作起源的脑叶及某个脑叶（如额叶）的特殊脑区提供有价值的信息（表1-1）。发作症状学同样可以提示发作起始的侧别（表1-2）。

表 1-1　不同脑区癫痫发作症状学特点

额叶癫痫发作	突发突止、时间短、夜间多发、成簇出现、无意识或短暂发作后意识模糊状态
盖部	大量流涎，口面部失用和可能的局灶性面部阵挛
眶额区	自主神经改变和过度运动发作
中央区	经典的对侧面部和肢体阵挛性抽搐
辅助运动区	言语终止和“击剑样”姿势伴有非对称性运动和对侧头眼偏斜
背外侧	头眼向对侧强直性上视和对侧面部、上肢阵挛
扣带回	惊吓、恐惧表情，不完全意识丧失
颞叶癫痫发作	先兆发作、持续时间长、发作后意识模糊
内侧	腹部先兆或恐惧、口消化道及肢体自动症
外侧新皮层	听觉、前庭觉和复杂视觉先兆，没有口消化道自动症的情况下早期出现对侧肌张力障碍性姿势，意识丧失早，持续时间较短
颞后底面	行为终止，随后出现运动症状（主要为头向对侧偏斜和对侧肢体强直）
顶叶癫痫发作	躯体感觉先兆或在放电向前扩散前保持相对安静
枕叶癫痫发作	初级视幻觉、黑矇、快速眨眼、眼球运动感

表 1-2　侧向性症状学特点

对侧症状	一侧肌张力障碍姿势 一侧强直性头偏转 一侧性阵挛 继发性全身发作时眼球偏斜 发作中偏瘫 发作后瘫痪或视野缺损
同侧症状	一侧肢体自动症 早期非强迫性头偏斜 单侧性眨眼
优势半球	发作后构音障碍 / 失语
非优势半球	发作中言语 发作中呕吐

额叶发作的特点是通常时间短（＜30 s），成簇发作，睡眠期发作。额叶发作起止突然，发作后很快恢复。起始于中央区和原始运动皮质的发作常常表现为身体一侧的阵挛；辅助运动区发作特点

是突然出现非对称性上肢“击剑样”姿势；过度运动发作和发作期幻觉在眶额回发作中有所报道，恐惧和发笑见于扣带回发作。相反，典型颞叶内侧癫痫表现为恐惧或上腹部感觉（腹气上升感）先兆，随之出现一定程度的行为终止伴或不伴有知觉障碍，或者意识模糊伴或不伴发作中或发作后失语。最常见的口咽部（如重复性吞咽、咂嘴）或肢体自动症（弹拨）也是其特点。发作时间常常比额叶发作更长，持续60 ~ 90 s，需要一段恢复时间，伴或不伴意识模糊。颞叶外侧面或颞后起始的发作具有相似的特点，但先兆不同，前者可以出现听觉或复杂视幻觉。

枕叶癫痫发作表现为初级视幻觉，常常能够被详细描述或画下来。在先兆之后可能出现眼球向对侧偏斜。发作期呕吐或干呕症状突出或不突出。发作期眼球震颤常常可以在颞顶枕交界区发作中被观察到。在80% ~ 90%的儿童枕叶或颞叶癫痫发作中均有先兆报道。顶叶癫痫发作没有特异性症状学特点。感觉先兆可以出现，但其他症状特点（如失张力）出现是因为发作快速扩散到运动皮质所致。

症状学的年龄依赖性

接下来的章节所阐述的各种发作特点在术前评估中具有关键作用，至少决定着需要进一步检查评估的目标脑区。这些信息在影像学检查没有异常时尤其重要，为接下来的有创性脑电图检查提供指导，在影像学阳性的情况下，这些信息与其他资料的一致性也同样重要。但是，年龄及大脑的成熟度会不同程度地影响症状学的意义。尤其对于低龄儿童，其症状学表现形式有限（Hamer et al., 1999）。在低于3岁的儿童中，仅4种发作类型就占所有症状的80%（痫性痉挛、强直发作、阵挛发作和运动减少发作）（Hamer et al., 1999）。即使有些局灶性发作的特点能够被发现，但常常比大龄儿童更轻微隐蔽（Wyllie et al., 1993）。先兆、肢体自动症、肌张力不全性姿势、继发性全面性发作、发作中无反应等出现的频率随着年龄的增长而增加（Nordli et al., 2001）。

低于42个月龄的低龄儿童出现运动症状的比例会更高，而大于4岁的大龄儿童表现为行为终止和自动症等成人症状的概率更大（Fogarasi et al., 2002）。在低龄组常常记录不到先兆，在局灶起始的发作中，先兆不大可能发生在小于2.5岁的儿童中（Fogarasi et al., 2007a）。在大多数低龄儿童中，知觉的保留程度难以判定。但是，在小于6岁的儿童中，更可能发现发作起始时的行为改变。在一项研究中，行为改变的发生率为45%（25/56），而大龄儿童组为8/53（Fogarasi et al., 2007b）。行为改变更可能是一种情感表达（激惹、恐惧、寻找庇护），或者代表这个年龄组无法用语言表达的先兆。在另一项关于10个月至12岁儿童颞叶和颞叶外局灶性癫痫自主神经症状（呼吸、肠道、皮肤、瞳孔、泌尿改变）的研究中，60%（60/100）的患儿在发作中至少出现一种自主神经症状：颞叶癫痫中为70%（43/61），颞叶外癫痫中为44%（17/39）（Fogarasi et al., 2006）。

儿童颞叶癫痫的研究中关于对自动症、侧向性体征和继发性全身发作的观察也证实了症状学的年龄依赖性（Fogarasi et al., 2007a）。呼吸暂停/心动过缓在小于3岁儿童颞叶癫痫中更常见（Fogarasi et al., 2007a）。情绪表达和自主神经症状却没有年龄依赖性。情绪表达（恐惧、哭喊、微笑、疼痛、快乐和欢笑）在颞叶外癫痫（49%）比颞叶癫痫（26%）更常见（Fogarasi et al., 2007c）。

小于7岁的儿童额叶癫痫发作以频繁发作为特点（最高达40次/天），大约一半的病例有丛集性发作的倾向。在一项14例患者111次发作的研究中，47%的发作为睡眠期发作且持续时间短，年龄和持续时间没有关联（Fogarasi et al., 2011）。先兆少见，而运动症状更常见。所有的病例都有运动症状，实际上在分析的11次发作中，只有6次没有表现出运动症状。癫痫性痉挛发作常常在2～16月龄时开始出现并持续至婴儿期之后。精神运动性发作罕见。但是，行为改变常见，36%的发作表现出不同形式的发声（哭喊、呻吟和哼哼声）。

一项儿童额叶癫痫和后头部皮质癫痫比较的研究显示，发作频率没有差异，但夜间发作在额叶癫痫更常见（Fogarasi et al., 2005）。视觉先兆、眼球震颤和偏转发作只见于后头部组，而躯体感觉先兆和过度运动发作只见于额叶，但还是比成人少见。强直发作多见于额叶癫痫。两组均可见肌阵挛发作、癫痫性痉挛发作、精神运动发作、失张力发作、口及肢体自动症、发声及眼球偏斜。

总之，在成人颞叶外癫痫和颞叶癫痫观察到的局灶性发作的特点，在儿童期，尤其是婴儿期和学龄期，常常观察不到。婴儿和低龄儿童癫痫也缺乏侧向性的症状。所以，单独依靠症状对局灶性发作进行诊断是非常困难的。但是，一些细微刻板的特点对于术前评估也许有价值。一个重要的例外是，在1岁左右就出现的发笑发作是下丘脑错构瘤的特征性表现。无论多大年龄，症状学特点都可能有意义，但均需要经过专业团队的仔细术前评估。

原书参考文献

Berg AT, Berkovic SF, Brodie MJ, et al. Revised termino;logy and concepts for organisation of seizures and epilepsies: Report of the ILAE Commission on Classification and Terminology, 2005-2009. Epilepsia 2010; 51: 676-685.

Fogarasi A, Janszky J, Faveret E, et al. A detailed analysis of frontal lobe seizure semiology in children younger than 7 years. Epilepsia 2011; 42: 80-85.

Fogarasi A, Janszky J, Tuxhorn I. Autonomic symptoms during childhood partial epileptic seizures. Epilepsia 2006; 47: 584-588.

Fogarasi A, Tuxhorn I, Janszky J, et al. Age dependent seizure semiology in temporal lobe epilepsy. Epilepsia 2007a; 48: 1697-1702.

Fogarasi A, Janszky J, Tuxhorn I. Localising and lateralisaing value of behavioral change in childhood partial seizures. Epilepsia 2007b; 48: 196-200.

Fogarasi A, Janszky J, Tuxhorn I. Ictal emotional expressions of children with partial epilepsy. Epilepsia 2007c; 48: 120-123.

Fogarasi A, Jokeit H, Faveret E, et al. The effect of age on seizure semiology in childhood temporal lobe epilepsy. Epilepsia 2002; 43: 638-643.

Fogarasi A, Tuxhorn I, Hegyi M, et al. Predictive clinical factors for the differential diagnosis of childhood extratemporal seizures. Epilepsia 2005; 46: 1280-1285.

Hamer HM, Wyllie E, Luders HO, et al. Symptomatology of epileptic seizures in the first three years of life. Epilepsia 1999; 40: 837-844.

Nordli DR, Kuroda MM, Hirsch LJ. The ontogeny of partial seizures in infants and young children. Epilepsia 2001; 42: 986-990.

Wyllie E, Chee M, Granstrom ML, et al. Temporal lobe epilepsy in early childhood. Epilepsia 1993; 34: 859-868.

第2章

头皮脑电图和源成像的作用及局限性

Prasanna Jayakar, Douglas Nordli, O. Carter Snead，著
张冰清，译

要 点

- 头皮脑电图是一种性价比非常高的诊断工具，是儿童癫痫术前检查中必不可少的检查项目。
- 它提供的定位和预后信息有助于指导手术患者的选择、诊断评估及手术切除策略制定。
- 然而，必须认识到头皮脑电图具有重要的局限性，因为头皮脑电图容易出现错误判读，过度检查会造成医疗资源紧张并带来相关风险。
- 电或磁源成像与脑电图触发功能磁共振有助于克服某些视觉分析头皮脑电图的局限性，可以在某些特定情况下使用。然而，这将造成医疗资源紧张，且需要相当多的专业技术支持，因此其广泛应用受到限制。
- 脑电图结果不能单独作为评估手段，需系统地结合临床评估中的其他项目。

对药物难治性癫痫患儿进行术前评估的主要目的是明确是否适合手术治疗。视频脑电图（video EEG, VEEG）监测和临床检查是该过程中的第一步和关键步骤，结合MRI和其他辅助检查有助于确定致痫区（epileptogenic region, ER）的位置和范围，并确定其与功能区的关系。近期神经影像技术的进步已经有淡化头皮VEEG在此过程中作用的趋势。然而，EEG是所有评估项目中费用最低的检查项目，也是应用最广泛的检查手段。因此，ILAE儿童癫痫外科工作组推荐将头皮VEEG视为药物难治性癫痫患儿术前评估中“强制性”或支柱性检查项目（Jayakar et al., 2014）。

应用VEEG需要详细地了解其优缺点，这有助于减少与其他定位检查结果不一致的关注，从而减少过度检查和不必要的有创性检查。更重要的是，应该考虑到儿童特有的发育因素可以显著影响VEEG。这些检查结果不能单独使用，需要系统地纳入临床评估的其他部分。这最好以贝叶斯方式来进行，即确认检查结果或拒绝一个完善的临床假设。

三维源定位棘波的计算算法可以部分克服头皮脑电图的一些众所周知的空间定位的局限性，且

最近出现的脑磁图（magnetoencephalography, MEG）或EEG-fMRI可以提高ER定位的准确性。虽然这些新的“源成像”方法在许多癫痫外科中心使用得越来越广泛，但其一系列的隐含假设并不完全清楚。尽管缺乏基于Ⅰ级或Ⅱ级证据的数据来指导儿童头皮脑电图/源定位的应用，但大量的文献和经验使我们能够制订实用的指导方针，优化后能更广泛地应用。其中的一部分经验来自在获得其他定位检查结果后对脑电图的回顾性分析，从而努力识别初始盲分析中遗漏的细微局灶性异常。

本章的目的不是重申脑电图解读的所有标准教义，而是强调视觉或自动分析的局限性和缺陷，以及有损患者治疗的错误解读的可能性。我们提出了影响头皮VEEG/源成像数据应用的一般原则，并通过实用指南来避免在评估过程中遇到的常见陷阱。

头皮脑电图

总　则

适应证

头皮VEEG记录在很多方面都是有益的，从根本上说，它是唯一证实癫痫反复发作性事件的诊断性检查方法。发作间期放电可为癫痫发作提供支持性证据，但VEEG上记录到发作期是唯一的确凿证据。有时，癫痫和非癫痫事件可能在同一患者中并存；在这里，VEEG多次记录发作期是对这些令人困惑的情况进行分类的唯一方法。VEEG除了可以帮助确诊癫痫外，还可以识别不适合手术的癫痫综合征，包括一些可能表现为局灶性发作的遗传性癫痫。

VEEG可以客观地记录癫痫发作症状学。它还能定义重要的参数，例如发作频率、刻板性发作与多种发作类型，以及定位和定侧特征的一致性。在一项VEEG研究中（Velkey et al., 2011），18%（59/322）的儿童表现出亚临床癫痫发作；这些发作具有辅助定位价值，包括在20%的病例中记录了多灶性起源的癫痫发作。此外，针对儿童的一些特殊脑电模式，如睡眠中的癫痫放电持续状态（Peltola et al., 2011）或高度节律失常也可能会影响手术治疗的准入。这些发现为影响手术准入评估提供了客观依据，并可以作为判断手术成功与否的重要基准。

确定致痫区

头皮VEEG为致痫区（epileptogenic zone, EZ）的初始定义建立了通用框架。尽管对于所有做EEG的人来说，它似乎更直观，但值得一提的是，VEEG中最容易获得的信息以及定义EZ最有用的信息是发作间期背景。然而，尽管它仍然是局灶性结构性病变的有用筛查方法，但在现代影像学时代似乎很少受到关注。无论局灶性多形性慢波、衰减或爆发-抑制是孤立的还是伴有发作间期癫痫样放电，它们都与儿童潜在的局灶性结构病变密切相关（Noh et al., 2013），即使是一小段的间期脑电图也可以获得此信息。

间歇期棘波/尖波放电可能在形态、频率和分布上显示出很大的变化，但如果它们始终单灶或节律性出现，则通常是ER的可靠标记。在一系列MRI阴性病例研究中，77/102例儿童中只记录到单一间歇期癫痫样放电灶，并与成功的术后结果相关（Jayakar et al., 2008）。除了棘波/尖波放电，其他阵发性放电，例如局灶性快波活动放电可能有助于定位EZ。连续性癫痫样放电（continuous epileptiform discharges, CED）是公认的尤其重要的可靠标记，它首先在脑发育不良儿童的颅内皮质脑电图记录中被报道，但偶尔在头皮脑电图上也很明显。CED的模式范围包括从类似于癫痫持续状态放电的募集/去募集节律到节律性棘波或周期样放电；一些模式可能与PET扫描上的高代谢区域相关，并且在定位EZ时非常有用（图2-1）。

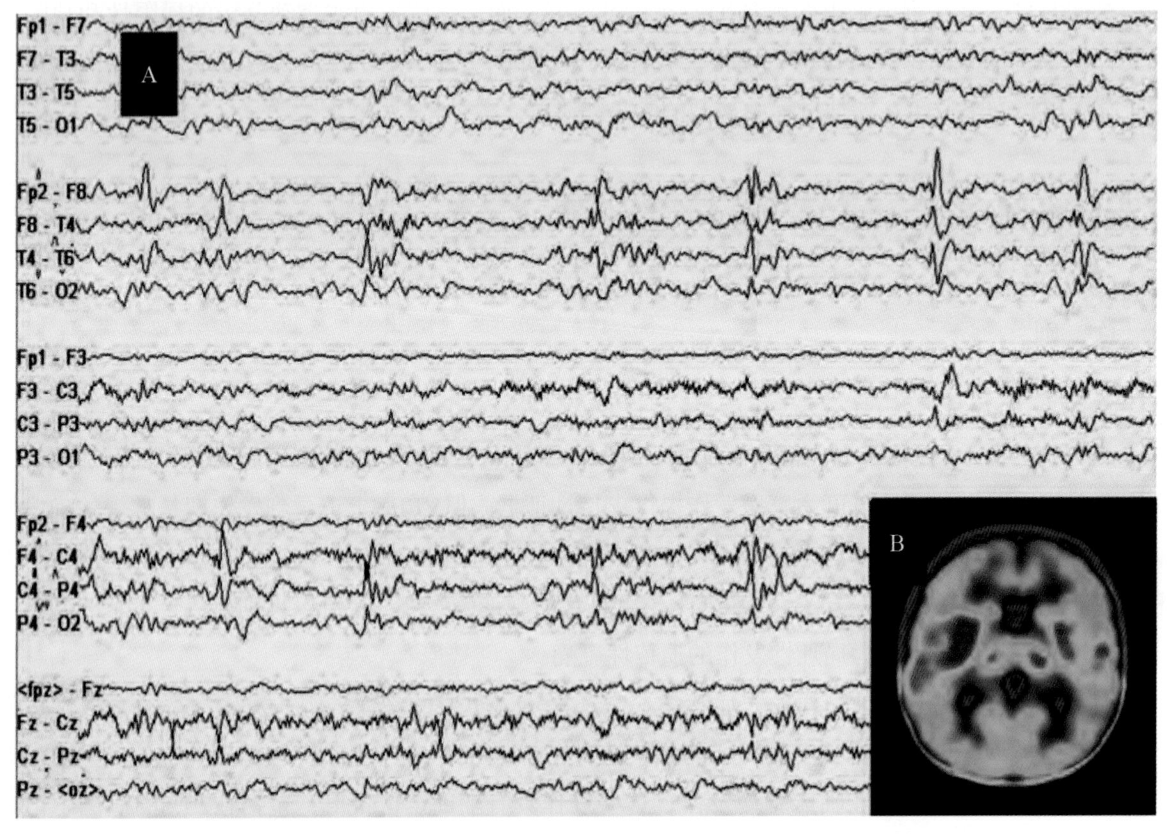

图 2-1　MRI 阴性患儿的头皮脑电图

（A）在右侧中央–颞区可见周期性单侧性癫痫样放电，并伴有快节律。同期PET扫描（B）显示主要涉及右侧岛叶的局部高代谢。我们注意到，头皮脑电图总体上与该区域一致，但在准确定位EZ的位置和范围上存在局限性。

先兆很难在低龄儿童充分获取到，但是全面的癫痫发作症状学有利于判断发作起源的脑区；这些会在本书的其他章节中详细阐述。发作期脑电图也是有用的，但发作时肌肉或运动伪差可能掩盖脑电图信息。加之下面将要讨论的局限性，可能使在发作时定位困难，有时甚至出现错误定位。在一项对43例儿童395次复杂部分性癫痫发作的研究中（Yoshinaga et al., 2004），仅有10例患儿脑电图发作起源定位于一个脑叶，7例患儿只能定侧于一侧半球，11例患儿为双侧同源脑叶起源，15例患儿不能定位。尽管如此，癫痫发作起源与神经影像学上致痫病变高度相关。在另一项研究中发现头皮VEEG发作间期放电与发作期起源一致可以高度预测颅内EEG发作部位，甚至在MRI阴性的癫痫儿童中也是如此（Kalamangalam et al., 2013）。

脑发育性病变–成熟度问题

儿童期难治性癫痫具有多种致痫病变，这会影响EZ的定位和随后的评估策略。脑发育性病变多见，通常与其他病理共存。另外的问题还有婴儿早期和儿童期的脑快速成熟会导致临床症状学、脑电图特征及影像学结果的复杂演变，其中影像上甚至存在明显稳定的病灶。随着儿童年龄的增长，癫痫发作的形式会出现可预测的变化（Nordli et al., 2001）。因此，单一病灶的发作在婴儿期、儿童期和青春期可以有不同的表现（Jayakar & Duchowny, 1990）。连续VEEG研究提供了最佳信息，证明在这些情况下脑电图记录到的异常病灶的恒定性。

大脑成熟度对脑电图放电的影响是多样的。一方面，未成熟的皮质可能无法产生稳定的放电。因此，EEG异常可能缺失或不足以显现出EZ的范围。另一方面，成熟的过度兴奋导致的异常可能比EZ实际范围更为广泛。新生儿通常表现为局灶性或多灶性部分性发作，这些发作是碎片化的，并且更容易发生电–临床分离，即发作形式可能与临床无关，反之亦然。全身性发作很少见。儿童早期出现的婴儿痉挛通常与遗传学上确定的病因有关，但有一部分可能存在适合外科手术的局灶或单侧半球病变。

癫痫起源

头皮脑电图上记录的电压通常比直接皮质记录低8 ~ 20倍（Cooper et al., 1965; Nunez, 1981），其波幅取决于癫痫源、传播、介质组织传导性的特点。

起源特点

大多数锥体神经元具有平行排列的特点，相邻神经元群的活动总和产生可记录的场电位。总和电位大小取决于单个电位的强度和它们同步激活的程度。据估计，只有同时累及1平方英寸或更多皮质时，头皮电极才可能记录到棘波放电（Cooper et al., 1965）。发作起始的低幅高频振荡或快波活动不太可能在足够大的皮质区域同步出现，因此很难在头皮脑电图中记录到。此外，病灶的深度至关重要，记录到的头皮电位和电位发生源与记录电极之间距离的平方成反比。因此，与位于大脑深部或半球间的病灶相比，头皮脑电图对位于大脑凸面表浅的病灶的敏感性要高得多。

起源的定位与建模

为了更好地定位棘波起源，通常将头皮电位建模为偶极子源，后者方向会影响所记录的负电和正电的分布（Gloor, 1985）。起源常常垂直于头皮，记录到的棘波为负向峰。棘波起源被解释位于峰值下方，即电极显示出最大负性电位的棘波。峰值周围有限的区域意味着起源位于浅表区；而广泛的区域则提示起源向范围较大的皮质扩散或位置深在。

不太常见的情况是，放电起源可能位于脑沟壁或纵裂，并且朝向与头皮相切的方向，即“水平偶极子”。电位分布曲线呈S形，有波峰（负）和波谷（正）。与垂直偶极子不同，起源不在波峰或波谷之下，而是位于两者之间；波峰和波谷的距离越大，其可能的位置就越深。

多相性

场电位的下降取决于多相性，即电流穿过介质的电导率和媒介形状的变化。颅骨仍具有最大的衰减效应，而骨孔倾向于优先允许电流流动。远离癫痫源的电极可能显示出比覆盖其上的电极具有更高的波幅。

开放场与闭合场

如前所述，平行排列的源汇场电位将相加，并可以从起源以外的区域记录到，此时该电场是“开放的”。但是，在神经元排列不平行的情况下（如异形的致痫组织），源和汇将相互抵消。因此，某群神经元在任何特定瞬间激活，可能会在病灶边界之外记录到一个零电位，此时电场是“闭合的”（Klee & Rall, 1977）。

传播

与容积传导相反，传播的电位不一定随距离增加而衰减，但在脑区之间能产生可测量的时间差。来自起源的“领先性”可能很小，在使用标准时间框架的显示器上可能不会总是被观测到。重要的是要认识到，传播不一定是连续皮质，而通常是远隔区域，即在距离原发灶相当远的区域出现界限明确的“伪病灶”。

技术问题

记录

头皮脑电图记录允许长时间采样，但空间分辨率有限。额外的加密电极或蝶骨电极可能会提高灵敏度。据报道，密集阵列脑电图比传统电极放置具有更高的定位价值（Ramon & Holmes, 2012）。使用双极导联和参考导联有助于减少场分析中的误差（Sharbrough, 1987）。双极导联容易发生同相位电位抵消，以及漏掉广泛低波幅电位。参考导联更适合分析电压和波形，但受参考电极“活化”的影响可能会误导场分析与定位。例如，在颞叶癫痫患者中，使用同侧耳电极作参考可能导致颞部的同相消除，而在远离耳区会出现明显的高波幅癫痫放电。

状态依赖性

利用棘波放电定位的可靠性依赖于患者状态。NREM慢波睡眠常常激发棘波放电，但也可能改变波形与分布。因此，局灶性致痫过程可以表现为弥散放电，或者全面性癫痫可以表现为片断样局灶性放电。一般而言，REM睡眠期与清醒期观察到的棘波比NREM睡眠期棘波更具有定位价值（Lieb et al., 1980; Montplaisir et al., 1982; Sammaritano et al., 1991; Ochi et al., 2011）。

减停药物

减停抗癫痫药物后观察到的棘波可能会造成错误定位，因为它们的场分布可能改变，并且会出现新的独立病灶（Ludwig & Ajmone-Marsan, 1975）。因此，应在减停抗癫痫药之前获得基础状态下的脑电图数据。如同发作间期放电一样，在减停抗癫痫药物期间可能会出现新的癫痫起源灶（Engel & Crandall, 1983），并可能误导定位。然而幸运的是，这种伪激活很少见（Marciani & Gotman, 1986; Anderson et al., 2010）。

诱发或激发癫痫样放电

通过电刺激或药物刺激诱发癫痫发作有时可用于确定病灶。但是，因为电流传播的途径和激活的神经元群不一定等同于自然发作的情况，所以诱发的癫痫发作仅用于证实定位（Wieser et al.,

1979）。如果患者诱发发作的临床表现类似于他们的自然发作，那么诱发发作的定位可靠性可能更大。应用电刺激诱发后放电定位致痫区的情况也与之相似（Cherlow et al., 1977）。

实用的“注意事项”：避免陷阱的技巧

实践准则是通过在VEEG检查期间遇到的上述常见内容来制定的一般原则。

“阴性”VEEG

并不是每一次脑电图都可以记录到间歇期放电。延长脑电图记录时间或反复多次包括清醒状态和睡眠状态的VEEG记录会增加脑电图检查的敏感性。在标准10～20系统之外放置加密电极或其他电极可能会有所帮助。

如上所述，位于下丘脑、海马、额叶底面或半球间皮质等深部的癫痫源可能不会在头皮脑电图上记录到；可能没有发作间期放电，也可能漏掉发作起源。同样地，即使病灶位置表浅，但癫痫发作短暂或保持局灶性，同步激活的皮质区仍可能低于阈值而不能被头皮脑电图监测到。癫痫发作的脑电图模式，如高频振荡或快β活动很难在足够大的面积内同步，因此在头皮脑电图记录中常常难以发现。

在发作性事件的鉴别诊断中，无癫痫样放电通常支持非痫性发作。然而，如上所述，一些涉及深部脑区的简单局灶性发作可能无法在头皮脑电图记录到相关改变（Devinsky et al., 1989）。在表现其他典型症状的儿童中，没有发作期放电并不能排除癫痫发作。当癫痫灶不能产生典型的异常脑电图特征时会出现脑电图假阴性，这可能是因为不成熟的癫痫灶尚未髓鞘化或损伤严重所致，如脑软化。新生儿期出现的电-临床分离就是一个例子。在一些发育异常皮质中，癫痫神经元排列紊乱。如果神经元没有平行排列，相邻神经元群的活动则可能相互抵消而不是相加。这种病灶表现为“闭合场”（Klee & Rall, 1977），头皮脑电图无法检测到。

间歇期背景活动异常，如局灶性慢波或衰减，可能是定位这类发作性病灶的唯一线索。发作起始可能只会在临床发作之前出现细微的局灶性活动改变，识别这点细微改变有助于减少假阴性结果。

明显“广泛性”或“全面性”放电

就外科评估而言，对广泛性放电的解读既有可能妨碍进一步候选手术资格的考虑，也有可能促使不必要的有创性和频繁有创性检查。因此，识别陷阱至关重要。如前所述，棘波的分布通常与患者状态有关，慢波睡眠可表现广泛性或全面性的放电；在快速眼动睡眠和清醒期间观察到的棘波具有更大的定位价值。

年龄依赖性的过度兴奋性极其重要；众所周知，幼儿期的局灶性病变可表现为广泛的或明显的全面性EEG放电，这种现象本身不应取消手术候选资格，也不应影响手术切除范围（Engel et al., 1982; Pondal-Sordo et al., 2007; Wyllie et al., 2007）。即使离散病变也可能表现为与大田原综合征（Ohtahara syndrome）相关的高度失律抑或爆发–抑制脑电模式。

明显的全面性放电的病理生理基础尚不确定，但在某些情况下，可能与皮质过度兴奋相关的快速传播有关。虽然放电在视觉粗略检查上可能是弥散性的，但它们之间会显示出细微的时间差或原发灶提前出现。对棘波形态的分析可能会发现额外的线索。具有广泛电场的明显负相波峰之前通常有一个小的正相波谷，其分布更为局灶；这个起始成分虽小，但有助于确定致痫灶。同样，与传播部位较宽的尖波相比，全面性放电起源更可能显示为多相棘波形态（Ajmone-Marsan, 1973）。广泛性快活动与癫痫定位有关，但仔细分析后，通常会发现致痫灶的放电波幅更高、频率更快（Mohammadi et al., 2014）。

应注意背景的异常，如独立的快波活动衰减或爆发有助于识别局灶性异常。这些局灶特征在发作间期是有用的，但也可能在明显的全面性发作起始部位发作，而且在与病灶的MRI或功能性证据相关的脑电图数据再分析时变得更加明显。从既往经验中得到的教训，如调整滤波参数，可以使异常变得突出（图2-2）。

脑电图特征包括局部阵发性快波活动、纺锤形快波活动、重复性或节律性的尖/棘波放电和临床下发作具有高度的定位特异性，可用于确定致痫灶。偶尔，明显广泛的放电可能代表复杂的偶极子电场，了解这些模型有助于定位真正的病灶，并可能推进外科手术治疗进程。

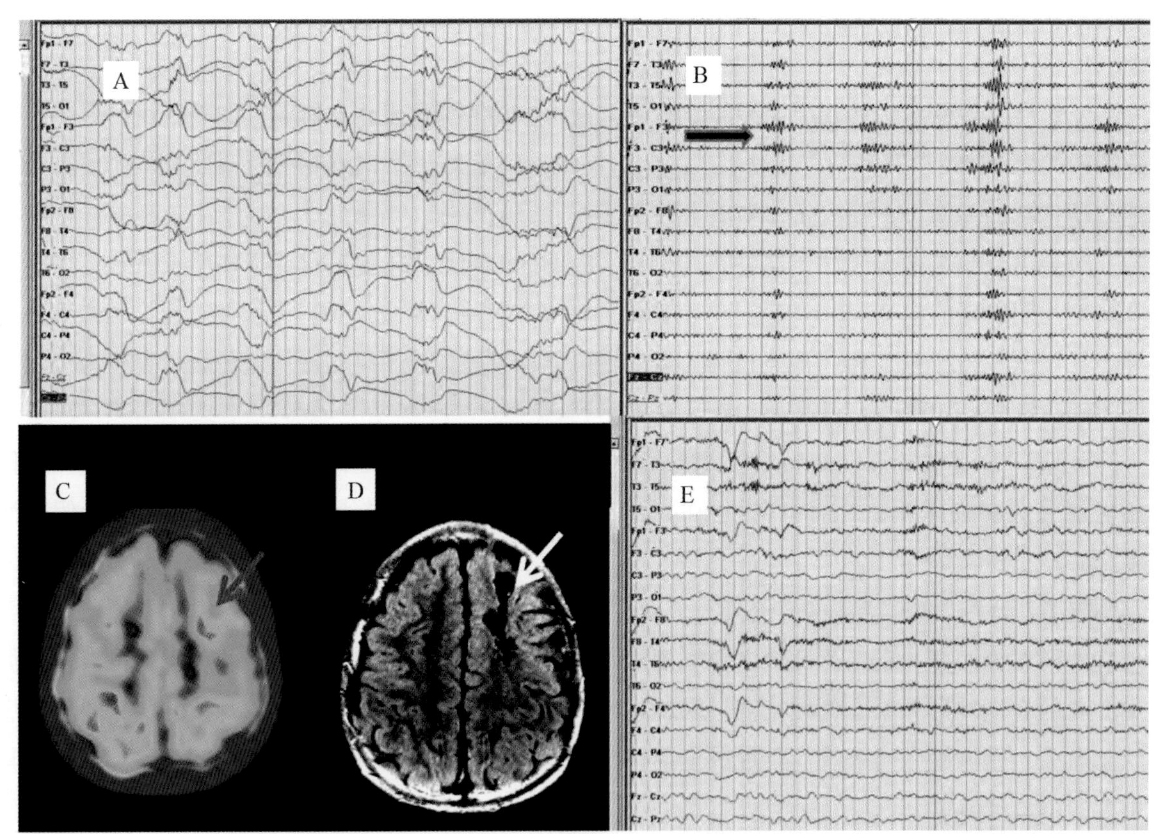

图 2-2　患有进行性失语症的 6 岁儿童的头皮脑电图

头皮脑电图表现出明显的全面性、周期性放电的脑病模式（A）。在将低频滤波重新调节至15 Hz并增加增益（B）时，发现左额明显的局灶性β波爆发嵌入在广泛放电中，这些放电与PET扫描显示的左额叶代谢增高和周围代谢减低有关（C）。MRI显示沿左额上沟（D）的皮质切除术术后，术后2周失语症改善和头皮脑电图正常（E）。

头皮脑电图的局灶性放电

具有独立一致电场的发作间期或发作期放电常常可以可靠地确定癫痫病灶的侧别及大体位置。

一般来说，与底面、颞叶内侧或半球间病灶相比，半球凸面病灶定位的可靠性可能更高。然而，单凭头皮脑电记录的肉眼分析通常不足以精确定位并指导剪裁式切除术。尽管如此，基于癫痫源的偶极子模型，对一些患者进行仔细的肉眼分析可能会使定位更加可靠，并有助于更有效地指导进一步的研究。

必须明确说明的一个重要注意事项是：儿童发作间期脑电图可以呈局灶性棘波，可能是由于儿童固有的弥漫性或多灶性易感性所引起的，与局灶性致痫病变无关。有几种实用的方法来区分局灶性棘波的致病因素是局灶性结构病变或遗传性因素。与局灶性结构病变相关的棘波往往在波形和区域分布上具有多态性，而由内在遗传因素决定的固有特征（如Rolandic癫痫中的中央-颞区棘波）引起的棘波往往高度刻板。与局灶性结构病变相关的棘波可能同时伴有局灶性慢波或电位衰减，而自限性癫痫的棘波则不会有此种表现。

假阳性定位

虽然局灶性放电的发现令人振奋，但需要注意的是结果可能会导致定位错误，甚至定侧错误（Chang et al., 2007; Catarino et al., 2012）。这就增加了完全错过实际起源灶的风险，或者容易导致不同检查结果之间的明显分歧，并误导进一步的评估。认识这些陷阱可以减少不必要的怀疑，也可避免广泛置入颅内电极。

引起明显错误定位的一些原因与未能识别复杂的棘波电场、多相性影响或前面讨论的技术陷阱有关。例如，对于涉及辅助运动皮质的半球间病灶，棘波放电可能投射到病灶对侧。如果起源位置深在，放电可能会投射到远离病灶的电极部位。例如，来自颞前叶内侧病灶的棘波可能在额极或眶上的电极处最显著（Lesser et al., 1987）。双极导联的消除或参考导联的活化同样可能会导致误导。例如，颞叶癫痫患者，应用同侧耳电极参考可能会导致颞区同相电位的消除，在远离耳的脑区有明显的更高波幅癫痫发作脑电改变。

棘波或癫痫发作放电的传播有“跳跃”现象，可以在距原发灶相当远的部位出现界限明确的“假病灶”（Lieb et al., 1976; Quesney & Gloor, 1985; Luders et al., 1987）。当位于大脑底面或内侧面的原发灶放电传播到大脑外侧凸面时，继发激活的“假病灶”可能被轻易地误认为原发灶。低幅度快节律在头皮脑电图上可能不明显，因此癫痫发作传播的部位可能显示波幅较高、频率较慢的脑电活动，这可能被误认为是发作起始。通常在头皮脑电图上不可能将原发灶与假病灶区别开来。当表现出异常背景，尤其是同一区域快活动的减弱时，强烈提示该区域为原发灶。

当存在多个潜在的致痫灶时，如结节性硬化症患者，错误定位的可能性会增加。可能会发生包括促发二次激活在内的复杂相互作用，并导致无法解释的发作期放电。从一个区域开始的癫痫发作可能会在发作期内触发其他异常区域而延长放电，使放电持续时间长于原发灶放电时间（Jayakar et al., 1994）。在这些情况下，通常有助于定位的发作后局灶性背景减慢会导致定位错误（Kaibara & Blume, 1988），因为它可能在继发部位更为突出，并且延长原发灶的慢波时间。皮质严重受损的区域同样可能无法维持特征性的发作期放电，而且高波幅的节律性癫痫样放电可能发生在远离实际发作起始区（Sammaritano et al., 1984; Quesney & Gloor, 1985）。

在半球综合征中应该考虑假性偏侧，尤其是脑软化症和Sturge-Weber综合征，其中病变半球的脑电活动波幅可能低于完好半球侧（Chang et al., 2007），但也可能发生在有较大病灶的颞叶癫痫中（Sammaritano et al., 1987; Fish & Spencer, 1995）或严重单侧海马硬化症中（Mintzer et al., 2004）。如果明显的发作期病灶与影像学或其他脑电图特征（包括刻板的单一发作间期棘波灶或显著的背景活动异常，如局灶性衰减或爆发–抑制）不同，则应考虑假性发作期定位的可能性。定位真正病灶位置的唯一线索可能是临床发作前持续发作间期放电的消失，以及背景活动的局灶性细微变化。

常规脑电图的优缺点总结

常规脑电图仍然是确定小儿癫痫手术候选资格最广泛、最便宜和最有用的检查手段。因此，它是外科评估中不可或缺的一部分。将常规脑电图与患者完整的病史资料综合分析非常有帮助，其往往与MRI结合分析。通常EEG或VEEG检查结果与致痫灶位置的临床假设及MRI成像结果的一致程度大小决定是否需要进行其他额外的检查项目。我们简要回顾头皮脑电图的一些固有局限性，包括它的定位不够精确，不能很好地记录来自深部病灶的电位，以及它对与表面不垂直的电位相对难以记录。理解这些局限性可能有助于消除某些情况下与其他数据明显不同的担忧，或者在脑电数据后分析中，确定在初始盲分析中遗漏的细微的局灶异常信息。此外，一些局限性可以使用下面即将讨论的更先进的神经生理学技术来克服。

源成像

背 景

电子源性成像（electrical source imaging, ESI）、磁源性成像（magnetic source imaging, MSI）或EEG触发的功能磁共振成像（EEG/fMRI）可以通过癫痫溯源并与MRI融合来克服常规头皮脑电图的空间局限性（Hamalainen et al., 1993）。这些技术主要适用于发作间期棘波溯源；脑电图发作期发生源分析是可行的，但偶尔也可用脑磁图溯源（Mohamed et al., 2007b）。功能性活动的来源也可以定位，大多使用MSI来研究。这三种方法都需要对复杂技术有相当的了解（Ebersole & Ebersole, 2010），而且在技术强度上，MSI和EEG/fMRI比ESI更为重要。

三种源定位模式通常与功能成像一起作为“辅助检查”手段，辅助头皮视频EEG和MRI，有助于指导进一步的评估和手术策略（Jayakar et al., 2014）。虽然有大量文献比较ESI和MSI，并记录了它们在术前评估中的一般用途，但与其他辅助检查包括术中针对具体病灶的ECoG的对比研究很少。我们首先讨论了ESI和MSI的基本原理，然后讨论了它们每一项的临床应用。EEG/fMRI在程序上不同于ESI/MSI，将分别讨论。

电子源成像基本原理

记录电位是否能精确源定位取决于对“逆问题”能否给出有效的解决方案。这个理论问题涉及对给定电流源经头皮产生的电或磁场图的计算。计算生成可观测电场源结构的方法可能有多种。通过将计算的场强与实测场强进行比较，可以确定被称为“模型源”的估算源能否反映观测值。

逆算法采用多种源与头模型进行求解，其选择通常基于发生器特性的先验性认识。大多数中心采用球形头内单一等效电流偶极子模型。从计算方面来讲，这是对离散刻板的棘波最简单和相当有力的方法。也有一些中心使用更复杂的源模型或基于MRI的逼真头形模型（Gallen et al., 1995; Knowlton, 2006; Otsubo et al., 2009; Ebersole & Ebersole, 2010; Wennberg & Cheyne, 2014a, b）。也可以使用分布式源模型，通常是互补的。源可以来自单个棘波或相似棘波平均值，但需注意，这两种结果可能不一致（Plummer et al., 2010）。计算得出的源显示在MRI上，可反映棘波放电的整个时空传播；如果仅映射棘波峰值可能会产生误导。

通常，EEG源成像和MEG两者相辅相成，有些棘波两者均可见，有些只在MEG可见，有些仅在脑电图可见（Kirsch et al., 2007; Sharon et al., 2007）。与EEG（10～15 cm^2）相比，MEG能够确定更小的病灶（4～8 cm^2）。EEG对放射状朝向颅骨和头皮表面的发生源比切向的源更敏感，而MEG仅对切向的源敏感（Barkley & Baumgartner, 2003; Irimia et al., 2012）。与EEG不同，MEG不受不均匀性介质的影响，也不同于功能性MRI（fMRI），畸形血管内的异常血流动力学不会使MEG信号失真。因此，MEG更适合于大面积病变、颅骨缺损、不对称病变、脑发育畸形等患者，同时要考虑到这些结构变化对ESI来说难以处理。脑电数据的技术处理和插值算法会带来一组新“伪差”，这可能会产生误导（Nuwer, 1988; Wennberg & Cheyne, 2014）。

脑电图记录通常使用设计成帽状的128～256个电极的密集阵列（Mégevan et al., 2014）。MEG使用高灵敏度生物磁强计来测量由细胞内神经元电流产生的颅外磁场。MEG设备有一个头盔形状的腔体，其内容纳数百个MEG传感器。在记录过程中，患者的头部位于头盔的中心。头部没有电极，传感器也不需直接接触头皮（Paetau & Mohamed, 2013）。对于年幼或不合作的儿童，在使用异丙酚等镇静药物的情况下，可以成功地进行致痫区域和脑功能定位（Birg et al., 2013）。

解读结果时，计算的方向通常比位置更可靠，记住这一点很有用；源的范围是最不明确的。如果多个棘波的计算在同一位置汇聚或成簇，并且棘波的时间演化符合已知的传播模式，则结果的可信度更高。

电子源性成像（ESI）的应用

在一项涉及152名患者的大型前瞻性研究中，Brodbeck等（2011）通过比较由切除区和手术效果确定的源定位，明确了各种诊断方法的敏感性和特异性。以患者的MRI为头模型，采用高密度记录（128～256通道）的ESI敏感性为84%，特异性为88%。如果在电极数目较少（$<$32通道）及使用标准头模型的情况下，ESI的敏感性和特异性分别降低到57%和59%。ESI较结构MRI（敏感性76%，特异性53%）、PET（敏感性69%，特异性44%）和发作/发作间期SPECT（敏感性58%，特异性47%）更为有效。考虑到包括高通道在内的脑电图系统的低成本和高灵活性，他们认为ESI在癫痫术前评估中是一个非常有价值的工具。

在38例局灶性癫痫患者中，Mégevand等（2014）发现切除包括ESI最大异常区在内的区域与手术效果相关。从ESI中最大异常区到发作起始区中最近电极的中位距离为17 mm（范围8～27 mm），大多数患者两区共同定位（中值距离0 mm，范围0～14 mm），切除范围中包括ESI最大异常区与术后良好效果相关（P=0.03）。在Michel等（2004年）研究的32例患者中，30例患者的ESI正确地将棘波源定位于切除区域。定位不精确则被解释为记录和分析过程的简化，这是为了提高速度和标准化所付出的代价。其他研究同样证明了ESI结果与皮质脑电图和手术切除的高度相关性（Ding et al., 2007）。在临床实践中，使用发作期EEG信号的分散源模型对节律性发作活动进行源定位是可行的。一项研究表明其敏感性为70%，特异性为76%（Beniczky et al., 2013）。

关于儿童的研究，有报道30例儿童中有27例（90%）ESI正确定位了致痫区（Sperli et al., 2006）。这些结果与患者其他成像技术的结果相比具有优势（PET，82%；发作期SPECT，70%）。精确的ESI源定位的影响因素尚不清楚，如Mégevand等（2014）发现颞叶癫痫与颞叶外癫痫患者之间没有差异；而Sperli等（2006年）对儿童的研究则与之相反，他们发现ESI对所有颞叶外病灶源定位都是精确的，但13例颞叶病灶中只有10例精确定位。作者认为颞叶癫痫定位低是由于颞叶底面采样不足所致的，如果使用高密度电极可能有助于提高定位的准确性。尽管概括颞叶癫痫与非颞叶癫痫的定位数据是有帮助的，但重要的是要认识到影响一些因素，包括任何一例患者的影响ESI精确性的源的精确位置、范围和方向。

仅有少量数据可验证特定病例中ESI的价值。有报道在MRI正常的患者中（Brodbeck et al., 2010），ESI能将10例患者中8例的致痫灶正确地定位在切除范围内，术后9例效果良好，支持将其应用在这一具有挑战性的队列研究中；ESI在MRI阴性病例中的应用见图2-3。ESI也已成功用于识别结节性硬化症患者的致痫结节。Kargiotis等（2014）的研究发现，在所有术后无发作的患者中，高分辨率ESI与切除的结节/区域部分或完全一致。ESI与SPECT和PET的结合可以成功确定除1例患者外的切除范围，且术后效果良好。ESI在评估与下丘脑错构瘤有关的痴笑样癫痫的典型病例中几乎没作用，但它可以证明在错构瘤附近棘波活动的皮质下起源向皮质区域的传播（Leal et al., 2002）。本项研究中没有一例患者可以单独通过皮质源的组合来解释棘波活动。

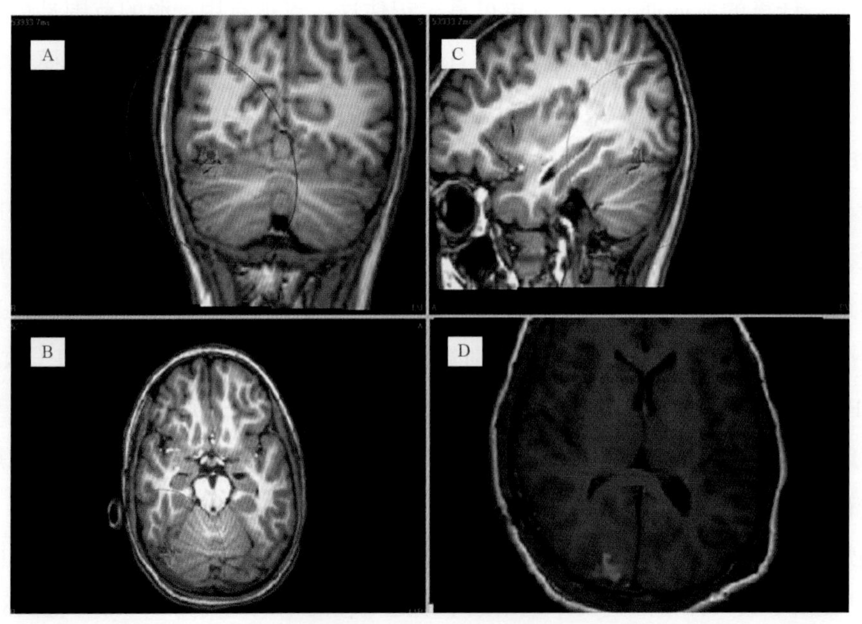

图 2-3　表现为视觉先兆的 MRI 阴性儿童的头皮 EEG 发作起始 ESI

配准融合后的冠位、轴位和矢状位（A，B和C）的源成像显示在右侧枕叶底面皮质存在离散病灶。基于ESI数据的颅内脑电图证实了致痫灶。术后MRI（D）显示局灶性枕叶皮质切除，术后大部分视野不受影响。

磁源性成像（MEG/MSI）的应用

如Paetau和Mohamed（2013）所述，MEG在癫痫外科中潜在的作用包括：①结合其他无创性神经生理和成像方法定位致痫区；②有助于做出与有创监测适应证相关的决策；③指导置入颅内电极；④功能区定位；⑤对手术结果的预测价值。

结合其他无创性神经生理学和影像学方法定位致痫区

2003年，Stefan等分析了455例在癫痫诊疗过程中接受MSI检查的癫痫患者，发现MEG对特定癫痫活动的平均敏感性为70%。在131例接受手术治疗的患者中，MSI正确识别需要治疗脑区的概率为89%，颞叶外癫痫病例的手术结果优于颞叶病例。此外，在这项研究中，35%的患者MSI提供了额外有用的信息，而10%的患者MSI提供了对最终决策至关重要的信息。在本文完成之前，对患儿进行了一些较小的系列研究（Wheless et al., 1999; Minassian et al., 1999; Otsubo et al., 2001），并进行了大量后续研究（Fischer et al., 2005; Oishi et al., 2006; Knowlton, 2006; Knowlton et al., 2009; Sutherling, 2009; Bagic et al., 2009; Torres et al., 2011; Widjaja et al., 2013），这些都证明MEG对癫痫活动的高度敏感性，及这种方法在外科决策中的重要性。这些数据支持MEG/MSI定位致痫区的敏感性，符合我们在儿童医院的临床经验，即在诊断过程中利用MEG/MSI来选择适合手术治疗的药物难治性局灶性癫痫患儿（Otsubo et al., 2009; Torres et al., 2011; Widjaja et al., 2013）。

在局灶性病变相关癫痫中，已证明MEG/MSI能对颞叶外病灶性癫痫儿童的病变、致痫区和功能皮质的空间关系提供精确数据（Otsubo et al., 2009）。在这方面，已证明MEG有助于确定哪些患有结节性硬化症（tuberous sclerosis complex, TSC）（Iida et al., 2005a; Wu et al., 2006; Widjaja et al., 2010）和局灶性皮质发育不良（Widjaja et al., 2009; Ishii et al., 2008; Wilenius et al., 2013）的儿童可以进行癫痫外科手术。

由于多种原因，MEG/MSI对颞叶外局灶性癫痫的致痫区定位比颞叶癫痫更有帮助（Otsubo et al., 2009; Wennberg & Cheyne, 2014b）。颞叶内侧区域距离MEG传感器较远，颞叶下部磁场覆盖不足以形成完整的头部传感器阵列，这都会增加偶极子的估计误差。

已证明MEG/MSI对那些非病灶性药物难治性局灶性癫痫儿童致痫区定位特别有用（Ramachandran Nair R, et al., 2007; Wilenius et al., 2012; Widjaja et al., 2013; Jung et al., 2013）（图2-4）。另一组研究证实MEG/MSI对那些癫痫手术失败的儿童也有帮助。现已显示特定的MSI模式可以定位出既往癫痫手术后复发的儿童的致痫区（Mohamed et al., 2007）。

最后值得注意的是，文献中表达的一种观点认为，目前的文献中没有足够的证据支持在手术制订中使用MEG与术后无发作之间存在关联。然而，MEG Meta分析及其在上述结论所依据的定位相关癫痫的术前评估中的应用（Lau et al., 2008）受到了一些学者严厉的挑战，他们的工作会在文中分析（Lewine, 2008; Papanicolaou, 2008; Fischer et al., 2008）。

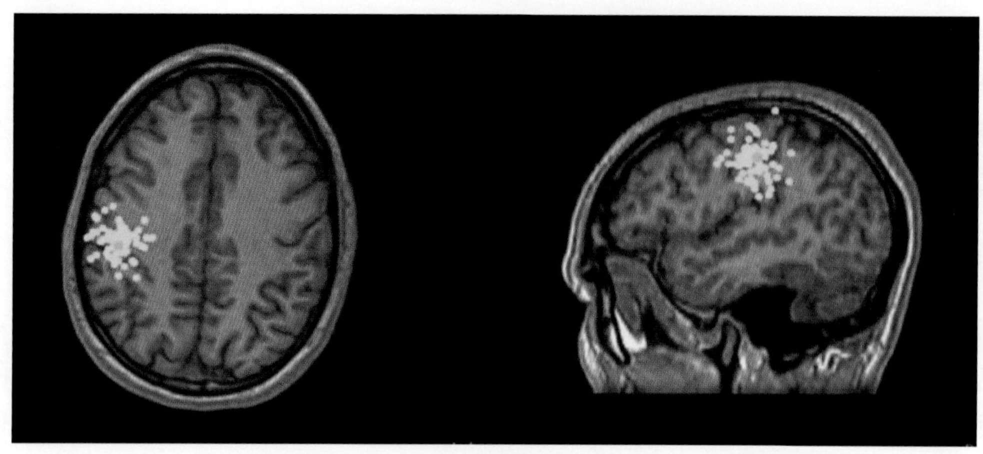

图 2-4　一例伴有感觉先兆和继发性泛化的 17 岁男孩，MRI 未发现病变

轴位和矢状位的T_1磁共振成像显示围中央-中颞区（Rolandic区）的MEG棘波源簇。蓝点是刺激左侧正中神经的体感诱发磁场。MEG检查结果与VEEG记录一致。患者在MEG棘波簇的指引下进行了硬膜下栅状电极植入的有创性监测（图2-2）。致痫区位于右额顶区，与MEG棘波簇一致，术后无运动障碍，且6年无癫痫发作。

促成制订与有创性监测适应证的相关决策

MEG具有几乎瞬时高分辨率记录的独特能力，其检测灵敏度和棘波定位精度超过EEG；但从临床角度来看，这些优势是否会有所影响仍然是一个问题（Knowlton, 2008）。尽管有大量非对照性数据表明MEG/MSI在癫痫外科术前评估中有用（Stefan et al., 2003; 2011; Otsubo et al., 2009; Ito et al., 2014），但也有一级证据支持MEG对手术决策过程的重要作用。Sutherling等（2008）设计了前瞻性、盲性、交叉控制、单一治疗的观察性病例系列来回答这个问题。对连续69例诊断为局灶性癫痫的疑似大脑新皮质起源的癫痫患者进行了VEEG和影像学检查，所有人均符合颅内脑电图监测标准。在一次外科讨论会上，MSI展示前后分别作出手术决策。人们注意到了MSI改变手术决策的病例。MSI为1/3的患者中提供了非冗余信息，13%的患者中增加了颅内电极植入，另外20%的患者中改变了手术决策。MSI结果与2/3患者的标准术前建议一致，并为剩余1/3中26%的患者补充了有用的信息。

指导置入颅内电极

如上所述，Sutherling及其同事（2008）已证明，使用MSI可以改变颅内电极置入方案。同样，Knowlton等（2009）设计了一项研究，为确定MSI是否可以通过影响电极置入来提高癫痫发作起始区的采样，以便补充颅内EEG监测。研究表明，在23%的有创性监测病例中MSI显示需要额外的电极覆盖。更重要的是，39%的病例发作起始模式涉及MSI指示的补充电极。因此，当患者进行有创性监测以进行术前癫痫评估时，MSI棘波定位增加了发作起始区被采样的概率（图2-5）。

预测手术效果的价值

MEG棘波簇定义为相邻源之间距离不超过1 cm或6个以上的棘波源。MEG棘波源＜6个而不论其间距，或者棘波源间距超过1 cm而不论其数量，则定义为MEG棘波散落不成簇。根据硬膜下电极的颅内脑电图监测，MEG棘波源簇与发作起始区和发作间期显著区相关。由于致痫区可能在MEG棘波源散在分布的范围内，所以需要颅内VEEG来检查散在的MEG棘波。我们已经证明完全切除MEG

棘波簇与术后癫痫无发作相关（Iida et al., 2005b, Otsubo et al., 2009; Knowlton et al., 2009; Jung et al., 2013）。相反，弥散性MEG棘波源则显示局灶性癫痫发作起源的可能性较小，因此应权衡后再决定是否进行有创性监测（Jung et al., 2013）。多伦多儿童医院研究小组的经验表明，MEG棘波源聚集是一个随年龄变化的动态过程。随着癫痫发作及孩子年龄的增长变得更加难以控制，原来适合进行有创性监测和预示手术效果良好的紧凑的MEG棘波源簇可能会演变成更弥散的MEG棘波源。因此，似乎有一个适合癫痫手术的发展中的窗口期，超过这个窗口期，外科手术将不再是一个可行的选择。

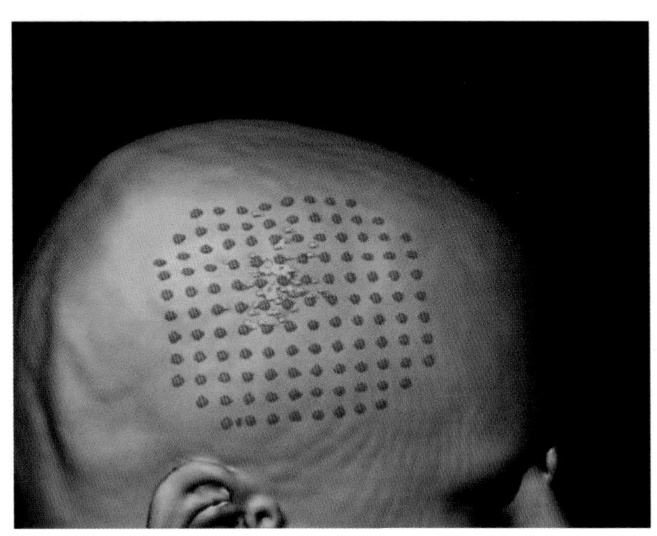

图 2-5 MSI 棘波定位

患者的MEG棘波簇（绿色）和硬膜下栅状电极（紫色）的融合图像。该图像显示在硬膜下栅状电极置入的外科手术制订中应用MEG棘波簇。

就脑磁图和癫痫手术而言，另一个需要考虑的重要问题是，是否存在这样的实例：脑磁图检查结果避免了进行有创性监测的需求，以及仅根据紧凑的MEG棘波源簇而进行手术且进行了“簇切除术”，如切除颞叶外的手术可及区域的MEG棘波源簇。虽然有一些证据表明这种方法在获得癫痫无发作方面是成功的（Vadera et al., 2013; Albert et al., 2014），但最近的一项研究发现，MSI能成功定位到致痫区周围，与“阳性”MRI的结果一致，而与“阴性”MRI结果不一致（Kim et al., 2013）。因此，后一项研究的作者建议“对于MRI阴性病例，即使MEG将棘波定位在单一的病灶区域，仍建议使用颅内EEG对癫痫灶的定位进行确认”。

定位功能区表达皮质

癫痫手术成功的结果通常被定义为无癫痫发作且无神经功能缺损（Snead, 2001）。为了实现这两个目标，精确定位大脑致痫区是必要的，另外，我们必须确定包括感觉、运动、语言和记忆功能在内的表达皮质的解剖学定位。已证明，在可能进行癫痫手术的患者评估中，无创性MEG检查可以非常有效地定位表达皮质。目前，刺激正中神经的躯体感觉诱发磁场广泛地作为识别初级躯体感觉皮质和中央沟定位的最可靠的无创性方法（Kawamura et al., 19964; Otsubo et al., 2009; Paetau & Mohamed, 2013）（图2-6）。此外，MEG还可以识别运动皮质（Gaetz et al., 2009; Pang et al., 2009; Cheyne et al., 2014）、初级听觉皮质（Otsubo et al., 2009）、视觉皮质（Paetau & Mohamed, 2013），以及语言皮质（Pang, 2012; Pang et al., 2011）。对于语言皮质的识别，当MEG和Wada结果不一致时，MEG多表现为双侧半球语言功能表达（Papanicolaou et al., 2004）。

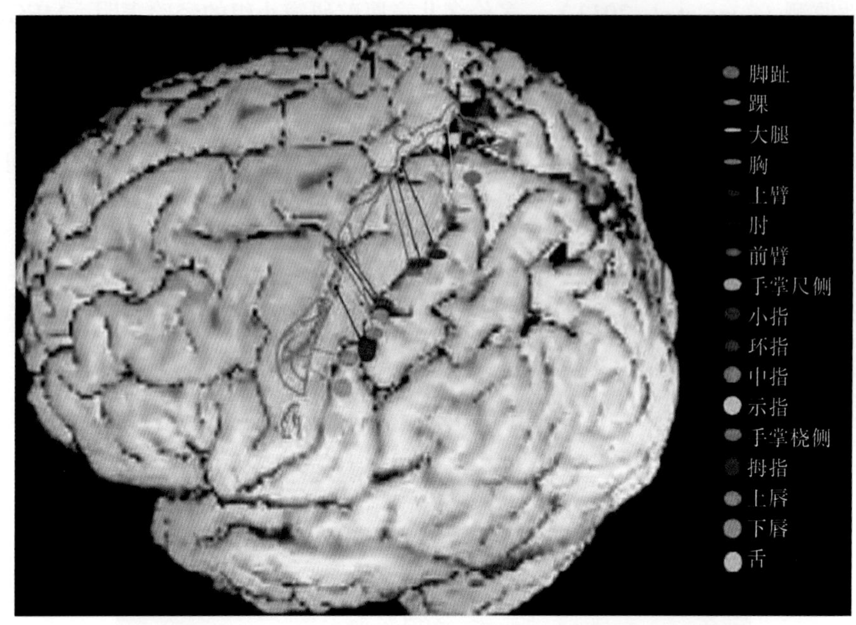

图 2-6　由 MEG 得出的详细的躯体感觉功能定位投射图

使用该受试者的MRI重建了3D脑图像。每个投射区估计位于中央沟后壁，投射到皮质表面。请注意，脚趾的投射区位于左半球的内侧［改编自Kakigi等（2000）］。

ESI/MSI的利与弊

应该注意的是，MSI和ESI的结果总是互补的，两种技术各有利弊。最近有文章总结了MSI的优缺点（Stefan et al., 2011; Paetau & Mohamed, 2013）。优点较多，包括高时空分辨率及包括颅骨和病变在内的传导性差异不敏感。棘波源解剖定位及其与任何病变的关系的可视化在有创性监测的外科手术计划中具有无可估量的价值，而且它具有无创性功能定位的简便性和准确性。在MRI阴性的儿童癫痫患者中，ESI/MSI似乎对识别潜在的手术候选人特别有用。

由于上述原因，这两种检查方法在颞叶癫痫中不如颞叶外癫痫可靠。对放射状源不敏感可能会给MSI带来问题，在缺乏皮层沟裂的多微小脑回中这个问题会更突出（Bast et al., 2005）。与其他磁成像技术一样，有些常见的金属植入物问题。事实上，大多数情况下，发作期MEG有其局限性，因为目前几乎所有可用于术前计划的MSI数据都是发作间期的。最后，MSI价格昂贵，并且需要团队成员具备分析数据的独特技能。相比之下，ESI则相对简单、灵活且成本低，可以在临床实践中更广泛地应用。

EEG触发fMRI

这项技术是通过同步脑电图记录到的棘波放电触发fMRI叠加平均。MRI兼容的脑电记录系统是必要的，而且需要合适的滤波器和信号处理软件。能反映癫痫样放电相关的血流动力学的BOLD fMRI 信号有助于确定棘状放电的来源（Pittau et al., 2012; An, 2013）。然而，它也可能显示发生源传播的区域（Fahoum, 2012）。除非癫痫样放电活动频繁，否则影像学检查时间往往较长。为了确定可靠的激活（或失活），无论如何需要3 ~ 30个棘波放电。50% ~ 60%的成年患者会在60 ~ 90 min的记录中获得有用的数据；90%获得足够数量的发作间期棘波的患者将反过来出现BOLD激活，并与致痫区保持良好的一致性。

在成年患者中使用BOLD fMRI的经验越来越丰富。在3种源成像模式都采用的21例患者中，有20例患者的ESI/MSI至少与一个BOLD集落（激活或失活）相一致（Heers et al., 2014）。11例患者中有8例在空间上与ESI/MSI一致的BOLD集落与有创性监测记录到的癫痫样放电一致。切除BOLD激活区似乎与更好的手术效果相关。然而，EEG触发fMRI的最终效果仅仅等同于发作间期放电与致痫区的关系，因此其定位局限性类似于ESI或MSI。

儿童的EEG-fMRI使用经验有限。一项关于6例儿童早期研究发现此技术有应用前景（De Tiège, 2007）。Elshoff等（2012）对9例术后Engel Ⅰ ~ Ⅱb级的儿童患者的ESI与EEG-fMRI进行了比较，发现所有患者的ESI结果与切除部位一致，而只有4例患者的EEG-fMRI与切除部位一致。这表明与成人相比，儿童的EEG-fMRI的准确性相当有限。然而，另一项研究则认为，结合EEG-fMRI和EEG源分析可以提高对儿童患者棘波相关网络的解读（Groening et al., 2009）。在这项研究中，ESI将所有病例的初始癫痫活动源定位在致痫区，并在5例患者中显示了传播部位。3例患者的血流动力学改变与源定位在棘波开始和传播过程中有很好的对应关系。另外3例患者至少有一个区域的血流动力学改变与棘波的开始或传播相一致。在大多数患儿中，如果没有适当的参考（即关于致痫区的先验性假设），很难解释EEG-fMRI所显示的广泛的血流动力学反应。

结论

没有任何一种诊断方法可以作为癫痫外科的独立指标。相反，人们在寻求EEG、影像学、神经心理学、症状学，以及结合功能影像的源成像数据的一致性，以期做出正确的手术决策。可以说，源成像在此决策过程中发挥着重要作用，而且对于临床上怀疑适合手术治疗的局灶起源发作的患者，当EEG和MRI结果定位模糊或无法定位时，源成像可能尤其重要。

原书参考文献

Albert GW, Ibrahim GM, Otsubo H, et al. Magnetoencephalography guided resection of epilepsy foci in children. J Neurosurg Pediatr 2014; 14: 532-537.

An D, Fahoum F, Hall J, et al. Electroencephalography/functional magnetic resonance imaging responses help predict surgical outcome in focal epilepsy. Epilepsia 2013; 54: 2184-2194.

Andersen NB, Alving J, Beniczky S. Effect of medication withdrawal on the interictal epileptiform EEG discharges in presurgical evaluation. Seizure 2010; 19: 137-139.

Bagic A, Funke ME, Ebersole J. American Clinical MEG society (ACMEGS) Position Statement. The value of magnetoencephalography (MEG)/magnetic source imaging (MSI) in noninvasive presurgical evaluation of patents with medically intractablelocalization-related epilepsy. J Clin Neurophysiol 2009; 26: 290-293.

Bast T, Ramantani G, Boppel T, et al. Source analysis of interictal spikes in polymicrogyria: Loss of relevant cortical fissures requires simultaneous EEG to avoid MEG misinterpretation. Neuroimage 2005; 25: 1232-1241.

Beniczky S, Lantz G, Rosenzweig I, et al. Source localization of rhythmic ictal EEG activity: a study of diagnostic accuracy following STARD criteria. Epilepsia 2013; 54: 1743-1752.

Birg L, Narayana S, Rezaie R, et al. Technical tips: MEG and EEG with sedation. Neurodiagn J 2013; 53: 229-240.

Brodbeck V, Spinelli L, Lascano AM, et al. Electroencephalographic source imaging: a prospective study of 152 operated epileptic patients. Brain 2011; 134(Pt 10): 2887-2897.

Brodbeck V, Spinelli L, Lascano AM, et al. Electrical source imaging for presurgical focus localization in epilepsy patients with normal MRI. Epilepsia 2010; 51: 583-591.

Catarino CB1, Vollmar C, Noachtar S. Paradoxical lateralization of non-invasive electroencephalographic ictal patterns in extra-temporal epilepsies. Epilepsy Res 2012; 99: 147-155.

Chang V, Edwards J, Sagher O. False lateralization of electrographic onset in the setting of cerebral atrophy. J Clin Neurophysiol 2007; 24: 438-443.

Cheyne D, Jobst C, Tesan G, et al. Movement-related neuromagnetic fields in preschool age children. Hum Brain Map 2014; 35: 4858-4875.

Cross JH, Jayakar P, Nordli D, et al. Proposed Criteria for Referral and Evaluation of Children for Epilepsy Surgery. Recommendations of the Sub-Commission Paediatric Epilepsy Surgery. Epilepsia 2006; 47: 952-959.

De Tiège X, Laufs H, Boyd SG, et al. EEG-fMRI in children with pharmacoresistant focal epilepsy. Epilepsia 2007; 48: 385-389.

Devinsky O, Sato S, Kufta CV, et al. Electroencephalographic studies of simple partial seizures with subdural electrode recordings. Neurology 1989; 39: 527-533.

Ding L, Wilke C, Xu B, et al. EEG source imaging: correlating source locations and extents with electrocorticography and surgical resections in epilepsy patients. JClinNeurophysiol 2007; 24: 130-136.

Ebersole JS, Ebersole SM. Combining MEG and EEG source modeling in epilepsy evaluations. J ClinNeurophysiol 2010; 27: 360-371.

Elshoff L, Groening K, Grouiller F, et al. The value of EEG-fMRI and EEG source analysis in the presurgical setup of children with refractory focal epilepsy. Epilepsia 2012; 53: 1597-1606.

Fahoum F, Lopes R, Pittau F, et al. Widespread epileptic networks in focal epilepsies: EEG-fMRI study. Epilepsia 2012; 53: 1618-1627.

Fischer MJ, Scheler G, Stefan H. Utilization of magnetoencephalography results to obtain favourable outcomes in epilepsy surgery. Brain 2005; 128: 153-157.

Gaetz W, Cheyne D, Rutka JT, et al. Presurgical localization of primary motor cortex in pediatric patients with brain lesions by the use of spatially filtered magnetoencephalography. Neurosurgery 2009; 54(3 Suppl): 177-185.

Gallen C, Hirschkoff E, Buchanan D. Magnetoencephalography and magnetic source imaging. Neuroimaging Clin North Am 1995; 5: 227-249.

Groening K, Brodbeck V, Moeller F, et al. Combination of EEG-fMRI and EEG source analysis improves interpretation of spike-associated activation networks in paediatric pharmacoresistant focal epilepsies. Neuroimage 2009; 46: 827-833.

Hamalainen M, Hari R, Ilmoniemi RJ, et al. Magnetoencephalography-theory, instrumentation, and applications to noninvasive studies of the working humans brain. Rev Mod Phys 1993; 65: 413-497.

Heers M, Hedrich T, An D, et al. Spatial correlation of hemodynamic changes related to interictal epileptic discharges with electric and magnetic source imaging. Hum Brain Mapp 2014; 35: 4396-4414.

Hur YJ, Lee JS, Kim DS, et al. Electroencephalography features of primary epileptogenic regions in surgically treated MRI-negative infantile spasms. Pediatr Neurosurg 2010; 46: 182-187.

Iida K, Otsubo H, Mohamed IS, et al. Characterizing magnetoencephalographic spike sources in children with tuberous sclerosis complex. Epilepsia 2005a; 46: 1510-1517.

Iida K, Otsubo H, Matsumoto Y, et al. Characterizing magnetic spike sources by using magnetoencephalography-guided neuronavigation in epilepsy surgery in pediatric patients. J Neurosurg 2005b; 102 (2 Suppl): 187-196.

Irahara K, Nakagawa E, Honda R, et al. High gamma activity of 60-70 Hz in the area surrounding a cortical tuber in an infant with tuberous sclerosis. Ital J Pediatr 2012; 38: 15.

Ishii R, Canuet L, Ochi A, et al. Spatially filetered magnetoencephalography compared with electrocorticography to identify intrinsically epileptogenic focal cortical dysplasia. Epilepsy Res 2008; 81: 228-232.

Ito T, Otsubo H, Shiraishi H, et al. Advantageous information provided by magnetoencephalography for patients with neocortical epilepsy. Brain Dev 2015; 37: 237-242.

Jayakar P, Duchowny M. Complex partial seizures of temporal lobe origin in early childhood. J Epilepsy 1990; 3: 41-45.

Jayakar P, Resnick TJ, Duchowny MS, et al. Pitfalls and caveats of localizing seizure foci. J Clin Neurophysiol 1991; 8: 414-431.

Jayakar P, Dunoyer C, Dean P, et al. Epilepsy surgery in patients with normal or non-focal mri scans: integrative strategies offer long-term seizure relief. Epilepsia 2008; 49: 758-764.

Jayakar P, Gaillard WD, Tripathi M, et al. Diagnostic test utilization in evaluation for resective epilepsy surgery in children. Recommendations on behalf of the Task Force for Paediatric Epilepsy Surgery and the Diagnostic Commission of the ILAE. Epilepsia 2014; 55: 507-518.

Jung J, Bouet R, Delpeuch C, et al. The value of magnetoencephalography for seizure-onset zone localization in magnetic resonance imaging-negative partial epilepsy. Brain 2013; 136: 3176-3186.

Kakigi R, Hoshiyama M, Shimojo M, et al. The somatosensory evoked magnetic fields. Progr Neurobiol 2000; 61: 495-523.

Kalamangalam GP, Pestana Knight EM, Visweswaran S, et al. Noninvasive predictors of subdural grid seizure localization in children with non-lesional focal epilepsy. J Clin Neurophysiol 2013; 30: 45-50.

Kargiotis O, Lascano AM, Garibotto V, et al. Localization of the epileptogenic tuber with electric source imaging in patients with tuberous sclerosis. Epilepsy Res 2014; 108: 267-279.

Kim H, Kankirawatana P, Killen J, et al. Magnetic source imaging (MSI) in children with neocortical epilepsy: surgical outcome association with 3D postresection analysis. Epilepsy Res 2013; 106: 164-172.

Knowlton RC. The role of FDG-PET, ictal SPECT, and MEG in the epilepsy surgery evaluation. Epilepsy Behav 2006; 8: 91-101.

Knowlton RC. Can magnetoencephalography aid epilepsy surgery? Epilepsy Curr 2008; 8: 1-5.

Knowlton RC, Razdan SN, Limdi N, et al. Effect of epilepsy magnetic source imaging on intracranial electrode placement. Ann Neurol 2009; 65: 716-723.

Korff C, Nordli DR, Jr. Do generalized tonic-clonic seizures in infancy exist? Neurology 2005; 65: 1750-1753.

Lantz G, Spinelli L, Seeck M, et al. Propagation of interictal epileptiform activity can lead to erroneous source localizations: a 128-channel EEG mapping study. J Clin Neurophysiol 2003; 20:311-319.

Leal AJ, Passão V, Calado E, et al. Interictal spike EEG source analysis in hypothalamic hamartoma epilepsy. Clin Neurophysiol 2002; 113: 1961-1969.

Mégevand P, Spinelli L, Genetti M, et al. Electric source imaging of interictal activity accurately localises the seizure onset zone. J Neurol Neurosurg Psychiatry 2014; 85: 38-43.

Michel CM, Lantz G, Spinelli L, et al. 128-channel EEG source imaging in epilepsy: clinical yield and localization precision. J Clin Neurophysiol 2004; 21: 71-83.

Minassian B, Otsubo H, Weiss S, et al. Magnetoencephalographic localization in pediatric epilepsy surgery: comparison with invasive intracranial electroencephalography. Ann Neurol 1999; 46: 627-633.

Mohamed IS, Otsubo H, Ochi A, et al. Utility of magnetoencephalography in the evaluation of recurrent seizures after epilepsy surgery. Epilepsia 2007; 48: 2150-2159.

Mohamed IS, Otsubo H, Donner E, et al. Magnetoencephalography for surgical treatment of refractory status epilepticus. Acta Neurol Scand 2007; 186 (Suppl): 29-36.

Mohammadi M, Okanishi T, Okanari K, et al. Asymmetrical generalized paroxysmal fast activities in children with intractable localization-related epilepsy. Brain Dev 2015; 37: 59-65.

Noh BH, Berg AT, Nordli DR Jr. Concordance of MRI lesions and EEG focal slowing in children with nonsyndromic epilepsy. Epilepsia 2013; 54: 455-460.

Nordli DR, Jr., Kuroda MM, et al. The ontogeny of partial seizures in infants and young children. Epilepsia 2001; 42: 986-990.

Ochi A, Hung R, Weiss S, et al. Lateralized interictal epileptiform discharges during rapid eye movement sleep correlate with epileptogenic hemisphere in children with intractable epilepsy secondary to tuberous sclerosis complex. Epilepsia 2011; 52: 1986-1994.

Oishi M, Kameyama S, Masuda H, et al. Single and multiple clusters of magnetoencephalographic dipoles in neocortical epilepsy: significance in characterizing the epileptogenic zone. Epilepsia 2006; 47: 355-364.

Otsubo H, Ochi A, Elliott I, et al. MEG predicts epileptic zone in lesional extrahippocampal epilepsy: 12 pediatric surgical cases. Epilepsia 2001; 42: 1523-1530.

Otsubo H, Ochi A, Snead OC. Magnetoencephalography. In: Cataltepe O, Jallo GI (eds). Pediatric Epilepsy Surgery. New York: Thieme, 2009, pp. 53-58.

Paetau R, Mohamed IS. Magnetoencephaloagraphy (MEG) and other neurophysiological investigations. In: Dulac O, Lassonde M, Sarnat HB (eds). Handbook of Clinical Neurology, Vol III (3rdseries) Pediatric Neurology Part 1. Elsevier, 2013, pp. 461-464.

Pang EW. Neuroimaging studies of bilingual expressive language representation in the brain potential applications for magnetoencephalography. Neurosci Bull 2012; 28: 759-764.

Pang EW, Gaetz W, Drake JM, et al. Patient with postcentral gyrectomy demonstrates reliable localization of hand motor area using magnetoencephalography. Pediatr Neurosurg 2009; 45: 311-316.

Pang EW, Wang F, Malone M, et al. Localization of Broca's area using verb generation tasks in the MEG: validation against fMRI. Neurosci Lett 2011; 490: 215-219.

Papanicolaou AC, Simos PG, Castillo EM, et al. Magnetoencephalography: a noninvasive alternative tothe Wada procedure. J Neurosurg 2004; 100: 867-876.

Pittau F, Dubeau F, Gotman J. Contribution of EEG/fMRI to the definition of the epileptic focus. Neurology 2012; 78: 1479-1487.

Plummer C, Wagner M, Fuchs M, et al. Dipole versus distributed EEG source localization for single versus averaged spikes in focal epilepsy. J Clin Neurophysiol 2010; 27: 141-162.

RamachandranNair R, Otsubo H, Shroff MM, et al. MEG predicts outcome following surgery for intractable epilepsy in children with normal or nonfocal MRI findings. Epilepsia 2007; 48: 149-157.

Snead OC. Surgical treatment of medically refractory epilepsy in childhood. Brain Dev 2001; 23: 199-207.

Sperli F, Spinelli L, Seeck M, et al. EEG source imaging in pediatric epilepsy surgery: a new perspective in presurgical workup. Epilepsia 2006; 47: 981-990.

Stefan H, Hummel C, Scheler G, et al. Magnetic brain source imaging of focal epileptic activity: a synopsis of 455 cases. Brain 2003; 126 (pt 11): 2396-2405.

Stefan H, Rampp S, Knowlton RC. Magnetoencephalography adds to the surgical evaluation process. Epilepsy Behav 2011; 20: 172-177.

Sutherling WW, Mamelak AN, Thyerlei D, et al. Influence of magnetic source imaging for planning intracranial EEG in epilepsy. Neurology 2008; 71: 990-996.

Torres CV, Fallah A, Ibrahim GM, et al. The role of magnetoencephalography in children undergoing hemispherectomy. J Neurosurg Pediatr 2011; 8: 575-583.

Vadera S, Jehi L, Burgess RC, et al. Correlation between magnetoencephalography-based "clusterectomy" and postoperative seizure freedom. Neurosurg Focus 2013; 34: 1-4.

Velkey A, Siegler Z, Janszky J, et al. Clinical value of subclinical seizures in children with focal epilepsy. Epilepsy Res 2011; 95: 82-85.

Wennberg R, Cheyne D. EEG source imaging of anterior temporal lobe spikes: validity and reality. Clin Neurophysiol 2014a; 125: 886-902.

Wennberg R, Cheyne D. Reality of MEG source imaging of anterior temporal spikes: analysis of an intracranially characterized spike focus. Clin Neurophysiol 2014b; 125: 903-918.

Wheless JW, Willmore LJ, Breier JI, et al. A comparison of magnetoencephalography, MRI, and V-EEEG in patients evaluated for epilepsy surgery. Epilepsia 1999; 40: 931-941.

Widjaja E, Zarei Mahmoodabadi S, Otsubo H, et al. Subcortical alterations in tissue microstructure adjacent to focal cortical dysplasia detection at diffusion-tensor MR imaging by usingmagnetoencephalographic dipole cluster localization. Radiology 2009; 251: 206-215.

Widjaja E, Simao G, Mahmoodabadi SZ, et al. Diffusion tensor imaging identifies changes in normal-appearing white matter within the epileptogenic zone in tuberous sclerosis complex. Epilepsy Res 2010; 89: 246-253.

Widjaja E, Shammas A, Valli R, et al. FDG-PET and magnetoencephalography in presurgical workup of children with localization-related nonlesional epilepsy. Epilepsia 2013; 54: 691-699.

Wilenius J, Medvedovsky M, Gaily E, et al. Interictal MEG reveals focal cortical dysplasias: special focus on patients with no visible MRI lesions. Epilepsy Res 2012; 105: 337-348.

Wu JY, Sutherling WW, Koh S, et al. Magnetic source imaging localizaes epileptogenic zone in children with tuberous sclerosis. Neurology 2006; 25: 66: 1270.

Yoshinaga H, Ohtsuka Y, Abiru K, et al. Utility of scalp recorded ictal electroencephalograms in childhood epilepsy with complex partial seizures. Pediatr Int 2004; 46: 342-345.

第3章

结构与功能神经影像的作用及局限性

William D. Gaillard, Chima Oluigbo，著

史洁，译

要点

- 高分辨率MRI扫描方案最好应用于3 T设备，这对于癫痫手术评估至关重要。
- 对于1～24月龄的婴儿，两个平面的T_2序列比FLAIR或T_1加权图像帮助更大；异常表现可能随着髓鞘化进程显影或不显影：小于3月龄或大于24月龄进行扫描可获得最佳图像。
- 当高质量的MRI报告正常，根据中心的设备条件和经验，应采用以下方法。
  —发作间期FDG-PET（可能有助于确定MRI异常，具有第二眼效果）；
  —发作期/发作间期减影SPECT与MRI配准；
  —源定位（MEG、3D EEG、fMRI）；
  —在完成所有诊断性检查和影像检查后，复阅MRI非常重要。
- fMRI可用于识别运动、感觉、语言皮质，以便制订癫痫手术计划。
- 对儿童记忆功能进行fMRI尚未被确认有效。
- DTI可以确定白质纤维束［视放射、运动/感觉传导束、与语言有关的额颞束（弓状束）、上纵束、最外囊、钩束］。
- 所有影像模态都有自身的局限性和缺陷。

本章讨论结构和功能影像在婴儿、儿童、青少年癫痫手术的评估和护理中的作用。不遗余力地设计术前计划的目的是识别癫痫病灶，识别并保留功能皮质区域或传导功能的白质纤维束。使用MRI结构影像、发作间期EEG棘波、fMRI、PET和SPECT来识别癫痫病灶。fMRI和DTI用来识别皮质功能区与纤维束。如果MRI上能够看到清晰的局灶性异常，则认为能改善手术效果，而局灶性PET或SPECT异常的预后则略逊一筹，如影像结果为真阴性时，则术后效果更差。

对（疑似）局灶性癫痫患者的最佳诊疗包括采用癫痫特异性扫描方案的高分辨MRI。有些证据

表明，与1.5T相比，3T MRI更容易识别微小的皮质发育不良区域和病变范围（Craven et al., 2012）。某些序列如MRS在较高场强下效果更好，而有的序列如磁化传递成像在1.5T场强下似乎更好。CT的分辨率较低、有辐射，并且可能出现假阴性（Hsieh et al., 2010; Brenner et al., 2001），而MRI序列（如STIR）却可以检测到含钙病灶，因此CT在儿童的术前评估中没有实际作用。当怀疑患儿有神经内外科急症又没条件使用MRI时，可以使用CT作参考。

MRI可用来识别（可能）导致癫痫的结构性异常。即使EEG表现为广泛性异常或特殊的扩散方式，致痫原因也还是结构性异常（Thadani, 1995; Wyllie et al., 2007）。

结构性异常包括皮质发育畸形［（malformations of cortical development, MCD）包括局灶性皮质发育不良（focal cortical dysplasia, FCD）和灰质异位症］、肿瘤（DNET、节细胞胶质瘤、少突神经胶质瘤、星形细胞瘤、胶质瘤等）、颞叶内侧硬化、血管性病变（卒中、血管瘤、动脉血管畸形）和感染性/炎症性病变（肉芽肿、囊虫病、Rasmussen脑炎）（图3-1）。其中第一类是发育性的，其他是获得性的。通常癫痫儿童的术前评估不需要增强扫描，仅考虑肿瘤或炎症性/感染性病变时才需要。这些疾病的影像特征众所周知，此处不再赘述。

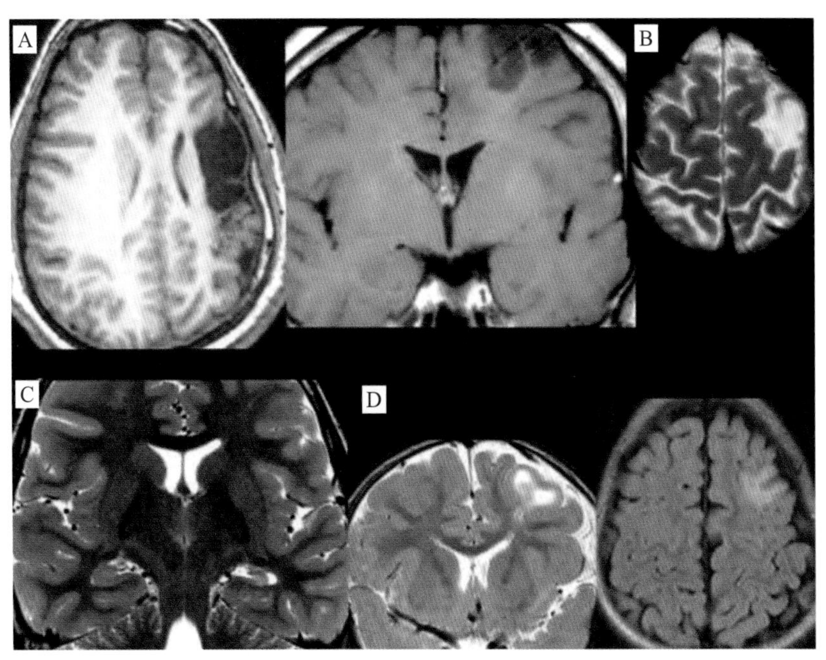

图 3-1 小儿癫痫外科常见靶点的 MRI 扫描

A. 卒中；B. 肿瘤（少突胶质细胞瘤）；C. 颞叶内侧硬化；D. FCD（Taylor气球样细胞）。影像左侧为右侧大脑。

癫痫外科中最常见的异常病变MCD，特别是FCD，识别FCD可能最具有挑战性（图3-2）。也有些可能属于或不属于手术病灶，如局部胶质增生或脑软化灶。其他一些非特异性异常可能提示某种远期脑损伤（如伴有脑室扩大的局部或广泛性脑萎缩）都无助于识别病灶或明确病因。最后，还有些与癫痫无关的偶然性异常（如脉络膜和蛛网膜囊肿、Chiari畸形）。人们越来越认识到胼胝体和嘴部的微小病变属于遗传性病因（Doherty et al., 2013），而其他影像结果（多位于中线区且对称，以及MRS）证明是代谢性细胞病变，后者是切除性手术的禁忌证。

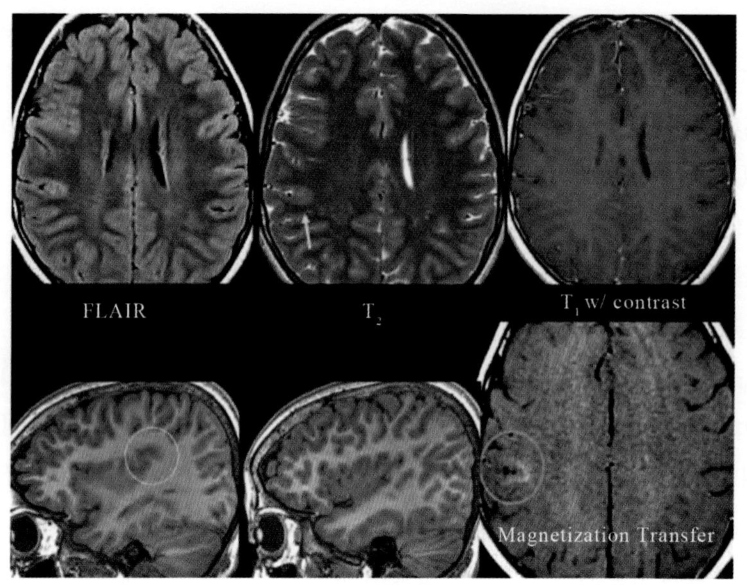

图 3-2 FCD 图例

1.5T FLAIR、T_2、T_1增强，MT序列显示T_2上皮质增厚（箭）和信号改变（蓝圈）；3T左右侧对比，显示右侧灰白质交界模糊（黄圈），左侧对应位置未见相同改变。影像左侧为右侧大脑。

描述和定义MCD有两种主要方法：第一种是Barkovich成像方法（2012年综述），基于大脑发育（增殖/凋亡、迁移和迁移后发育）形成异常的时机，发育出现异常，也可由基因异常造成；第二种是病理学定义，这是Blümcke修订的Palmini分类系统，该系统更侧重于FCD，而不求报告发生机制或时机（Palmini et al., 2004; Blümcke et al., 2011）。例如，Barkovich分类中的FCD可能起源于异常迁移或者是迁移后发育的结果。

术前评估中的结构影像

除了识别孤立性异常之外，结构影像还有助于识别双重病理，就像颞叶内侧硬化（MTS）表现的一样，此外还有助于评估“健侧”半球的结构完整性。识别双侧异常（如双侧围外侧裂多微小脑回）或多灶性异常（如结节性硬化症）对癫痫外科手术计划很有意义。虽然弥散性或多灶异常的患者可能从手术切除中获益，但结构性MRI并不具备识别致痫区的能力，这就需要依靠VEEG、MEG、棘波触发fMRI、发作期/发作间期SPECT或功能影像（如AMT- PET）进行源定位。

关于MRI序列的具体方案尚无共识，这是可以理解的，因为除了个人想法和喜好不同外，MRI设备的场强和构造也有差异。不过，关于常用影像序列的共识如下。2岁以上的儿童推荐扫描以下序列（小于2岁的见下方）：高分辨率轴位和冠状位T_2加权，3D T_1加权GRE（gradient recall echo）序列（薄扫，体素最好≤1 mm^3），轴位和冠状位T_2 FLAIR［cube FLAIR（3D）越来越常用］和垂直于海马结构的斜冠位高分辨T_2加权成像（Gaillard et al., 2009）。

给小于2岁的婴儿进行影像检查非常有挑战性。有一些异常在出生后短期内就表现出来，而另一些则在完全髓鞘化后才表现明显，因此有“病灶显影或消失”的现象（Sankar, 1995; Takanashi &

Barkovich et al., 2003; Eltze et al., 2005）。年龄依赖性髓鞘化过程可导致婴儿期MR对比分辨率发生改变（可参阅第14章，图14-2），因此决定做什么MR脉冲序列困扰着我们。成像最困难的年龄段为8～14月龄，此期间处于髓鞘化过程（Yakovlev & Lecours, 1967），髓鞘化从后向前、从尾向嘴、从内向外进行（Almli et al., 2007）。不同成熟度的髓鞘，在T_1和T_2加权影像上显示不同的信号强度。到24月龄时，髓鞘化MRI表现已经进展到与成人一样，全脑T_2WI和T_1WI上灰白质对比良好。对小于2岁的患儿（Gaillard et al., 2009）应采集以下序列：高分辨矢状位、轴位、冠状位T_2加权成像（或3D），3D T_1加权（稍逊色），T_2 FLAIR（轴位和冠状位或Cube）（也逊色于该年龄段的T_2），垂直于海马结构的斜冠位高分辨T_2加权成像。

对于FCD而言，由于要对全脑灰白质交界进行成像，因此薄层扫描至关重要——特别是要显示微小FCD。经典的FCD影像标志包括皮质增厚、灰白质交界模糊、信号增强。皮质由于很薄，需要高分辨率/小体素采集，采集两个或三个平面的图像有助于诊断。然而，影像的结果与FCD的Palmini/Blümcke分类亚型之间似乎没有很好的相关性（ⅡB除外，其特点是尾征）（Lerner et al., 2009; Mellerio et al., 2012; Urbach et al., 2002; Krsek et al., 2008）。已证明磁化传递T_1WI对于检测皮质结节和皮质发育不良有价值，特别对于脑髓鞘化不完全的患者（Kadom et al., 2010）。相比3T MRI设备，磁化传递T_1WI图像似乎在1.5T设备上用处更大、更可靠。其他研究人员发现个别序列（如质子密度像、弥散像）在某些情况下会有所帮助。对于代谢疾病患者而言，MRS可能是唯一提示异常的序列（Caruso et al., 2013）。虽然MRS可能显示异常的致痫组织（如颞叶/MTS），但尚未在手术制订中发挥主要作用（Miller & Widjaja et al., 2013; Fountas et al., 2012）。

MRI结果的优劣与磁体、序列、分辨率及阅片者的水平有关。熟练的阅片者可以识别出清晰的局部异常，否则易漏掉；而高分辨率影像可能显示低分辨率影像不能显示的异常。辅助性检查如FDG或AMT-PET可能会集中注意那些在回顾影像时发现的（清晰且相关的）局灶性异常（Salamon et al., 2008; Chassoux et al., 2012）。在所有诊断性检查（包括PET、SPECT或MEG）完成后，再回顾MRI影像，才能报告真正的MRI阴性结果（图3-3）。

当MRI正常时，一般认为影像的分辨率不足以识别隐匿性FCD。人们还不清楚下一代MR扫描仪（如7T）在多大程度上能识别出更多的癫痫手术候选患者并改善预后。然而，即使在没有家族史的情况下，正常MRI，尤其是影像检查阴性的患者需要考虑遗传性病因［通道病或通路异常（如mTOR）］。遗传性癫痫患儿可能在一段时期内表现为局限在一侧半球内假性局灶性发作期EEG，仅在后期才出现多灶或游走性病灶（如Dravet征，恶性迁移性癫痫）。同样，自身免疫性癫痫［NMDA、LGI1（VGK通道）］患者也可能表现出正常的MRI。除极个别患者外，遗传性癫痫和自身免疫性癫痫的患者通常不适合进行癫痫切除性手术。此类患儿也可能会表现出MTS（通常是双侧的），可能会受益于切除更严重侧的海马，但不太可能完全无癫痫发作［也许可以解释一些MTS患者术后未达到预期效果的原因（Kasperaviciute et al., 2013）］。同样，一些MCD患者的脑部畸形可能具有（系统性）遗传病因，因此不适合进行手术治疗。

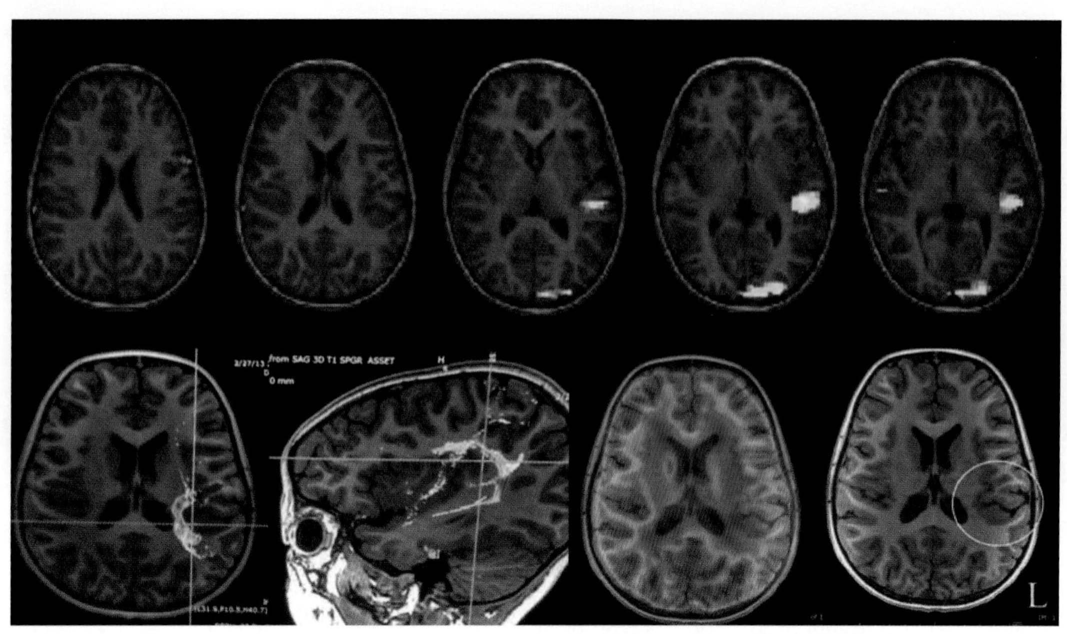

图 3-3　5 岁 FCD 患儿，左顶 / 环外侧裂皮质（圈内）

左图，融合了FDG-PET的MRI显示相应的低代谢区。听故事（对比反向言语）时BOLD fMRI显示激活区在左侧Wernicke区。DTI纤维束示踪成像显示弓状束。影像左侧为右侧大脑。

传达脑功能的长白质纤维束也可被识别（Lebel et al., 2012）。虽然感觉运动纤维和视放射是最常被识别的长纤维束，但连接宽泛界定的Wernick区和Broca区的一些长纤维束也可以被确定，并且可能与语言预后有关（背侧通路：弓状束，上纵束Ⅲ；腹侧通路：弓状束，最外囊）（Catani et al., 2005; Friederici et al., 2006; Frey et al., 2008; Anwander et al., 2007; Powell et al., 2008）。DTI序列最好采集多个方向，然后重复大于20个方向（35 ~ 60属于高质量）。纤维束可能不会被可靠量化，但可以识别并导入神经导航系统。识别长白质纤维束有以下几种方法：①使用功能区种子，例如拍手时进行fMRI确定运动皮质（Shinoura et al., 2009）；②使用解剖性灰质种子，正如用外侧膝状体来确定视放射（Chen et al., 2009）；③使用经过已知解剖学上白质纤维束感兴趣的种子，如弓状束（Axer et al., 2012）。由于DTI有局限性白质纤维束可能会穿过诸如肿瘤之类的病变，但因肿瘤的存在可能无法将其可视化，而靠近或围绕肿瘤的纤维束可能貌似令人放心。概率性追踪方法改善了交叉纤维的问题，但影像处理假设仍可能影响结果。

确定致痫区的功能影像

当MRI没有明显异常时，通常会采用放射性核素方法的PET和SPECT。发作间期FDG-PET和发作期SPECT在作用上似乎相当（Knowlton et al., 2008; Won, 1999; Desai et al., 2012）。PET可定量，并且分辨率高于SPECT，但SPECT配体的半衰期更长、更易于使用。PET和SPECT均使用针对不同生理过程的配体，但实际上仅仅SPECT使用了血流标志物。

PET可能针对不同的生理过程——代谢、血流、合成、结合通道——并使用不同的放射性标记，其半衰期为2～90 min。最常见的配体是氟脱氧葡萄糖（FDG），它用于测量葡萄糖摄取和消耗，从而反映脑代谢功能（Theodore, 1988）。FDG-PET因其吸收期是15～20 min，半衰期是90 min，所以最好在发作间期使用。成人的FDG-PET数据最好，但结果似乎也适用于局灶性癫痫儿童（Gaillard, 1995; Kurian et al., 2007; Chapman et al., 2005; Lee et al., 2005）。发作间期FDG-PET显示的低代谢区域（葡萄糖消耗降低）总是与癫痫病灶位于同侧，而且发现低代谢区域与良好手术结果相关（Theodore, 1997）。低代谢区域可能代表神经元丢失、皮质发育异常或生理功能障碍状态。低代谢区往往比致痫区大。有时FDG-PET可以定侧但不能定位癫痫灶，特别是在一些颞叶癫痫和额叶癫痫，可能代表扩散效应。较小的皮质代谢异常可能是小的FCD，因此具有较大定位价值。FDG-PET可行视觉分级，或者通过包括基于SPM和VBM的定量或半定量的方法进行分级，后者可能更加可靠（Theodore, 1988; Gaillard, 1995; Lee et al., 2005; Chapman et al., 2005）。对于年龄不足2岁的髓鞘化不全的患儿，FDG-PET识别皮质发育不良可能优于MRI（Chugani & Conti, 1996）。由于双侧异常的手术预后不良，FDG-PET也用于评估拟行半球切除术的患者健侧半球的完整性（Moosa et al., 2013）。虽然FDG-PET已经应用于婴儿痉挛并取得了一些成功（Chugani & Conti, 1996），但FDG-PET用于活动性婴儿痉挛的结果还不稳定，只有持久的异常才可靠（Metsahonkala et al., 2002）。有时，FDG-PET异常会需要重新阅读MRI并识别出异常结构（Salamon et al., 2008; Chassoux et al., 2012）。发作期PET除非患者处于癫痫持续状态否则作用不大（Siclari et al., 2013）。

其他PET配体，例如氟马西尼、苯二氮䓬类受体配体，效果一直令人不满意且不易使用（Ryvlin, 1998）。有关血清素5-HT受体类似物（^{18}FC-WAY）和^{11}C-PBR28，它们是外周苯二氮䓬受体配体和神经炎症的标志物，已经有确信的数据。这些配体已用于成人，但尚未在儿童中使用（Theodore et al., 2012; Hirvonen et al., 2012）。α-甲基色氨酸（α-methyl tryptophan, AMT）是基于碳的配体（$t_{1/2}$ 20 min），是5-HT的前体，但可能作为兴奋性化合物喹啉和巴比妥酸的前体而起作用。多数情况下，配体的摄取和结合会下降，而致痫皮质区似乎可增加配体的摄取。有报道称配体尤其适用于MRI和FDG-PET正常的幼儿（Juhasz et al., 2003）。AMT-PET在结节性硬化儿童中应用最为广泛（Chugani et al., 2013; Rubi et al., 2013），有证据表明AMT-PET可能有助于从多发低代谢的结节中识别出致痫结节（图3-4和图3-5）。

脑血流检查也已用于成人和儿童局灶性癫痫的致痫区定位。由于半衰期短（2 min），^{15}O-water PET尚不可行，MR动脉自旋标记成像也是如此。SPECT配体ECD或HMAPO（因此称为SPECT）使用最广泛，因为它们摄取快（<2 min），半衰期长达4～6 h，使患者易于成像。发作间期CBF检查常显示低灌注区，但其有10%的可能性会错误定侧，因此并不可靠（Rowe et al., 1989; Gaillard et al., 1995）。发作后SPECT用处更大（Rowe et al., 1991）。然而，无论在发作间期还是在发作后期的SPECT都不如发作期的有帮助，但如果从发作期数据中减掉发作间期数据，然后与患者的MRI进行配准，则效果更好（O'Brien, 1999; Lee et al., 2006; Kainska et al., 2003）。就发作期SPECT而言，有必要进行EEG检查，并且注射时机非常重要；注射延迟（发作停止后超过30 s）可能给发作扩散模式复杂的患者提供错误的定位甚至定侧信息（Koh, 1999; Knowlton et al., 2008a; Knowlton et al., 2008b）。发作期和发作间期SPECT减影可能有助于定位，但需要额外的SPECT检查及计算机专业知

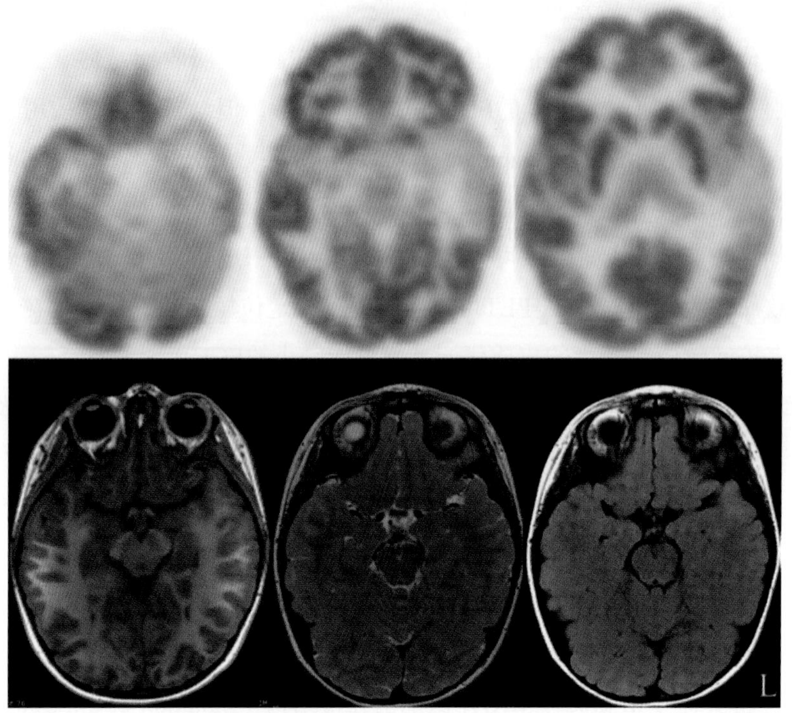

图 3-4　AMT-PET 结果（一）

患儿，7岁，左侧前颞叶小FCD，3T MRI（1.5T不显影）可见左颞极FLAIR局部信号升高比T_2明显，且灰白质交界模糊。FDG-PET显示清晰而广泛的左颞低代谢区，超出皮质发育不良范围。影像左侧为右侧大脑。

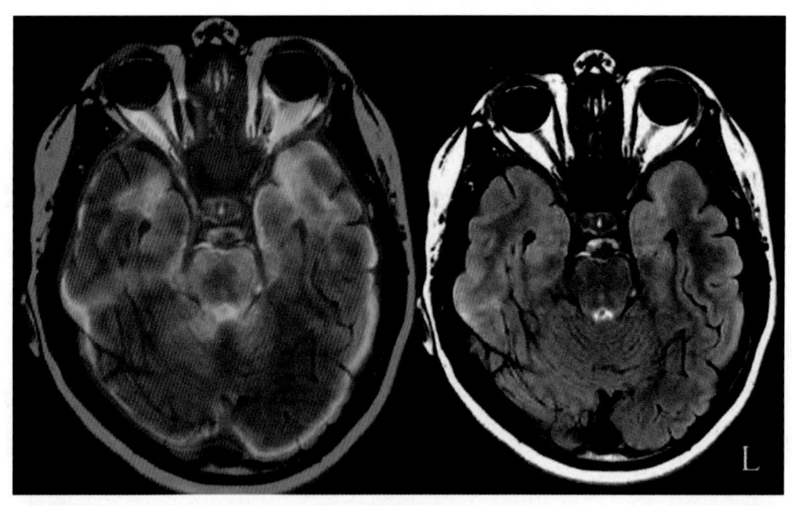

图 3-5　AMT-PET 结果（二）

左侧TLE患儿，16岁，颞极皮质增厚，局部低代谢明显且局限。影像左侧为右侧大脑。

识。当发作频繁时（发作间期SPECT检查最好超过末次发作后24 h进行），或者有超过一种发作类型时（因此要重点关注），SPECT的应用价值有限。与AMT-PET一样，发作期SPECT减影已用于识别致痫结节（Aboian et al., 2011）（图3-6）。

FDG-PET对于癫痫灶的定侧最有价值，可以达到更小范围的定位，但未必能确定致痫区的范围。与FDG-PET相比，发作期SPECT减影在定位方面可能更好，但可能表现出更多的扩散效应。据报道，60%～90%的FDG-PET和SPECT是有意义的，但其中的大多数患者具有已知相关的局灶性MRI异常。当MRI明显异常时，尚不清楚PET或SPECT是否能提供有用的信息，除了存在多处MRI异常或有较大的MCD时，要进行SPECT或AMT-PET检查，其主要目的是识别癫痫发作的主源。因此，当MRI影像正常时，很难确定FDG-PET和SPECT的效用，可能低至25%或高达70%。不过，因为手术结果反映了FDG-PET或SPECT具有发现局灶影像异常的能力，所以通常有价值。PET易于进行，但配体较难合成，而且更昂贵，因此尚不清楚两种方法中哪种更好。不同中心的报告差异可能更与当地专家技术水平有关，而非其本身的价值。

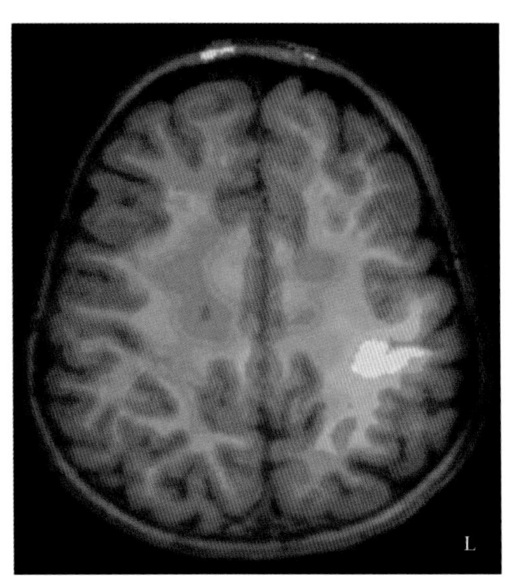

图 3-6　发作期 SPECT 减影显示左侧中央沟后壁深部 CBF 升高

硬膜下栅状电极监测和定位证实为致痫灶。影像左侧为右侧大脑（由Miami儿童医院的Prasanna Jayakar提供）

脑电事件相关的血氧标记依赖（blood oxygen labeled dependent, BOLD）（参见下文）fMRI的源定位能可靠地识别与间期放电相关的BOLD信号（An et al., 2013; Pittau et al., 2012）。EEG棘波fMRI也可显示源扩散（Fahoum et al., 2012）。在60～90 min的扫描过程中，50%～60%的成人患者会产生有效数据；90%的患者会产生足量的发作间期棘波，接着会显示出与致痫区保持良好一致性的BOLD激活区（图3-7）。切除BOLD激活区似乎与更好的手术结果相关。在成年患者中积累了越来越多的经验，在儿童患者中也有了一些经验（De Tiège et al., 2007）。除非癫痫样放电频繁，否则影像采集时间往往很长。只有产生3～30个棘波的区域的激活，才能被可靠地识别出来。EEG棘波BOLD fMRI的最终效用实际上取决于发作间期活动与致痫区的关系，因此其局限性类似于3D发作间期EEG或MEG源定位。MRI必须兼容EEG，因为fMRI分析取决于在fMRI采集中识别出间期棘波的时机，且需要合适的滤波器和信号处理软件。是否能识别出基于VBM连接性改变的致痫区，目前仍在研究中。

皮质功能定位

fMRI主要用于确定运动、感觉、语言和记忆等皮质功能。多数fMRI依赖BOLD技术，该技术是对神经元活动（主要是突触）的间接度量。该技术以血红蛋白在氧合和脱氧状态下的MRI信号差异为基础（Moonen & Bandettini et al., 2000）。当神经元群激活时，局部CBF的增加受到严格调控，氧合血红蛋白随之增加（这似乎有些自相矛盾）。因此，在执行与控制条件相关的任务时进行成像就可以绘制出多种脑功能中的一种，通常在20～30 s内采集每个条件的4～5个模块。该检查需要患者配合并保持静止不动，因为动作导致的伪影有时在分析程序中难以被纠正。

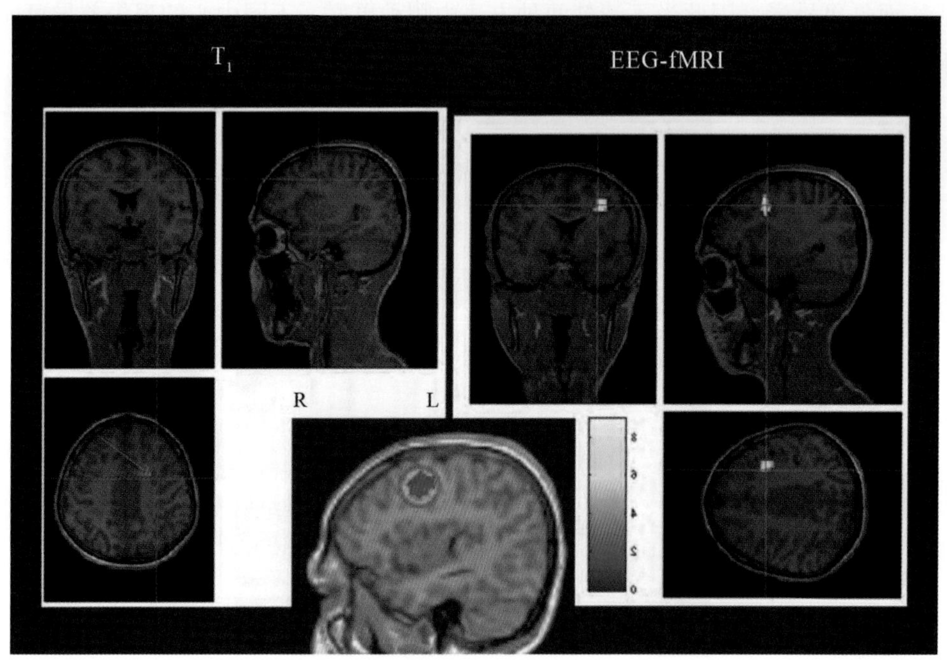

图 3-7　在 11 岁女孩左额沟底 FCD 处，EEG-fMRI 显示与间期棘波相关的 BOLD 激活

在ECoG和诱发电位研究中，运动和感觉范式特别稳健，而且能精确解剖定位，通常距离目标皮质在1 cm以内。对于运动功能，可以间断性地手指打拍子、摆动舌头或脚打拍子（Kwong et al., 1992; Rao et al., 1993; Rao et al., 1995; Ogg et al., 2009; Shurtleff et al., 2010）（图3-8）。感觉功能可以用相似的方式进行定位，如用毛刷刷面部、手臂、手、腿或脚。可使用各种声音或音调来识别初级听觉皮质，而视觉皮质可通过闪烁棋盘格产生诱发电位来识别。

语言定位的目的是确定语言优势侧半球，而且要定位语言功能。语言/语音系统的分布具有专门区域，粗略地分为感受性语言区，即Wernicke区［Brodmann分区（BA）21、22、39区，主要分布于中后颞上回和沟］和表达性语言区，即Broca区（额下回的BA44和45区）。识别语言优势侧很重要，因为语言优势半球既有正常变异（96%的右利手，76%的左利手，左侧半球是语言优势半球），也有病理性变异（25%～70%的癫痫患者语言优势半球不典型）。对于这些检查，尝试可能比表现结果更重要，因为它有助于完成一项能被调整或自我调整的任务。范式过难或过于容易产生的激活都很少。根据侧重点是表达性或感受性语言，激活定位图会以最简单的方式呈现变化。因此听故事（与合适的对照如反向言语、不熟悉的外语或语调相比较）有助于确定语言区，而非听觉处理，从而识别出优势侧的颞上沟和回。相反，语义流畅性测试（说出某类词）、首字母流畅性测试（说出特定首字母的词）能激活优势侧额下回（inferior frontal gyrus, IFG）的语言区。语义决策任务（把单词分类）除了BA47以外也可识别到IFG，并允许在MRI扫描仪中进行监督（Gaillard et al., 2004; Gaillard et al., 2004）。流畅性任务通常采用默念方式以尽量减少运动，小心、努力地采用朗读方式可能完成流畅性任务，且可确定被执行任务的表现（Croft et al., 2013; Schlaggar et al., 2002）。包含短语的任务，无论是书面的或是听到的，都需要做出某种决策（例如，用短语定义一个单词，或者需要判断呈现的短语语法是否正确），这往往会激活前后语言系统——它们高度偏侧化。在这方面，名词–动词流畅性任务（说出以下话语中的动词）也有意义。

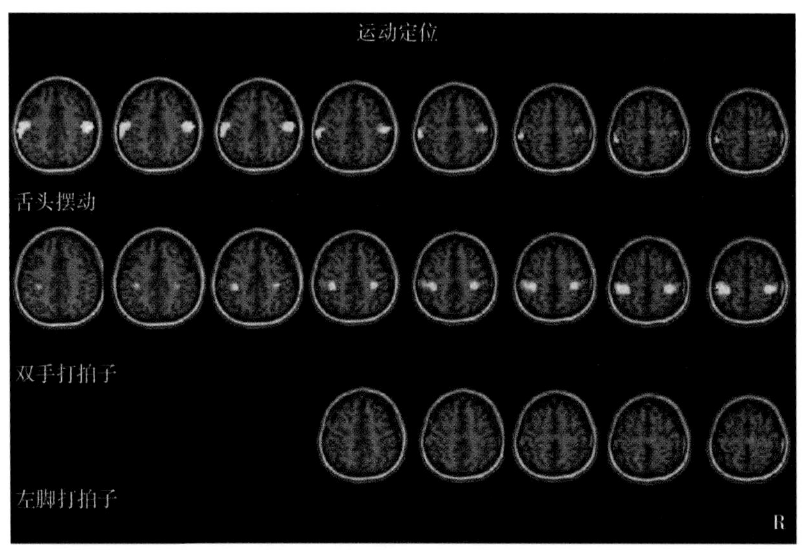

图 3-8　执行动作时的 BOLD fMRI 表现

13岁患者，FCD位于右侧初级感觉皮质上部的后方，执行舌头摆动、双手打拍子、左脚打拍子的任务时BOLD fMRI表现。影像左侧为右侧大脑。

这些观察很重要，因为在手术目标区域选择用于确定局部性语言优势侧的任务是非常重要的。后头部成熟较早，其变化常常带动前头部。额叶系统成熟较晚，但比后头部更具可塑性（Berl et al., 2014; Staudt et al., 2002）。6岁以后语言系统的可塑性下降（Gaillard et al., 2007; Berl et al., 2014）。在20%～25%的MTS患者、30%的MRI正常患者，以及100%的左侧MCA梗死的患者中，可以见到不典型语言区。除了受伤部位和范围（非持续时间），受伤时的年龄是决定不典型语言区的关键因素（Liégeois et al., 2004; Gaillard et al., 2007）。fMRI语言任务已很快用于局灶性癫痫患儿（Gaillard et al., 2002; Liégeois et al., 2002 et al., 2004; Medina et al., 2005; Yuan et al., 2006; Wilke et al., 2011; Berl et al., 2014）。fMRI在成年人中与ECoG一致性良好但不完全一致（Pouratian et al., 2002），而在大龄儿童和年轻人中与静脉注射异戊巴比妥试验的一致性极好（Gaillard et al., 2002; Janecek et al., 2013）。10%的患者存在部分性不一致（一个是双侧，另一个是单侧），但完全不一致罕见。fMRI似乎比颈内动脉注射异戊巴比妥（intracarotid amobarbital, IAT）试验能更好地预测语言预后（Janecek et al., 2013）。多种任务可能增加结果的可靠性（Gaillard et al., 2004）（图3-9）。

当BOLD反应的生理学基础在功能区受到干扰和减弱时，如伴有水肿的占位病变、血管盗血、严重颈动脉狭窄和癫痫发作后状态，此时语言定侧可能发生错误，而通常发生在同源区域的少量激活被误认为是真正的激活（Jayakar et al., 2002; Gaillard, 2004）。证据表明，如果检查有效而且可靠，那么切除fMRI阴性的区域是安全的；相反，激活区可能与功能有关，但并不是关键（Pouratian et al., 2002）。检查期间患者需要保持清醒状态，以配合检查，最终获得能解读的结果，而且不得有MRI禁忌证。幽闭恐惧症和焦虑症可能会妨碍检查。3～4岁的儿童能顺利完成扫描；如果儿童患有ADHD和（或）发育迟缓，则扫描成功率较低（Yerys et al., 2009）；发育迟缓和多动症的大龄患儿能顺利完成扫描。阴性结果或特殊激活模式需要重复检查或求助于有创方法，必要时可进行IAT或ECoG。

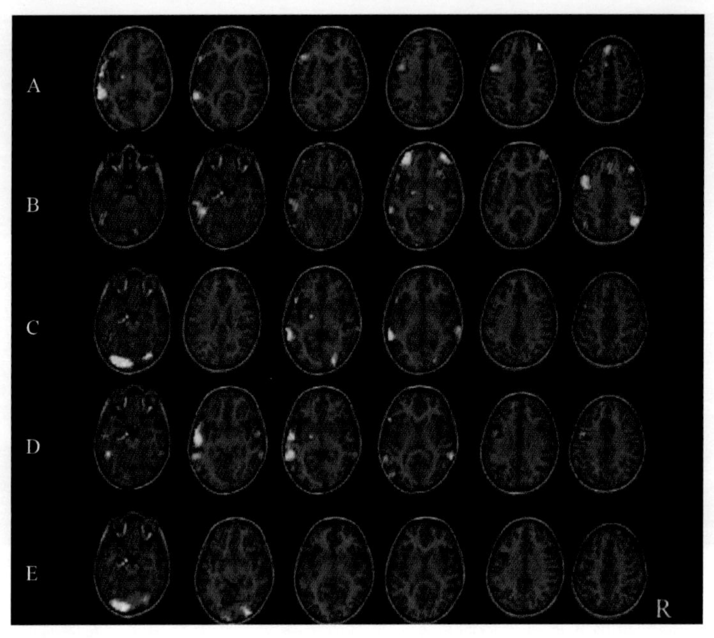

图 3-9　BOLD fMRI 语言定位（左侧影像为左侧大脑）

经过在Broca区和Wernicke区的任务，确定患者的语言优势侧位于左侧。

A. 定义单词任务（所得到的线索是“一个长的、黄色水果是香蕉”，反向言语作为对照）；

B. 分类任务（判断听到的单词，如“狗”是否属于“动物”，反向言语作为对照）；

C. 动名词转化任务。把动词隐藏在肉眼可见的名词中（如球）；

D. 听故事，反向言语作为对照；

E. 读故事，观看开放和闭合的环作为对照。

在小儿癫痫人群中尚未发表相关的记忆任务。在成年人中，有证据表明材料特异性、词汇编码可激活左侧海马，而空间编码可激活右侧海马。靶区激活也可预测结果，这意味着成功的关键是功能的充分性，而非功能储备（Bonelli et al., 2010; Rabin et al., 2004; Golby et al., 2002）。基于fMRI语言任务的语言定侧在言语记忆结果差异中占有相当大的比例（Binder et al., 2008）。一些任务，如Roland家乡导航或复杂场景编码，更多产生双侧激活，但在功能充分性方面，术后的结果与言语记忆相似（Jokeit et al., 2001; Rabin et al., 2004）。

婴儿、幼儿及一些认知受损的儿童认知能力不足以执行以语言表现为基础的任务，因此fMRI涉及的所有任务都是被动的，而且是在睡眠中或（轻度）镇静状态下完成的。研究人员采用以下方法：①听妈妈的声音，采用反向言语作为对照，确定颞叶语言区域（Dehaene-Lambertz et al., 2002, 2006）；②在没有对照的情况下听故事或听觉提示，识别初级听觉皮质；③使用闪光或棋盘格任务去识别初级视觉皮层；④手或脚的被动运动能确定运动和感觉皮质。深度麻醉能消除BOLD反应，但轻度镇静则不会（Altman & Bernal et al., 2001; Bernal et al., 2012; Barba et al., 2012）（表3-1）。

表 3-1　影像方案（改编自 Jayakar et al., Epilepsia, 2014 和 Gaillard WD et al., Epilepsia, 2009）

1. 高分辨率癫痫序列 MRI 最好应用在 3T 设备上，包括
24 月龄及以上
高分辨率 3D T_1 加权（SPGR）1 mm
轴位和冠位 T_2
轴位和冠位 FLAIR
斜冠位高分辨率（≤ 3 mm）快速自旋回波垂直于海马结构长轴
除非肿瘤或炎症，否则不需要钆剂
[磁化转移（1.5 T 设备更好）；有时使用 DTI、MRS、ASL 序列]
婴儿（＜2 岁）
除上面提到的应用于＞ 24 月龄患者所需的序列外
轴位、冠位、矢状位（或 3D）T_2
3D T_1 和 FLAIR 用处较小
如果 MRI 上存在明确异常，则需要进行手术计划（第 5 步）
2. 源定位（3D EEG、MEG 或 EEG-fMRI）、FDG-PET、发作期 / 发作间期 SPECT 减影的效果往往相当，要根据机构的设备条件和专业水平做出选择，如果得到的是阴性结果，那么就要做下一种模态检查（例如，FDG-PET 结果是阴性，则考虑 SPECT，然后是 MEG）。要认识每种模态的优势和局限性
3. 再次审阅 MRI 影像
4. 特殊情况下，可考虑"研究性质的"模态，如 7T MRI、AMT-PET、连接性分析
5. 进行手术计划时，可考虑 fMRI 和 DTI 纤维束成像

原书参考文献

Aboian MS, Wong-Kisiel LC, Rank M, et al. SISCOM in children with tuberous sclerosis complex-related epilepsy. Pediatr Neurol 2011; 45: 83-88.

Almli CR, Rivkin MJ, McKinstry RC. Brain Development Cooperative Group. The NIH MRI study of normal brain development (Objective-2): Newborns, infants, toddlers, and preschoolers. Neuroimage 2007; 35: 308-325.

Altman NR, Bernal B. Brain activation in sedated children: Auditory and visual functional MR imaging. Radiology 2001; 221: 56-63.

An D, Fahoum F, Hall J, et al. Electroencephalography / functional magnetic resonance imaging responses help predict surgical outcome in focal epilepsy. Epilepsia 2013; 54: 2184-2194.

Anwander A, Tittgemeyer M, von Cramon DY, et al. Connectivity-Based Parcellation of Broca's Area. Cereb Cortex 2007; 17: 816-825.

Axer H, Klingner CM, Prescher A. Fiber anatomy of dorsal and ventral language streams. Brain Lang 2013; 127: 192-204.

Barba C, Montanaro D, Frijia F, et al. Focal cortical dysplasia type IIb in the rolandic cortex: Functional reorganization after early surgery documented by passive task functional MRI. Epilepsia 2012; 53: 141-145.

Barkovich AJ, Guerrini R, Kuzniecky RI, et al. A developmental and genetic classification for malformations of cortical development: Update 2012. Brain 2012; 135: 1348-1369.

Berl MM, Zimmaro LA, Khan OL, et al. Characterization of atypical language activation patterns in focal epilepsy. Ann Neurol 2014; 75: 33-42.

Bernal B, Grossman S, Gonzalez R, et al. FMRI under sedation: What is the best choice in children? J Clin Med Res 2012; 4: 363-370.

Binder JR, Sabsevitz DS, Swanson SJ, et al. Use of preoperative functional MRI to predict verbal memory decline after temporal lobe epilepsy surgery. Epilepsia 2008; 49: 1377-1394.

Blümcke I, Thom M, Aronica E, et al. The clinicopathologic spectrum of focal cortical dysplasias: a consensus classification proposed by an ad hoc Task Force of the ILAE Diagnostic Methods Commission. Epilepsia 2011; 52: 158-174.

Bonelli SB, Powell RH, Yogarajah M, et al. Imaging memory in temporal lobe epilepsy: Predicting the effects of temporal lobe resection. Brain 2010; 133: 1186-1199.

Brenner D, Elliston C, Hall E, et al. Estimated risks of radiation-induced fatal cancer from pediatric CT. AJR Am J Roentgenol 2001; 176: 289-296.

Caruso PA, Johnson J, Thibert R, et al. The use of magnetic resonance spectroscopy in the evaluation of epilepsy. Neuroimaging Clin N Am 2013; 23: 407-424.

Catani M, Jones DK, Ffytche DH. Perisylvian language networks of the human brain. Ann Neurol 2005; 57: 8-16.

Chapman K, Wyllie E, Najm I, et al. Seizure outcome after epilepsy surgery in patients with normal preoperative MRI. J Neurol Neurosurg Psychiatry 2005; 76: 710-713.

Chassoux F, Landré E, Mellerio C, et al. Type II focal cortical dysplasia: Electroclinical phenotype and surgical outcome related to imaging. Epilepsia 2012; 53: 349-358.

Chen X, Weigel D, Ganslandt O, et al. Prediction of visual field deficits by diffusion tensor imaging in temporal lobe epilepsy surgery. Neuroimage 2009; 45: 286-297.

Chugani HT, Conti JR. Etiologic classification of infantile spasms in 140 cases: Role of positron emission tomography. J Child Neurol 1996; 11: 44-48.

Chugani HT, Luat AF, Kumar A, et al. α-[11C]-MethylL-tryptophan--PET in 191 patients with tuberous sclerosis complex. Neurology 2013; 81: 674-680.

Craven IJ, Griffiths PD, Bhattacharyya D, et al. 3.0 T MRI of 2000 consecutive patients with localisation-related epilepsy. Br J Radiol 2012; 85: 1236-1242.

Croft LJ, Rankin PM, Liégeois F, et al. To speak, or not to speak? The feasibility of imaging overt speech in children with epilepsy. Epilepsy Res 2013; 107: 195-199.

De Tiège X, Laufs H, Boyd SG, et al. EEG-fMRI in children with pharmacoresistant focal epilepsy. Epilepsia 2007; 48: 385-389.

Dehaene-Lambertz G, Dehaene S, Hertz-Pannier L. Functional neuroimaging of speech perception in infants. Science 2002; 298: 2013-2015.

Dehaene-Lambertz G, Hert-Pannier L, Dubois J, et al. Functional organization of perisylvian activation during presentation of sentences in preverbal infants. ProcNatlAcadSci USA 2006; 103: 14240-14245.

Desai A, Bekelis K, Thadani VM, et al. Interictal PET and ictal subtraction SPECT: Sensitivity in the detection of seizure foci in patients with medically intractable epilepsy. Epilepsia 2013; 54: 341-350.

Doherty D, Millen KJ, Barkovich AJ. Midbrain and hindbrain malformations: Advances in clinical diagnosis, imaging, and genetics. Lancet Neurol 2013; 135: 381-393.

Eltze CM, Chong WK, Bhate S, et al. Taylor-type focal cortical dysplasia in infants: Some MRI lesions almost disappear wtih maturation of myelination. Epilepsia 2005; 46: 1988-1992.

Fahoum F, Lopez R, Pittau F, et al. Widespread epileptic networks in focal epilepsies: EEG-fMRI study. Epilepsia 2012; 53: 1618-1927.

Fountas KN, Tsiougos I, Gotsis ED, et al. Temporal pole protonpreoperative magnetic resonance spectroscopy in patients undergoing surgery for mesial temporal sclerosis. Neurosurg Focus 2012; 32: E3.

Frey S, Campbell J, Pike GB, et al. Dissociating the human language pathways wtih high angular resolution diffusion fiber tractography. J Neurosci 2008; 28: 11435-11444.

Friederici AD. Pathways to language: Fiber tracts in the human brain. Trends Cogn Sci 2009; 13: 175-181.

Gaillard WD, Fazillat S, White S, et al. Interictal metabolism and blood flow are uncoupled in temporal lobe cortex of patients with partial epilepsy. Neurology 1995; 45: 1841-1848.

Gaillard WD, Balsamo L, Xu B, et al. Language dominance in partial epilepsy patients identified with an fMRI reading task. Neurology 2002; 59: 256-265.

Gaillard WD, Balsamo L, Xu B, et al. fMRI language task panel improves determination of language dominance. Neurology 2004; 63: 1403-1408.

Gaillard WD. Functional MR imaging of language, memory, and sensorimotor cortex. Neuroimaging Clin N Am 2004; 14: 471-485.

Gaillard WD, Weinstein S, Conry J, et al. Prognosis of children with partial epilepsy: MRI and serial ^{18}FDG-PET. Neurology 2007; 68: 655-659.

Gaillard WD, Chiron C, Cross JH, et al. Guidelines for imaging infants and children with recent-onset epilepsy. Epilepsia 2009; 50: 2147-2153.

Golby AJ, Poldrack RA, Illes J, et al. Memory lateralization in medial temporal lobe epilepsy assessed by functional MRI. Epilepsia 2002; 43: 855-863.

Hirvonen J, Kreisl WC, Fujita M, et al. Increased in vivo expression of an inflammatory marker in temporal lobe epilepsy. J Nuclear Med 2012; 53: 234-240.

Hsieh DT, Chang T, Tsuchida TN, et al. New onset agebrile seizures in infants: Role of neuroimaging. Neurology 2010; 74: 150-156.

Janecek JK, Swanson SJ, Sabsevitz DS, et al. Language lateralization by fMRI and Wada testing in 229 patients with epilepsy: Rates and predictors of discordance. Epilepsia 2013; 54: 314-322.

Jayakar P, Bernal B, Medina LS, et al. False lateralization of language cortex on functional MRI after a cluster of focal seizures. Neurology 2002; 58: 490-492.

Jokeit H, Okujava M, Woermann FG. Memory fMRI lateralizes temporal lobe epilepsy. Neurology 2001; 57: 1786-1793.

Juhasz C, Chugani DC, Muzik O, et al. Alpha-methyl-L-tryptophan PET detects epileptogenic cortex in children with intractable epilepsy. Neurology 2003; 60: 960-968.

Kadom N, Trofimova A, Vezina GL. Utility of magnetization transfer T_1 imaging in children with seizures. J Neuroradiol 2010; 37: 60-63.

Kaminska A, Chiron C, Ville D, et al. Ictal SPECT in children wtih epilepsy: comparison with intracranial EEG and relation to postsurgical outcome. Brain 2003; 126: 248-260.

Kasperaviciute D, Catarino CB, Matarin M, et al. Epilepsy, hippocampal sclerosis and febrile seizures linked by common genetic variation around SCN1A. Brain 2013; 136: 3140-3150.

Knowlton RC, Elgavish RA, Bartolucci A, et al. Functional imaging: II. Prediction of epilepsy surgery outcome. Ann Neurol 2008; 64: 35-41.

Koh S, Jayakar P, Resnick T, et al. The localizing value of ictal SPECT in children with tuberous sclerosis complex and refractory partial epilepsy. Epileptic Disord 1999; 1: 41-46.

Kowlton RC. The role of FDG-PET, ictal SPECT, and MEG in the epilepsy surgery evaluation. Epilepsy Behav 2006; 8: 91-101.

Krsek P, Maton B, Korman B, et al. Different features of histopathological subtypes of pediatric focal cortical dysplasia. Ann Neurol 2008; 63: 758-769.

Kurian M, Spinelli L, Delavelle J, et al. Multimodality imaging for focus localization in pediatric pharmacoresistant epilepsy. Epileptic Disord 2007; 9: 20-31.

Kwong, KK, Belliveau JW, Chesler DA, et al. Dynamic magnetic resonance imaging of human brain activity during primary sensory stimulation. Proc Natl Acad Sci USA 1992; 89: 5675-5679.

Lebel M, Gee M, Camicioli R, et al. Diffusion tensor imaging of white matter tract evolution over the lifespan. Neuroimage 2012; 60: 340-352.

Lee SK, Lee SY, Kim KK, et al. Surgical outcome and prognostic factors of cryptogenic neocortical epilepsy. Ann Neurol 2005;

58: 525-532.

Lee SK, Lee SY, Yun CH, et al. Ictal SPECT in neocortical epilepsies: Clinical usefulness and factors affecting the pattern of hyperperfusion. Neuroradiology 2006; 48: 678-684.

Metsähonkala L, Gaily E, Rantala H, et al. Focal and global cortical hypometabolism in patients with newly diagnosed infantile spasms. Neurology 2002; 58: 1646-1651.

Miller E, Widjaja E. Magnetic resonance spectroscopy in epilepsy from MR Spectroscopy of Pediatric Brain Disorders. In: S. Bluml, A. Panigrahy, eds. MR Spectroscopy of Pediatric Brain Disorders. New York, NY: Springer, 2013.

Moonen C, Bandettini PA. Functional MRI. Heidelberg: Springer, 2000.

Moosa AN, Gupta A, Jehi L, et al. Longitudinal seizure outcome and prognostic predictors after hemispherectomy in 170 children. Neurology 2013; 80: 253-260.

O'Brien TJ, So EL, Mullan BP, et al. Subtraction SPECT co-registered to MRI improves postictal SPECT localization of seizure foci. Neurology 1999; 52: 137-146.

Ogg RJ, Laningham FH, Clarke D, et al. Passive range of motion functional magnetic resonance imaging localizing sensorimotor cortex in sedated children. J Neurosurg Pediatr 2009; 4: 317-322.

Palmini A, Najm I, Avanzini G, et al. Terminology and classification of the cortical dysplasias. Neurology 2004; 62: S2-S8.

Pittau F, Dubeau F, Gotman J. Contribution of EEG/fMRI to the definition of the epileptic focus. Neurology 2012; 78: 1479-1487.

Pouratian N, Bookheimer SY, Rex DE, et al. Utility of preoperative functional magnetic resonance imaging for identifying language cortices in patients with vascular malformations. J Neurosurg 2002; 97: 21-32.

Powell HW, Parker GJ, Alexander DC, et al. Imaging language pathways predicts postoperative naming deficits. J Neurol Neurosurg Psychiatry 2008; 79: 327-330.

Rabin ML, Narayan VM, Kimberg DY, et al. Functional magnetic resonance imaging of complex human movements. Neurology 1993; 43: 2311-2318.

Rabin ML, Narayan VM, Kimberg DY, et al. Functional MRI predicts post-surgical memory following temporal lobectomy. Brain 2004; 127: 2286-2298.

Rao SM, Binder JR, Hammeke TA, et al. Somatotopic mapping of the human primary motor cortex with functional magnetic resonance imaging. Neurology 1995; 45: 919-924.

Rowe CC, Berkovic SF, Sia ST, et al. Localization of epileptic foci with postictal single photon emission computed tomography. Ann Neurol 1989; 26: 660-668.

Rowe CC, Berkovic SF, Austin MC, et al. Patterns of postictal cerebral blood flow in temporal lobe epilepsy: Qualitative and quantitative analysis. Neurology 1991; 41: 1096-1103.

Rubí S, Costes N, Heckemann RA, et al. Positron emission tomography with α-[11C]methyl-L-tryptophan in tuberous sclerosis complex-related epilepsy. Epilepsia 2013; 54: 2143-2150.

Ryvlin P, Bouvard S, Le Bars D, et al. Clinical utility of flumazenil-PET versus [18F]flurodeoxyglucose-PET and MRI in refractory partial epilepsy. A prospective study in 100 patients. Brain 1998; 121: 2067-2081.

Salamon N, Kung J, Shaw SJ, et al. FDG-PET/MRI coregistration improves detection of cortical dysplasia in patients with epilepsy. Neurology 2008; 71: 1594-1601.

Sankar R, Curran JG, Kevill JW, et al. Microscopic cortical dysplasia in infantile spasms: Evolution of white matter abnormalities. AJNR Am J Neuroradiol 1995; 16: 1265-1272.

Schlaggar BL, Brown TT, Lugar HM, et al. Functional neuroanatomical differences between adults and school-age children in the processing of single words. Science 2002; 296: 1476-1479.

Shinoura N, Yoshida M, Yamada R, et al. Awake surgery with continuous motor testing for resection of brain tumors in the primary motor area. J Clin Neurosci 2009; 16: 188-194.

Shurtleff H, Warner M, Poliakov A, et al. Functional magnetic resonance imaging for presurgical evaluation of very young pediatric patients with epilepsy. J Neurosurg Pediatr 2010; 5: 500-506.

Siclari F, Prior JO, Rossetti AO. Ictal cerebral positron emission tomography (PET) in focal status epilepticus. Epilepsy Res 2013; 105: 356-361.

Takanashi J, Barkovich, AJ. The changing MR imaging appearance of polymicrogyria: A consequence of myelination. AJNR Am J Neuroradiol 2003; 24: 788-793.

Thadani VM, Williamson PD, Berger R, et al. Successful epilepsy surgery without intracranial EEG recording: Criteria for patient selection. Epilepsia 1995; 36: 7-15.

Theodore WH, Fishbein D, Dubinsky R. Patterns of cerebral glucose metabolism in patients wtih partial seizures. Neurology 1988; 38: 1201-1206.

Theodore WH, Sato S, Kufta CV, et al. FDG-positron emission tomography and invasive EEG: Seizure focus detection and surgical outcome. Epilepsia 1997; 38: 81-86.

Theodore WH, Martinez AR, Khan OI, et al. PET of serotonin 1A receptors and cerebral glucose metabolism for temporal lobectomy. J Nuclear Med 2012; 53: 1375-1382.

Urbach H, Scheffler B, Heinrichsmeier T, et al. Focal cortical dysplasia of Taylor's balloon cell type: A clinicopathological entity with characteristic neuroimaging and histopathological features, and favorable postsurgical outcome. Epilepsia 2002; 43: 33-40.

Won HJ, Chang KH, Cheon JE, et al. Comparison of MR imaging with PET and ictal SPECT in 118 patients with intractable epilepsy. AJNR Am J Neuroradiol 1999; 20: 593-599.

Wyllie E, Lachhwani DK, Gupta A, et al. Successful surgery for epilepsy due to early brain lesions despite generalized EEG findings. Neurology 2007; 69: 389-397.

Yakovlev PI, Lecours AR. The myelogenetic cycles of regional maturation of the brain. In: A. Minkowski (ed). Regional Development of the Brain in Early Life. Oxford: Blackwell Scientific Publications, 1967.

Yerys BE, Jankowski KF, Shook D, et al. The fMRI success rate of children and adolescents: Typical development, epilepsy, attention deficit/hyperactivity disorder, and autism spectrum disorders. Hum Brain Mapp 2009; 30: 3426-3435.

第4章

认知评估的作用和局限性

Mary Lou Smith, Madison Berl，著
孙朝晖，译

要 点

- 术前神经心理学评估有助于理解认知和行为背后潜在的大脑结构，洞察癫痫进程，任何潜在的脑功能障碍都会影响某些技能的发育和表达。
- 多种因素影响癫痫患儿的认知发育，表现出各种各样的神经心理学特征。因此，评估方法必须灵活，而且需要多方面评估。
- 学龄期儿童的神经心理评估通常包括智力、注意力、执行功能、视空间功能、语言、记忆力、运动和学习技能、适应功能、情绪与行为能力的测量。
- 对学龄前儿童或显著发育迟缓儿童的评估可能具有挑战性，虽然他们的神经心理学特征并不复杂，或者没有完全发育到能够区分特定区域技能的程度。
- 可应用颈内动脉麻醉术对儿童的语言和记忆功能区进行定侧，但是幼儿或发育迟缓的儿童记忆定侧可能更困难。

难治性癫痫患儿往往在认知、行为和社交功能的发育过程中出现癫痫发作和持续发作。这些功能障碍不仅贯穿儿童期和青少年期，还会影响到成年期。众所周知，与健康儿童和其他慢性疾病的儿童相比，癫痫患儿发生认知和行为障碍的风险更高（Berg et al., 2011; Hamiwka et al., 2011; Rathouz et al., 2014）。许多因素可能导致其功能缺陷，包括潜在的脑病变、性质无法预测的频繁发作，以及抗癫痫药物的潜在不良反应（Elger et al., 2004）。

由于癫痫存在严重的共患病，所以癫痫患儿诊疗的一个重要部分是系统评价他们认知和行为的优势和劣势，这往往是通过神经心理学评估来完成的。神经心理学评估对癫痫患者诊疗的作用已在一些发表的专业癫痫中心指南、癫痫外科实践综述，以及癫痫相关的神经精神疾病临床治疗实践的国际共识中得到认可（Cross et al., 2006; Kerr et al., 2011; Jayakar et al., 2014; Kilpatrick et al., 2003;

Labiner et al., 2010; Lee, 2010; Miserocchi et al., 2013）。

神经心理学医生可以在癫痫患儿的诊断和治疗的诸多方面给予帮助，例如，监测抗癫痫药物的不良反应、诊断评估和管理非癫痫发作，评估社会、教育和职业等方面，以及规划和实施认知康复（Helmstaedter et al., 2011）。神经心理学评估能揭示认知和行为的优势和劣势。评估结果可用于评价儿童是否适合手术，确定神经解剖功能与功能障碍脑区，记录抗癫痫药物的效果，预测和评估治疗效果，以及确定特殊教育或康复计划的需求与进展。此外，研究结果还可能表明儿童是否正处于发育平台期或倒退期，无论是利用神经可塑性，还是避免认知和行为缺陷的发生或恶化，这些信息对于确定手术适应证或手术时机可能都至关重要。评估结果还能提供以下相关信息，如了解孩子的生活质量、良好的社交能力、调节情绪和行为的能力，以及预测他们的学业和最终的职业前景。

本章重点在于分析神经心理评估在多学科讨论、评估儿童是否适合癫痫外科手术中的作用，并提出了评估功能脑区的指导原则。本文回顾分析了应用颈内动脉麻醉技术评估语言和记忆功能区的方法。第46章将讨论术后神经心理学的评估。

术前神经心理学评估的目的

神经心理学医生在癫痫外科中心的作用是评估认知和行为。这种评估结果有助于理解这些技能对应的大脑结构，并深入了解癫痫进程，以及任何潜在的脑功能障碍对这些技能发育和表达的影响（Baker, 2001; Baker & Goldstein, 2004; Cull & Goldstein, 1997; Helmstaedter & Witt, 2012; Jones-Gotman et al., 2010）。正常或缺陷的表达方式可以提供有关致痫区和非致痫区功能完整性的信息。神经心理学医生不但可以推断癫痫进程对这些功能的影响，而且还可以推断出正常大脑功能是否已被大脑的致痫性或异常的结构所改变。因此，术前神经心理学评估可能有助于癫痫病灶的定位和定侧。这项任务也可以通过其他方法来完成，如结构和功能影像及神经生理学技术。然而，神经心理学评估对这一诊断过程的独特作用在于能够发现癫痫（Jones-Gotman et al., 2010）和癫痫手术（Baxendale, 2008; Sherman et al., 2011）对大脑功能的影响。

评估的另一个非常重要的作用是确定手术是否对认知和行为造成潜在风险，如语言或记忆能力的丧失或恶化，或者执行功能障碍的发生或恶化（取决于切除部位）。通过这种方式，评估有助于评价风险-获益比，这是外科手术决策的一部分。最终，神经心理学评估提供了一些可用来监控患儿术后认知和行为发育的基线水平结果。这样的随访评估不仅可以为患儿提供必要的临床服务，以便他们确定未来的方向，如成长发育、学业乃至最终的职业规划等，还可以提供评估手术效果的指标。神经心理学评估是小儿癫痫外科领域循证实践的关键组成部分。

神经心理学评估项目与确定相关评估工具的指南

关于评估内容及评估时间的决定颇具挑战性，因为多个因素会影响癫痫患儿的个体认知特征（图4-1）。尤其是在儿科评估中，我们必须了解儿童发育是不断发展变化的，而且不同时期有不同的特点。被评估儿童的年龄是一个要重点考虑的因素。此外，针对不同年龄段制订相应的测量标准，几乎所有针对儿童的测试都在18岁或18岁之前终止；几乎没有测试能跨越从儿童早期到青春晚期的整个年龄段。这两个因素加在一起，使纵向随访具有挑战性。而且，对测试者来说，选择一个在不同年龄段都行之有效的测试方法，中期随访可能就是一个挑战。由于语言和文化的差异，在获取和使用合适的标准数据方面存在国际差异，使这一问题更加复杂。

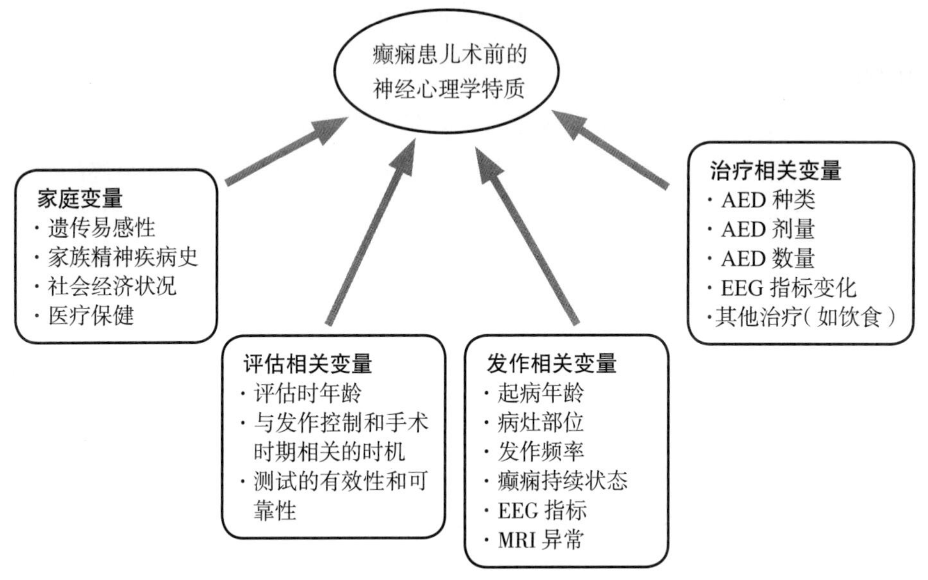

图 4-1　影响癫痫患儿术前神经心理状况的因素

即使是单一类型的癫痫病患儿，各种癫痫发作的异质性及治疗差异也会导致认知特征的异质性。尽管许多抗癫痫机构的工作都基于如下假说，即局灶性癫痫发作会表现出脑区特异性的神经心理障碍，但和支持这一假说的成人研究相比，来自对儿童的研究结果并不确定。通常情况下，儿童可能有与癫痫发作部位一致的认知缺陷，但可能并不是特异性的，因为它通常不是儿童神经心理学特征中唯一的认知缺陷（Hermann et al., 2006）。除了特定的癫痫发作特征外，还有其他几种因素决定了儿童的神经心理学特征（图4-1）。几乎没有儿童研究能确定有特定的测试或评估方法能更敏感地检测某些大脑区域的认知问题或功能障碍。因此，还需要进一步调查。

学龄期儿童

智力

智力功能（IQ）评估为解读儿童跨领域的优势和劣势提供了重要的背景。目前，有几种标准化的测试方法，它们涉及语言和非语言推理的多个子测试，例如定义词汇、完成拼图、找出相同等，通常使用韦氏智力量表（Wechsler, 2002, 2003）评估。一些神经心理学医生采用了一种简化版本，它仍然可以测试出语言和非语言智商，但项目较少。简化版智商测试的基本原理是：在患者的时间或空闲有限的情况下使用就能得到智商值，以及特定认知能力的其他测试。然而，大多数情况下，儿童神经心理学专家会花时间来进行全面测试，因为这通常是学校规划的需要，而且从韦氏量表中得到的处理速度和工作记忆等指标对癫痫患儿很有帮助（见下文）。

考虑要做手术的儿童通常患有难治性癫痫，并且正在服用多种药物，两者都与智力降低有关（Nolan, 2003; Hermann & Seidenberg, 2007）。除了较重的癫痫发作负担外，某些综合征还伴有更严重的智障，如越来越多的结节性硬化症患者要进行外科手术治疗（Krsek et al., 2013）。智力是外科手术结果研究中最常见的指标之一，一些研究表明术后智商通常与术前水平保持一致，出现明显下降的很罕见（D. Argenzio et al., 2011; Gleissner et al., 2006; Smith et al., 2014; Viggedal et al., 2013; Westerveld et al., 2000）。有一些证据表明，智力在术后有一定程度的改善（Westerveld et al., 2000），但在1年以上的长期随访之后才可能表现出明显改善（Liang et al., 2012; Skirrow et al., 2011）。独立的言语（VIQ）和非言语（PIQ）之间的差异尚未被证明是预测癫痫发作侧别的可靠因子（Blackburn et al., 2007）。

注意力和执行功能

对于注意力缺陷多动障碍（attention deficit hyperactivity disorder, ADHD），评估注意力和执行功能很重要——尤其是注意力不集中——这是癫痫常见的共病，估计高达40%（Dunn et al., 2003; Torres et al., 2008）。在术前和（或）难治性癫痫人群中，存在明显的注意力和执行功能障碍（Longo et al., 2013; Slick et al., 2006）。注意力和执行功能的评估可能比其他方面的评估难度更大，不仅需要神经心理学医生的直接测试，还需要父母和老师的评分量表。之所以需要这种方法，是因为测试环境得到了成人测试者的充分支持，他们提供了及时、积极的反馈意见，并且在排除干扰的情况下有组织、有计划地进行测试。因此，儿童可能不会表现出像平时那样的注意力和执行功能障碍（Toplak et al., 2013）。注意力测试包括一些简短任务，如复述信息（数字、句子）或在一系列项目中寻找特定目标。持续注意力常常通过持续性表现任务来评估，即要求患儿应答15 ~ 20 min。其他任务更复杂，要求患儿面对不同刺激时转移或分散注意力，或者集中注意力时进行抑制控制。手术患儿的注意力问题可能并不是主要缺陷，而是持续性癫痫活动的继发效应，可能需要服用更高剂量或多种药物，这会影响睡眠或造成负面情绪（Loring & Meador, 2004; Torres et al., 2008）。术后评估发现的注意力改善支持了这一假说，因药物和癫痫发作的减少或停止对评估的结果造成了影响（Lendt et al., 2002）。

“执行功能”一词指的是为实现目标，控制自己的智力资源所需要的一系列能力；这些能力包括认知控制和自我调节。因此，对执行功能的最佳评估是通过几种测试来进行的，这些测试涉及不同的过程，包括工作记忆、抑制、计划和组织。这些能力的评估非常重要，因为研究发现它们是患儿在学业、社交和情感方面取得成功的强有力的预测因素——甚至比IQ还重要（Biederman et al., 2004; Diamond & Lee, 2011）。工作记忆任务要求患儿即使完成了任务，也要牢记信息，包括以与呈现方式不同的顺序重复信息（即以相反的顺序重复数字），或者记住规则以便正确反应。其他任务包括更高级别的解决问题，例如规划最有效的解决方案实现目标（即塔式任务），以及确定规则正确分类应答（即分类排序任务）。一些证据表明，癫痫病灶的部位与执行功能的某些方面的差异有关；与颞叶癫痫相比，额叶癫痫的特别规划和设置转移更为突出（Culhane-Shelburne et al., 2002; Longo et al., 2013）。

语言

由于额叶和颞叶癫痫灶是最常见的手术部位，手术可能会对额颞叶语言网络造成影响，所以术前评估优先考虑语言功能。已有文献报道，局灶性癫痫患儿的语言功能受损（Byars et al., 2014; Caplan et al., 2010; Parkinson, 2002; Schoenfeld et al., 1999）。最典型的例子就是Rasmussen脑炎（影响语言优势半球）和Landau-Kleffner综合征患者的语言功能进行性损害。这两种疾病的患儿出现癫痫发作之前，可以有一段正常的语言发育期。语言功能的综合评估包括理解与表达能力的测试。单词知识可以通过理解性词汇任务来评估，该任务包括在几个选项中指出一幅描述考官指定单词的图片，而表达性词汇则要求患儿说出一幅图片中物体的名称。理解性语言的评估通常看孩子执行指令的能力；从简单的单步骤命令开始，到具有多步骤和（或）复杂语法指令上越来越具有挑战性的项目。对证命名还额外要求在规定的时间内提供名字，测试者提供语义和（或）语音提示，来确定患儿是否找词困难。尽管不像成人文献报道中那样多，但已有报道癫痫患儿存在特定的命名缺陷（Dlugos et al., 1999; Guimaraes et al., 2007; Selassie et al., 2008）。言语流畅性任务要求儿童在短时间内对特定提示做出尽可能多的回应（例如动物命名，给出以某个字母开头的词语）。与许多神经心理学测试方法一样，任务要求往往不拘泥于某个特定领域。言语流畅性是一个需要语言技能的例子，而它也能测试执行功能，因为组织策略优秀的患儿（例如，命名海洋动物，然后是农场动物等）可能会在短时间内提供更多的答案。在术前评估中，另一项重要的语言技能是快速命名，它不仅是一项阅读的基本技能，而且也是一种测试基础处理速度的方法，但它可能受到癫痫发作、药物治疗或兼而有之的影响。

视空间功能

基于视觉的任务包括在几个选项中，对目标项目进行简单匹配，而其他任务则需要在匹配之前进行心理旋转或其他视觉辨别。视觉整合评估可以让患儿再现简单或复杂的几何图形，或者要求他们命名以数个碎片形式排列的物体。要排除那些在较复杂任务（包括记忆、推理或执行功能等涉及视觉刺激的任务）上表现不佳的，不只是基本感知技能的功能，评估视空间功能也很重要。

记忆

记忆功能评估很重要，不仅因为癫痫发作很容易出现记忆障碍，还因为记忆对学业成绩至关重要。特别是对于大龄儿童或青少年，任务既要评估言语记忆，也要评估视觉记忆，因为这些儿童可能在功能上表现出更加明显的物质特异性差异。言语记忆测试包括听和回忆故事，即听完故事，延迟（20 ~ 30 min）后立即回忆故事。与听故事不同的是，听单词表任务需要在没有明确上下文的情况下尽可能多地回忆单词。配对联想学习可能是一种对海马功能更为敏感的语言学习范式（Gonzalez et al., 2007）；儿童在这项任务中必须学习几对单词，然后在仅给出单词对中的第一个单词作为提示时，能正确回忆起匹配的单词对。现有的视觉记忆范式包括学习、识别或回忆不同的视觉刺激，如图案或面孔。有些任务只要求儿童熟记物品的位置，而其他任务则同时评估目标项目的内容和位置。在大多数记忆测试中，延迟测试有不同的形式，包括自由回忆、提示性回忆或识别模式，它有助于区分儿童是根本不知道信息，还是难以获取和回忆先前学习的信息。记忆障碍评估用于术前定侧时，即使患儿有颞叶病变，结果也不如成人那样具有明显的定侧价值（Cormack et al., 2012; Lendt et al., 1999）。因此，术前对记忆能力的评估可能是有帮助的，因为术前记忆力差，结合海马MRI异常表现，是术后无癫痫发作的阳性指标。

运动

对运动能力的评估通常仅限于大龄患儿的精细运动，因为他们要尽快完成动作，例如用手指敲击或将钉子钉在钉板内。更复杂的运动也是有意义的，完成任务需要进行运动规划（如绘制简单或复杂图形）和动作排序，或进行认知处理。

所有这些任务都可能对药物的影响敏感，因为药物可能会抑制儿童的快速反应能力。总体运动技能的评估通常是通过适应性功能评估进行的（参见下文），而4岁以下或功能低下的儿童要进行更详细的脑区评估（参见下文）。正规评估利手是有益的，因为非典型利手（混合或左侧优势）表明非典型语言区的可能性大。

学业

学业技能可能不是术前评估的必需项目，但非常重要。因为学业技能能够确定患儿在学业成绩上表现出的认知特征，为得到学校的具体支持给予指导建议。由于时间限制、保险范围之类的问题，或者因为在学校系统内就可能完成，所以不一定需要神经心理学专家对学业技能进行术前评估。在其他情况下，神经心理学专家可能是唯一可以提供这方面评估的人。有一些技能，如解码、理解、计算、拼写和说明文写作可以用作阅读、数学和书面语言的评估。这种方法只评估报告有困难的学业领域。要求孩子快速完成简单的学业任务（例如，一位数的加减法、阅读单词）的学业流畅度测试相对来说不需要太多时间，并且可以证明哪些脑区易于处理速度问题。然而，上述评估中使用的其他测试可能已经捕捉到了这一信息。

适应能力

有几种家长评分量表用来评估孩子的日常功能。父母认可的孩子的一些独立技能，通常分为以下四类：

①社交功能；

②语言；

③日常生活技能；

④运动。

虽然有些测试可以细分成其他方面，如自理技能、社区生活技能等，但它们通常调查的是一组类似的技能。Vineland适应行为量表（Sparrow et al., 2006）被广泛使用，因为它不仅包括父母报告版本，还包括神经心理学专家实施的版本，这一版本是通过主动脉访谈来收集父母的反应，旨在更好地阐明孩子在没有帮助的情况下实际能够独立完成的任务，并与仍在发育中的能力相比较。与学业技能一样，这些信息对于反映儿童在日常活动中的认知特征具有很大的实用价值。特别是社交功能对儿童的健康至关重要，除了认知功能水平外，它还可能是危害性（在功能差的情况下）或保护性（在功能好的情况下）因素。这些技能可能对药物或癫痫发作的影响很敏感，因为即使在认知技能保持相对稳定的情况下，独立技能也可能获得或失去。在智商可能保持不变的功能低下的人群中尤其如此；但是，在那些能够以新的方式参加活动，如洗澡或参加简单家务活的患儿身上可以看到功能获益。

行为/情绪

与学业技能类似，该领域内的评估深度取决于其他提供者能否完成评估。在该领域，其他提供者可能是精神科医生、社会工作者或临床心理学医师。评分量表和访谈是最常用的评估方法。正如本书其他章节所述，癫痫患儿可能经历焦虑、抑郁、社会问题和一般行为调整方面的困难。这些问题也是全面术前评估的重要组成部分。

对低龄（学龄前）和智障儿童的考虑

与大龄儿童相比，对低龄或发育明显迟缓的儿童常常进行简短评估，因为他们神经心理学特征简单或发育不完全，不足以区分特定领域的技能。例如，对典型的发育期的学龄前儿童的评估工作常常表明，直到4岁，执行功能才可能与智商有所区别（Wiebe et al., 2011）。因此，这些评估包括跟踪运动和语言能力发育，以及如何转化为适应性功能的测试。特别是低龄儿童，可能存在运动能力差，这可能是病灶定侧的第一个体征。此外，行为和生活质量是评估效果的有用工具，可能是药物或其他干预措施导致变化的比较敏感的指标。学习字母、颜色、计数等学龄前技能也是认知发展的指标。大脑半球切除术是一种外科手术，鉴于其潜在影响，通常更多用于低龄和（或）功能障碍的人群。对于这类患者，运动、语言和适应技能的神经心理学评估在手术前后都得到了很好的应用（Althausen et al., 2013; Lee et al., 2014）。例如，Rasmussen综合征以进行性恶化著称，保持能力稳定是进行外科手术的前提。

儿童的颈内动脉麻醉术

颈内动脉麻醉术（intracarotid anaesthetic procedure, IAP）是由Juhn Wada（Wada & Rasmussen, 1960）研发的，因此它经常被称为“Wada试验”。IAP是将麻醉剂注入一侧颈内动脉，相继麻醉每侧大脑半球。该技术的基本原理是，对一侧半球进行短暂麻醉，可以对另一侧未麻醉而清醒的半球进行单独测试。失活的半球提供了临时的“病变效应”，因此，研究结果有助于深入了解拟行手术的可能后遗症。应用IAP有两个不同的目的：

①确定大脑的语言优势侧别；

②独立评估每侧半球的记忆功能是否正常。

虽然IAP通常用于学龄期或更大年龄的儿童，但它现也已用于3岁儿童。癫痫手术中心在选择患者方面有所不同，在一些项目中，所有的手术候选人均接受IAP，而在另一些项目中，只有部分患者接受IAP（Jones-Gotman et al., 2010）。与成人的情况一样，IAP已被公认为确定其他的儿童语言区定侧定位方法的有效性的“金标准”（Billingsley et al., 2004; Brier et al., 2001; Fernandes et al., 2000; Gallagher et al., 2007; Hinz et al., 1994; Kaplan et al., 1999; Pang et al., 2011; Tiwari et al., 2011）。

对孩子们来说进行IAP的环境和操作是陌生的，因此可能会带来极大的压力。为了告知孩子相关流程，从而获得他们最大限度的合作，通常会进行“彩排”，包括带孩子到神经放射科，告知测试期间有谁在场，并让孩子熟悉的人，如护士或儿童保育员，在“彩排”、插管过程及测试时在场（Jones-Gotman, 1990; Szabo & Wyllie, 1993）。然而，据报道，在插管过程中使用短效镇静催眠药丙泊酚（Diprivan®）可以成功避免儿童恐惧和焦虑的问题，可以在幼小儿童身上完成测试（Binner et al., 1992; Hinz et al., 1994; Masters et al., 2000）。适当准备后，测试就可以进行，即使对于年幼且智力落后的孩子也是如此（Jansen et al., 2002）。

语言测试

通过使用简单任务进行语言测试（Gleissner et al., 2003; Saltzman-Benaiah et al., 2003）。通常要求孩子在注射时数数（或以其他方式持续产生表达性语言），然后进行图片或物体的命名测试；尽管在低龄或发育迟缓的儿童中，可以使用单个字母或数字代替单词，但也要对阅读进行广泛评估。在某些协议中，可以使用诸如拼写或背诵1周中的某几天或字母表之类的连续语音任务，以及一些理解能力的测试，包括不同复杂程度、是否需要手势、是或否的回答，或者更复杂的答案的问题。方案中包括语言测试在内是针对孩子的个性化项目，可能需要大量的测试前准备。实际年龄、心理年龄和语言发育迟缓，所有因素均会影响到手术和测试项目的选择，从而导致不同患者的具体手术方式存在差异。

对使用IAP进行语言定侧的少数研究的回顾发现，对于选择癫痫手术的患儿，他们的左半球语言表达区有些不同。某些研究表明，约2/3的患者语言区只位于左侧（Hempel et al., 1993; Kadis et al., 2009; Saltzman-Benaiah et al., 2003; Szabo & Wyllie,1993），而其他研究报道，85%～88%的患者语言区位于左半球（Hinz et al., 1994; Westerveld et al., 1994; Williams & Rausch, 1992）。因此，现有数据显示癫痫儿童左半球语言表达的估计值呈近似双峰分布。这些差异可能反映了在不同的外科中心研究的患者群体中，对单侧和双侧言语表征进行分类的测试程序或标准的差异或实际差异。例如，在左半球语言优势侧估计值较低的患儿中，低龄所占比例似乎较高。

随着fMRI和MEG应用的增加，IAP在语言方面的应用已经减少。有些学者认为，由于无创性手术的疗效可与IAP相媲美，因此不应再使用IAP（Baxendale et al., 2003; Papanicolaou et al., 2014），但也有学者指出，对于无法配合完成其他功能成像的患者，可能仍需要继续应用IAP（Jones-Gotman et al., 2010; Wagner et al., 2012）。最近，ILAE儿童与诊断委员会的小儿癫痫外科特别工作组建议，当诊断数据显示致痫区靠近语言区时，应使用fMRI或MEG；使用这些方法，在预期部位（左额叶或颞叶皮质或同质部位）获得的激活对于定侧和手术计划被认为是可靠的。如果没有激活或异常发现时，建议使用IAP或皮质电刺激定位语言区（Jayakar et al., 2014）。

记忆

应用IAP对儿童进行记忆评估并不总像语言评估那样成功（Hamer et al., 2000; Jones-Gotman, 1990）。很难获得一个有效而可靠的记忆状态指标，这可能由许多因素造成，包括快节奏和紧张状态，低龄或发育迟缓的儿童难以理解任务要求，或者不能很好地参与测试项目来确保正确登记资料（Hempel et al., 1993; Szabo & Wyllie, 1993）。Szabo和Wyllie于1993年推测，儿童的记忆策略可能不如成人有效，因为他们的这些策略比成人更容易受到麻醉药物的干扰。

许多患者的特征已经过验证，这有助于成功应用IAP进行记忆测试，还能获得有效结果。儿童的性别、麻醉剂量和大脑半球的注射顺序似乎不会影响记忆测试结果（Westerveld et al., 1994; Williams & Rausch, 1992）。年龄可能是决定测试是否能得出一些有用信息的主要因素。Williams和Rausch于1992年在13岁以上的儿童中获得了最可靠的结果，但发现年龄与语言优势有关，因为在非优势半球有致痫区的幼儿也表现良好。1993年，Hempel等发现记忆测试在8～11岁的儿童中是可行的，但在7岁以下的儿童中成功率要低得多。更多的低龄患儿表现出迟钝和躁动，未能成功进行记忆测试（Hamer et al., 2000）。年龄的影响也可能与智商有关，因为已有报道，聪明和年长的患儿比智商低的患儿更有可能进行有效的测试（Jones-Gotman, 1990; Westerveld et al., 1994）。一系列研究发现，单凭智商似乎并不能预测记忆测试结果（Hempel et al., 1993; Williams & Rausch, 1992），而其他研究则描述了低智商儿童的表现较差（Hamer et al., 2000; Szabo & Wyllie, 1993）。

更成功的记忆测试与致痫区同侧注射有关（Szabo & Wyllie, 1993; Westerveld et al., 1994），但表现不仅可能与致痫部位有关，还与大脑半球是否有语言表达功能有关（Hamer et al., 2000）。Williams和Rausch于1992年发现，在语言优势半球（当致痫区也在该半球内）注射后，记忆力更有可能受损，尽管这种影响似乎还与年龄有关，13岁以下的儿童更为明显。

各中心用于确定测试是否通过或失败的标准，以及研究方案的性质之间的差异反映了在确定儿童记忆测试的预测价值方面的问题。例如，通过回忆或识别确定及格率为33%～67%（Hempel et al., 1993; Szabo & Wyllie, 1993; Williams & Rausch, 1992）。1993年，Szabo和Wyllie发现，即使采用改良的儿童记忆方案，儿童的总体记忆成绩也要比成人低得多，建议采用较低的及格分数可能对儿童更合适。Westerveld等（1994）的尚未证实的结果，发现13岁以下的儿童所获得的分数与青少年或成年人所期望的分数没有差异。之前的研究发现，除了年龄外，患者的其他特征也可能有差异。测试中使用的实物也可能很重要。在IAP记忆测试中，使用实物作为刺激物比混合刺激物（言语和非语言刺激的组合，如照片、线条图、印刷文字、几何设计、算术问题和物件）更能预测癫痫发作起始侧别（Lee et al., 2002b）。这种差异敏感性在低龄儿童中最为明显。

使用IAP来预测致痫灶的侧别，或者预测术后记忆力下降的可能性，目前这方面还几乎没有相关研究成果发表。有些研究已经检验了该方法在识别与癫痫发作相关的侧向性功能障碍方面的有效性。当用这种方法使用记忆数据时，比较双侧半球的分数，以确定哪侧半球在测试中效率更低。Westerveld等于1994年证明，在一组颞叶癫痫的儿童和青少年中，91%的患者偏侧性评分结果能正确预测手术侧别。在一项多中心的更大样本量的研究中，Lee等（2002a）使用群体数据发现，不对称性可以预测癫痫发作起始侧别。它预测个体病例的可靠性较差；在癫痫发作起病年龄较大的儿童中最好，而在左侧颞叶癫痫儿童中较弱。记忆不对称评分正确地区分了69%的癫痫发作起始侧别（左、右半球，颞叶和颞外病灶），这一分类成功率低于成年人中通常观察到的水平，这说明应谨慎解释IAP得到的记忆不对称结果。另一项多中心研究表明，记忆不对称分数可以预测癫痫发作的结果；在不对称与致痫灶一致的儿童中75%手术后无癫痫发作，而56%的儿童的记忆不对称评分与致痫灶侧别不一致（Lee et al., 2003）。另一项研究发现，在主要致痫灶的对侧半球注射后记忆测试失败

（Szabo & Wyllie, 1993）。

迄今为止，只有一项研究调查了使用IAP来预测儿童手术后的记忆力下降。Lee等于2005年发现，与那些没有记忆不对称的孩子相比，不对称性得分更高的孩子手术后在故事回忆方面有所改善；不对称分数与视觉/图形记忆任务中表现的变化或单词列表的回忆无关。由于样本量较少，所以需要谨慎对待这一结果，建议进一步研究。预测儿童术后记忆改变的可能性在临床上具有重要意义，儿童学习新内容与学习成绩至关重要。

在过去的十年里，有关IAP的记忆测试的文献很少。在小儿癫痫外科中心，还缺乏新研究针对目前IAP记忆测试的普遍性提出问题。

儿童术前神经心理评估的挑战与局限

尽管儿童癫痫外科已经开展了几十年，但神经心理学评估的现状一直受到评估工具与结果研究本身的限制。由于针对不同年龄范围患儿的关键认知和行为功能的标准化测试进展缓慢，导致神经心理学评估过程变得更加棘手，很难找到适合不同年龄段的持续评估刺激和测试的方法。开发专业测试与建立必要的可靠性、有效性和规范性数据的过程既烦琐又耗时，因此从业者和研究人员不愿意进行测试开发。语言翻译的必要性和潜在的文化差异使不同国家应用的测试变得更加复杂。与成人癫痫外科手术患者利用术前神经心理学数据预测认知功能障碍风险及术后结局的文献相比，儿童方面的研究相当有限。在已发表的研究中，样本量往往很小，而且常常异质，这使得研究结果很难达成共识。

未来发展方向

儿童癫痫外科项目中神经心理学评估的成功取决于它所产生的数据预测大脑功能的完整性和术后功能结果的能力。推动该领域的发展将取决于对许多问题持续不断的研究，这些问题包括识别和开发对儿童皮质功能障碍具体效果敏感的测试方法。我们需要确定对手术切除和癫痫发作频率变化敏感的测试。此外，为了能追踪其随时间的变化，确定或开发适用于广泛能力水平和较大范围年龄段的测试也很重要。重要的是要确保跨年龄段使用的测试所反映的结构能随着时间的推移保持一致，而且要适合孩子的发育年龄和能力水平。接受手术的幼儿往往发育迟缓。因此，在孩子的认知表现中识别优劣模式可能具有挑战性。确定各种使我们能够准确地评估发育迟缓儿童的认知功能的测试方法将是有意义的。

实现上述目标需要相当长的时间，可以在各癫痫外科中心合作模式下最有效地开展。借助大量的手术样本，我们将能够确定与儿童个体和癫痫有关的变量，利用这些变量制订可靠的、特定的测试模式。然后，将这些知识转化为完善的评估程序和最佳的临床照护方案。

原书参考文献

Althausen A, Gleissner U, Hoppe C, et al. Long-term outcome of hemispheric surgery at different ages in 61 epilepsy patients. J Neurol Neurosurg Psychiatry 2013; 84: 529-536.

Baker GA, Goldstein LH. The dos and don'ts of neuropsychological assessment in epilepsy. Epilepsy & Behav 2004; 5: 77-80.

Baker GA. Psychological and neuropsychological assessment before and after surgery for epilepsy: Implications for the management of learning-disabled people. Epilepsia 2001; 42: 41-43.

Baxendale S, Thompson P, Duncan J, et al. Is it time to replace the Wada test? Neurology 2003; 60: 354-355.

Baxendale S. The impact of epilepsy surgery on cognition and behavior. Epilepsy Behav 2008; 12: 592-599.

Berg AT, Caplan R, Hesdorffer DC. Psychiatric and neurodevelopmental disorders in childhood-onset epilepsy. Epilepsy Behav 2011; 20: 550-555.

Biederman J, Monuteaux MC, Doyle AE, et al. Impact of executive function deficits and attention-deficit/hyperactivity disorder (ADHD) on academic outcomes in children. J Consult Clin Psychol 2004; 72: 757-766.

Billingsley RL, Simos PG, Papanicolaou AC. Reliability and validity of functional neuroimaging techniques for identifying language-critical areas in children and adults. Dev Neuropsych 2004; 26: 541-563.

Binner R, Ginsberg B, Bloch E, et al. Anesthetic management of a pediatric Wada test. Anesth Analg 1992; 74: 621-622.

Blackburn LB, Lee GP, Westerveld M, et al. The Verbal IQ/Performance IQ discrepancy as a sign of seizure focus laterality in pediatric patients with epilepsy. Epilepsy Behav 2007; 10: 84-88.

Breier JI, Simos PG, Wheless JW, et al. Language dominance in children as determined by magnetic source imaging and the intracarotid amobarbital procedure: a comparison. J Child Neurol 2001; 16: 124-130.

Byars AW, DeGrauw TJ, Johnson CS, et al. Language and social functioning in children and adolescents with epilepsy. Epilepsy Behav 2014; 31: 167-171.

Caplan R, Levitt J, Siddarth P, et al. Language and brain volumes in children with epilepsy. Epilepsy Behav 2010; 17: 402-407.

Cormack F, Vargha-Khadem F, Wood SJ, et al. Memory in paediatric temporal lobe epilepsy: Effects of lesion type and side. Epilepsy Res 2012; 98: 255-259.

Cross JH, Jayakar P, Nordli D, et al. International League against Epilepsy, Subcommission for Paediatric Epilepsy Surgery; Commissions of Neurosurgery and Paediatrics. Proposed criteria for referral and evaluation of children for epilepsy surgery: recommendations of the Subcommission for Pediatric Epilepsy Surgery. Epilepsia 2006; 47: 952-959.

Culhane-Shelburne K, Chapieski L, Hiscock M, et al. Executive functions in children with frontal and temporal lobe epilepsy. J Int Neuropsychol Soci 2002; 8: 623-632.

Cull C, Goldstein LH. The Clinical Psychologist's Handbook of Epilepsy: Assessment and Management. London/New York: Routledge, 1997.

D'Argenzio L, Colonnelli MC, Harrison S, et al. Cognitive outcome after extratemporal epilepsy surgery in childhood. Epilepsia 2011; 52: 1966-1972.

Diamond A, Lee K. Interventions shown to aid executive function development in children 4 to 12 years old. Science 2011; 333: 959-964.

Dlugos DJ, Moss EM, Duhaime AC, et al. Language-related cognitive declines after left temporal lobectomy in children. Pediatr Neurol 1999; 21: 444-449.

Dunn DW, Austin JK, Harezlak J, et al. ADHD and epilepsy in childhood. Dev Med Child Neurol 2003; 45: 50-54.

Elger CE, Helmstaedter C, Kurthen M. Chronic epilepsy and cognition. Lancet Neurol 2004; 11: 663-672.

Fernandes MA, Smith ML. Comparing the Fused Dichotic Words Test and the Intracarotid Amobarbital Procedure in children with epilepsy. Neuropsychologia 2000; 38: 1216-1228.

Gallagher A, Thériault M, Maclin E, et al. Near-infrared spectroscopy as an alternative to the Wada test for language mapping in children, adults and special populations. Epileptic Disord 2007; 9:241-255.

Gleissner U, Kurthen M, Sassen R, et al. Clinical and neuropsychological characteristics of pediatric epilepsy patients with atypical language dominance. Epilepsy Behav 2003; 4:746-752.

Gleissner U, Clusmann H, Sassen R, et al. Postsurgical outcome in pediatric patients with epilepsy: a comparison of patients with intellectual disabilities, subaverage intelligence, and average-range intelligence. Epilepsia 2006; 47: 406-414.

Gonzalez LM, Anderson VA, Wood SJ, et al. The localization and lateralization of memory deficits in children with temporal lobe epilepsy. Epilepsia 2007; 48: 124-132.

Guimaraes CA, Li LM, Rzezak P, et al. Temporal lobe epilepsy in childhood: comprehensive neuropsychological assessment. J Child Neurol 2007; 22: 836-840.

Hamer HM, Wyllie E, Stanford L, et al. Risk factors for unsuccessful testing during the intracarotid amobarbital procedure in preadolescent children. Epilepsia 2000; 41: 554-563.

Hamiwka L, Jones JE, Salpekar J, et al. Child psychiatry. Epilepsy Behav 2011; 22: 38-46.

Helmstaedter C, Hermann B, Lassonde M, et al. Neuropsychology in the Care of People with Epilepsy. Montrouge: John Libbey Eurotext, 2011.

Helmstaedter C, Witt JA. Clinical Neuropsychology in Epilepsy: Theoretical and Practical Issues. In: Stefan H & Theodore WH. Handbook of Clinical Neurology. Elsevier BV, 2012, pp. 437-459.

Hempel A, Fangman M, Risse G, et al. Utility of the intracarotid amobarbital procedure in children. Epilepsia 1993; 6 (Suppl): 88.

Hermann B, Jones J, Sheth R, et al. Children with new-onset epilepsy: neuropsychological status and brain structure. Brain 2006; 129: 2609-2619.

Hinz AC, Berger MS, Ojemann GA, et al. The utility of the intracarotid Amytal procedure in determining hemispheric speech lateralization in pediatric epilepsy patients undergoing surgery. Childs Nerv Syst 1994; 10: 239-243.

Jansen FE, Jennekens-Schinkel A, Van Huffelen AC, et al. Diagnostic significance of Wada procedure in very young children and children with developmental delay. Eur J Paediatr Neurol 2002; 6: 315-320.

Jayakar P, Gaillard WD, Tripathi M, et al. Task Force for Paediatric Epilepsy Surgery, Commission for Paediatrics, and the Diagnostic Commission of the International League Against Epilepsy: Diagnostic test utilization in evaluation for resective epilepsy surgery in children. Epilepsia 2014; 55: 507-518.

Jones-Gotman M, Smith ML, Risse GL, et al. The contribution of neuropsychology to diagnostic assessment in epilepsy. Epilepsy Behav 2010; 18: 3-12.

Jones-Gotman M. Presurgical psychological assessment in children: Special tests. J Epilepsy 1990; 3 (Suppl): 93-102.

Hermann B, Seidenberg M. Epilepsy and cognition. Epilepsy Curr 2007; 7:1-6.

Kadis DS, Kerr EN, Logan WJ, et al. Effect of developmental versus acquired pathology on language lateralization in children with intractable epilepsy. Epilepsia 2009; 50:1498-1504.

Kaplan AM, Bandy DJ, Manwaring KH, et al. Functional brain mapping using positron emission tomography scanning in preoperative neurosurgical planning for pediatric brain tumors. J Neurosurg 1999; 91: 797-803.

Kerr MP, Mensah S, Besag F, et al. International consensus clinical practice statements for the treatment of neuropsychiatric conditions associated with epilepsy. Epilepsia 2011; 52: 2133-2138.

Kilpatrick C, O'Brien T, Matkovic Z, et al. Preoperative evaluation for temporal lobe surgery. J Clinical Neurosci 2003; 10: 535-539.

Krsek P, Jahodova A, Kyncl M, et al. Predictors of seizure-free outcome after epilepsy surgery for pediatric tuberous sclerosis complex. Epilepsia 2013; 54: 1913-1921.

Labiner DM, Bagic AI, Herman ST, et al. Essential services, personnel, and facilities in specialized epilepsy centers-Revised 2010 guidelines. Epilepsia 2010; 51: 2322-2333.

Lee GP, Park YD, Hempel A, et al. Prediction of seizure-onset laterality by using Wada memory asymmetries in pediatric epilepsy surgery candidates. Epilepsia 2002a; 43: 1049-1055.

Lee GP, Park YD, Westerveld M, et al. Wada memory performance predicts seizure outcome after epilepsy surgery in children. Epilepsia 2003; 44: 936-943.

Lee GP, Park YD, Westerveld M, et al. Effect of Wada methodology in predicting lateralized memory impairment in pediatric epilepsy surgery candidates. Epilepsy Behav 2002b; 3: 439-447.

Lee GP, Westerveld M, Blackburn LB, et al. Prediction of verbal memory decline after epilepsy surgery in children: effectiveness of Wada memory asymmetries. Epilepsia 2005; 46: 97-103.

Lee GP. Neuropsychology of Epilepsy and Epilepsy Surgery. New York: Oxford University Press, 2010.

Lee YJ, Kim EH, Yum MS, et al. Long-term outcomes of hemispheric disconnection in pediatric patients with intractable epilepsy. J Clin Neurol 2014; 10: 101.

Lendt M, Gleissner U, Helmstaedter C, et al. Neuropsychological outcome in children after frontal lobe epilepsy surgery. Epilepsy Behav 2002; 3: 51-59.

Lendt M, Helmstaedter C, Elger CE. Pre- and postoperative neuropsychological profiles in children and adolescents with temporal lobe epilepsy. Epilepsia 1999; 40: 1543-1550.

Liang S, Wang S, Zhang J, et al. Long-term outcomes of epilepsy surgery in school-aged children with partial epilepsy. Pediatr Neurol 2012; 47: 284-290.

Longo CA, Kerr EN, Smith M L. Executive functioning in children with intractable frontal lobe or temporal lobe epilepsy. Epilepsy Behav 2013; 26: 102-108.

Loring DW, Meador KJ. Cognitive side effects of antiepileptic drugs in children. Neurology 2014; 62: 872-877.

Masters LT, Perrine K, Devinsky O, et al. Wada testing in pediatric patients by use of propofol anesthesia. Am J Neuroradiol 2000; 21: 1302-1305.

Miserocchi M, Cascardo B, Pirodd IC, et al. Surgery for temporal lobe epilepsy in children: relevance of presurgical evaluation and analysis of outcome. J Neurosurg Pediatr 2013; 11: 256-267.

Nolan MA, Redoblado MA, Lah S, et al. Intelligence in childhood epilepsy syndromes. Epilepsy Res 2003; 53:139-150.

Pang EW, Wang F, Malone M, et al. Localization of Broca's area using verb generation tasks in MEG: Validation against fMRI. Neurosci Lett 201; 490: 215-219.

Papanicolaou AC, Rezaie R, Narayana S, et al. Is it time to replace the Wada test and put awake craniotomy to sleep? Epilepsia 2014;55:629-632.

Parkinson, GM. High incidence of language disorder in children with focal epilepsies. Dev Med Child Neurol 2002; 44: 533-537.

Rathouz PJ, Zhao Q, Jones JE, et al. Cognitive development in children with new onset epilepsy. Dev Med Child Neurol 2014; 56: 635-641.

Saltzman-Benaiah J, Scott K, Smith ML. Factors associated with atypical speech representation in children with intractable epilepsy. Neuropsychologia 2003; 41: 1967-1974.

Schoenfeld J, Seidenberg M, Woodard A. Neuropsychological and behavioral status of chidlren with complex partial seizures. Dev Med Child Neurol 1999; 41: 724-731.

Selassie GR, Viggedal G, Olsson I, et al. Speech, language, and cognition in preschool children with epilepsy. Dev Med Child Neurol 2008; 50: 432-438.

Sherman EMS, Wiebe S, Fay-McClymont TB, et al. Neuropsychological outcomes after epilepsy surgery: Systemic review and pooled estimates. Epilepsia 2011; 52: 857-869.

Skirrow C, Cross JH, Cormack F, et al. Long-term intellectual outcome after temporal lobe surgery in childhood. Neurology 2011; 76: 1330-1337.

Slick DJ, Lautzenhiser A, Sherman EM, et al. Frequency of scale elevations and factor structure of the Behavior Rating Inventory of Executive Function (BRIEF) in children and adolescents with intractable epilepsy. Child Neuropsychol 2006; 12: 181-189.

Smith ML, Olds J, Snyder T, et al. A follow-up study of cognitive function in young adults who had resective epilepsy surgery in childhood. Epilepsy Behav 2014; 32: 79-83.

Sparrow SS, Cicchetti DV, Balla DA. Vineland Adaptive Behavior Scales – 2nd Ed. Pearson Assessment, 2006.

Szabo CA, Wyllie E. Intracarotid amobarbital testing for language and memory dominance in children. Epilepsy Res 1993; 15: 239-246.

Tiwari VN, Jeong JW, Asano E, et al. A sensitive diffusion tensor imaging quantification method to detect language laterality in children: correlation with the Wada test. J Child Neurol 2011; 26: 1516-1621.

Toplak ME, West RF, Stanovich KE. Practitioner Review: Do performance-based measures and ratings of executive function assess the same construct? Performance-based and rating measures of EF. J Child Psychol Psychiatry 2013; 54: 131-143.

Torres AR, Whitney J, Gonzalez-Heydrich J. Attention-deficit/hyperactivity disorder in pediatric patients with epilepsy: review of pharmacological treatment. Epilepsy Behav 2008; 12: 217-233.

Viggedal G, Olsson I, Carlsson G, et al. Intelligence two years after epilepsy surgery in children. Epilepsy Behav 2013; 29: 565-570.

Wada J, Rasmussen T. Intracarotid injection of sodium Amytal for the lateralization of cerebral speech dominance: Experimental and clinical observations. J Neurosurg 1960; 17: 226-282.

Wagner K, Hader C, Metternich B, et al. Who needs a Wada test? Present clinical indications for amobarbital procedures. J Neurol Neurosurg Psychiatry 2012; 83: 503-509.

Wechsler D. WPPSI-III Technical and Interpretive Manual. San Antonio: The Psychological Corporation, 2002.

Wechsler D. The Wechsler Intelligence Scale for Children, Fourth Edition. San Antonio: The Psychological Corporation, 2003.

Westerveld M, Zawacki T, Sass KJ, et al. Intracarotid Amytal procedure evaluation of hemispheric speech and memory function in children and adolescents. J. Epilepsy 1994; 7: 295-302.

Westerveld M, Sass KJ, Chelune GJ, et al. Temporal lobectomy in children: cognitive outcome. J Neurosurg 2000; 92: 24-30.

Wiebe SA, Sheffield T, Nelson JM, et al. The structure of executive function in 3-year-olds. J Exp Child Psychol 2011; 108: 436-452.

Williams J, Rausch R. Factors in children that predict performance on the intracarotid amobarbital procedure. Epilepsia 1992; 33: 1036-1041.

第5章

行为与精神病学评估的作用和局限性

Jay Salpekar, David Dunn，著
孙朝晖，译

要 点

- 癫痫和精神疾病往往相关，尤其是转诊进行癫痫手术的耐药性患者。
- 注意缺陷多动障碍是儿科中与癫痫并存的最常见的精神疾病。
- 抑郁症状更有可能与颞叶癫痫灶有关，而与颞外癫痫灶无关。
- 尽管证据有限，但抗抑郁药通常是治疗合并癫痫的焦虑和抑郁的安全有效方法。
- 神经行为评估可以进行全面的诊断评估，建立精神病基线，以及进行更容易理解的风险和受益分析。
- 癫痫和神经行为疾病可能具有潜在共同的病理生理学基础。

癫痫是一种多方面的疾病，其中神经稳定性的破坏通常会产生精神、认知和社会心理的连锁反应，其破坏范围远远超出癫痫发作本身。在许多情况下，对于患有癫痫的儿童和青少年，精神疾病发病率比实际的癫痫发作发病率更高。根据神经系统状况进行的精神性评估可能对癫痫患者有价值，而对于那些标准药物治疗无效的癫痫患者来说更是必不可少。神经行为评估包括精神病学评估，特别强调潜在的神经系统疾病。就癫痫评估而言，术语“神经精神病学”和“神经行为学”可以互换。按照本章习惯，将使用“神经行为学”一词。

除了用全面的心理健康评估来阐明精神状态之外，评估过程能使家庭对令人困惑或难以确定原因的各种行为做出解释。通常，家庭只关注癫痫发作，以至于难以区分典型和（或）非典型儿童发育的变化。神经行为评估有益于那些试图评估风险和获益并确保提供全面医疗的临床医生。最终，神经行为评估是耐药性癫痫术前评估中一个简便易行的部分，能提供多种益处。关于这一主题的相关材料，也请参阅第4章、第45章和第46章。

癫痫共患精神疾病

众所周知，大部分成人和儿童癫痫合并精神疾病，在耐药性癫痫中甚至更普遍（Inoue & Mihara, 2001）。大量研究报道，至少20%～40%的慢性癫痫儿童和青少年患有精神疾病（Rutter et al., 1970; Salpekar & Dunn, 2007; Ott et al., 2003; Jones et al., 2008）。最常见的共患病包括情绪和焦虑障碍、注意缺陷多动障碍（attention deficit hyperactivity disorder, ADHD），以及认知或学习问题（Dunn et al., 2009; Dunn, 2003; Plioplys et al., 2007; Gonzalez-Heydrich et al., 2007; Salpekar & Mishra, 2014）。与哮喘或糖尿病相比，慢性癫痫共患精神疾病的风险高2～3倍，尽管这两种疾病也可能导致阵发性加重或生活方式的显著改变（Apter et al., 1991; Hoare, 1984; Austin et al., 1994）。在企图自杀并需要住院治疗的儿童和青少年中，癫痫的比例过高（Brent, 1993, 1986）。儿童自杀率增加与成人癫痫患者的研究结果一致，该研究指出癫痫患者自杀风险是普通人群自杀风险的10倍（Kanner, 2003; Devinsky & Vazquez, 1993）。

精神共患病的高患病率提示，癫痫可能涉及神经心理学、精神病学和社会方面的挑战，而这些挑战在其他许多慢性疾病中并不存在。许多关于癫痫儿童的神经行为学文献都强调慢性癫痫的药物不良反应或社会心理压力的并发症。这些努力取得了一些成果，对“新发病”癫痫人群（诊断后通常不到1年）的研究有助于阐明精神共患病的病因。常见的精神疾病肯定是由潜在的神经系统疾病引起的，但不受累积的社会心理压力或药物不良反应的影响。

癫痫患者甚至在开始药物治疗之前就已经确诊高度焦虑和抑郁（Dunn et al., 2003; Dunn et al., 1997; Austin et al., 2002; Austin et al., 2001）。与癫痫病理生理学相关的神经功能受损可能直接导致行为和认知障碍，而且在某些情况下，心理测验可能会在癫痫发作之前就能确认存在问题（Hermann et al., 2010; Jackson et al., 2013; Hermann et al., 2008）。癫痫发作分类的改进促使我们推测，特定的癫痫发作类型或大脑部位可能会表现出更高的认知并发症风险，包括语言处理和记忆（Jones et al., 2008; Barry et al., 2008）。

接受标准药物治疗的顽固性癫痫儿童和青少年可能因为长时间癫痫发作而承受更大的精神负担。癫痫控制不佳的患者发病率精神共患病可能更高；针对成人癫痫的一些研究认为该人群的精神共患病高达65%（Blumer et al., 1995）。即使远离社会心理压力源，未加控制的癫痫也可能会导致精神并发症，这些并发症同样无法控制，并发展成复杂的精神疾病。

精神疾病的神经通路

长期以来，研究人员一直致力于将特定的精神症状归因于癫痫发作的部位或发作类型。虽然在具体共患关联方面的文献参差不齐，但对成人的经典研究已证明具有启发意义。1969年一篇在神经病学和精神病学领域均被高度引用的文章报道了与颞叶癫痫相关的精神症状（Flor Henry, 1969a）。精神分裂症样症状被认为与优势半球的颞叶癫痫病灶有关，而躁狂症状则被认为是由非优势半球颞叶病灶导致的（Flor Henry, 1969b）。早期外科治疗难治性癫痫时发现，刺激杏仁核的癫痫病灶会导致包括恐慌和恐惧在内的体验式现象（Gloor et al., 1982）。与原发性全面性癫痫患者相比，复杂部分性癫痫发作患者（反映病灶在颞叶）似乎焦虑和抑郁更严重（Gloor et al., 1990）。影响到左侧颞叶和额叶的卒中患者也比其他大脑区域的卒中患者更易患抑郁症（House et al., 1989）。

目前在并不罹患癫痫的情况下，对于精神疾病神经通路的理解也表明，颞叶是抑郁症病理生理学的关键部位。神经影像学研究表明，重度抑郁症可能涉及病理性神经环路，包括尾状核、眶额叶皮质、海马和杏仁核（Drevets, 2003）。杏仁核，尤其是左侧的杏仁核可能过度活跃，而未经治疗的抑郁症患者的海马似乎发生了细胞丢失（Sheline et al., 2003）。颞叶癫痫本身可能与海马萎缩有关，而癫痫发作可能导致或加剧海马细胞的丢失。当癫痫和抑郁症同时存在时，细胞丢失可能会增多（Shamin et al., 2009; Salgado et al., 2010; Theodore et al., 2007）。一项儿童研究报道，在抑郁症的早期，双侧杏仁核可能更小（Rosso et al., 2005）。目前对抑郁症病理生理学的理解是，它可能涉及一个动态环路，该动态环路涉及与其他皮质和皮质下结构相连接的颞叶。该环路具有可塑性，可能会随着活动的增加而传播，就像癫痫活动被认为是通过皮质和皮质下区域之间的共振一样。尽管对环路的描述相当一致，但由于右侧或左侧颞叶癫痫病灶均可能导致抑郁症，因此尚不能完全定侧（Salpekar et al., 2015; Valente & Bussato Filho, 2013）。

目前的证据证实，颞叶是与精神疾病特别是抑郁症有关的一个重要区域，并且与许多癫痫外科干预措施的靶点高度相关。如果精神疾病和癫痫具有共同基础的概念成立，那么精神共患病在颞叶癫痫中会更常见。尽管关于成人癫痫文献似乎证实了这种关系，但儿童关于这一主题的文献还不够完备。

常见精神病并发症

ADHD

ADHD不仅是小儿耐药性癫痫最常见的共患病，也是儿科最常见的精神疾病（Dunn & Kronenberg, 2005）。它可能涉及额叶区域及尾状核的脑病变（Nakao et al., 2011; Castellanos et al., 2002）。不论癫痫发作的类型或部位如何，ADHD似乎都很常见，而且在患有癫痫的基础上，ADHD可能反映出注意力和集中力的全面破坏。虽然注意力不集中的亚型可能最常见，但儿童癫痫中ADHD的患病率可能高达40%（Salpekar & Mishra, 2014）。癫痫发作现象本身可能与发现的注意力不集中的症状相似。注意力分散和持续注意力困难可能与围发作期及实际发作现象密切相关（Lance & Shapiro, 2013）。

ADHD的治疗通常包括兴奋剂药物，最常用的是哌甲酯衍生物。大部分哌甲酯对控制良好的癫痫儿童是安全有效的（Salpekar & Mishra, 2014; Torres et al., 2008; Rheims et al., 2016）。不过，对于癫痫发作不稳定的儿童，药物治疗的兴奋性、安全性还没有得到很好的证实。ADHD的症状可能受到明显的损害，风险和获益分析往往仍然倾向于谨慎使用兴奋剂药物。然而，在许多情况下，直到做出手术决定后才开始使用药物。在此期间，通常采用行为或教育策略来管理ADHD。

焦虑和抑郁

焦虑和抑郁往往同时出现于非癫痫儿童和青少年。抑郁现象可能包括焦虑或易激惹等症状。焦虑和抑郁也常见于慢性癫痫患儿人群中，可能反映了癫痫发作的病理生理累积效应（Pineda et al., 2010; Hamiwka et al., 2011; Caplan et al., 2005）。有报道已经提出了抑郁症和癫痫的双向关系，其中一种疾病可能随着时间的推移而加剧恶化另一种疾病（Kanner & Dunn, 2004）。

焦虑和抑郁治疗通常包括心理治疗和药物治疗。几种选择性5-羟色胺再摄取抑制剂（SSRI）已广泛应用于儿科，某些情况还是FDA认可的适应证（Salpekar et al., 2015）。儿童癫痫的治疗措施尚未得到全面评估。然而，非癫痫儿童的治疗原则也可能适用于癫痫患儿。对于患有抑郁或焦虑的儿童或青少年来说，药物治疗的困难在于反应时机的挑选。在许多情况下，抗抑郁药需要数周甚至数月才能生效。这种治疗通常会延迟到完成外科手术之后。虽然没有很好地描述儿童的情况，但术后可能会新发抑郁症。在这些情况下，治疗策略与术前使用的策略相似（Wrench et al., 2011）。

耐药性癫痫共患病

儿科文献中很少报道术前精神病学评估，大多数报道样本量小，而且多是临床病例回顾；然而，最近的几项研究表明，与慢性小儿癫痫相比，神经行为特征略有不同。一项针对24例术前儿童和青少年的回顾性研究发现，ADHD和自闭症谱系障碍最为普遍（Danielsson et al., 2009）。另一报道显示，自杀倾向可能在此类人群中更为普遍（Verrotti et al., 2008）。在具有颞叶癫痫灶的儿童中，沟通障碍和自闭症谱系障碍也可能更常见（Caplan et al., 1993; Taylor et al., 1999）。

最近一项研究对40例儿童和青少年在术前进行了行为评定量表与临床神经行为评估的配对检验。具有颞叶病灶的儿童和青少年与具有颞叶外病灶的相比更易患抑郁症。与慢性癫痫相比，具有颞叶病灶的儿童诊断精神病的频率更高，总体上具有更严重的精神症状（Salpekar et al., 2013）。这一结果与一项对于成人外科患者的研究一致，该研究发现抑郁症通常见于颞叶癫痫（Sanchez-Gistau, 2009）。

神经与精神外科

尽管外科治疗神经系统疾病可能更直观，但历史上一直在尝试精神疾病的外科治疗。精神外科似乎旨在完成与神经外科治疗癫痫相同的事情，即手术去除或切除损害大脑整体功能的病理组织。考虑到大脑具有心理功能，那么任何切除脑组织的治疗方法都可能被认为至少对神经行为有轻微的影响。在20世纪中叶对姑息性治疗与当今大脑结构和功能关系的详细知识了解甚少。因此，“精神外科”有一段“不堪回首”的历史（Shevitz, 1976; Diefenbach et al., 1999）。然而，长期以来人们一直希望通过手术改善行为。从历史的角度看，所有这些努力可以更好地理解手术治疗癫痫和潜在精神共患病为今天带来的机遇。

早期神经外科医生并没有丢失神经病学和精神病学的双重性身份。大约7000年前，早期人类进行了环锯术，在颅骨上钻孔治疗癫痫、偏头痛（Iskandar & Nashold, 1995）。19世纪中叶，内科医生利用病变研究来深入了解心理功能的结构基础。19世纪末，Gottlieb Burckhardt医生试图通过切除一小部分额叶、顶叶和颞叶来治愈6例精神病患者（Mashour et al., 2005）。Burckhardt医生遭到了谴责，但他声称有3例患者病情得到了改善。尽管这些想法比较激进，但精神疾病的外科治疗观念仍然存在。

20世纪初，葡萄牙内科医生Egas Moniz博士发现脑白质切开术对某些精神病的治疗价值，他因此获得了诺贝尔生理学或医学奖（Moniz, 1937）。这些工作是经眶脑叶切除术的前身，其中数千例手术是在20世纪中期进行的。手术过程简略，而且总是由不精通外科技术的医生进行。结果导致不良事件频发，但也有许多病例得到实质性改善（Freeman, 1953）。遗憾的是，这一做法助长了一场持续至今的非专业公众反传统精神病学运动（Lapidus et al., 2013）。

如今，专治精神疾病的神经外科医生在某些难治性疾病中发挥着重要作用。尽管在儿科方面的经验有限，但成人外科手术的进展已被证明很有前途。前扣带回切开术治疗难治性强迫症已被广泛接受，并成为合法的治疗方法。纵向随访研究表明，大约一半的强迫症（obsessive compulsive disorder, OCD）病例的症状显著改善，几乎没有认知不良反应（Kim et al., 2003; Dougherty et al., 2002）。手术后偶尔会出现注意力问题或情绪变化，但近30年的经验表明，扣带回切开术能带来明显的益处（Cohen et al., 2001; Cohen et al., 1999; Jenike et al., 1991）。有儿科病例报道，1例有严重强迫症状伴右前扣带回癫痫病灶的儿童在切除术后这两种病情得到改善（Levin & Duchowny, 1991）。最近，扣带回切开术也被用于治疗严重抑郁症、成人难治性自残行为和1例小儿Tourette综合征（Steele et al., 2008; Price et al., 2001; Anandan et al., 2004）。最终，为了验证神经外科治疗精神疾病的潜在功效，最近制定了《专家共识指南》，以确定更高级研究的参数（Nuttin et al., 2014）。脑深部刺激或放射外科手术的策略还达不到全切除手术的效果，但试点研究已表明其有望作为难治性OCD的治疗方法（Lopez et al., 2014）。

最终，鉴于癫痫人群中存在大量的精神共患病，可以直观地预测是否可以通过手术减轻癫痫发作的同时，直接或间接地改善精神症状。一种包括神经行为评估的方法可能为外科手术提供切实的证据，不仅可以改善癫痫发作状态，而且可以改善精神状态。尽管这种观念在过去上千年似乎有些牵强，但它可以更好地理解精神疾病中结构和功能的关系，而且还传播了这一观点。

最近，癫痫外科治疗规范已扩展效果评价，包括行为和发育功能及癫痫发作的控制（Gilliam et al., 2004; Goldstein et al., 2004）。早日考虑小儿手术治疗的一个基本理由是，与成人手术治疗相比，及时手术可以使认知功能更好地恢复，并具有更典型的精神神经发育过程（Bourgeois et al., 1999; Shields, 2004）。这一主题将在第48章进一步讨论，生活质量与发育结果是癫痫外科研究调查中的关键领域，而且可以利用策略获得的神经行为评估得到最好的答案（Andresen et al., 2014）。

神经行为评估的作用

癫痫外科术前的精神评估的目标有3个。第一个目标是诊断性评估，以及与发作前后状态相关的行为症状的精确描述，通过评估可以确定基线的精神状态。如果没有与一个全面的基线做比较，就不可能了解术后精神并发症。第二个目标是管理现有的共患病。一些精神疾病在手术评估时明显，可以使其在手术前得到治疗，从而在手术后更稳定。第三个目标是让患者与家属考虑风险和获益。儿童和青少年可能因为大量的测试程序而不知所措，因此处理和采纳观点是评估早期必须采取的重要步骤，这样才能减轻此情况。虽然癫痫外科几乎没有绝对的精神禁忌证，但严重的精神疾病可能会主导患者的临床状况，并成为代表癫痫手术总体风险与获益的关键部分。

神经行为评估要素

该评估与一般精神科评估的不同之处在于其对医学神经病学因素的重视。它也不同于神经心理学评估，因为它的重点是针对心理状态的全面评估，而不是特定的认知功能参数。另外，神经行为评估解决了临床医生未能兼顾到的问题，从而补充了神经病学和神经心理学的评估内容。神经行为评估的关键要素如下：

（1）精神病及病史

①发作类型和频率。

②可能诱发癫痫发作的事件。

③睡眠史。

④发作前和发作后行为症状的时间点。

（2）精神状态检查包括更详细的认知评估

①警觉与唤醒。

②注意和集中力：持续注意力测试。

③定向能力。

④记忆：近期、远期、列表学习。

⑤语言：流畅性、自发语言产生。

⑥视觉空间和构建功能。

⑦额叶和额叶皮质下功能：计划、运动排序。

⑧其他优势（左）半球功能：计算、实践、R–L定位、手指直觉。

⑨其他非优势（右）半球功能：穿衣失用症、忽视现象、失认症。

⑩知识储备。

⑪时间间隔估计。

⑫洞察力和判断力。

（3）查体，尤其是神经系统查体

软体征、偏侧性、协调性。

（4）神经心理学数据回顾，筛选问卷

（5）实验室调查，包括电生理学（vEEG）和神经影像（MRI、fMRI、SPECT、PET、MEG、3DEEG、DTI）

神经行为评估的终极目标是能有效提供医学评估告知书。选择精神状态检查项目最充分利用有限的时间，确认神经心理学评估结果的准确性，或者提供一个筛查来突出潜在的障碍领域。与其他临床信息一起，神经行为评估提供了一个有意义的筛查评估，可以为诊断和治疗方法提供参考。

风险与获益分析

术前精神病学评估是管理许多复杂医学状况的一个组成部分。在儿科学中，精神病学评估是器官移植、植入设备，如体内心脏除颤器和监测装置的重要前提。在这些情况下，进行精神病学评估的目的是确定是否有精神疾病，因为对于比较复杂的手术，精神病可能不适合投入时间和精力。如果患者的精神性危害显著，那么外科手术能带来的获益可能不足以改善整体的临床状况或生活质量。虽然癫痫手术很少有绝对的精神禁忌证，但一系列相对禁忌证可能对手术的风险/获益分析造成很大影响。

精神病是癫痫手术最常见的禁忌证。在个人生活质量的大背景下，重度精神分裂症可能使癫痫手术的潜在改善不明显。与其投入精力和承担癫痫手术的风险，不如将精力更多地放在治疗精神病上。偶尔，重度发育障碍，如自闭症谱系障碍或智力残疾，可能会限制外科手术改变生活的潜在获益。

然而，精神评估在儿科的应用更不明朗。正常发育可以通过稳定易变的神经网络得到改善。然而，现阶段该领域在科学上难以建立，反复发作可能会妨碍大脑的结构和功能。外科手术可能不仅有助于改善引起癫痫发作的相关脑区域，而且有助于改善与精神状态相关的脑区域。因此，对于促进儿童和青少年大脑发育的癫痫外科手术可能只有很少的禁忌证。

即使不用确定禁忌证，神经行为评估对于考虑风险和获益的家庭来说可能最有用。精神科医生可以提供一个独特的视角，协助家庭考虑手术选择，让他们能够合理地考虑发育和癫痫因素。大多数接受术前评估的家庭都考虑手术的直接风险和减少癫痫发作的益处。然而，通过神经行为评估的过程，还可以识别出因手术而改善的精神功能要素，从而增加手术的潜在获益。

神经行为评估的局限性

20世纪后半叶，Mack等（1994）已通过分类标准对精神疾病进行了描述。在精神学中，《诊断与统计手册》（diagnostic and statistical manual, DSM）及其前身，包括研究诊断标准，出于研究和治疗的目的，持续不断描述精神疾病。分类标准基于描述性现象，包括自然病史、家族遗传性与治疗结果。尽管诊断标准与时俱进，精神疾病症状的特征性描述本质上仍是定性的，而不是更客观的实验室测量。行为评分量表众多，但仍然依赖于DSM的描述性标准。因此，特殊情况、儿童期、医学共患病、智力或发育能力的差异可能不适合按照传统的精神病学评估进行分类。

神经精神病学的方法特别有助于厘清神经系统软体征和症状的时间进程，但即使是先进的神经精神评估也必须被视为解决神经行为功能复杂性的粗略工具。精神疾病的特征可能会随着遗传因素或内表型的识别而得到改善，而后者代表了跨分类精神病诊断界限的病理学（Aragona, 2013）。在此之前，精神病本质上仍是描述性诊断，并且没有明确的分类描述。尽管存在这些局限性，但对于已知脑病理的患者，神经行为评估仍可提供独特的机会用来推进映射大脑与行为关系图谱的目标。

未来研究方向

癫痫外科目标是无发作同样，神经行为评估结果是希望能手术且可以避免进一步加重，甚至改善精神状况。癫痫和外科治疗的多种机会可能是前所未有的。由于精神疾病和癫痫之间有太多的重叠，手术治疗可以直接解决精神问题。如果真是这样，那么对精神疾病的理解方式就会发生模式转变。未来，从精神病学角度衡量手术结果的努力将有助于通向外科手术“治愈”精神病的理念。包括Engel分级、严格的基线和精神病学评估随访在内的结果将必不可少，也是贯穿整个儿童发育过程的纵向方法。

随着神经影像学和网络识别对行为和精神疾病的描述越来越精确，癫痫灶与精神疾病“感兴趣区”的重叠也可能推进治疗性或姑息性精神外科学的概念。这方面工作的第一步将是在基线水平上进行全面的神经行为评估。用于诊断和依据神经病学的精神评估的标准化方法将使结果研究更有意义。术后随访本质上是纵向的，这将有助于回答有关外科可能治愈精神疾病的问题。手术结果与精神病结局可能密切相关，即使无关，也可以修订治疗精神疾病的“感兴趣区”。不管怎样，癫痫手术之前的神经行为评估，结合癫痫病理生理学的精确描述，都可能有助于提高对精神疾病的认识。复杂的长期结果分析也会检验关于疾病病因的假设。癫痫手术和神经行为评估所提供的机会，在神经行为综合征功能定位方面比经典的病变研究有了显著的进步。这些努力可能会发生在癫痫很普遍的小儿科，这增加了可以确定的有意义的结论。

在更实际的层面上，对神经行为评估的高度重视将大大有助于确定耐药癫痫患者特有的共患病范围。至少，这种认识与治疗结果研究相结合，将在改善癫痫儿童的整体健康和福祉方面发挥巨大作用。

原书参考文献

Anandan S, Wigg CL, Thomas CR, et al. Psychosurgery for self-injurious behavior in Tourette's disorder. J Child Adolesc Psychopharmacol 2004; 14:531-538.

Andresen EN, Ramirez MJ, Kim KH, et al. Effects of surgical side and site on mood and behavior outcome in children with pharmacoresistant epilepsy. Front Neurol 2014; 5: 18.

Apter A, Aviv A, Kaminer Y, et al. Behavioral profile and social competence in temporal lobe epilepsy of adolescence. J Am Acad Child Adolesc Psychiatry 1991; 30: 887-892.

Aragona M. Neopositivism and the DSM psychiatric classification. An epistemological history. Part 2: Historical pathways, epistemological developments and present-day needs. Hist Psychiatry 2013; 24: 415-426.

Austin JK, Dunn DW, Caffrey HM, et al. Recurrent seizures and behavior problems in children with first recognized seizures: a prospective study. Epilepsia 2002; 43: 1564-1573.

Austin JK, Harezlak J, Dunn DW, et al. Behavior problems in children before first recognized seizures. Pediatrics 2001; 107: 115-122.

Austin JK, Smith MS, Risinger MW, et al. Childhood epilepsy and asthma: comparison of quality of life. Epilepsia 1994; 35: 608-615.

Barry JJ, Ettinger AB, Friel P, et al. Advisory Group of the Epilepsy Foundation as part of its Mood D. Consensus statement: the evaluation and treatment of people with epilepsy and affective disorders. Epilepsy Behav 2008; 13 (Suppl 1): S1-29.

Blumer D, Montouris G, Hermann B. Psychiatric morbidity in seizure patients on a neurodiagnostic monitoring unit. J Neuropsychiatry Clin Neurosci 1995; 7: 445-456.

Bourgeois M, Sainte-Rose C, Lellouch-Tubiana A, et al. Surgery rgery rgery of epilepsy associated with focal lesions in childhood. J Neurosurg 1999; 90: 833-842.

Brent DA. Depression and suicide in children and adolescents. Pediatr Rev 1993; 14: 380-388.

Brent DA. Overrepresentation of epileptics in a consecutive series of suicide attempters seen at a children's hospital, 1978-1983. J Am Acad Child Psychiatry 1986; 25: 242-246.

Caplan R, Guthrie D, Shields WD, et al. Communication deficits in children undergoing temporal lobectomy. J Am Acad Child Adolesc Psychiatry 1993; 32: 604-611.

Caplan R, Siddarth P, Gurbani S, et al. Depression and anxiety disorders in pediatric epilepsy. Epilepsia 2005; 46: 720-730.

Castellanos FX, Lee PP, Sharp W, et al. Developmental trajectories of brain volume abnormalities in children and adolescents with attention-deficit/hyperactivity disorder. JAMA 2002; 288: 1740-1748.

Cohen RA, Kaplan RF, Moser DJ, et al. Impairments of attention after cingulotomy. Neurology 1999; 53: 819-824.

Cohen RA, Paul R, Zawacki TM, et al. Emotional and personality changes following cingulotomy. Emotion 2001; 1: 38-50.

Danielsson S, Viggedal G, Steffenburg S, et al. Psychopathology, psychosocial functioning, and IQ before and after epilepsy surgery in children with drug-resistant epilepsy. Epilepsy Behav 2009; 14: 330-337.

Devinsky O, Vazquez B. Behavioral changes associated with epilepsy. Neurol Clin 1993; 11: 127-149.

Diefenbach GJ, Diefenbach D, Baumeister A, et al. Portrayal of lobotomy in the popular press: 1935-1960. J Hist Neurosci 1999; 8: 60-69.

Dougherty DD, Baer L, Cosgrove GR, et al. Prospective long-term follow-up of 44 patients who received cingulotomy for treatment-refractory obsessive-compulsive disorder. Am J Psychiatry 2002; 159: 269-275.

Drevets WC. Neuroimaging abnormalities in the amygdala in mood disorders. Ann N Y Acad Sci 2003; 985: 420-444.

Dunn DW, Austin JK, Caffrey HM, et al. A prospective study of teachers' ratings of behavior problems in children with new-onset seizures. Epilepsy Behav 2003; 4: 26-35.

Dunn DW, Austin JK, Huster GA, et al. Assessment of behavior in children with new-onset seizures. Epilepsia 1997; 38 (Suppl 8): 134.

Dunn DW, Austin JK, Perkins SM. Prevalence of psychopathology in childhood epilepsy: categorical and dimensional measures. Dev Med Child Neurol 2009; 51: 364-372.

Dunn DW, Kronenberger WG. Childhood epilepsy, attention problems, and ADHD: review and practical considerations. Semin Pediatr Neurol 2005; 12: 222-228.

Dunn DW. Neuropsychiatric aspects of epilepsy in children. Epilepsy Behav 2003; 4: 101-106.

Flor-Henry P. Psychosis and temporal lobe epilepsy. A controlled investigation. Epilepsia 1969a; 10: 363-395.

Flor-Henry P. Schizophrenic-like reactions and affective psychoses associated with temporal lobe epilepsy: etiological factors. Am J Psychiatry 1969b; 126: 400-404.

Freeman W. Hazards of lobotomy; report on 2000 operations. AMA Arch Neurol Psychiatry 1953; 69: 640-643.

Gilliam FG, Santos J, Vahle V, et al. Depression in epilepsy: ignoring clinical expression of neuronal network dysfunction? Epilepsia 2004; 45 (Suppl 2): 28-33.

Gloor P, Olivier A, Quesney LF, et al. The role of the limbic system in experiential phenomena of temporal lobe epilepsy. Ann Neurol 1982; 12: 129-144.

Gloor P. Experiential phenomena of temporal lobe epilepsy. Facts and hypotheses. Brain 1990; 113 (Pt 6): 1673-1694.

Goldstein J, Plioplys S, Zelko F, et al. Multidisciplinary approach to childhood epilepsy: exploring the scientific rationale and practical aspects of implementation. J Child Neurol 2004; 19: 362-378.

Gonzalez-Heydrich J, Dodds A, Whitney J, et al. Psychiatric disorders and behavioral characteristics of pediatric patients with both epilepsy and attentiondeficit hyperactivity disorder. Epilepsy Behav 2007; 10: 384-388.

Hamiwka L, Jones JE, Salpekar J, et al. Child psychiatry. Epilepsy Behav 2011; 22: 38-46.

Hermann B, Seidenberg M, Jones J. The neurobehavioural comorbidities of epilepsy: can a natural history be developed? Lancet Neurol 2008; 7: 151-160.

Hermann BP, Dabbs K, Becker T, et al. Brain development in children with new onset epilepsy: a prospective controlled cohort investigation. Epilepsia 2010; 51: 2038-2046.

Hoare P. The development of psychiatric disorder among schoolchildren with epilepsy. Dev Med Child Neurol 1984; 26: 3-13.

House A, Dennis M, Molyneux A, et al. Emotionalism after stroke. BMJ 1989; 298: 991-994.

Inoue Y, Mihara T. Psychiatric disorders before and after surgery for epilepsy. Epilepsia 2001; 42 (Suppl 6): 13-18.

Iskandar BJ, Nashold BS Jr. History of functional neurosurgery. Neurosurg Clin N Am 1995; 6: 1-25.

Jackson DC, Dabbs K, Walker NM, et al. The neuropsychological and academic substrate of new/recent-onset epilepsies. J Pediatr 2013; 162: 1047-1053 e1041.

Jenike MA, Baer L, Ballantine T, et al. Cingulotomy for refractory obsessivecompulsive disorder. A long-term follow-up of 33 patients. Arch Gen Psychiatry 1991; 48: 548-555.

Jones JE, Austin JK, Caplan R, et al. Psychiatric disorders in children and adolescents who have epilepsy. Pediatr Rev 2008; 29: e9-14.

Kanner AM, Dunn DW. Diagnosis and management of depression and psychosis in children and adolescents with epilepsy. J Child Neurol 2004; 19 (Suppl 1): S65-72.

Kanner AM. Depression in epilepsy: prevalence, clinical semiology, pathogenic mechanisms, and treatment. Biol Psychiatry 2003; 54: 388-398.

Kim CH, Chang JW, Koo MS, et al. Anterior cingulotomy for refractory obsessive-compulsive disorder. Acta Psychiatr Scand 2003; 107: 283-290.

Lance EI, Shapiro BK. Confounding diagnoses in the neurodevelopmental disabilities population: a child with hearing loss, absence epilepsy, and attentiondeficit hyperactivity disorder (ADHD). J Child Neurol 2013; 28: 645-647.

Lapidus KA, Kopell BH, Ben-Haim S, et al. History of psychosurgery: a psychiatrist's perspective. World Neurosurg 2013; 80: S27 e21-16.

Levin B, Duchowny M. Childhood obsessive-compulsive disorder and cingulate epilepsy. Biol Psychiatry 1991; 30: 1049-1055.

Lopes AC, Greenberg BD, Canteras MM, et al. Gamma ventral capsulotomy for obsessive-compulsive disorder: a randomized clinical trial. JAMA Psychiatry 2014; 71: 1066-1076.

Mack AH, Forman L, Brown R, et al. A brief history of psychiatric classification. From the ancients to DSM-IV. Psychiatr Clin North Am 1994; 17: 515-523.

Mashour GA, Walker EE, Martuza RL. Psychosurgery: past, present, and future. Brain Res Rev 2005; 48: 409-419.

Moniz E. Prefrontal leucotomy in the treatment of mental disorders. 1937. Am J Psychiatry 1994; 151: 236-239.

Nakao T, Radua J, Rubia K, et al. Gray matter volume abnormalities in ADHD: voxel-based meta-analysis exploring the effects of age and stimulant medication. Am J Psychiatry 2011; 168: 1154-1163.

Nuttin B, Wu H, Mayberg H, et al. Consensus on guidelines for stereotactic neurosurgery for psychiatric disorders. J Neurol Neurosurg Psychiatry 2014; 85: 103-108.

Ott D, Siddarth P, Gurbani S, et al. Behavioral disorders in pediatric epilepsy: unmet psychiatric need. Epilepsia 2003; 44: 591-597.

Pineda E, Shin D, Sankar R, et al. Comorbidity between epilepsy and depression: experimental evidence for the involvement of serotonergic, glucocorticoid, and neuroinflammatory mechanisms. Epilepsia 2010; 51 (Suppl 3): 110-114.

Plioplys S, Dunn DW, Caplan R. 10-year research update review: psychiatric problems in children with epilepsy. J Am Acad Child Adolesc Psychiatry 2007; 46: 1389-1402.

Price BH, Baral I, Cosgrove GR, et al. Improvement in severe self-mutilation following limbic leucotomy: a series of 5 consecutive cases. J Clin Psychiatry 2001; 62: 925-932.

Rheims S, Herbillon V, Villeneuve N, et al. ADHD in childhood epilepsy: clinical determinants of severity and of the response to methylphenidate. Epilepsia 2016; 57: 1069-1077.

Rosso IM, Cintron CM, Steingard RJ, et al. Amygdala and hippocampus volumes in pediatric major depression. Biol Psychiatry 2005; 57: 21-26.

Rutter M, Graham P, Yule WA. A Neuropsychiatric Study in Childhood. Philadelphia: Lippincott, 1970.

Salgado PC, Yasuda CL, Cendes F. Neuroimaging changes in mesial temporal lobe epilepsy are magnified in the presence of depression. Epilepsy Behav 2010; 19: 422-427.

Salpekar JA, Berl MM, Havens K, et al. Psychiatric symptoms in children prior to epilepsy surgery differ according to suspected seizure focus. Epilepsia 2013; 54: 1074-1082.

Salpekar JA, Dunn DW. Psychiatric and psychosocial consequences of pediatric epilepsy. Semin Pediatr Neurol 2007; 14: 181-188.

Salpekar JA, Mishra G, Hamptman AJ. Key issues in addressing the comorbidity of depression and pediatric epilepsy. Epilepsy Behav 2015; 46: 12-18.

Salpekar JA, Mishra G, Hauptman AJ. Key issues in addressing the comorbidity of attention deficit hyperactivity disorder and pediatric epilepsy. Epilepsy Behav 2014; 37: 310-315.

Sanchez-Gistau V, Pintor L, Sugranyes G, et al. Prevalence of interictal psychiatric disorders in patients with refractory temporal and extratemporal lobe epilepsy in Spain. A comparative study. Epilepsia 2009.

Shamim S, Hasler G, Liew C, et al. Temporal lobe epilepsy, depression, and hippocampal volume. Epilepsia 2009; 50: 1067-1071.

Sheline YI, Gado MH, Kraemer HC. Untreated depression and hippocampal volume loss. Am J Psychiatry 2003; 160: 1516-1518.

Shevitz SA. Psychosurgery: some current observations. Am J Psychiatry 1976; 133: 266-270.

Shields WD. Effects of epilepsy surgery on psychiatric and behavioral comorbidities in children and adolescents. Epilepsy Behav 2004; 5 (Suppl 3): S18-24.

Steele JD, Christmas D, Eljamel MS, et al. Anterior cingulotomy for major depression: clinical outcome and relationship to lesion characteristics. Biol Psychiatry 2008; 63: 670-677.

Taylor DC, Neville BG, Cross JH. Autistic spectrum disorders in childhood epilepsy surgery candidates. Eur Child Adolesc Psychiatry 1999; 8: 189-192.

Theodore WH, Hasler G, Giovacchini G, et al. Reduced hippocampal 5HT1A PET receptor binding and depression in temporal lobe epilepsy. Epilepsia 2007; 48: 1526-1530.

Torres AR, Whitney J, Gonzalez-Heydrich J. Attention-deficit/hyperactivity disorder in pediatric patients with epilepsy: review of pharmacological treatment. Epilepsy Behav 2008; 12: 217-233.

Valente KD, Busatto Filho G. Depression and temporal lobe epilepsy represent an epiphenomenon sharing similar neural networks: clinical and brain structural evidences. Arq Neuropsiquiatr 2013; 71: 183-190.

Verrotti A, Cicconetti A, Scorrano B, et al. Epilepsy and suicide: pathogenesis, risk factors, and prevention. Neuropsychiatr Dis Treat 2008; 4: 365-370.

Wrench JM, Rayner G, Wilson SJ. Profiling the evolution of depression after epilepsy surgery. Epilepsia 2011; 52: 900-908.

第6章

颅内脑电图记录与电刺激

Laura Tassi, Prasanna Jayakar, Tom Pieper, Philippe Kahane，著
张冰清，译

要　点

- 颅内脑电图（intracranial EEG，iEEG）被认为是定义致痫区（epileptogenic zone，EZ）的金标准，EZ实际上是指为了消除患者惯常发作而需要切除（或离断）的最小区域。
- 当一个具有儿童癫痫外科经验的多学科团队进行的无创性评估得出以下结论时，应考虑以下颅内EEG记录。

  —在确定致痫区的位置和（或）范围及其与功能皮质的关系方面，解剖–电–临床数据不一致；

  —对发作起源的可能位置形成合理假设，从而有希望从切除术中获得有意义的结果。
- iEEG记录方法包括术中皮质脑电图（仅提供发作间期数据）；单纯硬膜下电极或联合一些深部电极；立体脑电图（脑内电极三维覆盖目标脑区）。本章要讨论适应证、技术、优势、局限性以及风险。目前，决定使用哪种方法主要依据每个中心的经验。
- 多种因素可能会影响阅图者对要记录的发作数量的信心，包括发作起始和演变的刻板性，以及与其他数据的汇总融合。
- MRI阴性患者是iEEG记录的最常见原因。
- 术中或术外的皮质电刺激被用于皮质功能定位。

难治性癫痫的手术切除可以在无创性评估的基础上进行，但是许多儿童需要从iEEG记录中获得更多的信息。在ILAE对20个癫痫中心的调查中（Harvey et al., 2008），有33%的儿童在手术切除前接受了iEEG评估。无创性技术的最新进展通常趋于减少对iEEG的需求，但是这种趋势被越来越复杂的外科手术候选病例部分抵消。

iEEG记录有几种不同的方法。它可以在术中进行，如皮质脑电图（electrocorticography, ECoG），或者在电极置入术后进行；后者根据所使用的电极类型与联合的方法进一步分类，方法包

括硬膜下/深部EEG，或立体定向脑电图（stereotactic intracerebral EEG, SEEG）。每种技术都有其优点、局限性和风险。每种颅内方法在特定病因、临床情况和年龄组中的使用价值的比较尚缺乏相关数据。因此，每个中心的经验在方法的选择上都扮演重要作用，并且在世界癫痫外科中心中的方法和方案存在很大差异。

所有iEEG方法都共有一些基于物理原理的记录特点。因为电极距离源非常近或就在源内，所以iEEG空间分辨率很高，采集的信息非常精确。但是，按照立体角理论（Gloor, 1975），每根电极都只能采样小部分脑组织，如果将电极放置在错误或静默的脑区，或者电极置入数量不够，就会使颅内记录变得“盲目”。记录到的电位也随源的特性而变化，具有排列整齐的神经元及开放电场的源比闭合场的源更明显。即使紧邻电极，也有可能采集不到源。因此，建议使用大量电极对选定的目标区域进行采样，电极置入位置是基于包括发作起始与传播在内的解剖–功能系统上的明确假设。

适应证概述

当无创性检查结果不确定或有分歧时，iEEG记录用于进一步确定EZ的位置和范围，以及它与重要功能皮质的关系。当EZ的大体位置明显但其确切范围和（或）功能皮质是否受累尚不清楚时，通常就会出现不确定的情况。分歧不常见，当无创性评估显示临床、解剖（如果有）、神经生理学和功能成像数据之间存在差异时，就会出现分歧。

使用贝叶斯分析法处理所有数据来指导是否进行iEEG记录，这些数据包括发作症状学、间歇期和发作期EEG模式、结构性MRI和功能成像，以及由此得出的关于发作起始部位与需要切除或离断的可能脑区的合理假设（或假说）。这一指导给患儿置入电极的假设是非常关键的一步，因为这一阶段的错误可能导致颅内电极放置不当，使颅内电极获取的信息不充分，甚至产生误导。

尽力准确放置电极，以便对由无创性检查预测的癫痫起源和早期传播的位置进行充分采样，并证明致痫区范围的界限。当预计EZ会累及功能皮质时，必须增加额外的电极覆盖范围，以便进行功能区定位。无创性结果产生分歧时，充分采样尤其重要，这通常与复杂的发作传播模式有关，是致痫区内大面积或多脑区之间相互作用的结果。

考虑到iEEG记录的固有成本、风险和局限性，明智的做法是首先考虑与患者相关的一些实际问题。iEEG不应被用作“探索性手术”。同时，需谨慎对待的问题是，更精确地定义EZ是否会改变最终的手术策略与结果。例如，如果无创性研究支持广泛的致痫性功能障碍，涉及不能彻底切除的关键区域，而且手术的主要目标是姑息性治疗，或者基于假说计划要进行“标准”颞叶或额叶切除术的儿童，他们所有无创性资料均提示致痫区已经包括在计划切除的范围内，此时iEEG记录可能用处不大。

在这一原则下，常伴有广泛的新皮质受累的MRI阴性病例最需要iEEG研究。尽管一些患者可以根据无创性资料和ECoG成功进行手术（Jayakar et al., 2008），但通常还是需要切除由术外记录确定的发作期和发作间期明显异常的整个区域，以获得术后无发作。即使MRI发现与局灶性皮质发育不良（focal cortical dysplasia, FCD）一致的独立病变，EZ通常可能更广泛。对于其他病变，如结节性硬化症（tuberous sclerosis, TS），EZ可能同样更广泛，并延伸到MRI扫描所见的解剖病灶之外（Giulioni et al., 2009; Englot et al., 2012; Thom et al., 2012）。虽然一般的假设认为紧邻病灶的皮质可能是真正的致痫灶，但情况并非总是如此。

虽然iEEG在其他独立病变如发育性肿瘤、获得性/缺血性血管病变或Sturge-Weber综合征中的作用尚不清楚，但是一些研究主张将切除范围扩大到解剖病变以外的皮质，以实现更高的癫痫无发作率。当病变较大或位置深在时，建议使用SEEG或硬膜下加策略性置入的深部电极。在某些情况下，例如多微小脑回，MRI可能显示病变范围是半球性的，但其他无创性数据表明癫痫发作局灶起源，此时iEEG提示可以局灶性地成功切除病变，从而可避免半球切除术或半球离断术及术后功能缺损。

表达皮质在不同患儿之间变异较大，儿童的发育性病变在MRI上特别容易表现不典型或阴性。因此，仅靠解剖学指导并不能安全地进行切除术。不同于获得性肿瘤或脑软化灶的功能转移，发育不良病变可能保留了重要的关键功能。虽然fMRI或MEG等无创性方法可以功能定位，但电刺激功能定位仍被认为是“金标准”，既可在术中进行，又可于术后实施。

颅内电极：硬膜下电极/深部电极、SEEG、ECoG

硬膜下电极与硬膜下电极联合深部电极

硬膜下电极和深部电极常由铂铱制成。硬膜下电极被制成直径为4～5 mm的圆盘状，中心间距5～10 mm。它们嵌入硅橡胶条带（4～8个触点）或矩形网格（20～64个触点），特殊形状如“曲棍球棒”有助于沿半球间区域放置，并可设计成同时记录双侧半球（Bekelis et al., 2012）。深部电极被设计成带有4～8个圆柱形电极触点的线性“串”。电极虽然柔韧，但带有可伸缩的硬导丝以便置入。

尽管条状电极和深部电极可以钻孔放置，但通常开颅可以更直观地置入电极。在取下骨瓣和剪开硬脑膜后，硬膜下电极可以放置在皮质表面或推送到大脑半球的底面，或者半球间的大脑内侧面。深部电极靶点朝向MRI上明显的深部病变，或者3D EEG/MEG、PET或SPECT成像上分散的深部异常区域。必须完全在3D钆增强MRI上完成深部电极的路径计划，以避开交叉血管。可以在超声或神经导航指引下置入电极，也可以通过立体定向方法完成。

当联合使用硬膜下电极和深部电极时，深部电极可以放置在栅状电极和条状电极之间，并固定在硅胶上。如果这样不可行，常常需要通过裂隙或孔穿过栅状电极片后插入深部电极。电极的数量和类型依具体情况而定；采用大片栅状电极和条状电极对皮质表面进行广泛采样，而将1～4根深部电极插入深部靶点和周围的边界区域。每个深部电极的触点数量都由待探测靶点区域的大小决定（图6-1）。

在电极置入结束时可以获取简短的iEEG记录，检查电极是否正常工作或者异常病灶是否超出电极覆盖范围，以便调整电极位置。之后在电极导线周围缝合硬脑膜瓣，有时可能需要移植硬脑膜以确保充分密封。最后，将每根电极电缆从皮下穿出，最大限度地减少CSF漏的风险，固定电极以免意外拖拽导致电极移位。术中皮质和电极的显像有助于确定电极的位置，但确切的位置可以通过术后MRI或高分辨率CT扫描配准融合到MRI上确定（Serra et al., 2013; Taimouri et al., 2013）。后者还有助于排除如出血或电极移位的并发症。

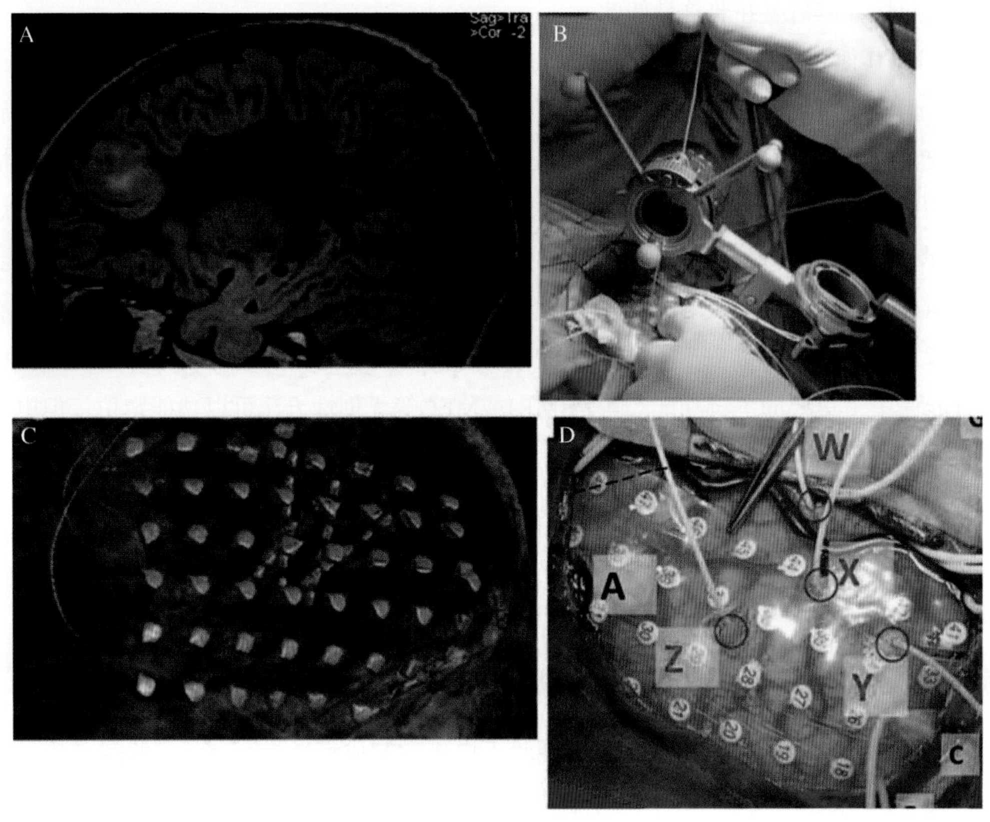

图 6-1　11 岁女性癫痫患儿

A. 矢状面FLAIR MRI显示右侧额叶FCD；B. 使用神经导航插入深部电极；C. 术后3D CT显示深部电极相对于硬膜下栅状电极的位置；D.术中显示硬膜下栅状（A）联合深部电极（W、X、Y、Z）

iEEG可在术后清醒期和睡眠期进行记录，主要目的是记录自发性癫痫发作。发作频率可能会因减停抗癫痫药物而增强，这种情况尽管很少见，但也应考虑到诱发非典型发作的可能性。自发性发作通常可在1～10天内捕捉到，有时可能需要更长时间，甚至长达一个月。然而，儿童很少需要1周以上的记录。一般来说，3～10次癫痫发作就足够，尽管多种因素可能影响阅图者的信心，包括发作起始和演变的刻板性，以及它们与其他数据的一致性。一旦认为完全是自发性发作，就恢复全部药物使用，然后尝试通过皮质电刺激进行功能定位。

专科护理和社会干预有助于对进行iEEG记录的儿童的围术期护理。监测系统应同时记录至少128个通道，最小采样率为200～256 Hz；评估高频振荡时需要1024～2048 Hz的采样率。参考电极一般选择远离预期EZ的触点之一，有些中心甚至为此专门放置一个电极。记录显示使用双极导联，但参考导联或者集中在有限的感兴趣脑区的特殊配置导联，往往是为了最大限度地显示个体化EZ的重建而设计。附加的头皮电极可用于提供颅内电极未探测区域的信息或帮助睡眠阶段的评分。

优势和劣势

硬膜下电极和深部电极相辅相成。硬膜下栅状和条状电极允许对大面积的半球表面进行采样；半球凸面皮质通常比半球间皮质或底面皮质更容易覆盖。硬膜下电极也非常适合重要功能区定位，尤其是凸面上的运动与语言皮质。硅胶片状电极可以精确描绘EZ的表面分布及其与重要功能区的关系。它们可以应用于所有年龄段，即使婴儿也能普遍耐受。

硬膜下栅状电极在不平坦的皮质表面获得最佳接触或避免血管结构方面存在问题。尽管很少在儿童中双侧放置电极，但是因为需要大面积开颅，所以很麻烦。大脑底面或半球间内侧面电极的轨迹很难控制，由于相邻不规则的颅骨或粘连硬脑膜往往会使电极偏离预定目标。由于中线处桥静脉的存在，所以半球间覆盖电极很有挑战性，但通常情况下仍然安全可行（Bekelis et al., 2012）。此外，放置硬膜下电极通常对曾接受过开颅手术的儿童具有挑战性，因为硬脑膜常常粘连且不易剥离。

硬膜下电极的局限性在很大程度上被同时置入的深部电极所克服。可以探测深部靶点使患儿可以再次手术。无论是硬膜下电极还是深部电极都可以用来指导手术切除策略。手术难以到达栅格电极下方的皮质，但是常常可以通过硅橡胶的部分裂隙到达，这并不会破坏每个电极的相对空间关系。必须在颅内监测结束后制订手术切除计划。

具体适应证

由于硬膜下电极和深部电极优势互补，组合电极置入手术适用于需要iEEG监测的大多数病例（Bulacio et al., 2012），例如覆盖半球表面的大面积皮质，精确功能定位重要皮质地形图（Wyllie et al., 1988; Nespeca et al., 1990; Surbeck et al., 2011; Bouthillier et al., 2012; Wellmer et al., 2012），以及评估深部靶点/病变（Pieper et al., 2011）。它们成功应用于婴幼儿患者（Taussig et al., 2012）。深部联合硬膜下电极的受益脑区包括额颞部、岛叶盖部（深部岛叶）、中央旁小叶（尤其是桥静脉阻碍置入条状电极的情况下）、扣带回、枕叶内侧或锯状皮质区。

硬膜下电极特别适用于功能保留的广泛或半球多微小脑回患儿的iEEG研究。当既往手术导致硬脑膜粘连时，特别是在半球间或半球底面脑区，脑内电极最好只采用SEEG方法。最适合应用深部联合硬脑膜下电极的典型病变是明显的大脑皮质下病灶，如沟底FCDⅡ型、发育性肿瘤或结节，尤其是病变靠近功能皮质或表现为广泛的皮质受累。同样，患有海马硬化和FCD（双重病理）或皮质下/脑室周围灰质异位症的儿童常常受益于联合电极的使用，对那些表现为大病灶或深部病灶且评估数据不一致的患儿也是如此。不过，在这种情况下应优先选择SEEG。

风险

通常情况下，硬膜下/深部电极置入后具有良好的耐受性，但已经报道了切口感染、脑脊液漏、颅内出血或症状性气颅等并发症（Burneo et al., 2006; Johnston et al., 2006; Musleh et al., 2006; Vale et al., 2013）。深部电极放置可能会导致脑内微出血，硬膜下电极可能引起局部炎症反应。预防性类固醇有助于最大限度地减少对置入物反应的风险。与置入相关的永久性神经功能缺损或死亡罕见。

在最近来自21项研究，包括2542例患者的一份综述和Mata分析中，平均每例患者电极数量为52～95个触点，监测持续时间为5～17天（Arya et al., 2013）。神经系统感染（合并发生率2.3%，95%置信区间1.5～3.1）、浅表感染（3.0%，95%置信区间1.9～4.1）、颅内出血（4.0%，95%置信区间3.2～4.8）、颅内压升高（2.4%，95%置信区间1.5～3.3）是最常见的不良事件。高达3.5%的患者需要额外的手术来处理这些不良事件。研究发现电极数量的增加（≥67个触点）与不良事件发生率的增加独立相关。

特殊风险可能与电极覆盖区域相关，例如放置在半球间区域可能与腿无力有关。一小部分患者的并发症可能严重到需要早期手术干预。预计二次手术的儿童风险更高（Musleh et al., 2006），但这似乎并不是一个严重问题（Vadera et al., 2013）。

立体定向脑电图（SEEG）技术

Talairach和Bancaud提出的SEEG方法（Bancaud et al., 1965; 1973; Talairach & Bancaud, 1973; Talairach et al., 1974）仅使用脑内深部电极，但与上面讨论的联合技术中深部电极仅限于几个特定的深部目标相比，它们的数量要多得多。因此，SEEG电极的放置在概念上是不同的，旨在颅内空间与结构的所有平面上进行研究，研究可能引起发作性临床表现的解剖部位与功能。因此，选择要探查的结构是基于对无创性术前评估过程中收集到的“解剖–电–临床相关性”仔细分析的结果，以便提出一个或几个关于发作起始部位及发作优先扩散通路的假设。最后根据之前的假设置入电极，这样就能够在电极之间的空间内记录到颅内EEG活动。

刺入皮质结构的SEEG电极是柔性、半刚性或刚性的导线或导管，通常由于MRI兼容的直径<1 mm的金属组成。每根电极上均配有几个沿导线以相同间隔排列的触点。基于解剖–电–临床相关性，电极置入计划旨在验证EZ定位的假设，不仅研究发作期放电的起始，而且研究其放电扩散通路和整个致痫区。由于每个患者都有其独特性，每次SEEG探查都是针对特定病例量身定制，从而导致这项技术非常耗时。

在全身麻醉下进行电极置入（通常每例患者置入5～18根电极），该过程可能持续数小时。外科医生依据经验，应用有或无立体定向框架技术，通过钻孔将电极插入。使用CT或MRI重建电极的位置，或者直接在MRI上可视化操作。在某些中心，获取血管成像并与3D MRI配准融合。可以在手术结束时进行简短记录，以验证电极是否完好无损。

与硬膜下联合深部电极一样，SEEG记录也在清醒和睡眠期间进行，其主要目的是记录自发性发作。对于儿童患者，记录可能持续1～21天（Cossu et al., 2012; Fohlen et al., 2008）。理想状态下，应每天记录24小时，每周记录7天，但这不可能在所有场所都可行。监测系统应该至少可以同时记录每例患者128导的深部EEG通道，最小采样率为200～256 Hz，需要512 Hz（或更高）的高频来评估振荡信号。选择位于白质中的一个触点作为参考。SEEG活动通常是采用连续触点间的双极导联来显示的，以便消除外部参考的影响，记录到的信号很少受到远隔源的影响。因为SEEG通道数很容易就超过100个，这超出了最大视觉分辨率的限制，所以根据临床情况会创建具有可变通道数的双极和参考导联，需要特别注意位于灰质内的那些电极触点。通常会一并记录SEEG活动与有限数量的EEG针电极，后者放置在头皮上，用来提供颅内电极未探查区域的信息，或者帮助判断睡眠分期。此外，可根据患者癫痫发作的临床特征系统地监测心电图，有时可能监测其他参数，如肌电图或眼动图。

正确解读SEEG记录的关键在于3D表面重建，该重建可在多平面MRI中显示每根电极的位置及每个触点的精确位置（Cardinale et al., 2013）（图6-2）。可以在手术室全身麻醉或局部麻醉下拔除电极（也可以在床旁拔出柔软的电极，患者几乎不难受），通常可在几周后再行第二阶段的切除性手术。

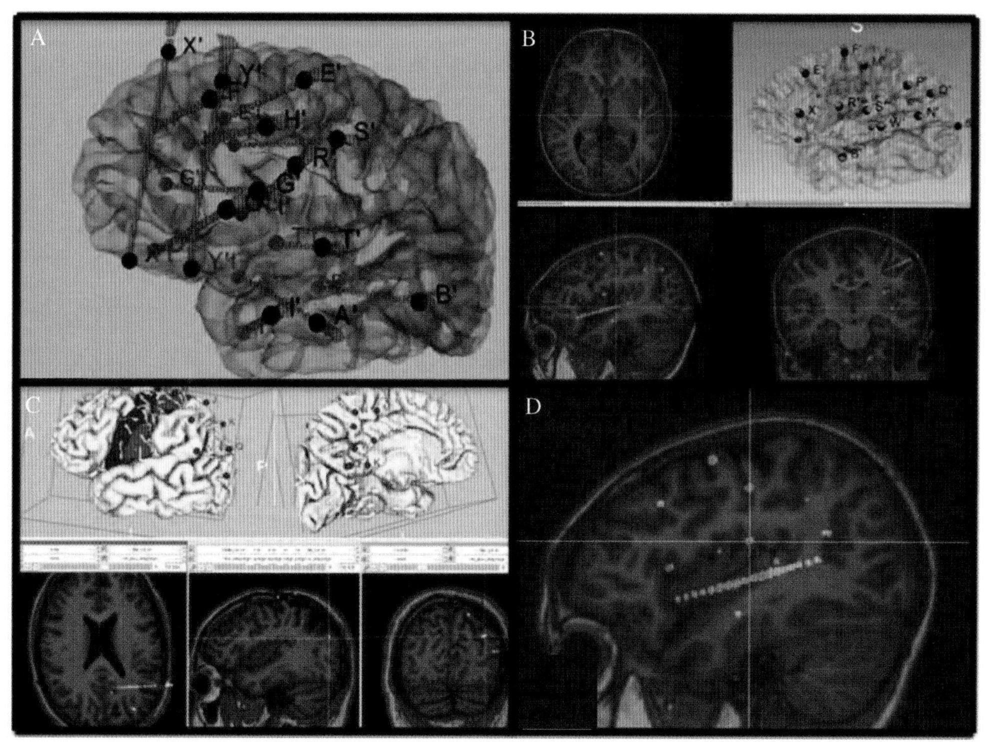

图 6-2　脑软膜和 MRI 重建可定位电极实际位置

A. 透明度增加的脑软膜表面，可以识别电极的入点和靶点；B和C. 在3D脑软膜表面及多平面重建的MRI上展示不同的SEEG方案；D. 矢状MRI可以显示所有岛叶电极

优点与局限性

SEEG的主要优点是无须大骨瓣开颅即可实现广泛覆盖。它不仅可以在大脑半球的外侧和内侧面所有皮质区域，还可对脑沟底面或深部结构或病变进行准确采样（图6-2）。此外，从概念上讲，该技术还旨在同时记录所有可能与癫痫发作起始、传播和临床表现有关的皮质区域（Munari & Bancaud, 1987; Kahane et al., 2004; Kahane & Francione, 2008）。

SEEG不能对脑回顶部的大脑皮质表面进行采样，而且其记录效果看起来可能不如硬膜下/深部组合电极，因为SEEG记录来自一系列成对导联，仅能探索深部皮质和白质的有限部分。然而，有策略地放置足够数量的SEEG电极可以在电极间的空间内观察颅内脑电活动，进而达到致痫区的3D评估。显然，这需要对无创性术前评估期间收集的所有数据（尤其是临床数据）进行非常仔细的分析，以便提出关于发作起始部位和优先发作扩散通路的一个或多个假设。在任何情况下，充分置入脑内电极（电极与电极触点的位置和数量）都必须在定位癫痫发作期放电起源与扩散皮质区、解剖学限制及脑实质损伤或其他并发症风险之间做到平衡。

由于技术原因（如颅骨厚度）或长期监测的耐受性较低，低龄患儿进行SEEG记录可能会比较困难。但SEEG监测还是安全可行的，即使是对于不到3岁的儿童（Cossu et al., 2012）。

具体适应证

与硬膜下/深部组合电极的应用一样，SEEG可用于iEEG的大多数适应证（Kahane & Dubeau, 2014）。一般来说，SEEG适合记录所有深部结构，特别是杏仁核–海马复合体、颞叶底面和岛叶。它们也非常适合皮质下靶点，例如灰质异位或下丘脑错构瘤，尽管后者在典型病例中通常并不需要iEEG来确认。

只有在看起来合理且可能获得令人满意的手术效果时，才应提出SEEG监测。因此，当怀疑是弥散性、双侧性和多灶性癫痫及非局灶性发作时，不建议应用SEEG。同样，严重的认知或行为障碍不允许长期监测，而且年龄小于2岁是SEEG检查的禁忌证。

风险

应用SEEG的不良事件发生率为0 ~ 7.5%，这主要与出血或感染并发症相关。只有两项研究专门报道了儿童SEEG的风险：尽管报道过一例显然与外科手术“本身”无关的死亡病例（Cossu et al., 2012），此手术在本年龄组中似乎也是安全的。总的来说，儿童并发症的发生率似乎低于成人。

术中皮质脑电图技术

术中皮质脑电图（electro-corticography, ECoG）记录通常在切除术开始之前的10 ~ 30 min进行，切除过程中或切除后可能会进行更短暂的记录，用来指导切除术或显示切除术后明显异常的消失（Chui et al., 2013）。术后记录的硬膜下或深部电极也可用于ECoG。另外，一组单独带导线的电极可以固定在暴露的皮质表面一个框架里。电极间距可以调整，这样就能更灵活地对不同脑区皮质进行采样。此外，在电极仍在记录的同时，可以直接刺激或手术操作电极之间的脑表面，但这种方法不能用于半球间或底面病灶，而最适合记录半球凸面皮质。

所有全身麻醉中使用的药物均对癫痫样放电有影响，因此，ECoG最好是在局部麻醉下清醒的患者中进行。但是，此种方案在低龄儿童或不合作的患者中很难进行。一项研究（Bindra et al., 2012）发现，使用异氟烷或丙泊酚时ECoG记录是可靠的，而氧化亚氮可抑制癫痫样放电。但须注意，异丙酚可能会减少癫痫性HFO的数量（Zijlmans et al., 2012）。总的来说，建议在记录前10 ~ 20 min维持短效麻醉，保持低水平镇痛（<0.5马赫）。

优势和局限性

ECoG的主要优点在于，它可以在切除性手术过程中提供颅内EEG数据，既减少了分阶段置入的不适感、风险和成本，又避免了第二次手术前长时间的首次切除术后的记录。另外，可以同时放置硬膜下和深度电极，并控制电极的数量和位置以优化覆盖范围。最后，可以在切除术前、术中及结束时进行记录，以确保切除所有明显异常的区域。

与常规使用128导或更多电极的围术期的iEEG方法相比，ECoG通常在记录的通道数量上受到限制。由于受到记录时间的限制，ECoG通常只能提供发作间期数据，但当认为发作期数据对于确保手术成功必不可少时并不适用。同样，麻醉的影响不可预测，某些患者可能记录不到明显异常。患者清醒期可最大限度地提高发作间期放电，但对于低龄或不合作的儿童很难实现。

具体适应证

与任何颅内记录一样，ECoG也需要关于致痫区的先验性假设，这影响到手术方式和需要探查的皮质脑区。在部分局灶性脑皮质发育不良的患者中，ECoG可能显示局灶的连续性癫痫样放电（continuous epileptiform discharges, CED），可以表现出多种模式，包括周期性快波和棘波放电或节律性棘波（Palmini et al., 1995）。在这项研究中，切除显示CED的区域与良好的预后相关。后续研究可以验证这些重要发现，一些中心认为CED或刻板节律性棘波是EZ的可靠标记，并在某些局灶性脑皮质发育异常的病例中使用ECoG来行剪裁式手术切除术（图6-3）。同样，在隐匿有发育不良病变的MRI阴性患者中，尝试使用ECoG来剪裁式切除通常是成功的（Jayakar et al., 2008），因此减少了通过术后记录来抓发作的需求。

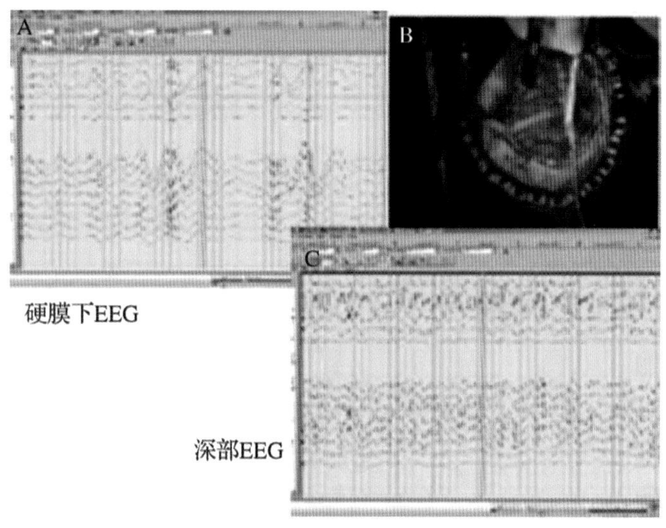

图 6-3　使用硬膜下条状和深部电极记录 ECoG

切除前的记录显示在硬膜下条状电极可见“脑病”性节律性慢波复合癫痫样放电（A），而同时深部电极在脑沟皮质记录到CED（B）。CED用于指导切除术，直到在ECoG显示消失为止（C）。请注意，在额上沟深部皮质切除后，皮质表面硬膜下条状电极记录到的异常也会消失。

ECoG已成功用于指导病变解剖边界之外的切除范围。在一份报告中，95%的那些手术效果良好的患者在切除病灶后术中ECoG记录到棘波减少（Tripathi et al., 2010）。另一份报告（Gelinas et al., 2011）显示，ECoG监测的患者术后无发作有增加的趋势（ECoG监测组无发作率79%，单纯切除无ECoG监测组无发作率61%，平均随访时间为5.8年，P=0.078）。经ECoG指导的皮质切除术的患者神经系统并发症的发病率没有增加，而且这些患者再次进行癫痫手术的可能性较小。

关于海马硬化，几项主要关于成人的研究未能证明ECoG结果与手术效果相关，因而得出如下结论：对于海马硬化，剪裁式切除EZ并不需要术中ECoG。另外，发现海马的切除范围与发作控制无关（McKhann et al., 2000），但与记忆功能损伤的风险有关（优势侧言语记忆和非优势侧非言语记忆）。因此，一些学者主张术中ECoG可能在保留记忆功能的同时维持手术效果。同样，ECoG被认为对双重病理患者的切除术有用，如经MRI证实的海马硬化合并FCD（Chacon et al., 2009）。

确定致痫区（EZ）：自发发作与诱发发作

iEEG被认为是确定EZ的“金标准”。实际上，EZ就是为了消除患者惯常发作而需要切除（或离断）的最小皮质区域。发作起始区和早期传播区（术后iEEG）、“易激动”区（包括CED区）和功能缺损区，这些组成了确定EZ的iEEG模式的主要几个分类。先确定要切除皮质区，然后结合电刺激效果及病变的性质和位置（Kahane et al., 2006; Najm et al., 2014）。因此，尽管EZ一词意味着脑组织的一个单一的连续区域，但存在几个离散皮质（有时是皮质下）区的情况并不少见，有时也包括明显不同的（和独立的）发作起始区，它们共同参与一个致痫网络。

iEEG模式的不确定性与复杂性是公认的（Jayakar, 1999），它们在确定EZ或致痫区中的应用通常基于操作者的经验标准。单一病例的挑战是要确定切除最少量的组织，并在“越大越好”控制发作与“越小越安全”的切除策略之间权衡利弊。在这一构想中，重要的是要认识到头皮上容易识别的一些正常变异型可能类似于癫痫样放电（图6-4）。建议联合使用一些头皮电极和类似于常规脑电图的监测基线记录，这样有助于减少误判。

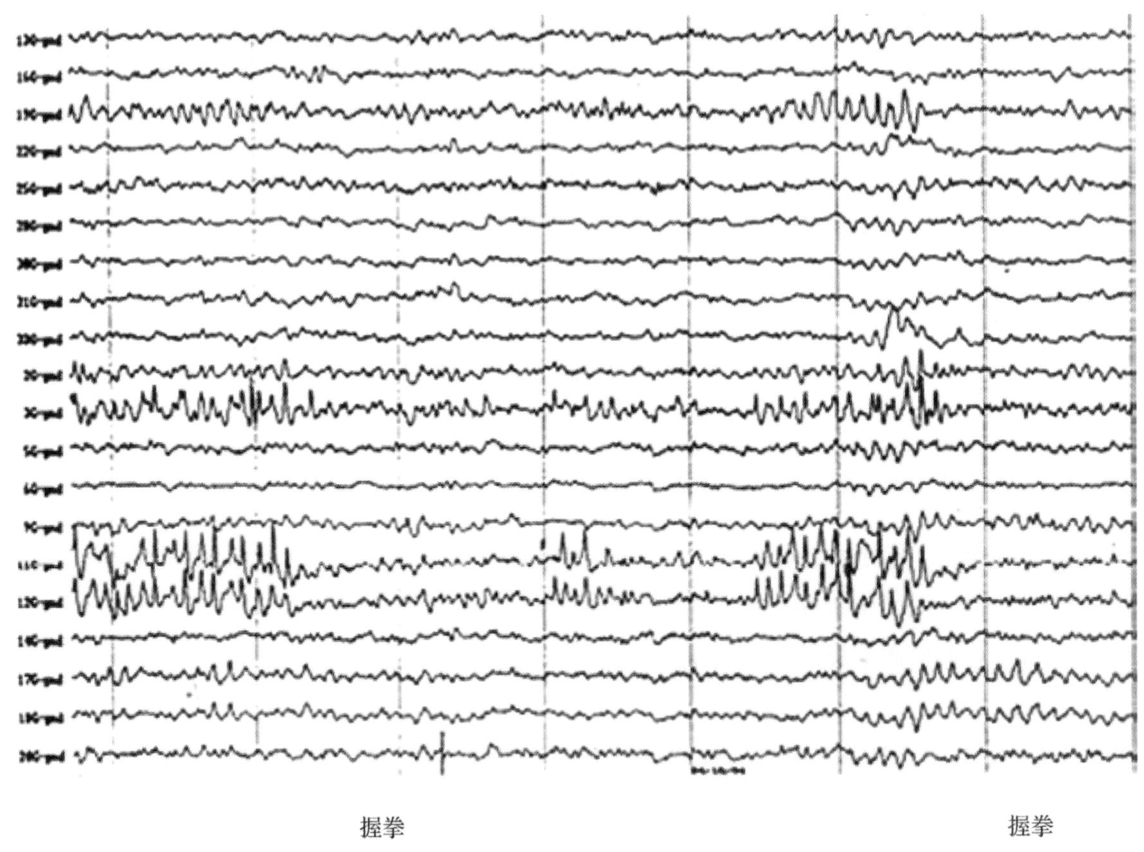

图 6-4 iEEG 显示运动皮质上的 μ 节律，类似于快速的癫痫样活动

请注意，握紧对侧拳头确认了这种活动的良性生理性质。

通常，三种iEEG方法观察到的波形形态相似，但形状和速度可能有所不同；而且，它们对要切除的脑组织3D体积的概念稍有不同，这基于电极位置方向和单次放电的极性。通常，只有邻近或位于皮质内的电极触点才会显示EEG活性，而位于白质的触点脑电活动差不多是低平的。大多数患者可在硬脑膜下和深部电极上显示出异常的间歇期EEG和发作起始，但一些患者仅有一种类型的电极能记录到异常EEG活动，这取决于潜在的病理改变、病变与皮质表面的空间关系和电极的正确放置（Herberhold et al., 2014）。尽管深部电极的最近端（即表面）触点通常能记录到与栅状电极相同或相似的EEG活动，但远端触点可能显示完全不同的结果。由于空间原因，在浅表电极和深部电极之间可能会发生偶极子现象。

发作起始区

精确定义癫痫发作的起始区域（发作起始区）是进行术后iEEG记录最有力的理由，尤其是对于那些MRI有多发病灶和间歇期脑电图表现异常的患儿。尽管如此，由于发作模式会随传播而演变，所以严格地使用发作期数据来定义要切除的皮质区域略显主观。起始区可被视为从发作间期状态开始的最初发生转变的区域，即在癫痫发作初始阶段通常可观察到一组放电模式的募集区域，包括β频段和γ频段的局灶性低波幅快活动、棘波/多棘波或连续棘波、电位递减和δ刷（Fisher et al., 1992; Ikeda et al., 1996; Schiller et al., 1998; Jayakar, 1999; Perucca et al., 2014）。重要的是首先变为离散的节律性慢α/θ/δ频段的区域，但如果在发作后才被观察到，即使达到高波幅，也不可能包括在发作起始区内。也可能观察到非常高的高频振荡或直流电飘移，但有可能被传统的滤波器设置漏掉。这些可被认为是癫痫发生区域的可靠标记，但儿童缺乏特异性数据（图6-5）。

在某些情况下，可能是因为癫痫发作起源于病变或皮质严重损伤部位，发作起始区不能产生典型的明显突出背景的发作期脑电序列，仅仅充当激活远隔的正常皮质区域的“触发器”（Jayakar, 1999）。发作触发的特征可能只是持续的间期状态的细微变化，例如发作间期棘波的频率、形态、分布的改变，发作间期爆发-抑制的频率或成分的改变，或者仅仅是背景的逐步衰减；只有观察到几次发作起始具有相同的改变时，我们才能鉴别出这种变化。实际上，如果不能将这种细微的改变识别为真正的“起始区域”，则会将注意力集中在随后出现的远隔区域上的明显变化上，进而容易导致定位错误或不同评估数据间明显的不一致。

这些不同的癫痫发作起始形态可能反映了从发作间期到发作期EEG的各种转换机制，并可能受到不同变量的调节，如受累的大脑结构、潜在病灶、年龄、记录电极的类型和位置，以及抗癫痫药物的减停模式。此外，发作开始后这些模式的持续时间因人而异，有时甚至在同一个受试者中也不一样；并非所有的模式都必然在每次发作中出现。

因此，客观定义发作起始区是有挑战性的，尤其是在快速传播的患者中，被认为很重要的发作起始的持续时间依然是武断的。一般来说，发作开始后的放电持续时间越长，手术成功的可能性就越大（Ikeda et al., 1996）。然而，有理由认为第一次明确的发作性改变认为具有可靠的定位意义，前提是这种变化发生在癫痫临床发作之前，并且表现为（演变为）快速同步化放电。缺少这两个标准中的一个就提示电极放置不正确，因此不能精确地定义发作起始区。

使这些挑战更加复杂的是EZ代表“癫痫发作起始和主要结构的位置”（Munari & Bancaud, 1987），这一概念强调必须注意那些不仅在癫痫发作起始而且在发作过程中能够同步其活动的高度兴奋性结构（Bartolomei et al., 2013）。在癫痫发作过程中，发作期内继发的激活灶是在传播路径上形成的一个定位良好的独立的发作序列，它不同于初始发作序列，在决定手术切除范围时应该考虑到这一点（Jayakar et al., 1994）。在这个系列的研究中记录到，3/4的继发激活病灶能够产生独立发作。

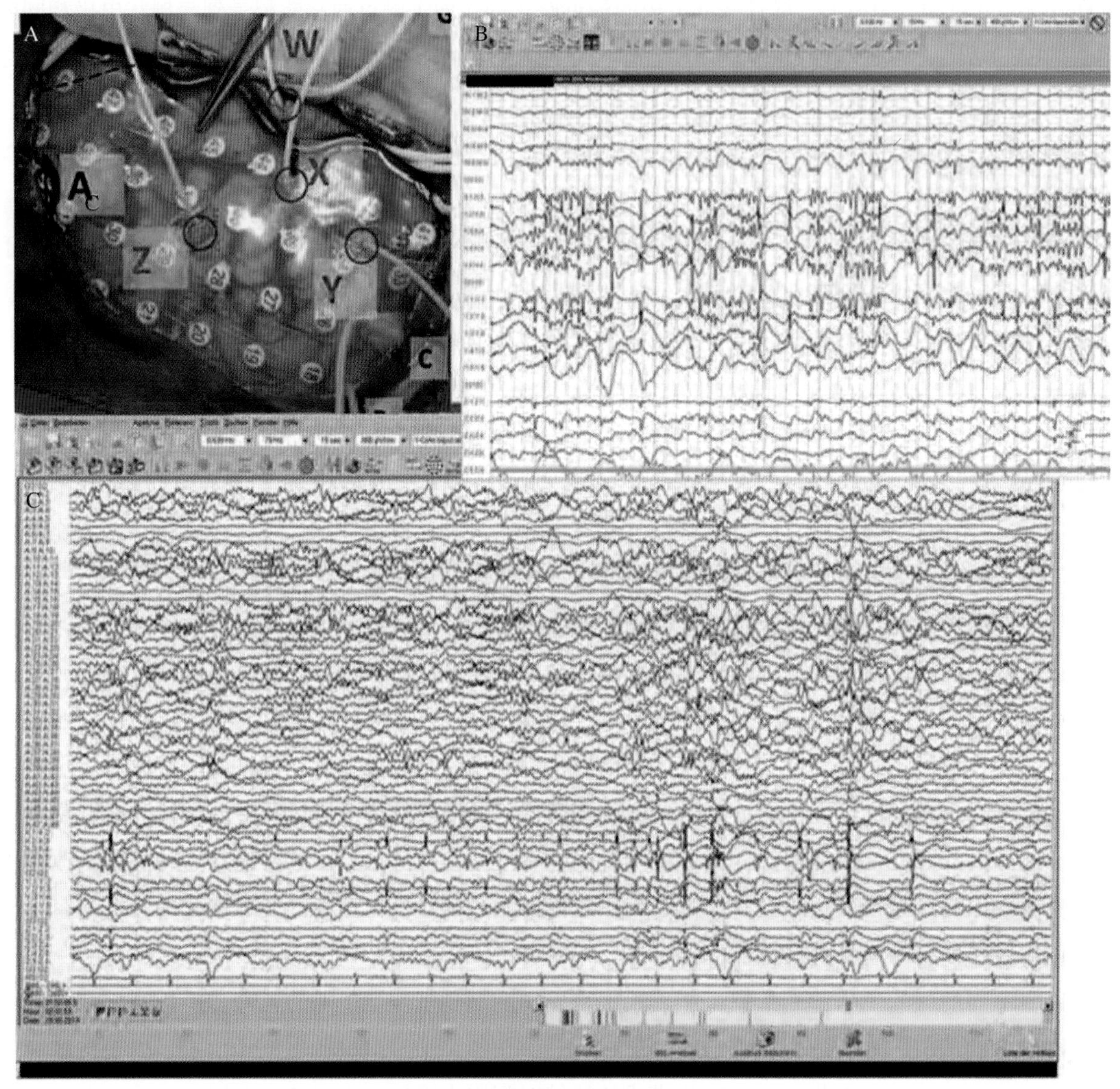

图 6-5　癫痫发生区域的标记

A. 术野可见联合应用硬膜下电极（A）和深部电极（W、X、Y、Z）；B. iEEG：只有深部电极X和Y可见CEDs或电持续状态；C. 硬膜下电极（A）和深部电极记录同时显示，深部电极X和Y出现电持续状态，硬膜下电极在深部电极X和Y出现电持续状态振荡时显示不规则慢波。

关于儿童的电刺激或药物诱发反应的作用尚未得到很好的研究。一般来说，当诱发性癫痫发作的早期表现与患者的惯常先兆相似时，EZ定位价值可能更高；晚期表现通常不太可靠。此外，必须考虑手术切除诱发典型电–临床癫痫发作的部位。试验之间后放电阈值有相当大的变异性，通常无助于定义EZ。

易激惹区、持续癫痫样放电区和功能缺损区

为了获得癫痫无发作概率的最大化，手术切除范围通常还包括明显潜在致痫的皮质区域。发作间期棘波/尖波，即易激动区的标志，在形态、频率和分布上具有相当大的变异，在切除术后可能持续存在，但不会对手术结果产生不利影响（Gloor, 1975; Lieb et al., 1980; Ajmone-Marsan, 1991）。如果它们一直是以单灶或节律性方式出现的，通常被认为更有意义。定量评估棘波参数，如平均频率或波幅，可能更有帮助（Asano et al., 2003）。其中一种方法是根据观察到的放电模式来权衡癫痫发作的潜在风险，以及将切除范围扩大到发作起始区以外的可行性和安全性。

如前所述，一些患儿的放电有可能几乎是连续的，并表现为爆发或重复性募集/去募集节律，类似于脑电图癫痫持续状态，其表现为阵发或连续棘波、发作性低电压或低波幅快活动。这种模式统称为CED，常见于发育不良病变、发育性肿瘤和结节（Palmini, 1995），但也可见于其他病理改变（Turkdogan et al., 2005）。CED的分布可能非常离散，并且常常仅在颅内深部电极少数触点表现明显。如图6-3和图6-5所示，在这些活跃部位的远隔区域可以看到节律性慢波、棘波、β活动减少或增多。当临床发作开始时，这种类似于CED的持续状态通常会突然终止、抑制或改变。

爆发–抑制活动或背景的局灶性衰减被认为是功能缺损区的电生理标志，并同功能成像的结果一样常常与EZ的其他标志密切相关。两种模式不随时间的推移而变化，局灶衰减可通过服用能激活高频的药物来增强。相反，多形性慢波通常显示出相当大的时间变异性，这是对麻醉或电极置入的非特异性反应，可能不是很有用。同样，缺乏或减少诱发反应的作用尚未确定。

术中或术后确定功能区皮质

术后皮质电刺激

硬膜下、深部电极或SEEG的置入术后电刺激（electrical stimulation, ES）的一般原则类似。文献中报道的一些操作差异反映了各个中心使用的传统方案和设备规格。通常在记录自发性癫痫发作数据后进行脑功能定位。通常要恢复使用抗癫痫药物，但并非总是如此。评估基础状态功能和任务执行能力，后者需要与儿童的年龄和认知水平相适应。还要告知患者或家人，ES可能会引起不同于惯常发作的异样感觉或不典型发作。ES检查的持续时间也因情况而异，有时可能需要分散在几天内进行，尤其对于不合作的儿童。用于ES皮质功能定位的设备是一个恒流双相方波脉冲发生器，它已被批准对人脑进行安全的诊断性刺激。要注意的是，传统上用于诱发电位的单相脉冲发生器未批准用于皮质电刺激。

在北美，ES通常使用50 Hz脉冲进行。1 Hz的较低频率还特别用来鉴别初级运动皮质和辅助运动皮质。对于大多数ES功能定位，年长儿童和成人的脉宽保持在0.3 ms不变。刺激成串持续0.5 ~ 10 s，但可能需要更长时间的刺激串来测试更复杂的功能，如语言和操作功能。刺激从低强度开始，通常为1 mA，并以0.5 ~ 1.0 mA的增量递增，直到发生功能改变、诱发后放电或达到刺激设备的上限。最

大刺激强度是所使用的刺激器的上限强度，例如，Grass S88刺激器为15 mA，而Grass S12刺激器为17.5 mA。然而，对于通常具有较小表面积的深部电极，通常使用的最大刺激电流是6 ~ 10 mA。

在ES过程中，同步进行脑电图记录，以确定后放电及其位置和范围。在相邻两个电极触点进行刺激；利用远隔非关键部位上电极作为参考电极，通过单极刺激来确认单个电极位置上的响应。该操作可降低误检概率。当出现后放电时，可以在相同或稍低的强度下再次进行测试，多数情况下可避免发生额外的后放电。通常，使用这种方法可以逐渐增加刺激强度至远高于最初发生后放电时的强度，但不会出现持续的后放电，以便能够记录到皮质功能改变。对于不常有大量后放电的患者，可以在刺激试验时服用苯二氮䓬类药物。为了避免后放电或癫痫发作的发生，在每个测试阶段都应该重新评估刺激阈值，从低刺激强度开始，逐渐增加。

欧洲的ES主要集中在SEEG电极上，通常分为低频刺激（LFES：1 ~ 10 Hz；脉冲宽度：1 ~ 3 ms；0.2 ~ 10 mA；持续时间：30 ~ 40 s）或高频刺激（HFES：50 ~ 60 Hz；脉冲宽度：0.1 ~ 3 ms；0.2 ~ 5 mA；持续时间：3 ~ 10 s）。LFES更多用于研究运动皮质功能，以免产生令人不适的运动症状；而在视觉、感觉、听觉、语言和岛叶皮质定位上，必须谨慎应用HFES，以免出现致残性感觉障碍。低频电刺激和高频电刺激具有不同的特点：50 Hz的刺激常常可以诱发患者习惯性发作，但脑电图记录可被伪差掩盖（图6-6）（Fish et al., 1993; Kahane et al., 1993）；相比之下，1 Hz的刺激可使脑电图在开始和刺激过程中更好地显示出来（图6-7）。即便使用低频电刺激，一些大脑结构（如颞叶内侧结构）或病变（如FCDⅡ型）在受到刺激时也更容易发生癫痫发作。

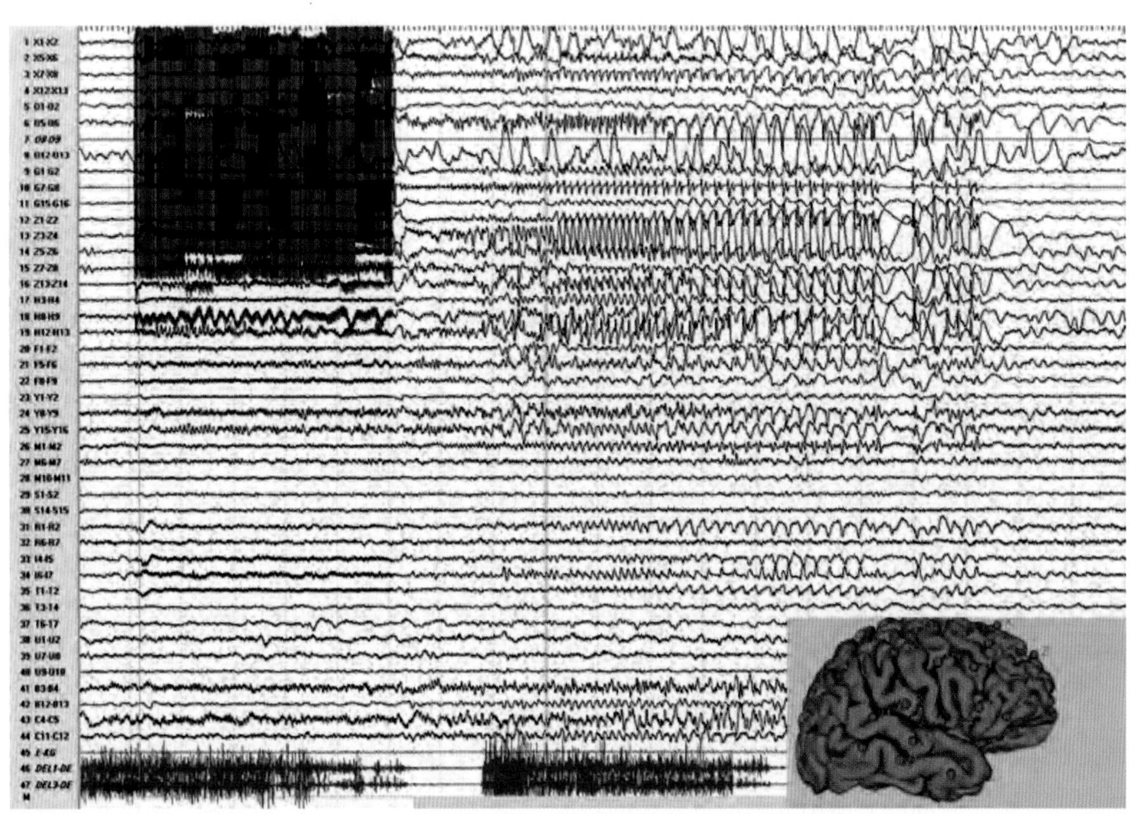

图 6-6　电极触点 8 ~ 9 高频电刺激，刺激伪差掩盖了诱发的后放电起始部分

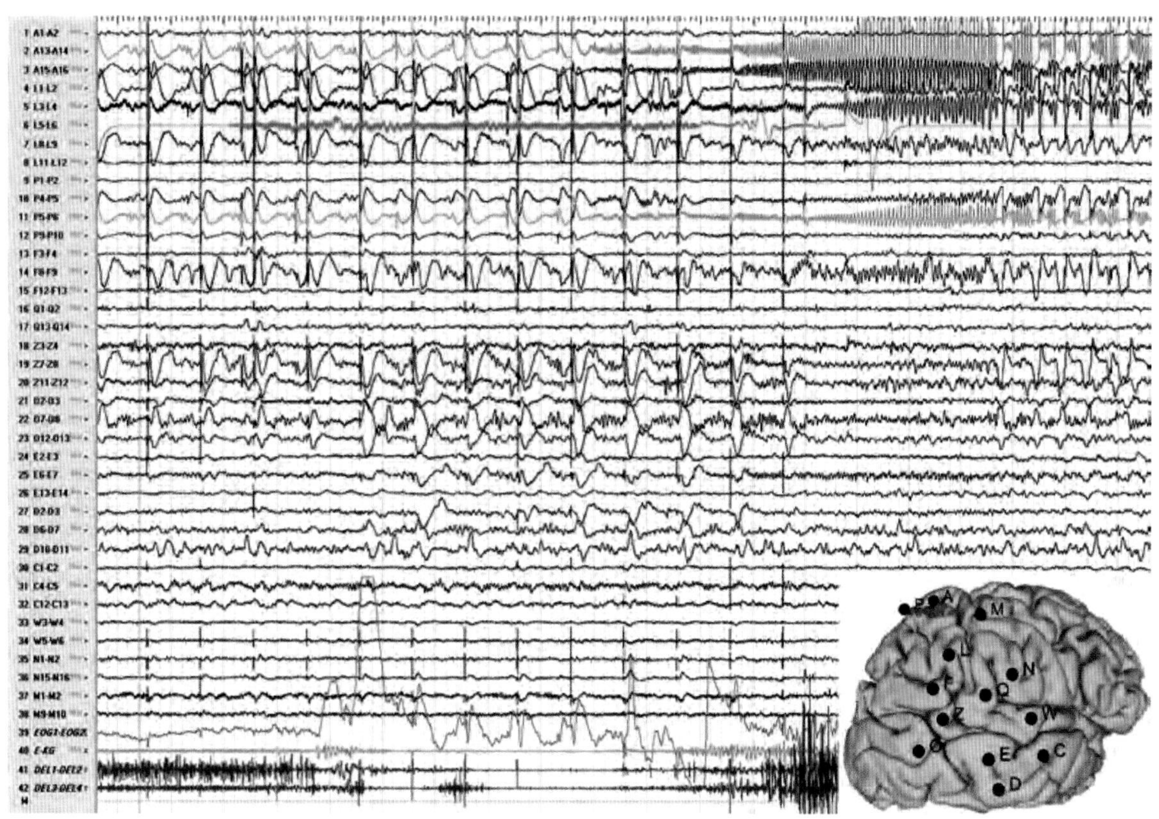

图 6-7 低频电刺激在刺激后 9 s 诱发后放电，LEFS 可以识别后放电的起始部分

对大龄儿童或成人有效的刺激范式不一定适用于低龄儿童，可能是因为皮质不成熟及无髓鞘的神经纤维需要不同的脉冲参数才能被激活（Jayakar et al., 1992）。因此，这个年龄组的ES需要更长的脉宽、更高的强度来诱发反应，特别是在感觉运动区皮质。

ES定位功能区的主要局限性与电流传播和假阳性结果有关。因此，尽管所观察到的反应通常与受刺激的两个电极的皮质有关，但建议使用不同的电极组合来确认结果。硬膜下电极可能覆盖在血管或脑沟上，从而造成假阴性结果。此外，可能遗漏了远离刺激电极的表达皮质功能。所以，如果对SEEG患者进行ES时，要关注的是皮质表面可能会被漏掉，而且可能无法获得精确的皮质功能定位。不过，ES通常是沿着深部电极的轴线进行，可以对运动、感觉甚至视觉通路进行充分的定位。

尽管如此，考虑到这些问题，建议将切除范围限制在距离已证实的功能区1 cm以外。术中功能定位可能有助于调整特殊病例的定位，并允许更积极的切除策略。

临床上使用的刺激强度上限主要是出于安全考虑，并根据不会造成结构性损伤的参数进行设定（Gordon et al., 1990）。

刺激引起的组织损伤可能有多种机制参与，包括电荷蓄积（极化）、水解和产热。使用双相刺激脉冲可以最大限度地减少极化效应，但不能防止其他组织损伤机制。因此，尝试使用最小的刺激强度来引起反应是至关重要的。

电刺激可以产生许多临床反应（详见Selimbeyoglu和Parvizi的综述, 2010），这些反应不一定总是很容易在儿童身上看到，尤其是在低龄儿童。对于主观症状更是如此。

电刺激可产生“正性”的临床反应，如来自初级运动区（4区）、辅助运动区（6区）和第二运动区的运动症状（Chassagnon et al., 2008）。4区的刺激总是引起对侧肢体和下面部的运动症状，而6区则可能引起双侧或偶尔同侧的运动症状。此外，4区的运动阈值通常低于6区，并且可表现为一个单一部位的抽搐，而6区通常表现为强直运动，或者额眼区的双眼向对侧偏转运动（Lobel et al., 2001）。6区也可以通过记录无法启动或维持双侧交替运动任务来进行测试。初级或第二感觉反应也可从躯体感觉区（3区）或第二感觉区、视觉（17区）和听觉皮质（41、42区）获得。这些测试要求患者具备充分的沟通能力，但低龄儿童可能不具备。

“负性”反应，即对语言区和负性运动区给予电刺激后诱发正在执行的任务的中断；为了评估语言功能，需设计任务来测定特定的功能，如接受、表达、听觉或视觉理解、口头或书面语言。早在30月龄时就可以测试语言皮质。需要注意双语受试者在不同年龄段学习的语言可能有不同的代表区（Lucas et al., 2004），必须单独测试。可以应用计算和语法任务测试缘上回。虽然已经在成人中描述过记忆功能，包括存储和读取，但在儿童中不容易复制同样的方法。同样，儿童颞叶底面皮质的面部识别区域也与成人不同。

在没有后放电的情况下产生的临床反应强烈表明刺激电极下面为功能皮质。无临床反应的后放电通常表明在刺激电极下缺乏重要功能，但要注意低龄儿童的临床反应阈值较高（Jayakar et al., 1992）。正如同操作部分所述，在后放电后的不应期内，相同部位的更高强度的重复刺激可记录到临床功能。

术中电刺激

显然，麻醉下的术中电刺激功能定位仅限于不需要患者合作的被动模式；运动功能定位是最常见的适应证。语言或其他复杂功能只能在患者清醒的状态下进行，而对于低龄或不合作的受试者是行不通的。术中ES可使用硬膜下电极或深部电极进行，后者可设计为手持式探针，在受刺激区域具有更大的灵活性。虽然通常刺激作用于皮质，但手术过程中皮质下白质通路的直接刺激也可有效地用于进一步降低表达皮质功能损伤的风险（Seidel et al., 2013）。

术中刺激范式类似于术后，使用频率为1～50 Hz。刺激强度逐渐增加，并设置在足够高的水平，刚好低于后放电阈值，以避免临床发作，因为发作会干扰术中进一步功能定位与测试。如果诱发了发作，可用冰镇的生理盐水浸泡大脑皮层，使其终止。作为50 Hz刺激的替代方案，可以使用“一串5个刺激”的超过200 Hz的频率进行运动功能定位，这类似于经颅运动诱发电位监测的方法（Ng et al., 2010）。每串由3～5个脉冲组成，每个脉冲宽度50 ms，刺激间隔为1～4 ms，刺激强度为1～8 mA或25～50 V。虽然这种方法有效，而且引发癫痫发作可能性小，但所用的设备并未被普遍批准用于直接皮质刺激。

结论

iEEG一直是定义EZ及其与重要皮质关系的“金标准”。然而，决定使用哪种方法主要取决于每个中心的经验。虽然有一些中心完全依赖于术中ECoG，而另一些中心则在大多数患者中采用术后iEEG。

在缺乏数据来指导选择iEEG方法的情况下，建议根据每种方法的已知优缺点找到相应的方案。鉴于记录CED的前景及其在整个手术过程中指导切除的能力，以及能够在皮质和皮质下功能定位的能力，ECoG在许多中心越来越受欢迎，特别是在发育不良和结节性硬化的病例中，因为它可以避免这两个阶段的iEEG监测。对于那些术中ECoG未能提供有用信息的患者，可以在电极置入后进行术后iEEG监测，操作灵活、性价比高，可被多数家庭接受。

然而，对于那些手术室外iEEG捕捉发作很重要的患者来说，ECoG显然是不够的，这些患者或者无创性数据不一致，或者靠MRI上的广泛病灶定义局灶的EZ，或者在术中无法进行所需的ES功能定位。硬膜下/深部电极与SEEG方法的选择主要取决于不同中心的各自经验。然而，考虑到它们相对的优势和局限性，岛叶或海马（尤其是双侧）探查可能更适合SEEG，而广泛的皮质EZ需要详细的功能定位，此时则更适合硬膜下/深部电极联合iEEG。需要注意的是在某些情况下，术后iEEG监测可能显示EZ表现广泛，需要在切除术中再次进行ECoG监测，这有助于进一步制订切除方案（图6-8）。

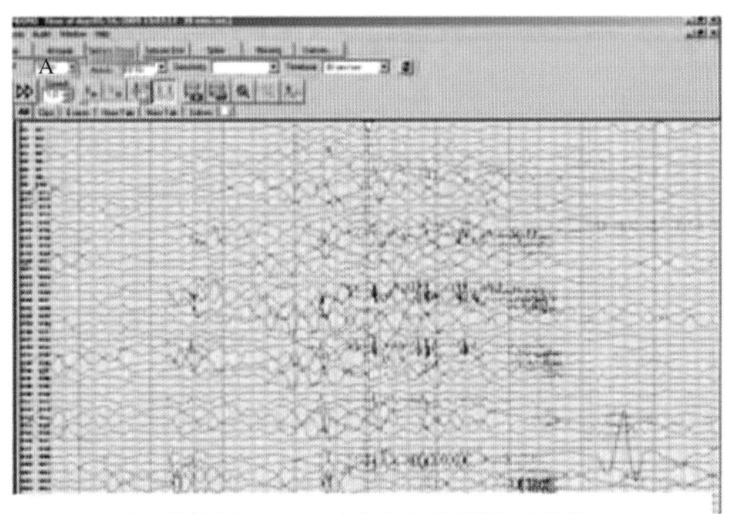

B

多个深部电极ECoG：发作期/发作间期持续性放电

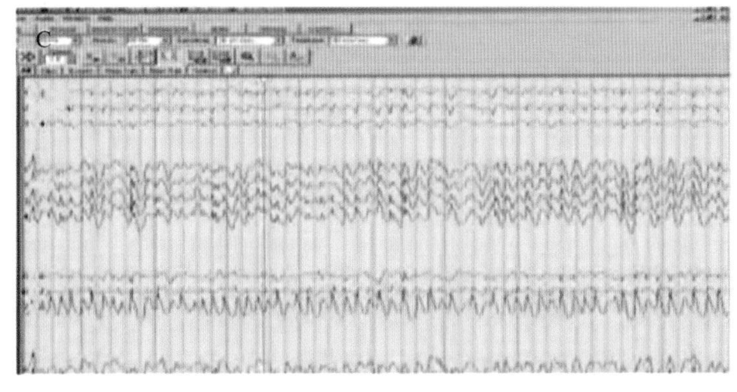

D

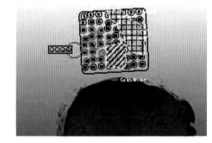

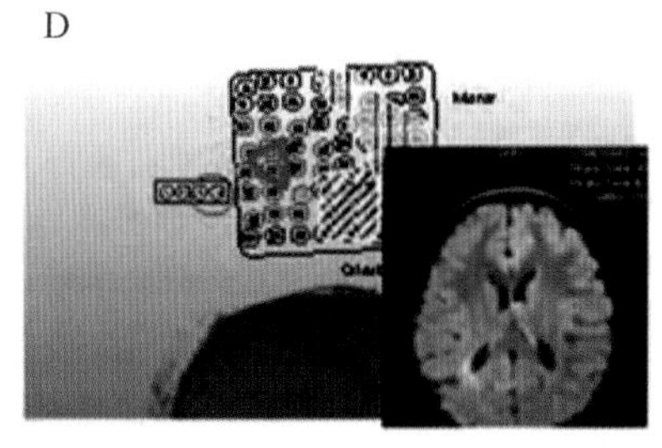

图 6-8　术后 iEEG 监测

术后硬膜下电极记录（A）和MRI阴性病例功能定位显示顶叶区域之外EZ广泛，累及重要皮质（B）。应用多根深部电极对癫痫发作起始区进一步探查（C），结果确定一处更小区域的持续性脑电图发作，这样就可以进行更局限性切除（D）。

要重点强调的是，无论采取何种iEEG方法，最终的手术切除都需要综合考虑其他评估数据，包括临床症状学、影像学及所用技术的局限性。最后，射频热凝可以作为一种可能的治疗选择，用于消融电极置入术后iEEG确定的局灶性靶点，例如与结节性灰质异位相关的靶点（Cossu et al., 2014），或者常规切除手术不可行的患者（Guénot et al., 2011）。

原书参考文献

Ajmone-Marsan C. Preoperative electroencephalographic localization of large epileptogenic zones in the frontal and temporal lobes. Can J Neurol Sci 1991; 18(4 Suppl): 564-565.

Arya R, Mangano FT, Horn PS, et al. Adverse events related to extraoperative invasive EEG monitoring with subdural grid electrodes: a systematic review and meta-analysis. Epilepsia 2013; 54: 828-839.

Asano E, Muzik, Shah A, et al. Quantitative interictal subdural EEG analyses in children with neocortical epilepsy. Epilepsia 2003; 44: 425-434.

Bancaud J, Talairach J, Bonis A, et al. La stéréoencéphalographie dans l'épilepsie. Informations neuro-physio-pathologiques apportées par l'investigation fonctionnelle stéréotaxique. Paris: Masson, 1965.

Bancaud J, Talairach J, Geier S, et al. EEG et SEEG dans les tumeurs cérébrales et l'épilepsie. Paris: Edifor, 1973, 351 pp.

Bartolomei F, Bettus G, Stam CJ, et al. Interictal network properties in mesial temporal lobe epilepsy: a graph theoretical study from intracerebral recordings. Clin Neurophysiol 2013; 124: 2345-2353.

Bindra A, Chouhan RS, Prabhakar H, et al. Comparison of the effects of different anesthetic techniques on electrocorticography in patients undergoing epilepsy surgery – a bispectral index guided study. Seizure 2012; 21: 501-507.

Bulacio JC, Jehi L, Wong C, et al. Long-term seizure outcome after respective surgery in patients evaluated with intracranial electrodes. Epilepsia 2012; 53: 1722-1730.

Burneo JG, Steven DA, McLachlan RS, et al. Morbidity associated with the use of intracranial electrodes for epilepsy surgery. Can J Neurol Sci 2006; 33: 223-227.

Bekelis K, Radwan TA, Desai A, et al. Subdural interhemispheric grid electrodes for intracranial epilepsy monitoring: feasibility, safety, and utility: clinical article. J Neurosurg 2012; 117: 1182-1188.

Bouthillier A1, Surbeck W, Weil AG, et al. The hybrid operculoinsular electrode: a new electrode for intracranial investigation of perisylvian/insular refractory epilepsy. Neurosurgery 2012; 70: 1574-1580.

Cardinale F, Cossu M, Castana L, et al. Stereoelectroencephalography: surgical methodology, safety, and stereotactic application accuracy in 500 procedures. Neurosurgery 2013; 72: 353-366.

Chacon LM, Estupinan B, Pedre LL. Microscopic mild focal cortical dysplasia in temporal lobe dual pathology: an electrocorticography study. Seizure 2009; 18: 593-600.

Chassagnon S, Minotti L, Krémer S, et al. Somatosensory, motor and reaching/grasping responses to direct electrical stimulations of the human cingulate motor areas. J Neurosurg 2008; 109: 593-604.

Chui J, Manninen P, Valiante T, et al. The anesthetic considerations of intraoperative electrocorticography during epilepsy surgery. Anesth Analg 2013; 117: 479-486.

Cossu M, Schiariti M, Francione S, et al. Stereoelectroencephalography in the presurgical evaluation of focal epilepsy in infancy and early childhood. J Neurosurg Pediatr 2012; 9: 290-300.

Cossu M, Fuschillo D, Cardinale F, et al. Stereo-EEG-guided radio-frequency thermocoagulations of epileptogenic grey-matter nodular heterotopy. J Neurol Neurosurg Psychiatry 2014; 85: 611-617.

Englot DJ, Berger MS, Barbaro NM, et al. Factors associated with seizure freedom in the surgical resection of glioneuronal tumors. Epilepsia 2012; 53: 51-57.

Fish DR, Gloor P, Quesney FL, et al. Clinical responses to electrical brain stimulation of the temporal and frontal lobes in patients with epilepsy. Pathophysiological implications. Brain 1993; 116: 397-414.

Fisher RS, Webber WR, Lesser RP, et al. High frequency EEG activity at the start of seizures. J Clin Neurophysiol 1992; 9: 441-

448.

Fohlen M, Jalin C, Soufflet C, et al. Electrophysiological investigations in childhood epilepsy surgery. Neurochirurgie 2008; 54: 347-352.

Gelinas JN, Battison AW, Smith S, et al. Electrocorticography and seizure outcomes in children with lesional epilepsy. Childs Nerv Syst 2011; 27: 381-390.

focal epilepsies associated with temporomesial glioneuronal tumors: lesionectomy compared with tailored resection. J Neurosurg 2009; 111: 1275-1282.

Gloor P. Contributions of electroencephalography and electrocorticography to the neurosurgical treatment of the epilepsies. Adv Neurol 1975; 8: 59-105.

Gordon B, Lesser RP, Rance NE, et al. Parameters for direct cortical electrical stimulation in the human: histopathologic confirmation. Electroencephalogr Clin Neurophysiol 1990;75: 371-377.

Guénot M, Isnard J, Catenoix H, et al. SEEG-guided RF-thermocoagulation of epileptic foci: A therapeutic alternative for drug-resistant non-operable partial epilepsies. Adv Tech Stand Neurosurg 2011; 36: 61-78.

Harvey AS, Cross JH, Shinnar S, et al. Defining the spectrum of international practice in pediatric epilepsy surgery patients. ILAE Pediatric Epilepsy Surgery Survey Taskforce. Epilepsia 2008; 49: 146-155.

Herberhold T, Pieper T, KudernatschM, et al. Invasive pre-surgical epilepsy diagnostics in children: The advantage of depth electrodes combined with subdural grids in the evaluation of focal cortical lesions. Klinische Neurophysiologie 2014; 45/01.

Ikeda A, Terada K, Mikuni N, et al. Subdural recordings of ictal DC shifts in neocortical seizures in humans. Epilepsia 1996; 37: 662-674.

Jayakar P, Resnick TJ, Duchowny MS, et al. A safe and effective paradigm to functionally map the cortex in childhood. J Clin Neurophysiol 1992; 9: 288-293.

Jayakar P, Resnick TJ, Duchowny MS, et al. Intra-ictal activation in the neocortex: a marker of the epileptogenic region. Epilepsia 1994; 35: 489-494.

Jayakar P. Chronic intracranial EEG monitoring in children: when, where and what? J Clin Neurophysiol 1999; 16: 408-418.

Jayakar P, Dunoyer C, Dean P, et al. Epilepsy surgery in patients with normal or non-focal mri scans: integrative strategies offer long-term seizure relief. Epilepsia 2008; 49: 758-764.

Johnston JM Jr, Mangano FT, Ojemann JG, et al. Complications of invasive subdural electrode monitoring at St. Louis Children's Hospital, 1994-2005. J Neurosurg 2006; 105(5 Suppl): 343-347.

Kahane P, Tassi L, Francione S, et al. Electroclinical manifestations elicited by intracerebral electric stimulation "shocks" in temporal lobe epilepsy. Neurophysiol Clin 1993; 23: 305-326.

Kahane P, Minotti L, Hoffmann D, et al. Invasive EEG in the definition of the seizure onset zone: depth electrodes. In: Rosenow F, Lüders HO (eds). Handbook of Clinical Neurophysiology, Vol.3.Presurgical Assessment of the Epilepsies with Clinical Neurophysiology and Functional Imaging. Amsterdam: Elsevier BV, 2004 : 109-133.

Kahane P, Landré E, Minotti L, et al. The Bancaud and Talairach view on the epileptogenic zone: a working hypothesis. Epileptic Disord 2006; 8 (Suppl 2): S16-26.

Kahane P, Francione S. Stereoencephalography. In: Lüders HO (ed). Textbook of Epilepsy Surgery. London: Informa Healthcare, 2008: 649-658.

Kahane P, Dubeau F. Intracerebral depth electrodes encephalography (stereoelectroencephalography). In: Ebersole JE (ed). Current Practice of Clinical Encephalography, 4th edition.

Lieb JP, Joseph JP, Engel J Jr, et al. Sleep state and seizure foci related to depth spike activity in patients with temporal lobe epilepsy. Electroencephalogr Clin Neurophysiol 1980; 49: 538-557.

Lobel E, Kahane P, Leonards U, et al. Localization of the human frontal eye fields: anatomical and functional findings from fMRI and intracerebral electrical stimulation. J Neurosurg 2001; 95: 804-815.

Lucas TH 2nd, McKhann GM 2nd, Ojemann GA. Functional separation of languages in the bilingual brain: a comparison of electrical stimulation language mapping in 25 bilingual patients and 117 monolingual control patients. J Neurosurg 2004; 101: 449-457.

McKhann GM 2nd, Schoenfeld-McNeill J, Born DE, et al. Intraoperative hippocampal electrocorticography to predict the extent of hippocampal resection in temporal lobe epilepsy surgery. J Neurosurg 2000; 93: 44-52.

Munari C, Bancaud J. The role of stereo-electro-encephalography (SEEG) in the evaluation of partial epileptic patients. In: Porter RJ, Morselli PL (eds). The Epilepsies. London: Butterworths, 1978, pp. 267-306.

Musleh W, Yassari R, Hecox K, et al. Low incidence of subdural grid-related complications in prolonged pediatric EEG monitoring. Pediatr Neurosurg 2006; 42: 284-287.

Najm IM, Tassi L, Sarnat HB, et al. Epilepsies associated with focal cortical dysplasias (FCDs). Acta Neuropathol 2014; 128: 5-19.

Nespeca M, Wyllie E, Luders H, et al. EEG Recording and functional localization studies with subdural electrodes in infants and young children. J Epilepsy 1990; 3: 107-124.

Ng WH, Ochi A, Rutka JT, et al. Stimulation threshold potentials of intraoperative cortical motor mapping using monopolar trains of five in pediatric epilepsy surgery. Childs Nerv Syst 2010; 26: 675-679.

Palmini A, Gambardella A, Andermann F, et al. Intrinsic epileptogenicity of human dysplastic cortex as suggested by corticography and surgical results. Ann Neurol 1995; 37: 476-487.

Perucca P, Dubeau F, Gotman J. Intracranial electroencephalographic seizureonset patterns: effect of underlying pathology. Brain 2014; 137: 183-196.

Pieper T, Kudernatsch M, Kessler S, et al. Invasive pre-surgical epilepsy diagnostics in children: The advantage of depth electrodes combined with subdural grids in the evaluation of focal cortical dysplastic lesions. Neuropediatrics 2011; 42: S10.

Schiller Y, Cascino GD, Sharbrough FW. Chronic intracranial EEG monitoring for localizing the epileptogenic zone: an electroclinical correlation. Epilepsia 1998; 39: 1302-1308.

Seidel K, Beck J, Stieglitz L, et al. The warning-sign hierarchy between quantitative subcortical motor mapping and continuous motor evoked potential monitoring during resection of supratentorial brain tumors. J Neurosurg 2013; 118: 287-296.

Selimbeyoglu A, Parvizi J. Electrical stimulation of the human brain: perceptual and behavioral phenomena reported in the old and new literature. Front Hum Neurosci 2010; 4: 46.

Serra C, Huppertz HJ, Kockro RA, et al. Rapid and accurate anatomical localization of implanted subdural electrodes in a virtual reality environment. J Neurol Surg A Cent Eur Neurosurg 2013; 74: 175-182.

Surbeck W, Bouthillier A, Weil AG, et al. The combination of subdural and depth electrodes for intracranial EEG investigation of suspected insular (perisylvian) epilepsy. Epilepsia 2011; 52: 458-466.

Taimouri V, Akhondi-Asl A, Tomas-Fernandez X, et al. Electrode localization for planning surgical resection of the epileptogenic zone in pediatric epilepsy. Int J Comput Assist Radiol Surg 2013.

Talairach J, Bancaud J. Stereotaxic approach to epilepsy. Methodology of anatomo-functional stereotaxic investigations. Progr Neurol Surg 1973; 5: 297-354.

Talairach J, Bancaud J, Szikla G, et al. Approche nouvelle de la neurochirurgie de l'épilepsie. Méthodologie stéréotaxique et résultats thérapeutiques. Neurochirurgie 1974; 20 (Suppl 1): 1-240.

Taussig D, Dorfmüller G, Fohlen M, et al. Invasive explorations in children younger than 3 years. Seizure 2012; 21: 631-638.

Thom M, Blumcke I, Aronica E. Long-term epilepsy-associated tumors. Brain Pathol 2012; 22: 350-379.

Tripathi M, Garg A, Gaikwad S, et al. Intra-operative electrocorticography in lesional epilepsy. Epilepsy Res 2010; 89: 133-141.

Turkdogan D, Duchowny M, Resnick T, et al. Subdural EEG patterns in children with taylor-type cortical dysplasia: comparison with nondysplastic lesions. J Clin Neurophs 2005; 22: 37-42.

Vadera S, Jehi L, Gonzalez-Martinez J, et al. Safety and long term seizure free outcomes of subdural grid placement in patients with a history of prior craniotomy. Neurosurgery 2013.

Vale FL, Pollock G, Dionisio J, et al. Outcome and complications of chronically implanted subdural electrodes for the treatment of medically resistant epilepsy. Clin Neurol Neurosurg 2013; 115: 985-990.

Wellmer J, von der Groeben F, Klarmann U, et al. Risks and benefits of invasive epilepsy surgery workup with implanted subdural and depth electrodes. Epilepsia 2012; 53: 1322-1332.

Zijlmans M, Huiskamp GM, Cremer OL, et al. Epileptic high-frequency oscillations in intraoperative electrocorticography: the effect of propofol. Epilepsia 2012; 53: 1799-1809.

第 7 章

癫痫病例讨论如此重要的原因

Elaine Wyllie, Imad Najm，著

刘一鸥，译

要 点

- 癫痫病例讨论是任何癫痫手术计划的一个不可或缺的部分，团队的所有专家一起协作，提供一个团队方案，并通过以下流程带来益处。
- 通过建立共识，为医疗标准化奠定基础。
- 提供一个所有相关专家同时审查所有重要检查的场所，以确保没有遗漏任何内容。
- 将个人的意见转化为集体的决策共识，面对疑难病例时共担责任。
- 整合每个人的意见，统一向患者及家属提出一致性建议。
- 为医疗记录提供全面和不可缺少的总结。
- 减少对挑战性病例提供高级医疗关怀所带来的内在法律风险。
- 提升每一位参与者的医学知识，打造更博学的医疗团队。
- 为培训学员提供优质的教育机会。
- 在不断变化的卫生健康保健环境下建立一个医疗发展论坛。

前沿医疗是团队活动。个体医生几乎无法提供医疗服务，独自行医的年代已经过去了。如今，随着医学知识和技术的迅猛发展，协作和团队合作势在必行。这一点在小儿癫痫外科计划中体现最为明显。

有人可能会说，癫痫病例讨论是任何小儿（或成人）癫痫外科的一个不可或缺的部分。所有癫痫团队专家通力协作，提出一个团队治疗方案。这里的观点均来自笔者在克利夫兰诊所的癫痫病例讨论中的经验。

为明确是否需要进行及如何进行切除性癫痫手术或进一步评估电极置入，每周有40～60名专业人士会在清晨召开2小时的会议，详细讨论6～8例患者。参与者包括儿科和成人癫痫科医师、癫痫神

经外科医生、神经影像医生、功能成像专家、脑磁图专家、神经心理学医师、精神病学医师、生物伦理学专家、研究人员、社会工作者、执业护士和实习医师。由患者的癫痫科主管医生主持讨论，对于有争议的病例，讨论通常相当激烈。把各自的想法和观点畅所欲言后，最终达成一个统一的建议共识。

每周还有6～8 h的额外时间，团队成员在午餐时间或一天工作结束时碰面，讨论正在通过无创性术前评估或利用硬膜下或立体定向深部电极进行有创性EEG评估的患者的进展情况。很明显，这种严格的病例讨论会时间表体现了医生们自愿工作的付出。在当前医疗改革和资源有限的环境下，病例讨论会的获益必须大于成本。我们坚定地认为，他们这样做基于以下原因。

个案讨论和建立共识是医疗标准化的基石

每个人都有各自的意见和观点。通过不同的视角聆听不同的观点，根据别人的见解和经验来修订自己的方法。这使得团队的所有成员更加紧密团结协作，防止对公认标准的重大偏离。

病例讨论会需提供一个所有相关专家同时审查的重要检查场所，以确保没有遗漏任何内容

例如，MRI起初可能没有定位致痫区的线索，直到神经影像科医生被其他专家引导到感兴趣的特定区域。在小儿癫痫外科工作的医生都有过这种经历，即只有在回顾了其他检查结果之后才发现脑沟深部的微小畸形或其他异常。

在EEG、癫痫症状学、MRI、PET、MEG、发作期SPECT、检查后处理［如基于体素的形态测量法（voxel based morphometry, VBM）］及结果数据方面的不同专家实时协作，会更好地洞察问题，优化手术结果。

以病例为基础的讨论，提升每个参与者的医学知识，打造更加博学的医疗团队

随着基因组学、神经生理学、外科学、影像学和其他学科的快速发展，没有一个医生/专家是万能的。即使在相对狭窄的癫痫医学领域，无论是儿童还是成人，相关领域的经验和敏锐程度也有所不同。还有什么比围绕一个实际的患者进行讨论，更好地向同事学习的方法呢?

癫痫病例讨论会能为培训学员提供优质的教育机会

笔者的方法是，介绍每个病例后，首先由癫痫学员提出观点。之后，年轻医生在公开讨论时学习经验丰富的专家的方法。在许多癫痫学员中，癫痫治疗讨论会被认为是他们培训项目中最重要的学习经验之一。

形成共识意见可以将个人的意见转化为集体的决策共识，面对疑难病例，共担责任

例如，当本中心的医生首次探索在具有早期局灶性脑损伤和广泛性EEG模式（如棘慢波）的儿童中癫痫外科的作用时，每个病例的治疗计划都是在癫痫病例讨论会上由整个团队协同制订的。与令人尊敬的同行一起做出这些艰难的决定，为在前沿行医和纳入更多的手术候选人提供了所需的力量和信心，这是因为我们并不总能获得循证医学数据。

在病例讨论上整合每个人的意见，统一向患者及家属提出一致性建议

在大多数癫痫中心，有关手术的选择通常由团队不同的成员在不同的时间与患者及家人讨论。当主管癫痫科医生、院内癫痫科医生和癫痫神经外科医生立场观点一样时，患方才会感受到团队的力量。许多家庭告诉我们：“你们每个人与我们见面时都说同样的话，但说话方式不同。显然你们

是一个团队，这帮助我们有信心继续治疗。”

癫痫病例讨论会上正式提出的全面总结成为医疗记录中不可缺少的文件

一份标准化的相关临床和实验室数据的总结工作表，可以帮助所有团队成员在会议期间快速参与讨论。讨论报告可以在会议期间随着更多的检查结果和想法的出现而不断修改，然后在会议结束后给出统一意见和治疗计划。最终的总结性文件是决定手术的所有因素的概述，作为未来家庭机构或其他癫痫中心治疗的标准。

癫痫病例讨论会可能减少对挑战性病例提供高级医疗关怀所带来的内在法律风险

公开回顾临床和实验室检测结果，确保不遗漏任何内容，通过整合每个人的意见，以便在与患方讨论时传递一致信息，以及通过团队成员之间的优化沟通，并在医疗记录中提供详细的文档资料，万一遇到不可避免的不理想结果，癫痫病例讨论会可能会减少法律诉讼的可能性。

癫痫病例讨论会在不断变化的卫生健康保健环境下建立一个医疗发展论坛

从传统来看，癫痫外科方法包括一套初步的术前无创检查，这是所有考虑进行癫痫手术的药物难治性患者都要常规执行的。使用这种方法，几乎每位患者都要进行一系列检查，至少包括头皮EEG、高分辨率MRI、FDG-PET、神经心理测试和社会心理学评估。有些患者还要检查发作期SPECT、功能性MRI（主要用于语言定侧）或MEG作为初步评估的一部分。这种方法的主要好处是在病例讨论期间获得丰富的信息、优化讨论结果并充实团队建议。提前完成每个可用的检查，这种方法的主要缺点是部分结果冗余、占用潜在的不必要的资源，以及随之而来的高昂的医疗成本。

为了完善和个性化术前检查策略，笔者中心的团队每天召开午间病例会议，讨论在癫痫监测单元接受评估的疑难病例。首先提供最初的EEG、发作症状学和MRI数据，然后评估医生和治疗医生会合作提出建议，以进一步制订无创性检查、有创性评估或必要的手术切除方案。这种针对癫痫外科评估的定制式、渐进式的方法导致只能安排补充初始评估的检查方法。这种方式能加快个体化决策，减少检查和资源的使用、减少医疗费用并优化结果。快速做出明智的、全面讨论的决定，符合我们的患者及其家属的期望，在不损害患者治疗结果的情况下，优化使用医疗和财政资源。

日常会议的另一个好处是可以讨论当下通过硬膜下电极或立体定向置入颅内电极进行有创性EEG监测的患者的进展情况。这些讨论有助于及时决定拔除或重新布置电极、进一步的检查，或者立即手术切除，从而缩短住院时间，降低诸如深静脉血栓形成和感染等住院并发症的风险。

第8章

儿童癫痫外科及其社会经济学

Graham Fieggen, Jo Wilmshurst，著
张庆辉，译

要 点

- 一个世纪以来，尽管事实已经证明手术治疗癫痫的有效性，但它在全世界范围内还没有得到充分应用。
- 手术选择标准已经明确。
- 手术应该作为癫痫综合治疗计划的一部分。
- 手术在资源匮乏的国家（resource poor countries，RPC）成本效益更好，药物成本通常高于发达国家，但手术成本要低很多。
- 通过专家合作（南北和南南）在RPC建立癫痫外科治疗计划。
- 这种条件下手术效果可以和许多大的癫痫中心做得一样好。
- 面临的挑战是找到一些促使这些项目长期可持续发展的方法。

癫痫是全世界都关注的一个重要的健康问题，据估计全球有5000万例癫痫患者，另有5亿例患者家属及看护者受此影响。尽管有许多有效治疗方法，但仍有大量患者没有得到合适的治疗。在2004年，WHO估计全世界约有5000万例癫痫患者，4000万例患者没有接受过治疗，其中70%的患者本可以无癫痫发作而过上幸福的生活（World Health Organization, 2004）。这些数据来源于十几年前，在今天可能会更高。

治疗差距主要是护理不足。虽然这一观点适用于多种疾病，但对于癫痫患者尤为突出，这是因为治疗可预防的癫痫发作给患者及其家人和看护者带来了巨大负担（Murray et al., 2012; Wilmshurst et al., 2014）。

癫痫的治疗缺口可以定义为需要治疗但没有接受治疗的患病人数（以百分比表示）（Meyer et al., 2012）。有报道显示，RPC农村地区的治疗缺口为73.3%，城市为46.8%（Mbuba et al., 2008;

Meyer et al., 2010; Meyer et al., 2012）。造成治疗缺口的原因很多，下文将陈述这一问题。

虽然认为癫痫主要靠药物治疗，但现已确定手术是治疗癫痫的一项基本的干预措施，而且被认为是“治愈”癫痫的唯一方法（Sylaja & Radhakrishnan, 2003）。过去20年，确诊癫痫并成功转诊癫痫外科的患者数量持续增加（Sylaja & Radhakrishnan, 2003）。然而，仍然有相当大比例的能够通过手术治愈的癫痫患者没有得到治疗。例如，据估计在印度有50万例潜在的癫痫手术适应证患者，但每年大约仅有200例能接受癫痫手术治疗。在该国，似乎每1000例适合癫痫手术的患者中仅有1例接受治疗（Rathoreet al, 2014）。

这不仅仅是资源匮乏的问题，事实上，在发达国家或资源配置良好的国家里，癫痫治疗的主要挑战之一就是手术治疗缺口。

最近的一项研究表明，尽管多伦多安大略省的小儿癫痫外科项目资源特别丰富而且非常成功，但仅有不到2%的药物难治性癫痫患儿转诊进行手术治疗（Lim et al., 2013）。

在考虑开展基本的癫痫外科治疗所需的条件之后，本章将回顾世界各地面临的挑战与解决方案。许多文献都与成人相关，但挑战大体相同。事实上，癫痫患儿能够通过手术获益让我们更加相信这一问题能够得到解决。具体的儿科问题将在下文讨论。

需要什么

癫痫手术对于控制癫痫发作是有效的，也应该是安全且经济有效的（Sylaja & Radhakrishnan, 2003）。然而，它的确需要合适的医学评估，需要注意的是：“知道什么时候需要进一步评估而不能手术，与选择哪些可能在现有的资源下从手术中获益的患者同等重要。”（Rathore et al., 2014）根据有限的可利用资源、技术或基础设施选择合适的手术候选者，并实施手术，如病灶切除术（主要用于颞叶内侧癫痫）和胼胝体切开术（Dash et al., 2012; Williamson & Jobst, 2000）。本书其他章节会描述更全面的手术方法。

文献指出，当为患者检查准备手术时，需要“基本的评估技术”。这些包括MRI（最好是3T而不是1.5T）和EEG（最好是VEEG）（Cross et al., 2006; Jayakar et al., 2014）。关键是要有一支专业团队，他们要在可能依靠的有限资源环境下，经过专门的、高效的培训，而且能够灵活地工作（Boling et al., 2009）。这样的团队起码要包括一位癫痫内科医生、一位神经外科医生和一位临床技师。

国际抗癫痫联盟（ILAE）的小儿癫痫外科工作组记录了为获得癫痫手术最佳效果的关键诊断方法（Jayakar et al., 2014）。工作组承认虽然现在可以进行全面且有创性的评估，即使资源充裕，也有能力进行这些检查，但是这些评估也不一定能确保选择到合适的患者或增加特殊患者的筛选信息。他们确定了最基本的筛选检查项目，包括临床病史、VEEG发作、3D容积MRI和神经心理学评估。根据这些结果进行的初步评估，可以为各种复杂程度的患者提供具体的治疗建议（Jayakar et al., 2014）。

至少，头皮EEG检查被认为是最基本的神经电理学筛查工具（Cross et al., 2006; Jayakar et al., 2014）。在非洲，无论是仪器设备资源，还是在解读儿童EEG的能力方面获取均非常困难（Kander et al., 2011; Wilmshurst et al., 2011; Wilmshurst et al., 2013）。事实上，已有学者建议在缺乏脑电图专家的地区最好彻底放弃使用EEG，只进行临床评估（Radhakrishnan, 2009）。非洲公立医院几乎完全缺乏术中监测能力，这意味着对皮质发育不良区域进行比较复杂的手术几乎是不可行的。

至于神经影像，美国神经病学学会推荐MRI作为大多数癫痫患者的筛查项目，也承认在某些情况下CT检查也是合适的（Hirtz et al., 2000; Hirtz et al., 2003）。虽然功能神经影像、其他的延伸技术（PET、SPECT）和神经心理学也作为癫痫评估的一部分，但是这些通常只在资源配备的条件下可行（Jayakar et al., 2014）。无法进行这些检查就限制了开展癫痫外科的范围，并增强了其复杂程度，这些手术可以在大多数RPC地区安全推广（Asadi-Pooya & Sperling, 2008）。

以下陈述总结了实现这一目标所面临的挑战。

"癫痫手术不可能在一个封闭的环境下偶尔开展，而必须有一个连续的设计良好的项目，采用系统的方法，建立选择患者、手术及随访的标准。"（Sylaja & Radhakrishnan, 2003）

发展中（资源匮乏）国家

前文提到的5000万例癫痫患者中，80%的患者生活在资源匮乏的国家（WHO，2012年）。大量文献报道了癫痫患者及其医护人员面临的诸多挑战，他们接受基本的癫痫治疗，或者获得更复杂的癫痫管理（表8-1）。

表 8-1　RPC 的癫痫医疗与癫痫外科面临的主要问题（Campos MG, 2012; Radhakrishnan K, 2009）

阻碍 RPC 癫痫医疗的因素	阻碍癫痫外科的因素
面对贫穷、疾患巨大而多样的负担，癫痫并不被视为医护人员的优先事项	缺乏 EEG 解读专家
未能认识到癫痫治疗在初级医疗保健中的意义	MRI 稀缺，且 CT 价值不大
缺乏不同国家的癫痫流行病学与病因的数据	有限的专科医疗（癫痫医生、神经外科医生） 常常认为儿童期癫痫具有自限性
患者意识不强且缺乏宣传	害怕手术并发症
文化和社会因素，如迷信、耻辱感及相信传统治疗师	歧视认知障碍患者 其他的财务障碍（自费及保险佣金）

虽然发展中国家、资源匮乏或资源有限及中低收入国家可能内涵不同，但它们经常互相替换用来指代非洲、拉丁美洲和亚洲的许多国家，这些国家的人民得不到足够的医疗保健。2012年一项大范围的回顾性研究中，Campos将发达国家和资源匮乏国家在癫痫外科方面的主要差异分类如下：

①准入差异：由经济、政治、社会和组织因素决定；

②人力资源和技术差异：包括初始费用和维护费用；

③各种干预成本差异。

在RPC中癫痫手术通常不被认可，或者不被视为优先选择。2006年发表的由ILAE/IBE/WHO完成的一项调查结果显示，癫痫手术在低收入国家中仅占13%，而在高收入国家中这一比例为65.7%

（Dua et al., 2006）。调查发现低收入国家的诊断工具的差距进一步限制了癫痫外科的开展，特别是MRI、长程VEEG监测、治疗药物浓度监测和神经心理评估（Dua et al., 2006）。

像普通神经外科一样，癫痫外科手术并不适合"飞行医生"来完成，不能像眼科等其他外科那样有效实施，特别是在非洲。它需要由一个住院医疗团队负责鉴别可以进行癫痫手术的患者，并确保已经尝试且合适的抗癫痫药（antiepileptic drug, AED），同时进行相关筛查，而且还能提供必需的手术及术后护理。这样的团队还应该具备儿科经验（Cross et al., 2006）。

非洲

非洲是一个特别具有挑战性的地区，因为南北部国家形成鲜明对比，有的国家拥有高端医疗服务，而撒哈拉以南地区的大部分国家几乎都没有开展癫痫外科。

在非洲，考虑药物难治性癫痫之前，必须先解决药物治疗短缺的问题。框8-1描述了一个治疗这类患者面临挑战和困境的典型病例。据估计在非洲撒哈拉以南的大多数国家里，任何疾病的治疗缺口都在90%左右，癫痫也不例外（Qiu, 2009）。在肯尼亚的部分地区，89%被确诊为癫痫的患儿未接受抗癫痫药物治疗（Mung' ala-Odera et al., 2008）。不能低估给癫痫患者贴标签造成的耻辱感，也不能低估社区传统治疗师接受癫痫和采取行动改善依从性的核心作用（Kendall-Taylor et al., 2008, 2009）。南非的一项研究报道，只有22.5%的癫痫儿童接受了药物治疗，22.5%接受了传统治疗，20.4%接受了两种治疗；34.6%未接受任何治疗（Christianson et al., 2000）。

此外，标准AEDs是不可靠的而且是不能持久的（Wilmshurst et al., 2013）。二线AEDs通常作为难治性癫痫评估的一部分引入临床，RPC除了三级医院或者私立机构，其他地方很少能获得（Kwan et al., 2010）。即使患儿应用二线AEDs控制了癫痫，一旦转诊回当地，这种治疗也不太可能维持下去。因此，即使不能确诊为药物难治性癫痫，进行外科干预也可能是患者更好的治疗选择（病例8-1）。

病例8-1

来自喀麦隆的"药物难治性癫痫患儿"的治疗

该患者是由笔者治疗的。来自喀麦隆的一例10岁女孩被转诊进行手术评估。她2岁时曾患有细菌性脑膜炎，随后出现轻度学习困难，左侧偏瘫，左侧局灶性运动性癫痫反复发作，每日数次。她间歇性服用卡马西平和苯妥英钠，这些是她能唯一可用但不能持续服用的药物。回顾她在癫痫中心的情况，刻板的局灶性发作，左侧肢体重度偏瘫（尽管她可以走动），神经影像学显示右侧半球长期存在的损伤导致大范围脑软化。VEEG支持发作侧别与右侧半球相一致。在与她家人深入沟通，并与当地医生讨论后，决定进行功能性半球切除术。术后患者无并发症，短期内发生了一次可能的癫痫发作性事件，但自那以后（6年内）再无发作。术后运动功能改善，学习能力和注意力也有所好转，且不再需要服用AED。实际上，该患儿如果不手术可能终身伴有癫痫发作，而且仅能有限地服用AED，但现在无发作，还可以在没有其他障碍的情况下充分发挥自己的运动潜能。

资源有限的癫痫中心应该集中精力治疗一些手术能够治愈的癫痫综合征，这些综合征容易且正确地被诊断出来，而且在手术干预后最有可能无发作。特别是在非洲，需要克服更多的障碍，其中包括当地的迷信与习俗（Kendall-Taylor et al., 2008; Kendall-Taylor et al., 2009）。

此外，获取合适的设备是一个重要问题，因为MRI机器不能移动，VEEG也一样，类似的还有实际应用于手术及手术后护理的设备。由于这样的便携式检查和流动治疗团队是不可行的，所以在固定的专业机构选择专家服务，地区之间协调平衡将是最好的结果。癫痫患者需要确诊并转诊到具有癫痫外科四级手术水平的机构进一步筛查和可能的干预。理想的情况下，每个国家应该至少有一个这样的中心。基于非洲普遍存在的资源有限的现实情况，以撒哈拉以南的非洲地区为起点可能会更现实（Williamson & Jobst, 2000）。考虑到不同手术所需的检查项目不同，MRI可用来明确单一的潜在致痫灶，还可以明确切除范围（Bourgeois et al., 2006; Ozkara et al., 2000; Williamson & Jobst, 2000）。这类明确的病例不需要颅内电极监测作为其术前评估的一部分（Ozkara et al., 2000）。而非循证医学支持的病例，如肉芽肿，同样可以通过CT良好定位病灶，它与EEG局部放电及临床发作期症状相关（Boling et al., 2009）。对于推荐手术的患者，应该是药物难治性癫痫，通过手术可以切除病灶，而且临床病史要和EEG一致。

前面的章节已强调药物难治性癫痫的相关问题及由此带来的挑战。致痫灶明确的情况下，越早手术越好（Bourgeois et al., 2006）。

南非

南非是世界上基尼系数较高的国家之一，面临本章所述的许多挑战。公共卫生系统覆盖大约80%的人口，但开普敦仅有两家公立医院能开展癫痫外科：一个是红十字战争纪念儿童医院，另一个是Groote Schuur医院。相反，至少有三家私立医院的癫痫中心能够积极开展癫痫手术项目（在开普敦、德班和约翰内斯堡），其中一个是开普敦的Constantiaberg医疗诊所，已经为1000多例患者实施了手术（Melvill，个人交流）。解决治疗缺口的一个主要限制因素是对癫痫病因的了解不足，还有限制因素为艾滋病相关并发症发挥了重要作用，而且整个非洲大陆也都面临同样的社会挑战（Eastman, 2005; Samia et al., 2013; Williams et al., 2014）。

撒哈拉以南的非洲地区

Boling等报道一项东非乌干达CURE儿童医院的试验研究（Boling et al., 2009）。该研究招募了可疑TLE的患者，对其进行VEEG监测、CT检查和神经心理学评估。国外癫痫专家分析了检查结果后提出了治疗建议。最终，10例患者确诊为难治性TLE，随后在乌干达的癫痫中心进行了手术治疗。手术顺利完成，没有并发症，而且60%的患者术后无发作。TLE可能是目前研究最多且理解最透彻的局灶性癫痫。任何研究项目一开始就关注TLE是有意义的，尽管它在儿童期相对罕见，且给儿童项目带来挑战。

北非

突尼斯报道了一个两国在建立癫痫外科项目方面进行合作的非常有效的例子。因鲁昂（法国）和突尼斯（突尼斯）两家医院（均以诺贝尔奖获得者Charles-Nicolle的名字命名）的工作人员之间长期而密切的个人关系而促进了这种合作。癫痫患者在突尼斯进行评估，鲁昂的同事们利用高速的EUMEDCONNECT网络获得了神经影像学和VEEG数据。共选择15例海马硬化症患者进行手术，10

例进行了颞叶切除术，两年后随访均为Engel Ⅰ级（Mrabet Khiari et al., 2010）。

虽然非洲其他地方几乎没有相关的文献报道，但Mahgreb地区的一些国家正在开展癫痫外科研究。在摩洛哥Rabat的El Khamlichi医院共报道了50例癫痫患者，其中82%的患者术后2年随访为Engel Ⅰ级（El Khamlichi et al., 2011），阿尔及利亚和埃及也已经建立了此类项目（Moodley & El Khamlichi A, 2008）。

南亚

印度是一个很好的例子，该国在开展适宜的、可持续的癫痫外科项目方面获得了明显的成效。在印度南部Kerala邦Trivandrum的Sree Chitra Tirunal医学科学与技术研究所，R. Madhavan Nayar综合癫痫诊疗中心，Dash等的研究阐释了使用1.5T MRI筛查患者的必要性和相关性（Dash et al., 2012）。该团队认为在资源匮乏的情况下，理想的适合颞叶外癫痫切除术的应是那些病灶边界清楚而且未毗邻功能区的患者。此类患者如果术前无继发性全面性癫痫发作，EEG结果与病灶一致更支持手术治疗。

受印度成功经验的启发，卡拉奇的Aga Khan医院建立了综合癫痫项目，采用简单的4阶段方案选择患者（Sheerani, 2005）。Alberta大学的同事利用远程医疗听取West Virginia大学的建议，为16例患者实施手术，从标准的颞叶切除术、杏仁核-海马切除术到功能性半球切除术，其中13例患者术后结果为Engel Ⅰ级。这些患者仅占癫痫门诊就诊的619例患者中的一小部分，其中306例患者进行了EEG检查（Tahir et al., 2012）。笔者须重点强调的是，尽管50美元的EEG费用相对适中，但这却是许多患者获得本项目的主要障碍。

中国

据估计，在中国有60万例潜在适合手术的患者（Radhakrishnan, 2009），长期以来，人们一直对中国开展癫痫外科感兴趣。最近的研究报道，在四大癫痫中心手术的206例患儿中，术后5年Engel Ⅰ级的患儿占67.5%。术前所有患者均采用中文修订版的韦氏智力量表和韦氏儿童记忆量表进行了神经心理测试（Liang et al., 2012）。评分和生活质量的提高与术后无发作有关，所以切记无论智力正常还是得分较低，都不能因此而放弃手术。

中东

来自黎巴嫩Beirut的一份出版刊物重点指出患者接受癫痫手术存在的经济困难，该国自1996年以来就一直存在一个成人和儿童癫痫项目。虽然有93例患者术后效果显著，但由于经济困难，所有适合手术的患者尽管可获得一些慈善援助，也才有1/4能入院接受治疗（Mikati et al., 2012）。此外，一些有保险的患者被保险公司拒绝承保，因为他们将癫痫归类为“先天性”疾病，或者未能认识到癫痫手术的长期成本-效益。

拉丁美洲

虽然智利、阿根廷、哥伦比亚、乌拉圭、墨西哥和厄瓜多尔等多个国家开展了癫痫外科项目，但巴西凭借其国家癫痫外科项目的规模脱颖而出（Campos, 2012）。在巴西国家卫生部的领导下，该国制订了一项包括诊断、评估和手术在内的标准化方案，同时还建立了专业的癫痫外科中心，并派遣人员到国外接受这一领域的深造。该项目的成果令人印象深刻，巴西报道了一些复杂病例的极好治疗结果，现已无可争辩地跻身于世界癫痫外科的领先水平（de Oliveira et al., 2011）。

发达（资源丰富）国家

缺乏获得手术治疗机会不仅仅是RPC的问题，因为“外科治疗缺口”存在于世界各地。正如Engel强调的那样，虽然北美引入了循证实践指南，但外科手术不仅没有充分开展，反而比想象中实施得更晚（Engel Jr, 2008）。事实上，新型抗惊厥药物的出现似乎延长了转诊时间（Campos, 2012）。最近来自加拿大安大略省的一项研究评估了患者获得治疗的机会，结果发现相对于耐药性癫痫患者的预计数量，转诊率较低（Lim et al., 2013），是由从业者的一些错误观念导致的，例如不愿转诊，而且能容忍偶尔癫痫发作的低龄患儿，但实际上通过手术可以得到治愈。

该团队分析了尽管手术有效的证据越来越多，但未能提高转诊率的原因。他们应用了一个包括五种基本期望的生命伦理框架（Ibrahim et al., 2012）：

（1）获准：内科医生转诊合适患者的责任；

（2）保护弱势群体：不歧视严重发育迟缓或精神障碍等疾病的患者，或者不歧视弱势群体；

（3）透明度：显示方法与结果方面的差异；

（4）尽管存在不平等，但要提供公平机会；

（5）社会效益：成本效益敏感度。

如何将这些原则应用于所有癫痫儿童，这给该领域的所有专业人员提出了挑战。

特殊的儿科问题

手术类型

我们应该朝哪个方向努力？姑息性癫痫手术主要是胼胝体切开术。药物难治性癫痫时应该考虑此术式，尤其是有跌倒发作（强直或失张力发作），常常表现为West综合征或Lennox-Gastaut综合征的结构性病因，反复发作的癫痫持续状态，伴有认知障碍的局灶性发作继发快速全面性发作，以及未确定病灶的患者（Cukiert et al., 2006; Cukiert et al., 2013; Kwan et al., 2006; Maehara et al., 1996; Maehara & Shimizu, 2001; Mamelak et al., 1993; Pinard et al., 1999）。

婴儿和低龄儿童年龄组的癫痫问题比较特殊，这与其独特的大脑发育成熟度、癫痫综合征和多种共患病有关。这些患者需要特别关注，要在资源有限的条件下使用明确的方法集中进行管理。

解决方案

虽然有大量文献报道在发展中国家或资源有限的地区开展癫痫外科存在诸多障碍（主要是经济方面），但也同时强调非常有必要在这种环境下推行有效的方法（Campos, 2012）。有报道指出了巴西项目的成功之处，同时也描述了印度模式的发展过程（Rathore et al., 2014）。值得重点关注的是以社区为基础的癫痫项目的规模，该项目拓宽了意识和增加了机会，并通过金字塔式的医疗体系将复杂的癫痫患者转诊到癫痫中心（Radhakrishnan, 2009）。

Campos提出了一个建设基础癫痫外科中心的最低要求，并将其与高级癫痫中心进行了对比（表8-2）（Campos, 2012）。一些基础癫痫中心所需的设备，如VEEG监测和MRI，可能在起步阶段无法获取，但经过适当的培训后会产生一支多学科团队，吸引足够多的患者，最终将证明在基础设施上的投资成本是合理的。

表 8-2 建设基础和高级癫痫外科中心的最基本要求

	基础癫痫外科中心	高级癫痫外科中心
患者	儿童 青少年	婴儿 儿童 青少年 成人
手术类型	颞叶切除术 颞叶外（边缘系统外、病灶切除术，不包括功能区） 胼胝体切开术	颞叶切除术 颞叶外（边缘系统外） 病灶 / 非病灶切除术，包括功能区 功能性半球切除术，半球离断术 胼胝体切开术 多软膜下横切 特殊外科技术（迷走神经刺激）
VEEG 监测	数字 EEG：至少 32 通道，24 h 监测（额外 + 蝶骨电极） 微创监测（卵圆孔）	数字 EEG：至少 64 通道，24 h 监测 无创性监测（额外 + 蝶骨电极） 有创性监测（卵圆孔、硬膜下条状与栅状电极、硬膜外电极、深部电极）
结构影像	高分辨率 1.5T（0.5 ~ 1.0T 可接受）	高分辨率 1.5T MRI
高级 MRI 技术		MR 容积定量 MRS fMRI T_2 弛豫像 3D 重建 曲线重建 配准与实验技术
功能影像	SPECT（选择性检查）	SPECT（发作间期 / 发作期检查） PET MRSI MEG
皮质脑电图	术中监测（可选择）	术中监测

续表

	基础癫痫外科中心	高级癫痫外科中心
皮质电刺激	术中电刺激（可选择）	术中电刺激 术外电刺激
神经心理学测试	儿童 成人	儿童 成人
Wada 试验	可选择	有

MEG.脑磁图；SPECT.单光子发射计算机断层扫描；PET.正电子发射断层扫描；MRSI.磁共振波谱成像

结论

虽然目前社会经济形势严峻，但毫无疑问全球状况正在改善（Wieser & Silfvenius, 2000），其主要贡献者是社区中参与民间社会组织的专业人员和饱学之士，他们致力于消除偏见，反映癫痫患者诉求（Eastman, 2005; Williams et al., 2014）。

为了获取建立适用于当地的医疗模式的支持，与政府打交道时需要具备领导力。广义上讲，建议成立四级转诊中心，如有必要就从每个国家或地区设立一个中心开始（Cross et al., 2006; Jayakar et al., 2014）。必须在资源有限的环境下发展性价比高的癫痫外科项目（Dash et al., 2012; Radhakrishnan, 2009; Radhakrishnan, 2010）。为了强调建立癫痫外科中心的需求，还要得到WHO、ILAE、国际癫痫局和国际儿童神经病学协会等组织的支持，同时辅以政府游说。如果没有行之有效的神经影像手段（首选MRI）和EEG，癫痫外科中心很难建立。

在资源有限的情况下，药物难治性癫痫更能反映治疗缺口，显然需要对已经被认可的指南进行创新及改编。此外，当无法获得高质量的神经影像时，对于容易识别的致痫灶，头CT扫描也是一个可接受的替代方法。

如果没有上述列举的最基本团队的合适的基础设施及经验丰富且设备齐全的小儿ICU的支持，癫痫外科是开展不了的。要想使这一系统有效运行，培训这方面的专家非常必要，而且要确保他们拥有能够发挥才能的资源，进而保证计划顺利进行，以及技能的持续改进。

转诊单位必须接受培训以识别合适的患者。这需要改编国际指南以适应当地医疗水平，在一、二级水平上进行癫痫诊疗的教育培训，确保选择出可能适合手术的患者进行转诊。

总而言之，虽然在开展癫痫外科需要克服的社会经济困难方面人们已经有很多了解，但几乎在每个国家，手术仍然是次要选择。经验表明，在资源匮乏的情况下启动癫痫外科项目是可能的，但未来的挑战是要找到可持续发展的方法。尽管需要的启动成本与付出的努力明显不成比例，但与我们想象的不同，资源有限的国家开展癫痫外科实际上更便宜，成本效益更好。

原书参考文献

Asadi-Pooya AA, Sperling MR. Strategies for surgical treatment of epilepsies in developing countries. Epilepsia 2008; 49: 381-385.

Boling W, Palade A, Wabulya A, et al. Surgery for pharmacoresistant epilepsy in the developing world: A pilot study. Epilepsia 2009; 50: 1256-1261.

Bourgeois M, Di Rocco F, Sainte-Rose C. Lesionectomy in the pediatric age. Childs Nerv Syst 2006; 22: 931-935.

Campos MG. Epilepsy surgery in developing countries. Handb Clin Neurol 2012; 108: 943-953.

Christianson AL, Zwane ME, Manga P, et al. Epilepsy in rural South-African children – prevalence, associated disability and management. S Afr Med J 2000; 90: 262-266.

Cross JH, Jayakar P, Nordli D, et al. Proposed criteria for referral and evaluation of children for epilepsy surgery: Recommendations of the Subcommission for Pediatric Epilepsy Surgery. Epilepsia 2006; 47: 952-959.

Cukiert A, Cukiert CM, Burattini JA, et al. Long-term outcome after callosotomy or vagus nerve stimulation in consecutive prospective cohorts of children with Lennox-Gastaut or Lennox-like syndrome and non-specific MRI findings. Seizure 2013; 22: 396-400.

Cukiert A, Burattini JA, Mariani PP, et al. Extended, one-stage callosal section for treatment of refractory secondarily generalized epilepsy in patients with Lennox-Gastaut and Lennox-like syndromes. Epilepsia 2006; 47: 371-374.

Dash GK, Radhakrishnan A, Kesavadas C, et al. An audit of the presurgical evaluation and patient selection for extratemporal resective epilepsy surgery in a resource-poor country. Seizure 2012; 21: 361-366.

de Oliveira RS, Santos MV, Terra VC, et al. Tailored resections for intractable rolandic cortex epilepsy in children: A single-center experience with 48 consecutive cases. Childs Nerv Syst 2011; 27: 779-785.

Dua T, de Boer HM, Prilipko LL, et al. Epilepsy care in the world: Results of an ILAE/IBE/WHO global campaign against epilepsy survey. Epilepsia 2006; 47:1225-1231.

Eastman R. Epilepsy in South Africa. Acta Neurol Scand Suppl 2005; 181: 8-11.

El Khamlichi A, Melhaoui A, Bouchaouch A, et al. Epilepsy surgery: Preliminary experience from Morocco. 2nd interim meeting of the World Society for Stereotactic and Functional Neurosurgery, Cape Town. 2011 2011.

Engel J Jr. Surgical treatment for epilepsy: Too little, too late? JAMA 2008; 300: 2548-2550.

Hirtz D, Ashwal S, Berg A, et al. Practice parameter: Evaluating a first nonfebrile seizure in children: Report of the quality standards subcommittee of the American Academy of Neurology, the Child Neurology Society, and the American Epilepsy Society. Neurology 2000; 55: 616-623.

Hirtz D, Berg A, Bettis D, et al. Practice parameter: Treatment of the child with a first unprovoked seizure: Report of the Quality Standards Subcommittee of the American Academy of Neurology and the Practice Committee of the Child Neurology Society. Neurology 2003; 60: 166-175.

Ibrahim GM, Barry BW, Fallah A, et al. Inequities in access to pediatric epilepsy surgery: A bioethical framework. Neurosurg Focus 2012; 32: E2.

Jayakar P, Gaillard WD, Tripathi M, et al. Diagnostic test utilization in evaluation for resective epilepsy surgery in children. Epilepsia 2014; 55: 507-518.

Kale R. Global campaign against epilepsy: The treatment gap. Epilepsia 2002; 43 (Suppl 6): 31-33.

Kander V, Riordan G, Donald K, et al. The usefulness of electroencephalograms in a survey of children from the western cape of South Africa. J Child Neurol 2012; 27: 625-631.

Kendall-Taylor N, Kathomi C, Rimba K, et al. Traditional healers and epilepsy treatment on the Kenyan coast. Epilepsia 2008; 49: 1638-1639.

Kendall-Taylor NH, Kathomi C, Rimba K, et al. Comparing characteristics of epilepsy treatment providers on the kenyan coast: Implications for treatment-seeking and intervention. Rural Remote Health 2009; 9: 1253.

Kwan P, Arzimanoglou A, Berg AT, et al. Definition of drug resistant epilepsy: Consensus proposal by the ad hoc task force of the ILAE commission on therapeutic strategies. Epilepsia 2010; 51: 1069-1077.

Kwan SY, Lin JH, Wong TT, et al. A comparison of seizure outcome after callosotomy in patients with lennox-gastaut syndrome and a positive or negative history for west syndrome. Seizure 2006; 15: 552-557.

Liang S, Wang S, Zhang J, et al. Long-term outcomes of epilepsy surgery in school-aged children with partial epilepsy. Pediatr Neurol 2012; 47: 284-290.

Lim ME, Bowen JM, Snead OC,3rd, et al. Access to surgery for paediatric patients with medically refractory epilepsy: A systems analysis. Epilepsy Res 2013; 107: 286-296.

Maehara T, Shimizu H. Surgical outcome of corpus callosotomy in patients with drop attacks. Epilepsia 2001; 42: 67-71.

Maehara T, Shimizu H, ODA M, et al. Surgical treatment of children with medically intractable epilepsy – outcome of various surgical procedures. Neurol Med Chir (Tokyo) 1996; 36: 305-309.

Mamelak AN, Barbaro NM, Walker JA, et al. Corpus callosotomy: A quantitative study of the extent of resection, seizure control, and neuropsychological outcome. J Neurosurg 1993; 79: 688-695.

Mbuba CK, Ngugi AK, Newton CR, et al. The epilepsy treatment gap in developing countries: A systematic review of the magnitude, causes, and intervention strategies. Epilepsia 2008; 49: 1491-1503.

Meyer AC, Dua T, Ma J, et al. Global disparities in the epilepsy treatment gap: A systematic review. Bull World Health Organ 2010; 88: 260-266.

Meyer AC, Dua T, Boscardin WJ, et al. Critical determinants of the epilepsy treatment gap: A cross-national analysis in resourcelimited settings. Epilepsia 2012; 53: 2178-2185.

Mikati MA, Ataya N, El-Ferezli J, et al. Epilepsy surgery in a developing country (Lebanon): Ten years experience and predictors of outcome. Epileptic Disord 2012; 14: 267-274.

Moodley MF, El Khamlichi A. Epilepsy surgery in Africa. In: Lüders H (ed). Textbook of Epilepsy Surgery. London: Informa, 2008, pp. 125-129.

Mrabet Khiari H, Khemiri E, Parain D, et al. Epilepsy surgery program in Tunisia: An example of a Tunisian-French collaboration. Seizure 2010; 19: 74-78.

Mung'ala-Odera V, White S, Meehan R, et al. Prevalence, incidence and risk factors of epilepsy in older children in rural kenya. Seizure 2008; 17: 396-404.

Murray CJ, Vos T, Lozano R, et al. Disability-adjusted life years (DALYs) for 291 diseases and injuries in 21 regions, 1990-2010: A systematic analysis for the global burden of disease study 2010. Lancet 2012; 380: 2197-2223.

Ozkara C, Ozyurt E, Hanoglu L, et al. Surgical outcome of epilepsy patients evaluated with a noninvasive protocol. Epilepsia 2000; 41 (Suppl 4): S41-44.

Pinard JM, Delalande O, Chiron C, et al. Callosotomy for epilepsy after west syndrome. Epilepsia 1999; 40: 1727-1734.

Qiu J. Epilepsy surgery: Challenges for developing countries. Lancet Neurol 2009; 8: 420-421.

Radhakrishnan K. Presidential oration: The 18 annual conference of the Indian Academy of Neurology, Trichi, Tamil Nadu, September 24-26, 2010. Epilepsy care in developing countries. Ann Indian Acad Neurol 2010; 13: 236-240.

Radhakrishnan K. Challenges in the management of epilepsy in resource-poor countries. Nat Rev Neurol 2009; 5: 323-330.

Rathore C, Rao MB, Radhakrishnan K. National epilepsy surgery program: Realistic goals and pragmatic solutions. Neurol India 2014; 62: 124-129.

Samia P, Petersen R, Walker KG, et al. Prevalence of seizures in children infected with human immunodeficiency virus. J Child Neurol 2013;28: 297-302.

Sheerani M. Development of a comprehensive epilepsy surgery programme in Pakistan. J Pak Med Assoc 2005; 55: 32-37.

Sylaja PN, Radhakrishnan K. Problems and pitfalls in developing countries. Epilepsia 2003; 44 (Suppl 1): 48-50.

Tahir MZ, Sobani ZA, Quadri SA, et al. Establishment of a comprehensive epilepsy center in Pakistan: Initial experiences, results, and reflections. Epilepsy Res Treat 2012; 547382.

Global Health Observatory Data Repository [Internet], 2012. Available from: <http://apps.who.int/ghodata/?theme=countr>.

Wieser HG, Silfvenius H. Overview: Epilepsy surgery in developing countries. Epilepsia 2000; 41 (Suppl 4): S3-9.

Williams N, Nefdt WM, Wilmshurst JM. Epilepsy South Africa: Turning obstacles into true potential. Epilepsia 2015; 56: 184-187.

Williamson PD, Jobst BC. Epilepsy surgery in developing countries. Epilepsia 2000; 41 (Suppl 4): S45-50.

Wilmshurst JM, Birbeck GL, Newton CR. Epilepsy is ubiquitous, but more devastating in the poorer regions of the world... or is it?

Epilepsia 2014; 55: 1322-1325.

Wilmshurst JM, Badoe E, Wammanda RD, et al. Child neurology services in Africa. J Child Neurol 2011; 26: 1555-1563.

Wilmshurst JM, Cross JH, Newton C, et al. Children with epilepsy in Africa: Recommendations from the International Child Neurology Association/African Child Neurology Association Workshop. J Child Neurol 2013; 28: 633-644.

Epilepsy in the WHO African Region [Internet], 2004. Available from: <www. who. int/entity/mental_health/.../epilepsy_in_African- region.pdf>.

PART

02

第二部分

儿童癫痫症状学

第9章

颞叶症状学

Andras Fogarasi，著
史洁，译

要　点

- 儿童颞叶癫痫手术术后效果极好，无发作率高达85%。
- 关于病因，皮质发育不良比海马硬化更常见。
- 成人颞叶癫痫发作以非运动症状（动作停止、凝视）为主，而且癫痫样放电定位良好，但幼儿却表现出许多运动成分和无定位价值的发作模式。
- 儿童中重要缺陷可能是颞外癫痫的“颞叶样”发作症状学以及由颞叶外病变引起的颞叶癫痫。

尽管在儿童癫痫外科队列中颞叶外定位更常见（Hindi-Ling et al., 2011），但颞叶癫痫（temporal lobe epilepsy, TLE）患儿是一个重要的群体，因为可能存在相关的认知障碍，如语言、记忆、社会知觉能力，以及执行功能（Laurent & Arzimanoglou, 2006），颞叶癫痫手术效果极好，术后无发作率可高达85%（Englot et al., 2013; Miserocchi et al., 2013; Lopez-Gonzalez et al., 2011）。此外，70%的颞叶癫痫疾患（成人中最重要的局灶性癫痫群体）开始于儿童期（Hauser et al., 1975），通常具有非特异性的症状学和EEG表现（Franzon et al., 2007）。

大多数情况下，MRI上明确的病灶可以引起颞叶癫痫，EEG也能很好地定位到颞区；然而，我们会遇到许多无病灶（特别是低龄儿童）且难以定位的病例。本章我们总结了定位颞叶结构的典型和不典型的症状学体征。为了演示“伪颞叶癫痫”（Blume, 2008），我们使用一些儿童颞叶癫痫病例报告来说明。就电–影像–临床分类而言，所有这些病例都将有TLE，即使他们的发作症状学完全不同，并不总是有“典型”的颞叶癫痫发作。有许多评估TLE发作症状学的研究，既涉及儿童（Jayakar & Duchowny, 1990; Williamson et al., 1998; Bourgeois, 1998; Mohamed et al., 2001; Olbrich et al., 2002; Fogarasi et al., 2002; Terra-Bustamante et al., 2005; Ray & Kotagal, 2005）也涉及成人（Wieser et al., 1992; Kotagal et al., 1995; O'Brien et al., 1999; Cendes et al., 2005）。下文会利用这些研究对颞叶发作症状学进行讨论，而且还会涉及由155例颞叶癫痫患者构成的最大宗的混合队列（从婴儿到成人），他们在颞叶切除术后获得无发作（Fogarasi et al., 2007c）。

颞叶癫痫发作的发作期体征

行为学改变

在没有其他明显临床因素的情况下，行为的突然改变是儿童局灶性发作常见且容易识别的早期特征（Nordli et al., 1997）。大约30%局灶性发作的患儿中可以观察到这种情况，可以分为终止型行为改变（较早的行为终止）和情感型行为改变［以恐惧表情、身体运动和（或）寻求父母庇护的形式为表现的激越行为］。有趣的是，情感型行为改变的发生率在TLE患者（25%）中高于颞外患者（2%）（Fogarasi et al., 2007a）。

病例9-1 女孩，10岁，左颞胚胎发育不良性神经上皮肿瘤（dysembryoplastic neuroepithelial tumor, DNET）（图9-1），5岁起病，表现为行为终止，对发作期检查无反应，无自动症（症状学分类：运动减少性发作），使用卡马西平单药治疗后5年内无发作。虽然建议这类无发作的患者进行切除性手术，但她的家人拒绝接受手术治疗。

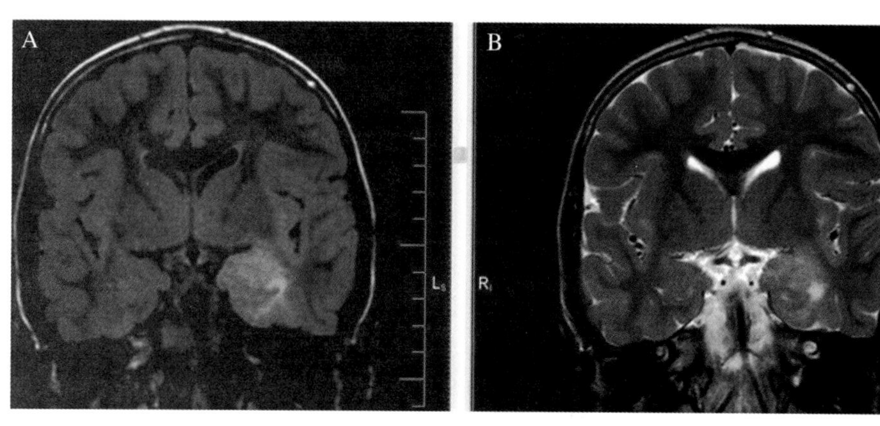

图 9-1 左颞胚胎发育不良性神经上皮肿瘤

发作期情绪症状

虽然TLE儿童在发作前的行为变化是一种典型的情感样表现，但发作中的情感症状并不局限于颞叶。笔者对儿童发作期的正性或负性情感表达进行研究发现，总体上颞叶外癫痫组的情感症状更为常见（Fogarasi et al., 2007b）。虽然常常可以观察到约50%的局灶性癫痫患儿出现负性情绪（恐惧、哭泣和疼痛），但不具有定侧价值。正性情绪（主要是发作期发笑）并不常见（21%），但可定侧至右侧半球。

发作期运动症状

成年人TLE发作以非运动症状为主（动作终止、凝视），而幼儿则产生许多运动成分。通常这些运动成分是双侧的（包括婴幼儿癫痫性痉挛），使得发作症状学在定位发作起始区的价值较小（Nordli, 2013; Lv et al., 2014; Lee et al., 2014）。直到4岁左右，发作症状学才主要成为运动成分（Fogarasi et al., 2002）。

病例9-2 女孩，2岁，6月龄时出现婴儿痉挛，使用3种抗癫痫药物难以控制发作。在成串痉挛发作期间，表现为点头、非强直性转头、双眼右斜、双上肢抬高。同期EEG显示广泛性尖波，其后跟随高频低幅电活动。MRI显示右颞病变，病理结果是神经节细胞胶质瘤（图9-2）。病灶切除术后无发作。

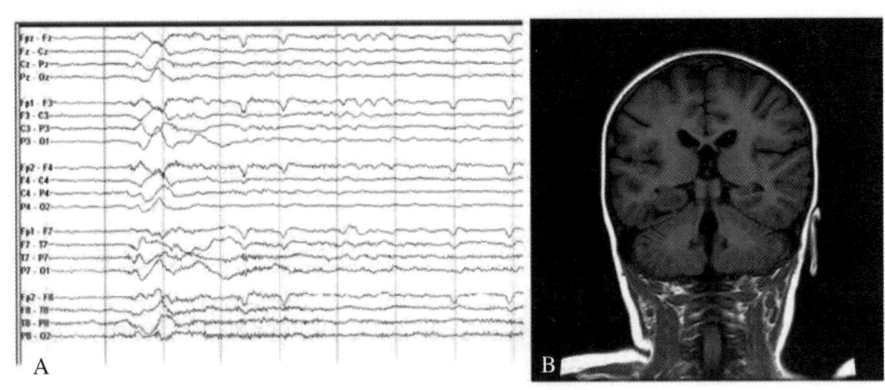

图 9-2 神经节细胞胶质瘤

A. EEG，痉挛期出现广泛性尖波伴随高频低波幅电活动（50 mV/mm, 30 mm/s）；B. 冠状FLAIR MRI，右颞神经节细胞胶质瘤（儿童颞叶癫痫，Nickels et al., Epilepsy Res Treat, 2012）。

自主神经症状

一般来说，自主神经症状在儿童期颞叶癫痫比颞外癫痫更常见（Fogarasi et al., 2006b）。在不同的自主神经症状中，上腹部先兆和发作后咳嗽是TLE的典型症状。其他症状包括呼吸（呼吸暂停、过度通气）和胃肠道（发作性恶心和呕吐）症状且在定位方面没有区别。在皮肤症状中，潮红在儿童局灶性癫痫中极为常见（19%），但在颞叶和颞外癫痫发作中发生率一样。另外，儿童的发作期苍白定位于左侧颞叶（Fogarasi et al., 2005a）。

各种围发作期体征的年龄依赖性

尽管TLE在成人中已经描述得很充分，但其发作症状在儿童期却有很大差异，理解这一点非常重要（Fogarasi et al., 2002; Vendrame et al., 2011）。成人TLE通常表现为“精神运动性”发作，常常出现动作终止、意识丧失、凝视、口、手或其他自动症，以及发作后意识改变，语言障碍多发生在优势侧发作的情况下（Wieser et al., 1992; Kotagal et al., 1995; O'Brien et al., 1999）。评估EEG数据发现，不论是发作间期还是发作期，癫痫样放电均很好地定位于颞区（Barba et al., 2007; Pelliccia et al., 2013）。这种电–临床表现可以在儿童期见到，但主要见于大龄儿童。

相反，年幼的TLE患者的临床和EEG表现可能完全不同。在1岁以内，发作症状学和EEG主要受年龄影响，而非发作起始区的部位。笔者团队最大的一组明确的TLE患者（例如，仅行颞叶剪裁式切除术后无发作的患者）显示了这种症状的变化（Fogarasi et al., 2007c）。

对155例连续的10月龄至49岁的TLE患者的先兆、许多定侧体征、情绪和自主神经症状、运动性发作成分比例、不同的自动症及继发全面性发作的频率进行了分析。在这些变量中，发作期自动症（$P<0.001$）、继发全面性发作的频率（$P=0.014$）、各种不同的定侧体征（$P<0.001$）和运动性发作成分比例（$P=0.007$）均具有强烈的年龄依赖性，但先兆、情绪症状和自主神经症状与患者年龄无关（图9-5）。其中，在大脑成熟过程中，自动症也表现出年龄依赖性的变化：我们可以看到随着年龄的增长，自动症越来越复杂，从婴儿非常简单的口腔自动症，到大龄儿童和成人非常复杂的躯体和肢体运动。

病例9-3　男孩，17岁，9岁起病，药物难治性癫痫，就诊于笔者所在的癫痫中心。发作归为“精神运动”，包括上腹部先兆、意识丧失，口、手、复杂自动症，以及发作后言语障碍。MRI证实左侧海马硬化（HS）（图9-3）。EEG显示前颞的棘波放电和发作模式。他在标准颞叶切除术后再无发作。

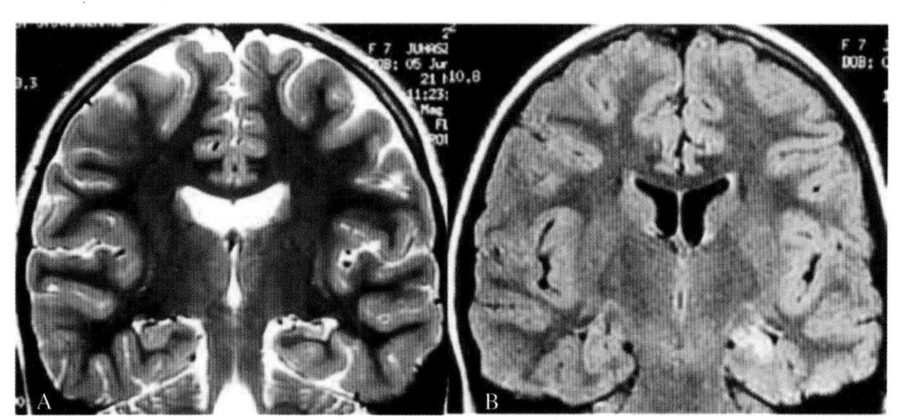

图 9-3　左侧海马硬化伴萎缩，冠状位 T_2（A）和 FLAIR（B）影像上左侧海马信号升高

病例9-4　男孩，4岁，首次发作始于15月龄，表现为肌阵挛-失张力癫痫。低分辨率MRI没有显示任何异常。他尝试了几种抗癫痫药物，但仍每天都有一系列短暂的强直性发作。3岁时MRI证实左颞叶发育不良（图9-4A和B）。VEEG监测记录到癫痫性脑病的典型图像，发作间期或发作期EEG均无可定位征象（图9-4C和D）。右颞叶切除术后，完全无发作，但仍有认知发育迟缓。术后EEG无癫痫样放电。

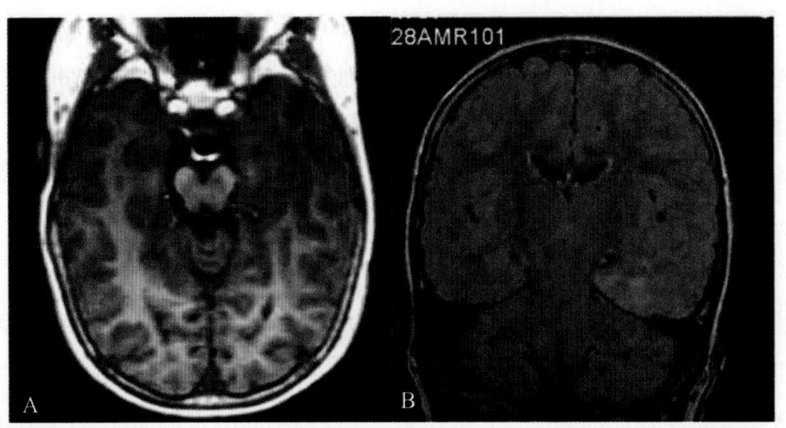

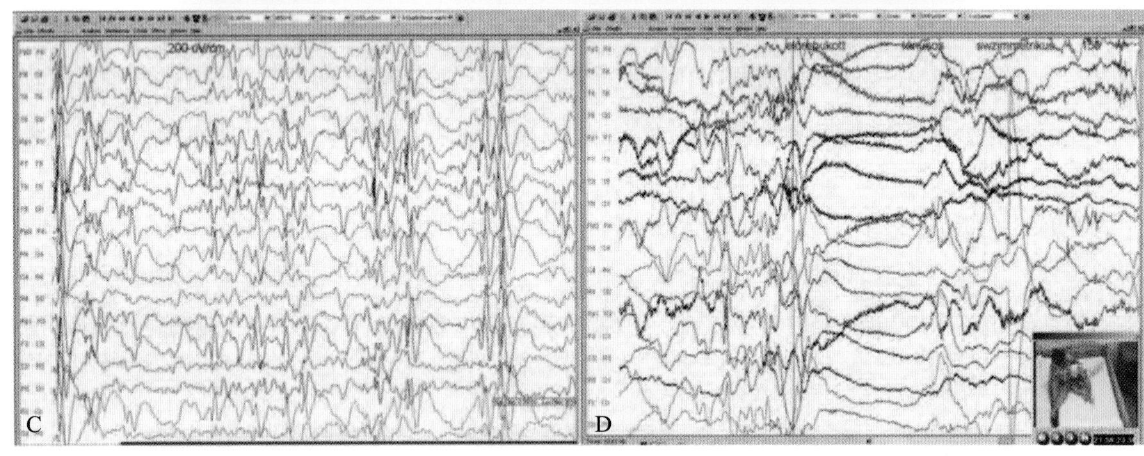

图 9-4　患儿 MEI 图像

MRI在轴位T_1（A）和冠位FLAIR（B）图像上显示左颞叶发育不全；发作间期EEG反映癫痫性脑病（C）伴有强直性发作期间对称性衰减（D）。

病因学和发作症状学

需要重点注意的是，TLE的病因也具有年龄依赖性（Duchowny et al., 1992; Terra-Bustamante et al., 2005; Sinclair et al., 2011）。海马硬化在年长患者中更常见（$P<0.001$），而低龄儿童更易患有肿瘤、发育不良性肿瘤、局灶性皮质发育不良或全身性疾病如结节性硬化（Tassi et al., 2009）。由于病因也可能影响癫痫发作症状学，对HS自变量进行统计评估发现自动症、继发性全面强直–阵挛性发作的发生率和各种定侧体征的数量随年龄增长而增加，与病因无关，而运动性发作成分的比例仅与患者年龄成反比（P=0.07）（图9-5）。

颞叶癫痫患儿的定侧体征

定侧体征（lateralizing signs, LS）是临床上非常重要的癫痫发作前、发作期、发作后要素，特别是在术前评估期间。笔者的研究（Fogarasi et al., 2006a）评估了一组混合性病例，100例患儿中有61

例颞叶癫痫，笔者对他们数百次癫痫发作中的定侧体征进行了分析（Fogarasi et al., 2006a）。患儿似乎经常表现出定侧体征（3/4的儿童至少有一种LS）；然而，数据显示每例患儿有0～6种不同的LS。定侧体征在大龄儿童中更为常见（P=0.001），而且每例患儿出现的各种LS数量都与监测时的年龄呈线相关（P<0.001）（图9-6）。

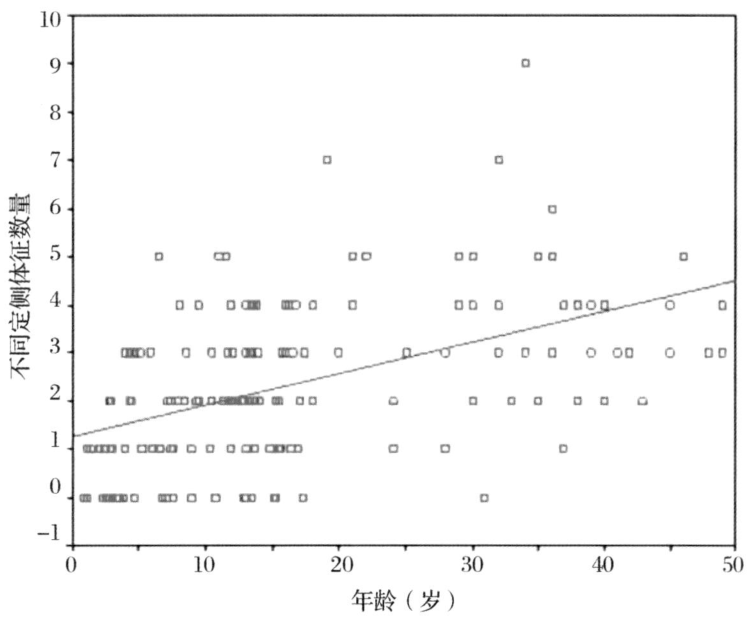

图 9-5　特定患者的不同定侧体征的数量与年龄呈线性相关（P < 0.001）

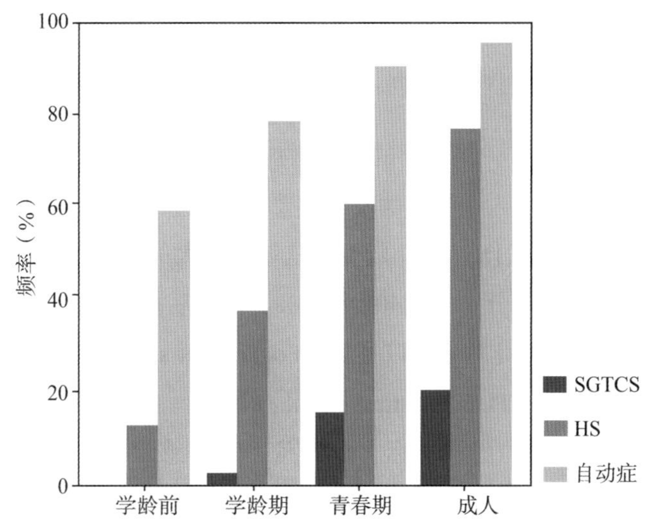

图 9-6　定侧体征与年龄的相关性

在颞叶癫痫患者中，继发全面强直阵挛发作（SGTCS；P=0.003）、发作期自动症（P<0.001）和海马硬化作为病因（HS；P<0.001）分别在各年龄组的发生频率（引自《颞叶癫痫的年龄依赖性发作症状学》，Epilepsia, 2007，经Fogarasi等授权）。

发作性单侧手部自动症（与致痫区同侧）、肌张力障碍姿势（位于致痫区对侧）、单侧强直发作（对侧）、偏转（对侧）、单侧阵挛发作（对侧）和“眼球震颤”（对侧）在本组患儿中具有较高的定侧价值。在发作后体征中，擦鼻子（同侧）、Todd麻痹（对侧）、语言障碍（左侧）和摸脸（同侧）能正确定侧发作起始区。

临床上，许多重要的LS（如发作后擦鼻子、单侧强直或阵挛发作、Todd麻痹和眼球震颤）在婴幼儿期就存在，这有助于不合作（因此难以检测）患者的癫痫发作定侧。

与成人的一些LS不同，儿童的眼球偏斜和发作后咳嗽不能定侧癫痫灶。其他LS可能有可靠的定侧价值，但似乎太少，无法用统计工具证明。

在某大型的12岁以下的儿童队列中，未观察到成年人中已确认的其他LS（如竖毛发作、发作性尿急、围发作期饮水，以及继发全面性发作之前的偏转和不对称肢体强直姿势）。

儿童期发作症状学在观察者之间的一致性

观察者之间的共识度高（独立观察发作成分，相互比较，是一种提高症状学成分可信度的方法），尽管有人可能认为很难识别轻微的儿童发作期症状学。在一项最大的TLE儿童年龄依赖性研究中（Fogarasi et al., 2007c），所有15种不同的围发作期体征的Kappa系数为0.61 ~ 1.00，这证明观察者间的共识从良好到非常好（Altman, 1991）。这一事实进一步强调了通过视频记录来分析发作是有用的（Beniczky et al., 2012）。

颞叶癫痫发作症状学更大的陷阱

颞叶外癫痫的"颞叶样"发作症状学

除了年龄依赖的属性外，还有一些额外的误区增加了症状学评估的难度。分析颞叶外起始区的癫痫发作时，可以看到几种典型成人颞叶癫痫发作的要素。例如，分别高达30%和53%的额叶和枕叶癫痫患者可诊断为"精神运动性发作"。口自动症是年纪较大的TLE人群的一种典型发作现象，但在幼童额叶癫痫组和枕叶癫痫组中分别占到40%和47%。发作后擦鼻子——通常在TLE中被评估和描述——高达40%的后头部皮质癫痫儿童中可以见到（Fogarasi et al., 2005b）。另一项研究发现，顶叶癫痫发作甚至比额叶癫痫发作更像TLE（Ristic AJ et al., 2012）。

区分颞叶和颞外癫痫最可靠的症状学标志是先兆：躯体感觉先兆可见于额中央区，视觉先兆见于枕叶（Adcock & Panayiotopoulos, 2012），而上腹部先兆则出现在颞叶起始发作中（Cersósimo et al., 2011）；对不会说话的儿童很难进行合适的定位假设（Fontana et al., 2006）。关于其他类似TLE的颞外癫痫发作的更多信息参见第10 ~ 12章。

颞叶外病灶引发的颞叶癫痫

虽然癫痫病灶远离颞叶，但我们可能会看到患者只有颞叶发作间期癫痫样放电与发作模式。典型的例子就是脑室周围结节样灰质异位症。虽然MRI上的病灶是由脑室旁白质内的灰质结节组成的，但VEEG监测可观察到双颞发作间期癫痫样放电及颞叶发作（Battaglia et al., 1997）。一项对8例单侧或双侧脑室周围结节样灰质异位症患者进行的SEEG研究发现，3例患者的异位灰质有间期放电，5例患者的灰质结节上方的皮质有间期放电，但所有患者的颞叶内侧结构都有间期放电（Aghakhani et al., 2005; Tassi et al., 2005）。其他例子可能是那些后扣带回（压后皮质）的病例，病变确实远离颞叶（在压后区域），但引起双颞癫痫样放电和颞叶癫痫发作（Halasz et al., 2004; Alkawadri et al., 2013）。

原书参考文献

Adcock JE, Panayiotopoulos CP. Occipital lobe seizures and epilepsies. J Clin Neurophysiol 2012; 29: 397-407.

Aghakhani Y, Kinay D, Gotman J, et al. The role of periventricular nodular heterotopia in epileptogenesis. Brain 2005; 128(Pt 3): 641-651.

Alkawadri R, So NK, Van Ness PC, et al. Cingulate epilepsy: report of 3 electroclinical subtypes with surgical outcomes. JAMA Neurol 2013; 70: 995-1002.

Altman DG. Practical Statistics for Medical Research. London: Chapman and Hall, 1991: 404.

Barba C, Barbati G, Minotti L, et al. Ictal clinical and scalp-EEG findings differentiating temporal lobe epilepsies from temporal "plus" epilepsies. Brain 2007; 130: 1957-1967.

Battaglia G, Granata T, Farina L, et al. Periventricular nodular heterotopia: epileptogenic findings. Epilepsia 1997; 38: 1173-1182.

Beniczky SA, Fogarasi A, Neufeld M, et al. Seizure semiology inferred from clinical descriptions and from video recordings. How accurate are they? Epilepsy Behav 2012; 24: 213-215.

Blume WT. The masquerades of temporal lobe epilepsy in childhood. Epilepsy Curr 2008; 8: 99-100.

Bourgeois BF. Temporal lobe epilepsy in children. Brain Dev 1998; 20: 135-141.

Cendes F, Kahane P, Brodie M, et al. The mesio-temporal lobe epilepsy syndrome. In: Roger J, Bureau M, Dravet C, Genton P, Wolf P (eds). Epileptic Syndromes in Infancy, Childhood and Adolescence, 4th ed. Montrouge: John Libbey, 2005, pp. 555-575.

Cersósimo R, Flesler S, Bartuluchi M, et al. Mesial temporal lobe epilepsy with hippocampal sclerosis: study of 42 children. Seizure 2011; 20: 131-137.

Duchowny M, Levin B, Jayakar P, et al. Temporal lobectomy in early childhood. Epilepsia 1992; 33: 298-303.

Englot DJ, Rolston JD, Wang DD, et al. Seizure outcomes after temporal lobectomy in pediatric patients. J Neurosurg Pediatr 2013; 134-141.

Fogarasi A, Jokeit H, Faveret E, et al. The effect of age on seizure semiology in childhood temporal lobe epilepsy. Epilepsia 2002; 43: 638-643.

Fogarasi A, Janszky J, Tuxhorn I. Ictal pallor is associated with left temporal seizure onset zone in children. Epilepsy Res 2005a; 67: 117-121.

Fogarasi A, Tuxhorn I, Hegyi M, et al. Predictive clinical factors for the differential diagnosis of childhood extratemporal seizures. Epilepsia 2005b; 46: 1280-1285.

Fogarasi A, Janszky J, Tuxhorn I. Peri-ictal lateralizing signs in children: blinded multiobserver study of 100 children 12 years. Neurology 2006a; 66: 271-274.

Fogarasi A, Janszky J, Tuxhorn I. Autonomic symptoms during childhood partial epileptic syndromes. Epilepsia 2006b; 47: 584-588.

Fogarasi A, Janszky J, Tuxhorn I. Localizing and lateralizing value of behavioral change in childhood partial seizures. Epilepsia 2007a; 48: 196-200.

Fogarasi A, Janszky J, Tuxhorn I. Ictal emotional expressions of children with partial epilepsy. Epilepsia 2007b; 38: 120-123.

Fogarasi A, Tuxhorn I, Janszky J, et al. Age-dependent seizure semiology in temporal lobe epilepsy. Epilepsia 2007c; 48: 1697-1702.

Fontana E, Negrini F, Francione S, et al. Temporal lobe epilepsy in children: electroclinical study of 77 cases. Epilepsia 2006; 47 (Suppl 5): 26-30.

Franzon RC, Valente KD, Montenegro MA, et al. Interictal EEG in temporal lobe epilepsy in childhood. J Clin Neurophysiol 2007;

24: 11-15.

Halasz P, Janszky J, Bodizs R, et al. Epilepsy caused by retrosplenial tumor. Clin Neurosci 2004; 57: 100-103.

Hauser WA, Kurland LT. The epidemiology of epilepsy in Rochester, Minnesota, 1935 through 1967. Epilepsia 1975; 16: 1-66.

Hindi-Ling H, Kipervasser S, Neufeld MY, et al. Epilepsy surgery in children compared to adults. Pediatr Neurosurg 2011; 47: 180-185.

Jayakar P, Duchowny MS. Complex partial seizures of temporal lobe origin in early childhood. J Epilepsy 1990; 3(Suppl): 41-45.

Kotagal P, Lüders HO, Williams G, et al. Psychomotor seizures of temporal lobe onset: analysis of symptom clusters and sequences. Epilepsy Res 1995; 20: 49-67.

Laurent A, Arzimanoglou A. Cognitive impairments in children with non-idiopathic temporal lobe epilepsy. Epilepsia 2006; 47 (Suppl 2): 99-102.

Lee YJ, Berg AT, Nordli DR Jr. Clinical spectrum of epileptic spasms in children. Brain Dev 2015; 37: 37-48.

Lopez-Gonzalez MA, Gonzalez-Martinez JA, Jehi L, et al. Epilepsy surgery of the temporal lobe in pediatric population: a retrospective analysis. Neurosurgery 2012; 70: 684-692.

Lv RJ, Sun ZR, Cui T, et al. Seizure semiology and electroencephalography in young children with lesional temporal lobe epilepsy. Seizure 2014; 23: 155-157.

Miserocchi A, Cascardo B, Piroddi C, et al. Surgery for temporal lobe epilepsy in children: relevance of presurgical evaluation and analysis of outcome. J Neurosurg Pediatr 2013; 11: 256-267.

Mohamed A, Wyllie E, Ruggieri P, et al. Temporal lobe epilepsy due to hippocampal sclerosis in pediatric candidates for epilepsy surgery. Neurology 2001; 56: 1643-1649.

Nickels KC, Wong-Kisiel LC, Moseley BD, et al. Temporal lobe epilepsy in children. Epilepsy Res Treat 2012: 849540.

Nordli DR Jr, Bazil CW, Scheuer ML, et al. Recognition and classification of seizures in infants. Epilepsia 1997; 38: 553-560.

Nordli DR. Varying seizure semiology according to age. Handb Clin Neurol 2013; 111: 455-460.

O'Brien TJ, Mosewich RK, So EL. Multivariate analysis of historical features and seizure semiologies in differentiating frontal lobe from temporal lobe-onset epilepsy. Epilepsia 1999; 40 (Suppl.2): 294.

Olbrich A, Urak L, Groppel G, et al. Semiology of temporal lobe epilepsy in children and adolescents. Value in lateralizing the seizure onset zone. Epilepsy Res 2002; 48: 103-110.

Pelliccia V, Mai R, Francione S, et al. Ictal EEG modifications in temporal lobe epilepsy. Epileptic Disord 2013; 15: 392-399.

Ray A, Kotagal P. Temporal lobe epilepsy in children: overview of clinical semiology. Epileptic Disord 2005; 7: 299-307.

Rathgeb JP, Pluoin P, Soufflet C, et al. Le cas particulier des crises partielles du nourisson: sémeiologie électroclinique. In: Bureau M, Kahane P, Munari C (ed). Epilepsies partielles graves pharmaco-résistantes del'enfant: strategies diagnostiques et traitements chirurgicaux. Paris: John Libbey Eurotext, 1998: 122-134.

Ristić AJ, Alexopoulos AV, So N, et al. Parietal lobe epilepsy: the great imitator among focal epilepsies. Epileptic Disord 2012; 14: 22-31.

Sinclair DB, Wheatley M, Aronyk K, et al. Pathology and neuroimaging in pediatric temporal lobectomy for intractable epilepsy. Pediatr Neurosurg 2001; 35: 239-246.

Tassi L, Colombo N, Cossu M, et al. Electroclinical, MRI and neuropathological study of 10 patients with nodular heterotopia, with surgical outcomes. Brain 2005; 128: 321-337.

Tassi L, Meroni A, Deleo F, et al. Temporal lobe epilepsy: neuropathological and clinical correlations in 243 surgically treated patients. Epileptic Disord 2009; 11: 281-292.

Terra-Bustamante VC, Inuzuca LM, Fernandes RM, et al. Temporal lobe epilepsy surgery in children and adolescents: clinical characteristics and post-surgical outcome. Seizure 2005; 14: 274-281.

Vendrame M, Zarowski M, Alexopoulos AV, et al. Localization of pediatric seizure semiology. Clin Neurophysiol 2011; 122: 1924-1928.

Williamson PD, Thadani VM, French JA, et al. Medial temporal lobe epilepsy: videotape analysis of objective clinical seizure characteristics. Epilepsia 1998; 39: 1182-1188.

Wieser HG, Swartz BE, Delgado-Escueta AV. Differentiating frontal lobe seizures from temporal lobe seizures. In: Chauvel P, et al. (ed). Advances in Neurology, Vol. 57, New York: Raven Press, Ltd., 1992; pp. 267-285.

第10章

额叶症状学

Andras Fogarasi, Ingrid Tuxhorn, Philippe Kahane，著
丰倩，译

要　点

- 儿童期颞叶外癫痫比颞叶癫痫多见，额叶癫痫是大量癫痫外科手术中最常见的。
- 额叶症状学可能类似于其他局灶性和全面性发作，也可能类似于睡眠障碍、心因性发作等非痫性事件。
- 由于额叶网络内丰富的连接，极其重要的解剖区域（初级运动区、运动前区及前额叶）表现的癫痫发作差异很大。
- 婴幼儿的额叶癫痫症状学具有年龄依赖性，如癫痫性痉挛、行为改变，较少出现过度运动和继发全面性癫痫发作。

儿童的颞叶外癫痫比颞叶癫痫更常见，其中额叶癫痫在大量癫痫外科手术中最常见。约有一半的成人额叶癫痫患者首次发作时小于7岁，这进一步说明了儿童期额叶癫痫的重要性。

典型额叶癫痫发作短暂而剧烈，夜间丛集发作，通常伴有短暂意识混乱和运动症状，后者包括阵挛、强直、复杂运动以及以剧烈运动为特征的过度运动。然而，额叶癫痫发作症状学有很大异质性，既可以表现为清醒期凝视，也可以表现为睡眠期觉醒、梦游、复杂自动症等。

额叶癫痫症状学有时类似于额叶外结构来源的局灶性发作，也可以表现为全面性发作。另外，许多非癫痫性发作，例如原发性睡眠障碍（异睡症、不宁腿综合征、觉醒）和心因性发作（转换反应、惊恐发作）类似于额叶癫痫发作，因此，诊断额叶癫痫具有挑战性。

在本章，我们简要回顾一下额叶功能解剖学和已知会影响额叶症状学的临床因素，之后会涉及一些最新的对儿童额叶癫痫症状学描述更清晰的临床文献。

与发作症状学相关的额叶功能解剖

额叶范围很大，占新皮质的35%～38%（Semendeferi & Damasio, 2000）。另外，所有神经通路最终都汇到额叶，使其成为一个“多模态处理器”，负责产生与社会和环境因素相适应的行为反应。额叶协调多项重要功能，包括原始运动、继发运动和复杂运动、情绪、问题处理、记忆、语言、判断、社会与性行为。额叶从本质上产生我们的个性与交流能力（Kolb & Wishaw, 2003）。

解剖学上，额叶是中央沟前的所有脑区，划分为3个不同功能区：运动区、运动前区和前额叶（Petrides et al., 2000）。初级运动区在细胞构筑图上被标为4区。运动前区在运动区前面，包括6区、8区从运动前区外侧延伸到的Broca 44区。6区包括外侧面（运动前区本部）和内侧面（辅助运动区和辅助运动前区），后者与部分扣带回皮质重叠（BA24区）。6区外侧面包括了额叶眼区（F1～F2沟与中央前沟的交点），内侧面包括辅助眼区。

起初，哺乳动物的前额叶皮质（prefrontal cortex, PFC）被独立定义，因为它接受大量来自丘脑背内侧核的纤维投射。灵长类动物的前额叶皮质被划分为3个区域：背外侧PFC（9区、46区）、底面（腹侧或眶部）PFC（11区、12区、14区），以及包括了前扣带回的额叶内侧面（25区、32区）。

上述区域之间的联系及与其他脑区的联系是丰富多向的。额叶网络的功能解剖被详细描述过（Kolb & Wishaw, 2003）。额叶的解剖和功能分级奠定了额叶癫痫发作的核心症状，丰富的网络连接决定了额叶癫痫发作症状学的多样性。

另外，成长发育性因素也会发挥作用，这会在本书其他章节详述。这就是“野兽本性”，临床医生却试图单从症状学角度来搞清楚癫痫发作起源，尤其是来自额叶内部的起源，这一直充满挑战。其实早在1860年，John Hughlings Jackson 就已经提出这一概念（Eadie, 2009）。

额叶发作症状学的临床类型

强直发作

姿势性强直发作是起源于内侧辅助运动区（supplementary motor area, SMA）的典型发作类型（图10-1）。这种运动形式多数是双侧协同的、轴性收缩，可累及上肢、下肢及面部，最早由Wilder Penfield 在1951年提出（Penfield & Welch, 1951）。初级运动皮质、顶叶皮质及皮质下结构之间丰富的网络连接使得SMA成为额叶癫痫发作时经常被激活的一个症状产生区，但这并不是其特有的（Baumgartner et al., 1996）。强直发作之前有躯体感觉先兆的症状可能提示发作起始区在SMA本部以外，可能起始于辅助感觉运动区（supplementary sensorimotor area, SSMA）或其他顶区（Tuxhorn, 2005）。

突然的、始料未及的惊吓刺激可诱发肢体的对称或非对称性强直。最近通过3例患者的SEEG记录，这种反射性（惊吓）发作定位于SMA区（Job et al., 2014）。在发作起始时，在SMA区记录到高频振荡，手术切除这个区域后患者均无发作。这提示SMA在惊吓发作中扮演中极其重要的角色，但可能不一定是唯一涉及区域，还需要大量病例研究来评价这一结果是否具有重复性。

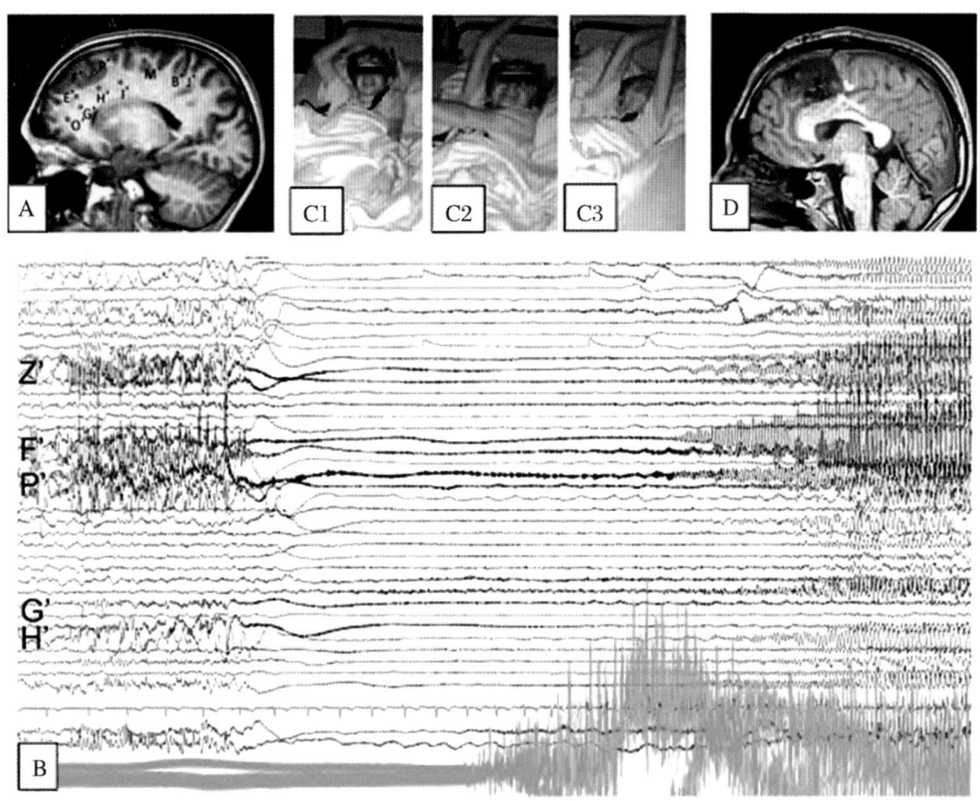

图 10-1　一男患儿出现双侧不对称强直发作，SEEG 证实发作起始于左侧 SMA/preSMA 区附近，术后病理为 FCD Ⅱ B 型

A. SEEG计划；B. SEEG记录：放电始于病灶内（Z'、F'、P'），同时涉及扣带回（G'、H'）。首发临床症状出现在SEEG起始后几秒（见绿色的肌电活动），表现为右上肢强直性姿势（C1），紧接着头眼向同侧偏转（C2），双上肢僵硬（C3）；D. 手术切除preSMA/SMA区后患者无癫痫发作。

偏转发作

已经证实同向或同侧头偏斜与额叶前内侧面的发作期活动有关（Rheims et al., 2005）。对侧偏转以眼睛或头，甚至包括部分躯干强迫性、持续性转向对侧为特征，而这种对侧偏转是比较可靠的定侧体征。致痫区可能与运动前区背外侧有关，紧邻运动前沟和额上沟交界处的额叶眼区（图10-2）。

过度运动发作

过度运动发作（hypermotor seizures, HMS）以躯干和近端肢体的复杂运动为特征（Williamson, 1985; Blume, 2001; Rheims 2008）。借助于SEEG，将过度运动分为两种类型（Rheims, 2008）：①异常激越行为如躯干摇晃、踢腿、挥舞，常伴随恐惧表情；②轻度激越行为，如躯干、骨盆的水平运动或旋转，常伴随一些强直性或肌张力障碍性姿势。

HMS通常短暂，发作后意识改变不明显。实际上，HMS2型发作时保留多意识。据报道，

15%～27%的额叶癫痫出现过度运动发作，且多数起源于额叶内侧面（Manford, 1996; Jobst, 2000; Kotagal, 2003）。

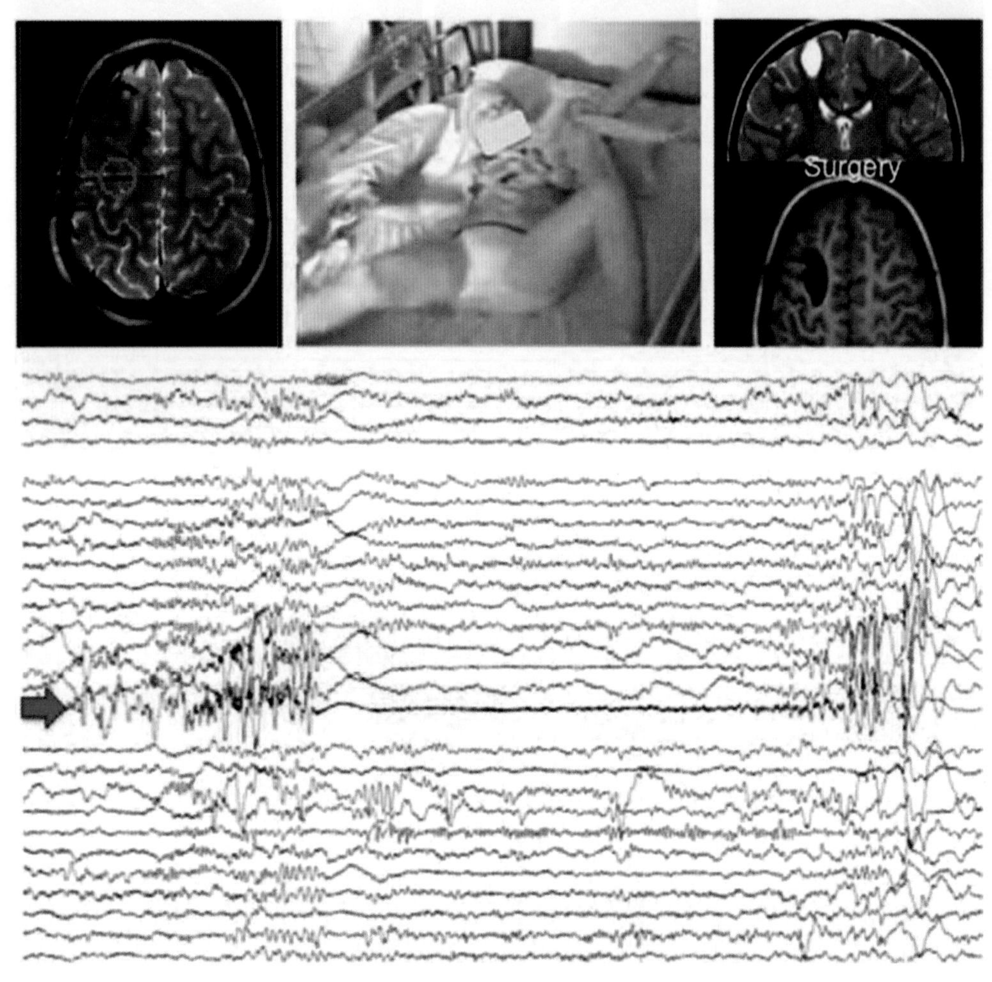

图 10-2　6 岁男患儿的癫痫发作表现

表现为头部感觉先兆，头眼向左侧偏转，双侧非对称强直性姿势（左＞右），发作后左上肢缺失感。SEEG发作期放电起始于右侧额叶眼区。手术切除该区域后，患者无癫痫发作（病理诊断：FCD Ⅱ型）。

翔实的SEEG研究显示HMS1起源于额叶腹内侧面，HMS2起源于运动前区内侧面（Rheims, 2008）。

除了起源于额叶腹内侧面致痫区以外，HMS1还可能涉及更多脑区，如额极与前颞叶。虽然HMS1多表现为激烈的、半目的性激越行为的确切机制，但前额叶、眶额皮层与杏仁核之间抑制性控制的缺失，即“释放现象”是一种可能机制（Davidson, 2000）。

HMS2的以躯干轻度激越行为，如强直/肌张力障碍姿势为特征，比HMS1轻柔，面部表情变化较少。HMS2的致痫区主要在运动区背侧，发作期更多时候单向扩散至SMA和前扣带回背侧（这大概可以解释发作过程中常常保留反应能力的原因）（Rheims et al., 2008; Nobili et al., 2003; Ryvlin et al., 2006）。此外，过度运动还可起源于额叶其他区域，如眶额皮质底面（Manford, 1996; Jobst 2000）、额极及额叶外侧面（Mai, 2005; Nobili, 2003）。甚至存在额叶外起源：颞叶癫痫（Mai 2005）、岛叶癫痫（Ryvlin, 2006）、内侧（扣带回）和顶叶外侧癫痫（Montavont, 2013）（图10-3）。

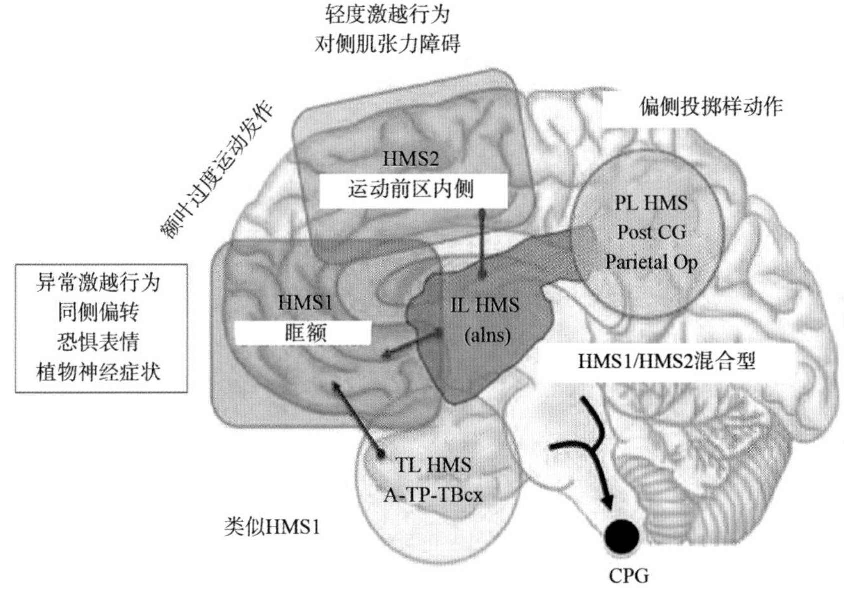

图 10-3 过度运动发作（HMS）图谱

IL.岛叶；alns.前岛叶皮质；TL.颞叶；A.杏仁核；TP.颞极；TBcx.颞叶底面皮质；PL.顶叶；Post CG.后扣带回；Parietal Op.顶盖；CPG.中枢模式发生源。

顶叶起源的HMS发作前有多种先兆（坠落感、视力模糊、头晕），这些先兆提示发作更多起源于额叶外的后头部感觉皮质。这种形式的过度运动多是因为额叶外起源扩散至额叶前内侧面产生的。

单纯的扣带回癫痫少见，最近报道的14例病灶性病例中，有时表现为意识状态改变、自动症，这些症状与颞叶癫痫难以区分，而前扣带回癫痫表现为夜间频繁的HMS，伴或不伴恐惧表情，喊叫或非愉悦发笑（Alkawadri et al., 2013）。

刻板动作（Motor stereotypies）

刻板动作有很多细微差别，复杂程度也不同，通常是一些非节律性的运动姿势行为。一项纳入54例患者的SEEG研究将发作症状学特征及伴随的颅内EEG改变进行了记录和定量分析（Bonini et al., 2014）。应用主成分分析和聚类分析的方法，对上述变量进行检测，并将症状学特征与解剖学定位相关联。结果发现，癫痫起源越靠前，癫痫发作时的症状越具有整合性。肢体远端的刻板动作多与前额叶最前部区域有关，而肢体近端的刻板动作多与前额叶后部区域有关。也有报道一些少见的刻板运动，如咬人行为、发抖性攻击或湿狗抖动型癫痫发作（wet dog shake type seizures）（源自动物模型的术语）（Jahodova et al., 2012）。

自主神经症状发作（Autonomic seizures）

额叶和颞叶起源的癫痫发作可能发生许多心脏节律改变，包括发作性心动过速、心动过缓和心脏停搏，这可能是由于包括杏仁核、海马体和深部的内侧结构在内的中枢性自主神经网络的直接激活引起的（Schernthaner et al., 1999）。发作早期或发作前的心动过速多见于颞叶癫痫，而心动过缓主要见于额叶癫痫。在一例记录完好的右侧额叶内侧病变引起额叶癫痫的患者中，发作性心动过缓持续了10 s，继之心脏停搏8 s，然后逐渐恢复窦性心律（Mascia et al., 2005）。这些发作性心律失常作为发生SUDEP的危险因素，两者的关系需要进一步探究。

已经证实发作性恐惧感与前扣带回、眶额部底面及颞叶新皮质放电有关（Biraben et al., 2001）。潜在的前额叶网络的短暂失衡导致了恐惧发作，一些生理状态下被抑制的暴力行为随之释放出来（Davidson et al., 2000; Bartolomei et al., 2005）。

典型的HMS或其他刻板动作经常伴随发作性自主神经系统体征，这反映了典型的前扣带回和眶额皮质网络的激活（Bancaud & Tailarach, 1992）。发笑发作–下丘脑错构瘤激活网络的标志性症状，也可见于FLE，同时还可能合并一些运动障碍症状，发作可能起源于扣带回周围运动前区（SMA和背侧扣带回）。有1例患者接受了该区域病灶及周围皮质的热凝后发作消失，这验证了上述假设。共存的运动障碍行为提示基底节网络也参与其中（Chassagnon et al., 2003）。

鉴别诊断与额叶癫痫综合征

详细的VEEG研究用于鉴别诊断NREM觉醒异态睡眠与夜间发作性额叶癫痫（nocturnal frontal lobe epilepsy, NFLE）［现被称为睡眠相关过度运动性癫痫（sleep related hypermotor epilepsy, SHE）］（Derry et al., 2009; Tinuper et al., 2016）。基本临床特征强烈提示的异态睡眠包括互动行为、发作后不觉醒及模糊抵消。由觉醒混淆、梦游症和夜惊症构成的一系列NREM异态睡眠，与NFLE鉴别是棘手的，且富有挑战性。由临床模式的聚类分析生成诊断决策树，94%的事件可正确分类（Derry et al., 2009）。发作起始的睡眠分期是有区别的：82%的癫痫发作发生在睡眠1期和2期，100%的异态睡眠发生在睡眠3期和4期。异态睡眠的视频分析确定了3种主要行为模式：觉醒行为（92%）、非躁动性运动行为（72%）和痛苦情绪行为（51%）。发作期EEG特点用处不大。有作者开发了额叶癫痫和异态睡眠量表（frontal lobe epilepsy and parasomnias scale, FLEP），对发病年龄、丛集性、睡眠阶段、持续时间、症状、刻板性、回忆和发声等临床特征进行评分（Derry et al., 2006）。刻板的连贯语言回忆、持续时间少于2 min、非定向运动行为、肢体强直外展和肌张力障碍性姿势，这些都高度预测NFLE。关于验证、敏感性和特异性以及FLEP量表的详细信息，请读者参考Derry等2006年的论文。

环形20号染色体（Ring chromosome 20）有时也表现为额叶癫痫，首发症状可能为过度运动发作。然而，这些患儿的进行性行为改变相当惊人，许多患儿因为这些行为改变早期改用精神疗法（Augustijn et al., 2001）。

儿童额叶发作与癫痫是否有别于成人

与成人额叶癫痫相似，儿童额叶癫痫也存在鉴别诊断问题。在一组21例年龄在6～16岁（平均11.3岁）的儿童中，需要鉴别诊断的有10例睡眠障碍，6例精神疾病（Sinclair et al., 2004）。18例发作间期EEG正常，18例MRI表现与癫痫无关。发作刻板、短暂（30 s～2 min）、夜间发作及频繁发作（每日3～22次）。这些都是成年额叶癫痫患者常见的特点。然而，很少有“单纯的”描述额叶癫痫症状学的小儿系列研究，我们对于这方面的认知多数来自成人病例研究，由此推及学龄期儿童与青少年患者。

在一宗最大的儿童额叶癫痫的病例研究中，患儿年龄3～81月龄（平均30月龄），14例患儿的总共111次视频可见癫痫发作，被分为行为性、意识性、自主神经性、感觉性及运动性（包括强直、阵挛、癫痫性痉挛、肌阵挛成分）（Fogarasi et al., 2001）。50%的患儿发作频繁且丛集，每日高达40次。47%的发作发生在睡眠中。发作持续时间短暂（平均29 s）。最常见的发作形式是运动症状，主要是强直-阵挛发作、癫痫性痉挛发作。行为改变比较常见（因此可能导致误诊，Fohlen et al., 2004），这组病例中，所有病例都没有过度运动发作。5例患儿的运动特征定位在癫痫灶对侧，其中2例患儿表现为非对称性癫痫性痉挛。没有记录到继发全面性强直阵挛发作（Secondarily generalized tonic-clonic seizures, SGTC），但有2例患儿既往有过SGTC。没有记录到复杂自动运动，但有2例患儿出现了口部自动症。基于发作期头皮EEG、MRI上额叶局灶性皮质发育不良及额叶切除术后癫痫无发作三方面原因，将该组病例定义为单纯的低龄儿童额叶癫痫。可以确定本年龄组中，运动症状也是比较常见的，而且区别于成人患者。癫痫性痉挛发作和行为改变是常见的，没有记录到过度运动和复杂的自动运动，而且继发全面性强直阵挛发作也不常见。过度运动发作似乎会在后期出现（可能在6岁以后），与成年患者相似（Sinclair et al., 2004; Weinstock et al., 2003）。这就提示儿童额叶癫痫与年龄及发育相关（Fogarasi et al., 2001）。

对于婴幼儿，鉴别全面性癫痫和局灶性癫痫更有挑战性。癫痫性或婴儿痉挛常常被认为全面性发作，但也可能源于任何新皮质的局灶性致痫区，包括额叶（Chugani et al., 2010; Fogarasi 2001）。一项76例3岁以下患儿的研究发现，癫痫性痉挛（24%）、阵挛发作（20%）、强直发作（17%）和过度运动发作（20%）占到所有发作的81%（Hamer et al., 1999）。在70%的病例中，以运动停止为特征的运动不能发作是局灶性发作，而偏转或局灶性阵挛活动总是提示存在对侧半球的局灶性起始。一项研究连续纳入了109例12岁以下的局灶性癫痫患儿，他们出现行为终止伴或不伴情感特征，也被称为行为改变（Fogarasi et al., 2007）。在3例额叶癫痫患儿的几乎所有的发作中观察了到上述症状，还有2例伴情绪或情感特征。其他的定位于颞叶或后头部（Fogarasi et al., 2007）。这对于儿童FLE来说是一个特异性低的常见的临床发作模式。另一项研究发现情绪表达，尤其是积极情绪在额叶比颞叶更常见（Fogarasi et al., 2007）。后续演变的症状如过度运动、肌阵挛、失张力、自动症或强直发作无助于进一步定位（Fogarasi et al., 2007）。

另一项纳入35例12岁以下颞叶外癫痫（额叶起源或顶-枕叶起源）患者的症状对照性研究显示，强直、阵挛、偏转和过度运动发作成分对额叶癫痫有较高的阳性预测价值，而高达30%的额叶癫痫患儿的婴儿痉挛却不能预测FLE。另外，很多额叶癫痫发作表现出典型的颞叶癫痫发作症状（如运动不能和精神运动性发作、口部自动症），这给鉴别诊断带来更大的挑战（Fogarasi et al., 2005）。如果有先兆，则感觉先兆多与额叶起源相关，而视觉先兆提示枕叶起源。本组病例中，夜间发作常见于任何一种颞叶外癫痫类型。一项纳入56例（9～14.5岁）患儿、旨在鉴别37例额叶癫痫和17例颞叶内侧癫痫的研究发现，以下症状在两者之间的差异具有统计学意义（$P<0.01$）：发作更频繁、持续时间短暂、睡眠中多发、局灶性阵挛、运动剧烈和非对称强直（Lawson et al., 2002）。

结论

近些年，大量研究都对额叶发作与癫痫的症状学进行了比较好的定义。额叶层级功能和连接极其复杂，临床VEEG和SEEG使得我们能更好地理解这种电临床相关性。这些知识有助于我们鉴别非癫痫性事件和癫痫性事件，避免误诊，提高诊断准确性。另外，对难治性额叶癫痫患儿的早期确诊有助于及时转诊进行术前评估，提高预后。还需要更多大宗病例研究来更好地分析年龄和大脑成熟度对癫痫发作症状学的影响的差异。最近关于症状学对额叶癫痫评估作用的评价中这样写道：它在旁观者的眼中（Jehi, 2014）。因此，我们须认真仔细观察。

原书参考文献

Augustijn PB, Parra J, Wouters CH, et al. Ring chromosome 20 epilepsy syndrome in children: electroclinical features. Neurology 2001; 57: 1108-1111.

Alkawadri R, So N, Van Ness, et al. Cingulate epilepsy of 3 subclinical types with surgical outcomes. JAMA Neurol 2013; 70: 995-1002.

Bancaud J, Tailarach J. Clinical semiology of frontal lobe seizures. Adv Neurol 1992; 57: 3-58.

Bartolomei F, Trebuchon A, Gavaret M, et al. Acute alteration of emotional behaviour in epileptic seizures is related to transient desychrony in emotionregulation networks. Clin Neurophysiol 2005; 116: 2473-2479.

Baumgartner C, Flint R, Tuxhorn I, et al. Supplementarymotor area seizures: propagation pathways as studied with invasive recordings. Neurology 1996; 46: 508-514.

Biraben A, Taussig D, Thomas P, et al. Fear as the main feature of epileptic seizures. J Neurol Neurosurg Psychiatry 2001; 70: 186-191.

Blume W, Lueders H, Mizrahi E, et al. Glossary of descriptive terminology for ictal semiology: report of the ILAE task force on classification and terminology. Epilepsia 2001; 42: 1212-1218.

Bonini F, McGonigal A, Trebuchon A, et al. Frontal lobe seizures: from clinical semiology to localization. Epilepsia 2014; 55: 264-277.

Chassagnon S, Minotti L, Kremer S, et al. Restricted frontomesial epileptogenic focus generating dyskinetic behavior and laughter. Epilepsia 2003;44:859-863.

Chugani H, Asani E, Sood S. Infantile spasms: who are the ideal surgical candidate? Epilepsia 2010; 51: 94-96.

Davidson R, Putnam K, Larson C. Dysfunction in the neural circuitry of emotion regulation-a possible prelude to violence. Science 2000; 289: 591-594.

Derry C, Davey M, Johns M, et al. Distinguishing sleep disorders from seizures. Diagnosing bumps in the night. Arch Neurol 2006; 63: 705-709.

Derry C, Harvery S, Walker M, et al. NREM arousal parasomnias and their distinction from nocturnal frontal lobe epilepsy. A video EEG analysis. Sleep 2009; 32: 1637-1644.

Eadie M. the role of focal epilepsy in the development of Jacksonian localization. J Neurosci 2009; 18: 262-282.

Fogarasi A, Janszky J, Faveret E, et al. A detailed analysis of frontal lobe seizure semiology in children younger than 7 years of age. Epilepsia 2001; 42: 80-85.

Fogarasi A, Tuxhorn I, Hegyi M, et al. Predicitve clinical factors for the differential diagnosis of childhood extratemporal seizures. Epilepsia 2005; 46: 1280-1285.

Fogarasi A, Janszky J, Tuxhorn I. Ictal emotional expressions of children with partial epilepsy. Epilepsia 2007; 38: 120-123.

Fogarasi A, Janszky J, Tuxhorn I. Localizing and lateralizing value of behavioral change in childhood partial seizures. Epilepsia 2007; 48: 196-200.

Fohlen M, Bulteau C, Jalin C, et al. Behavioural epileptic seizures: a clinical and intracranial EEG study in 8 children with frontal lobe epilepsy. Neuropediatrics 2004; 35: 336-345.

Hamer H, Wyllie E, Lüders H. Symptomatology of epileptic seizures in the first three years of life. Epilepsia 1999; 40: 837-844.

JahodovaA, KrsekP, KomarekV, et al. Frontal lobe epilepsy with atypical seizure semiology resembling shuddering attacks or wet dog shake seizures. Epileptic Disord 2012; 14: 69-75.

Jehi L. The role of semiology in the work-up of frontal lobe epilepsy: in the eye of the beholder. Epilepsy Currents 2014; 14: 194-195.

Job A, De Palma L, Principe A, et al. Thepivotalroleofthesupplementarymotor area in startle epilepsy as demonstrated by SEEG epileptogenicity maps. Epilepsia 2014; 55: 85-88.

Jobst B, Siegel A, Thadani V et al. Intractable seizures of frontal lobe origin: clinical characteristics localizing signs, and results of surgery. Epilepsia 2000; 41: 1139-1152.

Kolb B, Whishaw I. Fundamentals of Human Neuropsychology(5thed.).Worth Publishers, 2003, Chapter 16.

Kotagal P, Morris H, Meencke H, et al. Semiologic seizure classification. Epilepsia 2003; 39: 1006-1013.

Lawson JA, Cook MJ, Vogrin S, et al. Clinical, EEG, and quantitative MRI differences in pediatric frontal and temporal lobe epilepsy. Neurology 2002; 58: 723-729.

Mai R, Sartori I, Francione S, et al. Sleep related hyperkinetic seizures: always related to frontal lobe onset? Neurol Sci 2005; 26(S3): 220-224.

Manford M, Fish D, Shorvon S. An analysis of clinical seizure patterns and their localizing value in frontal and temporal lobe epilepsies. Brain 1996; 119: 17-40.

Mascia A, Quarato P, Sparano V, et al. Cardiac asystole during right frontal lobe seizures: a case report. Neurol Sci 2005; 26: 340-343.

Montavont A, Kahane P, Catenoix H, et al. Hypermotor seizures in lateral and mesial parietal epilepsy. Epilepsy Behav 2013; 28: 408-412.

Nobili L, Francione S, Mai R, et al. Nocturnal frontal lobe epilepsy: intracerebral recordings of paroxysmal motor attacks with increasing complexity. Sleep2003; 26: 883-886.

Penfied W, Welch K. The supplementary motor area of the cerebral cortex: a clinical and experimental study. Arch Neurol Psychiatry 1951; 66: 289-317.

Petrides M. Mapping prefrontal cortical systems for control of cognition. In A. Toga and J.C. Mazziotta (eds). Brain Mapping: The Systems. San Diego: Academic Press, 2000, pp. 159-176.

Rheims S, Demarquay G, Isnard J, et al. Ipsilateral head deviation in frontal lobe seizures. Epilepsia 2005; 46: 1750-1753.

Rheims S, Ryvlin P, Scherer C, et al. Analysis of clinical patterns and underlying epileptogenic zones of hypermotor seizures. Epilepsia 2008; 49: 2030-2040.

Ryvlin P, Minotti L, Demarquay G, et al. Nocturnal hypermotor seizures, suggesting frontal lobe epilepsy can originate in the insula. Epilepsia 2006; 47: 755-765.

Schernthaner C, Lindinger G, Poetzelberger et al. Autonomic epilepsy – the influence of epileptic discharges on heart rate and rhythm. Wien Klin Wochenschr 1999; 111(10):392-401.

Semendeferi K, Damasio H. The brain and its main anatomical subdivisions in living hominoids using magnetic resonance imaging. J Hum Evol 2000; 38: 317-332.

Sinclair DB, Wheatley M, Snyder T. Frontal lobe epilepsy in childhood. Pediatr Neurol 2004; 30: 169-76.

Tassinari CA, Rubboli G, Gardella E, et al. Central pattern generators for a common semiology in frontolimbic seizures and in parasomnias. A neuroethologic approach. Neurol Science 2005; 26 (S3): 225-232.

Tinuper P, Bisulli F, Cross H, et al. Definition and Diagnostic Criteria of Sleep-related Hypermotor Epilepsy. 2016; 86: 1834-1842.

Tuxhorn I. Somatosensory auras in focal epilesy: A clinical, video EEG and MRI study. Seizure 2005; 14: 262-268.

Weinstock A, Giglio P, Kerr SL, et al. Hyperkinetic seizures in children. J Child Neurol 2003; 18: 517-524.

Williamson P, Spencer D, Spencer S, et al. Complex partial seizures of frontal lobe origin. Ann Neurol 1985; 57: 577-582.

第11章

后头部皮质症状学

Stefano Francione, Roberto Mai，著
杨光路，译

要 点

- 儿童后头部癫痫的文献较少，主要是因为定位诊断困难。
- 在幼儿中也常常报道先兆（主要是视觉和躯体感觉），或可借此推断。
- 客观症状学包括早期的多种眼征，常伴有两种主要的发作模式：躯体运动（额叶传导）和自动行为（颞叶传导）。
- 癫痫痉挛发作在低龄儿童中很常见。
- 与其他脑定位相比，诊断后头部癫痫更要基于多模态的解剖-电-临床方法。

后头部皮质起源于顶枕叶，包括解剖与功能上邻近颞叶的癫痫仅占局灶性癫痫的少数（Boesebeck et al., 2002）。实际上，后头部癫痫（posterior cortex epilepsies, PCE）在临床和外科学中的描述很少，这与其复杂的症状学表现，以及由其造成的致痫区、发作期放电的起始区与早期扩散区的精准定位困难有关（Bancaud et al., 1970; Kahane et al., 2006; Bancaud, 1969; Boesebeck et al., 2002; Bartolomei et al., 2011）。这在小儿癫痫中更为常见，原因是儿童EEG模式常常弥散而不集中，很难获得后头部癫痫主观/客观的发作症状学时间表。本章的目的是描述儿童后头部癫痫的症状学。由于症状学特点严格依赖于负责视觉与感觉运动整合的后头部区域在生理、解剖学功能方面的作用，所以，我们首先综合回顾大脑后头部的解剖功能学与生理学特点。

顶叶以顶内沟为界，大致分为顶上小叶和顶下小叶。顶上小叶包括前面的Brodmann 5区（BA5），构成体感联合皮层。顶上小叶后面的区域对应于Brodmann 7区（BA7）。在内侧，7区延伸至楔前叶，这一区域对应于顶上多模皮层，它主要参与视觉–运动协调。顶下小叶由角回和缘上回组成，大致相当于Brodmann 39区和40区。顶叶在整合身体各部位的感觉信息、操控物体、处理触觉相关的信息，以及视空间处理等方面发挥着重要作用。

枕叶是视觉处理皮层，包含大部分视觉系统的解剖区域。初级视皮层（BA17），称为V1，位于枕叶内侧的距状沟内，延续至枕叶后极。V1外的视觉驱动区域称为外横纹皮质（BA18-19），几乎占据了整个枕叶的周围皮质。横纹皮质区域专门处理所有不同的视觉任务，如视空间处理、颜色辨别、运动感知等。就我们的目的而言，即通过症状和体征的演变来理解癫痫发作的症状学，初级视皮层主要投射到颞枕交界区（腹侧通路）和顶枕交界区（背侧通路）（Ungerlaider & Haxby, 1982; Binkofski & Buxbaum, 2002）。

背侧通路被称为“空间”通路（就像空间视觉一样）和“方式”通路（就像视觉行动一样）（Goodale & Milner, 1992）。后顶皮质（posterior parietal cortex ,PPC）接受躯体感觉和（或）视觉输入，然后通过运动信号控制身体运动和眼球运动。背侧通路参与空间意识并和行为指导，它有两个截然不同的功能特征：一个是有详细的视野图，另一个旨在检测和分析运动。

后顶皮质对于感知和解读空间关系、准确的身体意象，以及学习在空间中协调身体的技能至关重要（Inouchi et al., 2013）。腹侧通路与物体识别与表述有关，也称为“内容”通路，它与颞叶内侧结构、颞底区域和边缘系统有很强的关联性。视觉信息通过初级视觉皮层进入腹侧通路，然后依次穿过剩余区域。腹侧通路的所有区域都受到注意力、工作记忆和情绪等视网膜外因素的影响。因此，腹侧通路不仅描述外部因素，而且在判断这些因素的重要性方面也起着至关重要的作用（Latini et al., 2015）。

要想更好地认识小儿后头部癫痫的症状学特点，首先需要回顾成人神经病学的顶枕叶癫痫的典型症状（Sveinbjornsdottir & Duncan, 1993），该症状学也适用于年长儿（图11-1）。其次，我们会指明一些针对低龄儿童的特殊性，重点关注癫痫外科。事实上，小儿后头部手术的相关研究很少（Sinclair et al., 2005; Mohamed et al., 2011; Ibrahim et al., 2012），这是因为儿童常常被包括在成年患者的手术研究中，这些研究包括枕叶癫痫（occipital lobe epilepsy, OLE）手术（Salanova et al., 1992; Williamson et al., 1992a; Caicoya et al., 2007; Binder et al., 2008; Tandon et al., 2009）、顶叶癫痫（parietal lobe epilepsy, PLE）手术（Williamson et al., 1992b; Binder et al., 2009）或PCE手术（Dalmagro et al., 2005; Yu et al., 2009; Jehi et al., 2009; Liava et al., 2012）。

顶叶癫痫症状学

PLE患者最常出现的躯体感觉先兆包括各种类型的感觉异常、感觉迟钝与疼痛。感觉异常是顶叶癫痫中最常见的感觉现象。它们常定位于发作起始对侧，包括麻木感、针刺感和偶尔不适的爬行感。虽然40%的患者可能表现出类似于杰克逊运动的发作，但仍可定位于对侧顶叶（Ristic et al., 2012; Francione et al., 2015）。发作性疼痛虽然很少见，但通常提示岛叶受累，也可能是顶叶放电的症状。疼痛通常包括灼热感，具有定位和分布特点，类似于感觉异常的令人不快的感觉障碍（Isnard et al., 2011; Montavont et al., 2015）。另一个罕见的症状是身体部分的感觉异常，通常是手，感觉不属于自己，即“异手症”（Leiguarda et al., 1993）。据报道，大约10%的顶叶癫痫患者表现为眩晕和其他前庭觉，这主要来源于颞顶交界区（Tarnutzer at al., 2015）。此外，也有报道顶叶癫痫发作症状表现为：患者感觉到身体某部位在动，但实际上观察不到身体在动（Mailo & Tang-Wai, 2015）。体像障碍和躯体错觉是PLE第二常见的发作症状，它们包括扭曲姿势、肢体位置或运动的错觉。

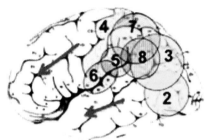

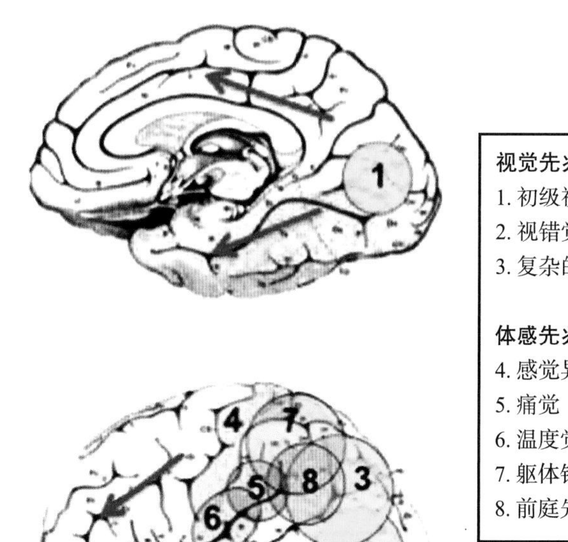

视觉先兆
1. 初级视幻觉黑矇
2. 视错觉
3. 复杂的视幻觉
体感先兆
4. 感觉异常
5. 痛觉
6. 温度觉
7. 躯体错觉
8. 前庭先兆
◇ 扭转 / 眼阵挛
◇ 颞叶样模式
◇ 额叶样模式

图 11-1 后头部癫痫发作的主要临床特点

明显的语言功能障碍已有报道，特别是对于优势侧顶下小叶（Sveinbjornsdottir & Duncan, 1993; Francione et al., 2015）。发作起始于顶下小叶、顶盖（木偶样动作）及内侧区的癫痫表现为过度运动（Nishibayashi et al., 2009; Bartolomei et al., 2011; Fluchère et al., 2012; Montavont et al., 2013; Enatsu et al., 2014; Gibbs et al., 2015）。包括扣带回在内的顶叶内侧皮质起源的发作，也可能与颞叶癫痫发作相似（Akimura et al., 2003; Garzon & Lüders, 2008; Alkawadri et al., 2013; Enatsu et al., 2014）。顶叶癫痫也可能类似于SMA样发作（Ikeda et al., 2001; Umeoka et al., 2007）。

枕叶癫痫症状学

视幻觉被认为是枕叶癫痫发作的标志之一，不同的研究中发生比例不同（Salanova, 1992; Williamson et al., 1992a），而且儿童发作也常有报道（Fogarasi et al., 2003; Liava et al., 2015）。视幻觉可能是阳性的（看到物体）或阴性的（看不见物体），已经报道了各种不同类型的视幻觉。

初级视幻觉最常见，通常是五颜六色、形状各异（圆形、方形、三角形）的，可能出现在健侧、盲侧或损伤的半视野中。这种幻觉通常定位于对侧半视野（约50%的病例），但有时局限于一个象限。视幻觉可以水平移动，通常从对侧移动到发作起始侧（Bien et al., 2000; Blume et al., 2000; Adcock & Panayiotopoulos, 2012）。

与枕颞叶或颞枕叶起源的癫痫相比，单纯性枕叶起源的癫痫发作较少出现复杂的视幻觉。这些幻觉表现为人、动物、物体、图形或场景等形式。幻觉可能是患者熟悉的、友好的或令人恐惧的，它们可能出现在半侧视野中的小面积或大面积区域，或者在视野中央，可以是静止的或水平移动的。在非常合作的患者中，我们发现与颞叶癫痫发作的幻觉相比，枕叶癫痫发作没有情绪成分（Shaw et al., 2012; Liava et al., 2015）。

发作性黑矇也很常见，如果没有特别询问，就可能会漏诊。视力减退常累及双侧，但在癫痫发作放电的对侧也可能发生同向性偏盲。发作性黑矇通常包括短暂性意识丧失，如果持续时间过长，可能发展成黑矇癫痫持续状态（Shaw et al., 2012; Liava et al., 2015）（图11-2）。

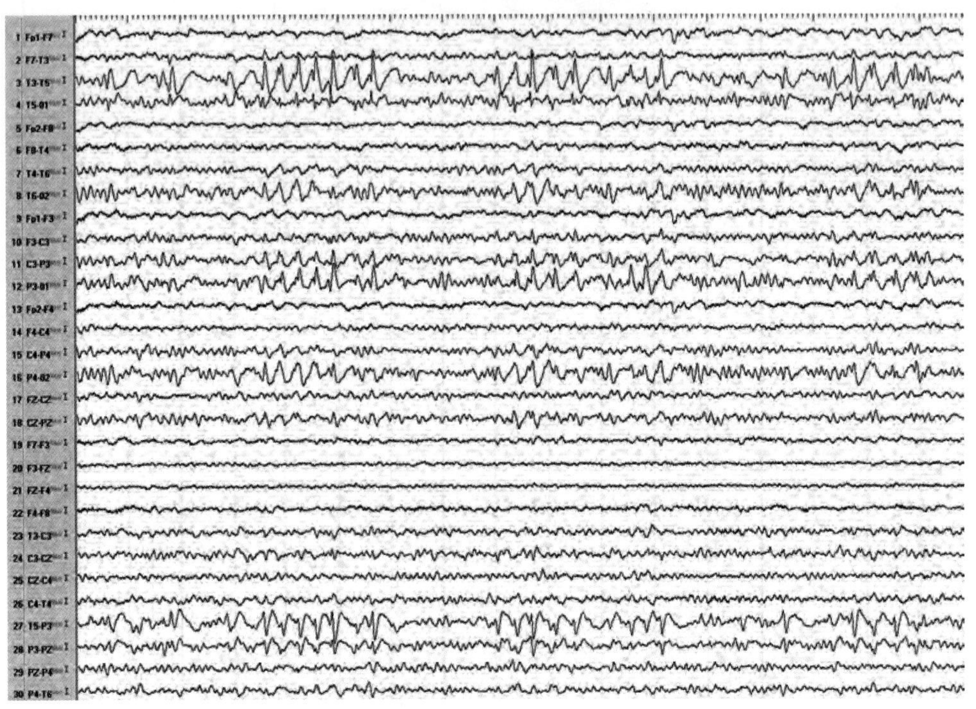

图 11-2　10 岁女孩发作间期脑电图，左半球后头部可见明显异常

此患儿右利手，8岁时开始自述视力模糊后出现黑矇，有时仅在右半侧视野出现的单纯视幻觉（闪光）或更复杂的视幻觉，被描述为一张不认识的彩色小脸。在出现各种先兆时，她总能够说话，之后可能出现意识丧失、眼球运动、过度换气，甚至摔倒；发作后无语言功能障碍。尽管应用两种抗癫痫药物治疗（丙戊酸钠、拉莫三嗪），但在住院视频脑电图监测时，癫痫仍然每天发作。神经系统检查显示右眼轻度会聚性斜视。如此图所示，节律性棘慢复合波的发放局限于左半球的枕及后颞区并累及顶叶，只在右枕区出现同步性慢波。

当癫痫发作起源于颞顶枕叶交界区域时，就可能出现视错觉。简单视错觉包括图像扭曲、体积改变（变大或缩小）、形状改变（视物变形）、明暗度或清晰度改变，直线可能呈波浪状（曲影症），物体可能会倾斜（斜视），可能会失色（色盲）。当看远处的物体显得模糊时（大的：视物显近显大症，小的：视物显远显小症），或者物体持续或反复出现（持续后像），此时可能存在复杂的错觉（Adcock & Panayiotopoulos, 2012）。

眼球运动的症状和体征包括不自主眨眼、眼睑扑动、眼球震颤、眼球运动感觉，眼球偏斜也有可能，这些通常反映了发作性放电传播到了枕叶外。自我感觉眼球在动，但并未观察到眼球在动，这已报道是一种枕叶癫痫发作的征象。枕叶癫痫常伴或不伴头部偏斜的强直性或阵挛性眼球偏斜，发作起始几乎总是位于头眼运动的对侧。在枕叶癫痫发作期间，高达50%的患者会出现不自主眨眼或眼球震颤（Blume et al., 2005; Kellinghaus et al., 2008; Liava et al., 2014）。

在枕叶癫痫中，发作期和（或）发作后头痛的发生率大于50%，可与偏头痛混淆（反之亦然）（Panayotopoulos, 1999; Dainese et al., 2012）。发作期呕吐、眼球偏斜和自主神经紊乱也指向枕叶起源，这些见于经典的Panayiotopoulos描述的儿童易感性良性癫痫综合征（Panayiotopoulos, 2002）（图11-3）。

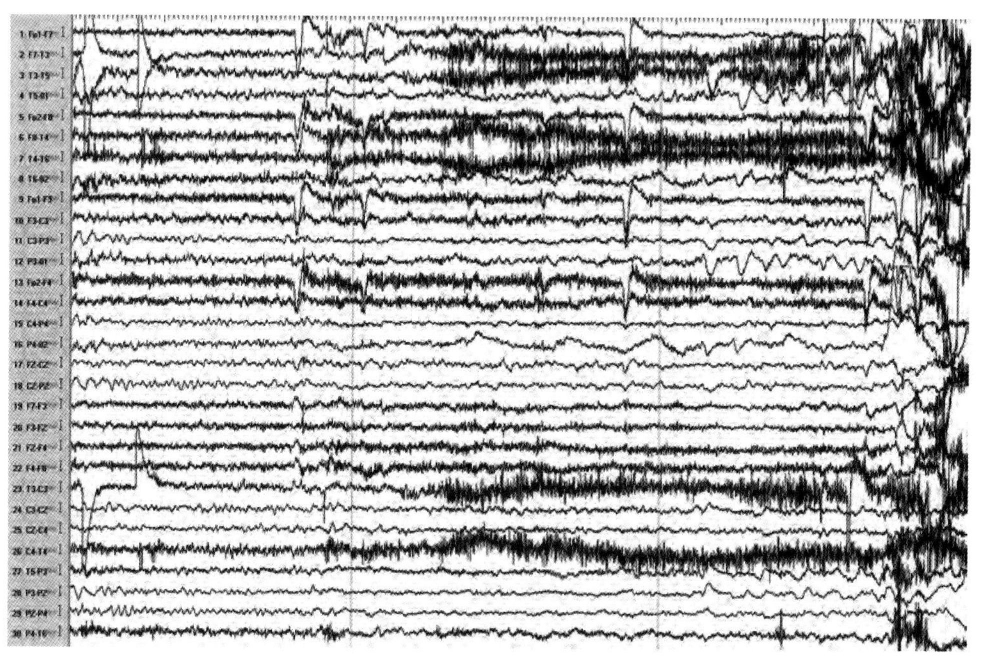

图 11-3　患者的发作期 VEEG 监测

临床表现：患者在眨眼后（黑色竖线前1 s的眼动伪影）表现为眼球向右的强直性偏斜，随后立即对观察人员说："我看不见了。"之后出现数秒的双眼凝视，但是当观察人员进入房间后，她又可以眨眼、数指，还可以回答所有问题。后来她解释说，视野完全模糊，但没有任何其他感觉。

尽管存在肌电伪差，但脑电图记录显示左后脑区电压低平（P3-T5、P3-Tz、横向导联上看得更清楚），随后是快速地募集性放电，直到发作结束，其特征是在相同部位出现一串节律性的δ波。

幼儿的特殊表现

在最近的一项研究中（Liava et al., 2014），笔者分析了62例后头部癫痫患儿（其中24名女童），大约占在笔者（米兰）中心接受剪裁式癫痫外科手术的患儿的20%。其中，绝大多数（75%）患儿表现为局灶性发作，25%的患儿表现为癫痫性痉挛（其中的一半患儿内含局灶性发作）。大部分患儿癫痫发作频率较高（63%的患儿每日发作）。10%的患儿由于癫痫持续状态使得病情演变较为复杂。将62例确诊为后头部的癫痫患儿进行组分析，然后将其分为4个亚组（表11-1）：

（1）严格限制在顶叶范围内的剪裁式切除，即单纯顶叶癫痫组（单纯PLE组，11例）；

（2）严格限制在枕叶范围内的切除术，即单纯枕叶癫痫组（单纯OLE组，8例）；

（3）受益于主要涉及枕叶但也累及部分顶叶和（或）颞叶的切除术的患儿（O+组，26例）；

（4）接受大范围多脑叶切除的患儿（扩大OTP组，17例）。

患儿常见的发作期症状包括视觉先兆加眼动征，之后表现为头部轴性偏斜伴偏侧阵挛或扭转性发作（30%），或者自主神经表现及口咽自动症（55%）。前一种模式常见于单纯PLE组（60%），而后者更常见于切除枕叶的患儿（50%）。四组患者的主观症状和客观表现详见表11-1。

表 11-1 根据切除范围确定各组的解剖电临床特征（同一患者可以同时出现多项体征）

	单纯 OLE：8（例）	O+：26（例）	扩大 OTP：17（例）	单纯 PLE：11（例）
起病年龄（岁）	6(1 ~ 13)	3.27(0 ~ 14)	1.45(0 ~ 5)	3.2(0 ~ 9)
手术年龄（岁）	8.5(2 ~ 14)	9.58(2 ~ 16)	5.9(2 ~ 16)	7.27(1 ~ 12)
家族史	1(12.5%)	2(7.7%)	5(29.4%)	3(27%)
视野缺损				
术前既有或术后新发的同向性偏盲	5(62.5%)/3(37.5%)	5(19.23%)/12(46%)	5(29.4%)/6(35.3%)	1(9%)/0
术前既有或术后新发的缺损	1(12.5%)/2(25%)	2(7.7%)/5(19.23%)	5(29.4%)/6(35.3%)	0/0
眼球运动障碍	2(25%)	3(11.5%)	9(53%)	0
神经系统损伤	0	2(7.7%)	3(17.6%)	4(36.4%)
神经心理损伤	3(37.5%)	10(38.5%)	11(64.7%)	5(45.5%)
发作类型				
简单部分性发作	0	2(7.7%)	1(5.9%)	2(18.2%)
复杂部分性发作	7(87.5%)	21(80.7%)	9(53%)	8(72.7%)
痉挛发作	1(12.5%)	5(19.2%)	8(47%)	2(18.2%)
继发性全面性发作	2(25%)	2(7.7%)	1(5.9%)	6(54.5%)
持续状态	0	1(3.84%)	6(35.3%)	0
先兆	6(75%)	16(61.5%)	10(58.8%)	4(36.4%)
视觉先兆	6(100%)	11(68.7%)	5(50%)	0
阳性初级视幻觉（迟发）	5(4)	5(3)	1(0)	0
视幻觉 - 视错觉	0	2-2	0-3	0
黑矇	1	2	1	2(50%)
精神先兆	0	2(12.5%)	1(10%)	1(25%)
腹部先兆	0	3(18.7%)	1(10%)	1(25%)
恐惧	0	2(12.5%)	3(30%)	
躯体感觉先兆	0	0	0	
眩晕	0	1(6.2%)	0	
客观发作体征	5	24	17	10
初始眼偏斜	4(60%)	21(87.5%)	12(70.6%)	4(40%)
强直（对侧 / 同侧）	2(1/1)	16(10/6)	8(7/1)	4(3/1)
阵挛（对侧 / 同侧）	2(2/0)	5(5/0)	4(4/0)	0
头偏转（对侧 / 同侧）	0	2(2/0)	5(4/1)	2(1/1)
头眼偏转（对侧 / 同侧）	4(3/1)	15(9/6)	4(3/1)	3(30%)(2/1)
眼球运动	2(40%)	1(4.2%)	2(11.8%)	0
早期瞬目	1(20%)	7(29%)	5(29.4%)	0
对侧运动	2(40%)	10(42%)	9(53%)	7(70%)
肌张力亢进 / 障碍	2(40%)	7(29%)	7(41.2%)	3(30%)
阵挛	0	3(12.5%)	2(11.8%)	4(40%)
自动症	2(40%)	7(29%)	5(29.4%)	4(40%)
肢体自动 / 口自动	0/2(40%)	1(4.2%)/6(25%)	2(11.8%)/3(17.6	3(30%)/1(10%)
自主神经症状	2(40%)	6(25%)	2(11.8%)	1(10%)
同侧嘴角歪斜	0	5(20.8%)–1(4.2%)	0	2(20%)–0
发作性微笑	1(20%)	0	2(11.8%)	1(10%)

先兆

正如之前大量研究报道，视觉先兆是后头部癫痫最常见的主观表现，就发作事件的频率和特征而言，我们的研究对象与文献资料并无差异（表11-1）。除了视觉先兆，恐惧是另一个发作期常见的主观症状，可能是儿童感知到癫痫开始发作时产生的反应，而不是发作时的情绪变化（Liava et al., 2012）。以前，恐惧和焦虑被认为是顶叶癫痫的一种表现（Alemayehu et al., 1995），发病率高达17%（Bartolomei et al., 2011）。这与之前关于识别顶叶病变患者的恐惧面孔方面存在缺陷的报道相一致（Adolphs, 2002）。即使考虑到患者人数较少，但据报道，50%的受益于单纯顶叶切除术的有先兆的患儿出现了对侧感觉异常和眩晕，这些是顶叶癫痫最常见的主观表现（Salanova et al., 1995; Kim CH et al., 2004; Kim DW et al., 2004; Bartolomei et al., 2011）。眩晕现已属于累及颞顶叶交界区的前庭皮质或顶上区的痫样发作，这主要归功于电刺激研究的结果（Bartolomei et al., 2011; Balestrini et al., 2015）（图11-4）。

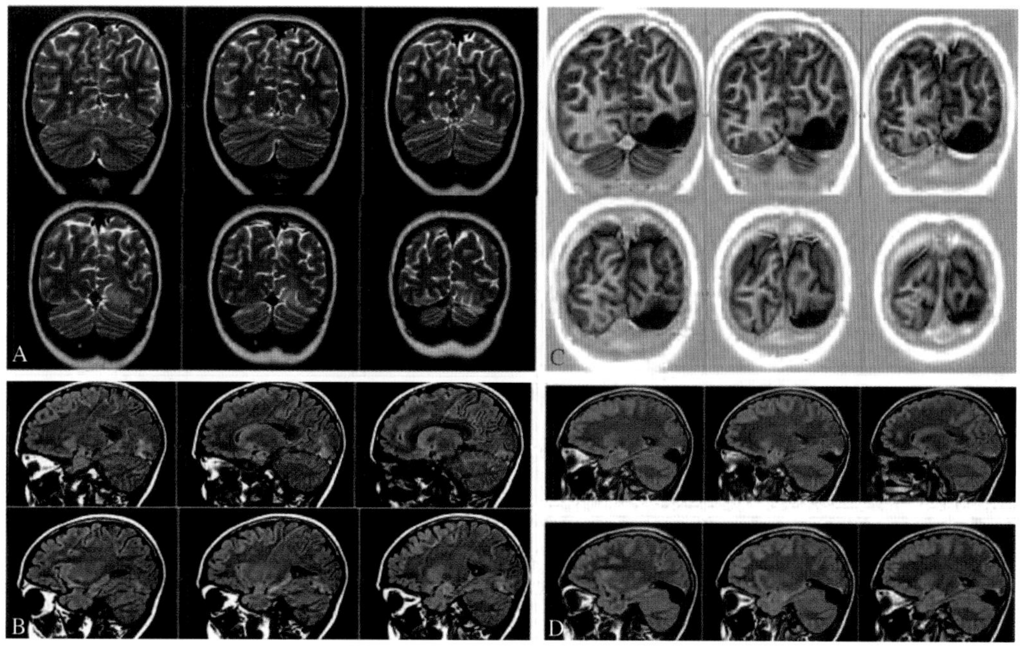

图 11-4　同一患者术前及术后 MRI

A（Turbo T_2W冠状位）和B（FLAIR矢状位）可以观察枕下和颞后区的病变，主要是内侧；可能是发育不良病变。由于病变部位与电临床特征密切相关，我们提出并实施了距状皮层下与舌回（包括病变）的皮质切除术（2007年11月），如图C（IR冠状位）和D（FLAIR矢状位）所示。

组织学显示在切除区域的Ⅰ型FCD范围内存在一个小的胚胎发育不良性神经上皮瘤。

患者术后一直没有癫痫发作：右上1/4象限的同向性偏盲是术后唯一的神经功能缺损；随后2年逐渐减停药物。认知功能随访（术后6个月、2年和5年）显示，开始时阅读速度慢，但阅读质量不受影响，而且在语言记忆方面有一些困难。这些问题在随访2年后有所改善，5年后消失，患者的认知水平完全正常。

如今，术后近10年，此患完成了中学学业，现已成为一名大学生。

眼球运动的临床表现

绝大多数患儿（85%）的发作期主要体征表现为以强直性眼球向对侧偏斜为主的眼动征。早期眼球偏斜的定位价值以不同的方式进行了讨论（Munari et al., 1993）。在一项对250例枕叶癫痫发作的研究中，Takeda等得出结论：头眼强直性偏斜和眼阵挛运动主要累及枕叶，也是最常见、最主要的发作期体征。这一数据与电刺激研究不同，后者认为刺激额眼区能引起眼球向对侧偏斜（Penfield & Jasper, 1954; Godoy et al., 1990; Blanke et al., 2003）。然而，最近主要来源于fMRI和TMS（Pierrot-Deseilligny et al., 2004）的研究显示，眼球追踪运动不仅与顶内区外侧的活动有关，还与顶叶内侧第二眼区有关，前者主司眼球扫视运动，并与额叶视区（FEF）密切相关；而后者位于大脑角回附近，电刺激此区也会引起眼球运动（Thier et al., 1998）。另外，为了明确眼球偏斜的定位价值，必须在每一例患者的全面的症状学表现中都评价这一体征，结合发作期体征和症状似乎有更好的定位价值。

简单和复杂的运动行为

在笔者的系列研究中，起源于顶叶的发作表现多种多样，如局灶性强直性发作和伴自动症的发作，再次证实了顶叶癫痫发作的误导性症状（Blume et al., 1991; Salanova et al., 1993; Ristic et al., 2012），这反映了顶叶癫痫发作可迅速传播到顶叶外或额叶，最常见于辅助运动区，或者颞叶边缘结构。而且，大部分单纯性PLE患者继发全面强直阵挛发作，绝大多数见于癫痫起病头一年内。这一特点与之前的报道一致，65% ~ 84.2%的研究显示：与其他癫痫类型相比，PLE患者更容易演变为惊厥发作（Kim DW et al., 2004; Kim CH et al., 2004; Binder et al., 2009）。

术前神经系统查体也应非常仔细地寻找发作性的视觉或眼运动功能障碍。在笔者研究对象中，确实有28%的病例在术前表现为眼动障碍，其中3/4的患者表现的特点是致痫灶对侧的眼球内斜视。另外，30%的术前视野缺损表现为同向性偏盲，但这一体征可能被忽略了，因为低龄患儿不能配合完成正确的视野检查。

单纯OLE组患者的平均癫痫起病年龄较大，是6岁，而O+组是3.27岁，单纯PLE组是3.2岁，扩大OTP组是1.45岁。

脑电图特征

之前的研究报道：OLE患者的头皮脑电图的定侧定位价值较差，这与起源于枕叶的癫痫发作快速向邻近区域扩散有关（Blume et al., 2005），也与大部分枕叶被掩盖有关，这就使识别与精确定位发作间期的放电变得困难（Tandon et al., 2009）。同样，一些报道强调了头皮EEG监测常常不能定位PLE（Williamson et al., 1992b; Kim DW et al., 2004）。然而，笔者研究发现，在前头部和广泛的间期放电的病例中，仅有19.3%的发作间期的EEG具有误导性，而在其余的病例中可以观察到发作间期放电以后头部为主。与之类似，69.6%的发作期EEG显示后头部发作起始，或者早期扩散至前头部，或者快速累及对侧后头部。

就这点而言，在OLE（Salanova et al., 1992; Palmini et al., 1993）患者的头皮EEG上经常能发现颞后发作间期放电。正如前面的报道（Jehi et al., 2009），这不一定有阴性预测价值，但是当其他症状与体征指向枕区时，这一EEG特征就可能作为定位枕叶致痫灶的标识（Williamson et al., 1992a）。事实上，颞叶的棘波与枕叶向颞叶内外侧结构大量投射有关。因此，当没有颞叶成像异常或极早期颞区症状学（腹部症状、精神症状、复杂视觉先兆）提示的情况下，这仅仅是一个EEG的特征，不能被认为是一个阴性的预测特征。总体而言，我们的研究结果表明，脑电图特征对于定位后头部是重要的，但并不足以精确定义“手术切除范围”。

总结

对于儿童后头部癫痫发作，发作症状是确定致痫区的一个主要方面，但与其他癫痫发作定位相比，后头部定位更要综合分析，必须考虑每一位患儿全面的解剖-电-临床资料。事实上，准确分析发作症状的时间演变及其相应的电生理改变，结合发作间期神经系统体格检查及神经影像学特征，这有助于对PCE的解剖结构定位，其诊断的复杂性已在文献中强调过。

假如患儿术前表现视野缺损，单侧初级视幻觉及包括眼动和（或）眼阵挛运动的首发症状，则可能存在枕叶致痫灶。此外，如果在相应的枕叶发现病变或明显的低代谢区，那么综合上述所有因素后就可以建议手术而无须进一步检查。相反，如果患儿在眩晕之后，头向发作期放电同侧偏转，接着双侧强直发作，可是神经系统检查正常且无明显神经影像学异常，此时可以考虑顶叶癫痫，但很可能需要进行颅内检查，以便精准确定EZ及其与周围可能很接近的感觉运动区的解剖关系。

原书参考文献

Adcock JE, Panayiotopoulos CP. Occipital lobe seizures and epilepsies. J Clin Neurophysiol 2012; 29: 397-407.

Adolphs R. Neural systems for recognizing emotion. Curr Opin Neurobiol 2002; 12: 169-177.

Akimura T, Fujii M, Ideguchi M, et al. Ictal onset and spreading of seizures of parietal lobe origin. Neurol Med Chir (Tokyo) 2003; 43: 534-540.

Alemayehu S, Bergey GK, Barry E, et al. Panic attack as ictal manifestations of parietal lobe seizures. Epilepsia 1995; 36: 824-830.

Alkawadri R, So NK, Van Ness PC, et al. Cingulate epilepsy: report of 3 electroclinical subtypes with surgical outcomes. JAMA Neurol 2013; 70: 995-1002.

Appel S, Sharan A, Tracy J, et al. A comparison of occipital and temporal lobe epilepsies. Acta Neurol Scand 2015; 132: 284-290.

Balestrini S, Francione S, Mai R, et al. Multimodal responses induced by cortical stimulation of the parietal lobe: a stereo-electroencephalography study. Brain 2015; 138: 2596-2607.

Bancaud J. Epileptic crises of occipital origin (stereo-encephalographic study). Rev Oto Neuro Ophtalmol 1969; 41: 299-314.

Bancaud J, Angelergues R, Bernouilli C, et al. Functional stereotaxic exploration (SEEG) of epilepsy. Electroencephalogr Clin Neurophysiol 1970; 28: 85-86.

Bartolomei F, Gavaret M, Hewett R, et al. Neural networks underlying parietal lobe seizures: A quantified study from intracerebral recordings. Epilepsy Res 2011; 93: 164-176.

Bien CG, Benninger FO, Urbach H, et al. Localizing value of epileptic visual auras. Brain 2000; 123 (Pt 2): 244-253. Binder D,

Von Lehe M, Kral T, et al. Surgical treatment of occipital lobe epilepsy. J Neurosurg 2008; 109: 57-69.
Binder D, Podlogar M, Clusmann H, et al. Surgical treatment of parietal lobe epilepsy. J Neurosurg 2009; 110: 1170-1178.
Binkofski F, Buxbaum LJ. Two action systems in the human brain. Brain Lang 2013; 127: 222-229.
Blanke O, Seeck M. Direction of saccadic and smooth eye movements induced by electrical stimulation of the human frontal eye field: effect of orbital position. Exp Brain Res 2003; 150: 174-183.
Blume WT, Wiebe S. Occipital lobe epilepsies. Adv Neurol 2000; 84: 173-187.
Blume W, Wiebe S, Tapsell LM. Occipital epilepsy: lateral versus mesial. Brain 2005; 128: 1209-1225.
Boesebeck F, Schulz R, May T, et al. Lateralizing semiology predicts the seizure outcome after epilepsy surgery in the posterior cortex. Brain 2002; 125: 2320-2331.
Caicoya AG, Macarron J, Albisua J, et al. Tailored resections in occipital lobe epilepsy surgery guided by monitoring with subdural electrodes: characteristics and outcome. Epilepsy Res 2007; 77: 1-10.
Cossu M, Schiariti M, Francione S, et al. Stereoencephalography in the presurgical evaluation of focal epilepsy in infancy and early childhood. J Neurosurg Pediatr 2012; 9: 290-300.
D'Agostino MD, Bastos, A, Piras C, et al. Posterior quadrantic dysplasia or hemihemimegalencephaly.A characteristic brain malformation. Neurology 2004; 62:2214-2220.
Dainese F, Mai R, Francione S, et al. Ictal headache:headache as first ictal symptom in focal epilepsy. Epilepsy Behav 2011; 22:790-792.
Dalmagro CL, Bianchin MM, Velasco TR, et al. Clinical features of patients with posterior cortex epilepsies and predictors of surgical outcome. Epilepsia 2005; 46: 1442-1449.
Enatsu R, Bulacio J, Nair DR, et al. Posterior cingulate epilepsy: clinical and neurophysiological analysis. J Neurol Neurosurg Psychiatry 2014; 85: 44-50.
Fluchère F, McGonigal A, Villeneuve N, et al. Ictal "hemiballic-like" movement: lateralizing and localizing value. Epilepsia 2012; 53: 41-45.
Fogarasi A, Boesebeck F, Tuxhorn I. A detailed analysis of symptomatic posterior cortex seizure semeiology in children younger than seven years. Epilepsia 2003; 44: 89-96.
Francione S, Liava A, Mai R, et al. Drug-resistant parietal epilepsy: polymorphic ictal semiology does not preclude good post-surgical outcome. Epileptic Disord 2015; 17: 32-46.
Gibbs SA, Figorilli M, Casaceli G, et al. Sleep related hypermotor seizures with a right parietal onset. J Clin Sleep Med 2015; 11: 953-955.
Gil Nagel A, Garcia Morales I, HimenezHuete A, et al. Occipital lobe epilepsy secondary to ulegyria. J Neurol 2005; 252: 1178-1185.
Godoy J, Luders H, Dinner D, et al. Versive eye movements elicited by cortical stimulation of the human brain. Neurology 1990; 40: 296-9.
Goodale MA, Milner AD. Separate visual pathways for perception and action. Trends Neurosci 1992; 15: 20-25.
Grosbras MH, Leonards U, Lobel E, et al. Human cortical networks for new and familiar sequences of saccades. Cerebral Cortex 2001; 11: 936-945.
Ibrahim GM, Fallah A, Albert GW, et al. Occipital lobe epilepsy in children: characterization, evaluation and surgical outcomes. Epilepsy Res 2012; 93: 335-345.
Ikeda A, Matsumoto R, Ohara S, et al. Asymmetric tonic seizures with bilateral parietal lesions resembling frontal lobe epilepsy. Epileptic Disord 2001; 3: 17-22.
Inouchi M, Matsumoto R, Taki J, et al. Role of posterior parietal cortex in reaching movements in humans: clinical implication for "optic ataxia". Clin Neurophysiol 2013; 124: 2230-2241.
Isnard J, Magnin M, Jung J, et al. Does the insula tell our brain that we are in pain? Pain 2011; 152: 946-951.
Jehi L, O'Dwyer R, Najm I, et al. Longitudinal study of surgical outcome and its determinants following posterior cortex epilepsy surgery. Epilepsia 2009; 50: 2040-2052.
Jobst B, Williamson P, Thadani V, et al. Intractable occipital lobe epilepsy: clinical characteristics and surgical treatment. Epilepsia

2010; 51: 2334-2337.

Kahane P, Landre E, Minotti L, et al. The Bancaud and Talairach view on the epileptogenic zone: a working hypothesis. Epileptic Disord 2006; 8 (Suppl 2): S16-26.

Kahane P, Hoffmann D, Minotti L, et al. Reappraisal of the human vestibular cortex by cortical electrical stimulation study. Ann Neurol 2003, 54: 615-624.

Kellinghaus C, Skidmore C, Loddenkemper T. Lateralizing value of epileptic nystagmus. Epilepsy Behav 2008; 13: 700-702.

Kim CH, Chung CK, Lee SK, et al. Parietal lobe epilepsy: surgical treatment and outcome. Stereotact Funct Neurosurg 2004; 82: 175-185.

Kim DW, Lee SK, Yun CH, et al. Parietal lobe epilepsy: the semiology, yield of diagnostic workup, and surgical outcome. Epilepsia 2004; 45: 641-649.

Latini F, Hjortberg M, Aldskogius H, et al. The classical pathways of occipital lobe epileptic propagation revised in the light of white matter dissection. Behav Neurol 2015: 872645.

Lee HW, Hong SB, Seo DW, et al. Mapping of functional organization in human visual cortex: electrical cortical stimulation. Neurology 2000; 54: 849-54.119.11.

Liava A, Francione S, Cossu M, et al. Individually tailored extratemporal lobe epilepsy surgery in children: anatomo-electro-clinical features and outcome predictors in a population of 53 cases. Epilepsy Behav 2012; 25: 68-80.

Liava A, Mai R, Tassi L, et al. Paediatric epilepsy surgery in the posterior cortex: a study of 62 cases. Epileptic Disord 2014; 16: 141-164.

Ludwig BI, Ajmone Marsan C. Clinical ictal patterns in epileptic patients with occipital electroencephalographic foci. Neurology 1975; 25: 463-471.

Mailo J, Tang-Wai R. Insight into the precuneus: a novel seizure semiology in a child with epilepsy arising from the right posterior precuneus. Epileptic Disord 2015; 17: 321-327.

Mohamed A, Freeman J, Maixner V, et al. Temporoparieto-occipital disconnection in children with intractable epilepsy. J Neurosurg Pediatrics 2011; 7: 660-670.

Montavont A, Mauguière F, Mazzola L, et al. On the origin of painful somatosensory seizures. Neurology 2015; 84: 594-601.

Montavont A, Kahane P, Catenoix H, et al. Hypermotor seizures in lateral and mesial parietal epilepsy. Epilepsy Behav 2013; 28: 408-412.

Munari C, Bonis A, Kochen S, et al. Eye movements and occipital seizures in man. Acta Neurochirurgica (Suppl) 1984; 33: 47-52.

Munari C, Tassi L, Francione S, et al. Occipital seizures with childhood onset in severe partial epilepsy: a surgical perspective. In: Andermann F, Beaumanoir A, Mira L, Roger J, Tassinari CA (eds). Occipital Seizures and Epilepsies in Children. London: John Libbey and Company 1993, pp. 203-211.

Nishibayashi H, Ogura M, Taguchi M, et al. Nondominant parietotemporal cortical dysplasia manifesting as hypermotor seizures. Epilepsy Behav 2009; 14: 691-695.

Palmini A, Andermann F, Dubeau F, et al. Occipito-temporal epilepsies: evaluation of selected patients requiring depth electrodes studies and rationale for surgical approaches. Epilepsia 1993; 34: 84-96.

Panayiotopoulos CP. Visual phenomena and headache in occipital epilepsy: a review, a systematic study and differentiation from migraine. Epileptic Disord 1999; 1: 205-216.

Panayiotopoulos CP. Panayiotopoulos Syndrome: a Common and Benign Childhood Epileptic Syndrome. London: John Libbey & Company, 2002.

Penfield W, Jasper H. Epilepsy and the Functional Anatomy of the Human Brain. Boston: Little, Brown and Co, 1954.

Pierrot-Deseilligny C, Milea D, Muri RM. Eye movement control by the cerebral cortex. Curr Opin Neurol 2004; 17: 17-25.

Ristic A, Alexopoulos A, So N, et al. Parietal lobe epilepsy: the great imitator among focal epilepsies. Epileptic Disord 2012; 14: 22-31.

Salanova V, Andermann F, Olivier A, et al. Occipital lobe epilepsy: electroclinical manifestations, electrocorticography, cortical stimulation and outcome in 42 patients treated between 1930 and 1991. Surgery of occipital lobe epilepsy. Brain 1992; 115: 1655-1680.

Salanova V, Andermann F, Rasmussen T, et al. Parietal lobe epilepsy. Clinical manifestations and outcome in 82 patients treated surgically between 1929 and 1988. Brain 1995; 118: 607-627.

Shaw S, Kim P, Millett D. Status epilepticus amauroticus revisited: ictal and peri-ictal homonymous hemianopsia. Arch Neurol 2012; 69: 1504-1507.

Sinclair DB, Wheatley M, Snyder T, et al. Posterior resection for childhood epilepsy. Pediatric Neurol 2005; 32: 257-263.

Sveinbjornsdottir S, Duncan JS. Parietal and occipital lobe epilepsy: a review. Epilepsia 1993; 34: 493-521.

Takeda A, Bancaud J, Talairach J, et al. Concerning epileptic attacks of occipital origin. Electroencephal Clin Neurophysiol 1970; 28: 647-648.

Tandon N, AlexopoulosA, Warbel A, et al. Occipital epilepsy: spatial categorization and surgical management. J Neurosurg 2009; 110: 306-318.

Tarnutzer AA, Lee SH, Robinson KA, et al. Clinical and electrographic findings in epileptic vertigo and dizziness: a systematic review. Neurology 2015; 84: 1595-1604.

Thier P, Andersen RA. Electrical microstimulation distinguishes distinct saccaderelated areas in the posterior parietal cortex. J Neurophysiol 1998; 80: 1713-1735.

Umeoka S, Baba K, Terada K, et al. Bilateral symmetric tonic posturing suggesting propagation to the supplementary motor area in a patient with precuneate cortical dysplasia. Epileptic Disord 2007; 9: 443-448.

Ungerleider LG, Haxby JV. "What" and "where" in the human brain. Curr Opin Neurobiol 1994, 4: 157-165.

Williamson PD, Thadani VM, Darcey TM, et al. Occipital lobe epilepsy: clinical characteristics, seizure spread patterns, and results of surgery. Ann Neurol 1992a; 31: 3.

Williamson PD, Boon PA, Thadani VM, et al. Parietal lobe epilepsy: diagnostic considerations and results of surgery. Ann Neurol 1992b, 31: 193-201.

Yamamoto J, Ikeda A, Matsuhashi M, et al. Seizures arising from the inferior parietal lobule can show ictal semiology of the second sensory seizure (SII seizure). J Neurol Neurosurg Psychiatry 2003; 74: 367-369.

Yang PF, Jia YZ, Lin Q, et al. Intractable occipital lobe epilepsy: clinical characteristics, surgical treatment, and a systematic review of the literature. Acta Neurochirurgica 2015; 157: 63-75.

Yu T, Wang Y, Zhang G, et al. Posterior cortex epilepsy: diagnostic considerations and surgical outcome. Seizure 2009; 18: 288-292.

第12章

岛叶症状学

Petia Dimova，著
王海祥，译

要 点

- 岛叶癫痫发作表现出大量多种多样的主观症状和客观征象。
- 由于岛叶和其他脑区紧密连接，岛叶癫痫发作存在3种主要的症状学模式。
- 儿童岛叶癫痫发作与成人并没有太多实质上的区别。婴儿期症状可能没有特异性，症状会随着年龄的增长发生改变，包括报道比较多的先兆。
- 儿童期岛叶癫痫以各种各样的运动和过度运动症状为主，所以这个年龄段需要与岛叶癫痫发作进行鉴别诊断的主要是额叶癫痫。

岛叶隐藏在额、颞、顶叶盖部之下，表面被致密的大脑中动脉血管分支覆盖，这些解剖结构特点导致岛叶相关的探索和手术存在高风险和高并发症。自20世纪中叶就开始了岛叶功能的研究（Penfield & Faulk 1955; Augustine, 1996）。Penfield和Faulk基于电刺激研究的初始工作提示岛叶与许多周围的功能脑区存在大量的连接。在随后的50年里，深入的试验和观察明确了岛叶参与多种功能，是第五脑叶和最小的脑叶。作为内脏感觉运动区、躯体感觉运动联合区、前庭和听觉处理区、语音和语言区，以及边缘整合皮质，岛叶发挥着相关作用（Augustine, 1996）。Penfield的研究结果也提示岛叶电刺激能够产生各种各样的发作模式，这一结论一直到现在都是正确的。

基于纯岛叶癫痫的岛叶切除结果（Guillaume & Mazars, 1948, 1949）和颞叶癫痫病例中表现有岛叶皮质放电而进行岛叶切除的结果（Penfield & Flanigin, 1950; Silfvenius et al., 1964），岛叶癫痫的概念得到了进一步阐述。颞叶切除后岛叶癫痫样放电无预后意义，而且研究发现部分或完全切除岛叶并没有带来更好的效果，反而增加了术后运动障碍的风险（Silfvenius et al., 1964），这导致岛叶很多年没有得到进一步研究。所以，直到20世纪末，只发表了少数病灶性的岛叶病例（Hatashita et al., 1983; Fiol et al., 1988; Cascino & Karnes, 1990; Roper et al., 1993; Cukiert et al., 1998），但是通过立体定向置入深部电极（SEEG）使岛叶癫痫的研究又向前迈进了一步（图12-1），其证明了岛叶在所有的颞叶癫痫发作病例中均受累（Isnard et al., 2000; Afif et al., 2008a; Blauwblomme et al., 2013），并且在某些形式的局灶性癫痫发作中，岛叶皮质也可能是潜在的发作启动区（Isnard et al., 2004）。这再次激发了人们对岛叶癫痫的兴趣，并且同时提供了大量有关岛叶癫痫发作的症状学数据。这里，我们先对岛叶癫痫症状学进行一般性概述，再着重强调儿童岛叶癫痫的特点。

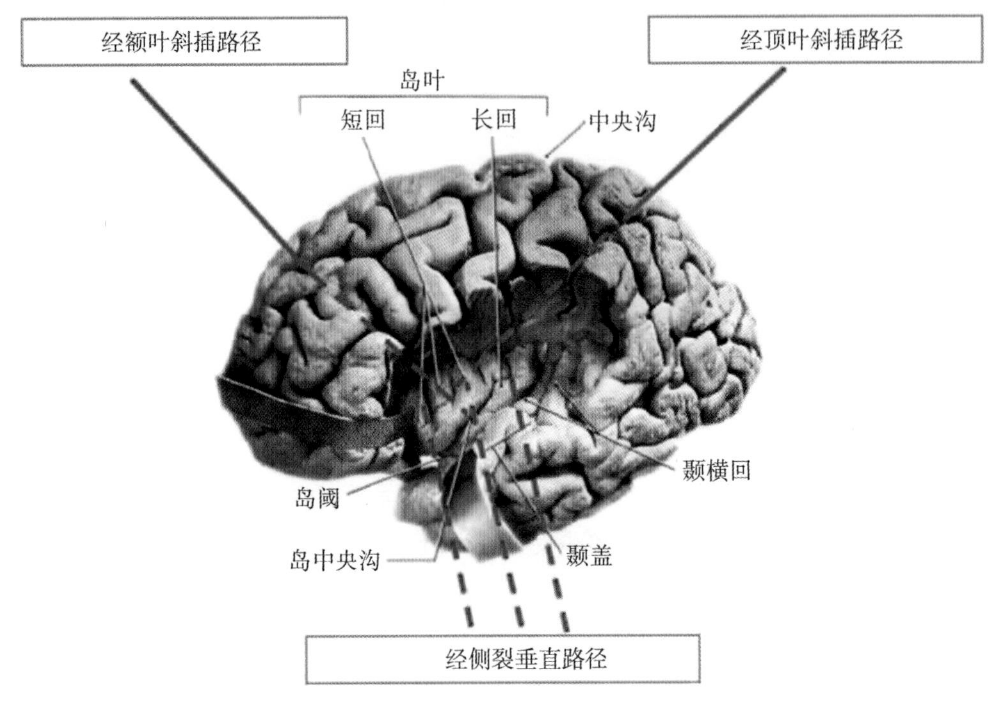

图 12-1　通过立体定向深部电极正交垂直法和斜插法探查岛叶（改自 P. Kahane）

概述

岛叶癫痫发作的症状学是不均匀的，而且在单个病例或大宗系列病例中已经报道了许多临床症状。表12-1总结了各种主观和客观的临床症状。

与多种发作期表现相吻合的是，SEEG探查过程中使用的深部电极岛叶触点电刺激（electrical stimulations, ES）也可以引起躯体感觉、疼痛、内脏感觉、味觉、听觉和前庭感觉、语言障碍，内脏运动征象及运动表现（Ostrowsky et al., 2000, 2002; Isnard et al., 2004; Afif et al., 2008b, 2010a, 2010b; Nguyen et al., 2009; Malak et al., 2009; Proserpio et al., 2011; Stefani et al., 2011; Soros, 2011; Almashaikhi et al., 2013; Mazzola et al., 2014）。

来自岛叶癫痫发作病例的岛叶症状学及基于岛叶电刺激反应的数据均证实了岛叶皮质功能解剖的特异性（Ostrowsky et al., 2000; Isnard et al., 2004; Nguyen et al., 2009; Proserpio et al., 2011; Afif et al., 2008b, 2010a; Mazzola et al., 2014）。内脏运动、内脏感觉和自主神经变化最常见于前岛叶，而躯体感觉、听觉和前庭感觉大多与后岛叶有关。较早的研究中显示疼痛感与后岛叶有关（Ostrowsky et al.,

2000, 2002; Isnard et al., 2004），但最近研究显示更与前岛叶有关（Afif et al., 2008b, 2010a, 2010b）。

表 12-1　岛叶癫痫发作的主观症状 / 先兆和客观临床征象 / 症状及其参考文献（第一作者及出版年份）

先兆	参考文献
内脏感觉	Fiol, 1988; Roper, 1993; Cukiert, 1998; Isnard, 2000, 2004; Duffau, 2002; Dupont, 2003; Foyaca-Sibat, 2005; Wyder-Westh, 2005; Dobesberger, 2008; Davis, 2008; Nguyen, 2009; Malak, 2009; von Lehe, 2009; Smith, 2010; Proserpio, 2011; Stephani, 2011; Dionisio, 2011; Chevrier, 2012; Weil, 2013; Mohamed, 2013; Geevasingha, 2014
躯体感觉	Cascino, 1990; Roper, 1993; Isnard, 2000, 2004; Duffau, 2002; Aghakhani, 2004; Rosetti, 2005; Ryvlin, 2006; Nguyen, 2009; Malak, 2009; von Lehe, 2009; Proserpio, 2011; Stephani, 2011; Heers, 2012; Chevrier, 2012; Irislimane, 2013; Mohamed, 2013; Tayah, 2013
嗅觉	Ostrowsky, 2000; Isnard, 2000, 2004; Duffau, 2002; Rona, 2008; Weil, 2013
味觉	Cascino, 1990; Duffau, 2002; Isnard, 2000; Desai, 2010; Stephani, 2011; Weil, 2013
听觉	Isnard, 2000; Zhang, 2008; Nguyen, 2009; von Lehe, 2009; Mohamed, 2013
情绪	
①不愉快的（多见）	Dupont, 2003; Ryvlin, 2006; Davis, 2008; Nguyen, 2009; Malak, 2009; von Lehe, 2009; Proserpio, 2001; Chiosa, 2013
②狂喜的	Isnard, 2004; Gschwind and Picard, 2014
客观临床征象	
自主神经	Fiol, 1983; Catenoix, 2008
①呕吐 ②竖毛 ③心动过速或心动过缓直至心搏骤停	Cutts, 2002 (另见 Warren, 2002); Seeck, 2003; Loddenkemper, 2004; Foyaca-Sibat, 2005; Seek, 2003; Foyaca-Sibat, 2005; Tayah, 2013; Chiosa, 2013, Catenoix, 2013
自动运动	Roper, 1993; Cukiert, 1998; Duffau, 2002; Desai, 2010; Bouthillier, 2012; Imoto, 2012
过度运动	Roper, 1993; Kaido, 2006; Ryvlin, 2006; Duffau, 2006; Dobesberger, 2008; Zhang, 2008; Nguyen, 2009; Malak, 2009; Soros, 2011; Proserpio, 2011; Chevrier, 2013; Irislimane, 2013; Mohamed, 2013
语言障碍	Duffau, 2002; Isnard, 2000, 2004; Proserpio, 2011; Heers, 2012; Chevrier, 2012
强直和 / 或阵挛	Hatashita, 1983; Roper, 1993; Cukiert, 1998; Isnard, 2000, 2004; Seeck, 2003; Zhang, 2008; Ngueyen, 2009; Malak, 2009; Levitt, 2010; Desai, 2010; Proserpio, 2011; Chiosa, 2013

一项颞叶内侧癫痫的FDG-PET研究发现，（不愉快的）情绪症状与前岛叶有关，而上腹部腹气上升感与岛叶后部有关（Dupont et al., 2003）。根据少数患者脑PET成像和电刺激结果提示罕见和复杂的狂喜感起源于背侧前岛叶皮质（Gschwind & Picard, 2014）。

一项基于电刺激的研究（Afif et al., 2010a）在岛叶各个部位进行了更精确的定位，从而发现了在岛叶癫痫发作中可以观察到的一些最典型的体征和症状。

（1）中岛短回（前岛叶）引起言语障碍和疼痛感；

（2）非痛性感觉异常和温度觉，但也有运动反应（肌阵挛和不随意异常运动）来自岛中央后回（后岛叶）；

（3）咽部紧缩感来自岛中央后回（后岛叶），而窒息感来自中岛短回（前岛叶）；

（4）罕见的听觉现象可能起源于后岛叶或前岛叶（Afif et al., 2011）。

从病例报告和较大样本岛叶癫痫的数据中有足够的证据提示岛叶癫痫发作至少可以分出3种发作模式（图12-2）。

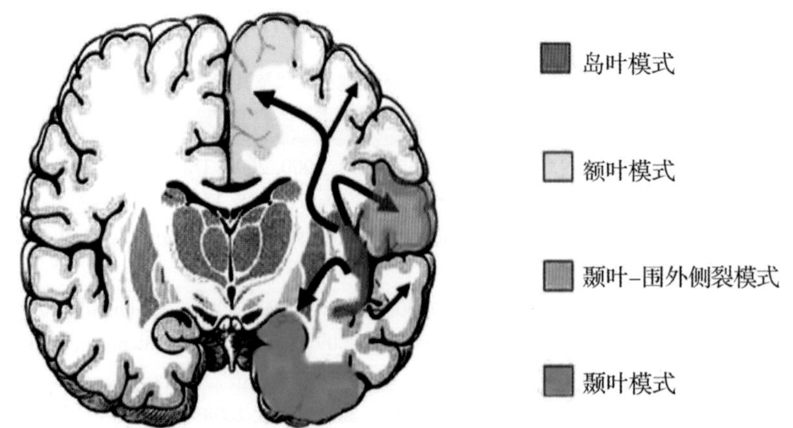

图 12-2 岛叶癫痫的 3 种主要发作模式（P. Kahane 提供）

岛叶后部或前下部主要表现为颞叶癫痫样发作模式，而前上部常见额叶癫痫样发作模式（Ryvlin et al., 2006; Nguyen et al., 2009; Seeck et al., 2003; Dobesberger et al., 2008; Zhang et al., 2008; Smith et al., 2010; Stefani et al., 2011; Proserpio et al., 2011; Bouthilier et al., 2012）。

（1）颞叶模式（Isnard et al., 2000; Nguyen et al., 2009; Malak et al., 2009; von Lehe et al., 2009）：岛叶相关的发作期症状与通常归因于颞叶内侧癫痫发作的症状相似，并以稳定的、刻板的时间顺序模式发生，这些症状包括呼吸、内脏感觉、躯体感觉和口消化道表现。

（2）颞叶-围外侧裂模式（Isnard et al., 2004; Aghakhani et al., 2004; Nguyen et al., 2009; Malak et al., 2009; von Lehe et al., 2009; Proserpio et al., 2011; Stefani et al., 2001; Chevrier et al., 2013; Mohamed et al., 2013）：以下症状是在意识完全清楚的情况下刻板地依次出现，喉部不适、由于咽喉紧缩引起的呼吸困难、累及口周或更大躯体范围的不适感或温热感，随后出现构音障碍和（或）初级听幻觉或局灶性躯体运动症状。

（3）额叶模式（Ryvlin et al., 2006; Kaido et al., 2006; Zhang et al., 2008; Dobesberger et al., 2008; Nguyen et al., 2009; Proserpio et al., 2011; Chevrier et al., 2013; Mohamed et al., 2013）：通常以夜发性过度运动发作为主要表现，其特点是骨盆和双手/双足重复运动，如伴有恐惧和尖叫的骨盆推送和踢腿动作。根据Rheims等的研究建议（2008），这些就是“2型过度运动发作”的典型特征。因为其主要表现为躺在床上的躯干水平运动，并经常伴有肌张力障碍姿势。这些复杂运动发作很可能反映出发作期放电扩散至岛叶外的额叶内侧面区域。该表现与典型的夜发额叶癫痫之间没有明显的临床差异。夜发额叶癫痫从基因上被证明为常染色体显性遗传（ADNFLE）。对于夜间发作患者，必须特别而仔细地关注罕见的日间发作事件中所报告的先兆，这可能有助于鉴别这两种发作（Ryvlin et al., 2006; Nguyen et al., 2009; Proserpio et al., 2011; Mohamed et al., 2013）。

儿童岛叶癫痫症状学：是否存在特异性

笔者检索了关于岛叶癫痫的文献，发现了超过300例经证实的岛叶癫痫或其他类型的局灶性癫痫，但在术前评估中探查了岛叶的病例。这些病例大多数是成年人，他们能够描述癫痫发作和

（或）电刺激研究期间的感觉，而儿童（尤其是低龄儿童）则不能描述这些感觉。在18岁之前，大约仅有70例被明确描述患有岛叶癫痫。然而，他们的癫痫发作特征可能有助于寻找儿童与成人之间存在的症状学差异。可以预想到的是，与其他类型的局灶性癫痫发作一样，岛叶癫痫发作的症状学特征会随着年龄和大脑成熟度而发生改变（Hamer et al., 1999; Fogarasi et al., 2001, 2002, 2003, 2005, 2007）。

一些作者注意到岛叶癫痫发作的临床特征随时间而显著变化（Proserpio et al., 2011）：8例患者中有2例在儿童时期出现了强直性癫痫发作和夜游症，而其他运动行为在以后的生活中占主导地位。3例患者的先兆也随着年龄而变化：1例患者的先兆为由左手扩散至肩膀或局限于舌头或上颚的触电感，随后又出现咽喉紧缩和呼吸困难。在第2病例中，味觉先兆只出现在评估前，而在评估时已经消失。在第3病例中，最初的左耳疼痛和左臂感觉异常消失了，成为弥漫的触电感和僵硬感（Proserpio et al., 2011）。

在儿童期开始出现岛叶癫痫发作的其他病例报告中，常常能观察到过度运动行为发生演变（Kaido et al., 2006; Ryvlin et al., 2006; Dobesberger et al., 2008; Heers et al., 2012）。但是一般而言，在已经明确的或可疑的岛叶皮质癫痫发作中的病例中，其临床症状与成人所描述的并无差异。从儿童期开始并在儿童期进行过检查/手术的岛叶癫痫发作病例的主要临床特点列于表12-2。

总的来说，至今只有不到30例的儿童岛叶癫痫得到了广泛的研究和发表，仅有两项研究是专门针对儿童的（Park et al., 2009; Dylgjeri et al., 2014）。但第一项研究并没有提供关于6例手术儿童岛叶癫痫症状学特点的任何信息。

相比之下，儿童岛叶癫痫症状学最详细分析的研究来自一项10例年龄在1.5～13.5岁的SEEG研究（Dylgjeri et al., 2014）。在这项研究中，癫痫起病年龄非常早（所有病例均<2岁），而且疾病比较严重，除1例外所有患儿都出现了神经发育迟滞，7例出现严重的语言障碍。10例均没有表现出Isnard等描述的典型的（围外侧裂）“岛叶症状序列”（2004）。

先兆

正如所料，仅有3例儿童在发作起始时能说出主观症状。其中2例报告有痛觉（分别位于腹部和咽喉部），而且致痫区包括后岛叶皮质，这证实了以前成人岛叶癫痫的研究中所提示的后岛叶在痛觉处理中的主导作用（Ostrowsky et al., 2000; Ostrowsky et al., 2002; Isnard et al., 2004）。因为只有3例儿童（年龄≥7岁）偶尔报告有先兆（腹部疼痛，可能的疼痛或恐惧），所以作者总结认为：发作症状学的丰富性至少部分与基于语言发育的能够更好地报告主观症状有关。这是所有其他早期起病的主要的局灶性癫痫类型研究中已经存在的发现（Hamer et al., 1999; Fogarasi et al., 2002, 2005, 2007）。

自主神经征象

在6例儿童中发现的早期客观的自主神经症状（包括单独或组合的心脏和呼吸频率改变,面部潮红或苍白和瞳孔放大）与成人的类似。这些症状与发作起始时放电位于第一岛长回和岛短回有关

表 12-2 已发表的儿童岛叶癫痫病例及其主要临床征象和先兆（当存在时）

作者	国家	病例数	评估年龄 / 起病年龄	发作起始判定方法	侧别及部位	症状
Seeck et al., 2003	瑞士	1	3.5/4 个月	MRI	右侧岛叶前部	眼睑阵挛（右＞左）；一侧性阵挛（左＞右）；竖毛；心动过缓
Wyder-Westh et al., 2005	瑞士	1	1.5/1.5	可疑病例	右侧岛叶－岛盖	喉痉挛和流涎导致急性呼吸困难伴喘鸣→左侧口部阵挛
Ryvlin et al., 2006	法国	2	14/5;7/2	SEEG	①左侧前上岛叶及额盖；②右侧前上岛叶	①背部麻刺感＋恐惧→过度运动；②恐惧→过度运动
Kaido et al., 2006	日本	1	14/2	MRI	右侧后腹侧岛叶	右侧眨眼和强直姿势伴跌倒→过度运动
Zhang et al., 2008	中国	1	15/9	SEEG	右侧前岛叶	听错觉；对称性下肢强直；过度运动
Park et al., 2009	韩国	6	7 个月 /7 岁	硬膜下条状电极及深部电极	右侧：3 例 左侧：3 例	无相关数据
Levitt et al., 2010	美国	1	2/1.5	ECoG, 深部电极	左侧岛叶	凝视，双侧上肢伸展 (R ＞ L)，头向左侧偏斜
Chios et al., 2013	瑞士	1	6/4.5	256 导 VEEG 的 ESI；SPECT；PET	左侧岛叶 - 岛盖	非确定的不愉快感觉；流涎；击剑姿势或上肢强直外展；心动过缓包括短暂心脏停搏
Dylgjeri et al., 2014	法国	10	平均 6.4 岁（1.6 ～ 13.5 岁）/ 平均 1.3 岁（2 天～ 44 个月）	SEEG	右侧：8 例 左侧：2 例 岛叶：5 例 岛叶－岛盖：5 例	①病史记录： 2 例 - 轻微发作 / 自主神经 3 例 - 自主神经症状 3 例 - 局灶强直或强直 - 阵挛 1 例 - 过度运动发作 1 例 - 假失神 7 例 - 几种局灶发作类型 3 例 - 一种局灶发作类型，但 2 例 -+ 非对侧性痉挛 1 例 -+ 肌阵挛 ② SEEG 记录： 发作起始时 6 例 - 自主神经征象 3 例 -+ 疼痛或恐惧 3 例 - 运动症状 1 例 - 意识改变 发作进展中 5 例 - 过度运动 4 例 - 局灶性强直发作 1 例 - 局灶性阵挛或强直发作 1 例 - 眼球偏斜伴对侧不动 注意：6 例 - 同侧或双侧眼睑阵挛

（Ostrowsky et al., 2000; Dobesberger et al., 2008; Afif et al., 2010a; Stefani et al., 2011）。

运动症状

单侧强直或阵挛性运动表现多见（6/10例），其中3例证实辅助运动区早期受累。这些躯体运动症状，虽然已经在儿童期有所描述（Seeck et al., 2003; Kaido et al., 2006; Zhang et al., 2008; Levitt et al., 2010; Proserpio et al., 2011），但在成人中也能见到（Isnard et al., 2004; Malak et al., 2009; von Lehe et al., 2009; Nguyen et al., 2009）。这些症状似乎没有年龄特异性。过度运动行为也经常能观察到（5/10例儿童），其特征是在平卧位或坐位时特有的躯干水平运动，同时对侧手臂肌张力异常，从而证实了早期观察到的儿童期起病的岛叶癫痫（Ryvlin et al., 2006; Dobesberger et al., 2008; Proserpio et al., 2011; Heers et al., 2012），以及岛叶过度运动发作（hypermotor seizures, HMS）与Rheims等描述的2型HMS类似（2008）。常常能够发现同侧下肢蹬踏和对侧肌张力异常姿势，这也与放电快速扩散到前扣带回相关，但并不总是来自岛叶前上部，这样就证实了先前的报道（Ryvlin et al., 2006; Proserpio et al., 2011）。在本研究中，10名儿童中有6名的同侧或双侧阵挛性眼睑运动不能被SEEG数据或电刺激证实起源于额眼区或岛叶的特定区域。之前在3例患者（其中2例为儿童）中观察到了同样的现象，累及双侧岛叶，以病灶侧为主，或者累及岛叶病灶同侧（Seeck et al., 2003; Kaido et al., 2006; Weil et al., 2013）。不对称的痉挛和肌阵挛性发作（n=4）的发生证实了这些发作类型可以在任何有病灶的局灶性儿童癫痫中出现。因为年龄特异性的脑发育不成熟，伴快速扩散与累及不同的脑干和基底节，所以儿童岛叶癫痫没有表现出特异性（Asano et al., 2005）。

岛叶被认为是端脑发育过程中最原始的脑叶和产前发育最早的脑结构，所以岛叶在新生儿期的全脑功能系统中扮演了节点角色（Afif et al., 2007; Gao et al., 2011; Alcauter et al., 2013）。在成人中，岛叶各个亚区及前后分割模式，与其功能分化高度一致：前岛叶皮质主要与包括前扣带回、额下回前部的边缘系统和旁边缘系统相连接，而后岛叶皮质主要与后颞，顶叶和包括感觉皮质、运动皮质和运动前区皮质的额叶有紧密连接（Alcauter et al., 2013）。

一项对143例健康婴儿进行的纵向功能磁共振成像研究证实了岛叶恒定的前后分区和功能连接模式的显著变化（Alcauter et al., 2013）。从拓扑学上看，前岛叶与远距离的前扣带回，SMA和前额叶皮质的连接性增强，并在1岁以内实现了早期网络同步化，形成了类似成人的网络模式，该模式在2岁儿童中基本保持不变。然而，1岁以内后岛叶与感觉运动皮质的功能连接性显示既有增加又有减少，但在2岁期间，这种连接性显著减少（Alcauter et al., 2013）。这项观察结果很可能反映了相关功能连接的早期突触修剪和细化，从而导致后岛叶相关功能在这个发育阶段的持续改善，包括感觉处理和运动控制（Alcauter et al., 2013）。这种早期的功能成熟模式是否特定于岛叶仍有待验证，但它证实了其在早期脑功能发展中特别重要的作用。同样，尚不能确定这种连接模式是否与该年龄段岛叶癫痫发作的某些症状学特征有关（例如，过度运动症状的出现可能与额叶之间的连接增强有关）。毫无疑问，需要更多的病例报告和研究，以期对更多的儿童岛叶癫痫来进行研究，来解答这些所有问题。可更好地了解这种罕见但重要的包括儿童在内的局灶性癫痫，将有助于我们“避免坠入岛叶陷阱”（Ryvlin, 2006），从而防止癫痫手术失败，并增加可能通过癫痫手术治愈难治性癫痫患者的数量。

结论

尽管基于单个病例报告和对岛叶癫痫的研究已经获得了大量且稳定增长的信息，但仍缺乏大量有关儿童岛叶癫痫发作的临床模式的数据。确实，尽管明确的“围外侧裂”临床模式已归因于岛叶-岛盖，但岛叶癫痫发作也可能表现为颞叶癫痫样或额叶癫痫样症状，因此支持了岛叶癫痫是一个模仿者的观点。而且，其可能在某些癫痫手术失败中起了作用，尤其是在MRI阴性病例中。但是，临床证据确实存在并有助于以下3种主要的临床情况下识别岛叶皮质起源：①在颞叶癫痫样发作中，如果在典型的颞叶内侧癫痫临床表现之前或同时出现躯体感觉或运动症状；②在顶叶癫痫样发作中，如果感觉异常仅限于口周或口内区域，或者分布在较大的皮肤区域或双侧；③在额叶癫痫样发作中，如果偶尔的躯体感觉症状出现在过度运动症状之前（Nguyen et al., 2009）。

毫无疑问，由于缺乏早期主观症状的描述或描述不足，尤其是在癫痫发作刚刚开始时，识别低龄儿童岛叶癫痫将更加困难。显然，局灶性癫痫发作可能与不对称痉挛或肌阵挛性运动发作相关，发作间期脑电图也可表现为多灶性或双侧癫痫样放电。然而，关于此类病人的第一项研究得出的结论是：某些临床特征，如奇怪的反应、动作停止或痛苦表情、自主神经症状，如果在儿童局灶性癫痫中出现则提示发作为岛叶起源（Dylgjeri et al., 2014）。

由于非常频繁的局灶性运动发作和（或）过度运动发作等特点，儿童起病的岛叶癫痫最常见的鉴别诊断是额叶癫痫。

原书参考文献

Afif A, Bouvier R, Buenerd A, et al. Development of the human fetal insular cortex: study of the gyration from 13 to 28 gestational weeks. Brain Struct Funct 2007; 212: 335-346.

Afif A, Hoffmann D, Minotti L, et al. Middle short gyrus of the insula implicated in pain processing. Pain 2008a; 138: 546-555.

Afif A, Chabardes S, Minotti L, et al. Safety and usefulness of insular depth electrodes implanted via an oblique approach in patients with epilepsy. Neurosurgery 2008b; 62 (5 Suppl 2): 471-480.

Afif A, Minotti L, Kahane P, et al. Anatomofunctional organization of the insular cortex: a study using intracerebral electrical stimulation in epileptic patients. Epilepsia 2010a; 51: 2305-15.

Afif A, Minotti L, Kahane P, et al. Middle short gyrus of the insula implicated in speech production: intracerebral electric stimulation of patients with epilepsy. Epilepsia 2010b; 51: 206-213.

Aghakhani Y, Rosati A, Dubeau F, et al. Patients with temporoparietal ictal symptoms and inferomesial EEG do not benefit from anterior temporal resection. Epilepsia 2004; 45: 230-236.

Alcauter S, Lin W, Keith Smith J, et al. Consistent anteriorposterior segregation of the insula during the first 2 years of life. Cereb Cortex 2015; 25: 1176-1187.

Almashaikhi T, Rheims S, Ostrowsky-Coste K, et al. Intrainsular functional connectivity in human. Hum Brain Mapp 2014; 35: 2779-2788.

Asano E, Juhász C, Shah A, et al. Origin and propagation of epileptic spasms delineated on electrocorticography. Epilepsia 2005; 46: 1086-1097.

Augustine JR. Circuitry and functional aspects of the insular lobe in primates including human. Brain Res Rev 1996; 22: 229-244.

Blauwblomme T, David O, Minotti L, et al. Prognostic value of insular lobe involvement in temporal lobe epilepsy: a stereoelectroencephalographic study. Epilepsia 2013; 54: 1658-67.

Blauwblomme T, Kahane P, Minotti L, et al. Multimodal imaging reveals the role of γ activity in eating-reflex seizures. J Neurol Neurosurg Psychiatry 2011; 82: 1171-1173.

Bouthillier A, Surbeck W, Weil AG, et al. The hybrid operculoinsular electrode: a new electrode for intracranial investigation of perisylvian/ insular refractory epilepsy. Neurosurgery 2012; 70: 1574-1580.

Cascino GD, Karnes WE. Gustatory and second sensory seizures associated with lesions in the insular cortex seen on magnetic resonance imaging. J Epilepsy 1990; 3: 185-187.

Catenoix H, Isnard J, Guénot M, et al. The role of the anterior insular cortex in ictal vomiting: a stereotactic electroencephalography study. Epilepsy Behav 2008; 13: 560-563.

Catenoix H, Mauguière F, Guénot M, et al. Recording the insula during ictal asystole. Int J Cardiol 2013; 169(2): e28-30.

Chevrier MC, Bard C, Guilbert F, et al. Structural abnormalities in patients with insular/peri-insular epilepsy: spectrum, frequency, and pharmacoresistance. AJNR Am J Neuroradiol 2013; 34: 2152-2156.

Chiosa V, Granziera C, Spinelli L, et al. Successful surgical resection in nonlesional operculo-insular epilepsy without intracranial monitoring. Epileptic Disord 2013; 15: 148-157.

Cukiert A, Forster C, Andrioli MS, et al. Similarities to temporal lobe epilepsy. Case report. Arq Neuropsiquiatr 1998; 56: 126-128.

Cutts J, Lee G, Berarducci M, et al. Goosebumps. Lancet 2002; 360: 690.

Davis KA, Cantor C, Maus D, et al. A neurological cause of recurrent choking during sleep. J Clin Sleep Med 2008; 4: 586-587.

Desai A, Jobst BC, Thadani VM, et al. Stereotactic depth electrode investigation of the insula in the evaluation of medically intractable epilepsy. J Neurosurg 2011; 114: 1176-1186.

Dionisio S, Koenig A, Murray J, et al. A gut feeling about insular seizures. BMJ Case Rep 2011; 8: 2011.

Dobesberger J, Ortler M, Unterberger I, et al. Successful surgical treatment of insular epilepsy with nocturnal hypermotor seizures. Epilepsia 2008; 49: 159-162.

Duffau H, Capelle L, Lopes M, et al. Medically intractable epilepsy from insular low-grade gliomas: improvement after an extended lesionectomy. Acta Neurochir (Wien) 2002; 144: 563-573.

Duffau H, Kujas M, Taillandier L. Episodic nocturnal wandering in a patient with epilepsy due to a right temporoinsular low-grade glioma: relief following resection. Case report. J Neurosurg 2006; 104: 436-439.

Dupont S, Bouilleret V, Hasboun D, et al. Functional anatomy of the insula: new insights from imaging. Surg Radiol Anat 2003; 25: 113-119.

Dylgjeri S, Taussig D, Chipaux M, et al. Insular and insulo-opercular epilepsy in childhood: An SEEG study. Seizure 2014; 23: 300-308.

Fiol ME, Leppik IE, Mireles R, et al. Ictus emeticus and the insular cortex. Epilepsy Res 1988; 2: 127-131.

Fogarasi A, Boesebeck F, Tuxhorn I. A detailed analysis of symptomatic posterior cortex seizure semiology in children younger than seven years. Epilepsia 2003; 44: 89-96.

Fogarasi A, Janszky J, Faveret E, et al. A detailed analysis of frontal lobe seizure semiology in children younger than 7 years. Epilepsia 2001; 42: 80-85.

Fogarasi A, Jokeit H, Faveret E, et al. The effect of age on seizure semiology in childhood temporal lobe epilepsy. Epilepsia 2002; 43: 638-643.

Fogarasi A, Tuxhorn I, Hegyi M, et al. Predictive clinical factors for the differential diagnosis of childhood extratemporal seizures. Epilepsia 2005; 46: 1280-1285.

Fogarasi A, Tuxhorn I, Janszky J, et al. Age-dependent seizure semiology in temporal lobe epilepsy. Epilepsia 2007; 48: 1697-1702.

Foyaca-Sibat H, Ibañez-Valdés L. Insular neurocysticercosis: our findings and review of the medical literature. Internet J Neurology 2005; 5 (2).

Gao W, Gilmore JH, Giovanello KS, et al. Temporal and spatial evolution of brain network topology during the first two years of life. PLoS One 2011; 6: e25278.

Geevasinga N, Archer JS, Ng K. Choking, asphyxiation and the insular seizure. J Clin Neurosci 2014; 21: 688-689.

Guillaume MMJ, Mazars G. Cinq cas de foyers epileptoèenes insulaires opérés. Soc Française de Neurol 1949; 766-769.

Gschwind M, Picard F. Ecstatic epileptic seizures – the role of the insula in altered self-awareness. Epileptologie 2014; 31: 87-98.

Guillaume MMJ, Mazars G. Technique de resection de l'insula dans les epilepsies insulaires. Rev Neurol 1949; 81: 900-903.

Hamer HM, Wyllie E, Lüders HO, et al. Symptomatology of epileptic seizures in the first three years of life. Epilepsia 1999; 40: 837-844.

Hatashita S, Sakakibara T, Ishii S. Lipoma of the insula. J Neurosurg 1983; 58: 300-302.

Heers M, Rampp S, Stefan H, et al. MEG-based identification of the epileptogenic zone in occult peri-insular epilepsy. Seizure 2012; 21: 128-133.

Imoto H, Fujii M, Maruta Y, et al. [Insular psammomatous meningioma presenting intractable complex partial seizures]. No Shinkei Geka 2012; 40: 799-804.

Irislimane M, Mathieu D, Bouthillier A, et al. Gamma knife surgery for refractory insular cortex epilepsy. Stereotact Funct Neurosurg 2013; 91: 170-176.

Isnard J, Guénot M, Ostrowsky K, et al. The role of the insular cortex in temporal lobe epilepsy. Ann Neurol 2000; 48: 614-623.

Isnard J, Guénot M, Sindou M, et al. Clinical manifestations of insular lobe seizures: a stereo-electroencephalographic study. Epilepsia 2004; 45: 1079-1090.

Kaido T, Otsuki T, Nakama H, et al. Complex behavioral automatism arising from insular cortex. Epilepsy Behav 2006; 8: 315-319.

Levitt MR, Ojemann JG, Kuratani J. Insular epilepsy masquerading as multifocal cortical epilepsy as proven by depth electrode. J Neurosurg Pediatr 2010; 5: 365-367.

Loddenkemper T, Kellinghaus C, Gandjour J, et al. Localising and lateralising value of ictal piloerection. Neurol Neurosurg Psychiatry 2004; 75: 879-883.

Malak R, Bouthillier A, Carmant L, et al. Microsurgery of epileptic foci in the insular region. J Neurosurg 2009; 110: 1153-1163.

Mazzola L, Lopez C, Faillenot I, et al. Vestibular responses to direct stimulation of the human insular cortex. Ann Neurol 2014; 76: 609-619.

Mohamed IS, Gibbs SA, Robert M, et al. The utility of magnetoencephalography in the presurgical evaluation of refractory insular epilepsy. Epilepsia 2013; 54: 1950-1959.

Nguyen DK, Nguyen DB, Malak R, et al. Revisiting the role of the insula in refractory partial epilepsy. Epilepsia 2009; 50: 510-520.

Ostrowsky K, Isnard J, Ryvlin P, et al. Functional mapping of the insular cortex: clinical implication in temporal lobe epilepsy. Epilepsia 2000; 41: 681-686.

Ostrowsky K, Magnin M, Ryvlin P. Representation of pain and somatic sensation in the human insula: a study of responses to direct electrical cortical stimulation. Cereb Cortex 2002; 12: 376-385.

Park YS, Lee YH, Shim KW, et al. Insular epilepsy surgery under neuronavigation guidance using depth electrode. Childs Nerv Syst 2009; 25: 591-597.

Penfield W, Faulk ME Jr. The insula; further observations on its functions. Brain 1955: 78: 445-70. Penfield W, Flanigin H. Surgical therapy of temporal lobe seizures. AMA Arch Neur Psych 1950; 64: 491-500.

Proserpio P, Cossu M, Francione S, et al. Insular-opercular seizures manifesting with sleep-related paroxysmal motor behaviors: a stereo-EEG study. Epilepsia 2011; 52: 1781-1791.

Rheims S, Ryvlin P, Scherer C, et al. Analysis of clinical patterns and underlying epileptogenic zones of hypermotor seizures. Epilepsia 2008; 49: 2030-2040.

Rona S. Auras: localizing and lateralizing value. In: Lüders HO (ed). Textbook of Epilepsy Surgery. London/Boca Raton, FL: Informa Healthcare, Taylor & Francis, 2008, pp. 432-442.

Roper SN, Lévesque MF, Sutherling WW, et al. Surgical treatment of partial epilepsy arising from the insular cortex. Report of two cases. J Neurosurg 1993; 79: 266-269.

Rossetti AO, Mortati KA, Black PM, et al. Simple partial seizures with hemisensory phenomena and dysgeusia: an insular pattern. Epilepsia 2005; 46: 590-591.

Ryvlin P, Minotti L, Demarquay G, et al. Nocturnal hypermotor seizures, suggesting frontal lobe epilepsy, can originate in the insula. Epilepsia 2006; 47: 755-765.

Ryvlin P. Avoid falling into the depths of the insular trap. Epileptic Disord 2006; 8 (Suppl 2): 37-56.

Seeck M, Zaim S, Chaves-Vischer V, et al. Ictal bradycardia in a young child with focal cortical dysplasia in the right insular cortex. Eur J Paediatr Neurol 2003; 7: 177-1781.

Silfvenius H, Gloor P, Rasmussen T. Evaluation of insular ablation in surgical treatment of temporal lobe epilepsy. Epilepsia 1964; 5: 307-320.

Smith JR, Fountas KN, Murro AM, et al. Closed-loop stimulation in the control of focal epilepsy of insular origin. Stereotact Funct Neurosurg 2010; 88: 281-287.

Sörös P, Al-Otaibi F, Wong SW, et al. Stuttered swallowing: electric stimulation of the right insula interferes with water swallowing. A case report. BMC Neurol 2011; 5: 20.

Stephani C, Fernandez-Baca Vaca G, Maciunas R, et al. Functional neuroanatomy of the insular lobe. Brain Struct Funct 2011; 216: 137-149.

Tayah T, Savard M, Desbiens R, et al. Ictal bradycardia and asystole in an adult with a focal left insular lesion. Clin Neurol Neurosurg 2013; 115: 1885-1887.

Von Lehe M, Wellmer J, Urbach H, et al. Insular lesionectomy for refractory epilepsy: management and outcome. Brain 2009; 132: 1048-1056.

Warren J. Goosebumps and the insula. Lancet 2002; 360 (9349): 1978.

Weil AG, Surbeck W, Rahme R, et al. Somatosensory and pharyngolaryngeal auras in temporal lobe epilepsy surgeries. ISRN Neurol 2013.

Wyder-Westh C, Lienert C, Pihan H, et al. An unusual cause of stridor in childhood due to focal epileptic seizures. Eur J Pediatr 2005; 164: 648-649.

Zhang H, Yao Q, Zhao X, et al. A hypermotor seizure with a focal orbital frontal lesion originating in the insula: a case report. Epilepsy Res 2008; 82: 211-214.

PART 03

第三部分

癫痫病因学及癫痫外科

第13章

局灶性（孤立性）皮质发育不良Ⅰ型

Hans Holthausen, Pavel Kršek, Ingmar Blümcke，著
陈彦，译

要 点

- FCDⅠ型与FCDⅡ型相比，诊断更困难，异质性更大。
- FCDⅠ型应该根据WHO提议的FCD的分类方法进行分类，但其组织学变化的确切分类仍具有挑战性。
- FCDⅠ型的手术预后没有FCDⅡ型的好。
- 多脑叶、次全半球或半球所致的严重早发型药物难治性癫痫，极有可能存在未确诊的FCDⅠa型。

目前，由ILAE定义的FCDⅡ型（Blümcke et al., 2011）所致的药物难治性癫痫患者被认为很适合切除性癫痫外科手术，特别是病变位于功能区之外的患者。相比之下，即使没有很大的争议，但ILAE FCDⅠ型的整体情况也不明朗。因为目前诊断性的ILAE分类方法仅仅是从2011年才开始使用，所以来自不同癫痫中心的关于FCDⅠ型患者手术结果的文章之间通常还没有纵向比较。尽管疑似FCDⅠ型的儿童在诊断检查和外科治疗方面不断进步，但是我们仍然没有获得普遍性建议。因此，本章将讨论过去数十年发表的对此有争议的方面。

FCDⅠ型的组织分类——工作进展

根据Palmini和Lüders对外科手术标本FCD的诊断（微观）性分类进行的神经病理学研究（2004），对于FCDⅡa及FCDⅡb型的诊断达成了良好的一致性意见（Chamberlain et al., 2009），但是对于FCDⅠ型的组织病理学分类没有达成统一。ILAE诊断方法委员会特设的神经病理学工作组解决了这一挑战，并于2011年发布了一份修订版分类系统，现称为“FCD的ILAE分类法”（Blümcke et al., 2011; 见第14章表14-3）。ILAE分类法将Palmini的FCDⅠ型单独分为单纯的FCDⅠa～Ⅰc型，以及合并其他的基本病理类型，如海马硬化、脑肿瘤、血管畸形或任何其他早期获得的脑损害（FCDⅢa～d型）。因此，对FCDⅡ型分类标准保持不变（见第18章图18-3）。如上文所述，FCDⅠ的三种亚型可被组织病理学区分，工作组建议将其分为不同的临床–病理实体。具有异常垂直组织和过量“微柱”的皮质标本应分类为FCDⅠa型（图13-1）；具有水平分层不良的6层异常组织改变的被分类为FCDⅠb型（图13-2），而既有水平异常又有垂直异常的混合型被分类为FCDⅠc型。

然而，FCDⅠ型的组织学改变并不局限于皮质的分层结构不良。病理结果中一贯性其他表现为灰质/白质交界不清，并存白质深部（远离灰质/白质边界500μm以上）大量的异位神经元（参阅图13-1B、图13-2C、图13-3B、图13-3D中灰/白质交界模糊不清的例子）。所有来自Vogtareuth系列研究的FCDⅠa型患者（Holthausen et al., 2014b）的这些变化在显微镜下都能看到，但在复核高分辨率MRI时只有少数病例能发现上述改变。在Vogtareuth系列研究的所有FCDⅠa型患者的另一个特征是白质体积减小，而新皮质的大体解剖“基础”得以保留。根据许多小且未成熟神经元的微柱结构及白质体积减小，得出了一个假设，即这些组织学改变是妊娠后半期，甚至围产期发育停滞或延迟成熟的结果（Hildebrandt et al., 2005; Blümcke et al., 2010; Sarnat & Flores-Sarnat, 2014; Sarnat et al., 2015）。Kršek等进一步支持这一假设（2008，2009，2010），他们发现与FCDⅡ型患儿相比较，FCDⅠ型患儿在产前和围产期不良病史事件的发生率更高。

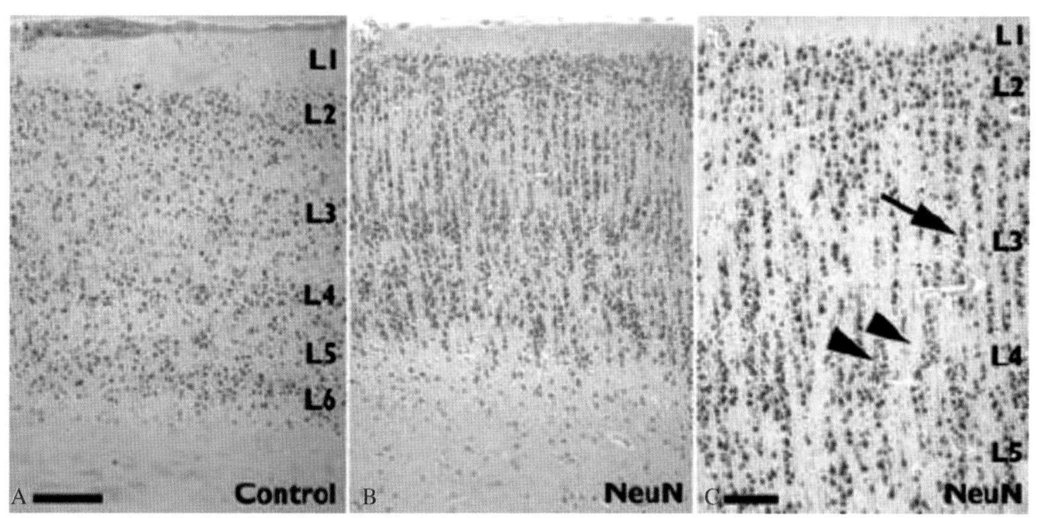

图13-1　FCDⅠa型组织病理学结果（异常的放射状分层与大量的微柱结构）（11岁女孩，10年药物难治性癫痫发作病史）

A. 对照组。图B和图C显示病灶周边表现正常的组织。使用针对NeuN的抗体选择性标记神经元细胞体可以显示出人类大脑新皮质（L1～L6）的特征性分层结构（500×）。B. 当手术标本被垂直于软脑膜表面完好地切下后，用4μm石蜡包埋切片，独特微柱排列的小神经元可以在FCDⅠa型组织中找到。MRI可以显示受累半球和非受累半球中较小的皮质（顶枕颞）脑叶（Blümcke et al., 2010）。C. 高倍镜下可见丰富的微柱结构，由8个以上神经元组成（箭头所示）。此外，第4层不太清晰（箭头所示）（100×）（经Blümcke等授权, 2011）。

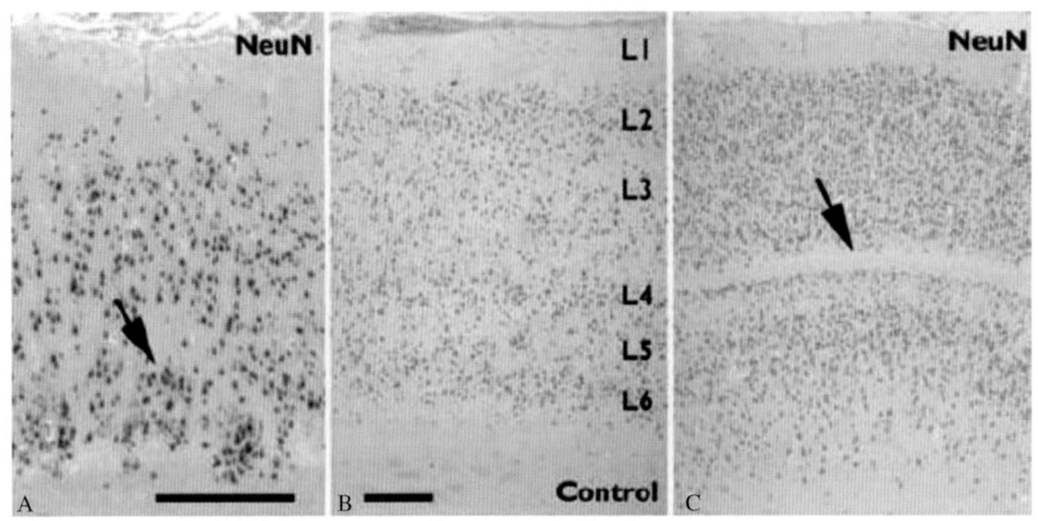

图 13-2 FCD Ⅰ b 型的组织病理学结果（异常的切线层面成分）

A. 3岁女孩，源于左侧顶枕叶的耐药性癫痫。皮质薄（发育不良），无分层。NeuN免疫反应。MRI显示了一处较小的皮质区域（500×）。B. 一份外科病例中NeuN免疫反应显示出正常分层结构（L1～L6），皮质和白质之间有明确的边界（图像同Ⅰa）。4 μm石蜡包埋切片，苏木精复染（500×），图C同。C. 23岁男患，出生后表现为药物难治性局灶性癫痫，MRI显示顶枕区高信号。请注意第4层完全缺失（箭头所示）。此外，在粒上层L2和L3之间也没有差别。朝向白质的边界模糊不清（引自Blümcke et al., 2011）。

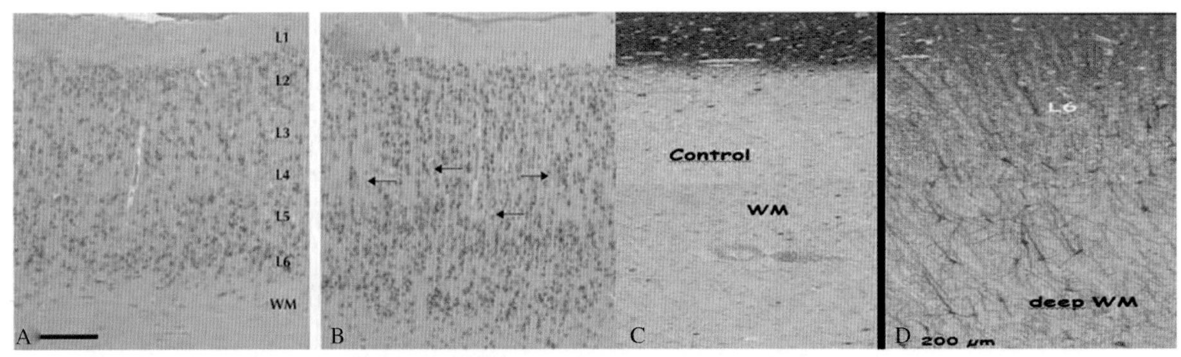

图 13-3 灰 / 白质交界不清

A. 对照，显示具有正常分层结构的皮层之间良好分界；B. FCD Ⅰ a型标本［见过量的微柱（垂直）分层不良］显示神经元如何向白质（由NeuroN免疫反应可见）方向逐渐消失；C和D. 用不同类型的染色证实：灰/白质正常分界（C），以及明显的灰白质交界不清与白质深部的异位神经元（D）。

Palmini分类法中提到“肥大神经元”作为FCD Ⅰ型的特征，但由于特别工作小组认为“肥大神经元”意义模糊而不确定，所以未将其列入ILAE的分类中。不同FCD亚型中的组织学标志列于表13-1。

第二项研究报道，当神经病理科医生具有丰富癫痫外科经验时，他们之间就会对FCD Ⅰ型的ILAE分类达成良好共识，但对于一些经验较少的神经病理科医生来说，他们仍然对此保持中立态度（Coras et al., 2012）（表13-2）。识别出过量的微柱结构就可以提高诊断率（如FCD Ⅰ a型中的垂直皮质分层不良），但对于FCD Ⅰ b型或FCD Ⅰ c型的分类还不够。作者建议进行深度继续教育和培训来提高诊断的准确性，例如在ILAE和ISN的年度暑期学校开展神经病理学和癫痫外科的培训。

表 13-1　不同 FCD 亚型的组织学标志（Mühlebner&Blümcke, 2011 授权）

	FCD Ⅰa	FCD Ⅰb	FCD Ⅰc	FCD Ⅱa	FCD Ⅱb	FCD Ⅲa	FCD Ⅲb	FCD Ⅲc	FCD Ⅲd
皮质异常	MC	LL	MC/LL	Dis	Dis	TLS/LL	MC/LL	MC/LL	MC/LL
异形神经元	0	0	0	+	+	0	0	0	0
气球细胞	0	0	0	0	+	0	0	0	0
不成熟神经元	+	±	±	±	±	±	±	±	±
肥大神经元	±	±	±	±	±	±	±	±	±
WM 改变	Het	Het	Het	Het/no	MLHet/ML	Het/LH	Het	Het	Het

MC.微柱；LL.个别层缺失；Dis.全部皮质层（第一层除外）；TLS.颞叶硬化；0.不存在；+.存在；±.多变；Het.灰白质交界区和白质深部异位神经元增多；ML.髓鞘缺失；LH.透镜状的异位；WM.白质。

表13-2　FCD Ⅱb型一致性良好，FCD Ⅱa型一致性合理，而在FCD Ⅰa型一致性中等，FCD Ⅰb型和FCD Ⅰc型一致性差（Coras et al., 2012）

组别	FCD Ⅰa	FCD Ⅰb	FCD Ⅰc	FCD Ⅱa	FCD Ⅱb	FCD Ⅲa	FCD Ⅲb	FCD Ⅲc	FCD Ⅲd	°No FCD	意义
1	0.4821	0.3877	0.1319	1.0000	1.0000	0.8316	0.4869	0.7685	0.60602	0.3746	0.6360
2	0.7084	0.4287	-0.004*	1.0000	0.9565	0.7862	0.5113	0.6435	0.5464	0.4164	0.6532
3T	0.3252	0.1917	0.1509	0.4239	0.8045	0.5822	0.4407	0.6109	0.1800	0.2409	0.4060
3A	0.4220	0.4323	0.3438	0.5252	0.7828	0.7195	0.6101	0.7023	0.2951	0.2606	0.5056
3B	0.3185	0.1071	0.1608	0.4311	0.8555	0.5063	0.4451	0.5981	0.0571	0.2586	0.3884
3C	0.3763	0.0778	0.2137	0.3307	0.7136	0.4911	0.2171	0.4718	0.1955	0.1270	0.3265

3T.包括所有21名神经病理科医生在内的第三轮评估总结；3A.具有A级水平的神经病理科医生，癫痫外科病例>40例/年；3B.神经病理科医生审核癫痫外科病例10～40例/年；3C.神经病理科医生审核癫痫外科病例<10例/年。Kappa值得分如下：<0.2，一致性差；0.2～<0.4，一致性合理（黄格）；0.4～<0.6，一致性中等（橙格）；0.6～<0.8，一致性良好（绿格），0.8～1.0，一致性非常好（粉格）

*Kappa值在极少数情况下可能是负值，这表明观察者的一致性低于预期

即使在2011年ILAE分类法颁布之后（Blümcke et al., 2011），外科系列研究中的FCDs Ⅰ型的发生率、FCD Ⅰ型亚类的分布依然多种多样。目前，在UCLA（GD Mathern），几乎所有FCD Ⅰ型都被归类为FCD Ⅰc型，而Vogtareuth的系列研究更喜欢诊断为FCD Ⅰa，其他中心报道了FCD Ⅰa～Ⅰc的混合型（Kim et al., 2012; Simpson & Prayson, 2014; Fauser et al., 2015）。笔者的结论是，这些差异最有可能是由于使用了各种加或不加系统性免疫组化的染色方法的诊断阈值造成的，与所选的患者无关。2012年，Bae等重新评估了117份MCD和FCD的标本：根据Palmini分类，有5/6的患者是FCD Ⅰa型，但如果根据ILAE分类则变为FCD Ⅰb型。在众多的手术结果系列研究中，不同的发生率也反映出区域性差异。

依笔者的经验，根据ILAE分类的孤立性FCD Ⅰ型是一种罕见的病理类型。在2002年1月至2013年12月，154例接受手术的儿童与青少年中，45例患者被诊断为FCD Ⅰ型。其中28例被诊断为FCD Ⅰa型，仅有2例为FCD Ⅰb型，没有FCD Ⅰc型患者（Holthausen et al., 2014b）。最近报道的来自维也纳的60例接受手术的FCD患儿的外科系列研究中，仅有1例患儿诊断为FCD Ⅰa型，没有诊断为FCD Ⅰb型或FCD Ⅰc型的病例（Mühlebner et al., 2014）。在东京的一家癫痫中心里，56例接受手术的幼儿中，

6例患儿被诊断为FCD Ⅰ型，而FCD Ⅰ型的亚型并没有提及（Otsuki et al., 2013）。在巴黎Rothschild基金会的两本出版物中，FCD Ⅰ型的患者也很罕见：在3岁以下患儿有创性记录的报道中，18例为FCD Ⅱb型，2例为非特异性“发育不良”，仅1例为FCD Ⅰ型（Taussig et al., 2012）。在他们的报道中，对19例5岁以下患儿进行了SEEG评估，其中1例为FCD Ⅰb型，1例为FCD Ⅰc型，无FCD Ⅰa型。本组病例未报告FCD Ⅰ型患儿在无创性记录后接受手术。相比之下，首尔一家中心的同仁报道，在69例FCD患者的外科系列研究中，有30例手术标本含有FCD Ⅰ型：其中15例为FCD Ⅰa型，15例为FCD Ⅰb型（Kim et al., 2012）。在弗赖堡中心手术的211例患者中，诊断FCD Ⅰb型的患者高达49例（Fauser et al., 2015）；另有10例患者为FCD Ⅰa型，8例患者为FCD Ⅰc型。

其他令人困惑的报道是，不同中心之间FCD Ⅰ型解剖分布的偏好部位不同：Miami儿童医院报道FCD Ⅰ型主要分布于“额颞”区域（Kršek et al., 2008），而Vogtareuth中心报道FCD Ⅰ型主要分布在颞后、颞枕、颞顶枕，或者次全半球（Kršek et al., 2009; Holthausen et al., 2014b）；上述两个中心都专注于低龄儿童癫痫外科。来自米兰的主要治疗成人的Claudio-Munari癫痫中心的大宗研究报道，孤立的FCD Ⅰ型绝大多数都位于颞叶内（Tassi et al., 2010）。几项前期的专注于成人治疗的系列研究也提到，FCD Ⅰ型更多位于颞叶。根据ILAE分类法高发生率的海马硬化不再与孤立的FCD Ⅰ型相关。

其原因在于颞极的白质的变化分类与Ammon角硬化症（MRI上表现为体积减小，T_2和FLAIR信号增强）相关的问题已得到解决。这些改变应视为白质内获得性病变，而非发育不良皮质（Thom et al., 2009; Garbelli et al., 2012）。必须强调的是，神经病理科医生必须始终能够获得有适当标识的、解剖结构保存良好的手术标本，这样才能做出可靠的诊断，例如，在大脑的某些皮质区域，特别是颞上回，微柱结构是正常存在的特征（Hildebrandt et al., 2005）。但目前这种标本不一定总能获得，如离断性手术中后头部离断或半球离断术。当标本解剖结构外观良好，但具有能准确判断皮质分层切面的新皮质缺失，而白质中异位神经元依然是唯一的异常发现时，诊断MCD Ⅱ型始终胜过诊断FCD Ⅰ型。制定“神经病理学评价癫痫手术切除标本中FCD的方案”的提议，以及在FCD Ⅰ～Ⅲ型的诊断中应该使用组织化学和免疫组织化学染色的建议，可以从欧洲中枢神经系统研究委员会编写的实用指南文章中查阅到（Blümcke & Mühlebner, 2011）。

孤立性FCD Ⅰ型影像学改变

孤立性FCD Ⅰ型的MRI表现

在FCD各亚型之间，MRI的检出率也有很大差别。FCD Ⅱb型的检出率最高，而FCD Ⅰ型的检出率最低（Colombo et al., 2003; Kršek et al., 2008, 2009; Kim et al., 2011; Leach et al., 2014）。在MRI阴性患者的手术标本中，FCD是最常见的病理改变，但在这些报告中，通常未提及FCD亚类（见综述，Bast et al., 2013与本书第27章）。然而，一般来说，幼儿的FCD用MRI更难检测出来。韩国一家癫痫中心6年期间共诊断405例痉挛患儿，其中51例的病因是FCD（Ⅰ型和Ⅱ型）（Kang et al., 2013）：他们回顾性地分析了MRI，仅有41%的小于1岁的患儿被怀疑为FCD，但1年后，同一批患儿的88%（45/51）被证实为FCD。由于缺乏FCD Ⅰ型病灶的经验，孤立性FCD Ⅰ型的患者MRI诊断为正常的比例非常高。检测率低的另一个原因是MRI诊断方案不完善。对于大多数FCD Ⅰ型的患者，我们不再接受MRI是阴性的普遍观点。由于经验的积累，以及应用专用的高分辨率MRI方案（参阅附录，Holthausen et al., 2014a），Vogtareuth癫痫中心在过去几年的时间里，所有孤立性FCD Ⅰ a型的手术病例，MRI诊断都正确。相比于最初FCD Ⅰ a的检出率仅有35%的经验来说，目前已经有了很大的进步（Kršek et al., 2009）。FCD Ⅰ型的影像学特征是受累区域的白质体积减小与T_2加权像和FLAIR上信号轻度增强，但皮质的大体结构无异常（Colombo et al., 2003; WiddesWalsh et al., 2005; Kršek et al., 2008, 2009; Blümcke et al., 2010; Holthausen et al., 2014a, 2014b）。当文章中或会议上提到，MRI上表现为增厚而饱满的脑回在组织学上却被判定为FCD Ⅰ型，此时应该怀疑神经病理科医生并没有得到完整的病变组织。根据我们的经验，FCD Ⅰ a型的病变可位于颞叶（常常），颞枕叶，整个后头部，次全半球或半球（图13-4和图13-5）。

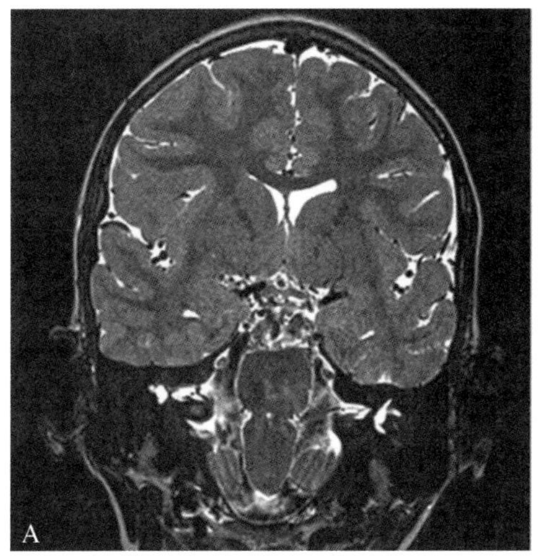

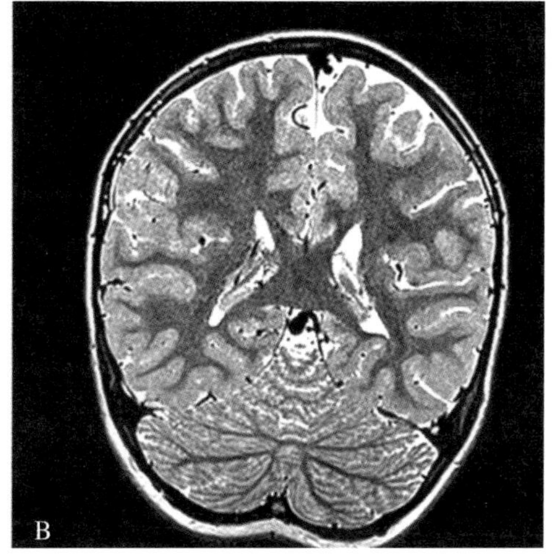

图 13-4 FCD Ⅰ a 型病变（一）

女孩，5岁，T_2加权像示左侧颞枕部白质体积减小，信号轻度增强，大体结构未见异常，颞顶枕切除术后无发作，组织学证实FCD Ⅰ a型。这种变化在前中颞部比较明显（A），并逐渐向后颞枕部淡化消失（B）。

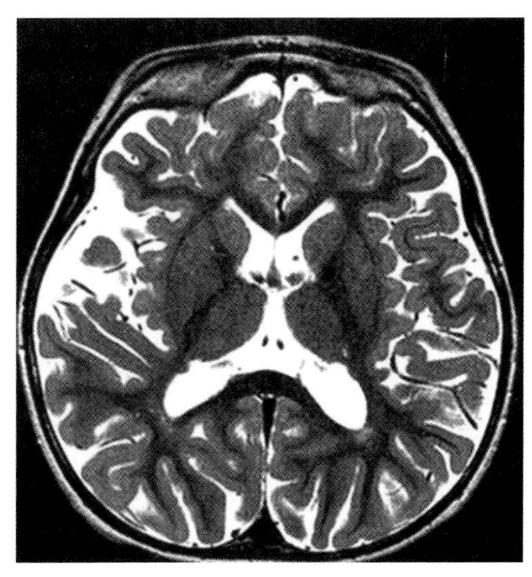

图 13-5 FCD Ⅰ a 型病变（二）

女孩，2岁6个月，MRI T_2加权像示右侧次全半球FCD Ⅰ a型。请注意：额部、顶枕部白质体积缩小，信号轻度增强（Holthausen et al., 2014a）。

到目前为止，Vogtareuth在FCD Ⅰa型系列病例中，没有一例只涉及额或额中央区，而不涉及颞顶枕区的（Holthausen et al., 2014b）。在极低年龄组的患儿中，由于缺乏与未成熟髓鞘作对比，脑白质体积缩小可能是唯一能够在MRI上可见的病理改变（图13-6）。

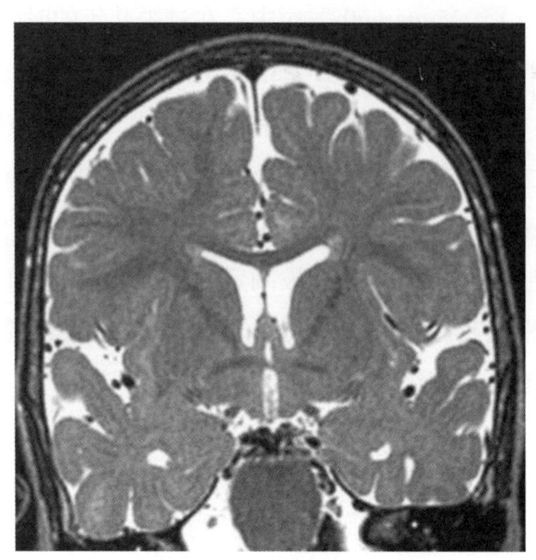

图 13-6 MRI 上的变理改变

男孩，14月龄，颞枕切除术后仍有发作，半球离断术后无发作。MRI T_2加权像显示左颞叶较小，因本年龄段髓鞘发育不成熟，双颞叶信号无差异。请注意：左中央区脑白质体积减小，轻度信号增强（Holthausen et al. 2014a）。

当同行们对FCD Ⅰa更加熟悉时，检出率应该会增加，但下列问题仍然存在，几乎不可能在MRI上确定FCD Ⅰa型的病变范围。组织学改变可以远远超过MRI上可见的病变范围。癫痫起病非常早，如幼儿出生后的最初半年内，具有本节所述的MRI改变，似乎仅限于颞或颞（顶）枕区，但可能提示病变范围要大得多。许多FCD Ⅰa型癫痫患儿，在生后第1年或第2年内就起病，他们也可能患有癫痫性脑病（Kršek et al., 2009）。遗憾的是，如图13-4至图13-6所示的MRI上的这些细微变化（当检测发现时）属非特异性。在单纯的白质变化中也可以看到同样的T_2和FLAIR上细微的信号增强，但单纯的白质改变并不具有致痫性，也不会引起严重的癫痫和显著的癫痫样EEG改变。类似的MRI改变可以在由分子基因突变或染色体异常引起的癫痫性脑病中出现。能更简易、更快速、更经济地排除这么多鉴别诊断，得益于基因检测方面取得了重大进展，现代基因诊断技术，如“靶向二代测序”（next generation sequencing, NGS）（Lemke et al., 2012），或“全外显子组测序”（Veraamah et al., 2013; Escayg & Wong, 2014）和全息矩阵图（Zuberi, 2013）。

PET和SPECT在孤立性FCD Ⅰ型中的应用

有关FCD Ⅰ型的其他神经影像学检查价值的数据有限。2009年，在KršeK等的研究中，19例患者中有14例在^{18}FDG-PET扫描中表现出不同的低代谢区。与高分辨率MRI检查结果相比，所有可能相关的病理均被这两项检查记录到（即MRI阳性和PET阴性，PET阳性和MRI阴性，两者均为阳性或均为阴性）。只有2例受试者异常的MRI和PET一致精确定位。因此，我们在Vogtareuth的系列报道中得出结论，FCD Ⅰ型所致的多脑叶早发型脑病的术前评估中，发作间期的^{18}FDG-PET检查意义不大。在一项MRI表现正常的FCD患者的较小的系列研究中，Kudr等（2013a）报道3/5的FCD Ⅰ型患儿的[18]FDG-PET扫描结果异常。在这一系列研究中，仅有1例患儿的[18]FDG-PET低代谢区与颅内EEG异常区一致精确定位，切除此部位后患者无癫痫发作。因此[18]FDG-PET诊断FCD Ⅰ型患者的实用价值与Vogtareuth的系列研究相似。Dorfmüller等于2014年报道了16例不同亚型的FCD患者在SEEG和切除性癫痫手术前使用[18]FDG-PET进行评估。遗憾的是，这些分析了[18]FDG-PET结果的受试者并没有按照FCD分型的组织病理学进行分层。总的来说，56%的PET能正确提示癫痫发作起源的脑叶。然而，需要指出的是，[18]FDG-PET低估了广泛多脑叶的FCD患者需要进行大脑半球离断术的致痫区范围。

因为几乎所有能查到的研究混合各型FCD，所以针对FCD Ⅰ型的发作期SPECT和SISCOM的结果可靠数据少之又少。来自迈阿密的系列研究，具有FCD Ⅰ型的患儿比FCD Ⅱ型患儿具有更广泛的高灌注区。根据之前的FCD分类法（Kudret al., 2013b），这些患儿可被定义为轻度MCD。然而，不管这些系列研究中的是哪种FCD亚型，只要完整切除SPECT高灌注区就能可靠地预测术后无发作（当发作期高灌注区被完全切除后，86%的患者可以获得无发作；Kršek et al., 2013）。来自布拉格的系列研究发现，正常MRI表现的各种FCD Ⅰ型患儿（Kudr et al., 2013a），4/5的病例具有能定位的SISCOM结果，但没有一例完全按照SISCOM的定位结果来切除病灶（尽管如此，仍有2例患者术后随访无发作）。

FCD Ⅰ型患儿的发作

正如上文中提到的组织学分类，各个中心报道了Ⅰ型FCD不同的好发部位，以及因此而出现的各种局灶性癫痫发作。非常具有诊断挑战性的是：FCD Ⅰ型患儿，MRI解读正常，临床表现为婴儿痉挛、全面性强直，全面性阵挛或者多种发作类型。对于结构性局灶性癫痫的小幼儿，痉挛发作，像特发性West综合征患儿的痉挛一样，倾向于在觉醒或嗜睡期成簇发作，并给人一种全面性发作的印象。特别是对于病灶好发于后头部的FCD Ⅰa型引发的痉挛，经常是对称的或双侧同步（Gailly et al., 1995）。即使能识别出很短时间内的不对称、不同步现象，也可能不会被认为是局灶性的线索。“全面性”发作，“广泛性”EEG分布，从开始发作就有高频率和耐药性，伴有精神发育停滞或获得性技能丧失，都可能让人产生一种印象：按一种“综合征”来治疗，而不是癫痫外科能治疗的局灶性结构性病变导致的癫痫性脑病。MRI阴性的病例看似具有“全面性”特征，却是延误转诊进行术前评估的主要原因。在第一个Vogtareuth的系列研究中，25%的FCD Ⅰ型和12.5%的FCD Ⅱ型的患儿有癫痫性痉挛发作（Kršek et al., 2009）；这与迈阿密儿童医院的FCD患儿队列研究报道的比例是相反的（Kršek et al., 2008）。

FCD Ⅰ型患儿EEG

与FCD Ⅱ型（参阅第14章）不同，FCD Ⅰ型患儿没有特征性的EEG模式。2009年，Kršek等在FCD Ⅰ型（或所有类型）患儿EEG上发现频繁出现的持续性无规律慢波，同时伴有背景不对称及继发双侧同步化的趋势。FCD Ⅰa型的患儿，发作间期会有大量的癫痫样放电（epileptiform discharges, ED）。这种ED可能看起来泛化；如果用10/10电极放置记录，而且不用头部电极作为参考，其局灶特性会更加明显（图13-7A～图13-7D）。

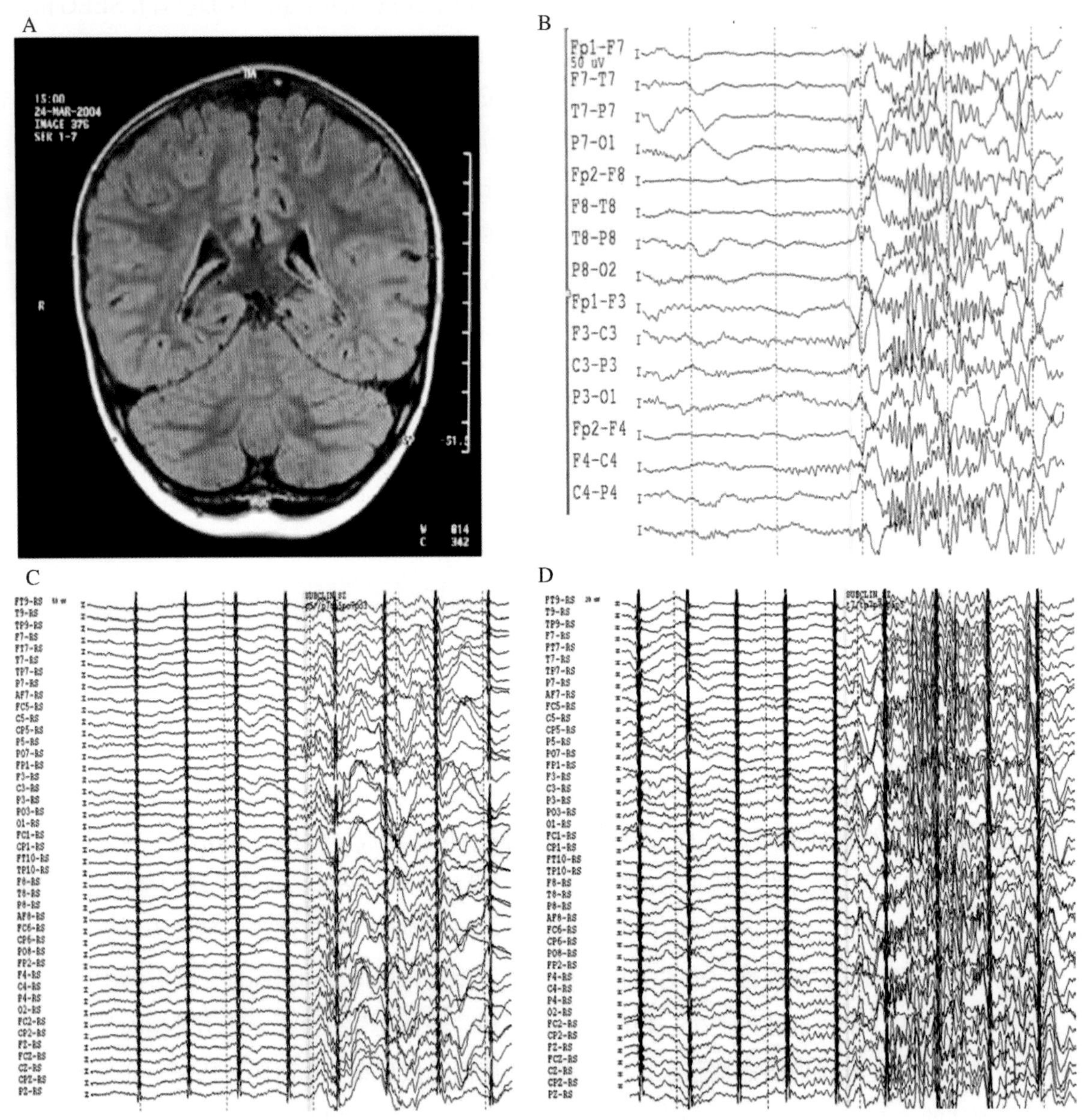

图 13-7　男孩，20 月龄，MRI（FLAIR）和 EEG 结果，左侧后头部组织学证实为 FCD Ⅰa 型（A）

首次颞枕切除术后仍有癫痫发作，第二次手术切除整个顶叶联合区和SSMA后部后无发作。患儿从前的MRI被认为正常。发作间期EEG（B）给人一种全面性癫痫样活动的印象。C和D.按照10/10系统放置电极，以右肩作为参考电极，EEG记录到的爆发活动显示发作起源于多处，而非左侧后头部（Holthausen et al., 2014a）。

单侧多灶性ED（如后头部和额叶）可能提示广泛的病理改变，但额区尖波可能是由后头部病变向正常额叶传导的频繁发作引起的激惹性ED。Vogtareuth的FCD Ⅰa系列研究发现，激惹性棘波常常起源于对侧后头部。但是对于这种特殊病理改变的病例，EEG给人一种比较局限的病灶假象，正如图13-6MRI所示：首次手术之前，无数次的不对称强直发作的EEG起始是在后颞-枕区；颞枕部切除术后，EEG提示发作起始转移到额中央区。这只是众多支持FCD Ⅰ a型队列研究结论的病例之一，在最初的后头部切除术后，残留的发育不良性额或额-中央区组织开始引起癫痫发作。在采用修订版FCD分类法之后，其他特别是解决针对FCD Ⅰ 型的EEG定位定侧价值的报告仍悬而未决。

FCD Ⅰ 型的术前检查与癫痫手术

在2011年ILAE FCD分类法颁布之前，一项Meta分析结果显示，FCD Ⅰ 型的术后总体效果比FCD Ⅱ 型的差（Rowland et al., 2012）。皮质功能区以外的FCD Ⅱ b型患者术后无发作率可能达80%或者更高（参阅第14章），而孤立性FCD Ⅰ 型患者术后无发作率是50%及以下（Kršek et al., 2008a, 2009b; Tassi et al., 2012; Holthausen et al., 2014b）。从前的文献报道FCD Ⅰ 型术后效果较好（Fauser et al., 2006; Tassi et al., 2002），当颞叶内侧硬化症的患者MRI显示颞极信号模糊等改变时，神经病理学认为是FCD Ⅰ 型；而如今这些MRI特征却被认为是获得性退行性改变（Thom et al., 2009; Garbelli et al., 2012; Blümcke & Coras, 2013; Holthausen et al., 2014a）。两项关于大多数成人的研究显示FCD Ⅰ 型和FCD Ⅱ 型之间没有统计学差异：①Kim等（2012）提到69例FCD患者中，有30例FCD Ⅰ 型；15例FCD Ⅰ a型，15例FCD Ⅰ b型；FCD Ⅰ 型（60%的FCD Ⅰ a型，73.3%的FCD Ⅰ b型）和FCD Ⅱ 型之间的发作预后没有统计学差异。②Fauser等（2015）分析了最近的Freiburg系列研究后发现FCD Ⅰ 型和FCD Ⅱ 型的预后一样好；这份报告之所以引人注目，是因为其中的FCD Ⅰ b型患者数量很多（见上文，2013年Blümcke和Coras的讨论）。

与其他局灶性结构病变类似，完全切除病变（即发育不良的皮质）是术后获得长期无癫痫发作的最重要因素（Kršek et al., 2010; Chern et al., 2010; Rowland et al., 2012; Hauptmann et al., 2012）。但是FCD Ⅰ 型在MRI上通常看不到（或不能被识别），极有可能不能确定其清晰的边界。因此，对于可疑FCD Ⅰ 型的患者的术前检查项目，ILAE小儿癫痫外科特别工作小组的推荐与MRI阴性病例的推荐非常类似（Jayakar et al., 2014; 参阅第27章）。由多脑叶、次全半球或半球的FCD Ⅰ a型引起的儿童早发性重度癫痫，通过长程EEG/视频监测来确定致痫区是可靠的，虽然必须进行，但往往未能实施。此类病例的EEG常常具有误导性，可能因为发作起始区比发育不良区域范围更大，因此不容易在MRI上识别出来（图13-6），或者因为多灶性或全面性发作模式和（或）多变的发作传导路线，抑或大量来自多个区域、（单侧和双侧）更多的局限性病灶的发作间期刺激性棘波。

诸如PET、SPECT、MEG和3D源成像的辅助性检查可能有用，在进行这些检查的过程中，可以通过快速口服强效药物的负荷量，如苯妥英或氨己烯酸，也可以静脉注射苯二氮草类药物（HH，个人观察）来获得“脑病型EEG”的短暂抑制。但惯常的理念并不适用于广泛性FCD Ⅰ a型的患儿，尤其不适用重度智障的患儿。我们同意梅奥诊所同行的观点，即皮质发育不良继发的癫痫，特别是MRI不能清晰显示的发育不良，应尽可能最大范围安全地切除，尤其是姑息性手术（Bower et al., 2015）。来自UCLA小儿癫痫外科团队的同行们，因为前些年在切除术后再手术的比例较高，所以他们怀疑1岁以内起病的、由广泛性FCD（轻型FCD即FCD Ⅰ 型，与重型FCD即FCD Ⅱ 型）导致的重度癫痫患儿，一般外科手术能否比半球离断或半球切除术更有优势地获得长期无发作？Hemb等于

2010年在文章中明确指出，他们已放弃大范围颞顶枕切除术，不管患儿是否已有轻偏瘫，目的就是获得更高的无发作率和长期良好的认知预后。手术方式改变之后，70%的患者术后随访6个月无发作，60%的患者随访5年后仍处于缓解状态（Lerner et al., 2009）。“FCD”与“重型FCD”这一概念上的转变可能解释了他们有更好的发作预后经验。而且这项研究报道，根据旧版FCD分类法进行分类，FCD Ⅰ型在成人颞叶癫痫患者中更常见。相比之下，在首次发表的24例连续来自Vogtareuth的广泛性FCD Ⅰ型患儿中［在最近的分析中，大多数患者确诊为孤立性FCD Ⅰ a型（Holthausen et al., 2014b）］，没有一例术前轻偏瘫，其中仅1例行半球离断术。但当时仅有21%的患儿术后无发作，22%的患儿Engel Ⅱ级（Kršek et al., 2009b）。数例患者首次或再次手术后无发作，其中几例行半球离断术。这可能意味着失去了术后认知改善的宝贵时期（Holthausen et al., 2013）。尽管如此，对于这些具有挑战性的患者，Vogtareuth中心并未放弃多脑叶或半球次全切除（Pascher et al., 2011）。经过多年的经验积累，目前获得了较好的结果：2002—2013年手术的28例孤立性FCD Ⅰ a患者中，14例术后Engel Ⅰ级（50%）、5例（18%）Engel Ⅱ级，还有5例（18%）Engel Ⅲ级（Holthausen et al., 2014b）。

值得注意的是，并非所有的FCD Ⅰ a型患者都有广泛的病变，都早发（出生后第1年和第2年）严重的癫痫。有些患者的病变局限在颞极至（内侧）颞-枕交界区，并晚期起病。在这些病例中，特别是累及优势侧时，会使用像其他局灶性癫痫患者使用的诊断器械（非侵袭性和侵袭性）进行诊断。在迈阿密儿童医院，根据Palmini和Lüders分类法，49%的FCD Ⅰ a型患儿与43%的FCD Ⅰ b型患儿术后无发作（Kršek et al., 2008a）；大约50多例患者使用了硬膜下电极进行评估。但这些队列研究不同于Vogtareuth的系列研究，后者几乎一半的病例伴有其他相关的病变，如海马硬化或脑软化，主要定位于额叶和颞叶，手术时年龄较大，智力水平较高。来自维也纳中心的60例患儿中，仅1例患儿（术后仍有发作）是FCD Ⅰ a型（Mühlebner et al., 2014）。东京中心的56例患有FCD的婴幼儿中，6例是FCD Ⅰ型；并未提及进一步的亚型分类；术后一半患儿无发作；2例局灶性病灶切除，4例脑叶切除（Otsuki et al., 2013）。在米兰的Claudio-Munari癫痫中心接受手术的62例后头部皮质癫痫患儿中有31例FCD，其中9例为FCD Ⅰ型，但FCD Ⅰ型的亚型并未提及。总体癫痫发作预后极好：85.5%的患者术后无发作，但并未报道FCD Ⅱ型和FCD Ⅰ型之间的结果是否不同；62例患者中的24例进行了SEEG（Liava et al., 2014）。来自巴黎Rothschild基金会的21例3岁以下的FCD患儿中，仅有1例进行了硬膜下栅状电极评估，但术后仍有发作（Taussig et al., 2012）。同一团队还报道了19例5岁以下的患儿中，有2例FCD Ⅰ型的患儿接受了SEEG检查，但并未报道癫痫发作预后（Dorfmüller et al., 2014）。

原书参考文献

Bae YS, Kang HC, Kim HD, et al. New classification of focal cortical dysplasia: application to practical diagnosis. J Epilepsy Res 2012; 30: 38-42.

Bast T, Ramantani G, Seitz A, et al. Focal cortical dysplasia: prevalence, clinical presentation and epilepsy in children and adults. Acta Neurol Scand 2006; 113: 72-81.

Bast T. Outcome after epilepsy surgery in children with MRI-negative non-idiopathic focal epilepsies. Epileptic Disord 2013; 15:

105-113.

Blümcke I, Pieper T, Pauli E, et al. A distinct variant of focal cortical dysplasia Type I characterised by magnetic resonance imaging and neuropathological examination in children with severe epilepsies. Epileptic Disord 2010; 12: 172-180.

Blümcke I, Mühlebner A. Neuropathological work-up of focal cortical dysplasias using the new ILAE consensus classification system – practical guideline article invited by the Euro-CNS Research Committee. Clin Neuropathol 2011; 30:164-177.

Blümcke I, Thom M, Aronica E, et al. The clinicopathologic spectrum of focal cortical dysplasias: a consensus classification proposed by an ad hoc Task Force of the ILAE Diagnostic Methods Commission. Epilepsia 2001; 52: 158-174.

Blümcke I, Coras R. The curse of in silico transformation from Palmini's into the ILAE classification system of focal cortical dysplasia: a critical comment. Epilepsia 2013; 54: 1506-1507.

Bower RS, Wirrell EC, Eckel LJ, et al. Repeat resective surgery in complex pediatric refractory epilepsy: lessons learned. J Neurosurg Pediatr 2015; 16: 94-100.

Chamberlain WA, Cohen ML, Gyure KA, et al. Interobserver and intraobserver reproducibility in focal cortical dysplasia (malformations of cortical development). Epilepsia 2009; 50: 2593-2598.

Chen HH, Chen C, Hung SC, et al. Cognitive and epilepsy outcomes after epilepsy surgery caused by focal cortical dysplasia in children: early intervention maybe better. Childs Nerv Syst 2014; 30: 1885-1895.

Chern JJ, Patel AJ, Jea A, et al. Surgical outcome for focal cortical dysplasia: an analysis of recent surgical series. A review. J Neurosurg Pediatrics 2010; 6: 452-458.

Colombo N, Tassi L, Galli C, et al. Focal cortical dysplasias: MR imaging, histopathological and clinical correlations in surgically treated patients with epilepsy. AJNR Am J Neuroradiol 2003; 24: 724-733.

Coras R, de Boer OJ, Armstrong D, et al. Good interobserver and intraobserver agreement in the evaluation of the new ILAE classification of focal cortical dysplasias. Epilepsia 2012; 53: 1341-1348.

Dorfmüller G, Ferrand-Sorbets S, Fohlen M, et al. Outcome of surgery in children with focal cortical dysplasia younger than 5 years explored by stereo-electroencephalography. Childs Nerv Syst 2014; 30: 1875-1883.14313.

Escayg A, Wong JC. Toward routine genetics-based diagnosis for the epileptic encephalopathies. Epilepsy Curr 2014; 14: 158-60.

Fauser S, Schulze-Bonhage A, Honegger J, et al. Focal cortical dysplasias: surgical outcome in 67 patients in relation to histological subtypes and dual pathology. Brain 2014; 127: 2406-2418.

Fauser S, Huppertz HJ, Bast T, et al. Clinical characteristics in focal cortical dysplasia: a retrospective evaluation in a series of 120 patients. Brain 2006; 129: 1907-1916.

Fauser S, Essang C, Altenmüller DM, et al. Long-term seizure outcome in 211 patients with focal cortical dysplasia. Epilepsia 2015; 56: 66-76.

Gaily EK, Shewmon DA, Chugani HT, et al. Asymmetric and asynchronous infantile spasms. Epilepsia 1995; 36: 873-882.

Garbelli R, Milesi G, Medici V, et al. Blurring in patients with temporal lobe epilepsy: clinical, high-field imaging and ultrastructural study. Brain 2012; 135:2337-2349.

Hauptman JS, Mathern GW. Surgical treatment of epilepsy associated with cortical dysplasia: 2012 update. Epilepsia 2012; 53 (Suppl 4): 98-104.

Hemb M, Velasco TR, Parnes MS, et al. Improved outcomes in pediatric epilepsy surgery: the UCLA experience, 1986-2008. Neurology 2010; 74: 1768-1775.

Hildebrandt M, Pieper T, Winkler P, et al. Neuropathological spectrum of cortical dysplasia in children with severe focal epilepsies. Acta Neuropathol 2005; 110: 1-11.

Holthausen H, Pieper T, Kudernatsch M. Towards early diagnosis and treatment to save children from catastrophic epilepsy – Focus on epilepsy surgery. Brain Dev 2013; 35: 730-741.

Holthausen H, Pieper T, Winkler P, et al. Electro-clinical pathological correlations in focal cortical dysplasia (FCD) at young ages. Childs Nerv Syst 2014a; 30: 2015-2026.

Holthausen H, Pieper T, Coras R, et al. Isolated Focal Cortical Dysplasias Type Ia (FCD Type Ia) as cause of severe focal epilepsies in children. Neuropediatrics 2014b; 45 (Suppl): 51-55..

Jayakar P, Dunoyer C, Dean P, et al. Epilepsy surgery in patients with normal or non-focal mri scans: integrative strategies offer long-term seizure relief. Epilepsia 2008; 49: 758-764.

Kang JW, Rhie SK, Yu R, et al. Seizure outcome of infantile spasms with focal cortical dysplasia. Brain Dev 2013; 35: 816-820.

Kim DW, Kim S, Park SH, et al. Comparison of MRI features and surgical outcome among the subtypes of focal cortical dysplasia. Seizure 2012; 21: 789-794.

Kršek P, Maton B, Korman B, et al. Different features of histopathological subtypes of pediatric focal cortical dysplasia. Ann Neurol 2008; 63: 758-769.

Kršek P, Maton B, Jayakar P, et al. Incomplete resection of focal cortical dysplasia is the main predictor of poor postsurgical outcome. Neurology 2009; 72:217-223.

Kršek P, Pieper T, Karlmeier A, et al. Different presurgical characteristics and seizure outcomes in children with focal cortical dysplasia Type I or II. Epilepsia 2009; 50: 125-137.

Kršek P, Jahodova A, Maton B, et al. Low-grade focal cortical dysplasia is associated with prenatal and perinatal brain injury. Epilepsia 2010; 51: 2440-2448.

Kršek P, Kudr M, Jahodova A, et al. Localizing value of ictal SPECT is comparable to MRI and EEG in children with focal cortical dysplasia. Epilepsia 2013; 54: 351-358.

Kudr M, Kršek P, Marusic P, et al. SISCOM and FDG-PET in patients with non-lesional extratemporal epilepsy: correlation with intracranial EEG, histology, and seizure outcome. Epileptic Disord 2013; 15: 3-13.

Kudr M, Kršek P, Maton B, et al. Predictive factors of ictal SPECT findings in paediatric patients with focal cortical dysplasia. Epileptic Disord 2013; 15: 383-391.

Leach JL, Miles L, Henkel DM, et al. Magnetic resonance imaging abnormalities in the resection region correlate with histopathological type, gliosis extent and postoperative outcome in pediatric cortical dysplasia. J Neurosurg Pediatr 2014; 14: 68-80.

Lemke JR, Riesch E, Scheurenbrand T, et al. Targeted next generation sequencing as a diagnostic tool in epileptic disorders. Epilepsia 2012; 53: 1397-1398.

Lerner JT, Salamon N, Hauptman JS, et al. Assessment and surgical outcomes for mild Type I and severe Type II cortical dysplasia: A critical review and the UCLA experience. Epilepsia 2009; 50: 1310-1335.

Liava A, Mai R, Tassi L, et al. Paediatric epilepsy surgery in the posterior cortex: a study of 62 cases. Epileptic Disord 2014; 16: 141-164.

Mühlebner A, Gröppel G, Dressler A, et al. Epilepsy surgery in children and adolescents with malformations of cortical development – outcome and impact of the new ILAE classification on focal cortical dysplasia. Epilepsy Res 2014; 108: 1652-1661.

Otsuki T, Honda R, Takahashi A, et al. Surgical management of cortical dysplasia in infancy and early childhood. Brain Dev 2013; 35: 802-809.

Pascher B, Pieper T, Kessler-Uberti S, et al. Everything but motor (EBM) – sub-total hemispherectomy sparing the primary sensori-motor region in children with hemispheric epilepsies but without hemiparesis (abstract). Neuropediatrics 2011; 42: S32.

Rowland NC, Englott DJ, Cage TA, et al. A meta-analysis of predictors of seizure freedom in the surgical management of focal cortical dysplasia. J Neurosurg 2012; 116: 1035-1041.

Sarnat HB, Flores-Sarnat L. Morphogenesis timing of genetically programmed brain malformations in relation to epilepsy. Prog Brain Res 2014; 213: 181-198.

Sarnat HB, Philippart M, Flores-Sarnat L, et al. Timing in neural maturation: arrest, delay, precociousness, and temporal determination of malformations. Pediatr Neurol 2015; 52: 473-486.

Simpson SL, Prayson RA. Postsurgical outcome for epilepsies associated with Type I FCD subtypes. Mod Pathol 2014; 27: 1455-1460.

Tassi L, Colombo N, Garbelli R, et al. Focal cortical dysplasia: neuropathological subtypes, EEG, neuroimaging and surgical outcome. Brain 2002; 125: 1719-1732.

Tassi L, Garbelli R, Colombo N, et al. Type I focal cortical dysplasia: surgical outcome is related to histopathology. Epileptic

Disord 2010; 12: 181-191.

Taussig D, Dorfmüller G, Fohlen M, et al. Invasive explorations in children younger than 3 years. Seizure 2012; 21: 631-638.52.

Thom M, Eriksson S, Martinian L, et al. Temporal lobe sclerosis associated with hippocampal sclerosis in temporal lobe epilepsy: neuropathological features. J Neuropath Exp Neurol 2009; 68: 928-938.

Veeramah KR, Johnstone L, Karafet TM, et al. Exome sequencing reveals new causal mutations in children with epileptic encephalopathies. Epilepsia 2013; 54: 1270-1281.

Widdess-Walsh P, Kellinghaus C, Jeha L, et al. Electro-clinical and imaging characteristics of focal cortical dysplasia: correlation with pathological subtypes. Epilepsy Res 2005; 67: 25-33.

Zuberi SM. Chromosome disorders associated with epilepsy. Handb Clin Neurol 2013; 111: 543-548.

第14章

局灶性皮质发育不良Ⅱ型

LauraTassi, Ingmar Blümcke, Deepak Gill，著
陈彦，译

要 点

- 由FCDⅡ型引起的大部分癫痫一直是药物难治性，诊断后应尽早考虑手术治疗。
- 癫痫发作通常与睡眠相关。
- 发作间期和发作期EEG与MRI常常有助于确诊。
- 10%～40%的FCDⅡ型的MRI是阴性。
- 当MRI上存在明确病变，且位于功能皮质区以外时，小儿癫痫外科方面有经验的多学科团队可能会决定进行简单的病变切除。对于更复杂的病例，必须进行有创性EEG记录。

FCD是接受癫痫外科手术的难治性局灶性癫痫患儿最常见的病因（表14-1和表14-2），“FCD”这一术语是于1971年由David Taylor及其同事首次使用的，用来描述10例药物难治性癫痫患者的局部脑畸形病变（Taylor et al., 1971）。与此同时，这一术语泛指各种皮质异常，它促成了国际抗癫痫联盟（ILAE）特别工作小组提出了第一个关于分类方案的国际共识（Blumcke & Spreafico, 2011; Blümcke et al., 2011）（表14-3）。

FCD是儿童进行癫痫手术最常见的病因（Harvey et al., 2008），超过2/3的2岁以内的患儿因皮质发育不良导致难治性癫痫而接受外科手术。皮质发育不良从临床到组织病理学谱，既包括轻度皮质发育不良，MRI很难发现病变（FCDⅠ型，不合并其他病变），又包括MRI上比较容易识别的病变，FCDⅡ型。一个更明确的临床表型是与癫痫相关的FCDⅡ型。需要对所有临床医生和儿科医生强调这一病理类型的临床特点，因为FCDⅡ型癫痫发作严重，但预后极佳，癫痫手术后无发作率可达67%～82%（Noli et al., 2013; Krsek et al., 2008; Krsek et al., 2009; Lerner et al., 2009; Widdes-Walsh et al., 2005; Fauser et al., 2004; Tassi et al., 2002; Wagner et al., 2011）。随着外科中心外围的影像中心对此综合征的认识水平和诊断能力的提高，FCDⅡ型继发癫痫的诊断越来越早。不过，许多病例仍

然存在漏诊。

表 14-1　癫痫手术患儿的神经病理学结果（＜16 岁）[数据来源于欧洲癫痫脑库（EEBB）；16 岁以下手术患儿占全部 EEBB 病例系列的 24%（1288/5392）]

类型	数量（%）	手术年龄（岁）	发病年龄（岁）	病程（年）
MCD	395（30.6）	7.6	2.1	5.4
LEAT	377（29.3）	11.7	6.9	5.1
HS	194（15）	12.6	4.3	8.9
无病灶	91（7）	11.9	5.3	7.3
双重病理	85（6.6）	8.1	2.3	6.1
胶质瘢痕	76（5.9）	9.7	3.0	7.2
脑炎	41（3.2）	9.1	6.5	4.1
血管	29（2.3）	10.2	5.4	4.7

MCD.皮质发育畸形；LEAT.长期癫痫相关肿瘤；HS.海马硬化；发病年龄.自主发作的起始年龄；病程.癫痫手术前发病时间。

表 14-2　皮质发育畸形的神经病理学频谱 [（数据来自 EEBB）；EEBB（共计 5392 例）的电子数据库收集到的 844 例诊断为 MCD 的总结。MCD 占整个 EEBB 系列的 15.6%]

类型	数量（%）	手术年龄（岁）	起病年龄（岁）	病程（年）
FCD Ⅰ型 *	113（13.4）	17.6	6.5	9.9
FCD Ⅱ a 型	86（10.2）	16.2	3.71	2.8
FCD Ⅱ b 型	273（32.3）	18.2	4.7	13.9
FCD（NOS）**	162（19.4）	19.6	7.9	13.3
mMCD	90（10.7）	24.4	7.9	14.2
GNH	33（3.9）	23.6	10.1	14.3
灰质异位	18（2.1）	22.1	9.1	13.8
HME	19（2.3）	2.3	0	2.1
PMG	50（5.9）	8.0	2.3	5.9

FCD.局灶性皮质发育不良；NOS.未另作说明；mMCD.皮质发育轻度畸形；GNH.神经胶质错构瘤/错构组织；HME.半侧巨脑症；PMG.多微小脑回。

*FCD Ⅰ型依据Palmini和ILAE两个分类系统（Blümcke et al., 2011; Palmini et al., 2004），因为归档的标本一直未进行显微镜下复核（Blümcke & Coras, 2013）。

**提交标本的癫痫外科中心未做特殊说明的FCD亚型。

ILAE将FCD分为三型，相对于孤立性FCD Ⅰ型和FCD Ⅱ型，那些合并其他主要病变的［如合并海马硬化属FCD Ⅲa型，合并肿瘤属FCD Ⅲb型，合并血管畸形属FCD Ⅲc型，或者合并早年获得性病变（即创伤，缺血性损伤或脑炎）］属FCD Ⅲd型。

表 14-3　针对 FCD 的 ILAE 分类系统共识

孤立性 FCD Ⅰ型（图 14-1）	孤立性 FCD Ⅱ型（图 14-2）	联合性 FCD Ⅲ型（图 14-3）
FCD Ⅰ a：异常辐射状（垂直）皮质结构 FCD Ⅰ b：异常切线状（水平）皮质分层 FCD Ⅰ c：异常的垂直与水平皮质结构	FCD Ⅱ a：具有异形神经元 FCD Ⅱ b：具有异形神经元与气球样细胞	FCD Ⅲ a：颞叶异常皮质分层伴海马硬化 FCD Ⅲ b：胶质或神经胶质肿瘤周边异常的皮质分层 FCD Ⅲ c：血管畸形周边的异常皮质分层 FCD Ⅲ d：早年获得性任何其他病变周边的异常皮质分层

FCD Ⅱ型的组织病理学及MRI表现

组织病理学表现

最突出的、研究得最全面的是ILAE的FCD Ⅱ型，其特征是分层几乎完全混乱（第1层除外）。此外，也存在明显的细胞学异常，这可用来区分FCD Ⅱ a型（不伴有气球样细胞的异形神经元）与FCD Ⅱ b型（具有异形神经元和气球样细胞；图14-1）。

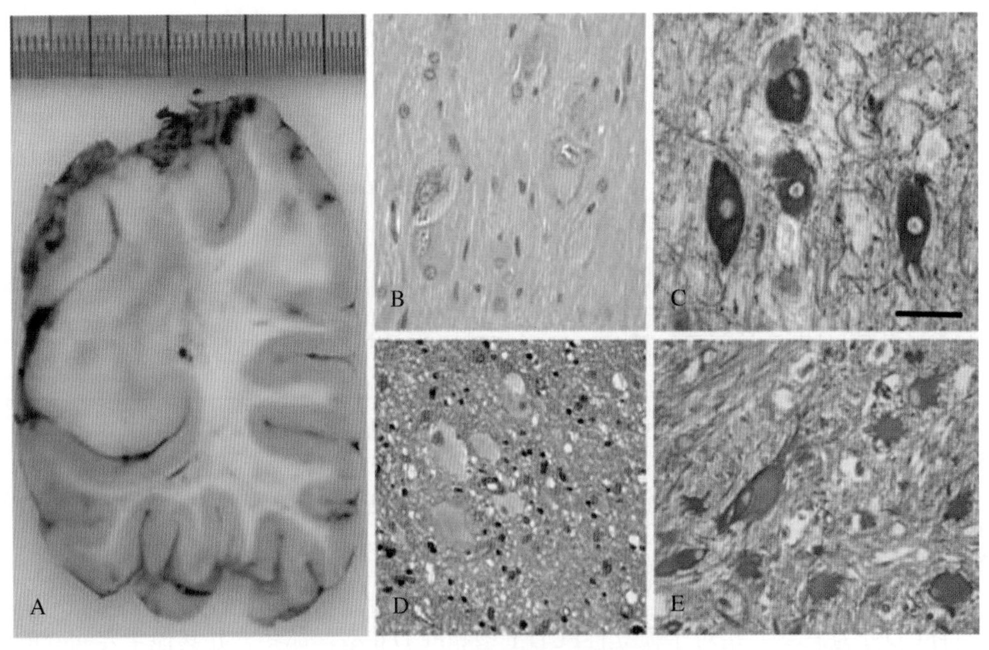

图 14-1　FCD Ⅱ b 型的临床病理发现

A.手术标本来自一个难治性癫痫患儿，14岁，男性，3岁开始发病；B.用苏木精-伊红（HE）染色，组织病理学显示神经元畸形、神经丝积累（用抗体克隆的SMi32在C）的免疫染色，其特征在于该病变为ILAE FCD Ⅱ型。D和E.由HE（D）或波形蛋白免疫染色（E）显示的气球细胞只能在FCD Ⅱ b型可见。C图比例尺50μm，也适用于B、D和E。A图比例尺4.5 cm。

异形神经元最早由Crome（1957）描述，两种FCD Ⅱ型形态学上的变异都一样。异形神经元在显微镜下的特征是神经元细胞和细胞核的直径均显著增大（Muhlebner et al., 2012），聚集的尼氏体向细胞膜移位，并在细胞质中聚集着磷酸化和非磷酸化的神经微丝亚型（图14-1C）。气球样细胞是FCDⅡb的显著特征。它们细胞体积大，而细胞质呈乳白色玻璃样嗜酸性（使用HE染色；图14-1D），并缺乏尼氏体。气球样细胞可以发生在皮质任何位置（包括第1层），经常被发现存在于下面的白质内。气球样细胞通常堆积中间丝波形蛋白（图14-1E）或巢蛋白，可用作组织病理学标志物（Garbelli et al., 1999; Urbach et al., 2002）。气球样细胞与巨细胞的大体组织形态学特征相似，也可在结节性硬化症（TSC）患者的皮质结节中观察到。因此数年来它一直被假设为TSC1/TCS2信号通路上的突变［哺乳动物雷帕霉素靶蛋白（mTOR）］，可能是FCDⅡ型的一种病理机制（Baybis et al., 2004; Becker et al., 2002）。这一假说最近被来自不同实验室的大量研究所证实（Lim et al., 2015; Nakashima et al., 2015; Jansen et al., 2015; Baulac et al., 2015）。然而，一组具有mTOR体细胞通路突变的FCDⅡb型患者，与无突变的患者在临床上无明显差异（Nakashima et al., 2015）。然而，最近提出的一个病理机制是人类乳头瘤病毒（HPV）感染导致FCDⅡb型中的mTOR激活（Chen et al., 2012），这种可能性不大，需要应用标准化病毒学协议来仔细证实。对于这种机制的怀疑主要是依据公认的HPV的生物学理论。HPV可以感染鳞状或黏膜皮肤上皮细胞；从来没有报道经血液传播到其他组织或经胎盘传播，而且除此之外，也从来没有FCDⅡb型患者罹患脑肿瘤的报道。最近的文章也没有证实这个假设（Coraset al., 2015）。

显然FCDⅡb型有好发的部位，尤其是脑沟底（bottom of the sulcus, BOS）。BOS发育不良是临床上重要的病变，似乎不具有正常功能，可能皮质功能已转移（Harvey et al., 2015）。除了FCDⅡ型精确的发病机制，还需要深入研究以便更好地定义这种类型的FCD。

目前，我们在外科中发现越来越多的FCD。这归功于高分辨率MRI技术的提高和FCD电–临床知识的更新，有助于更好地识别病变。神经病理学诊断对患者的预后及后续随访至关重要。在癫痫外科中心，根据ILAE委员会提出的计划方案，病理学家应该能够为任何皮质异常提供客观标准。

当然，不同实验室之间组织学结果应该是能重复的，并且是可靠的。不同病理类型FCD的原位致痫性可能存在的差别一直争议不断：某些研究似乎证明了在一些包含气球样细胞的病灶（FCDⅡb型）中病理性电活动的差异性分布，特别是那些MRI FLAIR上显示高信号的区域。

在这些病变中，虽然含有丰富气球样细胞的FCD的部分病变（主要在中心部位）显示致痫性最小，但在气球样细胞密度较小而病理检查有明显发育不良（通常是FCDⅠ型或更多是FCDⅡa型）的周围皮质区域，显示出明显的原位致痫性。这些结果一直受到了其他团队的质疑，他们报道了包含气球样细胞的区域具有内在致痫性（Tassi et al., 2002; Devaux & Chassoux, 2012）。困难在于如何评估解剖和组织学畸形的范围，这是能否完全切除病灶，使患者无癫痫发作的关键之所在。当然，也有相当多的患者在不完全切除病灶后也有很好的效果（Najm et al., 2014）。

神经影像学方法与诊断

MRI是探寻癫痫病因与术前评估的重要组成部分，不仅要检测病变，还要制订切除发育不良病变范围的手术计划（Tassi et al., 2002; Raybaud et al., 2006; Widdes-Walsh et al., 2006）。尽管MRI已取得许多进展，但依然有相当大比例的FCD（特别是FCD Ⅰ型）患者的MRI是阴性的。最近的一项研究发现，超过40%的MRI阴性的患者病理证实是FCD（多数是FCD Ⅰ型）（Wang et al., 2013）。其他后处理技术（基于体素后处理的形态学分析法，MAP）可能有助于识别病变：48%的MRI阴性的癫痫患者MAP异常（Wang et al., 2013）。此外，我们需要注意到有10%～40%的病例MRI上的病灶可能被忽略（Lerner et al., 2009），致痫区也可能超出MRI上发育不良病变的范围。

报告的结果是：皮质厚度增加，灰白质边界模糊，T_2加权像信号增高，T_2高信号的放射状或圆锥状Transmantle条纹，皮质变薄及局部脑萎缩。遗憾的是，这些迹象没有一个是完全可靠的，特别是儿童。对于不成熟的、髓鞘化不完全的大脑，局部或Transmantle的T_2信号增加在婴儿期是正常的（Barkovich et al., 1988）。髓鞘化不完全也可以表现为T_2、FLAIR和T_1加权像上皮质增厚。因此，用真实的T_2加权像、T_1加权和T_2 Flair来研究大脑非常重要（Colombo et al., 2009; Colombo et al., 2012）（图14-2）。

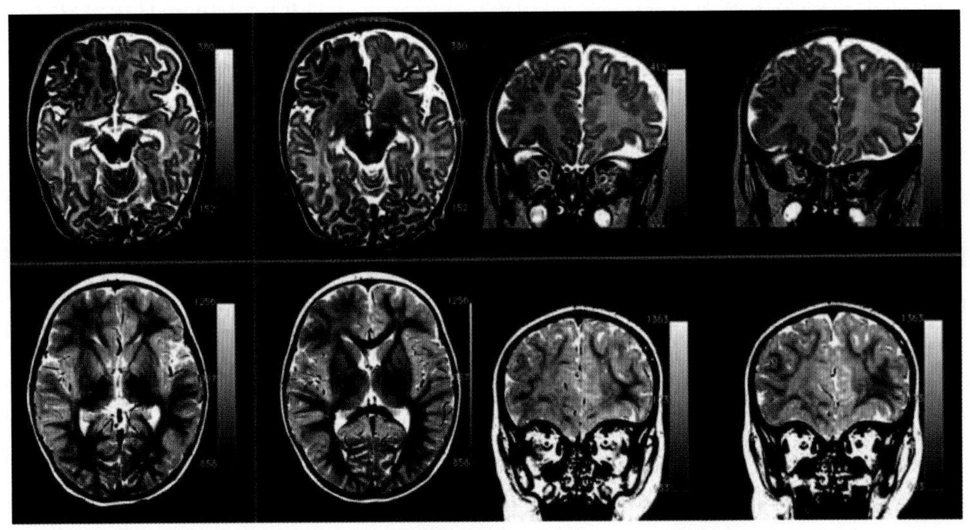

图 14-2　男孩，右额叶 FCD Ⅱb 型、局灶性药物难治性癫痫

在2月龄（上图）和2岁（下图）时同一患者的T_2加权像（左侧轴位，右侧冠位）显示，在髓鞘化进程中，2岁时的FCD比2月龄时表现更不明显。

此外，一些FCD Ⅱ型随着髓鞘的成熟化几乎消失（Eltzeet al., 2005）。

大约50%的FCD Ⅱa型患者和90%的FCD Ⅱb型患者MRI阳性（Colombo et al., 2012）。在能检测到的病灶中，MRI上描述了两种明确的影像学亚型：一种是结节状的“脑回发育不良帽”；另一种是更细微的“脑沟底部”的发育不良（bottom-of-sulcus dysplasia, BOSD）（Colombo et al., 2003; Colombo et al., 2012; Hofman et al., 2011）。BOSD可能会有一个Transmantle征或一个朝向脑室的皮层下信号强度逐渐变化的渐细的“尾”征（Mellerio et al., 2012; Wang 2013）。1.5T MRI可以检测出高度可疑的病变，而3T MRI在检测细微的皮质下高信号白质及Transmantle征方面更具优势（Mellerio et al., 2012; Mellerio et al., 2014）。FCD Ⅱ型的其他MRI特征有皮质增厚、皮质信号增强、灰白质交界模糊（Mellerio et al., 2014）。术前评估中应该积极寻找所有这些特征，尽管这些特征能提高发现癫痫患者发育不良区域的可能性，但它们并非FCD Ⅱ型独有。由于确定病变范围有难度，所以可能需要进行功能成像。

没有任何具体的特征可以区分FCD Ⅱ a型和FCD Ⅱ b型，即使发现Transmantle征与FCD Ⅱ b型显著相关（Colombo et al., 2012）。

临床和神经病理方面

临床数据

在临床方面，FCD Ⅱ型有别于FCD Ⅰ型及其他皮质发育畸形（Krsek et al., 2009; Hauptman & Mathern, 2012）。FCD Ⅱ型皮质发育不良通常位于颞叶外或半球，而FCD Ⅰ型则最常见于颞叶。约30%的皮质发育不良是多脑叶的，而且患者年龄较小，可能表现为局灶性发作向癫痫性脑病演变，或癫痫性痉挛，尽管癫痫性脑病可能是FCD Ⅰ型或FCD Ⅱ型的一个特点。FCD Ⅱ型的自然病史是耐药性癫痫，没有长期无癫痫发作期。FCD Ⅱ型是睡眠相关的难治性癫痫的常见病理表现（Losurdo et al., 2014）。

FCD Ⅱ型的一些特征有助于描述成具有临床、影像学和EEG方面征象的新型综合征或其他类似疾患（Chassoux et al., 2012; Krsek et al., 2008; Fauser et al., 2006）。典型的是学龄前儿童，表现为没有任何明显前兆的局灶性发作。常常是起病时即爆发性发作，白天发作为主，慢性单灶性癫痫发作发展为高度刻板性发作，好发于额叶、中央区和岛叶区域（Harvey et al., 2015）。许多患儿发作频繁，偶尔因为病情恶化需要住院；但常常在卡马西平或苯妥英钠治疗后可能出现长期发作缓解。

FCD Ⅱ型仅限于一个脑叶，特别是那些位于沟底的发育不良，癫痫性脑病或痉挛很少发生（Harvey et al., 2015）。通常，这些儿童智力正常，除非婴儿期起病，伴有执行力和（或）语言缺陷。头皮EEG可以明显地看到局部发作间期癫痫样放电和发作期节律。这些临床特征有特异性，如果一名患儿有此电–临床表型，那么就应该努力寻找FCD Ⅱ型的影像学证据。

视频脑电图–脑电图特点

FCD Ⅱ型患儿的头皮EEG上能看到的明显的局灶性节律性癫痫样放电，也常常出现在“丛集性”癫痫发作的患儿EEG中（Gambardella et al., 1996; Chassoux et al., 2012）。虽然这些对于FCD Ⅱ型的病理不具有特异性，但是如果MRI上未发现明显病变，那么当反复放电伴有临床表现时，我们应该详细分析MRI（图14-3）。

作为术前评估的一部分，必须应用VEEG监测来捕捉癫痫发作，在笔者中心通常是在“急性”阶段完成的。

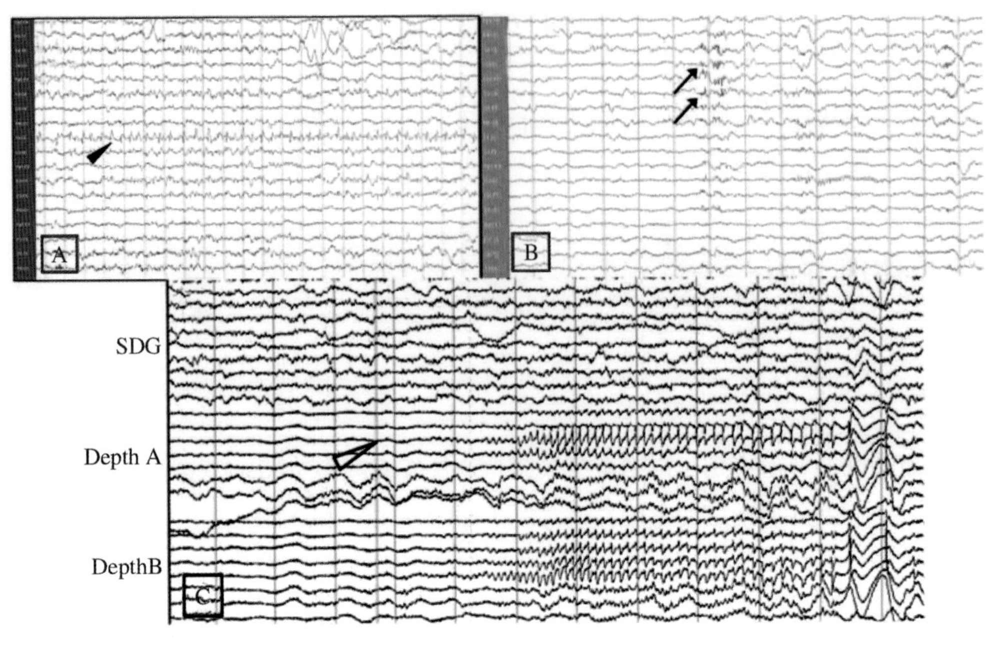

图 14-3 FCD Ⅱ型患儿 MRI 分析

A. 男孩，10岁，左侧初级运动皮质BOSD，头皮EEG示中央区节律性癫痫样放电（黑箭头所示）；B. 4月龄婴儿，右顶FCD Ⅱ a型，右侧半球局灶性多棘波，右侧后头部优势（黑箭头所示）；C. 男孩，5岁，BOSD FCD Ⅱ b型，发作性EEG包括硬膜下栅状电极（subdural grid recording，SDG）和两个深部电极记录（深部电极A和深部电极B）。在发育不良皮质中的颅内电极显示发作期内特征性快节律演变（空心箭头所示），伴随快速多棘慢波。相邻皮质的SDG记录仅显示相对较晚的慢波。

辅助技术

一项对临床医生的调查发现，发作期SPECT和FDG-PET的辅助功能成像均被认为是FCD Ⅱ型患儿可选择的术前评估方法（Jayakar, 2014）。本书第3章讨论了进行发作期SPECT检查的挑战性。发作期SPECT减影配准到MRI（SISCOM）上，能提高定位致痫区的灵敏度，而视觉检查的单一SPECT可与SISCOM相媲美，对儿童可能更实用（Krsek et al., 2013）。对于MRI正常或轻微改变的病例，发作期SPECT的高灌注区域可能更局限，这提示参与发作的脑组织体积有限，而且与轻微MRI改变的BOSD或FCD的表型一致。对于MRI阴性的患者，FDG-PET特别有用，与MRI融合后可进一步提高确定轻微MRI异常（如皮质增厚和BOSD）的敏感度（Kim et al., 2011; Salamon et al., 2008）（图14-4）。

强烈推荐高级中心进行MEG检查，使用镇静剂的患儿可以安全有效地进行（Kim et al., 2012）。MEG和其他脑电源成像技术能提供额外数据来协助术前评估。对于MRI阴性病例，它可能被看作供选择的检查方法，因为此类病例的源可疑切线位，如Rolandic区/侧裂病灶，或者是手术失败的病例，EEG场已扭曲变形（Jayakar et al., 2014）。

虽然近些年有了新的技术和临床方法，但对于MRI阴性患者来说，手术结果依然不能令人满意，即使是FCD Ⅱ型的患者（See et al., 2013）（参阅第27章）。

有创性技术和手术结果

有创性技术和手术结果也可参阅第6章和第37章。

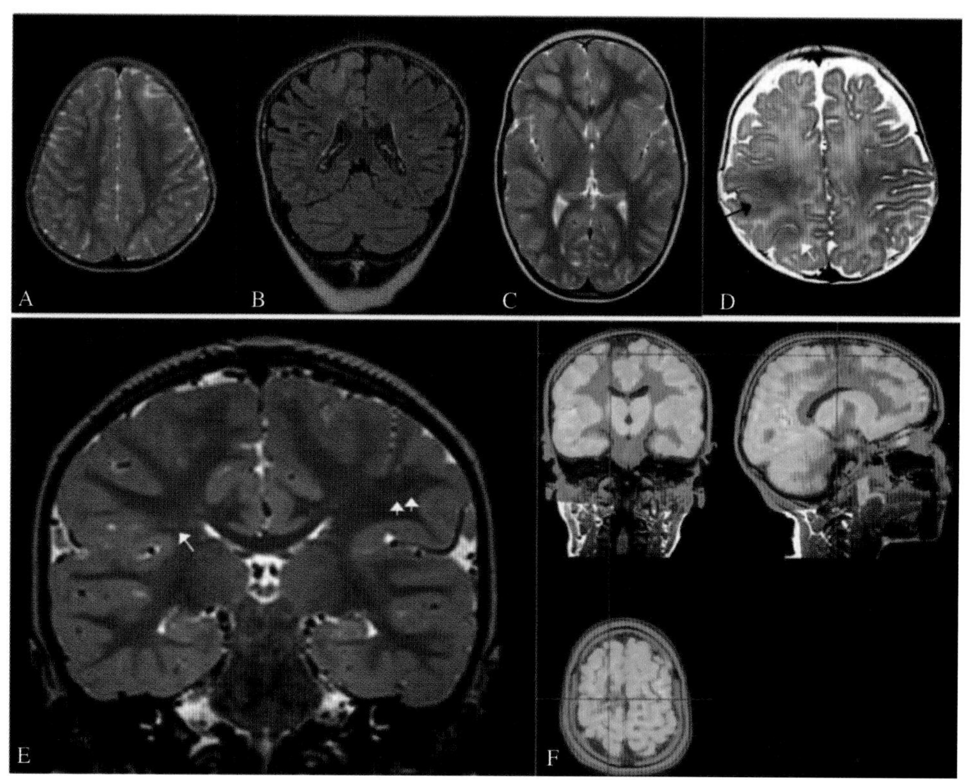

图 14-4　FCD Ⅱ型典型的 MRI

A. 13月龄的轴位T_2WI显示左侧额中回“脑回冠”异常，FCD Ⅱb型；B. 8岁女孩，冠状位FLAIR显示右额上沟增厚，灰白质交界轻微模糊不清，FCD Ⅱb型；C. 7岁女孩，轴位T_2WI显示右侧眶额区Ⅱb型FCD处脑沟加深增厚；D. 2月龄婴儿，T_2WI显示FCD Ⅱa型，此年龄段髓鞘发育不成熟，左右对比可以发现右顶叶（白色箭头所示）与右顶盖（黑色箭头所示）异常的皮质增厚和模糊不清。正常髓鞘化区域在中央区（红点所示），此年龄段的FCD不应被混淆；E. 3T冠状位T_2WI显示右侧顶盖脑回增厚，伴有Transmantle征，系FCD Ⅱb型（白色箭头所示）。皮质下Transmantle征不应该与正常皮质下血管周围间隙相混淆（双白箭头所示）；F. 8岁男孩，FCD Ⅱa型，右侧运动前区MRI阴性，但T_1WI与PET融合后多维成像显示局灶低代谢。

有创性监测：时机与原因

当小儿癫痫科医生遇到临床上可疑FCD Ⅱ型的患儿时，即使影像学阴性，不管癫痫发作控制得如何，都应该将此患儿转诊至癫痫外科中心（Cross et al., 2006）。即使患儿对药物敏感，也应尽早考虑术前评估，并与患儿家属讨论是否手术，因为患儿可能会出现耐药。即使药物有效，FCD Ⅱ型患儿如需获得最佳疗效则需要终身服用AEDs，经常伴随包括认知障碍在内的不良作用，而且长期控制癫痫发作的可能性极小。

临床表现并不能准确定位发作期放电的起始部位，因为FCD Ⅱ型可能影响多个脑叶。FCD Ⅱ型更多见于颞叶外区，特别是额叶。虽然FCD Ⅱ型患儿的癫痫发作频繁，但他们通常不存在神经和（或）神经心理障碍，临床表现主要是癫痫。

癫痫发作可以开始于任何年龄，但平均发病年龄通常在儿童早期，常出现耐药性，而且发作频繁，并与睡眠相关（Harvey et al., 2015; Tassi et al., 2002; Tassi et al., 2012）。卡马西平（少数情况下使用丙戊酸）似乎是最有效的药物，但仅在有限时间之内。

节律性癫痫样放电可能是头皮EEG的最大特征（Gambardella et al., 1996; Tassi et al., 2012），而且必须采用正确的MRI扫描方案。可能还需要功能成像来界定发育不良范围。如果FCDⅡ型表型明确，MRI上病变解剖部位清晰，患者就可以在资源有限的癫痫中心进行评估和手术（图14-5）。

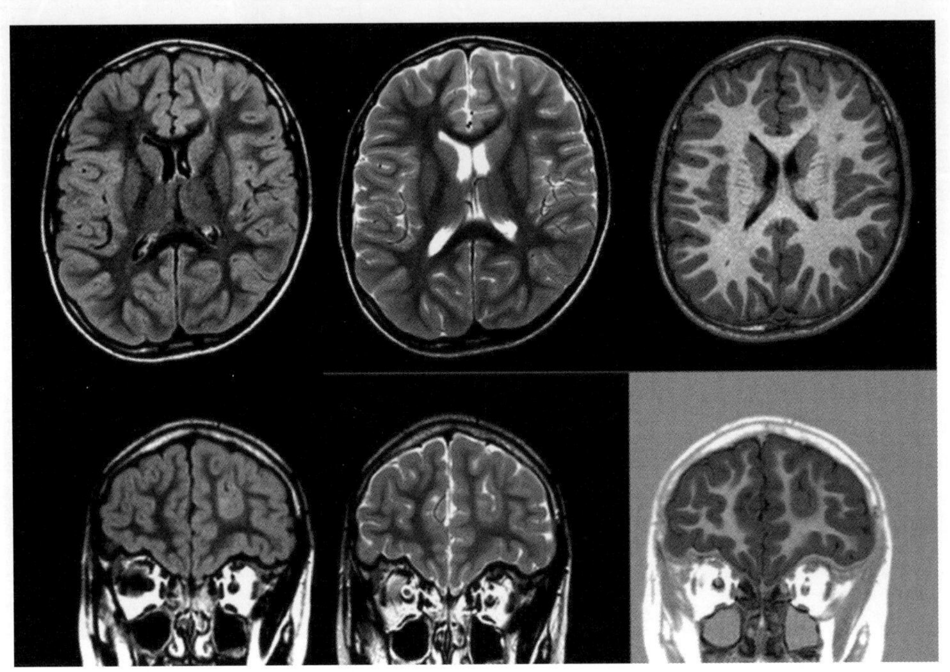

图 14-5　患儿，男，9 岁，左侧额极典型的Ⅱ b 型 FCD，FLAIR，T_2WI，IR，轴位（上）和冠状位（下）图像

所有其他FCDⅡ型的病例都需要在一个具有高度的儿童癫痫外科专业的中心进行讨论。

颅内电极监测旨在确定致痫灶的部位、范围，以及与周围皮质的关系。在无创性检查的最后，会根据解剖–电–临床的相互关系，由临床、解剖、VEEG监测、发作期和发作间期神经生理学特征，以及神经影像学数据提出一个假设。可能会通过功能成像（FDG-PET）和其他包括发作期SPECT、MEG、EEG-fMRI的检查来进一步验证；这些辅助技术可能会确定病理网络中的功能障碍区，这有助于确定颅内电极的置入策略。

如果解剖–电–临床结果相互不一致，就需要考虑有创性监测（Cossu et al., 2012; Najm et al., 2014）。

有创性EEG的适应证

（1）MRI结果阴性；

（2）解剖部位与电–临床数据之间不相符（例如电–临床检查提示颞叶起病，而MRI却显示额叶病变）；

（3）与结构性病变的部位与范围相比，致痫区具有明确的尺寸大小；

（4）假设累及高级功能皮层，需要探索功能区与致痫区的分界。

在多学科的讨论中，应该支持有创性监测，并根据无创性检查结果来确定需要覆盖和采样的皮质区域、病理和（或）生理网络。现有两种术外有创性方法可用来实现上述目标：硬膜下栅状电极（SDG）和立体定向电极（SEEG）。对于儿童患者，术中定位问题不少。1岁以下儿童无法获得运动功能响应，1～2岁的儿童很少能获得响应，再大一些的儿童也不太可靠（Jayakar et al., 1992）。

选择SDG还是SEEG评估取决于具有上述一种或两种技术经验的癫痫外科中心的专业与信心。这两项技术各有优缺点。硬膜下记录皮质覆盖范围广，可以进行全面的神经生理定位；主要限制在于脑沟和深部病变覆盖不足。相反，SEEG能更好地覆盖深部病变和脑白质，可以探索脑沟内病变及白质纤维束的功能。目前，电刺激时覆盖不足的局限可以通过增加电极数量来平衡（直至每例患者18根电极；Cossu et al., 2012）。全身麻醉下完成手术，而且风险极低：在评价和考虑发病率之后，还要评估癫痫发作的次数、耐药性、是否存在认知障碍和疾病的社会影响，以及外科治疗并治愈患者的可能性。低龄儿童对SEEG耐受良好（Taussig et al., 2014），但在幼童（<2岁）中则很难实现，因为他们的颅骨太薄（Cossu et al., 2012）。

术外记录必须包括：

（1）清醒和睡眠（尽可能在夜间）期记录；

（2）生理性诱发实验［过度换气（HPN），间断性闪光刺激（ILS），自发运动，其他］；

（3）自发性癫痫发作（当对症的药物可能减少时）；

（4）颅内电刺激（低频和高频）；儿童可能需要更高强度的刺激来诱导出相同的效果。对儿童只做有创性EEG而不进行颅内电刺激是远远不够的。

收集完所有必要的数据之后，分析致痫区的部位与范围必须包括：

（1）发作间期的神经生理学数据：根据背景活动、“棘波”或“慢波”活动的表现来描述不同的皮质区域，最终来定义病变区和刺激区（Talairach et al., 1974）；

（2）临床下放电事件和发作模式；

（3）临床信息，包括主观和客观的发作期临床表现，由电刺激诱发的和自发的事件；

（4）发作间期数据与结构性病变（如果有的话）的关系；

（5）在定义致痫区和神经生理定位中的电刺激的结果。

在明确了致痫区的SEEG病例中，可以进行射频热凝（Guenot et al., 2011）。

有人认为，FCD Ⅱ型患者的发作间期头皮EEG，特别是有创性EEG中具有能确诊的脑电活动：完整的背景活动中断，高频棘波和多棘波，期间穿插着低平、低波幅快活动。这种非常独特的脑电模式尤其可在FCD Ⅱ b型患者中观察到，原因未知，提示与气球细胞存在显著相关（Chassoux et al., 2000; Tassi et al., 2002）（图14-6）。

有创性监测结束后，大多数病例中确定的致痫区可以进行手术治疗（Cossu et al., 2012）。包括神经外科医生、小儿神经科医生、神经放射科医生及所有的内科医生在内的多学科讨论，并一起参与决策，重点是评估手术风险和成功率，之后将讨论结果传达给患儿及其家属。

凭借多年来积累的丰富经验，FCD Ⅱ b型患者现在较少进行有创性脑电记录，因为病灶远离功能区。ECoG可能有用，有时会联合使用条状电极和一些立体定向深部电极。

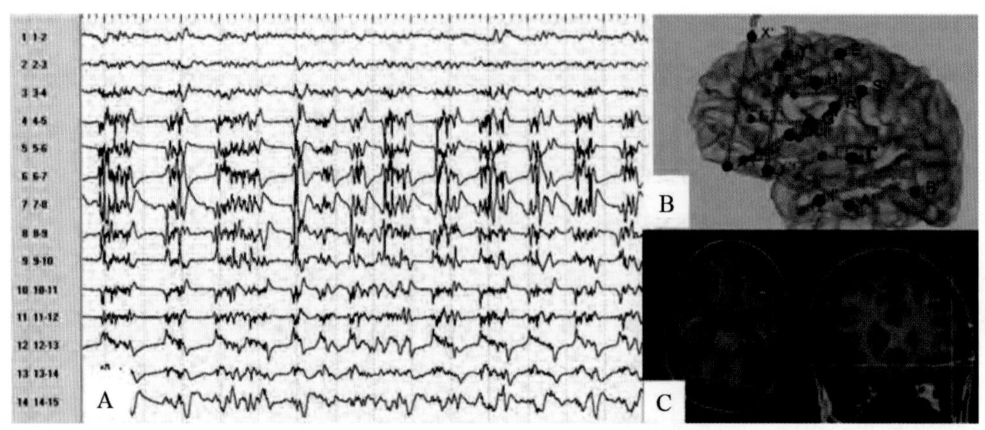

图 14-6　女孩，10 岁，MRI 阴性，左侧额叶癫痫

A. 置入眶区的O电极显示能确诊FCD Ⅱ b型的电活动。B. 软脑膜重建。C. 带有电极的多平面MRI。

外科手术及预后

对于儿童局灶性耐药性癫痫，手术是一种安全而有效的治疗方法。影响预后的因素：准确选择手术患者、早期转诊、病因学和致痫区全切（Jadhay & Cross, 2012）。除了无发作，手术获益还与停用AEDs有关，这样会改善患儿认知能力。在儿童最常见的是额叶切除术，但半球离断或多脑叶手术也比较常见。

在欧洲癫痫脑库患者中（表14-1），MCD占病因的30%以上。FCD Ⅱ 型占所有MCD患者的40%以上。

当MRI上存在明确的结构性病变，而且位于功能皮质外，尤其是那些具有能帮助确诊的神经影像学征象的病例（Colombo et al., 2012），单一的病灶切除术就可以取得绝好效果，即使在FCD Ⅱ 型（Najm et al., 2014）周围始终存在着不确定的其他类型的畸形时（特别是FCD Ⅰ 型）。

对于更复杂的病例，必须考虑有创性脑电来确定要切除的致痫区，因为它可能部分或全部与结构性病变重叠。

FCD的手术预后非常好，但遗憾的是，不同的FCD亚型拥有完全不同的解剖–电–临床特征（特别是FCD Ⅰ 型和FCD Ⅱ 型）。47% ~ 79%的患者似乎能获得长期无发作（Alexandre et al., 2006; Bautista et al., 2003; Fauser et al., 2008; Kim et al., 2009; Kral et al., 2007; Krsek et al., 2009a; Siegel et al., 2006）。

一些团队报道FCD Ⅰ 型和FCD Ⅱ 型患者预后没有显著性差异（Kloss et al., 2002; Fauser et al., 2008），但最新数据证实FCD Ⅱ 型患者更有可能手术治愈（Tassi et al., 2002; Krseck et al., 2009b; Englot et al., Tassi et al., 2012; Villarejo-Ortega et al., 2013; Wang et al., 2013; 2010; Najm et al., 2014）。

有些差异可以用来鉴别FCD Ⅱ a型和FCD Ⅱ b型：FCD Ⅱ b型的MRI更多是阳性，而且额叶最常受累。FCD Ⅱ a型更常见多脑叶受累。即使没有统计学意义，FCD Ⅱ b型的手术预后（Engel Ⅰ级可达88%）也比FCD Ⅱ a型（74%）的更好（Tassi et al., 2012）。癫痫持续状态可能会继发于不完全切除的FCD Ⅱ b型（Sarkis et al., 2010），特别是在运动功能区。

预测手术成功的唯一有意义的指标是手术切除病灶的完整程度，即完全切除MRI上的病灶，这在MRI阴性的病例中难以标记（Krsek et al., 2009a; Wang et al., 2013）。

在高级功能区的手术已证明完整切除病灶不会导致新的运动功能障碍（Marnet et al., 2008）。

临床数据和外科手术预后，而且即便在高级功能区手术也不会导致功能障碍，这些都明显提示FCD Ⅱ型患儿最适合手术，尽早转诊到癫痫外科中心是非常必要的。

原书参考文献

Alexandre V Jr, Walz R, Bianchin MM, et al. Seizure outcome after surgery for epilepsy due to focal cortical dysplastic lesions. Seizure 2006; 15: 420-427.

Bautista JF, Foldvary-Schaefer N, Bingaman WE, et al. Focal cortical dysplasia and intractable epilepsy in adults: Clinical, EEG, imaging, and surgical features. Epilepsy Res 2003; 55: 131-136.

Barkovich AJ, Kjos BO, Jackson DE Jr, et al. Normal maturation of the neonatal and infant brain: MR imaging at 1.5 T. Radiology 1988; 166(1 Pt 1):173-180.

Baulac S, Ishida S, Marsan E, et al. Familial focal epilepsy with focal cortical dysplasia due to DEPDC5 mutations. Ann Neurol 2015; 77: 675-683.

Baybis M, Yu J, Lee A, et al. mTOR cascade activation distinguishes tubers from focal cortical dysplasia. Ann Neurol 2004; 56: 478-487.

Becker AJ, Urbach H, Scheffler B, et al. Focal cortical dysplasia of Taylor's balloon cell type: Mutational analysis of the TSC1 gene indicates a pathogenic relationship to tuberous sclerosis. Ann Neurol 2002; 52: 29-37.

Blümcke I, Spreafico R. An international consensus classification for focal cortical dysplasias. Lancet Neurol 2011; 10: 26-27.

Blümcke I, Thom M, Aronica E, et al. The clinico-pathological spectrum of Focal Cortical Dysplasias: a consensus classification proposed by an ad hoc Task Force of the ILAE Diagnostic Methods Commission. Epilepsia 2011; 52: 158-174.

Bluemcke I, Coras R. The curse of in silico transformation from Palmini's into the ILAE classification system of focal cortical dysplasia: a critical comment. Epilepsia 2013; 54: 1506-1507.

Chassoux F, Devaux B, Landre E, et al. Stereoelectroencephalography in focal cortical dysplasia: a 3D approach to delineating the dysplastic cortex. Brain 2000; 123: 1733-1751.

Chassoux F, Landré E, Mellerio C, et al. Type II focal cortical dysplasia: electroclinical phenotype and surgical outcome related to imaging. Epilepsia 2012; 53: 349-358.

Chen J, Tsai V, Parker WE, et al. Detection of human papillomavirus in human focal cortical dysplasia Type IIB. Ann Neurol 2012; 72: 881-892.

Colombo N, Tassi L, Galli C, et al. Focal cortical dysplasias: MR imaging, histopathologic, and clinical correlations in surgically treated patients with epilepsy. AJNR Am J Neuroradiol 2003; 24: 724-733.

Colombo N, Salamon N, Raybaud C, et al. Imaging of malformations of cortical development. Epileptic Disord 2009; 11: 194-205.

Colombo N, Tassi L, Deleo F, et al. Focal cortical dysplasia Type IIa and IIb: MRI aspects in 118 cases proven by histopathology. Neuroradiology 2012; 54: 1065-1077.

Coras R, Korn K, Bien CG, et al. No evidence for human papillomavirus infection in focal cortical dysplasia IIb. Ann Neurol 2015; 77: 312-319.

Cossu M, Schiariti M, Francione S, et al. Stereoelectroencephalography in the presurgical evaluation of focal epilepsy in infancy and early childhood. J Neurosurg Pediatr 2012; 9: 290-300.

Crome L. Infantile cerebral gliosis with giant nerve cells. J Neurol Neurosurg Psychiatry 1957; 20: 117-124.

Cross JH, Jayakar P, Nordli D, et al. International League against Epilepsy, Subcommission for Paediatric Epilepsy Surgery; Commissions of Neurosurgery and Paediatrics. Proposed criteria for referral and evaluation of children for epilepsy surgery: recommendations of the Subcommission for Pediatric Epilepsy Surgery. Epilepsia 2006; 47: 952-959.

Eltze CM, Chong WK, Bhate S, et al. Taylor-type focal cortical dysplasia in infants: some MRI lesions almost disappear with maturation of myelination. Epilepsia 2005; 46: 1988-1992.

Fauser S, Schulze-Bonhage A, Honegger J, et al. Focal cortical dysplasias: surgical outcome in 67 patients in relation to histological subtypes and dual pathology. Brain 2004; 127(Pt 11): 2406-2418.

Fauser S, Huppertz HJ, Bast T, et al. Clinical characteristics in focal cortical dysplasia: a retrospective evaluation in a series of 120 patients. Brain 2006; 129(Pt 7): 1907-1916.

Fauser S, Bast T, Altenmuller DM, et al. Factors influencing surgical outcome in patients with focal cortical dysplasia. J Neurol Neurosurg Psychiatry 2008, 79: 103-105.

Gambardella A, Palmini A, Andermann F, et al. Usefulness of focal rhythmic discharges on scalp EEG of patients with focal cortical dysplasia and intractable epilepsy. Electroencephalogr Clin Neurophysiol 1996; 98: 243-249.

Garbelli R, Munari C, De Biasi S, et al. Taylor's cortical dysplasia: a confocal and ultrastructural immunohistochemical study. Brain Pathol 1999; 9: 445-461.

Harvey AS, Cross JH, Shinnar S, et al. ILAE Pediatric Epilepsy Surgery Survey Taskforce. Defining the spectrum of international practice in pediatric epilepsy surgery patients. Epilepsia 2008; 49: 146-155.

Harvey AS, Mandelstam SA, Maixner WJ, et al. The surgically remediable syndrome of epilepsy associated with bottom-of-sulcus dysplasia. Neurology 2015; 84: 2021-2028.

Hauptman JS, Mathern GW. Surgical treatment of epilepsy associated with cortical dysplasia: 2012 update. Epilepsia 2012; 53 (Suppl 4): 98-104.

Hofman PA, Fitt GJ, Harvey AS, et al. Bottom-of-sulcus dysplasia: imaging features. AJR Am J Roentgenol 2011; 196: 881-885.

Jadhav T, Cross JH. Surgical approaches to treating epilepsy in children. CurrTreat Options Neurol 2012; 14: 620-629.

Jansen LA, Mirzaa GM, Ishak GE, et al. I3K/AKT pathway mutations cause aspectrum of brain malformations from megalencephaly to focal cortical dysplasia.Brain 2015: 138; 1613-1628.

Jayakar P, Alvarez LA, Duchowny MS, et al. A safe and effective paradigm to functionally map the cortex in childhood. J Clin Neurophysiol 1992; 9: 288-293.

Jayakar P, Gaillard WD, Tripathi M, et al. Diagnostic test utilization in evaluation for resective epilepsy surgery in children. Epilepsia 2014; 55: 507-518.

Kim DW, Lee SK, Chu K, et al. Predictors of surgical outcome and pathologic considerations in focal cortical dysplasia. Neurology 2009, 72: 211-216.

Kim YH, Kang HC, Kim DS, et al. Neuroimaging in identifying focal cortical dysplasia and prognostic factors in pediatric and adolescent epilepsy surgery. Epilepsia 2011; 52: 722-727.

Kim H, Lim BC, Jeong W, et al. Magnetoencephalography in pediatric lesional epilepsy surgery. Korean Med Sci 2012; 27: 668-673.

Kloss S, Pieper T, Pannek H, et al. Epilepsy surgery in children with focal cortical dysplasia (FCD): results of long-term seizure outcome. Neuropediatrics 2002; 33: 21-26.

Kral T, von Lehe M, Podlogar M, et al. Focal cortical dysplasia: Long term seizure outcome after surgical treatment. J Neurol Neurosurg Psychiatry 2007; 78: 853-856.

Krsek P, Maton B, Korman B, et al. Different features of histopathological subtypes of pediatric focal cortical dysplasia. Ann Neurol 2008; 63: 758-769.

Krsek P1, Maton B, Jayakar P, et al. Incomplete resection of focal cortical dysplasia is the main predictor of poor postsurgical outcome. Neurology 2009a; 72: 217-723.

Krsek P1, Pieper T, Karlmeier A, et al. Different presurgical characteristics and seizure outcomes in children with focal cortical dysplasia Type I or II. Epilepsia 2009b; 50: 125-137.

Krsek P, Kudr M, Jahodova A, et al. Localizing value of ictal SPECT is comparable to MRI and EEG in children with focal cortical dysplasia. Epilepsia 2013; 54: 351-358.

Lerner JT, Salamon N, Hauptman JS, et al. Assessment and surgical outcomes for mild Type I and severe Type II cortical dysplasia: a critical review and the UCLA experience. Epilepsia 2009; 50: 1310-1335.

Lim JS, Kim WI, Kang HC, et al. Brain somatic mutations in MTOR cause focal cortical dysplasia Type II leading to intractable epilepsy. Nat Med 2015; 21: 395-400.

Losurdo A, Proserpio P, Cardinale F, et al. Drug-resistant focal sleep related epilepsy: Results and predictors of surgical outcome. Epilepsy Res 2014; 108: 953-962.

Marnet D, Devaux B, Chassoux F, et al. Surgical resection of focal cortical dysplasias in the central region. Neurochirurgie 2008; 54: 399-408.

Mellerio C, Labeyrie MA, Chassoux F, et al. Optimizing MR imaging detection of type 2 focal cortical dysplasia: best criteria for clinical practice. AJNR Am J Neuroradiol 2012; 33: 1932-1938. 155

Mellerio C, Labeyrie MA, Chassoux F, et al. 3T MRI improves the detection of transmantle sign in type 2 focal cortical dysplasia. Epilepsia 2014; 55: 117-122.

Muhlebner A, Coras R, Kobow K, et al. Neuropathologic measurements in focal cortical dysplasias: validation of the ILAE 2011 classification system and diagnostic implications for MRI. Acta Neuropathol 2012; 123: 259-272.

Najm IM, Tassi L, Sarnat HB, et al. Epilepsies associated with focal cortical dysplasias (FCDs). Acta Neuropathol 2014; 128: 5-19.

Noli D, Bartuluchi M, González FS, et al. Type II focal cortical dysplasia: electroclinical study and surgical outcome in 31 pediatric patients. Childs Nerv Syst 2013; 29: 2079-2087.

Palmini A, Najm I, Avanzini G, et al. Terminology and classification of the cortical dysplasias. Neurology 2004; 62(6 Suppl 3): S2-8.

Raybaud C, Shroff M, Rutka JT, et al. Imaging surgical epilepsy in children. Childs Nerv Syst 2006; 22: 786-809.

Salamon N, Kung J, Shaw SJ, et al. FDG-PET/MRI coregistration improves detection of cortical dysplasia in patients with epilepsy. Neurology 2008; 71:1594-1601.

Sarkis RA, Jehi LE, Bingaman WE, Najm IM Surgical outcome following resection of rolandic focal cortical dysplasia. Epilepsia 2012; 53: 1731-1738.

Scheffer IE, Heron SE, Regan BM, et al. Mutations in mammalian target of rapamycin regulator DEPDC5 cause focal epilepsy with brain malformations. Ann Neurol 2014; 75: 782-787.

See SJ, Jehi LE, Vadera S, et al. Surgical outcomes in patients with extratemporal epilepsy and subtle or normal magnetic resonance imaging findings. Neurosurgery 2013; 73: 68-76.

Siegel AM, Cascino GD, Meyer FB, et al. (2006) Surgical outcome and predictive factors in adult patients with intractable epilepsy and focal cortical dysplasia. Acta Neurologica Scandinavica 113: 65-71.

Tassi L, Colombo N, Garbelli R, et al. Focal cortical dysplasia: Neuropathological subtypes, EEG, neuroimaging and surgical outcome. Brain 2002; 125: 1719-1732.

Tassi L, Garbelli R, Colombo N, et al. Electroclinical, MRI and surgical outcomes in 100 epileptic patients with Type II FCD. Epileptic Disord 2012; 14: 257-266.

Taussig D, Chipaux M, Lebas A, et al. Stereo-electroencephalography (SEEG) in 65 children: an effective and safe diagnostic method for pre-surgical diagnosis, independent of age. Epileptic Disord 2014; 16: 280-295.

Taylor DC, Falconer MA, Bruton CJ, et al. Focal dysplasia of the cerebral cortex in epilepsy. J Neurol Neurosurg Psychiatry 1971; 34: 369-387.

Urbach H, Scheffler B, Heinrichsmeier T, et al. Focal cortical dysplasia of Taylor's balloon cell type: a clinicopathological entity with characteristic neuroimaging and histopathological features, and favorable postsurgical outcome. Epilepsia 2002; 43: 33-40.

Villarejo-Ortega FJ1, Álvarez-Linera Prado J, Pérez-Jiménez MÁ. Epilepsy surgery in children with focal cortical dysplasias. Rev Neurol 2013; 57 (Suppl 1): S221-227.

Wagner J, Urbach H, Niehusmann P, et al. Focal cortical dysplasia Type IIb: completeness of cortical, not subcortical, resection is necessary for seizure freedom. Epilepsia 2011; 52: 1418-1424.

Wang DD, Deans AE, Barkovich AJ, et al. Transmantle sign in focal cortical dysplasia: a unique radiological entity with excellent prognosis for seizure control. J Neurosurg 2013; 118: 337-344.

Widdess-Walsh P, Kellinghaus C, Jeha L, et al. Electro-clinical and imaging characteristics of focal cortical dysplasia: correlation with pathological subtypes. Epilepsy Res 2005; 67(1-2): 25-33.

Widdess-Walsh P, Diehl B, Najm I. Neuroimaging of focal cortical dysplasia. J Neuroimaging 2006; 16: 185-196.

第15章

其他皮质发育畸形

Carmen Barbara, Frank Ritter, Renzo Guerrini, Augus A. Wilfong，著

解自行，译

要 点

- 灰质异位和多微小脑回通常导致药物难治性癫痫；手术治疗的病例数有限且疗效存在差异。
- 室管膜下灰质异位的手术效果不尽如人意，因为这种特殊的皮质发育畸形为双侧弥散性，而且病变不可能完全切除。
- 包括有创性记录的广义的术前评估（特别是SEEG）能够为多微小脑回或结节性灰质异位患者带来良好的手术效果。
- 新的无创性诊断方法（PET、fMRI、MEG）已经被应用于多微小脑回或结节性灰质异位患者的术前评估中，并且取得了满意结果。
- 深入的研究需要更大样本量及多种方法，从而明确最佳的术前评估方案与手术策略，以获得术后无发作。

药物难治性或保守治疗效果不好的癫痫患儿可能受益于癫痫手术。潜在的获益包括控制癫痫发作、减停抗癫痫药物、避免癫痫诱发的损伤与癫痫猝死（sudden unexpected death in epilepsy, SUDEP）以及消除社会歧视。特别对于低龄患儿，早期控制癫痫发作和停止药物治疗，还有希望改善神经发育结果。术后癫痫无发作最重要的预测指标之一是MRI上可见的异常结构。具有单一病变的患者，如果将病变完全切除或毁损，通常会有最佳效果。基于这一假设，MRI可见MCD的药物难治性癫痫患儿被认为是癫痫手术的潜在候选者。外科手术患儿中最常见的病因是FCD（Harvey et al., 2008）。其他MCD的患者，如多微小脑回和灰质异位症，也可能表现为难治性癫痫（Guerrini et al., 2008）。尽管外科手术在治疗FCD相关的药物难治性癫痫患者的作用已被充分证实（Krseck et al., 2009a,b; Rowland et al., 2012），但是对于其他MCD患者，是否可以将癫痫手术视为一种有价值的治疗选择，以及获得癫痫无发作的最佳手术策略，仍存在争议。正如术前需要考虑其他病因一样，

患儿的临床发作症状学、发作期头皮EEG与MRI上异常表现之间的一致性对于手术至关重要。在某些情况下，可能需要额外的定位信息，包括PET、SPECT或MEG。然而，对于许多MCD患者，颅内EEG依然是确定癫痫起源（即癫痫发作起始区）的“金标准”。它可直接检测神经元活动，具有很好的时间分辨率，但空间分辨率取决于术前临床假设。这种方法非常特异，但具有有创性，因此仅用于少数严重的难治性局灶性癫痫患者。

在精确定义癫痫发作起始区后，手术方式包括开颅癫痫病灶切除术、脑叶切除术、大脑半球切除术或可能微创消融术，这取决于病灶的大小和位置。

灰质异位

灰质异位是指正常神经元群位于异常部位。

灰质异位主要分三种类型，包括脑室旁灰质异位，最常见的是结节状异位（PNH）；皮质下灰质异位，可以是层状异位（即皮质下带状灰质异位或“双皮质”）；结节状异位及软脑膜灰质异位。影像学检查只能发现结节状和层状灰质异位。

室管膜下（脑室周围）结节状灰质异位

脑室旁结节状灰质异位（periventricular nodular heterotopias, PNH）是由于脑发育过程中神经元未能迁移而造成的。虽然不清楚患病率，但据报道在三级癫痫中心，约2%的术前评估为药物难治性癫痫的成人患者MRI上存在PNH（Tassi et al., 2004）。PNH是组织学上正常的神经元与胶质细胞的聚集物（Battaglia et al., 2006; Dubeau et al., 1999）。与皮质下结节或带状灰质异位不同，PNH不形成层或类似于皮质结构（Battaglia et al., 1997; Li et al., 1997; Hannan et al., 1999; Barkovich et al., 2005; Garbelli et al., 2009; Lopez et al., 2010）。PNH呈圆形或卵圆形，表面光滑，直径通常不超过1 cm，最常见于侧脑室内壁，尤其是邻近三角区和颞角的后方。它们可以在侧脑室前方，但从未见于第三或第四脑室周围。PNH通常彼此相连，可以是双侧或单侧，但很少是孤立的。在所有的MRI序列中，PNH与正常皮质具有相同的信号强度，BOLD信号因活动增多而增强（Lange et al., 2004）。它们没有强化，也无钙化。大脑皮层常常总体上正常，但对一些患者来说，我们可以看到异常皮质折叠。

PNH的主要致病基因是*FLNA*（Parrini et al., 2006）。然而，PNH具有遗传异质性，致病基因和基因组失衡的数量可能很高（Guerrini&Parrini, 2010）。最常见的形式是典型的双侧PNH，一种最常见于女性的X连锁疾病，其中50%的患者*FLNA*基因突变。伴有PNH的常染色体隐性小头畸形是由ARFGEF2突变引起的一种罕见表型（Sheen et al., 2004）。PNH还与拷贝数变异相关，包括重复5p15.1或5p15.33，以及5q14.3-q15、6q26-q27或7q11.33的缺失（Guerrini & Parrini, 2010; Conti et al., 2012）。

虽然PNH在出生前就存在，但癫痫发作通常在10岁以后起病（Dubeau et al., 1995; Battaglia et al., 1997; Dubeau et al., 1999; d’Orsi et al., 2004; Battaglia et al., 2006）。与PNH相关的癫痫发作通常是局灶性的，似乎来自与结节部位同源的皮质。PNH相关的发作类型常具有颞叶癫痫的临床特征。头皮视频EEG通常与颞叶癫痫发作起始相一致（Dubeau et al., 1995; Battaglia et al., 1997; Li et al., 1997; Dubeau et al., 1999; d'Orsi et al., 2004; Tassi et al., 2004; Lopez et al., 2010）。最早的根据临床头皮EEG和偶尔的颅内EEG结果对难治性癫痫进行的手术治疗效果往往不好，13例患者中只有1例（表15-1）在随访12个月时无癫痫发作（Dubeau et al., 1995; Li et al., 1997）。然而，进一步的研究表明，PNH与大脑皮层相关联（Hannan et al., 1999; Valton et al., 2008; Meroni et al., 2009），可能是致痫病源（Kothare et al., 1998; d'Orsi et al., 2004; Catenoix et al., 2008; Aghakhani et al., 2005; Scherer et al., 2005; Sarkar et al., 2011; Schmitt et al., 2011; Agari et al., 2012; Esquenazi et al., 2014），或者对癫痫发作至关重要（Lange et al., 2004; Battaglia et al., 2005; Valton et al., 2008; Dubeau et al., 2010; Kitaura et al., 2012），或者根本不在癫痫发生中起作用（Aghakhani et al., 2005; Agari et al., 2012）。对PNH相关的难治性癫痫患者的手术评估仍然具有挑战性（Stefan et al., 2007; Esquenazi et al., 2014）。深部PNH引起的癫痫发作很难通过头皮EEG记录到低波幅快活动的癫痫起始（Battaglia et al., 1997; Perucca et al., 2014）。与PNH相关的癫痫发作可能存在不同的临床表现，但起源于单一结节和（或）皮质的PNH切除后效果良好（Valton et al., 2008; Esquenazi et al., 2014）。对fMRI、O^{16} PET（Dubeau et al., 1995）、电刺激或诱发电位（Stefan et al., 2007; Wagner et al., 2009; Gholipour et al., 2011）显示功能激活的结节进行切除或消融仍然存在一些问题。氟马西尼（Richardson et al., 1996）和AMT（Chugani et al., 2011）PET报告可以显示某些PNH代谢异常。在功能、运动/语言测试中BOLD增强的PNH切除后并未造成功能缺陷（Scherer et al., 2005; Stefan et al., 2007; Wagner et al., 2009; Esquenazi et al., 2014）。然而，这只是一个非常小的样本，可能无法预测其他病例。总的来说，先前外科系列研究报道了27例PNH患者在有创性记录后接受了剪裁式切除术（表15-2）。许多患者进行术前评估与治疗的病史超过20年。27例接受手术治疗的患者中，20例起病年龄小于18岁，5例小于10岁的患者术后效果Engel Ⅰ级。一些患者通过微创消融PNH获得癫痫控制（Valton et al., 2008; Esquenazi et al., 2014）。还有更多的知识需要学习，但是仔细的评估可以获得良好的手术效果（Engel Ⅰ级比例高达74%）。

表 15-1　PNH 患者的手术治疗研究报道

参考文献 / 年	PNH	颅内电极	手术年龄 / 起病年龄（岁 / 岁）	手术方式	结果 Engel 分级
Dubea et al., 1995	B	无	27/ ?	C	Ⅲ
	B	无	35/ ?	C	Ⅳ
	B	无	38/ ?	C	Ⅳ
Li et al., 1997	U	仅皮层	25/11	C+N	Ⅰ
	B	仅皮层	25/17	C+N	Ⅱ
	B	仅皮层	23/17	C	Ⅲ
	B	仅皮层	28/12	C	Ⅲ
	B	仅皮层	27/7	C	Ⅲ
	B	仅皮层	37/13	SAH	Ⅲ
	U	仅皮层	28/18	C	Ⅲ

续表

参考文献 / 年	PNH	颅内电极	手术年龄 / 起病年龄（岁 / 岁）	手术方式	结果 Engel 分级
Li et al., 1997	B	仅皮层	33/28	C	Ⅳ
	U	仅皮层	19/16	C+N	Ⅳ
	B	仅皮层	22/16	C	Ⅳ

PNH.脑室旁结节状灰质异位；B.双侧；U.单侧；S.单一的；C.皮层；N.结节；SAH.选择性海马杏仁核切除

表 15-2　有创性记录后接受剪裁式切除术的 PNH 患者的外科研究报道

参考文献 / 年	PNH	颅内电极	手术年龄 / 起病年龄(岁 / 岁)	手术方式	结果 Engel 分级
Esquenazi et al., 2014	U	C+N	48/24	N	Ⅰ
	B	C+N	25/23	C+N	Ⅰ
Kitaura et al., 2012	B	C+N	22/4	C+N	Ⅰ
Agari et al., 2012	S	C+N	35/13	N	Ⅰ
Acar et al., 2012	U	C+N	27/10 个月	C	Ⅰ
Schmitt et al., 2011	S	—	53/3	N	Ⅰ
Sarkar et al., 2011	U	—	45/24	N	Ⅰ
Chugani et al., 2011	U	—	—	—	Ⅲ
Wagner et al., 2009	B	C+N	23/9	C+N	Ⅰ
Meroni et al., 2009	U	C+N	↓	C+?	Ⅰ
	U	C+N	平均年龄 31/11	C+?	Ⅰ
	U	C+N	↑	C+?	Ⅲ
	U	C+N	↑	C+?	Ⅰ
Catenoix et al., 2008	U	-N	22/-	N	Ⅲ
	B	-N	23/-	N	Ⅲ
Stefan et al., 2007	U	C+N	12/10	C	Ⅰ
Scherer et al., 2005	U	C+N	23/17	N	Ⅰ
Aghakhani et al., 2005	B	C+N	37/13	SAH	Ⅲ
	U	C+N	43/14	SAH	Ⅰ
	U	C+N	33/19	SAH+N	Ⅰ
	U	C+N	31/1	SAH+N	Ⅰ
	U	C+N	43/13	N	Ⅰ
	B	C+N	16/5	SAH+N	Ⅳ
Tassi et al., 2004	U	C+N	39/16	C+N	Ⅰ
	U	C+N	33/14	C+N	Ⅰ
	U	C+N	24/16	C+N	Ⅰ
	B	C	40/3	C	Ⅲ

PNH.脑室旁结节状灰质异位；B.双侧；U.单侧；S.单一的；C.皮层；N.结节；SAH.选择性海马杏仁核切除

皮质下结节状灰质异位

在最常见的畸形中，结节状灰质异位（nodular heterotopias, NH）目前被认为是早期发育过程中神经元迁移缺陷的结果（Hannan et al., 1999; Garbelli et al., 2009; Rossini et al., 2012）。皮质下结节状灰质异位症是一种分散、不规则、曲线状的灰质结节堆积而成，它与皮质相连，从脑室表面到皮质的路径上均可出现。NH患者有癫痫发作，并可能伴有神经病学体征与症状，但通常认知能力正常。

NH相关癫痫的发病机制尚不清楚，但人们普遍认为畸形皮质可能具有内在的致痫性（Francione et al., 1994; Palmini et al., 1995; Hannan et al., 1999; Tyvaert et al., 2008; Dubeau et al., 2010）。这方面的临床证据包括NH与癫痫的关系、NH的直接电信号记录结果及手术切除后的效果（Palmini et al., 1995; Hannan et al., 1999; Meroni et al., 2009）。切除组织的体外研究与模拟病变的动物模型研究也支持这些发现（Chen et al., 2000; Marin-Valencia et al., 2014）。神经病理学研究表明，尽管结节的位置或相关的临床特点各不相同，但是其形态特征相似。数层特异性标记物的表达模式检查证实结节内的神经元呈层状排列。最近的免疫组化研究表明，在皮质发育的早期阶段，一些早期的Reelin蛋白分泌细胞在皮质板出现后在亚板内错位，并将迁移的神经元吸引到另一个部位，从而形成结节状灰质异位。这证实了Reelin蛋白在NH发病机制中的关键作用（Rossini et al., 2012）。

目前专门针对灰质异位癫痫手术的已发表文献比较缺乏（Francione et al., 1994; Dubeau et al., 1995; Battaglia et al., 1996; Dubeau et al., 1999; Bernasconi et al., 2001; Meroni et al., 2009）。治疗NH患者面临的特殊挑战是灰质异位相关的癫痫发作起始区位于覆盖皮层的深部。传统的开颅手术切除NH通常需要牺牲浅表的和潜在正常的皮质。这是否会引起功能缺损，取决于具体位置。fMRI研究证实结节状灰质异位具有在复杂的环路中整合的功能，例如参与运动活动（Lange et al., 2004）。因此，当考虑外科治疗结节状灰质异位症癫痫时，通常需要使用深部电极进行探查以明确定位（Aghakani et al., 2005; Scherer et al., 2005）。事实上，深部电极记录表明，癫痫发作起源可能位于异位结节内（Scherer et al., 2005）或远离新皮层，或者两者兼有（Tassi et al., 2005）。当结节状灰质异位位于颞叶时，发作起源可能累及海马（Aghakani et al., 2005）。研究显示，局灶而不广泛的癫痫发作起源是良好手术效果的最佳预测因素（Aghakani et al., 2005）。在这些理念明确之前进行外科手术的结果是令人失望的（Li et al., 1997）。另外，经过有创记录指导手术计划的患者会有更满意的癫痫控制效果（Tassi et al., 2005）。NH病例可考虑使用立体定向放置激光或射频导管进行热消融的微创方法（Catenoix et al., 2008; Kameyama et al., 2009; Curry et al., 2012; Tovar-Spinoza et al., 2013; Esquenazi et al., 2014; Gonzalez-Martinez et al., 2014）。这些技术可以精确地毁损一个相对较小（2 cm或更小）的脑深部致痫病灶。如果确定是多个发作起始区，也可多靶点治疗（Esquenazi et al., 2014）。

皮质下带状灰质异位

双皮质或皮质下带状灰质异位（subcortical band heterotopia, SBH）是无脑回谱系的一部分，其特征是存在微薄的浅表皮质。该条带本身包含成群的小或中型圆形，或者锥体神经元，排列混乱，中间由纤维束隔开。同侧的大脑半球通常较小。

主要有两个基因与SBH和经典无脑回畸形（lissencephaly, LIS）有关。位于常染色体上的*LIS1*基因突变导致LIS（Reiner et al., 1993），而双皮质基因（*DCX*）是X连锁（De Portes et al., 1998; Gleeson et al., 1998）。尽管任何一种基因都可能导致LIS或SBH，但大多数经典LIS病例是由于*LIS1*的缺失或突变导致的（Mei et al., 2008），而大多数SBH病例是由*DCX*突变导致的（Matsumoto et al., 2001）。后头部单一脑回，下方伴有SBH，通常与*LIS1*基因的嵌入突变有关（Sicca et al., 2003）。大多数*DCX*突变引起SBH或巨脑回。在所有报道的家系中，80%的散发女性及25%的散发男性SBH中均有*DCX*突变（Matsumoto et al., 2001）。*DCX*基因缺失是SBH或X连锁无脑回患者的一个罕见原因，这些患者在*DCX* Sanger测序后未发现基因突变（Mei et al., 2007）。母性生殖系或嵌入性*DCX*突变可能发生在10%的SBH或X连锁LIS病例中（Gleeson et al., 2000）。

绝大多数SBH患者都有癫痫，其中大约65%为难治性癫痫（Guerrini & Carrozzo, 2001; Bernasconi et al., 2001; Dubeau et al., 2010）。异位皮质在发生癫痫中的作用尚不清楚（Dubeau et al., 2010）。由于正常皮质和异位皮质紧密相连，这种区别非常具有挑战性。组织病理学证实，异位神经元以层状结构的模式靠近“真”皮层（Harding & Copp, 1997）。正常迁移的皮层和异位网络之间由一薄层白质隔开，包含所有亚型的抑制性GABA能中间神经元，并混杂有锥体神经元（Mai et al., 2003）。这种异常的环路会导致复杂或多发的致痫区（Bernasconi et al., 2001; Mai et al., 2003）。在皮质下带状灰质异位症中，fMRI和深部电极记录显示在异位灰质及其上覆盖看似正常的皮质之间存在功能神经环路的同步激活（Mai et al., 2003; Pinard et al., 2000）。动物模型研究表明，正常皮层足以引起癫痫发作（Chen et al., 2000）。然而，使用颅内EEG记录进行的人体研究显示了不同的结果，癫痫发作或起源于带状灰质（Bernasconi et al., 2001），或者起源于正常皮层后传播到带状灰质（Mai et al., 2003），或者独立起源于正常皮层和带状灰质异位引起癫痫（Bernasconi et al., 2001; Mai et al., 2003）。大多数伴有SBH的难治性癫痫患儿表现为多灶性或全身性发作。这使得他们不太适合癫痫手术。考虑到这种特殊的皮质发育畸形为双侧弥散性，即使明确了局灶的发作起始区，也不可能完全切除病变（图15-1）。少数SBH患儿被确定为单侧半球起始的发作，并接受了半球切除术，但结果各不相同（Saito et al., 2009）。

多微小脑回畸形

多微小脑回畸形（Polymicrogyria, PMG）是一种继发于异常迁移及迁移后的大脑皮质发育畸形（Barkovich et al., 2012）。它的特点是大量异常的小脑回被浅沟隔开，与大脑皮质上分子层（第1层）融合有关（Barkovich, 2010）。这些特点就在皮质表面和皮质白质交界处都产生了不规则的特征性外观（Barkovich et al., 2005）。大脑病理显示脑皮质中部与深部存在神经元的异常发育或缺失（Englund et al., 2005），而且与未分层的皮质结构有着多种联系。PMG可局限于单个脑回，也可累及一侧半球的一部分，还可以是双侧对称或非对称，或者呈弥漫性。它可以单独起病，也可以合并其他大脑异常，如胼胝体发育不良、小脑发育不全、脑裂畸形、脑室周围和皮质下灰质异位（Guerrini et al., 2008）。其发病机制尚不清楚，而且组织病理学、临床特征、形态分布及影像学表现也不一致。

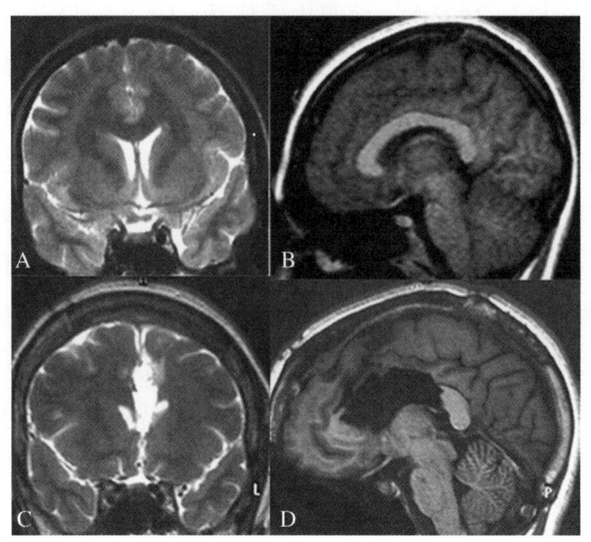

图 15-1　35 岁女性，患有 Lennox-Gastaut 综合征和皮质下带状灰质异位

27岁时接受胼胝体前部切开术，术后癫痫发作频率显著降低，摔倒发作消失。术前MRI（A、B）。冠状T_2和矢状T_1序列显示皮质下带状灰质异位（A）和正常胼胝体（B）；术后MRI（C、D）。冠状T_2和矢状T_1序列显示胼胝体切开的范围。

多微小脑回畸形与几个基因的突变有关，包括*SRPX2*（Roll et al., 2006）、*PAX6*（Glaser et al., 1994）、*TBR2*（Baala et al., 2007）、*KIAA1279*（Brooks et al., 2005）、*RAB3GAP1*（Aligianis et al., 2005）和*COL18A1*（Sertie et al., 2000），以及拷贝数变异（参阅Guerrini和Dobyns综述, 2014）。此外，据报道，多微小脑回畸形是多种不同疾病的偶发表现，包括代谢紊乱、先天性巨细胞病毒感染、双胎输血综合征和多发性先天异常综合征。

PMG患者的临床症状谱非常广泛，从孤立的选择性认知功能损害（Galaburda et al., 1985）或自愈性的良性癫痫，到严重脑病或顽固性癫痫（Guerrini et al., 2008）。多微小脑回畸形的致痫性及其发病机制尚不清楚，但78%～87%的患者存在癫痫发作（Leventer et al., 2010）。神经系统表现的严重程度与发病年龄受皮质畸形的范围和位置的影响，但也可能取决于具体病因。

实验模型研究表明PMG具有广泛超出肉眼可见异常范围的功能缺失（Redecker et al., 2000）。功能研究表明，皮质形态变异性可能与解剖结构破坏的严重程度及受累形式有关。fMRI研究表明，位于语言和运动区的多微小脑回畸形常常保留了原有功能（Araujo et al., 2006）。多微小脑回畸形伴轻偏瘫患者的fMRI与经颅磁刺激联合研究表明，向轻瘫手投射的皮质脊髓束既可起源于病灶半球对侧皮质，也可来源于多微小脑回畸形皮质，或者起源于双侧运动区（Guzzetta et al., 2007; Staudt et al., 2004）。因此，参与运动功能的脑区变异较大，既可能来源于原始运动皮质，也可能是假设的非原始运动皮质，还可能是非功能区（Staudt et al., 2004）。利用认知测试和相位编码视网膜定位分析方法，发现在双侧枕顶叶多微小脑回畸形患者中存在正常的视觉功能区结构以及视觉信息处理功能（Dumoulin et al., 2007; Guerrini et al., 1997）。磁源成像研究表明，只要解剖结构不受脑裂畸形的影响，多微小脑回畸形Rolandic区就会保留躯体感觉功能。在这样的病例中，功能区正如预期的解剖部位一样位于刺激侧半球（Burneo et al., 2004）。

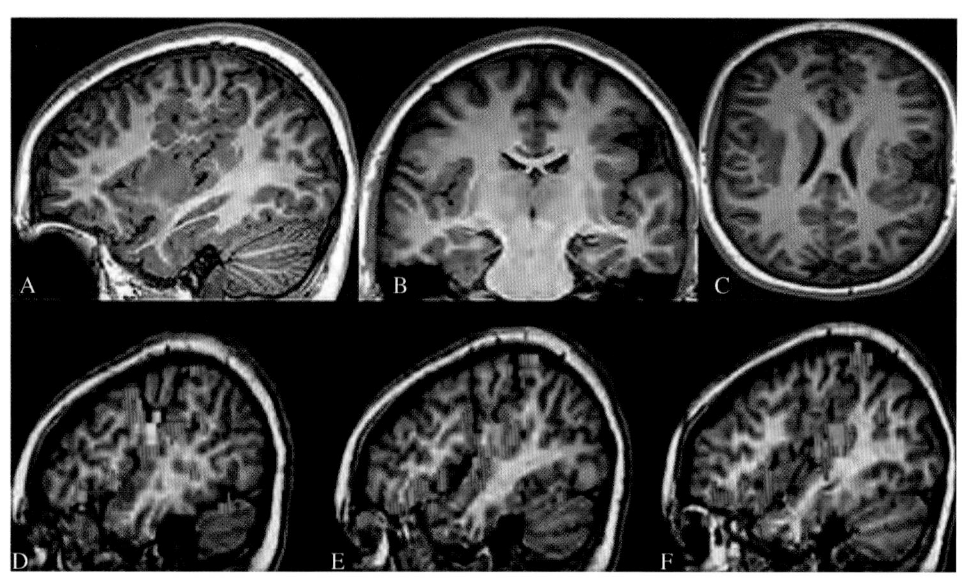

图 15-2　14 岁女孩左侧裂周围多发性小脑回，患有药物难治性癫痫

A至C. IR MRI序列显示左侧裂周围多发性小脑回；D至F. 在理解语言任务中的功能磁共振成像显示畸形大脑皮层存在功能激活。

鉴于癫痫具有高度的组织病理学变异性（Guerrini et al., 1992）、因果异质性及功能重组的不可预测性，进行癫痫外科治疗的患者数量有限。在这些患者中，手术前有必要进行有创性皮层脑电记录和皮层电刺激定位，以确定切除部位。包括PMG患者的手术系列研究（Chassoux et al., 2008; Wichert-Ana et al., 2008; Peltola et al., 2011; Maillard et al., 2009; Loddenkeper et al., 2009; Ramantani et al., 2013; Rikir et al., 2014）描述了不同的手术入路和不同的手术结果。这些研究中只有两项专门针对多发性小脑回的癫痫手术问题（Chassoux et al., 2008; Ramantani et al., 2013）。

Chassoux及其同事（2008）使用SEEG研究了4例PMG相关的药物难治性癫痫患者。所有患者的PMG均位于非优势半球，其中1例位于外侧裂周围皮质，2例位于后颞区，1例位于顶颞区。畸形组织似乎有内在的致痫性，因为它能够产生高频发作间期棘波与发作期放电。然而，正如功能性神经影像（PET）和SEEG所示，癫痫灶并不局限于MRI的可见病变，而是累及一个包括邻近和远隔皮质区的大而复杂的网络。本研究中4例患者中有3例未涉及功能区，因而彻底切除了病变与病变外致痫区，随后癫痫发作得到缓解。第4例患者没有手术治疗。基于这些结果，Chassoux及其同事（2008）得出结论，PMG患者如需无发作，就要行大范围切除术。然而，该研究并没有与接受更局限切除的患者进行比较，因此不足以得出针对PMG患者最佳手术策略的强有力的结论。

关于PMG患者癫痫外科手术的第二份报告（Ramantani et al., 2013）描述了使用深部和硬膜下电极研究的4例侧裂下PMG患者。只有2例患者表现出发作间期癫痫样放电及PMG皮质内以低电压快波活动为发作起始。笔者指出，畸形皮质在癫痫发作的解剖–功能网络中扮演着不同的角色，部分参与或完全不参与，或者只是间接地参与到致痫区中。如果切除了整个致痫区，即使只涉及部分PMG的患者也可获得良好的癫痫发作控制效果。

PMG的组织病理学和功能变异性可能有助于解释上述两项研究的明显不同的结论。此外，有创性记录有限的空间采样可能妨碍对致痫网络的全面分析。

另外一项研究（Wichert-Ana et al., 2008）描述了一组MCD患者的SPECT结果，其中3例的组织病理学证实了PMG。2例分别在大脑半球离断术和枕叶切除术后无发作。关于有创性术前评估和手术策略，没有更多的细节可供分析。

一些研究已经对伴睡眠期癫痫电持续状态（electrical status epilepticus during sleep, ESES）的PMG患者癫痫手术的话题发表了自己的看法。Guerrini及其同事（1998）描述了一组PMG患者详细的临床综合征，包括癫痫发作、轻偏瘫和轻中度认知障碍。此综合征患者在慢波睡眠期持续全面性EEG放电，并表现为部分运动性、失张力和非典型失神发作，伴有认知功能减退。这种情况通常出现在2～10岁，可能持续数月到数年。由于病程具有自限性，作者（Guerrini et al., 1998）认为对此综合征应谨慎选择手术治疗。就在最近，两项关于ESES的外科系列研究（Peltola et al., 2011; Loddenkemper et al., 2009）报道了一些组织学证实为多微小脑回畸形的患者，完全切除或离断病变区的患者可获得癫痫无发作和认知改善。这两项研究的主要局限性在于缺乏非手术治疗的PMG患者对照组，这样很难评估外科手术能否获得比药物治疗更好的发作与认知结果，以及能否对这种自发缓解的电-临床综合征的自然病程提供有价值的改善。

新的无创诊断方法已应用于PMG患者的术前评估，并取得了令人满意的结果。PET扫描（Chassoux et al., 2008; Ramantani et al., 2013）及融合MRI的SPECT（Wichert-Ana et al., 2008）已证实在确定致痫区的有效性，并对癫痫发作有预测价值。用于评估畸形皮质功能结构的整合了fMRI、体感和运动诱发电位的方法可能会减少对有创性记录的需求（Barba et al., 2010）。此外，对于需要置入SEEG的PMG患者，源定位技术似乎有助于确定激惹区和致痫区，并确定相关靶点（Maillard et al., 2009; Rikir et al., 2014）。

PMG患者要获得癫痫无发作，还需要更大样本量和多种方法来明确最佳术前评估方案及手术策略。

原书参考文献

Agari T, Mihara T, Baba K, et al. Successful treatment of epilepsy by resection of periventricular nodular heterotopia. Acta Med Okayama 2012; 66: 487-492.

Aghakhani Y, Kinay D, Gotman J, et al. The role of periventricular nodular heterotopia in epileptogenesis. Brain 2005; 128: 641-651.

Aligianis IA, Johnson CA, Gissen P, et al. Mutations of the catalytic subunit of RAB3GAP cause Warburg Micro syndrome. Nat Genet 2005; 37: 221-223.

Araujo D, de Araujo DB, Pontes-Neto OM, et al. Language and motor fMRI activation in polymicrogyric cortex. Epilepsia 2006; 47: 589-592.

Baala L, Briault S, Etchevers HC, et al. Homozygous silencing of T-box transcription factor EOMES leads to microcephaly with polymicrogyria and corpus callosum agenesis. Nat Genet 2007; 39: 454-456.

Barkovich AJ. MRI analysis of sulcation morphology in polymicrogyria. Epilepsia 2010; 51 (Suppl 1): 17-22.

Barkovich AJ, Kuzniecky RI, Jackson GD, et al. A developmental and genetic classification for malformations of cortical development. Neurology 2005; 65: 1873-1887.

Barkovich AJ, Guerrini R, Kuzniecky RI, et al. A developmental and genetic classification for malformations of cortical development: update 2012. Brain 2012; 135: 1348-1369.

Battaglia G, Arcelli P, Granata T, et al. Neuronal migration disorders and epilepsy: a morphological analysis of three surgically treated patients. Epilepsy Res 1996; 26: 49-58.

Battaglia G, Granata T, Farina L, et al. Periventricular nodular heterotopia: epileptogenic findings. Epilepsia 1997; 38: 1173-1182.

Battaglia G, Chiapparini L, Franceschetti S, et al. Electroencephalographic recordings of focal seizures in patients affected by periventricular nodular heterotopia: role of the heterotopic nodules in the genesis of epileptic discharges. J Child Neurol 2005; 20: 369-377.

Battaglia G, Chiapparini L, Franceschetti S, et al. Periventricular nodular heterotopia: classification, epileptic history, and genesis of epileptic discharges. Epilepsia 2006; 47: 86-97.

Bernasconi N, Martinez V, Rosa-Netto P, et al. Surgical resection for intractable epilepsy in “double cortex” syndrome yields inadequate results. Epilepsia 2001 (42): 1124-1129.

Brooks AS, Bertoli-Avella AM, Burzynski GM, et al. Homozygous nonsense mutations in KIAA1279 are associated with malformations of the central and enteric nervous systems. Am J Hum Genet 2005; 77: 120-126.

Burneo JC, Bebin M, Kuzniecky RI, et al. Cortical reorganization in malformations of cortical development: a magnetoencephalographic study. Neurology 2004; 63: 1818-1824.

Catenoix H, Mauguiere F, Guenot M, et al. SEEG-guided thermocoagulations. A palliative treatment of non-operable epilepsies. Neurology 2008; 71: 1719-1726.

Chassoux F, Landre E, Rodrigo S, et al. Intralesional recordings and epileptogenic zone in focal polymicrogyria. Epilepsia 2008; 49: 51-64.

Chen ZF, Schottler F, Bertram E, et al. Distribution and initiation of seizure activity in a rat brain with subcorticalband heterotopia. Epilepsia 2000; 41: 493-501.

Chugani H, Kumar A, Kupsky W, et al. Clinical and Histopathologic correlates of C-alpha-methyl-L tryptophan (AMT) PET abnormalities in children with intractable epilepsy. Epilepsia 2011; 52: 1692-1698.

Conti V, Carabalona A, Pallesi-Pocachard E, et al. Periventricular heterotopia in 6q terminal deletion syndrome: role of the C6orf70 gene. Brain 2013; 136: 3378-3394.

Curry DJ, Gowda A, McNichols RJ, et al. A. MR-guided stereotactic laser ablation of epileptogenic foci in children. Epilepsy Behav 2012; 24: 408-414.

d’Orsi G, Tinuper P, Bisulli F, et al. Clinical features and long term outcome of epilepsy in perventricular nodular heterotopia. Simple compared with plus forms. J Neurol Neurosurg Psychiatry 2004; 75: 873-878.

des Portes V, Francis Pinard JM, Desguerre I, et al. Doublecortin is the major gene causing X-linked subcortical laminar heterotopia (SCLH). Hum Mol Genet 1998; 7: 1063-1070.

Dubeau F, Li LM, Bastos A, et al. Periventricular nodular heterotopia: further delineation of the clinical syndromes. In: Spreafico R, Avanzini G, Andermann F. Abnormal Cortical Development and Epilepsy. London: John Libbey & Company Ltd, 1999, pp 203-217.

Dubeau F, Tampieri D, Lee N, et al. Periventricular and subcortical nodular heterotopia. A study of 33 patients. Brain 1995; 118: 1273-1287.

Dumoulin SO, Jirsch JD, Bernasconi A. Functional organization of human visual cortex in occipital polymicrogyria. Hum Brain Mapp 2007; 28: 1302-1312.

Englund C, Fink A, Lau C, et al. Pax6, Tbr2, and Tbr1 are expressed sequentially by radial glia, intermediate progenitor cells, and postmitotic neurons in developing neocortex. J Neurosci 2005; 25: 247-251.

Esquenazi Y, Kalamangalam GP, Slater JD, et al. Stereotactic laser ablation of epileptogenic periventricular nodular heterotopia. Epilepsy Res 2014; 108: 547-554.

Francione S, Kahane P, Tassi L, et al. Stereo-EEG of interictal and ictal electrical activity of a histologically proved heterotopic gray matter associated with partial epilepsy. Electroencephalogr Clin Neurophysiol 1994; 90: 284-290.

Galaburda AM, Sherman GF, Rosen GD, et al. Developmental dyslexia: four consecutive patients with cortical anomalies. Ann

Neurol 1985; 18: 222-233.

Garbelli R, Rossini L, Moroni RF, et al. Layer-specific genes reveal a rudimentary laminar pattern in human nodular heterotopia. Neurology 2009; 73: 746-753.

Gholipour T, Moeller F, Pittau F, et al. Reproducibility of interictal EEG-fMRI results in patients with epilepsy. Epilepsia 2011; 52: 433-442.

Glaser T, Jepeal L, Edwards JG, et al. PAX6 gene dosage effect in a family with congenital cataracts, aniridia, anophthalmia and central nervous system defects. Nat Genet 1994;7:463-471.

Gleeson JG, Minnerath S, Kuzniecky RI, et al. Somatic and germline mosaic mutations in the doublecortin gene are associated with variable phenotypes. Am J Hum Genet 2000;67: 574-581.

Gleeson JG, Allen KM, Fox JW, et al. Doublecortin, a brain-specifi c gene mutated in human X-linked lissencephaly and double cortex syndrome, encodes a putative signaling protein. Cell 1998; 92: 63-72.

Gonzalez-Martinez J, Vadera S, Mullin J, et al. Robot-assisted stereotactic laser ablation in medically intractable epilepsy: Operative technique. Neurosurgery 2014; 10 (Suppl 2): 167-173.

Guerrini R. Polymicrogyria and epilepsy. Epilepsia 2010; 51 (Suppl 1):10-12.

Guerrini R, Carrozzo R. Epilepsy and genetic malformations of the cerebral cortex. Am J Med Genet 2001; 106: 160-173.

Guerrini R1, Dobyns WB2.Malformations of cortical development: clinical features and genetic causes. Lancet Neurol 2014;13: 710-726.

Guerrini R, Parrini E. Neuronal migration disorders. Neurobiol Dis 2010; 38: 154-166.

Guerrini R, Dravet C, Raybaud C, et al. Epilepsy and focal gyral anomalies detected by MRI: electroclinico-morphological correlations and follow-up. Dev Med Child Neurol 1992; 34: 706-718.

Guerrini R, Dubeau F, Dulac O, et al. Bilateral parasagittal parietooccipital polymicrogyria and epilepsy. Ann Neurol 1997; 41: 65-73.

Guerrini R, Genton P, Bureau M, et al. Multilobar polymicrogyria, intractable drop attack seizures, and sleep-related electrical status epilepticus. Neurology 1998; 51: 504-512.

Guerrini R, Dobyns WB, Barkovich AJ. Abnormal development of the human cerebral cortex: genetics, functional consequences and treatment options. Trends Neurosci 2008; 31: 154-162.

Guzzetta A, Bonanni P, Biagi L, et al. Reorganisation of the somatosensory system after early brain damage. Clin Neurophysiol 2007; 118: 1110-1121.

Hannan A, Servotte S, Katnelson A, et al. Characterization of nodular heterotopia in children. Brain 1999; 122: 219-238.

Harding B, Copp A. Malformations. In: Graham DI, Lantos PI (eds). Greenfield's Neuropathology, 6th edn. London: Arnold, 1997, pp 397-533.

Harvey AS, Cross JH, Shinnar S, et al. Defining the spectrum of international practice in pediatric epilepsy surgery patients. Epilepsia 2008; 49: 146-155.

Kameyama S, Murakami H, Masuda H, et al. Minimally invasive magnetic resonance imaging-guided stereotactic radiofrequency thermocoagulation for epileptogenic hypothalamic hamartomas. Neurosurgery 2009; 65: 438-449; discussion 449.

Kitaura H, Oishi M, Takei N, et al. Periventricular nodular heterotopia functionally couples with the overlying hippocampus. Epilepsia 2012; 53: e127-e131.

Kothare SV, VanLandingham K, Armon C, et al. Seizure onset from periventricular nodular heterotopia: Depth-electrode study. Neurology 1998; 51: 1723-1727.

Lange M, Winner B, Muller JL, et al. Functional imaging in PNH caused by a new Filamin A mutation. Neurology 2004; 62: 151-152.

Leventer RJ, Jansen A, Pilz DT, et al. Clinical and imaging heterogeneity of polymicrogyria: a study of 328 patients. Brain 2010; 133: 1415-1427.

Loddenkemper T, Cosmo G, Kotagal P, et al. Epilepsy surgery in children with electrical status epilepticus in sleep. Neurosurgery 2009; 64: 328-337.

Lopez E, Fohlen M, Lelouch-Tubiana A, et al. Heterotopia associated with hippocampal sclerosis: an under-recognized cause of early onset epilepsy in children operated on for temporal lobe epilepsy. Neuropediatrics 2010; 41: 167-175.

Maillard L, Koessler L, Colnat-Coulbois S, et al. Combined SEEG and source localisation study of temporal lobe schizencephaly and polymicrogyria. Clin Neurophysiol 2009; 120: 1628-1636.

Marin-Valencia I, Guerrini R, Gleeson JG. Pathogenetic mechanisms of focal cortical dysplasia. Epilepsia 2014; 55: 970-978.

Matsumoto N, Leventer RJ, Kuc JA, et al. Mutation analysis of the DCX gene and genotype/phenotype correlation in subcortical band heterotopia. Eur J Hum Genet 2001; 9: 5-12.

Mei D, Parrini E, Pasqualetti M, et al. Multiplex ligation-dependent probe amplification detects DCX gene deletions in band heterotopia. Neurology 2007; 68: 446-450.

Mei D, Lewis R, Parrini E, et al. High frequency of genomic deletions and duplication in the LIS1 gene in lissencephaly: implications for molecular diagnosis. J Med Genet 2008; 45: 355-361.

Meroni A, Galli C, Bramerio M, et al. Nodular heterotopia: A neuropathological study of 24 patients undergoing surgery for drug-resistant epilepsy. Epilepsia 2009; 50: 116-124.

Palmini A, Gambardella A, Andermann F, et al. Intrinsic epileptogenicity of human dysplastic cortex as suggested by corticography and surgical results. Ann Neurol 1995; 37: 476-487.

Parrini E, Ramazzotti A, Dobyns WB, et al. Periventricular heterotopia: phenotypic heterogeneity and correlation with Filamin A mutations. Brain 2006;129 (Pt 7):1892-1906.

Peltola ME, Liukkonen E, Granström ML, et al. The effect of surgery in encephalopathy with electrical status epilepticus during sleep. Epilepsia 2011; 52: 602-609.

Perucca P, Dubeau F, Gotman J. Intracranial electroencephalographic seizureonset patterns: effect of underlying pathology. Brain 2014; 137: 183-196.

Ramantani G, Koessler L, Colnat-Coulbois S, et al. Intracranial evaluation of the epileptogenic zone in regional infrasylvian polymicrogyria. Epilepsia 2013; 54: 296-304.

Redecker C, Luhmann HJ, Hagemann G, et al. Differential downregulation of GABAA receptor subunits in widespread brain regions in the freeze-lesion model of focal cortical malformations. J Neurosci 2000; 20: 5045-5053.

Reiner O, Carrozzo R, Shen Y, et al. Isolation of a Miller-Dieker lissencephaly gene containing G protein beta-subunit-like repeats. Nature 1993; 364: 717-721.

Richardson MP, Koepp MJ, Brooks DJ, et al. Benzodiazepine Receptors in Focal Epilepsy with Cortical Dysgenesis: An C-Flumazenil PET Study. Ann Neurol 1996; 40: 188-198.

Rikir E, Koessler L, Gavaret M, et al. Electrical source imaging in cortical malformation-related epilepsy: A prospective EEG-SEEG concordance study. Epilepsia 2014; 55: 918-932.

Roll P, Rudolf G, Pereira S, et al. SRPX2 mutations in disorders of language cortex and cognition. Hum Mol Genet 2006; 15: 1195-1207.

Rossini, L, Tassi L, Spreafico R, et al. Heterotopic reelin in human nodular heterotopia: a neuropathological study. Epileptic Disord 2012; 14: 398-402.

Rowland NC, Englot DJ, Cage TA, et al. A meta-analysis of predictors of seizure freedom in the surgical management of focal cortical dysplasia. J Neurosurg 2012; 116: 1035-1041.

Sarkar A, DeJesus M, Bellamy B, et al. Successful Gamma Knife-based stereotactic radiosurgery treatment for medically intractable heterotopia-based seizure disorder. Clin Neurol Neurosurg 2011; 113: 934-936.

Saito Y, Sugai K, Nakagawa E, et al. Treatment of epilepsy in severely disabled children with bilateral brain malformations. J Neurol Sci 2009 15; 277: 37-49.

Sertie AL, Sossi V, Camargo AA, et al. Collagen XVIII, containing an endogenous inhibitor of angiogenesis and tumor growth, plays a critical role in the maintenance of retinal structure and in neural tube closure (Knobloch syndrome). Hum Mol Genet 2000; 9: 2051-2058.

Sheen VL, Ganesh VS, Topcu M, et al. Mutations in ARFGEF2 implicate vesicle trafficking in neural progenitor proliferation and migration in the human cerebral cortex. Nat Genet 2004; 36: 69-76.

Sicca F, Kelemen A, Genton P, et al. Mosaic mutations of the LIS1 gene cause subcortical band heterotopia. Neurology 2003; 61:

1042-1046.

Staudt M, Krageloh-Mann I, Holthausen H, et al. Searching for motor functions in dysgenic cortex: a clinical transcranial magnetic stimulation and functional magnetic resonance imaging study. J Neurosurg 2004;101: 69-77.

Tovar-Spinoza Z, Carter D, Ferrone D, et al. The use of MRI-guided laser-induced thermal ablation for epilepsy. Childs Nerv Syst 2013; 29: 2089-2094.

Tyvaert L, Hawco C, Kobayashi E, et al. Different structures involved during ictal and interictal epileptic activity in malformations of cortical development: an EEG-fMRI study. Brain 2008; 131: 2042-2060.

Valton L, Guye M, McGonigal A, et al. Functional interactions in brain networks underlying epileptic seizures in bilateral diffuse periventricular heterotopia. Clin Neurophysiol 2008; 119: 212-223.

Wichert-Ana L, de Azevedo-Marques PM, Oliveira LF, et al. Ictal technetium-99 methyl cysteinate dimer single-photon emission tomographic findings in epileptic patients with polymicrogyria syndromes: a subtraction of ictal-interictal SPECT coregistered to MRI study. Eur J Nucl Med Mol Imaging 2008; 35:1159-1170.

第16章

结节性硬化症

Michael Duchowny, A. Simon Harvey, Howard Weiner，著

贺晶，译

要 点

- 结节性硬化症（tuberous sclerosis complex，TSC）发病率高，患者常常早期起病，表现为局灶性发作药物难治性癫痫。
- 尽管TSC为多发结节，但对于大部分癫痫发作来说，很可能确定单一的责任结节。
- 确定需要手术的责任结节依赖于神经生理和影像学检查。最新证据表明发作起始区域位于结节本身而不是结节周围皮质，可能需要深部电极监测来确定发作起源。
- 实施切除性外科手术后，50%～75%的TSC患者将在术后无发作。

TSC主要是一种影响多脏器系统的遗传性神经皮肤病，通常早期起病，表型表达多样化。大约每6000例出生婴儿中就有1例患有TSC（Webb & Osborn,1995; Crino, 2006），其中80%的病例源于自发突变。估计85%患者都存在*TSC1*编码错构瘤蛋白和*TSC2*编码结节蛋白这两种基因突变中的一种（Dabora et al., 2001）。常规检测方法没有发现基因突变的患者通常在*TSC1*或*TSC2*中表现出嵌合体和内含子突变（Tyburczy et al., 2015）。这些基因编码的蛋白质可抑制哺乳动物雷帕霉素靶蛋白（mTOR）信号级联，从而导致广泛的多器官发育不良及多种临床功能障碍等。

临床表现

由于基因外显率和临床表达的差异，任何一个TSC的特征都不能单独做出诊断，临床评估应全面检查多个脏器的情况。TSC的临床特征通常在发育中依次出现，应进行持续监测。TSC的神经系统特征总是出现在儿童期，与大脑皮质中的结节有关。结节是由局部发育异常的组织构成，包括分层紊乱的皮质，气球样巨细胞和大的星形胶质细胞。80%的TSC患者中存在结节，分布在双侧大脑半

球。在大约10%的患者中，室管膜下巨细胞瘤经常出现在Monro孔，体积可能会增大并阻塞脑脊液流动导致阻塞性脑积水。

60%～95%的TSC患者有癫痫（Webb et al., 1991; Jozwiak et al., 1998; Devlin et al., 2006; Chu-Shore et al., 2010），近2/3患者发生在1岁以内。所有癫痫患者中药物难治性癫痫占15%～20%，与之相比，大约2/3的TSC患者会成为药物难治性癫痫。在调查243例表现癫痫的TSC患者中发现，63%为痉挛发作起病，45%患者有婴儿痉挛，53%患者有多种发作类型，93%表现为局灶性发作（Chu-Shore et al., 2010）。尽管TSC癫痫发作常发生在10岁之内，但33例成人患者在儿童期却没有癫痫病史，4例（12%）之后发展为癫痫（Chu-Shore, 2010）。少数TSC癫痫患者不再发作；难治性癫痫发作缓解率低，仅有19%不再癫痫发作。即使不考虑婴儿痉挛，早期发作与认知差也明显相关。这种相关依然存在（Chu-Shore et al., 2010）。提倡在发作之前使用氨己烯酸片作为抗癫痫药物来预防出现婴儿痉挛，并减少认知损害（Jozwiak et al., 2011），但是更多研究表明，需要第一种抗癫痫药物及其剂量、治疗持续时间等指标来证明其功效。

神经认知障碍，发育落后和孤独症谱系障碍发病率较高，据估计占40%～80%（Webb et al., 1991; Gillberg et al., 1996; Yamamoto et al., 1987; Jansen 2005）。危险因素包括起病早、药物难治癫痫、婴儿痉挛和*TSC2*基因突变；危险性和多发结节之间的关系尚不明确。就癫痫共病的表现，特别是婴儿痉挛具有最好的预测能力，但尚不清楚痉挛的严重程度是否会对认知产生直接影响。

手术转诊与术前评估

如果TSC儿童早期出现癫痫发作，局灶性的难治性癫痫及认知障碍就应该尽早考虑转诊进行术前评估。通常，服用至少两种AED没有效果的患者就达到了术前评估的转诊标准。然而，当这个标准用于儿童患者时，还必须考虑另外两个因素。婴儿期就开始发作的TSC患者常常发作频率高，每日多次发作。因为可以在短期内确定药物耐药性，所以能够快速进行药物临床试验。除了经典的AED和糖皮质激素治疗外，目前针对婴儿痉挛的药物包括氨己烯酸片和mTOR通路阻滞剂。不过，除非痉挛对氨己烯酸片的反应敏感，否则应该尽快选择手术。当然，还需要了解TSC癫痫发作的自然史及其与癫痫性脑病和药物耐药的相关性，以此指导转诊手术。

对于难治性癫痫的TSC患者的术前评估，首先要仔细回顾发作症状及头皮EEG。重点要关注癫痫发作的起始部位，进而确定发作起始脑区。发作间期和发作期EEG是确定潜在致痫结节的基础。多脑叶结节导致了症状的多样性和复杂性。因此，尽可能多地获取致痫结节、结节周围皮质及手术方式的相关信息很有必要。

尽管常常会有皮质多发结节，但总能在大多数患者的间期EEG中记录到癫痫样放电的定位信息。在一项具有10年病史的21例癫痫患者的回顾性研究中，8例患者的1～2个脑区有局灶性间期放电，13例患者的3个及以上脑区有局灶性放电（Jansen et al., 2007）。癫痫持续时间和致痫灶数量呈正相关，但是起病年龄偏大和高IQ患者往往病灶较少。后组患者也更可能表现为意识障碍的局灶性发作。

VEEG中监测到的发作期电发作往往提示发作起始区和间歇期放电部位一致。在转诊进行手术评估的14例患者中，11例（79%）表现为一致的局灶性间歇期放电（van der Heide et al., 2010）。随后，6例患者接受了癫痫手术，结果3例无发作，其中2例患者部位一致。强直发作的患者在发作前、发作中及发作结束时所表现的局灶性发作EEG模式与此患者局灶性发作的发作起始区相关（Ohmori et al., 1998）。在快速动眼期记录到的间歇期放电比清醒期和非快速动眼期记录到的更具有定位价值（Ochi et al., 2011）。

对于实施手术的TSC患者，不论在术前评估，还是在手术计划及随访中，MRI都是很关键的。在常规MRI上可以轻易识别出TSC特征性脑病变，包括皮质结节、异常白质、室管膜下结节与巨细胞星形细胞瘤（Braffman, 1992）。82%～100%患者存在皮质结节，使用双反转序列（Cotton, 2006）、FLAIR和磁化传递序列可以更好地发现微小结节（Pinto Gama,2006）。皮层结节在不同患者中的大小、数量、分布及信号特征各不相同。有些研究发现结节量与发育或发作之间有关系（Doherty, 2005; Wong, 2006; Pollock, 2009）。另外，一些研究报道，某些具有特征性MRI表现的结节与致痫灶相关，比如体积巨大（Cusmai, 1990）、钙化、囊变（Gallagher, 2009）、相邻皮质发育不良（Jahodova,2014）、结节中心的皮质发育不良（Kannan et al., 2016），以及DWI上各向异性下降（Jansen, 2003; Tiwari, 2012）。尽管这些发现和致痫指标相关，但它们不足以在术前评估中预测致痫性，因此用于临床来确定要切除的结节还不可靠。

不过，许多局灶性发作的TSC患者都有一个突出的结节，与其他结节不同的是，MRI上这个结节明显较其他结节大，而且发育异常，在切除后，癫痫发作可以得到有效控制。甚至偶有TSC患者存在孤立或多发结节，这些局灶性（Hirfanoglu, 2010; Vigliano,2002）或半球畸形（Guerra, 2007）是癫痫发作的基础。对于没有突出结节的患者来说，必须基于电临床和功能影像研究，利用常规MRI来确定手术候选结节，明确可能是发作起源的皮质发育不良及白质异常区域。这些区域最终有可能成为要切除的或颅内EEG评估的靶向区域。由小儿癫痫外科专家团队超早期评估MRI结果非常关键。

MEG有助于定位TSC患儿的致痫灶。一份回顾性研究报道，7例伴难治性癫痫的TSC患儿中有2例MEG表现单侧集落（Iida et al., 2005）。单一MEG集落重叠在一个突出结节上，而且与VEEG上发作期起始及发作间期致痫区相一致。其余5例患者MEG上集落双侧散发，提示可能累及双侧半球。

功能成像技术在术前评估中越来越重要。SPECT和PET有助于确定初级致痫结节并限定切除范围。一项关于15例儿童难治性局灶性癫痫的TSC患者的研究发现，所有病例的发作期高灌注区与EEG发作起始区密切相关，而且不能定位的SPECT患者都没有节律性持续性局灶快活动（Koh et al., 1998）。在6例多发皮质结节患者的SISCOM研究中，5例患者均有一个明显的高灌注区，3例患者有定位价值，这3例患者的神经影像结果与EEG不一致或不能定位（Aboian et al., 2011）。另一项研究发现，在106例儿童患者的癫痫外科评估中的发作期SPECT显示58%的患儿具有局灶或脑叶高灌注（Krsek et al., 2013）。切除高灌注区与良好的术后效果高度相关，86%的患者达到术后无发作。因为继发的皮质激活部位可能存在误导性，所以应严格分析所有SPECT结果。

FDG-PET成像是另一种被认为有希望确定致痫结节的工具，没有必要一定做发作期的PET。对15例伴癫痫的TSC患者的结节体积与FDG-PET低代谢体积进行测量发现，结节大小和低代谢体积相关，而致痫结节与最大低代谢体积高度相关（Chandra et al., 2006）。87.5%的患者是根据最大低代谢区成功切除了结节。致痫结节的表观扩散系数（apparent diffusion coefficient, ADC）显著增加，而39%的病例中结节下白质ADC值能准确识别出需要手术切除的结节。PET/MRI融合与磁源成像可以为大部分患者提供精确的定位信息（Wu et al., 2010）。

使用α-MTrpPET作为功能神经成像剂的临床经验有限。这种同位素被用来测量体内血清素的合成，现已用在少部分TSC患者中确定致痫结节（Chugani et al., 1998; Fedi et al., 2003），似乎可以在大约一半的病例中鉴定出致痫结节，但仍需要进行更多研究来更好地证明其实用性。为数不多的结节漫反射光谱的光学成像的报道发现，与周围皮质相比，结节处氧和脱氧血红蛋白点的强度更高（Oh et al., 2011）。

颅内脑电图监测

儿童TSC患者手术时经常需要进行颅内EEG监测（Avelino, 1997; Koh, 2000; Lachwani, 2005; Jansen, 2007; Major, 2009），包括切除术中脑皮层电图（electrocorticography, ECoG）监测，或者术外的硬膜下或深部电极监测（Koh,2000; Lachwani, 2005; Weiner, 2007; Carlson, 2011; Mohamed, 2012; Krsek et al., 2013; Chugani et al., 2013; Okanishi et al., 2014; Arya et al., 2015; Kannan et al., 2016）。可以采用单根硬膜下条形电极进行ECoG监测发作间期异常，也可以采用多根或双侧条状、栅状、深部电极对患者进行数周的发作症状监测（Weiner, 2007; Carlson,2011; Ma, 2012）。在这些研究中，颅内EEG结果大相径庭，大多数仅仅监测发作起始部位。一些研究分析了EEG类型及它们与致痫结节和皮质定位之间的潜在联系。然而，这些研究中的切除术式多种多样，使得结果解读困难，此外，还存在于电极采样频率和EEG分析的问题。

由于没有正常分层的皮质结构紊乱，结节处背景活动常有衰减。结合神经影像学及触诊，EEG背景活动减少可用来定位皮质结节。结节周围皮质的背景节律可以是正常的，也可以表现为慢波或快波增多。

间期癫痫样放电（IED）总能被记录到，特别是在结节较多及多灶分布的情况下。一些学者报道，致痫结节会产生频发、节律性或周期性的棘波活动（Koh, 2000; Mohamed, 2012; Kannan et al., 2016）。另一些学者则报道结节是静止的，而结节周围皮质可以记录到IED（Madhavan, 2007; Major, 2009），此处PET上显示低代谢（Nishida, 2008）。

TSC的发作节律及其演变很复杂，尤其是双侧置入多根电极监测到的情况。可以在许多局灶性发作的TSC患者上记录到局灶性快活动或募集节律，其中在结节或结节周围皮质可以记录到（Koh, 2000; Mohamed, 2012; Ma, 2012）或推测出EEG起始（Weiner, 2007; Carlson, 2011）。Mohamed及其同事报道，57%的发作中EEG起始仅涉及结节，而31%的发作中EEG起始涉及结节及其周围皮质（Mohamed, 2012）。Ma及其同事报道，发作起始于结节或其周围皮质比例各占一半（Ma, 2012）。这是两项关于广泛置入硬膜下电极和深部电极的TSC患者的研究。电发作起始与频繁局灶的IED相关（Koh, 2000; Madhavan, 2007; Mohamed, 2012）。

发作期EEG经常记录到周期性γ爆发或Ripple快活动，常常叠加在δ波上，有时跟在棘波之后，这些脑电改变往往出现在多发结节周围的皮质或分布更广泛（Asano, 2005; Mohamed, 2012;Kannan et al., 2016）。这种电活动常与癫痫性痉挛相关，常出现在局灶性发作之后，定位价值有限。

来源于结节的局灶性发作起始常常是“静默的”，直到电活动扩散至周围或远隔皮质时才出现临床症状。起源于原发结节的局灶性发作常常会扩散至远隔皮质（Koh, 2000）或远隔结节（Mohamed, 2013），因此产生各种各样的电临床表现。另外，在切除明显的原发致痫灶后，远隔部位发作及发作间期病灶可能会立即出现（Weiner, 2007; Carlson, 2011）。这种多发病灶患者的发作传播方式增加了致痫灶定位的不确定性，尤其是对于头皮EEG和影像学结果表现为多灶的低龄患儿，以及电极覆盖范围有限时（图16-1）。

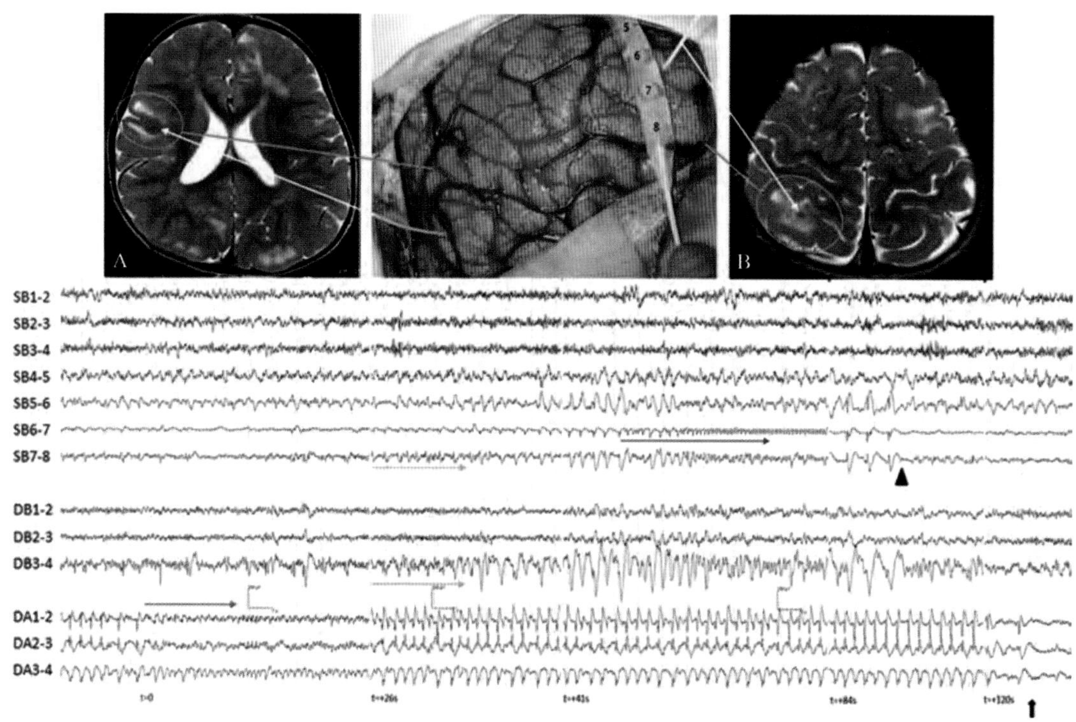

图 16-1　TSC 患儿，局灶性运动性发作，图像分别为术前 T_2 加权轴位 MRI、术中照片、部分术中 ECoG 监测

右侧半球两结节边界在皮质表面与MRI上用绿线圈出，结节A位于中央区下部，结节B位于顶上小叶。两个结节中心在MRI上可见明显凹陷，通过4触点5 mm间距的深部电极记录。8触点10 mm间距的条状电极横跨在顶上小叶结节及其后部皮质。在结节A中心记录到一次发作（DA2最明显），在t=0 s时节律性发作前棘波演变为低波幅快活动（红色箭头所示），之后募集为节律性棘波，在t=120 s时结束（黑色箭头所示）。在t=26 s时发作传播至结节B的中心（SB7最明显），表现为独立的节律性棘波（黄色箭头所示），它演变为低波幅快活动（紫色箭头所示），最后结节A起源的发作以棘波结束（黑色箭头所示）。请注意，结节B周围皮质无电活动（SB1-4）。

最近一些研究报道了高频振荡。Ripple快活动可见于婴儿痉挛期及发作间期，广泛分布于多数结节周围皮质（Asano, 2005; Mohamed, 2012）。相比结节周围皮质，发作间期与发作期起始的快Ripple更多起源于结节（Mohamed, 2012）。TSC出现高频振荡的意义尚不明确，但是在切除表现高频振荡的组织后，癫痫发作控制效果更好（Wu,2010; Mohamed, 2012）。

关于TSC癫痫外科的主要争议在于结节和结节周围皮质哪个更具致痫性，如何解读颅内EEG

结果，以及如何确定手术切除范围。许多学者基于颅内EEG结果，认为需要切除结节周围皮质（Lachwani 2005; Weiner, 2007; Koh, 2000），而其他学者则忽略结节周围EEG结果，认为仅限于切除结节本身（Mohamed, 2012, Kannan et al., 2016）（图16-2）。

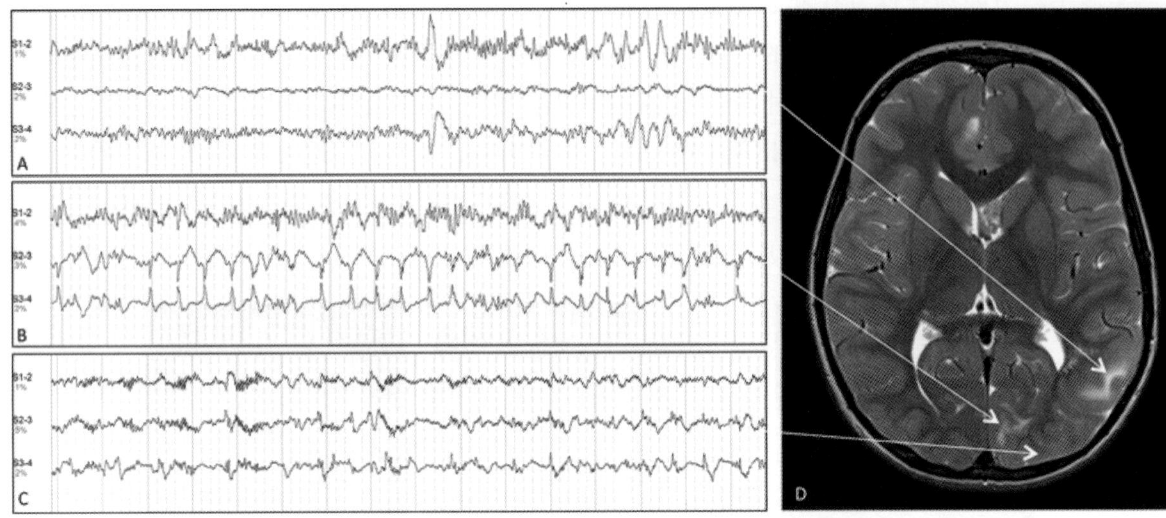

图 16-2　5 岁的 TSC 女性患儿，难治性局灶性癫痫，头皮 EEG 监测提示左侧枕叶起源

T_2加权轴位MRI（D）显示两个可疑结节位于明显的发作起源区域，一个在左枕内侧，一个位于左侧枕后颞外侧区域。术中4触点条状电极ECoG监测显示覆盖于枕后颞外侧结节的第2触点和第3触点处（A）背景活动减弱，但没有棘波。覆盖于枕叶内侧面结节中心的第3触点处（B）背景活动减弱，出现连续的节律性棘波。所有覆盖于结节周围皮质的触点处（C）出现周期性低波幅快活动和棘波的爆发。在切除枕叶内侧致痫结节后发作得到控制，但没有切除结节周围皮质

手术方法

1966年，Rasmussen团队首次报道在蒙特利尔历经16年治疗7例患者，自那以后的数年间，已经发表数篇关于TSC手术系列文章（Perot et al., 1966）。每个中心都有自己独特的手术策略（Perot et al., 1966; Bye et al., 1989; Bebin et al., 1993; Avellino et al., 1997; Baumgartner et al., 1997; Guerreiro MM et al., 1998; Koh et al., 2000; Romanelli et al., 2001; Karenfort et al., 2002; Jarrar et al., 2004; Weiner et al., 2006; Madhavan et al., 2007; Jansen et al., 2007; Wu et al., 2010; Mohamed et al., 2012; Fallah et al., 2013; Krsek et al., 2013; Chugani et al., 2013; Okanishi et al., 2014; Arya et al., 2015; Kannan et al., 2016）。较早发表的研究有助于证实癫痫外科手术有益于具有局灶性特点的TSC患者（Perot et al., 1966; Bye et al., 1989; Bebin et al., 1993; Avellino et al., 1997; Guerreiro et al., 1998; Koh et al., 2000）。尽管手术方法多种多样，但术后随访中报道的无发作结果惊人地相似，大多数研究中成功率接近60%。彻底切除非常明确的致痫灶后手术效果最好。

一篇涉及25项已发表研究的综述显示颅内EEG监测与手术方式（局灶性切除、脑叶切除、多脑叶切除、半球切除、胼胝体切开术）各不相同（Jansen et al., 2007）。不出所料，预后较好的相关因素包括影像与EEG结果一致、单一病灶发作起始、轻度发育迟滞、脑叶–多脑叶切除而非结节切除，

而预后不良的相关因素包括中度至重度智力障碍、强直发作、早期起病、婴儿痉挛病史与多灶性发作间期放电（Jansen et al., 2007）。目前就起病年龄早及发作长时间达不到控制与长期预后差相关已达成共识，所以尽早控制癫痫发作非常重要（Berg et al., 2012）。治疗团队需要与每个家庭如实地分析讨论手术与药物治疗的利弊。

对于全面性或者多灶性发作的TSC患者，他们的病情更复杂，每个治疗机构手术方法差异巨大。这些患者要么被认为不适合手术，要么接受姑息治疗（Guerreiro, 1998）。然而，考虑到单纯的姑息性手术方式，如胼胝体切开术和迷走神经刺激术，控制难治性癫痫比较困难（Berg et al., 2012），更多团队考虑行切除性手术（Carlson et al., 2011; Ibrahim et al., 2012）。

另一个影响手术方式的有争议的问题是，切除的部位，是仅仅切除MRI和EEG一致确定的致痫结节，还是切除由电生理及功能影像确定的而非结节限定的致痫区域。目前术中直接皮质监测研究显示发作起始既源于结节本身，也来自结节周围脑组织（Mohamed et al., 2012; Ma et al., 2012）。另一些研究借助先进的影像技术，通过分析癫痫外科手术标本，也得到类似的结论：目标结节内部及周边均存在异常（Chandra et al., 2006; Wu et al., 20026; Chalifoux et al., 2013; Chugani et al., 2013; Ruppe et al., 2014）。最终，在切除结节及周边异常区域后，结果令人满意（Weiner et al., 2006; Mohamed et al., 2012）。

总之，必须由颅内记录方面经验丰富的小儿癫痫多学科团队制订术前评估策略，决定手术方式。

结论

自最初成功案例之后，关于癫痫外科治疗TSC儿童的报道屡见不鲜（Perot et al., 1966; Erba & Duchowny, 1989）。针对数百例患者进行的系统评价显示，有50%～75%患者术后无癫痫发作（Koh et al., 2000; Jarrar et al., 2004; Madhaven et al., 2007; Jansen et al., 2007; Krsek, 2013）。手术失败与早期癫痫发作、婴儿痉挛及发作间期多灶性放电有关（Madhaven et al., 2007）。严重的智力缺陷也和预后差有关（Jansen et al., 2007）。转诊时机也可能是最终结果的影响因素。

围术期的相关因素分析也有助于预测手术是否能成功。由MRI、颅内EEG、局部头皮发作间期EEG模式、发作间期与发作期EEG定位的一致性确定的致痫病灶被完全切除是预测患者术后无发作的最有利因素（Krsek et al., 2013）。其他的重要预测因素包括局部头皮发作期EEG模式、结节累及脑区较少、术前轻偏瘫与一期手术。当直接分析围术期变量时发现，癫痫发作起病年龄、婴儿痉挛或其他发作形式的发作率、癫痫持续时间、发作频率、精神发育迟滞、切除方式与范围等因素并不影响结果。然而，术前和围术期因素可能或多或少地彼此关联，因为病情较重患者可能很快就会出现继发性全面性发作，这在术前是很难定位的。

关于进行癫痫外科手术的TSC患儿的认知、行为状态与生活质量的信息极少。数例患者术后无发作或发作减少75%的报道阐述了无发作与智力发育进展之间的关系（Karenfort et al., 2002）。

原书参考文献

Aboian MS, Wong-Kisiel LC, Rank M, et al. SISCOM in children with tuberous sclerosis complex-related epilepsy. Pediatr Neurol 2011; 45: 83-88.

Arya R, Tenney JR, Horn PS, et al. Long-term outcomes of resective epilepsy surgery after invasive presurgical evaluation in children with tuberous sclerosis complex and bilateral multiple lesions[J]. J Neurosurg Pediatr 2015; 15: 26-33.

Asano E, Juhász C, Shah A, et al. Origin and propagation of epileptic spasms delineated on electrocorticography[J]. Epilepsia 2005; 46: 1086-1097.

Avellino AM, Berger MS, Rostomily RC, et al. Surgical management and seizure outcome in patients with tuberous sclerosis[J]. J Neurosurg 1997; 87: 391-396.

Baumgartner JE, Wheless JW, Kulkarni S, et al. On the surgical treatment of refractory epilepsy in tuberous sclerosis complex[J]. Pediatr Neurosurg 1997; 27: 311-318.

Berg AT, Zelko FA, Levy SR, et al. Age at onset of epilepsy, pharmacoresistance, and cognitive outcome: a prospective study[J]. Neurology 2012; 79:1384-1391.

Braffman BH, Bilaniuk LT, Naidich TP, et al. MR imaging of tuberous sclerosis: pathogenesis of this phakomatosis, use of gadopentetate dimeglumine, and literature review[J]. Radiology 1992; 183: 227-238.

Bye AM, Matheson JM, Tobias VH, et al. Selective epilepsy surgery in tuberous sclerosis[J]. Aust Paediatr J 1989; 25: 243-245.

Carlson C, Teutonico F, Elliott RE, et al. Bilateral invasive electroencephalography in patients with tuberous sclerosis complex: a path to surgery[J]. J Neurosurg Pediatrics 2011; 7: 421-430.

Chalifoux JR, Perry N, Katz JS, et al. The ability of high filed strength 7T MRI to reveal previously uncharacterized brain lesions in patients with tuberous sclerosis complex[J]. J Neurosurg Pediatr 2013; 11: 268-273.

Chandra PS, Salamon N, Huang, et al. FDG-PET/MRI coregistration and diffusion-tensor imaging distinguish epileptogenic tubers and cortex in patients with tuberous sclerosis complex. A preliminary report[J]. Epilepsia 2006; 47: 1543-1549.

Chugani DC, Chugani HT, Muzik O, et al. Imaging epileptogenic tubers in children with tuberous sclerosis complex using alpha-11C methyl-l-tryptophan positron emission tomography[J]. Ann Neurol 1998; 44: 858-866.

Chugani HT, Luat AF, Kumar A, et al. AMT PET in 191 patients with tuberous sclerosis complex[J]. Neurology 2013; 81: 674-680.

Chu-Shore CJ, Major P, Camposano S, et al. The natural history of epilepsy in tuberous sclerosis complex[J]. Epilepsia 2010; 51: 1236-1241.

Cotton F, Rambaud L, Hermier M. Dual inversion recovery MRI helps identifying cortical tubers in tuberous sclerosis[J]. Epilepsia 2006; 476: 1072-1073.

Crino PB, Nathanson KL, Henske EP. The tuberous sclerosis complex[J]. N Engl J Med 2006; 355:1345-1356.

Cusmai R, Chiron C, Curatolo P, et al. Topographic comparative study of magnetic resonance imaging and electroencephalography in 34 children with tuberous sclerosis[J]. Epilepsia 1990; 31: 747-755.

Dabora SL, Jozwiak S, Franz DN, et al. Mutational analysis in a Cohort of 224 tuberous sclerosis patients indicates ncreased severity of TSC2, compared with TSC1, disease in multiple organs[J]. Am J Hum Genet 2001; 68: 64-80.

Devlin LA, Shepherd CH, Crawford H, et al. Tuberous sclerosis complex: clinical features, diagnosis and prevalence within Northern Ireland[J]. Dev Med Child Neurol 2006; 48: 495-499.

Doherty C, Goh S, Young Poussaint T, et al. Prognostic significance of tuber count and location in tuberous sclerosis complex[J]. J Child Neurol 2005; 20: 837-841.

Erba G, Duchowny M. Partial epilepsy and tuberous sclerosis-indications for surgery in disseminated disease[J]. J Epilepsy 1990; 3 (Suppl): 315-319.

Fallah A, Guyatt GH, Snead OC 3rd, et al. Predictors of seizure outcomes in children with tuberous sclerosis complex and intractable epilepsy undergoing epilepsy surgery: an individual participant data meta-analysis[J]. PLoS One 2013; 8:e53565.

Fedi M, Reutens DC, Andermann F, et al. Alpha 11C-methyl-l-tryptophan PET identifies the epileptogenic zone and correlates with interictal spike frequency[J]. Epilepsy Res 2003; 80: 203-213.

Gallagher A, Chu-Shore CJ, Montenegro MA, et al. Associations between electroencephalographic and magnetic resonance

imaging findings in tuberous sclerosis complex[J]. Epilepsy Res 2009; 87: 197-202.
Gillberg C, Uvebrant P, Carlsson G, et al. Autism and epilepsy (and tuberous sclerosis?) in two prepubescent boys: neuropsychiatric aspects before and after epilepsy surgery[J]. J Int Dis Res 1996; 40: 75-81.
Guerra MP, Cavalleri F, Migone N, et al. Intractable epilepsy in hemimegalencephaly and tuberous sclerosis complex[J]. J Child Neurol 2007; 22: 80-84.
Guerreiro MM, Andermann F, Andermann E, et al. Surgical treatment of epilepsy in tuberous sclerosis: strategies and results in 18 patients[J]. Neurology 1998; 51:1263-1269.
Hirfanoglu T, Gupta A. Tuberous sclerosis complex with a single brain lesion on MRI mimicking focal cortical dysplasia[J]. Pediatr Neurol 2010; 42: 343-347.
Ibrahim GM, Fallah A, Snead OC, et al. Changing global trends in seizure outcomes following respective surgery for tuberous sclerosis in children with medically intractable epilepsy[J]. Epilepsy Treat Res 2012: 1353-1364.
Iida K, Otsubo H, Mohamed IS, et al. Characterizing magnetoencephalographic spike sources in children with tuberous sclerosis complex[J]. Epilepsia 2005; 46: 1510-1517.
Jahodova A, Krsek P, Kyncl M, et al. Distinctive MRI features of the epileptogenic zone in children with tuberous sclerosis[J]. Eur J Radiol 2014; 83: 703-709.
Jansen FE, van Heffelen AC, Bourez-Swart M, et al. Consistent localization of interictal epileptiform activity on EEGs of patients with tuberous sclerosis complex[J]. Epilepsia 2005; 46: 415-419.
Jansen FE, van Huffelen AC, Algra A, et al. Epilepsy surgery in tuberous sclerosis: a systematic review[J]. Epilepsia 2007; 48: 1477-1484.
Jansen FE, Van Huffelen AC, Van Rijen PC, et al. Epilepsy surgery in tuberous sclerosis: The Dutch experience[J]. Seizure 2007; 16: 445-453.
Jarrar RG, Buchalter JR, Raffel C. Long-term outcome of epilepsy surgery in patients with tuberous sclerosis[J]. Neurology 2004; 62: 479-481.
Jozwiak S, GToodman M, Lamm SH. Poor mental development in patients with tuberous sclerosis complex: clinical risk factors[J]. Arch Neurol 1998; 55: 379-384.
Jozwiak S, Kotulska K, Domanska-Pakiela D, et al. Antiepileptic treatment before the onset of seizures reduces epilepsy severity and risk of mental retardation in infants with tuberous sclerosis complex[J]. Eur J Paediatr Neurol 2011; 15: 424-431.
Karenfort M, Kruse B, Freitag H, et al. Epilepsy surgery outcome in children with focal epilepsy due to tuberous sclerosis complex[J]. Neuropediatrics 2002; 33: 255-261.
Koh S, Jayakar P, Resnick TR, et al. The localizing value of ictal SPECT in children with tuberous sclerosis complex and refractory partial epilepsy[J]. Epileptic Disord 1999; 1: 41-46.
Koh S, Jayakar P, Dunoyer C, et al. Epilepsy surgery in children with tuberous sclerosis complex: presurgical evaluation and outcome[J]. Epilepsia 2000, 41: 1206-2013.
Krsek P, Jahadova A, Kyncl M, et al. Predictors of seizure-free outcome after surgery for tuberous sclerosis complex[J]. Epilepsia 2013; 54; 1913-1921.
Lachhwani DK, Pestana E, Gupta A, et al. Identification of candidates for epilepsy surgery in patients with tuberous sclerosis[J]. Neurology 2005; 64: 1651-1654.
Ma TS, Elliott RE, Ruppe V, et al. Electrocorticographic evidence of perituberal cortex epileptogenicity in tuberous sclerosis complex[J]. J Neurosurg Pediatrics 2012; 10: 376-382.
Madhavan D, Schaffer S, Yankovsky A, et al. Surgical outcome in tuberous sclerosis complex: a multicenter study[J]. Epilepsia 2007; 48: 1625-1628.
Madhavan D, Weiner HL, Carlson C, et al. Local epileptogenic networks in tuberous sclerosis complex: a case review[J]. Epilepsy Behav 2007;11: 140-146.
Major P, Rakowski S, Simon MV, et al. Are cortical tubers epileptogenic? Evidence from electrocorticography[J]. Epilepsia 2009; 50: 147-154.
Mohamed AR, Bailey CA, Freeman JL, et al. Intrinsic epileptogenicity of cortical tubers revealed by intracranial EEG

monitoring[J]. Neurology 2012; 79: 2249-2257.

Nishida M, Asano E, Juhász C, et al. Cortical glucose metabolism correlates negatively with delta-slowing and spike-frequency in epilepsy associated with tuberous sclerosis[J]. Hum Brain Map 2008; 29: 1255-1264.

Ochi A, Hung R, Weiss S, et al. Lateralized interictal epileptiform discharges during rapid eye movement sleep correlate with epileptogenic hemisphere in children with intractable epilepsy secondary to tuberous sclerosis complex[J]. Epilepsia 2011; 52: 1986-1994.

Oh S, Stewart T, Miller, et al. In vivo optical properties of cortical tubers in children with tuberous sclerosis complex (TSC): a preliminary report[J]. Epilepsia 2011; 52: 1699-1704.

Ohmori I, Ohtsuka Y, Ohno S, et al. Analysis of ictal EEGs of epilepsy associated with tuberous sclerosis[J]. Epilepsia 1998; 39: 1277-1278.

Okanishi T, Akiyama T, Tanaka S, et al. Interictal high frequency oscillations correlating with seizure outcome in patients with widespread epileptic networks in tuberous sclerosis complex[J]. Epilepsia 2014; 55: 1602-1610.

Perot P, Weir B, Rasmussen T. Tuberous sclerosis: surgical therapy for seizures[J]. Arch Neurol 1966; 15: 498-506.

Pinto Gama HP, da Rocha AJ, Braga FT, et al. Comparative analysis of MR sequences to detect structural brain lesions in tuberous sclerosis[J]. Pediatr Radiol 2006; 36: 119-125.

Pollock JM, Whitlow CT, Tan H, et al. Pulsed arterial spin-labeled MR imaging evaluation of tuberous sclerosis[J]. AJNR Am J Neuroradiol 2009; 30: 815-820.

Romanelli P, Weiner HL, Najjar S, et al. Bilateral respective epilepsy surgery in a child with tuberous sclerosis: case report[J]. Neurosurgery 2001; 49: 732-734.

Ruppe V, Dilsiz P, Reiss CS, et al. Developmental brain abnormalities in TSC: a comparative tissue analysis of cortical tubers and perituberal cortex[J]. Epilepsia 2014; 55: 539-550.

Tiwari VN, Kumar A, Chakraborty PK, et al. Can diffusion tensor imaging (DTI) identify epileptogenic tubers in tuberous sclerosis complex? Correlation with α-[11C]methyl-L-tryptophan ([11C] AMT) positron emission tomography (PET) [J]. J Child Neurol 2012; 27: 598-603.

Tyburczy ME, Dies KA, Glass J, et al. Mosaic and intronic mutations in TSC1/TSC2 explain the majority of TSC patients with no mutation identified by conventional testing[J]. PLOS Genet 2015; 11: e1005637.

Van der Heide A, van Huffelen AC, Spetgens WPJ, et al. Identification of the epileptogenic zone in patients with tuberous sclerosis: concordance of ictal and interictal activity[J]. Clin Neurophysiol 2010; 121: 842-847.

Vigliano P, Canavese C, Bobba B, et al. Transmantle dysplasia in tuberous sclerosis: clinical features and surgical outcome in four children[J]. J Child Neurol 2002; 17: 752-758.

Webb DW, Osborn JP. Tuberous sclerosis. Arch Dis Child 1995; 72: 471-474.

Webb DW, Fryer AE, Osborne JP. On the incidence of fits and mental retardation in tuberous sclerosis[J]. J Med Genet 1991; 28: 395-397.

Weiner HL, Carlson C, Ridgway EB, et al. Epilepsy surgery in young children with tuberous sclerosis: results of a novel approach[J]. Pediatrics 2006; 117: 1494-1502.

Wong V, Khong PL. Tuberous sclerosis complex: correlation of magnetic resonance imaging (MRI) findings with comorbidities[J]. J Child Neurol 2006; 21: 99-105.

Wu JY, Salamon N, Kirsch HE, et al. Noninvasive testing, early surgery, and seizure freedom in tuberous sclerosis complex[J]. Neurology 2010; 74: 392-398.

Wu JY, Sankar R, Lerner JT, et al. Removing interictal fast ripples on electrocorticography linked with seizure freedom in children[J]. Neurology 2010; 74: 1686-1994.

Yamamoto N, Watanabe K, Negoro T, et al. Long-term prognosis of tuberous sclerosis with epilepsy in children[J]. Brain Dev 1987; 9: 292-295.

第17章

半侧巨脑回和弥漫性半球皮质发育不良

Christine Bulteau-Peyrie, Taisuke Otsuki, Olivier Delalande，著
贺晶，译

要 点

- 半侧巨脑回和半球皮质发育不良是一种罕见的、散发的先天性疾病，高达70%的患者会合并早发型难治性癫痫。
- 强烈建议术前评估，视频EEG和脑MRI必不可少。
- 为了控制癫痫发作，阻止因发育迟滞造成的认知损害，半球离断依然是最好的手术方法。
- 就术后无发作和认知结果而言，对侧MRI异常似乎与预后较差有关。

半侧巨脑回（hemimegalencepahly, HME）和半球皮质发育不良（hemispheric cortical dysplasia, HCD）是一种罕见的、先天性、散发性疾病，伴有早发型难治性癫痫、智力落后及半侧神经功能障碍（对侧偏盲和偏瘫）。70%的患儿在新生儿期出现癫痫发作。发作类型有局灶性运动发作、非对称性强直或阵挛的全面性发作，主要累及一侧躯体，即畸形对侧（Tinkle et al., 2005）。

HME常与神经皮肤综合征相关。目前分子遗传学研究进展证实了大部分合子后突变，后者会导致一侧大脑半球生长发育的调节异常（Lee et al., 2012; Guerrini 2014）。强烈推荐HME和HCD的癫痫患者进行术前评估，VEEG和MRI必不可少（Cross et al., 2006; Harvey et al., 2008; Jayakar et al., 2014）。为了控制癫痫发作，预防发育障碍导致的认知损害，半球离断仍然是最好的手术方式（主要包括解剖性大脑半球切除术、岛叶周围半球离断术、改良外周半球离断术及垂直矢状窦旁半球离断术）。半球离断术术后并发症减少，是比较安全的手术方式，可以在新生儿期实施。无论哪种手术方式，2/3的患者术后无发作。就术后无发作和认知结果而言，对侧MRI异常的患者似乎术后预后较差（Bulteau et al., 2013）。

具体的手术指征

在缺乏随机对照试验的情况下，确定针对婴幼儿半球综合征的手术范围仍具有挑战性。此外，即使HME、HCD患者脑MRI上有非常明确的异常，但由于皮质下白质的异常信号较弱，还是较难识别出两者（图17-1）。

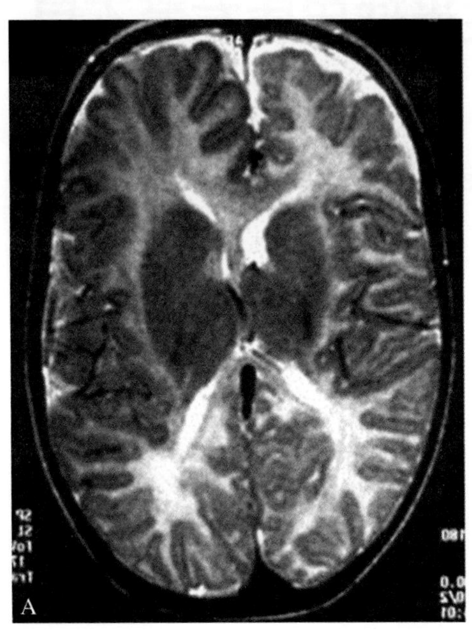
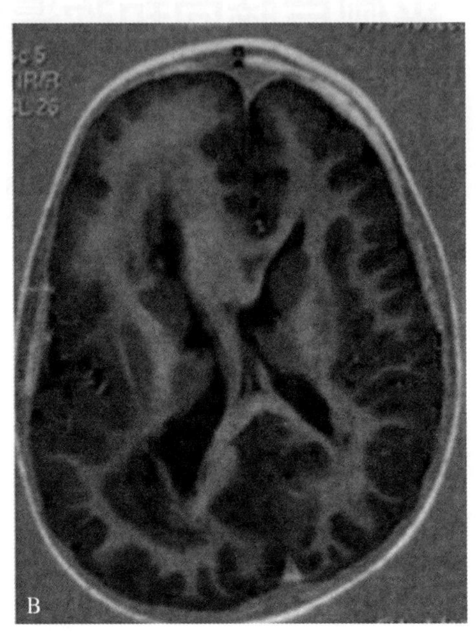

图 17-1　HME 和 HCD 的脑部 MRI

A. 右侧HCD的T_2轴位，皮质下白质向脑室延伸的异常信号、异常的沟回、皮质厚度增加及白质减少；B. 右侧HME的T_1轴位，右侧半球增大，伴脑回异常、灰白质界限不清、皮质增厚、胼胝体畸形及脑室不对称.

Sasaki等在调查了44例日本患者后，报道了HME患者的自然病程（2005）。然而，在大部分病例中，44%的癫痫发作始于新生儿期，36%的癫痫发作始于婴儿期，20%的发作始于1岁之后，且预后较好。运动和智力的结果均与发作起病年龄高度相关。在发作始于6月龄内的患儿中，77%不会行走，68%有严重智力障碍（发育商小于25）。相比之下，在1岁以后起病的患儿有轻至中度的精神运动迟滞（100%可以独立行走，60%表现为智力正常或者轻微的智力缺陷）。这些数据和罕见的HME成年患者病例是一致的，成人往往没有严重的癫痫或者偏瘫（Fusco et al., 1992; Beaulieu-Boire et al., 2012）。还没有HCD患儿自然病程的数据。最大的挑战是决定哪些伴有严重性癫痫的患儿需要转诊进行半球离断术。

自King（1985）和Vigevano（1989）首次报道半球离断对患者有益后，又报道了近600例儿童长达30年的术后发作随访情况（Bulteau et al., 2013）。

在过去50年内，半球离断的手术方法逐渐改进。最初，解剖性半球切除术需要切除整个病理性半球。为了减少术后频发的并发症，又引入了一种基于联合部分性解剖切除的手术方法（半侧大脑皮质切除术和功能性半球切除术），但控制癫痫发作的效果较差，特别是对于弥漫性皮质发育不良的患儿，因为这些技术不能处理岛叶皮质和白质异位。最终，20世纪90年代开展了半球离断术，它减少了要切除的大脑体积，而增加了离断/切开率。它切断了异侧半球与健侧半球之间的所有连接，并且要求较小的皮肤切口和骨瓣，这样既能减少出血，又能避免暴露大静脉窦。半球离断术包括环岛半球离断术（Villemure & Mascott, 1995）、改良外侧半球离断术（Cook et al., 2004），以及垂直矢状窦旁半球离断术（Delalande et al., 2007）。后者特别适合于HME和HCD的儿童，因为他们具有异常的脑实质与脑室解剖（Dorfer et al., 2013）。

半球离断术对具有半球性症状的儿童来说有诸多优势。Cook等于2004年报道了术后即刻发生的如术中大量出血等并发症，以及经典的解剖性半球切除术和功能性半球切除术后分流。值得一提的是，HME患者在围术期出血量最大，手术时间最长。然而，这些手术需要由具有儿科ICU的小儿癫痫中心中的专业人员操作，这样可以最大限度地减少与低龄和体重相关的术后并发症（参阅第33章）。

术前评估推荐项目

对于HME和HCD患儿而言，临床评估、癫痫专用的MRI序列与头皮EEG监测必不可少。

临床问题

HCD和HME往往不是孤立存在，HME可能伴有许多神经皮肤综合征和（或）可疑的基因异常（图17-2）。必须检查皮肤和眼睛。HME的病例报道（Tinkle et al., 2005; Sasaki et al., 2005; Di Rocco et al., 2006）表明几乎一半的患者合并其他综合征，如伊藤色素减少症、结节性硬化症、神经纤维瘤病、表皮痣综合征、Klippel-Trenonay-Weber综合征、器官痣综合征等，而且无家族史和性别差异。

脑磁共振

诊断半球畸形依赖于脑MRI（图17-1）。在1.5T或3T磁共振机上采用多种序列，包括容积性T_1与T_2轴位和冠位。在2岁之后，需要采用轴位和冠位的液体衰减反转恢复（fluid-attenuated inversion recovery, FLAIR）序列、轴位和冠位的质子密度序列。他们可以辨别多脑叶皮质发育不良、HME或多微小脑回畸形（Woo et al., 2001）。

HME通常以一侧半球增大为特征，常伴有脑回异常、皮质增厚、脑室不对称、灰白质界限不清、神经元异位及基底节和内囊异常（Di Rocco et al., 1994; Guerra et al., 2007），最常见的组织学形态包括结构紊乱、分子层增加、巨型神经元、伴有巨大的星形胶质细胞异位的神经胶质细胞增生，以及伴有异常皮质分层的大神经元，这可能造成MRI上特征性改变（Robain et al., 1989; Prayson et al., 1999; Woo et al., 2001; Salamon et al., 2006）（图17-2）。

HCD主要的特征有皮质T_1或T_2/FLAIR高信号、皮质下白质T_2/FLAIR高信号、皮质厚度增加、灰白质界限模糊、异常沟回、白质体积减小、延伸至脑室的白质异常信号，以及灰质异位。这些异常弥散分布于一侧半球，但它们的界限和范围往往很难确定，仔细分析对侧半球变得异常重要。

	患者 DB 7 岁	患者 MB 5 月龄	患者 MB 3 岁半	患者 RB 3 月龄
病理性侧面像	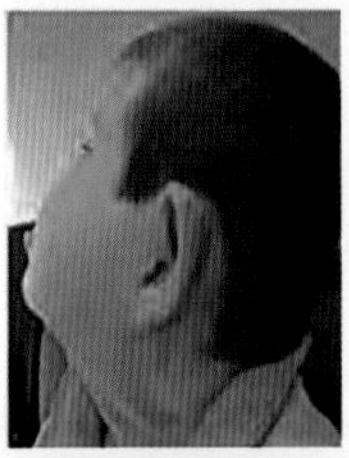	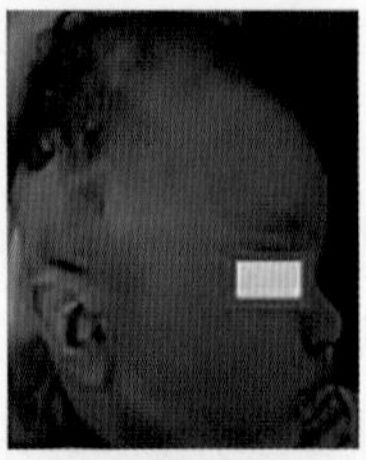	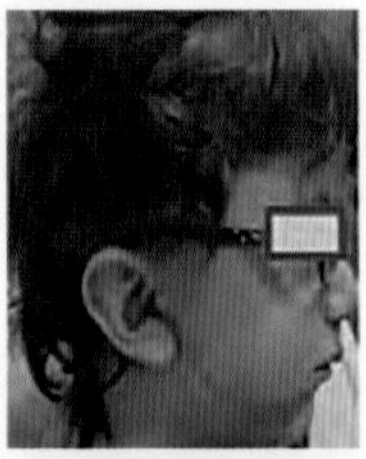	
面部不对称	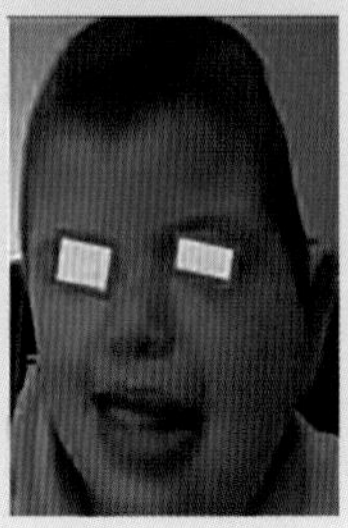	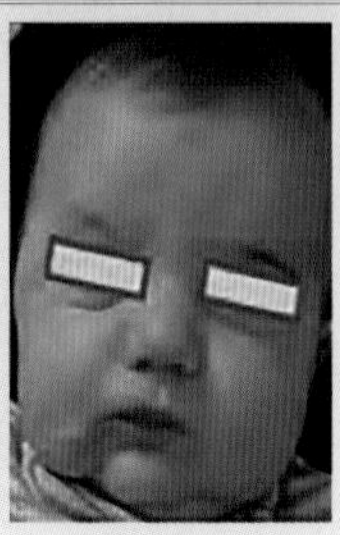	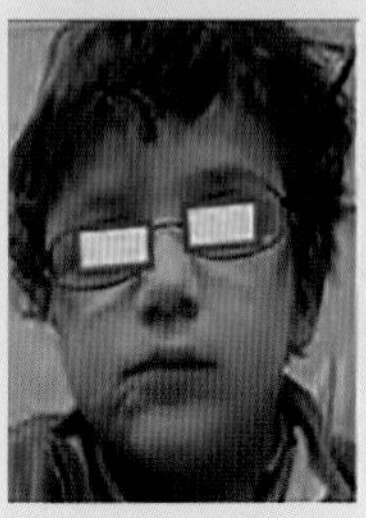	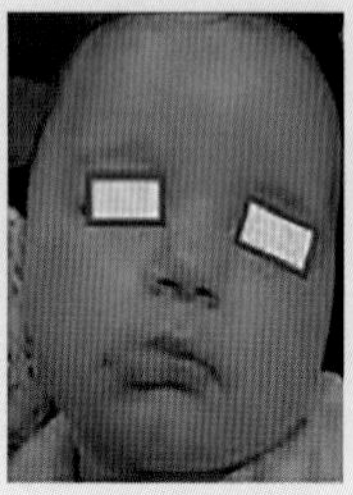
皮肤异常		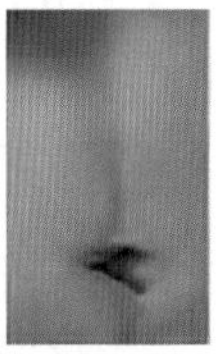	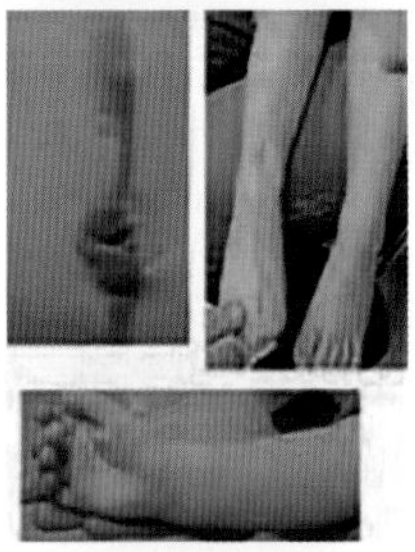	
手指异常			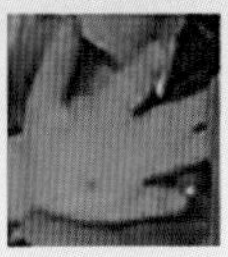	

图 17-2　和 HME 综合征特征相关的神经皮肤综合征

患者DB：普罗特斯综合征伴左侧HME，严重的肌张力低下、左侧面部与左耳的不对称过度发育、左半身皮肤异常。4月龄时，因难治性癫痫行左侧半球离断术，术后无发作，但在7岁时，表现出严重的智力减退。

患者MB：在5月龄、3岁半时表现出左侧HME伴右侧身体（面部、上下肢）线性、色素过度沉着、皮脂腺痣综合征。这些特征绝不越过中线。

患者RB：右侧HME伴嘴唇的右下半部粗糙凸起的肉色牙菌斑状样改变。

间歇期和发作期VEEG

HME有一些特定的间歇期EEG表现（图17-3），能被轻易识别，这有助于定位诊断和早期手术前评估（Palladin et al., 1989）。它们的特征是极高波幅的背景活动，伴有半球的连续性或重复性棘波、尖波、棘慢波，有时呈现爆发-抑制和（或）半球高度失律，越过病变侧半球逐渐累及对侧半球（Vigevano et al., 1989; Chen et al., 1994; Di Rocco et al., 1994）。双侧EEG异常多见于皮质发育畸形的患儿，间歇期比发作期放电更多。当间歇期放电不能定侧时有必要进行发作期监测（Döring et al., 1999）。发作期VEEG可以记录到多种发作类型（局灶性发作、婴儿痉挛，肌阵挛，强直-阵挛发作），能确定单侧的、大片病灶与致痫区。

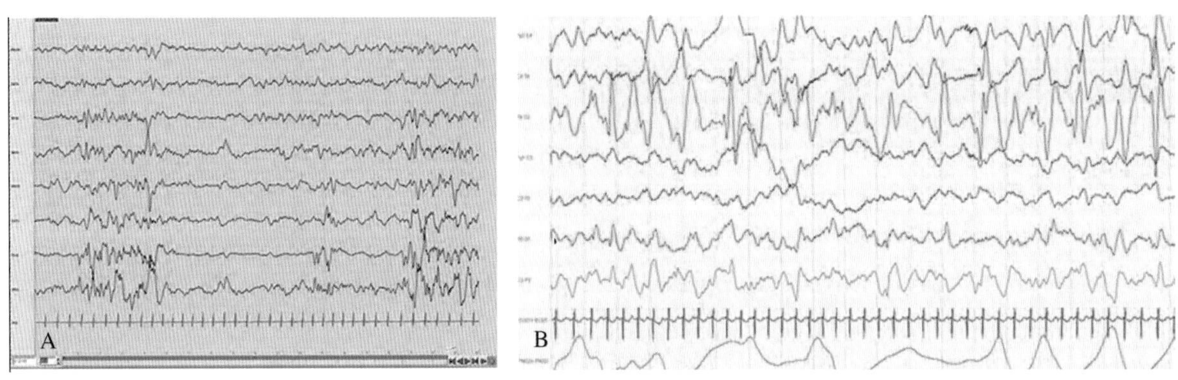

图 17-3　间歇期脑电图

A. 1例HCD患儿，左侧半球爆发抑制；B. 1例HME患儿，右侧半球高频背景活动，伴重复性棘慢波。两例中，间歇期EEG异常均累及对侧半球但依赖于病变侧半球。

成果

半球离断术能改善大部分患儿的癫痫预后，防止认知损伤与发育迟滞（Di Rocco et al., 2006; Delalande et al., 2007; Bulteau et al., 2013）。此外，对于术后癫痫发作的控制与认知发展的预期取决于研究本身及随访时间。自半球离断术应用于低体重低龄儿童（1岁以内）以来，近期的数据倾向于支持如下观点：手术越早，患儿的神经心理结果越好（Honda et al., 2013）。

发作

在实施半球离断术的患者组中，50%～70%的患儿术后无发作（表17-1）。一部分患儿术后仍有发作，甚至早期手术后也是如此，这对预测结果提出了挑战。

表 17-1　超过 10 例半球综合征（HME 和 HCD）的文献综述

作者	年份	数量	Engel 1	手术方式	平均随访时间	关注点
Battaglia et al,.	1999	10HME	60%	A	63 个月	QOL 改善 / 术前发育良好的预后更好
Boshuisen et al,.	2010	18	88%/45%	F	ND	术后是否发作取决于对侧 MRI 是否异常
Carreno et al,.	2001	12	17%/83%	F	19.3 个月	术后是否发作取决于广泛的皮质下异位灰质在功能性半球离断术后是否被完全离断
Cats et al,.	2007	10	90%	F	39 个月	术后是否发作取决于残留的岛叶皮质
Cook et al,./ Jonas et al,.	2004/2004	55	70%/45%	A/F/Mod/外侧 H	12 个月 /60 个月	围术期风险和住院治疗情况由半球离断术决定 / 术后自主性与术前的发作持续时间、发作控制程度及发育相关，和术后发作控制情况无关

续表

作者	年份	数量	Engel 1	手术方式	平均随访时间	关注点
Curtiss et al,.	2001	19	42%	A	72 个月	术后无发作，认知结果会更好
Delalande et al,.	2007	30	63%	垂直 矢状窦旁 H	52 个月	纵向大脑半球离断术是一种安全的技术 / 发作持续时间越长，交流能力越差
Devlin et al,.	2003	16	31%	A	40 个月	术后是否发作取决于病因：发育性病因效果差些
Di Rocco et al,.	1994/2000	15HME	60%	A	46 个月	年龄（9 月龄以下）在继发脑积水的发生中起重要作用
Gonzalez-Martinez et al,.	2005	16	60%	A/F/Mod A H	34.8 个月	应该早期手术（小于 2 岁）/ 小儿癫痫外科专家团队必不可少
Holthausen et al,.	1997	103	57%	A/F/VPH/ Adams 改良 / Hdecort	6 个月	发作预后和手术方式（半球离断术和 Adam 改良术结果最好）和病因（发育不良结果较差）相关
Hallbook et al,.	2010	43	72%	A/F	24 个月	对侧 MRI 结果和术后发作无关，可能不是半球切除术的禁忌
Kwan et al,.	2010	20	48%/85%	Hdecort/PIH	72 个月	PIH 并发症较少，结果更好，降低了再手术的可能性
Limbrick et al,.	2009	18	70%	F/PIH	29 个月	H 对控制发作有效，术后改善令人满意 / 双侧 EEG 异常可能预示术后癫痫复发
Maehara et al,.	2000	11	45%	F	26 个月	FH 可使发作显著减少，精神运动改善
Pulsifer et al,.	2004	27	44%	A	64 个月	认知结果最有意义的预测因素是病因，发育不良患者得分最低
Salamon et al,.	2006	23HME	68%	A/F/Mod F	52 个月	11 例 HME 和 6 例非 HME/ 术后发作控制和认知结果较差是由于对侧半球小脑畸形
Sasaki et al,.	2005	11HME	72%	F	ND	日本 44 例 HME 患者调查 / 发作起始年龄与运动障碍和智力水平的相关性
Shimizu et al,.	2005	31	30%/80%	Mod PIH	ND	发作取决于病因（30% 的 HME 和 80% 的 HCD）/ 胼胝体不完全离断可导致手术失败
Vining et al,.	1997	24	67%	A	66 个月	早期 H 可以缓解持续发作，恢复正常发育

A.解剖性；F.功能性；Mod.改良的；H.半球离断术；Hdecort.半球皮质切除术；PI.岛叶周围；Sz.癫痫发作

尽管皮质发育畸形患儿在术前双侧EEG异常很常见，但仅仅依据这些结果并不能排除半球离断术。一些研究证实双侧EEG异常可以预测半球离断术后癫痫复发（Limbrick et al., 2009），而另一些研究并不这么认为（Döring et al., 1999）。Smith等在1991年报道存在双侧独立致痫灶的患者预后不太令人满意；相反，非病灶侧半球背景活动异常或双侧同步化放电的患者预后较好。

术前MRI也是一个公认预测发作结果的因素。对于皮质发育畸形的患儿来说，对侧MRI异常可能比较常见，根据文献报道占25%～72%，其对发作控制的影响仍存在争议（Boshuisen et al., 2010; Hallbook et al., 2010）。2006年，Salamon等提出术后发作控制不佳、认知差是由于大部分HME患者对侧半球脑过小。一些HME的患者可能是双侧的病变，这一观点也被一些最新的关于基因和细胞环路调控的生物学通路的研究成果支持（Sarnat et al., 2014; Guerrini et al., 2014）。尽管对侧异常可能并不是半球离断术的禁忌，但是要告知患者家属MRI上可能存在双侧异常，术后不一定能控制癫痫发作。

即使术后无发作不依赖于手术方式，但是当岛叶和皮质下存在异常时，高度推荐半球离断术（Kwan et al., 2010）。一些研究指出功能性半球切除术并不能完全离断存在广泛的岛叶和皮质下灰质异位的异常半球（Carreno et al., 2001; Cats et al., 2007; Dorfer et al., 2013）。

半球离断术后，患者必须应对使用单侧大脑半球进行学习和成长带来的挑战。因此，不得不考虑对认知结果有影响的所有易于损害未手术侧半球的神经病学事件。一些可预测认知结果的因素已得到确认。术前长期的癫痫发作影响范围更广，特别是语言交流能力（Jonas et al., 2004; Delalande et al., 2007）。因为极为严重的癫痫特点是放电由病灶侧半球传到健侧半球（Chiron et al., 1991; Soufflet et al., 2004），而一旦来自病灶侧的癫痫活动影响到胼胝体髓鞘化，那么健侧大脑半球就会受损。阻止认知重塑机制，健侧半球可能在半球离断术后或多或少地有所恢复（图17-4）。与获得性病变相比，发育性病因儿童的手术后癫痫发作控制情况与口语能力呈正相关（Curtiss et al., 2001）。

HME患者的整体预后因人而异，早期预测结果很重要。认知能力差不但与晚期手术及术后仍发作有关，还与对侧半球功能异常相关。非HME半球的异常代谢及MRI异常均与术后认知改善较差有关（Rintahaka et al., 1993; Boshuisen et al., 2010）。这些研究结果和Battaglia等在1999年报道的一项前瞻性认知结果一致，他们认为，当术前神经心理学评估良好及健侧半球没有明显的形态和功能改变时，术后认知结果较好。

对侧偏瘫和同侧偏盲

偏瘫侧的痉挛状态对发育性疾病比获得性疾患有更小的长期预后价值（Delalande et al., 2007）。对于绝大多数患者而言，上肢的功能损害程度比下肢更严重。然而，运动功能的预后取决于病因，发育性疾患的儿童比围产期卒中的儿童预后更差（de Bode et al., 2005）。偏瘫侧保留的手指运动功能主要用于辅助健侧手。偏盲是必然的，视觉补偿机制会自发形成，这有助于患儿日常生活自理（Koenraads et al., 2014）。

随访建议

如果希望术后癫痫得到控制，那么认知的结果就相对不可预测了。认知与神经系统的长期随访很重要。对于接受了半球离断术的HME和HCD儿童，笔者的意见是定期评估，而且需要一个综合的随访方案。

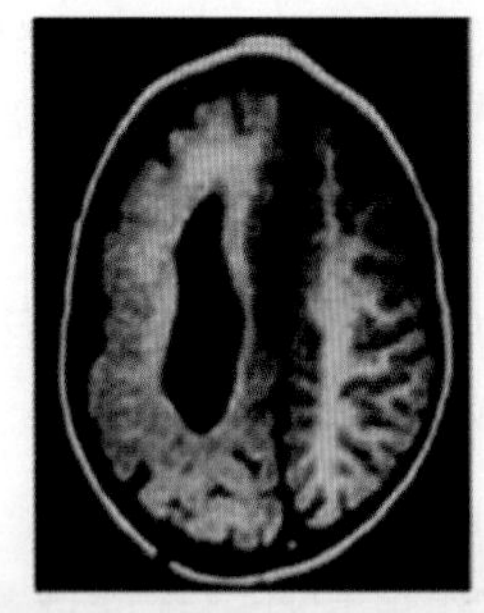

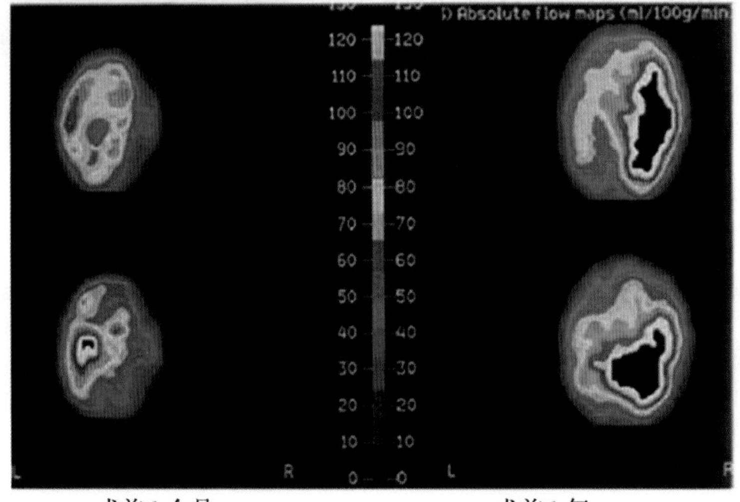

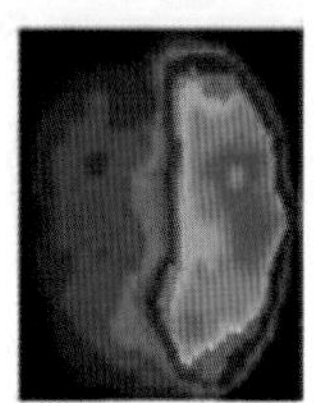

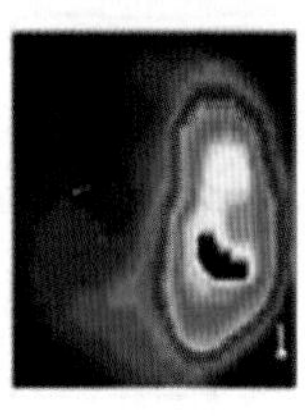

术前1个月　　术前1年　　术后2年

图 17-4　1 例左侧半球巨脑回患者的 SPECT 影像（由 Soufflet 等授权公开）

1月龄时，MRI显示右侧半球正常，巨大左侧半球上脑室增大、脑沟稀少、皮质增厚、灰白质界限不清。术前：1月龄时，巨脑回侧半球平均脑血流量（mean cerebral blood flow，mCBF）增加，而对侧非巨脑回侧mCBF正常，脑电图也类似。在1岁时，HME半球的mCBF减少，而非HME侧mCBF增加，与之对应的是EEG上呈现多灶性棘波。术后：半球离断术后，即2岁时，离断侧mCBF低，非HME是正常的。

术后神经影像的随访：3个月和1年的MRI可以发现CSF的异常，确认病变半球是否完全离断。

癫痫的随访：如果患者术后无发作，抗癫痫药物应逐渐减停，笔者的经验是术后3个月至1年停服药物。

神经病学和神经心理学情况的随访：对侧偏瘫需要加强康复锻炼与物理治疗，以防出现痉挛。家属应该清楚偏盲注定出现，而且要教育患儿如何去应对。一些HME患儿可能表现出眼球的异常，这需要特殊随访。术前癫痫发作持续时间短的患儿在离断术后认知功能相对较好。半球离断术后，为了更好地确定认知康复的强度和难度，纵向神经心理学评估不仅要评估智力，而且还需要评估语言和言语能力、社交能力及记忆力。

结论

HME和HCD是比较罕见的先天性脑疾病，对起病早的严重癫痫患儿推荐癫痫外科治疗。全面的临床检查（包括皮肤和形态特征），高质量脑MRI与VEEG遥测在术前评估中是必不可少的。这些检查应在病程早期进行，因为半球离断术依然是控制癫痫发作的最好治疗方法，它可以明显降低发展成为癫痫性脑病的风险。

当临床、EEG和影像结果一致时，最好是在对侧影像或间歇期EEG没有异常或无关紧要时，实施半球离断术。与解剖性和功能性半球切除术相比，半球离断术对于术中血液流失和再手术有诸多益处。大部分患者术后无发作。因为某些患者可能表现为不同程度的双侧皮质异常，所以他们的认知结果更是多种多样。需要进行关于认知的前瞻性研究来更好地确定总体的预后结果。

声明

我们感谢Olivier Dulac教授审阅文稿。与原书所有作者均没有利益冲突。

原书参考文献

Battaglia D, Di Rocco C, Iuvone L, et al. Neuro-cognitive development and epilepsy outcome in children with surgically treated hemimegalencephaly. Neuropediatrics 1999; 30: 307-313.

Beaulieu-Boire I, Lortie A, Bissonnette J, et al. Hemimegalencephaly in an adult with normal intellectual function and mild epilepsy. Dev Med Child Neurol 2012; 54: 284-286.

Boshuisen K, van Schooneveld MMJ, Leijten FSS, et al. Contralateral MRI abnormalities affect seizure and cognitive outcome after hemispherectomy. Neurology 2010; 75: 1623-1630.

Bulteau C, Otsuki T, Delalande O. Epilepsy surgery for hemispheric syndromes in infants: Hemimegalencepahly and hemispheric cortical dysplasia. Brain Dev 2013; 35: 742-747.

Carreño M, Wyllie E, Bingaman W, et al. Seizure outcome after functional hemispherectomy for malformations of cortical development. Neurology 2001; 57: 331-333.

Cats EA, Kho KH, van Nieuwenhuizen O, et al. Seizure freedom after functional hemispherectomy and a possible role for the insular cortex: the Dutch experience. J Neurosurg (4 Suppl Pediatrics) 2007; 107: 275-280.

Chen HL, Wang PJ, Tu YK, et al. Hemimegalencephaly treated by hemispherectomy: report of two cases. J Formos Med Assoc 1994; 93: 961-966.

Chiron C, Raynaud C, Jambaqué I, et al. A serial study of regional cerebral blood flow before and after hemispherectomy in a child. Epilepsy Res 1991; 8: 232-240.

Cook SW, Nguyen ST, Hu B, et al. Cerebral hemispherectomy in pediatric patients with epilepsy: comparison of three techniques by pathological substrate in 115 patients. J Neurosurg (Pediatrics 2) 2004; 100: 125-141.

Cross JH, Jayakar P, Nordli D, et al. Proposed criteria for referral and evaluation of children for epilepsy surgery: recommendations of the subcommission for Pediatric Epilepsy Surgery. Epilepsia 2006; 47: 952-959.

Curtiss S, de Bode S, Mathern GW. Spoken language outcomes after hemispherectomy: factoring in etiology. Brain Lang 2001; 79: 379-396.

de Bode S, Firestine A, Mathern GW, et al. Residual motor control and cortical representations of function following hemispherectomy: effects of etiology. J Child Neurol 2005; 20: 64-75.

Delalande O, Bulteau C, Dellatollas G, et al. Vertical parasagittal hemispherotomy: surgical procedures and clinical long-term outcomes in a population of 83 children. Neurosurgery 2007; 60 (ONS Suppl 1): ons19-ons32.

Di Rocco C, Battaglia D, Pietrini D, et al. Hemimegalencephaly: clinical implications and surgical treatment. Childs Nerv Syst 2006; 22: 852-866.

Di Rocco C, Iannelli A, Marchese E, et al. Surgical treatment of epileptogenic hemimegalencephaly. Minerva Pediatr 1994; 46: 231-237.

Dorfer C, Czech T, Dressler A, et al. Vertical perithalamic hemispherotomy: A single-center experience in 40 pediatric patients with epilepsy. Epilepsia 2013; 54: 1905-1912.

Döring S, Cross H, Boyd S, et al. The significance of bilateral EEG abnormalities before and after hemispherectomy in children with unilateral major hemisphere lesions. Epilepsy Res 1999; 34: 65-73.

Fusco L, Ferracuti S, Fariello G, et al. Hemimegalencephaly and normal intellectual. J Neurol Neurosurgery Psychiatry 1992; 55: 720-722.

Guerra MP, Cavalleri F, Migone N, et al. Intractable epilepsy in hemimegalencephaly and tuberous sclerosis complex. J Child Neurol 2007; 22: 80-84.

Guerrini R, Dobyns WB. Malformations of cortical development: clinical features and genetic causes. Lancet Neurol 2014; 13: 710-726.

Hallbook T, Ruggieri P, Adina C, et al. Contralateral MRI abnormalities in candidates for hemispherectomy for refractory epilepsy. Epilepsia 2010; 51: 556-563.

Harvey AS, Cross JH, Shinnar S, et al. Defining the spectrum of international practice in pediatric epilepsy surgery patients. Epilepsia 2008; 49: 146-155.

Honda R, Kaido T, Sugai K, et al. Long-term developmental outcome after early hemispherotomy for hemimegalencephaly in infants with epileptic encephalopathy. Epilepsy Behav 2013; 29: 30-35.

Jayakar P, Gaillard WD, Tripathi M, et al. Cross JH on behalf of the Task Force for Paediatric Epilepsy Surgery, Commission for Paediatrics, and the Diagnostic Commission of the International League Against Epilepsy. Diagnostic test utilization in evaluation for resective epilepsy surgery in children Epilepsia 2014; 55: 507-518.

Jonas R, Nguyen S, Hu B, et al. Cerebral hemispherectomy: hospital course, seizure, developmental, language, and motor outcomes. Neurology 2004; 62: 1712-1721.

King M, Stephenson JBP, Ziervogel M, et al. Hemimegalencephaly–a case for hemispherectomy? Neuropediatrics 1985; 16: 46-55.

Koenraads Y, van der Linden DCP, van Schooneveld MMJ, et al. Visual function and compensatory mechanisms for hemianopia after hemispherectomy in children. Epilepsia 2014; 55: 909-917.

Kwan A, Ng WH, Otsubo H, et al. Hemispherectomy for the control of intractable epilepsy in childhood: comparison of 2 surgical techniques in a single institution. Neurosurgery 2010; 67 (ONS Suppl 2): ons429-ons36.

Lee JH, Huynh M, Silhavy JL, et al. De novo somatic mutations in components of the PI3K-AKT3-MTOR pathway cause hemimegalencephaly. Nat Genet 2012; 44: 941-945.

Limbrick Jr DD, Narayan P, Powers AK, et al. Hemispherotomy: efficacy and analysis of seizure recurrence. J Neurosurg Pediatr 2009; 4: 323-332.

Palladin F, Chiron C, Dulac O, et al. Electroencephalographic aspects of hemimegalencephaly. Dev Med Child Neurol 1989; 31: 377-383.

Prayson RA, Bingaman W, Frater JL, et al. Histopathologic findings in 37 cases of functional hemispherectomy. Ann Diagn Pathol 1999; 3: 205-212.

Rintahaka PJ, Chugani HT, Messa C, et al. Hemimegalencephaly: evaluation with positron emission tomography. Pediatr Neurol 1993; 9: 21-28.

Robain O, Chiron C, Dulac O. Electron microscopic and Golgi study in a case of hemimegalencephaly. Acta Neuropathol 1989; 77: 664-666.

Salamon N, Andres M, Chute DJ, et al. Contralateral hemimicrencephaly and clinical-pathological correlations in children with hemimegalencephaly. Brain 2006; 129: 352-365.

Sarnat HB, Flores-Sarnat L. Morphogenesis timing of genetically programmed brain malformations in relation to epilepsy. Prog

Brain Res 2014; 213: 181-198.

Sasaki M, Hashimoto T, Furushima W, et al. Clinical aspects of hemimegalencephaly by means of a nationwide survey. J Child Neurol 2005; 20: 337-341.

Smith SJM, Andermann F, Villemure JG, et al. Functional hemispherectomy: EEG findings, spiking from isolated brain postoperatively, and prediction of outcome. Neurology 1991; 41: 1790-1794.

Soufflet C, Bulteau C, Delalande O, et al. The nonmalformed hemisphere is secondarily impaired in young children with hemimegalencephaly: a pre- and postsurgery study with SPECT and EEG. Epilepsia 2004; 45: 1375-1382.

Tinkle BT, Schorry EK, Franz DN, et al. Epidemiology of hemimegalencephaly: a case series and review. Am J Med Genet 2005; 139A: 204-211.

Vigevano F, Bertini E, Boldrini R, et al. Hemimegalencephaly and intractable epilepsy: benefits of hemispherectomy. Epilepsia 1989; 30: 833-843.

Villemure JG, Mascott CR. Peri-insular hemispherotomy: surgical principles and anatomy. Neurosurgery 1995; 37: 975-981.

Woo CLF, Chuang SH, Becker LE, et al. Radiologic-pathologic correlation in focal cortical dysplasia and hemimegalencephaly in 18 children. Pediatr Neurol 2001; 25: 295-303.

第18章

良性肿瘤（WHO Ⅰ级和Ⅱ级）

Hans Holthausen, Bertil Rydenhag, Nandan Yardi, Ingmar Blümcke，著
沈志鹏，译

要 点

- 对局灶性癫痫合并良性脑肿瘤的患儿，应首选外科手术治疗，除非患儿面临难以接受的高风险并发症。耐药性并不是手术的先决条件。
- 局灶性癫痫合并良性脑肿瘤的患儿最好在小儿癫痫外科中心接受治疗，并且强烈推荐与专业的肿瘤医生密切合作。
- 通常术后无发作的患者远景非常好。由于一些可能的肿瘤相关因素，每个失败的病例都需要特别关注。因此，在小儿癫痫外科中，合并良性脑肿瘤患儿的管理与其他病因的患儿有所不同。
- 需要对常与癫痫相关的良性脑肿瘤进行专业、准确的神经病理学分类。神经病理学检查应该包括现代免疫组织化学和分子遗传学检查。

在Thom等（2012）的综述中，肿瘤作为癫痫手术（包括儿童和成人）病因的比例为4.7%～17%。在欧洲癫痫脑库收集的5392份样本中（包括儿童和成人），良性肿瘤占1354例（25.1%），是继海马硬化（HS）之后的第二常见病因（Blümcke et al., 2014）。而在2004年儿童癫痫外科的全球调查报告中，肿瘤为第二常见病因（23%）（Harvey et al., 2008），第一位的是局灶性皮质发育不良（FCD）而非海马硬化。

在大多数癫痫合并良性肿瘤的文献报道中，神经节细胞胶质瘤是最常见的肿瘤类型，其次是胚胎发育不良性神经上皮肿瘤（dysembryoplastic neuro-epithelial tumors, DNET）和毛细胞型星形细胞瘤（pilocytic astrocytomas, PA），PA和DNET之间的名次不定（Khajavi et al., 1999; Luyken et al., 2003; Zaatreh et al., 2003; Brainer-Lima et al., 2006; Sugano et al., 2007; Schramm et al., 2007; Ruban et al., 2009; Praysen, 2010; Garcia-Fernandez et al., 2011; Babini et al., 2013; Cossu et al., 2013; Rydenhag et al.,

2013; Bonney et al., 2015a, b; Fallah et al., 2015）。另外，也有一些文献报道以DNET（Cataltepe et al., 2005）或PA/低级别胶质瘤为主要类型（Uliel-Sibony et al., 2011）。

在一项Meta分析中，癫痫合并良性脑肿瘤患者（包括成人和儿童）术后癫痫无发作比例达45%～90%（Englot et al., 2011）。许多患儿未在小儿癫痫外科中心接受手术，导致了关于"肿瘤手术与癫痫手术"概念上的争议。一些作者认为术前不需要额外检查，肿瘤完整切除就足以实现两个目标：良好地控制癫痫，预防复发或把肿瘤复发风险降至最低（Packer et al., 1994; Johnson et al., 1997; Khjajavi et al., 1999; Iannelli et al., 2000），而其他人则强调应用癫痫外科领域相关诊疗原则来处理（Luyken et al., 2003; Schramm et al., 2007; Tian et al., 2011; Southwell et al., 2012; Cossu et al., 2013）。当处理颞叶良性肿瘤时，需要在术前处理有关语言和（或）记忆功能可塑性的问题，例如在切除颞叶新皮质肿瘤时，是否要包括MRI上貌似正常的海马结构。FCD的不完全切除（根据FCD的ILAE分型为FCD Ⅲb型；Blümcke et al., 2011）也许能解释某些手术失败的原因，但是FCD Ⅲb在手术治疗儿童良性肿瘤中的作用如何仍然存在争论。而对于低级别胶质瘤（WHO Ⅱ级）的患者，很少能通过手术完全治愈，但这些肿瘤患儿根治性切除术后可获得长期生存，这些证据表明手术治疗不仅要考虑肿瘤学方面的问题，此外还需要考虑术后无发作这一重要目标。本章中，我们总结了有关儿童和成人颅内良性肿瘤相关的文献报道，这是因为大多数与成人有关的文章也包括了儿童癫痫患者或在儿童期起病的成年癫痫患者。

与癫痫相关的WHO Ⅰ级和Ⅱ级脑肿瘤的神经病理分型（LEAT）

脑肿瘤主要是依据"WHO中枢神经系统肿瘤分类"来分型的（Louis et al., 2007a, b, 2016）。

为了将常有癫痫发作的良性肿瘤与其他脑肿瘤（癫痫只是一种偶发症状）区分开来，Luyken等（2003年）提出了"长期癫痫相关肿瘤"（long-term epilepsy-associated-tumor, LEAT）的概念。当肿瘤满足以下标准时被称为LEAT（儿童癫痫学家肯定对"长期"一词不满意，因为他们认为癫痫不应是长期的）。

（1）癫痫起病年龄小，并且癫痫发作是唯一症状。

（2）肿瘤生长缓慢，生长于新皮质内，更多见于颞叶。

LEAT进一步分为两大类（Thom et al., 2012）：

（1）胶质神经元肿瘤［神经节细胞胶质瘤（gangliogliomas, GG, WHO Ⅰ级，罕见为WHO Ⅱ级）和神经节细胞瘤（gangliocytomas, WHO Ⅰ级），DNET,（WHO Ⅰ级），乳头状胶质神经元肿瘤（papillary glioneuronal tumors, PGNT, WHO Ⅰ级），玫瑰花结样胶质神经元肿瘤（rosette-forming glioneuronal tumors, RGNT, WHO Ⅰ级）和伴神经毡样岛的胶质神经元肿瘤（glioneuronal tumors with neuropil islands, GNTNI, WHO Ⅱ/Ⅲ级）］。

（2）胶质瘤［（毛细胞型星形细胞瘤，PAS，WHO Ⅰ级），多形性黄色瘤样星形细胞瘤（pleomorphic xanthoastrocytomas, PXA, WHO Ⅱ级），弥漫性星形细胞瘤（diffuse astrocytomas, DA, WHO Ⅱ级），少突胶质细胞瘤（oligodendroglioma, WHO Ⅱ级），血管中心性胶质瘤（angiocentric gliomas, WHO Ⅰ级）］。

PGNT、RGNT、GNTNI和血管中心性胶质瘤是非常罕见的肿瘤，最近才被认识的独立分类的良性肿瘤（Shakur et al., 2009; Takada et al., 2011; Alexandru et al., 2013; Ni et al., 2015; Williams et al., 2008; Agarwal et al., 2012; Demetriades et al., 2012; Schlamann et al., 2014），因其罕见性，并不总能正确地将其归类（Li et al., 2014）。

儿童癫痫病学家必须要知道的是神经病理学的诊断并非总是正确的。其不确定性不仅在于组织学分类，也体现在肿瘤分级方面，这是一个非常重要的问题（Daumas-Duport, 1999; Campos et al., 2009; Dozza et al., 2012; Chassoux et al., 2013）。在神经病理系列研究中，不同类型的LEAT的发生率有明显“地域差异性”（Thom et al., 2012），这很可能意味着同一组织学改变在不同医学中心的分类存在差异。正确分类有时是困难的，这是因为某些类型的LEAT的神经病理学特征往往有所重叠，例如神经节细胞胶质瘤和DNET之间或DNET与低级别星形细胞瘤之间。（Daumas-Duport, 1999; Prayson, 2010; Prayson & Nepekoski, 2012; Thom et al., 2011, 2012; Keser et al., 2014）（图18-1）。对于癫痫合并的良性脑肿瘤分级上的差异，有意思的是缺乏经验的神经病理学家更倾向于错误地提高肿瘤分级（Gilles et al., 2008; Campos et al., 2009），从而可能使患者接受不必要的放疗和（或）化疗。因此，推荐常规应用现代免疫组织化学染色和分子遗传学检测技术（Blümcke et al., 2016），包括检测原癌基因BRAF可能存在的突变等，这是解决这一难题的一种方法（Thom et al., 2012; Rodriguez et al., 2013; Blümcke et al., 2014, 2016; Bergthold et al., 2014）。可以预见，在不久的将来，随着分子遗传学研究成果指数性的增长，对脑肿瘤发病机制认识的不断深入，将出现不同的病理分类方法。

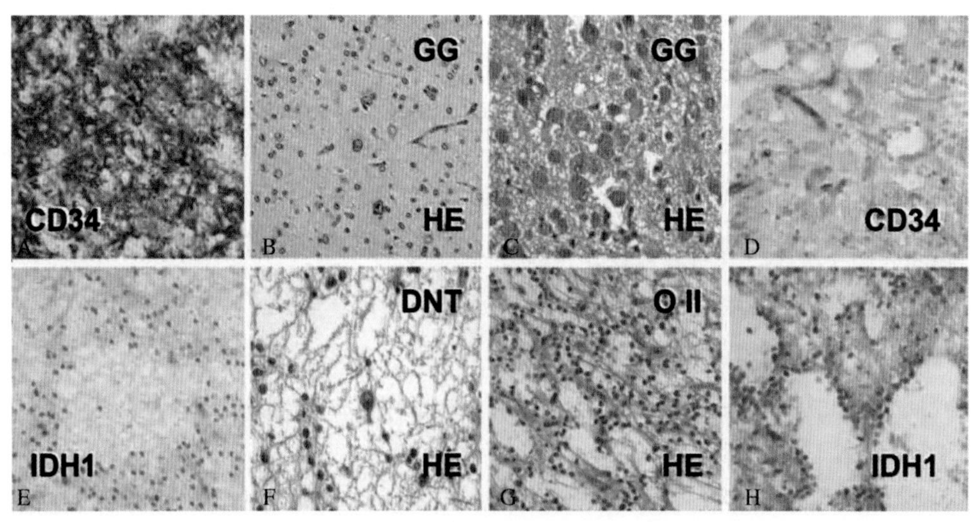

图 18-1 诊断 LEAT 的组织病理学挑战

A至D. 显示了两个神经节细胞胶质瘤标本。与标本2（C和D）相比，标本1（A和B）在高分辨率H & E（苏木精和曙红）染色上未显示任何明显的神经元成分（A）。有人可能认为神经元被新生的胶质细胞所遮盖。然而，存在明显的CD34$^+$免疫反应（a图中的棕褐色），发育不良的神经元在此标本的其他区域（未显示）。E至H. 显示了两个具有少突胶质细胞（清晰可见）成分的肿瘤；H & E染色的显微镜下观察具有挑战性。DNT WHO Ⅰ（E至F）无IDH-1突变。少突胶质细胞瘤，WHO Ⅱ级（OⅡ）（G和H）有IDH-1突变（Holthausen & Blümcke, 2016）。

Holthausen、Blümcke（2016）和Ostrom等（2013）在最近发表的综述中广泛讨论了存在共识和争议的领域，以及儿童癫痫学家应该了解的癫痫相关良性肿瘤的神经病理学分类。ILAE诊断委员会的神经病理学工作组发布了“对癫痫手术脑组织（包括肿瘤的检查项目）进行全面的神经病理学检查的国际性推荐”（Blümcke et al., 2016）。

合并脑肿瘤的癫痫MRI特点

综述脑肿瘤MRI的特点就是要帮助鉴别良性肿瘤和高度恶性肿瘤，以及鉴别常见的癫痫相关肿瘤，如神经节细胞胶质瘤、DNET和毛细胞型星形细胞瘤，还涉及一些最常见的合并癫痫的良性肿瘤类型，另外还有神经放射学教科书（Barkovich & Raybaud, 2012; Osborne, 2012）、常见的小儿脑肿瘤的神经影像学刊物（Barkovich, 1992; Panigrahy & Blüml, 2009），以及详细地描述了LEAT特征的文献中提到的其他类型肿瘤（Zentner et al., 1994; Campos et al., 2009; Fernandez et al., 2003; Lee et al., 2000; Ostertun et al., 1996; Parmar et al., 2007; Stanescu et al., 2001; Urbach, 2008; Yu et al., 2009; Bourekas & Perl, 1999; Sharma et al., 2009; Ozlen et al., 2010; Chassoux et al., 2012; Compton et al., 2012）。在WHO出版的关于脑肿瘤的“蓝皮书”（Louis et al., 2007），以及Giulioni等（2013, 2014）的综述中均描述过LEAT的重要的MRI特征。

脑肿瘤早期可能无法通过MRI检查出来，这种情况更常见于胶质母细胞瘤和间变性星形细胞瘤，少见于低级别肿瘤（Thaler et al., 2012; Chittiboina et al., 2012）。然而，由于婴幼儿髓鞘化不完全、缺乏对比，像FCD一样，肿瘤在MRI很难表现出来，或者是由于做MRI的时间窗不合适，为4～6个月至14～18个月（Eltze et al., 2005）。多数情况下，LEAT在磁共振T_1加权图像上为低信号，在T_2加权图像和Flair序列上为高信号（图18-2A、B）。

DNET标志性的影像学表现是多发的小囊变，在超过50%的病例中可以观察到，但亦可见到单一的囊变。结节状或环状病变强化（Chassoux et al., 2012）与钙化，在Daumas-Duport（1988）早期报道的病例中所占比例分别为18%和23%，同一中心后来发表的53例患者影像学表现中占比为21%和36%（Stanescu et al., 2001），而波恩中心报道的占比分别是21.6%和10.8%（Campos et al., 2009），其对DNET的MRI特点进行了详尽而完美的阐述。Chassoux等（2012年）认为DNET的影像学表现可以与不同的组织病理学亚型（单纯型、复杂型、非特异性/弥散型）进行关联。在影像学上呈囊性/多囊性，边界清晰，T_1上具有明显低信号的DNET（1型MRI特征），对应于单纯型或复杂型的DNET，而具有结节状、内部信号不均一的DNET（2型MRI特征）和影像学表现畸形样，T_1上具有等/低信号，边界不清且灰白质分界模糊的DNET（3型MRI特征）对应于非特异性/弥散型DNET类型（图18-1）。显然，FCDⅢb型与3型MRI特征明显相关，即非特异性/弥散型DNET，这似乎使DNET与神经节细胞胶质瘤和低级别胶质瘤在影像学和组织学上难以鉴别。在DNET随访过程中影像学的变化，如环状强化或肿围水肿不必机械地视为肿瘤恶变的标志。

幕上的神经节细胞胶质瘤也经常伴有囊性成分，其钙化比DNET更多见。约50%的肿瘤会有强化表现。幕上的毛细胞型星形细胞瘤是局限性皮质–皮质下的占位病变，可表现为实性、囊性或两者混合性，有不同程度的强化。WHO Ⅱ级的多形性黄色瘤样星形细胞瘤是典型的脑膜脑病变，多位于颞叶，增强时脑膜强化。多形性黄色瘤样星形细胞瘤较为罕见，占比不到星形细胞肿瘤的1%，常表现为边界清楚的囊肿伴有壁内结节，具有高度的致痫性，多见于年轻患者。幕上弥漫性星形细胞瘤（WHO Ⅱ级）常表现为均一的实质性肿块，有时可伴有钙化，强化并不常见，一旦强化需关注是否有恶化。至于其他较为罕见的LEAT，如血管中心性胶质瘤、乳头状胶质神经元肿瘤等，可参见“蓝皮书”（Louis et al., 2007a）和其他专门治疗这些肿瘤的发表刊物（Lellouch-Tubiana et al., 2005; Li et al., 2006; Williams et al., 2008; Li et al., 2014; Schlamann et al., 2014）中关于MRI的简要描述。

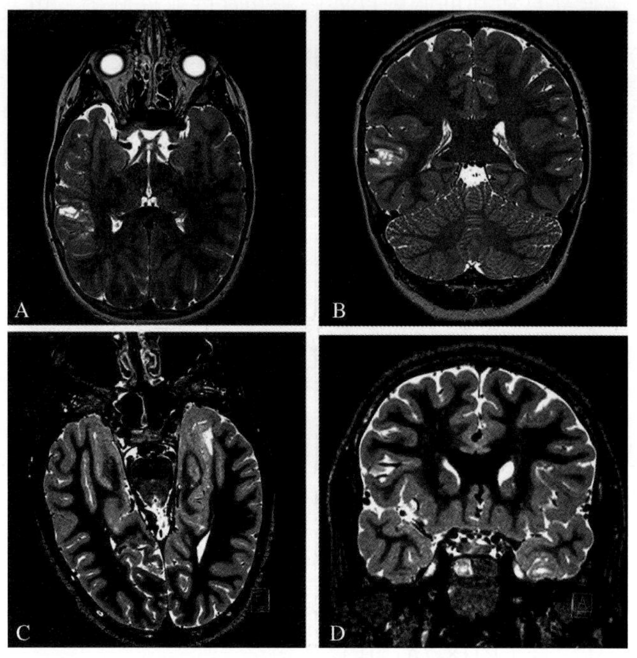

图 18-2 LEAT 在磁共振上的信号

一例右侧颞顶叶DNET（A和B）和一例左侧颞叶神经节神经胶质瘤（C和D）的MRI T_2加权冠状和轴向图像对比（来自Erlangen大学神经病理学研究所的神经病理学诊断）：根据MRI（A和B），基本上可以确诊DNET，理由是肿瘤的总体形态，以及特征性的囊性结构，一个较大的囊肿和周围较小的卫星囊肿。而依据MRI（C和D）难以鉴别是DNET还是神经节细胞胶质瘤（Flair上表现为囊变，两例均无强化）。

对幕上脑肿瘤进行神经影像学诊断有帮助的指标是肿瘤生长的部位：位于颞叶内还是颞叶之外，在基底节内、毗邻脑室还是位于脑室系统内等等都是有价值的线索。在一系列具有大量不同类型LEAT的研究中，绝大部分LEAT位于颞叶，占55%~82%，其次是额叶（Luyken et al., 2003, Prayson, 2010; Piao et al., 2010; Hartlieb et al., 2011; Cossu et al., 2013; Blümcke et al., 2014; Rydenhag et al., 2013）。而专门针对GG和DNET的研究发现肿瘤位于颞叶的比例更大，Campos等（2009）的一篇综述发现，GG位于颞叶的比例为38%~76%（Johnson et al., 1997; Blümcke & Wiestler, 2002; Luyken et al., 2004; Guilione et al., 2006; Ogiwara et al., 2010; Hu et al., 2012; Southwell et al., 2012; Compton et al., 2012），DNET位于颞叶的在38.5%~94%（Nolan et al., 2004; Thom et al., 2011; Sharma et al., 2009）。其中约50%或更多的GG和DNET位于颞叶内侧［在波恩中心统计的171例Ⅰ级GG和11例Ⅱ级GG中，50%位于颞叶内侧，28%位于颞叶外侧（Luyken et al., 2004）］。Schramm等（2007）

详细列出了235例位于颞叶内侧–基底节区LEAT的分布情况。多形性黄色瘤样星形细胞瘤也好发于颞叶，而PA、DA和少突胶质细胞瘤在半球上的分布不定，其中DAs常常位于基底节区内（Louis et al., 2007a）。

良性肿瘤周围或邻近的FCD在MRI上经常难以发现，亦几乎不可能描绘出其轮廓（Ferrier et al., 2006; Sakuta et al., 2005）。即便明确知道有FCD的存在，要将肿瘤和FCD区分开来也是几乎不可能的，甚至术后由经验丰富的神经病理学家检查病理标本时也难以做到这一点（Prayson, 2010）。

肿瘤的MRI信号会随着时间的推移而改变，例如，原先无强化的病变随访一段时间后可出现强化。LEAT影像学上的这种改变及其他变化是警示信号，但不一定是肿瘤恶变（Gonzales et al., 2007; Jensen et al., 2006; Ray et al., 2009）。另外，MRI显示的肿瘤全切并不能断定肿瘤实际被全切（Fernandez et al., 2003; Maher et al., 2008; Minkin et al., 2008; Majores et al., 2008; Tian et al., 2009; Ray et al., 2009）。因此，对于Ⅰ级的肿瘤患者，建议定期进行MRI评估［例如每年一次，要根据术后MRI提示的肿瘤是需要全部切除还是大部分切除（Majores et al., 2009）］。对于Ⅱ级和Ⅲ级的肿瘤患者，复查的时间间隔应缩短。当MRI提示肿瘤复发时（而且出于某些原因下一步不再考虑手术切除时），应进一步缩短时间间隔。肿瘤复发不等于肿瘤恶变，但在肿瘤复发后肿瘤恶变率并不低（参见“儿童癫痫合并良性脑肿瘤的手术治疗”章节）。对于那些接受抗癫痫发作药物治疗和（或）因肿瘤位置不佳而没有接受手术治疗的患者，Duncan和de Tisi（2013）建议刚开始每6个月进行MRI增强检查，如果病情稳定，此后可以间隔1～2年进行复查。正如前文关于神经病理学分类章节提到的，对于已经接受手术治疗的患者，希望能够通过尖端的现代化检查手段来确定哪些肿瘤是绝对长期良性的，从而避免不必要的MRI检查。

儿童脑肿瘤的发病率、患病率与流行病学

脑肿瘤是儿童最常见的实体肿瘤，是仅次于白血病的第二高发病率的恶性肿瘤（Young et al., 1975; Jemal et al., 2006）。它的年发病率为（2.04～4.2）/10万，不同国家之间有一定的差异（Rickert & Paulus,2001; Lannering et al., 2009）。在美国，儿童低级别脑肿瘤（PLGG）的发病率约2.1/10万（Cbtrus, 2012; Dolecek et al., 2012; Ostrom et al., 2013）。通常来说，儿童脑肿瘤的发病率与年龄呈负相关（Patel et al., 2014），但也取决于不同的LGG亚型（Bergthold et al., 2014）。在1999年的一篇报道中，美国每年约有2200例新增脑肿瘤儿童（Bleyer et al., 1999），而近期的报道显示，目前美国儿童脑肿瘤的发病率呈现持续上升的趋势，每年增加1.37%（年发病率从1973年的1.9/10万到2008年的3.5/10万），其中环境因素的影响被广泛关注和讨论（Patel et al., 2014）。大多数研究表明，男孩比女孩更易患脑肿瘤，发病率从“略高”（Rickert & Paulus, 2001; Rosenberg & Fujiwara, 2005）到其他研究的1.6∶1（Zhou et al., 2008; Asirvatham, 2011）。

在儿童脑肿瘤中，Ⅰ级和Ⅱ级的肿瘤比高级别的恶性肿瘤更常见，这与成人刚好相反（Zhou et al., 2008; Sievert & Fisher, 2009; Quaddoumi et al., 2009）。在所有关于儿童脑肿瘤的研究中，星形细胞瘤是最常见的类型，占27.8%～51%，小脑髓母细胞瘤次之（Rickert & Paulus, 2001; Jain et al., 2011; Asirvatham, 2011; Patel et al., 2014）。其中，毛细胞型星形细胞瘤（PA, WHO Ⅰ级）是最常见的亚型，占所有儿童脑肿瘤的15%～25%（Rosenberg & Fuji- wara, 2005; Alexiou et al., 2011; Asirvatham et al., 2011），其次为弥漫性（纤维性）星形细胞瘤（DA, WHO Ⅱ级）。

PA多发生于幕下，但对2岁以内的儿童并非如此。来自巴西的一项针对1岁以下儿童脑肿瘤的研究发现，发生于幕上的比例是幕下的4倍（Rosen-berg & Fujiwara, 2005）。幕上的PA多位于大脑半球，但并不如DA那样常位于中线深部如基底节等区域，这也解释了PA比DA更常合并慢性癫痫的原因。PA的发病高峰期是4～9岁，而仅有10%的DA在20岁以下发病（Sievert & Fisher, 2009）。

在其他少见的几个亚型中，多形性黄色瘤样星形细胞瘤在本章中涉及更多，因为它们通常位于颞叶，并且与PA有相似的年龄分布情况（Sievert & Fisher, 2009）。少突胶质细胞瘤在儿童中亦较为罕见，在20岁以下脑肿瘤患者中只占5.1%，在低龄儿童中只有不到2%的比例（Quaddoumi et al., 2009）。而在小儿癫痫外科手术研究报道中占LEAT绝大部分的胶质神经元肿瘤，在儿童脑肿瘤中仅占了很小的一部分（DNET和GG在所有年龄段均可发生）。不同的关于小儿脑肿瘤的文献中，在没有进一步分类情况下，胶质神经元肿瘤占儿童脑肿瘤的0%～8%（Rosenberg & Fujiwara, 2005; Asirvatham et al., 2011; review in Jain et al., 2011）。在Rickert和Paulus（2001）的报道中，只有1.8%是GG，0.7%是DNET。在其他几篇报道中，GG占所有脑肿瘤的0.3%～3.8%。Blümcke和Wiestler（2002）在一项大宗病例中得出GG的发病率约为1.3%。“蓝皮书”中也提到了各种肿瘤类型的发病率情况（Louis et al., 2007a）。最新的数据可在CBTRUS统计报告（2012）和网页<http://www.cbtrus.org>中获得。Thom等（2012）回顾了癫痫外科手术中不同的LEAT的发病率情况。Bleeker等（2014）则列举了与脑肿瘤相关的一些综合征。

脑肿瘤与致痫性

30%～50%脑肿瘤患者合并癫痫发作（van Bremen et al., 2007），但不同肿瘤类型的致痫性差异较大。几乎所有的DNET患者都合并癫痫发作（Daumas-Duport et al., 1988; Thom et al., 2011, 2012; Chassoux et al., 2013），其次是GGs（Lyken et al., 2004; Thom et al., 2012），再次为PA和PXA。最近报道的一组90例低级别胶质瘤患者中，合并癫痫发作的病例达68%（van Veelen et al., 2015）。在诸如胶质母细胞瘤等的WHO Ⅳ级肿瘤中，合并癫痫的比例要低得多（van Bremen et al., 2007）。

胶质神经元肿瘤如DNET、GG、神经细胞瘤等的致痫性可能有以下几个原因：异常的神经元细胞结构（Blümcke & Müller, 2003; Blümcke, 2009; Daumas-Duport et al., 1988, 1993; Prayson et al., 1993; Raymond et al., 1994; Blümcke, 2003, 2009; Ferrier et al., 2006; Wong, 2008; Barba et al., 2011; Thom et al., 2012; Chassoux et al., 2013），异常的分子调节机制（Samadani et al., 2007; Fassunke et al., 2008），异常的细胞神经化学属性，以及细胞之间异常的网络（Aronica et al., 2001, 2007, 2008; Lee et al., 2006; Wolf et al., 1995, 1997; Wong, 2008; Buck- ingham et al., 2011; Campbell et al., 2012; Thom et al., 2012）。

这些异常不仅仅局限在肿瘤内部，也会影响到肿瘤周围区域（Pallud et al., 2013）。此外，神经胶质肿瘤和神经元肿瘤周围往往被FCD所包绕，这些FCD的类型明显类似于FCD Ⅰ型（皮质异常分层）。当合并脑肿瘤时，则被称为FCD Ⅲb型（Blümcke et al., 2011）。Chassoux等（2013年）最近的研究发现，在简单型和复杂型的DNET中，致痫区（EZ）在MRI影像上几乎与肿瘤的位置及周围扩展区域相吻合，而非特异性/弥散型的DNET，MRI上表现为发育不良。

在EZ大于肿瘤区域的病例中，75%有FCD。水肿、血管功能不全和联络纤维的破坏等瘤周改变尤其是在肿瘤的快速生长中扮演重要角色。这些改变可能就是星形胶质细胞肿瘤具有致痫性的原因或重要促成因素（van Bremen et al., 2007; Rajneesh & Binder, 2009; Shamji et al., 2009; Campbell et al., 2012）。此外，我们也有理由认为，长期的癫痫活动同样会引起瘤周改变（包括在微观水平上发生分子遗传学、血管性或组织病理学改变），随着时间推移，这些瘤周皮质会获得致痫性。这也可以解释在众多的研究中观察到的现象：良性肿瘤患者的癫痫发作结局与癫痫病程呈负相关（见综述Englot et al., 2011）。与同样组织病理学类型的成人肿瘤相比，在儿童良性肿瘤更具有致痫性，这可能与它们对生物学标记如BRAF、基因组学或其他突变具有不同的反应性有关（见综述Holthausen & Blümcke, 2016）。更多详尽的关于肿瘤致痫性的最新认识和假说可以参考Thom等（2012）和Pallud等（2013）的文献。

脑肿瘤相关癫痫的儿童药物治疗与抗癫痫药物

如何把各种致痫原因与药物作用机制联系起来，并合理选择抗癫痫药物来控制良性肿瘤相关癫痫发作的问题已有学者讨论过（van Breemen et al., 2009; de Groot et al., 2012; Perrucca, 2013）。总的来说，到目前为止，尚无证据表明良性肿瘤相关性癫痫的药物选择与其他病灶性局灶性癫痫的用药有不同（Kerrigan & Grant, 2011; review in Perrucca, 2013）。但是对于接受化疗的患者来说，要注意肝酶诱导性AEDs对某些化疗药物血药浓度的影响（van Bremen et al., 2009; Rogers, 2013; Perrucca, 2013）。一些研究发现，丙戊酸（valproic acid, VPA）可能会减慢肿瘤生长速度，延长患者生存期，尤其是对一些恶性程度较高的肿瘤（如胶质母细胞瘤）患者（Weller et al., 2011; Kerkhoff et al., 2013; review in Perrucca, 2013），但对儿童恶性脑肿瘤的作用却并不明显（Felix et al., 2013），以上仅仅是回顾性研究。一项名为"新近诊断胶质母细胞瘤的前瞻性临床试验汇总分析"的研究表明，接受VPA治疗与延长无进展生存率（progression free survival rates, PFS）和总生存率（overall survival rates, OS）无明显相关性（Happold et al., 2016）。VPA联合化疗药物会增加血液毒性（Weller et al., 2011），而放疗则可能增加AEDs相关皮疹的风险（review in Perrucca, 2013）。

对于无癫痫发作的脑肿瘤患者，目前不推荐预防性使用AEDs（Wells et al., 2012; Perrucca, 2013）。更多关于脑肿瘤相关性癫痫最初与后续抗癫痫药物使用的概述和建议可参阅相关文章（van Breemen et al., 2007, 2009; Rossetti et al., 2010; Maschio & Dinapoli, 2012; Ruda et al., 2012; Perrucca, 2013）。

根据Bonney等（2015a, b）的综述，约50%的接受手术治疗的GG或DNET患者，在随访后期停用了抗癫痫药物。

儿童癫痫合并良性脑肿瘤的手术治疗

肿瘤手术*vs*癫痫手术，病灶切除术*vs*剪裁式切除术

当诊断患者MRI上的良性脑肿瘤引起癫痫发作时，需要思考以下几个问题：

（1）如何确定肿瘤是良性的？它会不会有所进展？它恶变的概率有多大？

（2）个体化治疗的选择是什么？如果选择手术，切除病灶是否足够？是否需要根据电生理和其他术前检查的结果来制订（或准备）一个更加合适的剪裁式切除方案？

（1）假如癫痫发作已经通过药物治疗得到了控制，是否还需要进行手术治疗？

（2）最后但同样重要的是，合并良性脑肿瘤的癫痫患儿应该由谁来主导治疗？

结合肿瘤的部位和临床表现，通过MRI可以对儿童脑肿瘤的性质给予非常好的初步分类与判断（参阅有关脑肿瘤相关癫痫患者的MRI章节），但这需要经验丰富的影像科医生或神经影像科医生来做出评估，同时还需要一个强大的多学科团队的支持与反馈。然而，对于肿瘤最终的分级，必须在术后由业务熟练的神经病理学家进行详细的观察。在MRI上看着像各种Ⅰ级的良性肿瘤，最终的病理诊断可能是Ⅱ级或者Ⅲ级（Majores et al., 2008）。脑活检并不适合低级别肿瘤，因为活检取得的标本较少，很容易造成错误的分型和分级（O'Brien et al., 2007; Muragaki et al., 2008）。只有当肿瘤部位深在，难以切除，或者位于功能区皮质内，或者由于其他原因而无法进行切除时，才适合行立体定向活检（Ragel et al., 2015）。因经验不足，无法通过MRI判断脑肿瘤性质而进行的活检是不可取的。

良性肿瘤恶变的概率非常低，尤其是DNET（Daumas-Duport, 1988; Louis et al., 2007a; Campos et al., 2009; Thom et al., 2011, 2012; Bonney et al., 2015）。自1988年DNET被认识以来，直到2012年，仅有6例Ⅰ级DNET转变为恶性程度更高的肿瘤。从文献综述和临床经验来看，DNET恶变的风险估计不足1%（Thom et al., 2012）。相比恶变，肿瘤进展或复发在肿瘤不完全切除时更常见，而对于完全切除的DNET则很少发生（Nolan et al., 2004; Gonzales et al., 2007; Maher et al., 2008; Ray et al., 2009）。

Ⅰ级的神经节细胞胶质瘤发生恶变的风险也非常低，但比DNET要高，尤其是肿瘤位于颞叶以外的成人病例，儿童患者恶变的风险则较低（Thom et al., 2012）。在Bonn中心（Luyken et al., 2004）的一篇有重要意义的论文中，报道了182例GG患者（成人与儿童），其中Ⅰ级171例，Ⅱ级11例，术后5例复发，其中3例显示肿瘤恶变，这3例患者中2例最终死亡。Ⅰ级GG的复发率为1%，Ⅱ级为18%，5例复发的Ⅰ级肿瘤均位于颞叶以外。在Bonn中心后来的研究中，目前共有203例GG患者（平均随访期4.5年，0.5～14.7年），Ⅰ级GG的复发率约2%，恶变率为0.6%；Ⅱ级GG［具有非典型特征，例如细胞增殖活跃（Blümcke & Wiestler, 2002）］的复发率高达33%，恶变率达14%；Ⅲ级GG（未分化型）的复发率为60%，所有5例患者均出现恶性进展。Ⅰ、Ⅱ、Ⅲ级GG患者的5年生存率分别为99%，79%，53%。尽管Ⅰ级GG有着极好的预后，但令人遗憾的是还没有特异的神经影像学特征能提示是否存在Ⅱ级或Ⅲ级GG的可能（203例GG中21例Ⅱ级，5例Ⅲ级），或者是否能指向不利的临

床进程（Majores et al., 2008），这也就说服我们即使药物治疗能控制癫痫发作，还需要考虑手术。

同其他研究的结论一样，肿瘤完全切除（约80%的病例能达到全切）是患者无进展生存率（PFS）和总生存率（OS）最重要的预测指标。在一组单纯的儿童GG的队列研究中，30例患儿中有2例复发（Ogiwara et al., 2010）。比较引人关注的是Aronica等（2001a）的研究，总共45例成人为主的GG病例中，有8例组织学良性的GG发生了恶变，还有El Khashab等（2009）的研究，38例儿童低级别GGs，7例出现了肿瘤进展，其中1例发生恶变并最终死亡。类似的研究似乎都显示肿瘤的进展率与随访时间的长短相关。在肿瘤未完全切除时更是如此：在一个中位随访时间为6.9年的研究里，66例行肿瘤全切除的患者（一半为儿童），其肿瘤进展率为8%，相比那些不完全切除的患者，肿瘤进展率高达38%（Southwell et al., 2012）。最近梅奥诊所的一项报道（Compton et al., 2012）总共纳入88例（年龄＜20岁的45例）Ⅰ级GG患者，中位随访时间几乎翻了1倍（11.8年，9个月～34.6年）：总体而言，34例肿瘤发生进展，中位进展时间为5.6年。2年、5年、10年的无进展生存率分别为72%、58%、37%。对于肿瘤全切的患者，中位进展时间为16.7年，而在未能全切的患者为1.8年。尽管这项研究有如此高的肿瘤进展率，但总生存率为94%。

因为发病率极低，所以关于Ⅰ级的胶质神经元肿瘤，如神经细胞瘤、血管中心性神经胶质瘤、乳头状胶质神经元肿瘤（PGNT）进展的数据很少。根据一项近期的Meta分析，PGNT患者的肿瘤进展率约为17.5%（10/57），随访1.5年时的总生存率为98%（Schlamann et al., 2014）。在另一篇PGNT的综述中跟其他低级别肿瘤一样，肿瘤全切后的进展率低（5.1%），而未能全切的较高（33.3%）（Li et al., 2014）。迄今为止，有关血管中心性胶质瘤的相关文献报道中，仅1例患者肿瘤有进展，并且最终死亡（Wang et al., 2005; Alexandru et al., 2013; review in Takada et al., 2013）。

在Ⅰ级的毛细胞型星形细胞瘤全切后，对于肿瘤进展或恶变的风险而言，其预后很好。如弥漫性星形细胞瘤（DA）、多形性黄色瘤样星形细胞瘤（PXA）和少突胶质细胞瘤的间变性肿瘤预后稍差，它们是Ⅱ级肿瘤，相对偏良性，但程度不如Ⅰ级的LEAT（Louis et al., 2007a）。PA、DA、PXA和少突胶质细胞瘤常常统称作低级别胶质瘤（LGG）。对比两项研究发现，相比接受活检或者严密观察的患者，早期接受手术治疗的LGG患者的总体生存率更高（Jakola et al., 2012; 2014）。越来越多的证据表明，彻底切除LGG后能进一步提高总生存率（reviews in Keles et al., 2001 and in Smith et al., 2008; Capelle et al., 2013）。来自法国的一项1097例的Ⅱ级成人胶质瘤的大型研究发现（Capelle et al., 2013），除了肿瘤全切，小肿瘤及癫痫发作史是判断患者预后的良好的独立因素（关于LGG手术理念也可参阅下文关于WHO Ⅱ级与更高级别脑肿瘤患者的外科治疗）。

就进展和恶变率而言，除了肿瘤类型为Ⅰ级和肿瘤全切或切除程度，手术时低龄（Luyken et al., 2003）、肿瘤位于颞叶和癫痫发作病史也是预后相对较好的因素。即Ⅱ级或者Ⅲ级的GG（Majores et al., 2008）和低级别星形细胞瘤（van Veelen et al., 1998）也是如此。与成人相比，儿童Ⅱ级胶质瘤的预后要好得多，这可能是因为它们在分子生物学上有所不同（美国脑肿瘤登记中心的统计报告, 2012; Marko & Weil, 2013）。

总而言之，LEAT确实是良性病变，但它们仍然是生长缓慢的肿瘤（Louis et al., 2007a），这一事实有可能被人们忽视，尤其是当它们被称作“发育性病变”的时候。随着肿瘤学、脑组织结构影像学（MRI、纤维束示踪）和功能成像技术（fMRI）的巨大发展，以及包括神经导航在内外科技术的进步，目前治疗上基本达成共识：选择手术，并应尝试完全切除可能的良性肿瘤。药物难治性癫痫并不是手术的先决条件（Cross et al., 2006; O'Brien et al., 2007; de Groot et al., 2012; Capelle et al., 2013）。在本章中，我们回顾了发表于1994—2015年的记载术后结果的相关文献。绝大多数的研究都提到了术后并发症的发生率。从中我们可以看到，如偏瘫的永久性严重并发症的发生率仅为1%～2%。在风险-受益比非常高的情况下，如肿瘤位置很不理想，观察随访是合理的，但风险-受益比的评估必须在癫痫外科中心进行。众多的文献证据表明，肿瘤全切是治愈良性脑肿瘤患者（包括Ⅱ级的肿瘤患者）最重要的因素，无论是对于肿瘤进展或恶变（Im et al., 2002; Luyken et al., 2004; Stuer et al., 2007; Compton et al., 2012; Southwell et al., 2012），还是对于癫痫发作而言（参阅下文Englot et al., 2011; Bonney et al., 2015a, b）。

单纯的病灶切除术是否足以让患者达到无癫痫发作，是否还有必要进行额外的电生理检查和其他术前评估方法来获得最佳效果，目前尚未达成普遍共识。Englot等（Englot et al., 2011; Holthausen et al., 2012; Giulioni et al., 2013; Bonney et al., 2015a, 2015b）的综述与许多关于术后癫痫发作情况的论文中的讨论认为，额外进行的电生理检查与单纯的病灶切除术相比，在结果上并没有太大的差别，而数量基本持平的其他文献则得出截然相反的结论。主要问题是没有一个单中心前瞻性研究能够对患者进行正确的随机分组并随访足够长的时间。令人惊讶的是，在许多关于癫痫合并良性脑肿瘤患者的手术文献中，术后癫痫发作的结果差别巨大（50%～100%）。调查中不同类型的神经胶质肿瘤混合（Englot et al., 2011），有的将GG单独讨论（Southwell et al., 2012; Bonney et al., 2015a），也有的将DNET单独分析（Chan et al., 2006; Chang et al., 2010; Thom et al., 2011; Bonney et al., 2015b）。有文章报道称单纯的病灶切除术可以达到100%的全切率且术后无癫痫发作，而那些长期进行癫痫手术的中心报道，尽管他们对所有癫痫合并良性肿瘤的患者均进行了标准化的术前评估，但他们的成功率则要低得多。然而，在同一中心/同一研究团队（治疗合并良性肿瘤的同一类型癫痫）后续发表的文章中，结论越来越倾向于进行电生理检查，因为它有助于提高癫痫无发作率（Giulioni et al., 2005, 2009; Chang et al., 2010; Southwell et al., 2012）。

根据Englot等（2011）的Meta分析，GG和DNET患者之间的癫痫发作无差异。Luyken等（2003）发表的大型研究发现，GG、DNET或其他类型的LEAT患者的癫痫发作要比那些包括PA在内的星形细胞瘤患者的发作率低。迈阿密儿童医院近期报道的一项关于84例患者的研究也显示类似结果（Fallah et al., 2015）。但并非所有关于癫痫的文献都有这样的结果，来自多伦多的小儿颞叶肿瘤的研究发现，无癫痫发作的GG占92%，低级别星形细胞瘤占88%，DNET占比75%（Benifla et al., 2006）。Englot等（2011）的Meta分析显示颞叶和颞叶外切除术后癫痫发作无差异，而Bonney等（2015a）在综述中指出颞叶的GG手术切除后癫痫发作的结果越来越优于颞叶外术后情况。当肿瘤位于或毗邻脑功能区时，肿瘤次全切除是患者术后仍有癫痫发作的主要原因。

对比颞叶肿瘤的不同手术方式，扩大的颞叶切除术通常能获得更好的效果。例如标准的颞叶切除术，切除范围除了肿瘤本身，还包括颞极、内嗅皮层、杏仁核、海马和海马旁回，90%～95%能达到术后无发作，与其他手术方式的79%有显著差异（Englot et al., 2011）。在一篇关于WHO Ⅱ级的胶质瘤的研究中，连续15例额-颞-岛叶或颞-岛叶肿瘤患者，海马结构并未累及，其中7例患者的海马被切除，术后均无癫痫发作，而其余8例仅行肿瘤病灶切除，术后仍有癫痫发作（Ghareeb & Duffau, 2012），此项研究中没有使用ECoG。

目前仅仅报道标准颞叶切除或前颞叶切除术后较高的癫痫无发作率，而没有相关的神经心理学结果，这样无法提供全面的信息。当肿瘤累及到内侧结构时，可选的治疗方式并不多。在大多数颞叶良性肿瘤的患者中，海马结构在MRI上看似正常，而且很少有颞叶外侧或颞底肿瘤合并海马硬化或阿蒙角硬化（双重病理）（Khajavi et al., 1999; Zaatreh et al., 2003; Choi et al., 2004; Cataltepe et al., 2005; Giulioni et al., 2005, 2009; Benifla et al., 2007; Ruban et al., 2009; Prayson 2010; Garcia-Fernandez et al., 2011; Babini et al., 2013; Cossu et al., 2013）。颞叶良性肿瘤中终板硬化症（CA4区细胞丢失，Thom et al., 2004）尽管报道的较少，但确实比经典的解剖性海马硬化（分类参见 Blümcke et al., 2013）更多见。这种病理类型通常不伴有海马萎缩，只有高分辨率的MRI扫描及非常有经验的专家才能诊断出来。

如良性肿瘤MRI章节所述，约50%的LEAT位于颞叶内侧，而只有不超过10%的病例伴有解剖性海马硬化，但在2/3到80%的病例中实施了前颞叶切除术，包括杏仁核、海马体、海马旁回的切除（Zaatreh et al., 2003; Lyken et al., 2003; Cataltepe et al., 2005; Chen et al., 2006; Ruban et al., 2009; Chassoux et al., 2012, 2013）。也就是说，大部分患者看似正常的内侧结构被切除，而实际上病理结果很可能是正常的（Zaatreh et al., 2003; Guilioni et al., 2005, 2009; Cataltepe et al., 2005; Babini et al., 2013; Chassoux et al., 2013）。这种颞叶内侧肿瘤伴正常或大部分正常的海马的情况与肿瘤位于颞叶外侧而海马结构看似正常的情形不同。在Bologna的研究中，经过术前评估，对于颞叶内侧的胶质神经元肿瘤患者进行了剪裁式切除，术后无发作率达93%，相比之下，那些仅进行肿瘤病灶切除的患者术后无发作率仅为42.8%（Guilioni et al., 2009）。该文中提到的术语“内侧基底肿瘤”是指肿瘤累及钩回、内嗅皮质和杏仁核，部分也累及海马前部和海马旁回前部。

从那些带有详细数据的报道来看，绝大多数内侧结构看似正常的颞叶外侧肿瘤患者同时接受了颞叶内侧切除（Luyken et al., 2003; Ruban et al., 2009）。当MRI上表现正常时，是否应切除内侧结构的问题在一些文献中讨论过，例如“与癫痫病医师协商后，神经外科医师持谨慎态度”（Southwell et al., 2012）；“根据术前评估的结果”（Schramm et al., 2007; Guilioni et al., 2009; Chassoux et al., 2013）；“根据皮质脑电图检查”（Mikuni et al., 2006; Benifla et al., 2006; Ruban et al., 2009; Ogiwara et al., 2010; Chang et al., 2010; Southwell et al., 2012; Wallace et al., 2013）。术前评估的结果，应该在多学科癫痫外科病例讨论会上经广泛讨论后得出，不单局限于长期视频脑电图的监测结果，还需要术前神经心理学测试的结果，有时还需要Wada试验和fMRI等结果。

患者的年龄与肿瘤的侧别（左侧还是右侧或优势半球还是非优势半球）也是要考虑的重要因素（Khajavi et al., 1999; Ozlen et al., 2010）。Jehi等（2008）在一次病例讨论会上展示了一个非常具有说明性的例子，患者系颞叶外侧肿瘤，术前评估中的检查结果有些不一致。2008年Mintzer和Sperling等更广泛地讨论了何时切除颞叶内侧结构，以及非颞叶癫痫的患者如何处理。一些中心发表了如何诊断和决策过程（Benifla et al., 2010; Ozlen et al., 2010）。很难想象，除了专业的癫痫外科中心之外，谁还有能力做出是否应该切除看似正常的颞叶内侧结构的决策。

不仅仅是对于颞叶LEAT，应用ECoG是否能改善癫痫无发作结果也通常存在争议。根据Englot等的Meta分析（2011）和Bonney等（2015a, b）的综述来看，应用ECoG并没有带来与众不同的结果。然而，正如学者们评论的那样，ECoG可以更多地选择性应用于较严重的癫痫患者中，一项纳入50例DNET的研究就是这样做的（Chang et al., 2010）。出人意料的是，术前应用ECoG捕获到棘波（决定剪裁式切除术）的患者中，有较多患者在术后无癫痫发作。此外，有几项应用ECoG并取得良好效果的研究并没有被收录在Meta分析内，很可能是由于不符合其一项或多项纳入标准。在一项对比GG和其他低级别肿瘤术后癫痫改善效果的研究中，那些因致痫区与功能区重叠而未能全切的患者在术后ECoG检测到了残留棘波，虽然他们均有手术获益，但并没有达到无癫痫发作的效果（Brainer-Lima et al., 2006）。

Sugano等（2007）进行了对伴有颞叶肿瘤的难治性癫痫患者，应用术中ECoG评价术后发作结果的有效性研究，结果表明那些进行肿瘤切除及棘波检测阳性区域切除的患者术后无癫痫发作率达90.9%，而那些仅行肿瘤病灶切除的为76.9%；然而，86.4%的残留棘波都集中在海马。来自旧金山中心的学者发表的迄今为止最大的Meta分析（Englot et al., 2011），另外还有50例DNET的研究结果（Chang et al., 2010, 见上），这些研究都表明ECoG的有效性。在一项66例GG患者的队列研究中，ECoG确定了GG边界之外的病理性致痫区，研究者认为他们的数据可以用来预测术后癫痫发作结果：在与神经内科医生会诊讨论后，针对那些严重的、病程长的癫痫患者神经外科医生谨慎应用ECoG，结果在65%的患者中的肿瘤区域之外检测到了棘波（Southwell et al., 2012）。

来自中国的一篇报道中（Qiu et al., 2014）中，137例幕上肿瘤分为两组，65例在切除肿瘤前后应用ECoG，必要时置入深部电极来定位致痫灶，而72例对照组则进行单纯的病变切除术。结果，术中应用ECoG的患者组癫痫无发作率为87.7%（57/65，其中32例依据ECoG的结果进行了剪裁式切除），而对照组的癫痫无发作率仅为52.8%。当两种手术方式在颞叶肿瘤两个亚组中对比时，这种差异则更加明显（80% *vs.* 20%）。然而，这项研究与其他大多数研究有所不同，仅23.1%的肿瘤位于颞叶，而且137例中81例为胶质瘤，52例为脑膜瘤。在迈阿密儿童医院，几乎所有的脑肿瘤患儿都应用了ECoG，根据他们的经验，当完全切除致痫灶后，术后癫痫发作控制效果会更好（Fallah et al., 2015）。

本章的作者想要强调的是，ECoG能否让合并良性脑肿瘤的癫痫患者获益，主要取决于解读ECoG的癫痫病学医师的经验与能力。许多情况下，仅在肿瘤边缘区域或海马结构上方出现棘波并不能作为进一步扩大切除的理由，还必须考虑其他因素。同样，记录到来自海马结构的棘波并不意味着在神经病理上会发现解剖性HS（Chassoux et al., 2013）。遗憾的是，仅在少数文献中提到在什么情况下可以忽略ECoG中的棘波，或者在什么情况下棘波提示需要进一步切除，我们应依据哪些棘波特征来做出决策。来自芝加哥的同道指出切除病灶后，ECoG上单一的棘波区域并不需要手术切除。但在某些病例中，持续存在并播散传导的颞叶内侧棘波则需要手术切除（Wallace et al., 2013）。在多伦多儿童医院的病例报道中，切除术后ECoG提示“无残留放电”或“轻度残留放电”的病例与那些提示“中度残留放电”或“与术前相比无变化”的病例相比，术后无发作的比例非常高（64% *vs.*

30%）（Benifla et al., 2006）。Asano等（2004）对“难治性新皮质癫痫患儿”ECoG的可靠性进行了研究，结果发现与硬膜下栅状电极记录的棘波频率相比，术中ECoG记录到的棘波频率明显下降，这很可能与全身麻醉有关。头皮EEG上的高发放电并不能保证在手术中ECoG上也会出现痫样放电。手术前必须预料到这些可能性。Ferrier等2006年关于“胶质神经元肿瘤和局灶性皮质发育不良中ECoG放电模式”的研究表明：连续的棘波在FCD中更常见，而在胶质神经元肿瘤中，伴有高密度神经元的发育不良区域也会如此。

在LEAT患者中，置入有创性电极的比例相对较低。与其他病因一样，当影像学、头皮EEG和发作症状学之间的结果不一致时，是置入电极的适应证之一。当肿瘤位于优势半球时，置入电极更多地用于功能定位（Khajavi et al., 1999; Ruban et al., 2009; Wallace et al., 2013），或者肿瘤非常接近或与功能区（不仅仅是语言区）重叠时。有时也用于颞叶新皮质肿瘤，以此决定是否保留颞叶内侧结构。在ILAE小儿癫痫外科特别工作组的队列研究中，共纳入了83例良性肿瘤患儿，其中15例进行了有创性监测：5例仅作功能定位，2例进行发作定位，8例同时进行功能定位和发作定位。11例置入左侧，4例置入右侧（Harvey et al., 2008）。在米兰的一项研究中，67%的FCDⅠ型患者使用了立体EEG监测，13%应用于“实体瘤”患者，19%应用于肿瘤合并经神经病理确诊为FCDⅢ型的患者（Cossu et al., 2013）。2项来自巴黎的关于DNET的影像学、头皮EEG和组织病理学相关性的研究也提到了有创性监测的必要性（Chassoux et al., 2012; 2013）：病理学上发现，从简单型到非特异性/弥散型DNT，相关的FCD严重程度逐渐增加。非特异性/弥散型DNET进行立体EEG的评估比例为24/28，单纯型为2/10，复杂型为7/15。有创性监测发现，致痫区总是与Ⅰ型MRI（组织学上是简单型和复杂型）相符，与50%的Ⅱ型MRI相符，而Ⅲ型MRI，对应于组织学上的亚型-非特异性 /弥散型DNET，致痫区大于肿瘤的范围，此类患者在MRI上兼有DNET和发育不良的特征。这是合理利用有创性监测来明确致痫区的很好示例。

这也引出了一个新问题，合并皮质发育不良是否影响术后癫痫发作控制效果。但现有的报道一致性较差，无法给出肯定的答案：例如，Bonney等（2015b）回顾了29篇关于DNET的文章，其中15篇提到了合并FCD的情况，而有4篇则全文没有提及。另一个争论是良性肿瘤合并哪种类型的FCD会使治疗变得更加困难，早期把绝大部分伴有肿瘤的FCD都认为是Ⅰ型，而目前则被归为Ⅲb型。Ⅰ型还是Ⅲb型的主要区别在于磁共振是否为阴性（参见第13章，关于FCDⅠ型的癫痫外科）。对于单纯的FCDⅠ型患者，术后无发作率相比其他病因要偏低（参阅第13章）。Bonney等（2015b）在分析了29篇外科治疗DNET文章后并没有发现结果上有明显差异。当然，这也可能是诸多原因造成的。颞叶肿瘤周边常常可以检测到痫样放电，这一情况是否可以用皮质发育不良毗邻或包绕着肿瘤的机制来解释还不得而知（Chassoux et al., 2013）。通常，神经外科医生在切除幕上肿瘤时倾向于切除到一个安全的范围，正如Majores等（2009）报道的那样，一般会扩大切除肿瘤周围0.5～1cm的组织（Wessling et al., 2015），这极有可能是出于肿瘤学方面的考虑，但也有一些中心出于癫痫病学方面的考虑，比如合并FCD时（Ozlen et al., 2010），在不增加患者神经功能与认知障碍风险的前提下，会额外切除更大的范围。

其他与癫痫发作结果相关的因素有癫痫起病年龄、手术时年龄及癫痫病程。关于手术时年龄，在Englot等（2011）的Meta分析中，18岁以下和18岁以上的患者相比，癫痫发作情况并无差异。而在Khajavi等（1999）和Nolan等（2004）只针对儿童的研究发现，手术时年龄越小，术后无发作率就越高。在Bonney等（2015a, b）的综述中，癫痫起病早和低龄手术是良好的预测因素。但是2013年Babini等在一项30例伴良性胶质神经元肿瘤的儿童队列研究中发现，年龄>4岁的患儿组预后优于较低年龄组。多数研究显示病程越长预后越差（Packer et al., 1994; Aronica et al., 2001; Luyken et al., 2003; Nolan et al., 2004; Chassoux et al., 2012; Huang et al., 2014, 2011），而一些研究则持不同观点（Southwell et al., 2012; Sommer et al., 2015; reviews in Englot et al., 2011; Bonney et al., 2015 a, b）。对于病程越长预后越差的一种解释认为，长期癫痫发作会引起肿瘤周边脑组织改变，从而自身具有了致痫性（参见"致痫性"段落的讨论）。如果这个假说成立，也是对那些持"仅切除肿瘤病灶就足够"观点的反驳。还需要关注的重点是，长时间的癫痫发作会对患儿的认知功能产生不利影响，这与癫痫起病年龄一样是一个独立的危险因素（Ramantani et al., 2014）。

令人有些奇怪的是，有几篇报道（如Morris et al., 1994; Aronica et al., 2001），包括2011年Englot等的Meta分析发现，既往"全面性或混合性的癫痫发作"的病史与癫痫发作预后差显著相关。这种结果很难解释。根据笔者的经验可以推测许多报道中的"全面性发作"并非全面性发作，而是累及辅助感觉运动区的局灶性强直性（supplementary sensorimotor area, SSMA）发作，比如痫样放电从颞叶后部传导至SSMA区域，几十年来这种癫痫发作的传导通路是众所周知的。颞部肿瘤的不完全切除并不少见，其中影像学上肿瘤位于颞叶前中部，而致痫区则向后部延伸至颞叶后部、颞顶部及颞枕部（Hartlieb et al., 2011）。Southwell等（2012）和Thom等（2012）的2项以上的研究发现癫痫发作类型对癫痫预后没有影响。

总而言之，那些合并良性脑肿瘤的癫痫患儿需要多学科共同诊治，最好在大型的有丰富经验的小儿癫痫外科诊治。目前，绝大多数研究都出自这些中心，并为患者制订了规范的术前评估。然而，事实上，即使在小儿癫痫外科发达的国家，许多合并良性肿瘤的患儿都不是在小儿癫痫外科中心接受手术，这是因为一些研究观点认为，仅仅肿瘤全切或单纯病变切除就可以获得良好结果，既能控制癫痫发作，又能防止肿瘤进展。本章引用的相关研究带给我们一个全新的认识，进一步总结概括了一些支持将这些患儿转诊到专业小儿癫痫外科中心接受治疗的观点。即使手术不在这些中心完成，外科医生也必须知道解剖-电-临床的相互关系，他们也须知道对于颞叶新皮质肿瘤患者何时切除颞叶内侧结构。在那些已经开展癫痫外科的国家，不应该因为无法正确定位和或定位功能区而导致未能全切肿瘤。在克利夫兰（Khajavi et al., 1999）、波恩（Campos et al., 2009）和巴黎（Chassoux et al., 2012）等中心里，有许多首次在其他医院治疗失败而再次手术的患者，甚至有些患者因为肿瘤病理的错误分型而接受了不必要的化疗和放疗。在Bonney等（2015b）回顾的近一半关于DNET的系列文章中，大量的患者在首次手术治疗后仍然有癫痫发作。ILAE小儿癫痫外科特别小组调查的83例儿童良性肿瘤患者中，14例在首次"癫痫手术"后再次手术（Harvey et al., 2008）。要知道那些报道手术具有很好效果而无须额外检查的文章，实际都出自经验丰富的神经外科医师之手，他们在癫痫中心工作，具有术前评估和小儿癫痫外科方面的专业知识。在那些没有癫痫外科中心的国家，合并良性脑肿瘤的癫痫患儿的手术应该由经验丰富的神经外科医生负责，他们不仅知识渊博，而且与小儿癫痫病学专家密切合作。

附录：绝大多数关于癫痫合并良性肿瘤的文章都没有报道癫痫发作的Engel Ⅰ级的亚分级情况，这绝对不能令人满意。如肿瘤继发癫痫，尽管MRI显示全切但术后先兆持续存在很可能提示肿瘤尚未完全切除。基于肿瘤学方面的考虑，对于合并良性肿瘤的患者，术后Engel Ⅰb和Engel Ⅰc结果的患者管理与其他病因引起癫痫的患者有所不同。本书第47章将进一步讨论应如何报告癫痫发作结果的问题。

合并幕上良性脑肿瘤癫痫患者的放疗与化疗（WHO Ⅰ级和Ⅱ级）

本节仅阐明几点癫痫学家应该知道的重要概念。对于低级别脑瘤患者，采用放疗和（或）化疗因人而异，例如通过活检确诊位于脑干或基底节内的肿瘤而无法切除时，正是治疗适应证。这些肿瘤与癫痫无关，但可能会导致神经功能障碍。对合并低级别脑瘤的癫痫患者而言，当术后MRI对照发现非故意性肿瘤不全切除，或者肿瘤复发、肿瘤进展或恶变，再次手术不是（唯一的）治疗选择时，可以选择行放化疗。另外，可能会因避免不可接受的严重并发症的风险而无法完全切除肿瘤时，也可以采用放化疗。

在这些情形下，辅助治疗的选择显然取决于肿瘤的类型和等级。通常，WHO Ⅰ级肿瘤无须放化疗，许多WHO Ⅱ级肿瘤的患儿也无须放化疗，因为在该年龄组中这些肿瘤的总体预后较好（CBTRUS 统计报告, 2012; Marko & Weil, 2013）。然而，梅奥诊所（Compton et al., 2012）的一项长期研究结果表明，对于未完全切除的Ⅰ级GGs有较高的肿瘤进展率，而放疗可以延长PFS。在成人LGG患者中进行的一项前瞻性随机试验结果表明，对40岁以下的患者可以不进行放射治疗，并不影响总生存率，但是会缩短预后欠佳的成年患者的无进展率时间（Karim et al., 2002）。有报道称儿童放疗可能导致DNET恶变（Rushing et al., 2003; Ray et al., 2009）。众所周知，放疗会对儿童的认知产生不利影响，因此当需要“挽救”治疗时，大多数情况下，化疗已取代了放疗。这也是依赖于一系列现代生物标志物的“靶向”化疗所取得的巨大进步（综述与讨论，Holthausen & Blümcke, 2016）。然而，现代放射疗法在一定程度上也是基于这些发现，应用更具“靶向性”，方案的危害性也更小。关于放疗和化疗的推荐和讨论可以参考以下文章（Siewert & Fisher, 2009; Ruda et al., 2012; Berthold et al., Marko et al., 2013; Nageswara et al., 2012, 2014; Robinson et al., 2014; Rodriguez et al., 2014; Penman et al., 2015）。癫痫病学家必须意识到当今脑肿瘤（包括良性脑肿瘤）相关的深入分子生物学水平的癌症研究的新观点暴增，及其对患者目前和未来治疗的影响。

WHO Ⅱ级及以上肿瘤合并癫痫患者的手术治疗

关于恶性脑肿瘤患者的手术治疗实际上超出了本章讨论的范围，但有几个重要事实需要注意：几项研究表明，即使恶性肿瘤如胶质母细胞瘤，早期根治性切除或大部分切除都与长期生存相关（Sanai et al., 2011; Yang et al., 2013）。此外，WHO Ⅱ级和Ⅲ级胶质瘤根治性切除有时会出乎意料地长期无进展率（progression-free intervals, PFI）和长期生存率（survival rates, SR），尤其对于以癫痫发作为唯一神经系统症状的儿童。鉴于这一观察结果，并考虑到癫痫发作对生活质量的影响程度，癫痫手术不应被忽视。对良性程度较低的脑肿瘤的根治性切除通常是指扩大切除，例如基于MRI影像或神经外科医生术中所见的肿瘤边缘进行扩大范围切除，因为普遍认为这种切除方式可以提高长期生存率。对于弥漫性低级别胶质瘤（WHO Ⅱ级）的患者，Duffau（2013）提出了新的理念，应"根据脑功能范围而不是肿瘤学界限"进行切除，以此来延长患者的生存期和提高患者的生活质量。这一理念支持最大化切除，因为WHO Ⅱ级和Ⅲ级的胶质瘤终将恶变，在不牺牲功能的前提下最大范围切除有可能阻止这一进程。暂且不论这一理念有待普遍接受，至少在专业与技术上是有益的，可以在专业的小儿癫痫外科中心实施，因为那里具有诸如对儿童大脑不同功能进行重塑能力的专业人员，以及对功能皮质区域进行定位的工具和检查方法。需要强调的是，与快速生长的肿瘤相比，大脑可塑性和功能重建在生长缓慢的脑肿瘤中起着更大的作用（Desmurget et al., 2007）。2012年Ojemann等报道了恶性脑肿瘤［外科手术加放疗和（或）化疗］治疗后进行癫痫手术的成功案例。

原书参考文献

Agarwal S, Sharma MC, Singh G, et al. Papillary glioneuronal tumor – a rare entity: report of four cases and brief review of literature. Childs Nerv Syst 2012; 28: 1897-1904.

Alexandru D, Haghighi B, Muhonen MG. The treatment of angiocentric glioma: case report and literature review. Perm J 2013; 17: e100-102.

Alexiou GA, Moschovi M, Stefanaki K, et al. Epidemiology of pediatric brain tumors in Greece (1991-2008). Experience from the Agia Sofia Children's Hospital. Cent Eur Neurosurg 2011; 72: 1-4.

Aronica E, Leenstra S, Van Veclen CW, et al. Glioneuronal tumors and medically intractable epilepsy: a clinical study with long-term follow-up of seizure outcome after surgery. Epilepsy Res 2001; 43: 179-191.

Aronica E, Boer K, Becker A, et al. Gene expression profile analysis of epilepsyassociated gangliogliomas. Neuroscience 2008; 151: 272-292.

Aronica E, Redeker S, Boer K, et al. Inhibitory networks in epilepsy-associated gangliogliomas and in the perilesional epileptic cortex. Epilepsy Res 2007; 74: 33-44.

Aronica E, Yankaya B, Jansen GH, et al. Ionotropic and metabotropic glutamate receptor protein expression in glioneuronal tumours from patients with intractable epilepsy. Neuropathol Appl Neurobiol 2001; 27: 223-237.

Asano E, Benedek K, Shah A, et al. Is intraoperative electrocorticography reliable in children with intractable neocortical epilepsy? Epilepsia 2004; 45: 1091-1099.

Asirvatham JR, Deepti AN, Chyne R, et al. Pediatric tumors of the central nervous system: a retrospective study of 1,043 cases from a tertiary care center in South India. Childs Nerv Syst 2011; 27: 1257-1263.

Babini M, Giulioni M, Galassi E, et al. Seizure outcome of surgical treatment of focal epilepsy associated with low-grade tumors in children. J Neurosurg Pediatr 2013; 11: 214-223.

Barba C, Coras R, Giordano F, et al. Intrinsic epileptogenicity of gangliogliomas may be independent from co-occurring focal cortical dysplasia. Epilepsy Res 2011; 97: 208-213.

Barkovich AJ, Raybaud C (eds). Pediatric Neuroimaging (5th ed). Philadelphia: Wolters Kluwer, Lippincott Williams & Wilkins, 2012.

Barkovich AJ. Neuroimaging of pediatric brain tumors. Neurosurg Clin N Am 1992; 3: 739-769.

Benifla M, Otsubo H, Ochi A, et al. Temporal lobe surgery for intractable epilepsy in children: an analysis of outcomes in 126 children. Neurosurgery 2006; 59: 1203-13; discussion 1213-1214.

Bergthold G, Bandopadhayay P, Bi WL, et al. Pediatric low-grade gliomas: how modern biology reshapes the clinical field.

Biochim Biophys Acta 2014; 1845: 294-307.

Bleeker FE, Hopman SM, Merks JH, et al. Brain tumors and syndromes in children. Neuropediatrics 2014; 45: 137-161.

Bleyer WA. Epidemiologic impact of children with brain tumors. Childs Nerv Syst 1999; 15: 758-763.

Blümcke I, Aronica E, Urbach H, et al. A neuropathology-based approach to epilepsy surgery in brain tumors and proposal for a new terminology use for long-term epilepsy-associated brain tumors. Acta Neuropathol 2014; 128: 39-54.

Blümcke I, Cross JH, Spreafico R. The international consensus classification for hippocampal sclerosis: an important step towards accurate prognosis. Lancet Neurol 2013; 12: 844-846.

Blümcke I, Müller S. Gangliogliome: Epidemiologie und Vorschläge zu neuen Richtlinien in der klinisch-neuropathologischen Diagnostik dieses ungewöhnlichen und mit fokalen Epilepsien-assoziierten Tumors. Z Epileptol 2003 (German); 16: 2-6.

Blümcke I, Thom M, Aronica E, et al. The clinicopathologic spectrum of focal cortical dysplasias: a consensus classification proposed by an ad hoc Task Force of the ILAE Diagnostic Methods Commission. Epilepsia 2011; 52: 158-174.

Blümcke I, Wiestler OD. Gangliogliomas: an intriguing tumor entity associated with focal epilepsies. J Neuropathol Exp Neurol 2002; 61: 575-584.

Blümcke I. Neuropathology of focal epilepsies: a critical review. Epilepsy Behav 2009; 15: 34-39.

Blümcke I, Aronica E, Miyata H, et al. International recommendation for a comprehensive neuropathologic work-up of epilepsy surgery brain tissue: A consensus Task Force report from the ILAE Commissionon Diagnostic Methods. Epilepsia 2016; 57: 348-358.

Bonney PA, Glenn CA, Ebeling PA, et al. Seizure freedom rates and prognostic indicators after resection of gangliogliomas: a review. World Neurosurg 2015a; 84:1988-1996.

Bonney PA, Boettcher LB, Conner AK, et al. Review of seizure outcomes after surgical resectionof dysembryoplastic neuroepithelial tumors. J Neurooncol 2016; 126: 1-10.

Bourekas EC, Perl J. Imaging of tumors in epilepsy. In: Kotagal P, Lüders HO (eds). The Epilepsies. Etiologies and Prevention. San Diego: Academic Press, 1999, pp. 315-335.

Brainer-Lima PT, Brainer-Lima AM, Azevedo-Filho HR. Ganglioglioma: comparison with other low-grade brain tumors. Arq Neuropsiquiatr 2006; 64: 613-618.

Buckingham SC, Campbell SL, Haas BR, et al. Glutamate release by primary brain tumors induces epileptic activity. Nat Med 2011; 17: 1269-1274.

Campbell SL, Buckingham SC, Sontheimer H. Human glioma cells induce hyperexcitability in cortical networks. Epilepsia 2012; 53: 1360-1370.

Campos AR, Clusmann H, von Lehe M, et al. Simple and complex dysembryoplastic neuroepithelial tumors (DNT) variants: clinical profile, MRI, and histopathology. Neuroradiology 2009; 51: 433-443.

Capelle L, Fontaine D, Mandonnet E, et al. and the French réseau d'étude des gliomes. Spontaneous and therapeutic prognostic factors in adult hemispheric World Health Organization Grade II gliomas: a series of 1,097 cases: clinical article. J Neurosurg 2013; 118: 1157-1168.

Cataltepe O, Turanli G, Yalnizoglu D, et al. Surgical management of temporal lobe tumor-related epilepsy in children. J Neurosurg 2005; 102: 280-287.

CBTRUS Central Brain Tumor Registry of the United States. Statistical Report Supplement 2015. Neurooncol 2015; 17 (Suppl 4).

Chan CH, Bittar RG, Davis GA, et al. Long-term seizure outcome following surgery for dysembryoplastic neuroepithelial tumor. J Neurosurg 2006; 104: 62-69.

Chang EF, Christie C, Sullivan JE, et al. Seizure control outcomes after resection of dysembryoplastic neuroepithelial tumor in 50 patients. J Neurosurg Pediatrics 2010; 5: 123-130.

Chassoux F, Landré E, Mellerio C, et al. Dysembryoplastic neuroepithelial tumors: epileptogenicity related to histologic subtypes. Clin Neurophysiol. 2013; 124.

Chassoux F, Rodrigo S, Mellerio C, et al. Dysembryoplastic neuroepithelial tumors: an MRI-based scheme for epilepsy surgery. Neurology 2012; 79: 1699-1707.

Chen X, Sure U, Haag A, et al. Predictive value of electrocorticography in epilepsy patients with unilateral hippocampal sclerosis undergoing selective amygdalohippocampectomy. Neurosurg Rev 2006; 29: 108-113.

Chittiboina P, Connor DE Jr, Caldito G, et al. Occult tumors presenting with negative imaging: analysis of the literature. J Neurosurg 2012; 116: 1195-1203.

Choi JY, Chang JW, Park YG, et al. A retrospective study of the clinical outcomes and significant variables in the surgical treatment of temporal lobe tumor associated with intractable seizures. Stereotact Funct Neurosurg 2004; 82: 35-42.

Compton JJ, Laack NN, Eckel LJ, et al. Long-term outcomes for low-grade intracranial ganglioglioma: 30-year experience from the Mayo Clinic. J Neurosurg 2012; 117: 825-830.

Cossu M, Fuschillo D, Bramerio M, et al. Epilepsy surgery of focal cortical dysplasia-associated tumors. Epilepsia 2013; 54 (Suppl 9): 115-122.

Cross JH, Jayakar P, Nordli D, et al. International League against Epilepsy, Subcommission for Paediatric Epilepsy Surgery; Commissions of Neurosurgery and Paediatrics: Proposed criteria for referral and evaluation of children for epilepsy surgery: recommendations of the Subcommission for Pediatric Epilepsy Surgery. Epilepsia 2006; 47: 952-959.

Daumas-Duport C, Scheithauer BW, Chodkiewicz JP, et al. Dysembryoplastic neuroepithelial tumor: a surgically curable tumor of young patients with intractable partial seizures. Report of thirty-nine cases. Neurosurgery 1988; 23: 545-556.

Daumas-Duport C, Varlet P, Bacha S, et al. Dysembryoplastic neuroepithelial tumors: nonspecific histological forms – a study of 40 cases. J Neurooncol 1999; 41: 267-280.

Daumas-Duport C: Dysembryoplastic neuroepithelial tumors. Brain Pathol 1993; 3: 283-295.

de Groot M, Reijneveld JC, Aronica E, et al. Epilepsy in patients with a brain tumour: focal epilepsy requires focused treatment. Brain 2012; 135: 1002-1016.

Demetriades AK, Al Hyassat S, Al-Sarraj S, et al. Papillary glioneuronal tumour: a review of the literature with two illustrative cases. Br J Neurosurg 2013; 27: 401-404.

Desmurget M, Bonnetblanc F, Duffau H. Contrasting acute and slow-growing lesions: a new door to brain plasticity. Brain 2007; 130(Pt 4): 898-914.

Dolecek TA, Propp JM, Stroup NE, et al. CBTRUS statistical report: primary brain and central nervous system tumors diagnosed in the United States in 2005-2009. Neuro Oncol 2012; 14 (Suppl 5): v1-49.

Dozza DC, Rodrigues FF, Chimelli L. Dysembryoplastic neuroepithelial tumor originally diagnosed as astrocytoma and oligodendroglioma. Arq Neuropsiquiatr 2012; 70: 710-714.

Duffau H. The challenge to remove diffuse low-grade gliomas while preserving brain functions. Acta Neurochir 2012; 154: 569-574.

Duncan JS, de Tisi J. MRI in the diagnosis and management of epileptomas. Epilepsia 2013; 54 (Suppl 9): 40-43.

El Khashab M, Gargan L, Margraf L, et al. Predictors of tumor progression among children with gangliogliomas. Clinical article. J Neurosurg Pediatr 2009; 3: 461-466.

Eltze CM, Chong WK, Bhate S, et al. Taylor-type focal cortical dysplasia in infants: some MRI lesions almost disappear with maturation of myelination. Epilepsia 2005; 46: 1988-1992.

Englot DJ, Berger MS, Barbaro NM, et al. Factors associated with seizure freedom in the surgical resection of glioneuronal tumors. Epilepsia 2011; 53: 51-57.

Fallah A, Weil AG, Sur S, et al. Epilepsy surgery related to pediatric brain tumors: Miami Children's Hospital experience. J Neurosurg Pediatr 2015; 16: 675-580.

Fassunke J, Majores M, Tresch A, et al. Array analysis of epilepsy-associated gangliogliomas reveals expression patterns related to aberrant development of neuronal precursors. Brain 2008; 131(Pt 11): 3034-3050.

Felix FH, de Araujo OL, da Trindade KM, et al. Survival of children with malignant brain tumors receiving valproate: a retrospective study. Childs Nerv Syst 2013; 29: 195-197.

Fernandez C, Girard N, Paz Paredes A, et al. The usefulness of MR imaging in the diagnosis of dysembryoplastic neuroepithelial tumor in children: a study of 14 cases. AJNR Am J Neuroradiol 2003; 24: 829-834.

Ferrier CH, Aronica E, Leijten FSS, et al. Electrocorticographic discharge patterns in glioneuronal tumors and focal cortical dysplasia. Epilepsia 2006; 47: 1477-1486.

García-Fernández M, Fournier-Del Castillo C, Ugalde-Canitrot A, et al. Epilepsy surgery in children with developmental tumours. Seizure 2011; 20: 616-627.

Ghareeb F, Duffau H. Intractable epilepsy in paralimbic Word Health Organization Grade II gliomas: should the hippocampus be resected when not invaded by the tumor? J Neurosurg 2012; 116: 1226-1234.

Gilles FH, Tavaré CJ, Becker LE, et al. Pathologist interobserver variability of histologic features in childhood brain tumors: results from the CCG-945 study. Pediatr Dev Pathol 2008; 11: 108-117.

Giulioni M, Galassi E, Zucchelli M, et al. Seizure outcome of lesionectomy in glioneuronal tumors associated with epilepsy in children. J Neurosurg 2005; 102: 288-293.

Giulioni M, Gardella E, Rubboli G, et al. Lesionectomy in epileptogenic gangliogliomas: seizure outcome and surgical results. J Clin Neurosci 2006; 13: 529-535.

Giulioni M, Marucci G, Martinoni M, et al. Epilepsy associated tumors: Review article. World J Clin Cases 2014; 2: 623-641.

Giulioni M, Rubboli G, Marucci G, et al. Focal epilepsies associated with glioneuronal tumors: review article. Panminerva Med 2013; 55: 225-238.

Giulioni M, Rubboli G, Marucci G, et al. Seizure outcome of epilepsy surgery in focal epilepsies associated with temporomesial glioneuronal tumors: lesionectomy compared with tailored resection. J Neurosurg 2009; 111: 1275-1282.

Gonzales M, Dale S, Susman M, et al. Dysembryoplastic neuroepithelial tumor (DNT)-like oligodendrogliomas or DNETs evolving into oligodendrogliomas: two illustrative cases. Neuropathology 2007; 27: 324-330.

Happold C, Gorlia T, Chinot O, et al. Does valproic acid or levetiracetam improve survival in glioblastoma? A pooled analysis of prospective clinical trials in newly diagnosed glioblastoma. J Clin Oncol 2016 [Epub ahead of print].

Hartlieb T, Pieper T, Kessler-Uberti S, et al. Presurgical evaluation and postoperative seizure-outcome in children and adolescents with intracranial tumors and drug resistant focal epilepsy. Poster presentation at the 37th Annual Meeting of the German Neuropediatric Society, Garmisch-Partenkirchen, April 7-10, 2011. Neuropediatrics 2011; 42: 33.

Harvey AS, Cross JH, Shinnar S, et al. ILAE Pediatric Epilepsy Surgery Survey Taskforce: Defining the spectrum of international practice in pediatric epilepsy surgery patients. Epilepsia 2008; 49: 146-155.

Holthausen H, Fogarasi A, Arzimanoglou A, et al. Structural (symptomatic) focal epilepsies of childhood. In: Bureau M, Genton P, Dravet C, DelgadoEscueta A, Tassinari CA, Thomas P & Wolf P (eds) Epileptic Syndromes In Infancy, Childhood And Adolescence (5th edn). Montrouge: John Libbey, pp. 455-505.

Holthausen H, Blümcke I. Epilepsy-associated tumours: what epileptologists should know about neuropathology, terminology and classification systems. Epileptic Disord 2016; 18: 240-251.

Hu WH, Ge M, Zhang K, et al. Seizure outcome with surgical management of epileptogenic ganglioglioma: a study of 55 patients. Acta Neurochir 2012; 154: 855-861.

Huang C, Li H, Chen M, et al. Factors associated with preoperative and postoperative epileptic seizure in patients with cerebral ganglioglioma. Pak J Med Sci 2014; 30: 245-249.

Iannelli A, Guzzetta F, Battaglia D, et al. Surgical treatment of temporal tumors associated with epilepsy in children. Pediatr Neurosurg 2000; 32: 248-254.

Im SH, Chung CK, Cho BK, et al. Supratentorial ganglioglioma and epilepsy: postoperative seizure outcome. J Neurooncol 2002; 57: 59-66.

Jain A, Sharma MC, Suri V, et al. Spectrum of pediatric brain tumors in India: a multi-institutional study. Neurol India 2011; 59: 208-211.

Jakola AS, Myrmel KS, Kloster R, et al. Comparison of a strategy favoring early surgical resection vs a strategy favoring watchful waiting in low-grade gliomas. JAMA 2012; 308: 1881-1888.

Jakola AS, Unsgård G, Myrmel KS, et al. Surgical strategies in low-grade gliomas and implications for long-term quality of life. J Clin Neurosci 2014; 21: 1304-1309.

Jehi LE, Lüders HO, Naugle R, et al. Temporal lobe neoplasm and seizures: how deep does the story go? Epileptic Disord 2008; 10: 56-67.

Jemal A, Siegel R, Ward E, et al. Cancer statistics, 2006. CA Cancer J Clin 2006; 56: 106-130.

Jensen RL, Caamano E, Jensen EM, et al. Development of contrast enhancement after long-term observation of a dysembryoplastic neuroepithelial tumor. J Neurooncol 2006; 78: 59-62.

Johnson JJ., Hariharan S, Berman J, et al. Clinical outcome of pediatric gangliogliomas: ninety-nine cases over 20 years. Pediatr Neurosurg 1997; 27: 203-207.

Karim AB, Afra D, Cornu P, et al. Randomized trial on the efficacy of radiotherapy for cerebral low-grade glioma in the adult: European Organization for Research and Treatment of Cancer Study 22845 with the Medical Research Council study BRO4: an interim analysis. Int J Radiat Oncol Biol Phys 2002; 52: 316-324.

Keles GE, Lamborn KR, Berger MS. Low-grade hemispheric gliomas in adults: a critical review of extent of resection as a factor influencing outcome. J Neurosurg 2001; 95: 735-745.

Kerkhof M, Dielemans JC, van Breemen MS, et al. Effect of valproic acid on seizure control and on survival in patients with glioblastoma multiforme. Neuro Oncol 2013; 15: 961-967.

Kerrigan S, Grant R. Author information Edinburgh Centre for Neuro-Oncology (ECNO), Western General Hospital, Crewe Road, Edinburgh, Scotland, UK, EH4 2XU. Antiepileptic drugs for treating seizures in adults with brain tumours. Cochrane Database Syst Rev 2011; (8): CD008586.

Keser H, Barnes M, Moes G, et al. Well-differentiated pediatric glial neoplasms with features of oligodendroglioma, angiocentric glioma and dysembryoplastic neuroepithelial tumors: a morphological diagnostic challenge. Turk Patoloji Derg 2014; 30: 23-29.

Khajavi K, Comair YG, Wyllie E, et al. Surgical management of pediatric tumor-associated epilepsy. J Child Neurol 1999; 14: 15-25.

Lannering B, Sandström PE, Holm S, et al. Swedish Childhood CNS Tumor Working Group. Classification, incidence and survival analyses of children with CNS tumours diagnosed in Sweden 1984-2005. Acta Paediatr 2009; 98: 1620-1627.

Lee GP, Chung CK, Hwang YS, et al. Dysembryoplastic neuroepithelial tumor: radiological findings (including PET, SPECT, and MRS) and surgical strategy. J Neurooncol 2000; 47: 167-174.

Lee MC, Kang JY, Seol MB, et al. Clinical features and epileptogenesis of dysembryoplastic neuroepithelial tumor. Childs Nerv Syst 2006; 22: 1611-1618.

Lellouch-Tubiana A, Boddaert N, Bourgeois M, et al. Angiocentric neuroepithelial tumor (ANET): a new epilepsy-related clinicopathological entity with distinctive MRI. Brain Pathol 2005; 15: 281-286.

Li D, Wang JM, Li GL, et al. Clinical, radiological, and pathological features of 16 papillary glioneuronal tumors. Acta Neurochir 2014; 156: 627-639.

Louis DN, Ohgaki H, Wiestler OD, et al. The 2007 WHO classification of tumours of the central nervous system. Acta Neuropathol 2007a; 114: 97-109.

Louis DN, Ohgaki H, Wiestler OD, et al. The 2007 WHO classification of tumours of the central nervous system. Lyon: IARC, 2007b.

Louis DN, Perry A, Burger P, et al. International Society of Neuropathology, Haarlem. International Society Of Neuropathology – Haarlem consensus guidelines for nervous system tumor classification and grading. Brain Pathol 2014; 24: 429-435.

Louis DN, Perry A, Reifenberger G, et al. The 2016 World Health Organization Classification of Tumours of the central nervous system: a summary. Acta Neuropathol 2016; 131: 803-820.

Luyken C, Blümcke I, Fimmers R, et al. The spectrum of long-term epilepsyassociated tumors: long-term seizure and tumor Outcome and Neurosurgical Aspects. Epilepsia 2003; 44: 822-830.

Luyken C, Blümcke I, Fimmers R, et al. Supratentorial gangliogliomas: histopathologic grading and tumor recurrence in 184 patients with a median follow-up of 8 years. Cancer 2004; 101: 146-155.

Maher CO, White JB, Scheithauer BW, et al. Recurrence of dysembryoplastic neuroepithelial tumor following resection. Pediatr Neurosurg 2008; 44: 333-336.

Majores M, von Lehe M, Fassunke J, et al. Tumor recurrence and malignant progression of gangliogliomas. Cancer 2008; 113: 3355-3363.

Marko NF, Weil RJ. The molecular biology of WHO grade II gliomas. Neurosurg Focus 2013; 34: E1.

Maschio M, Dinapoli L. Patients with brain tumor-related epilepsy. J Neurooncol 2012; 109: 1-6.

Mikuni N, Ikeda A, Takahashi JA, et al. A step-by-step resection guided by electrocorticography for nonmalignant brain tumors associated with long-term intractable epilepsy. Epilepsy Behav 2006; 8: 560-564.

Minkin K, Klein O, Mancini J, et al. Surgical strategies and seizure control in pediatric patients with dysembryoplastic epithelial tumors: a single-institution experience. J Neurosurg Pediatr 2008; 1: 206-210.

Mintzer S, Sperling MR. When should a resection sparing mesial structures be considered for temporal lobe epilepsy? Epilepsy Behav 2008; 13: 7-11.

Morris HH, Matkovic Z, Estes ML, et al. Ganglioglioma and intractable epilepsy: clinical and neurophysiologic features and predictors of outcome after surgery. Epilepsia 1998; 39: 307-313.

Muragaki Y, Chernov M, Maruyama T, et al. Low-grade glioma on stereotactic biopsy: how often is the diagnosis accurate? Minim Invasive Neurosurg 2008; 51: 275-279.

Nageswara Rao AA, Packer RJ. Advances in the management of low-grade gliomas. Curr Oncol Rep 2014; 16: 398.

Nageswara Rao AA, Scafidi J, Wells EM, et al. Biologically targeted therapeutics in pediatric brain tumors. Pediatr Neurol 2012; 46: 203-211.

Ni HC, Chen SY, Chen L, et al. Angiocentric glioma: a report of nine new cases, including four with atypical histological features. Neuropathol Appl Neurobiol 2015; 41: 333-346.

Nolan MA, Sakuta R, Chuang N, et al. Dysembryoplastic neuroepithelial tumors in childhood. Long-term outcome and prognostic features. Neurology 2004; 62: 2270-2276.

O'Brien DF, Farrell M, Delanty N, et al. Children's Cancer and Leukaemia Group: The Children's Cancer and Leukaemia Group guidelines for the diagnosis and management of dysembryoplastic neuroepithelial tumours. Br J Neurosurg 2007; 21: 539-549.

Ogiwara H, Nordli DR, DiPatri AJ, et al. Pediatric epileptogenic gangliogliomas: seizure outcome and surgical results. J Neurosurg Pediatr 2010; 5: 271-276.

Ojemann JG, Hersonskey TY, Abeshaus S, et al. Epilepsy surgery after treatment of pediatric malignant brain tumors. Seizure 2012; 21: 624-630.

Osborn AG. Osborn's Brain: Imaging, Pathology, and Anatomy. Amyrsys Publishing, 2012.

Ostertun B, Wolf HK, Campos MG, et al. Dysembryoplastic neuroepithelial tumors: MR and CT evaluation. AJNR Am J Neuroradiol 1996; 17: 419-430.

Ostrom Q, Cohen ML, Ondracek A, et al. Gene markers in brain tumors: what the epileptologist should know. Epilepsia 2013; 54 (Suppl 9): 25-29.

Ostrom QT, Gittleman H, Farah P, et al. CBTRUS statistical report: Primary brain and central nervous system tumors diagnosed in the United States in 2006-2010. Neuro Oncol 2013; 15 (Suppl 2): ii1-56.

Ozlen F, Gunduz A, Asan Z, et al. Dysembryoplastic neuroepithelial tumors and gangliogliomas: clinical results of 52 patients. Acta Neurochir 2010; 152: 1661-1671.

Packer RJ, Sutton LN, Patel KM, et al. Seizure control following tumor surgery for childhood cortical low-grade gliomas. J Neurosurg 1994; 80: 998-1003.

Pallud J, Capelle L, Huberfeld G. Tumoral epileptogenicity: how does it happen? Epilepsia 2013; 54 (Suppl 9): 30-34.

Panigrahy A, Blüml S. Neuroimaging of pediatric brain tumors: from basic to advanced magnetic resonance imaging (MRI). J Child Neurol 2009; 24: 1343-1365.

Parmar HA, Hawkins C, Ozelame R, et al. Fluid-attenuated inversion recovery ring sign as a marker of dysembryoplastic neuroepithelial tumors. J Comput Assist Tomogr 2007; 31: 348-353.

Patel S, Bhatnagar A, Wear C, et al. Are pediatric brain tumors on the rise in the USA? Significant incidence and survival findings from the SEER database analysis. Childs Nerv Syst 2014; 30: 147-154.

Penman CL, Faulkner C, Lowis SP, et al. Current understanding of BRAF alterations in diagnosis, prognosis, and therapeutic targeting in pediatric lowgrade gliomas. Front Oncol 2015; 5: 54.

Perucca E. Optimizing antiepileptic drug treatment in tumoral epilepsy. Epilepsia 2013; 54 (Suppl 9): 97-104.

Piao YS, Lu DH, Chen L, et al. Neuropathological findings in intractable epilepsy: 435 Chinese cases. Brain Pathol 2010; 20: 902-908.

Prayson RA, Estes ML, Morris HH. Coexistance of neoplasia and cortical dysplasia in patients presenting with seizures. Epilepsia 1993; 34: 609-615.

Prayson RA. Tumours arising in the setting of paediatric chronic epilepsy. Pathology 2010; 42: 426-431.

Prayson RA. Composite gangliogliona and dysembryoplastic neuroepithelial tumor. Arch Pathol Lab Med 1999; 123: 247-250.

Qaddoumi I, Sultan I, Gajjar A. Outcome and prognostic features in pediatric gliomas: a review of 6212 cases from the Surveillance, Epidemiology, and End Results database. Cancer 2009; 115: 5761-5770.

Qiu B, Ou S, Song T, et al. Intraoperative electrocorticography-guided microsurgical management for patients with onset of supratentorial neoplasms manifesting as epilepsy: a review of 65 cases. Epileptic Disord 2014; 16: 175-184.

Ragel BT, Ryken TC, Kalkanis SN, et al. The role of biopsy in the management of patients with presumed diffuse low grade glioma: A systematic review and evidence-based clinical practice guideline. J Neurooncol 2015; 125: 481-501.

Rajneesh KF, Binder DK. Tumor-associated epilepsy. Neurosurg Focus 2009; 27: E4.

Ramantani G, Kadish NE, Anastasopoulos C, et al. Epilepsy surgery for glioneuronal tumors in childhood: avoid loss of time. Neurosurgery 2014; 74: 648-657

Ray WZ, Blackburn SL, Casavilca-Zambrano S, et al. Clinicopathologic features of recurrent dysembryoplastic neuroepithelial tumor and rare malignant transformation: a report of 5 cases and review of the literature. J Neurooncol 2009; 94: 283-292.

Raymond AA, Halpin SF, Alsanjari N, et al. Dysembryoplastic neuroepithelial tumor. Features in 16 patients. Brain 1994; 117 (Pt 3): 461-475.

Rickert CH, Paulus W. Epidemiology of central nervous system tumors in childhood and adolescence based on the new WHO classification. Childs Nerv Syst 2001; 17: 503-511.

Robinson GW, Orr BA, Gajjar A. Complete clinical regression of a BRAF V600E-mutant pediatric glioblastoma multiforme after BRAF inhibitor therapy. BMC Cancer 2014; 14: 258.

Rodriguez FJ, Lim KS, Bowers D, et al. Pathological and molecular advances in pediatric low-grade astrocytoma. Annu Rev Pathol 2013; 8: 361-379.

Rogers LR. Chemotherapy and immunotherapy of brain tumors: what the epileptologist must know. Epilepsia 2013; 54 (Suppl 9): 105-108.

Rosemberg S, Fujiwara D. Epidemiology of pediatric tumors of the nervous system according to the WHO 2000 classification: a report of 1,195 cases from a single institution. Childs Nerv Syst 2005; 21: 940-944.

Rossetti AO, Stupp R. Epilepsy in brain tumor patients. Curr Opin Neurol 2010; 23: 603-609.

Ruban D, Byrne RW, Kanner A, et al. Chronic epilepsy associated with temporal tumors: long-term surgical outcome. Neurosurg Focus 2009; 27: E6.

Rudà R, Bello L, Duffau H, et al. Seizures in low-grade gliomas: natural history, pathogenesis, and outcome after treatments. Neuro Oncol 2012; 14 (Suppl 4): iv55-64.

Rushing EJ, Thompson LD, Mena H. Malignant transformation of a dysembryoplastic neuroepithelial tumor after radiation and chemotherapy. Ann Diagn Pathol 2003; 7: 240-244.

Rydenhag B, Flink R, Malmgren K. Surgical outcomes in patients with epileptogenic tumours and cavernomas in Sweden: good seizure control but late referrals. J Neurol Neurosurg Psychiatry 2013; 84: 49-53.

Sakuta R, Otsubo H, Nolan MA, et al. Recurrent intractable seizures in children with cortical dysplasia adjacent to dysembryoplastic neuroepithelial tumor. J Child Neurol 2005; 20: 377-384.

Samadani U, Judkins AR, Akpalu A, et al. Differential cellular gene expression in ganglioglioma. Epilepsia 2007; 48: 646-653.

Sanai N, Polley MY, McDermott MW, et al. An extent of resection threshold for newly diagnosed glioblastomas. J Neurosurg 2011; 115: 3-8.

Schlamann A, von Bueren AO, Hagel C, et al. An individual patient data metaanalysis on characteristics and outcome of patients with papillary glioneuronal tumor, rosette glioneuronal tumor with neuropil-like islands and rosette forming glioneuronal tumor of the fourth ventricle. PLoS One 2014; 9: e101211.

Schramm J, Aliashkevich AF. Surgery for temporal mediobasal tumors: experience based on a series of 235 patients. Neurosurgery 2007; 60: 285-294.

Shakur SF, McGirt MJ, Johnson MW, et al. Angiocentric glioma: a case series. J Neurosurg Pediatr 2009; 3: 197-202.

Shamji MF, Fric-Shamji EC, Benoit BG. Brain tumors and epilepsy: pathophysiology of peritumoral changes. Neurosurg Rev 2009; 32: 275-284.

Sharma MC, Jain D, Gupta A, et al. Dysembryoplastic neuroepithelial tumor: a clinicopathological study of 32 cases. Neurosurg Rev 2009; 32: 161-170.

Sievert AJ, Fisher MJ. Pediatric low-grade gliomas. J Child Neurol 2009; 24: 1397-1408.

Smith JS, Chang EF, Lamborn KR, et al. Role of extent of resection in the longterm outcome of low-grade hemispheric gliomas. J Clin Oncol 2008; 26: 1338-1345.

Sommer B, Wimmer C, Coras R, et al. Resection of cerebral gangliogliomas causing drug-resistant epilepsy: short- and long-term outcomes using intraoperative MRI and neuronavigation. Neurosurg Focus 2015; 38: E5.

Southwell DG, Garcia PA, Berger MS, et al. Long-term seizure control outcomes after resection of gangliogliomas. Neurosurgery 2012; 70: 1406-13; discussion 1413-1314.

Stanescu Cosson R, Varlet P, Beuvon F, et al. Dysembryoplastic neuroepithelial tumors: CT, MR findings and imaging follow-up: a study of 53 cases. J Neuroradiol 2001; 28: 230-240.

Stüer C, Vilz B, Majores M, et al. Frequent recurrence and progression in pilocytic astrocytoma in adults. Cancer 2007; 110: 2799-2808.

Sugano H, Shimizu H, Sunaga S. Efficacy of intraoperative electrocorticography for assessing seizure outcomes in intractable epilepsy patients with temporallobe-mass lesions. Seizure 2007; 16: 120-127.

Takada S, Iwasaki M, Suzuki H, et al. Angiocentric glioma and surrounding cortical dysplasia manifesting as intractable frontal lobe epilepsy – case report. Neurol Med Chir 2011; 51: 522-526.

Thaler PB, Li JY, Isakov Y, et al. Normal or non-diagnostic neuroimaging studies prior to the detection of malignant primary brain tumors. J Clin Neurosci 2012; 19: 411-414.

Thom M, Blümcke I, Aronica E. Long-term epilepsy-associated tumors. Brain Pathol 2012; 22: 350-379.

Thom M, Eriksson S, Martinian L, et al. Temporal lobe sclerosis associated with hippocampal sclerosis in temporal lobe epilepsy: neuropathological features. J Neuropath Exp Neurol 2009; 68: 928-938.

Thom M, Toma A, An S, et al. One hundred and one dysembryoplastic neuroepithelial tumors: an adult epilepsy series with immunohistochemical, molecular genetic, and clinical correlations and a review of the literature. J Neuropathol Exp Neurol 2011; 70: 859-878.

Thom M. Recent advances in the neuropathology of focal lesions in epilepsy. Expert Rev Neurother 2004; 4: 973-984.

Tian AG, Edwards MS, Williams NJ, et al. Epilepsy surgery following brain tumor resection in children. J Neurosurg Pediatr 2011; 7: 229-234.

Uliel-Sibony S, Kramer U, Fried I, et al. Pediatric temporal low-grade glial tumors: epilepsy outcome following resection in 48 children. Childs Nerv Syst 2011; 27: 1413-1418.

Urbach H. MRI of long-term epilepsy-associated tumors. Semin Ultrasound CT MR 2008; 29: 40-46.

van Breemen MS, Rijsman RM, Taphoorn MJ, et al. Efficacy of anti-epileptic drugs in patients with gliomas and seizures. J Neurol 2009; 256: 1519-1526.

van Breemen MS, Wilms EB, Vecht CJ. Epilepsy in patients with brain tumours: epidemiology, mechanisms, and management. Lancet Neurol 2007; 6: 421-430.

van Veelen ML, Avezaat CJ, Kros JM, et al. Supratentorial low grade astrocytoma: prognostic factors, dedifferentiation, and the issue of early versus late surgery. J Neurol Neurosurg Psychiatry 1998; 64: 581-587.

Wallace D, Ruban D, Kanner A, et al. Temporal lobe gangliogliomas associated with chronic epilepsy: long-term surgical outcomes. Clin Neurol Neurosurg 2013; 115: 472-476.

Wang M, Tihan T, Rojiani AM, et al. Monomorphous angiocentric glioma: a distinctive epileptogenic neoplasm with features of infiltrating astrocytoma and ependymoma. J Neuropathol Exp Neurol 2005; 64: 875-881.

Weller M, Gorlia MSC, Cairncross JG, et al. Prolonged survival with valproic acid use in the EORTC/NCIC temozolomide trial for glioblastoma. Neurology 2011; 77: 1156-1164.

Wells EM, Gaillard WD, Packer RJ. Pediatric brain tumors and epilepsy. Semin Pediatr Neurol 2012; 19: 3-8.

Wessling C, Bartels S, Sassen R, et al. Brain tumors in children with refractory seizures – a long-term follow-up study after epilepsy surgery. Childs Nerv Syst 2015; 31: 1471-1477.

Williams SR, Joos BW, Parker JC, et al. Papillary glioneuronal tumor: a case report and review of the literature. Ann Clin Lab Sci 2008; 38: 287-292.

Wolf HK, Birkholz T, Wellmer J, et al. Neurochemicalprofile of glioneuronal lesions from patients with pharmacoresistant focal epilepsies. J Neuropathol Exp Neurol 1995; 54: 689-697.

Wolf HK, Buslei R, Blümcke I, et al. Neural antigens in oligodendrogliomas and dysembryoplastic neuroepithelial tumors. Acta Neuropathol 1997; 94: 436-443.

Wong M. Mechanisms of epileptogenesis in tuberous sclerosis complex and related malformations of cortical development with abnormal glioneuronal proliferation. Epilepsia 2008; 49: 8-21.

Yang T, Temkin N, Barber J, et al. Gross total resection correlates with long-term survival in pediatric patients with glioblastoma. World Neurosurg 2013; 79: 537-544.

Young JL Jr, Miller RW. Incidence of malignant tumors in US children. J Pediatr 1975; 86: 254-258.

Yu AH, Chen L, Li YJ, et al. Dysembryoplastic neuroepithelial tumors: magnetic resonance imaging and magnetic resonance spectroscopy evaluation. Chin Med J 2009; 122: 2433-2437.

Zaatreh MM, Firlik KS, Spencer DD, et al. Temporal lobe tumoral epilepsy. Characteristics and predictors of surgical outcome. Neurology 2003; 61: 636-641.

Zentner J, Wolf HK, Ostertun B, et al. Gangliogliomas: clinical, radiological, and histopathological findings in 51 patients. J Neurol Neurosurg Psychiatry 1994; 57: 1497-1502.

Zhou D, Zhang Y, Liu H, et al. Epidemiology of nervous system tumors in children: a survey of 1485 cases in Beijing Tiantan Hospital from 2001 to 2005. Pediatr Neurosurg 2008; 44: 97-103.

第19章

血管性病因及围产期缺氧事件

Eeva-Liisa Metsähonkala, Hans Holthausen, Yu-Tze Ng, Eija Gaily，著
徐成伟，译

要 点

- 严格的单侧血管病变及耐药性癫痫的患儿都是极好的癫痫外科手术候选人。
- 早期转诊治疗可能会阻止或缓解学习障碍。
- 大脑半球切开术或切除术不是脑血管病变、先天性轻偏瘫和药物难治性癫痫患者唯一的选择。
- 大脑半球切开术或切除术后，可以可靠预测感觉运动功能。
- 缺氧缺血性脑病症候群的癫痫患儿应该考虑癫痫外科手术，包括严重的智力障碍、双侧MRI改变、双侧EEG异常、双侧发作。
- 脑海绵状血管瘤（cerebral cavernous malformations, CCM）通常单发，如多发则是遗传综合征的一部分。
- CCM可能导致癫痫，或者与之无关。
- 如果有手术指征，应该完全切除CCM，包括未导致功能障碍的周围胶质含铁血黄素沉着组织。

在儿童癫痫外科中血管性病因占6% ~ 11%（Harvey et al., 2008）。在绝大多数接受癫痫手术的患儿中，导致损害的不良事件常常发生在产前或围产期。卒中是最常见的血管性病变类型，分水岭区病变和瘢痕脑回也会发生。多种发作类型和癫痫综合征都与血管性病因有关。血管性病变儿童仅有很少一部分发展成为药物难治性癫痫。海绵状血管瘤常常偶然被发现，但是在有症状的病例中，最常见（25%）的首发临床表现为癫痫发作（Rosenow et al., 2013）。

鉴定手术可以治疗的药物难治性癫痫患者可能具有挑战性，因为血管性病变在EEG上常常表现为双侧或癫痫样放电和发作期活动不一致。其临床表现往往比较复杂，这是因为除了结构性损伤直接导致的问题外，癫痫相关认知功能也有下降。也许这些情况促成了血管性病因的患者往往比其他

病因的患者在术前具有更长的癫痫病程，在手术时又比发育畸形的患儿年龄更大（Devlin et al., 2003; Kossoff et al., 2003; Jonas et al., 2004; Delalande et al., 2007; Schramm et al., 2012）。需要特别注意的是，严重的智力缺陷并不是手术禁忌，因为这些儿童术后发作控制效果往往是不错的（Malmgren et al., 2008;Wyllie et al., 1998）。

单侧广泛性血管病损及偏瘫的患者是很好的半球癫痫手术候选人。在不同的中心，血管性病因进行半球离断或切除术患者的比例为10% ~ 50%（Kossoff et al., 2003; Devlin et al., 2003; Jonas et al., 2004; Terra-Bustamante et al., 2007; Villemure et al., 2006; Delalande et al., 2007; Harvey et al., 2008; Flack et al., 2008; Limbrick et al., 2009; Hallböök et al., 2010; Marras et al., 2010; Schramm et al., 2012; Dorfer et al., 2013）（参阅第17章）。较小血管病变的患者可能受益于更局限的单脑叶或多脑叶切除术。在一项关于儿童癫痫手术和病因的国际性调查中，4.5%的额叶切除、13.4%的多脑叶切除的病因是萎缩或卒中（Harvey et al., 2008）。

产前与围产期病变

围产期血管性损伤或缺氧缺血性事件发生的时机与机制决定了随之发生脑损伤的部位与范围，以及继发性癫痫综合征的类型，还有可能决定癫痫手术的效果。然而，文献中记载的癫痫手术患者动脉性、静脉性或出血性卒中常常同时发生，但没有相关数据进行不同组别的比较。

儿童动脉缺血性卒中与脑穿通性囊肿

产前或围产期卒中定义为：一组在胎龄20周至产后28天期间，各种情况下继发于动脉或静脉血栓或栓塞的局部脑血流中断的疾病。其发生率为存活婴幼儿的1/5000 ~ 1/1600（van der Aa, 2014; Fernandez-Lopez et al., 2014）。

80%围产期卒中患儿的病因来源于动脉（Gunny & Lin, 2012）。感染、双胎妊娠、窒息、母亲或胎儿的凝血功能疾病是动脉性缺血性卒中的诱发因素。对于围产期发生动脉性缺血性卒中的患儿在之后1 ~ 8年内再发卒中的风险是3.3%（Kurnik et al., 2003）。大部分动脉性卒中的婴幼儿（60% ~ 90%）在新生儿期会癫痫发作（Golomb et al., 2007; Kirton et al., 2011; Wusthoff et al., 2011; Lee et al., 2005; Gunny & Lin, 2012）。

动脉性卒中多数发生在大脑中动脉供血区域（Raju et al., 2007; Kirton et al., 2011）。70%的病例局限在前循环，9%局限在后循环，而20%会累及两个区域。左侧常常比右侧更易受累（高于70%）。卒中典型的结局是单侧脑穿通囊肿与先天性轻偏瘫，囊壁内衬典型的胶质瘢痕。除了囊性病变外，整个受累侧半球往往有萎缩表现。24%的患者表现为双侧病变，其中23%与出血相关（Kirton et al., 2011）。同侧丘脑及其网络经常受累（Govaert et al., 2009; Dudink et al., 2012）；50%的患儿表现为同侧丘脑萎缩（Dudink et al., 2009）。外侧豆状核纹状体梗塞尤其会累及基底节和内囊。

30%的患儿出现偏瘫，另30%的患儿表现为神经系统异常（Mercuri et al., 2004）。近1/3围产期动脉卒中的患儿（30% ~ 40%）没有任何神经系统后遗症（Mercuri et al., 2004; Gunny & Lin,

2012）。虽然癫痫和偏瘫的患儿表现差一些（Murias et al., 2014; Vargha-Khadem et al., 1992; Ricci et al., 2008），但大部分围产期动脉卒中的患儿认知发育正常或接近正常（Ricci et al., 2008）。关于动脉卒中患儿的纵向研究已经发现随着时间的延长，患儿认知发育减慢（van Buuren et al., 2013; Westmacott et al., 2010），这可能与癫痫有关（Ballantyne et al., 2008; Fitzgerald et al., 2007）。

围产期动脉卒中初期可能会无症状或无特异性症状。这些可疑围产期卒中的患儿只有在新生儿期表现出癫痫和运动功能不对称时才会得到确诊（Lee et al., 2005）。据推测，围产期缺血性卒中动脉来源占80%，室旁静脉来源占20%（Kirton et al., 2008）。

卒中后癫痫的发展在不同的研究中差别很大，这取决于有无共患病及随访时间的长短。在随访的5～10岁的围产期卒中患儿中，预计其中21%会发展为癫痫（Ricci et al., 2008）。在先天性偏瘫的患儿中，超过一半会出现癫痫发作（Lee et al., 2005; Golomb et al., 2007; Ricci et al., 2008; Wanigasinghe et al., 2010; Wusthoff et al., 2011）。药物难治性癫痫占20%～25%（Golomb et al., 2007）。具有广泛病变及其他神经系统缺陷的患儿，发生癫痫的风险较高，特别是皮质病损的患儿要比局限于白质和基底节病损的患儿发生癫痫的风险高（Kirton et al., 2008）。新生儿发作的病史与更高风险的癫痫发生率无关（Wanigasinghe et al., 2010）。据推测，动脉卒中里癫痫发生率为40%（Fitzgerald et al., 2007; Kirton et al., 2008）。

静脉卒中与静脉窦血栓

围产期静脉卒中可能会影响到静脉窦、粗大深静脉、细小的皮质或深部静脉。静脉卒中常常会导致出血。

脑静脉窦血栓是导致围产期卒中的一个罕见病因，发生率为（0.6～40）/10万活胎（van der Aa, 2014; Schmidt et al., 1995）。超过一半（50%～60%）的患者会在出生后48 h内出现症状，而在急性期静脉窦血栓可能是非对称的。新生儿期死亡率是25%（Wasay et al., 2008）。60%～70%会表现为癫痫发作（Nwosu et al., 2008; Fitzgerald et al., 2006; Wasay et al., 2008）。子痫前期、绒毛膜羊膜炎、妊娠期糖尿病、复杂分娩、脑膜炎与脱水是诱发因素。最常累及上矢状窦（60%～75%）。静脉窦多发血栓占50%～70%。梗塞占明确诊断患者的40%～60%，而出血超过50%（Nwosu et al., 2008; Moharir et al., 2011; Fitzgerald et al., 2006）。直窦血栓典型表现是下丘脑出血（van der Aa et al., 2014）。静脉窦血栓终末病灶的分布取决于静脉引流的变化（Gunny & Lin, 2012）。

围产期静脉窦血栓的患儿中，20%～45%神经系统发育正常（Berfelo et al., 2010; Moharir et al., 2011; Fitzgerald et al., 2006）。而15%～40%的患儿在2岁前会在新生儿后期出现癫痫发作（Moharir et al., 2011; Fitzgerald et al., 2006; van der Aa et al., 2014），其中25%表现为婴儿痉挛（Moharir et al., 2011）。

据推测，围产期卒中里，大约20%是由于脑室旁静脉梗死所致，这些病损大部分局限在皮质下脑室旁白质区域（Kirton et al., 2008）。

足月儿颅内出血与出血性卒中

足月儿颅内出血可位于硬膜下、蛛网膜下腔、小脑、脑室内及脑实质内。硬膜下出血的发生率是0.34/1000，而脑室内和脑实质内出血的发生率是0.17/1000（Takenouchi et al., 2012）。对于足月儿来说，复杂分娩是颅内出血最常见的危险因素。

出血性卒中可以根据受累的脑区进行分类：脑室内、丘脑脑室及脑叶出血。2/3的婴儿会出现脑实质内合并脑室内出血（Bruno et al., 2014; Govaert et al., 2009）。一半的出血性卒中病例是动脉或静脉卒中的出血性转变（Bruno et al., 2014）。危险因素包括先心病、胎儿窘迫、凝血性疾病（Bruno et al., 2014）。出血性卒中常常合并脑积水（Bruno et al., 2014）。

新生儿期症状性颅内血肿和脑实质受累的患儿中，70%表现为痫样发作（Brouwer et al., 2010），但仅仅一小部分（到20月龄时<3%）才会发展为癫痫（Brouwer et al., 2010）。

缺氧缺血性事件造成的分水岭区病变与瘢痕脑回

这种病变类型由缺氧缺血性事件造成，它经常但并非唯一地影响足月新生儿（Volpe, 2001; Villani et al., 2003; Gil-Nagel et al., 2005; Usui et al., 2008）。大脑前中后动脉终末分支在每侧半球交界区域即分水岭区，此区供血和或供氧不足就会导致皮质、皮质下多个分布区的损伤（GilNagel et al., 2005; Kuchukhidze et al., 2008; Volpe, 2001）。与皮质下区域相比，皮质之间不同程度受损的分布区别巨大（Gil-Nagel et al., 2005; Kuchukhidze et al., 2008）。损伤最重的区域多数发生在顶枕联合皮质及其下白质，并向邻近的枕叶、中央区扩展，少数累及颞叶。也会出现额叶瘢痕，额角周围皮层下增强信号及局部或广泛的萎缩。少数患者会出现双侧外侧裂区瘢痕脑回（Schilling et al., 2013）。因为一些潜在的原因，严格限制在单侧的病损罕见，但损伤的范围在半球之间常常是显著不对称的。

早产儿的血管病变

围产期的脑损伤的模式取决于胎龄。就早产儿来说，底板神经元与大脑白质的少突神经胶质细胞就位于新皮质下，在构建皮质、下丘脑与皮质各分层之间的联系中起到重要作用，而且特别容易损伤（Deng et al., 2008）。然而，脑室周围白质病变常常伴有神经元与轴索疾病，不但影响大脑白质，而且还会累及到丘脑、基底节、大脑皮质、脑干及小脑（Volpe, 2009）。白质病变为灶性弥散性。因为病变常为双侧，所以发育中大脑的重构与自我维护的能力是有限的（Pavlova et al., 2013）。早产儿（出生体重<3200 g）中，轻微的白质异常占57%，而严重的白质异常占18%（Woodward et al., 2006）。

出生时体重<1500 g的婴儿脑室内（胚胎生发基质）出血发生率为15%～20%。脑室内出血和脑室周围白质软化症（periventricular leukomalacia, PVL）常常合并发生（Robinson et al., 2012）。早产儿单侧脑实质内出血性梗死，来源于室旁静脉梗死，PVL的独立疾病。此类新生儿死亡率高，但神经认知功能好于双侧囊性PVL的患儿（de Vries et al., 2001）。

孕33周前出生的儿童发生癫痫的概率是2%（Marret et al., 2013）。PVL的患儿，新生儿期发生癫痫的概率是20%，后期发生癫痫的概率达到30%（Ekici et al., 2013; Imamura et al., 2013）。40%的癫痫患儿会出现耐药性（Ekici et al., 2013）。

产前与围产期血管病变相关发作类型与癫痫综合征

产前或围产期血管病变可能会导致局灶性癫痫，开始于新生儿期，但起病年龄不同。急性期的发作不能预测长期发作的情况（Wanigasinghe et al., 2010）。癫痫脑病如婴儿痉挛（West 综合征）、Lennox-Gastaut综合征、睡眠期持续性棘慢波（CSWS或ESES）综合征比较常见。大约1/4的围产期卒中和神经功能缺失的患儿会发展成婴儿痉挛（Wanigasinghe et al., 2010; Moharir et al., 2011）。另外，围产期卒中是5%～8%的婴儿痉挛（West 综合征）患儿的潜在性病因（Golomb et al., 2006; Osbourne et al., 2010）。在血管性先天性轻偏瘫和药物难治性癫痫的患儿及成人中，LGS的发生率是7%（Carreno et al., 2002）。

丘脑损伤常常见于围产期血管性损伤的患儿。它是伴有睡眠期癫痫性电持续状态（CSWS或ESES综合征）的癫痫性脑病的危险因素（Guzzetta et al., 2005）。在一项关于继发于大脑静脉窦血栓（Kersbergen et al., 2013）的丘脑出血患儿的回顾性研究中，35%的丘脑损伤的患儿在20～84月龄期间会发展为CSWS谱系障碍。在一项连续的前瞻性的确诊为CSWS综合征的患儿系列研究中，血管性病因占34%（Liukkonen et al., 2010）。脑血管性损伤的儿童，认知与运动发育倒退可能预示着CSWS的出现并需要睡眠期脑电图监测。

围产期动脉卒中及偏瘫的患儿，2岁以后最具特征性的发作症状学是偏侧阵挛性抽搐、强直性头或眼分离（同侧或对侧），自主神经症状（呕吐和恶心）、运动功能减退、单侧强直姿势（Wanigasinghe et al., 2010）。局灶性癫痫伴有腹部先兆，意识障碍，甚至颞叶癫痫的典型症状，这些症状可出现在血管性脑穿通囊肿合并海马硬化（Ho et al., 1997）中。没有任何先兆的对侧或单侧阵挛发作（肢体、嘴）、强直或其他发作体征表明：某种程度上，运动功能保留接近或重叠于损伤区（Holthausen et al., 2012）。岛叶发作的症状及体征并不少见。尽管在MRI上可以发现血管性病变，必须考虑到良性局灶性癫痫的可能性，还应考虑到真正局灶性癫痫症状附加年龄相关成分的可能性（Wolf et al., 2000; Wanigasinghe et al., 2010; Tarta-Arsene et al., 2015）。

由围产期缺氧缺血性事件（HIE）造成分水岭区病变或瘢痕脑回的患儿，常常有新生儿期癫痫发作的病史，部分患儿也有West 综合征，随访中有数月或数年的无发作。之后，无论是非对称性还是对称性，强直发作往往是最主要的发作类型（Gil-Nagel et al., 2005），但其他发作类型，如癫痫性痉挛、非典型失神、局灶性阵挛或精神运动性发作也经常发生。视觉先兆、眼球阵挛发作（痫性眼球震颤）或包括眼睑高频颤动在内的发作可能先于强直阵挛或非典型失神发作，这些均提示致痫灶位于后头部。因为缺乏明确的发作期EEG模式，这些重要的临床体征可能会被误诊为非痫性事件。虽然许多分水岭区病变的儿童因学习障碍或年龄太小而不能说出先兆，但往往可以观察到视觉先兆的间接体征，如突然表示恐惧、无法解释的突然发笑或双拳遮眼。有时这种行为的变化是唯一能注意到的体征。同一位患者不同的发作类型可能提示不同的发作起源，但也往往可能是单一起源，如顶枕区不同的传播路线表现的结果（Salanova et al., 1992; Williamson et al., 1992, Fogarasi et al., 2003）。

患有脑室周围白质软化症及脑瘫的大部分早产儿会出现年龄相关性局灶性癫痫或仅有Rolandic区棘波（Wolf et al., 2003）。一组96例癫痫早产儿中，大部分转诊到Vogtareuth中心进行康复，大约1/3

的患儿仅仅在EEG上有年龄相关性良性癫痫样放电，或者年龄相关的自限性局灶性癫痫（未发表数据）。应该考虑这种可能性（儿童期良性局灶性癫痫），尤其是当患儿没有严重的学习障碍，以及MRI上除了脑室周围白质软化症外没有任何皮质病变时。

关于产前或围产期血管性病变的术前评估

仅仅一小部分有产前或围产期血管性病变的患儿会发展为药物难治性癫痫，而且癫痫的病程也各不相同。然而，重要的是转诊进行外科评估没有被不必要地拖延。巨大的血管性病变中，癫痫样放电常常通过正常脑组织传播，因此会损害认知地发育。双侧EEG异常及智力缺陷不应该作为手术禁忌，这是因为许多单侧或非对称结构性病变的患儿可能从手术中受益匪浅。对于术前既存在运动障碍的患儿，发作相关残疾或损伤风险可能会增大。基本的术前评估包括高分辨率磁共振、发作期视频EEG及功能性评估（见下）。多数适合半球切除术或离断术的患儿并不需要额外的检查（Jayakar et al., 2014）。不过，到底是做半球切除术或离断术，还是做广泛切除术，这并不容易决定，即使患儿术前已经存在轻偏瘫的情况。

脑电图与视频脑电图

针对切除性癫痫外科手术评估中需要的诊断工具，来自ILAE小儿癫痫外科特别小组的指南强烈推荐使用视频脑电图记录发作间期异常与癫痫发作，以及确定癫痫综合征（Jayakar et al., 2014）。脑电图上常常可以见到背景异常、不对称、脑穿通囊肿或分水岭区病变部位背景减慢或衰减。血管病变没有特殊的癫痫样发现。发作间期棘波与棘慢复合波出现在损伤区附近，也可出现在额叶联合皮质。务必认识到这是传播模式或继发现象，以防切除潜在的语言皮质。

广泛血管性病变的患者，常可见到双侧脑电图放电，甚至对侧整个大脑半球癫痫样脑电图异常。当其他结果提示单侧广泛病变时，脑电图结果并不与术后发作控制效果差相关（Smith et al., 1991; Holthausen et al., 1997; Döring et al., 1999; Wyllie et al., 2007; Boshuisen et al., 2010; Garzon et al., 2009）。脑穿通囊肿和基底节损伤的CSWS（ESES）综合征患者也存在这种情况（Sanchez Fernandez et al., 2013）。发作期脑电图可以表现为局灶、双侧或明显的全面性放电。强直发作常常与单侧或双侧快节律和衰减相关，而非典型失神与双侧棘慢复合波相关。

血管性病变的患儿在儿童期也常常表现为年龄相关性良性癫痫样放电（Wolf et al., 2000; Wanigasinghe et al., 2010）。大约1/3的脑穿通囊肿患儿在半球手术后会出现这种情况，有时仅仅出现在睡眠期（Tarta-Arsene et al., 2015）。然而，年龄相关的自限性局灶性癫痫谱中的发作是罕见的。年龄相关性癫痫样放电很少能影响手术指征，但可能会对药物治疗有些影响，而且可以解释某些患者行为和认知方面的问题。

磁共振成像

虽然伴或不伴丘脑损伤的单侧脑穿通囊肿是围产期动脉卒中后在MRI上的特征性表现，但常伴有对侧轻度或中度损伤的特点。在克利夫兰诊所，因血管性卒中而进行大脑半球切除术的患儿中，高达80%的患儿对侧有不同程度的异常（Hallböök et al., 2010）。典型的表现有白质异常（94%）、白质缺失（58%）、巨脑室（26%）、局部脑叶软化（19%）、脑沟异常（10%）、皮质信号异常

（16%）、皮质厚度异常（10%）、异常的深部灰质（19%）及局灶性皮质畸形（10%）。在本项研究中，对侧MRI异常不会明显影响血管性病因患者的发作预后。然而，在另一项研究中，对侧MRI有更严重的表现，如神经胶质增生伴有白质缺失，脑室扩大或双侧脑积水（见于30%的因血管性病因行大脑半球切除术的患者），且与大脑半球切除术后发作预后差有关（Boshuisen et al., 2010）。此外，对侧有明确MRI表现的患儿中55%后期会复发。

重要的是鉴别皮质异常与皮质下异常，因为前者常常是癫痫起源，而后者并不是。可是，在T_2和FLAIR影像上白质信号的轻微增强可能是FCDⅢd的特征（Blümcke et al., 2011, 见下），此型发育不良即致痫灶。

功能性评估

功能评估包括认知、运动技能及视野的评估。认知力应该使用年龄特异的标准的检查进行评估，包括注意力与记忆力。除了术前近期的认知水平，若可能，也应该基于病史及更早期的检查结果对术前长期发展轨迹进行评价。为了术后随访及指导患儿父母，推荐术前对行为进行有组织有计划的评估（参见本书第4、5章）。

有卒中病变的患者常常存在学习障碍，其程度取决于病变范围及癫痫的严重程度。癫痫性脑病主要由结构性损伤造成，会引起患者的认知缺陷，具体程度很难界定，但不应该被低估。

广泛的围产期卒中会影响语言区定位。颈内动脉注射异戊巴比妥钠（Wada试验）与功能MRI显示顽固性癫痫和围产期卒中的患者，语言区可定位于正常半球，但很少双侧独立存在（Carreno et al., 2002; Jacola et al., 2006; Guzzetta et al., 2008; Ilves et al., 2013）。因此，广泛单侧围产期卒中的患者常规并不需要功能MRI与Wada试验来定侧语言区，但是除了广泛单侧卒中外，许多有围产期损害的患儿都需要或适合确定语言区侧别。关于应用MRI与Wada试验定位/定侧儿童语言区需要特殊考虑的情况已在本书第3章概述。最近几年出现的功能性经颅超声是针对语言区的另一项功能性检查，有时对于不适合功能MRI和Wada试验的儿童及有幽闭恐惧症的患者是有帮助的（Bishop et al., 2009; Haag et al., 2010）。许多儿童不适合上述检查，他们在长程脑电或视频监测中发作非常频繁，无论是临床发作还是家庭中发作，可能为了解语言区定侧开启一扇窗。一种发作模式是经过额下回外侧区或保存语言理解的区域；另一种发作模式是经过颞中到颞后回或颞顶区，此时产生语音表明那种语言功能极有可能位于对侧。依据10/10系统（Klem et al., 1999; Jurcak et al., 2007）额外电极记录将有助于提高这种结论的可靠性。

体感诱发电位、导航下经颅磁刺激、功能磁共振（fMRI）、脑磁图（MEG）与纤维示踪均是术前无创性定位皮质手足运动感觉区及其上下行纤维束的方法。半球术后丧失运动感觉功能的主要危险因素是病灶侧皮质脊髓束的完整性（Staudt, 2010; van de Kolk et al., 2013）。即使卒中导致广泛的皮质或皮质下损伤，交叉的皮质脊髓投射纤维也可能被保留下来。大脑中动脉产前或围产期卒中更经常保留同侧皮质脊髓束（与偏瘫同侧）（Eyre, 2003, 2007; Staudt et al., 2004, 2010），有时偏瘫侧残存重要的抓握功能（Holthausen & Strobl, 1999）。只有保留了交叉的皮质脊髓束，精细的手指运动如弹钢琴或夹持动作才有可能。最近一项研究（Kuepper et al., 2016, 待发表）发现，术前脑干结构不对称分析是一项预测术后手功能的可靠工具。脑干明显不对称，更特别的是，脑干内皮质脊髓束明显不对称，预测到术前能够抓握的患者保留了抓握能力（指出病灶侧纤维束的缺失与同侧手功能的操控）。在产前脑室周围静脉卒中患者脑中发生了一类特殊类型的重构（Staudt et al., 2006），偏瘫侧皮质脊髓束促进了同侧残存的运动功能（同侧到偏瘫侧）恢复，但是初级的躯体感觉功能仍然位于受损的半球内，这是因为保留了交叉的上行躯体感觉传导束所致的，它绕过巨大的囊腔，走行在薄层白质内，最终到达初级躯体感觉皮质（Staudt et al., 2006）。

通过导航经颅磁刺激（TMS）可以观察到对侧与同侧皮质脊髓束相对聚集（van der Aa, 2013; Staudt et al., 2010）。导航TMS仅能显示来自对侧病灶半球的同侧投射纤维，但没有证据显示病灶侧半球的交叉皮质脊髓投射纤维，它可靠地预测到半球离断术后保留了抓握功能，这包括有单侧半球多小脑回的患者，也包括功能磁共振显示双侧激活的患者（Zsoter et al., 2012）。

最近的研究显示，半球切除术后TMS对于保留抓握功能的预测值是0.92（Kuepper et al., 2016, 待发表）。还有另一项更简单的“功能性检查”：先天性轻偏瘫患儿显著的镜像运动，这被视为同侧皮质脊髓束促进轻瘫侧残存感觉运动功能的有力指标（Carr et al., 1993, 1996; Staudt 2000; Staudt et al., 2002; Klingels et al., 2015）。

围产期大脑中动脉供血区卒中与偏瘫的儿童中，30%～50%有视野缺损（Mercuri et al., 2003）。部分视觉通路可由Meyer袢的纤维示踪成像显示出来，如果术中联合神经导航，将对有产前或围产期损害的病例很有帮助。应该避免切除半侧视野，但是可能发生的外科风险还是较高的。全麻下透过紧闭的双眼进行视觉刺激，用功能MRI有希望预测视觉功能，但如在MRI检查末期使用传统的检查方法判断患儿视野切除情况是不可能的（Selch et al., 2014）。对于严重智力障碍的儿童及低龄儿童，是不可能精确检查视野的；外科建议是基于平衡两个方面，即可能出现的视野缺损与通过发作减少而获得的功能受益。

关于确定皮质语言区的围术期方法的讨论，请参阅本书第6章。

其他检查方法

对于大脑半球离断或切除术的患者，往往不需要辅助检查。很少使用正电子发射体层成像（PET），但是一项研究提示FDG-PET上双侧低代谢异常对发作结果有负性预测价值（Moosa et al., 2013）。

对于病灶不太广泛的患者，致痫区常常位于接近脑穿通囊肿的一侧，但是也常常会有远隔部位的致痫区。脑磁图（MEG）也被用来界定血管性病变患者致痫区的范围（Bennett-Back et al., 2014）。在这项研究中，单簇非对称棘波最常位于脑软化灶或脑穿通囊肿的边缘。按计划切除了包括棘波簇在内的范围后，8/9的患者获得无发作。发作间期MEG也有助于定位计划局灶切除的全面发作或双侧同步化癫痫样活动的患者的棘波产生区（Chang et al., 2009）。发作期单光子发射体层成像（SPECT）也可能有帮助（参见本书第3章）。

当存在多发病灶或怀疑有比MRI上可见的皮质受损区更广泛的致痫区时，就需要对围术期颅内EEG进行研究。这种情况见于FCDⅢd（Blümcke et al., 2011; 见下）。

罕见的是，原发卒中可能与增加外科手术后期风险的诱发因素有关。如果之前没有进行过充分的检查，则建议采取合适的实验室检查来筛查能增加出血或血栓的风险因素（参阅本章第6部分）。

针对产前或围产期血管性病变以及缺氧缺血性事件所致病变的手术

单侧半球广泛卒中的儿童偏瘫侧手的精细运动能力差，且伴有严重的视野缺损。无论是半球切除术还是半球离断术，功能下降的风险较低（图19-1）。半球术后，患者不能保留对侧手抓握的能力。结构与功能检查可以预测残存感觉运动功能的程度（见上文）。半球手术难免偏盲。然而，术前视野正常的患者术后并不总是出现功能恶化，推测后者可能是由视路移位造成的（Villemure et al., 2006）。由于视觉皮质可塑性有限，所以更可能的解释是补偿性快速“扫描”，因为这在一定程度上可能由患者学习获得，这些患者新近因为半侧视野切除造成了损伤。

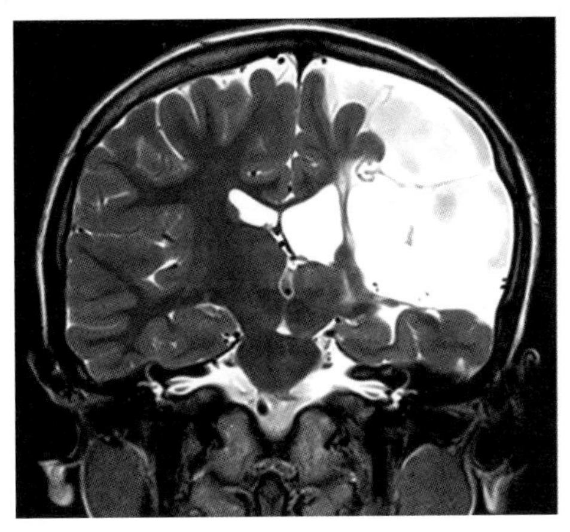

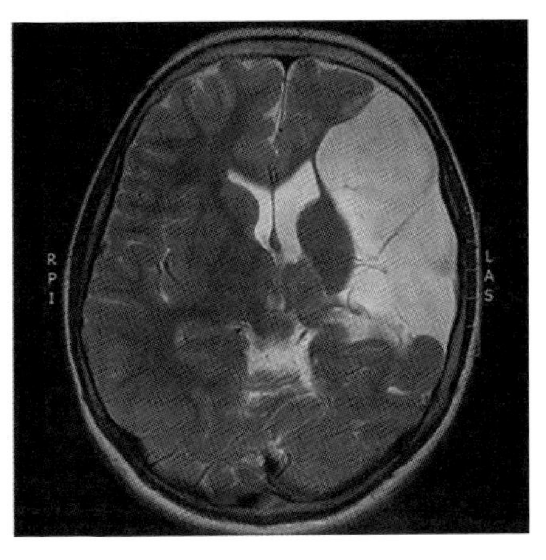

图 19-1 单侧半球广泛卒中

10岁患儿，先天性痉挛性右侧轻偏瘫（仅使用轻瘫手作为利手），诊断为药物难治性癫痫与CSWS综合征（睡眠期持续性棘慢波），伴有严重学习障碍（CSWS期认知发育明显倒退）与异常视野。此患儿10岁时行半球离断术，自此以后无发作。术后随访第2年，记录到认知发育稍有加快。

然而，值得注意的是，产前或围产期卒中与脑穿通囊肿造成轻偏瘫的药物难治性癫痫患儿不作为半球离断术或半球切除术的首选候选者，即使功能性检查结果提示术后不可能出现运动功能退化。当损伤半球功能进展到一定严重程度时要考虑局灶性切除（图19-2）。例如，视野与手精细运动技能有保留的患者适合剪裁式切除。不必要地损伤脑穿通囊肿患者功能性联合皮质会导致术后智商（IQ）评分下降。切除脑穿通囊肿及其周边的患者可术后无发作（Koch et al., 1998）。有些患儿的致痫区可能由囊肿周边延伸到包括一个或几个脑叶的更广区域。

使用硬膜下栅状或立体定向脑电图，或者两者相结合进行颅内脑电记录（参阅本书第6、37章），可能需要它们来确定发作起始区、语言皮质及剪裁式切除的边界。有些患者术中皮质脑电图足以确定切除的边界（Iida et al., 2005）。

血管性病变与瘢痕脑回区周边可能是胶质增生或皮质发育不良特殊类型，如FCDⅢd（Wyllie et al., 1996; Blümcke et al., 2011）。在Dorfer等的系列研究中，30%的半球离断术患者可观察到这种现象（2013）。这种情况可以被定义为由血管性病变促发的“获得性”皮质发育不良。这种类型的FCD已被Marin-Padilla及其合作者详细论述过（1999, 2000）。MRI上不能判断FCDⅢd型范围，出于这个原因，围术期就需要颅内EEG监测。

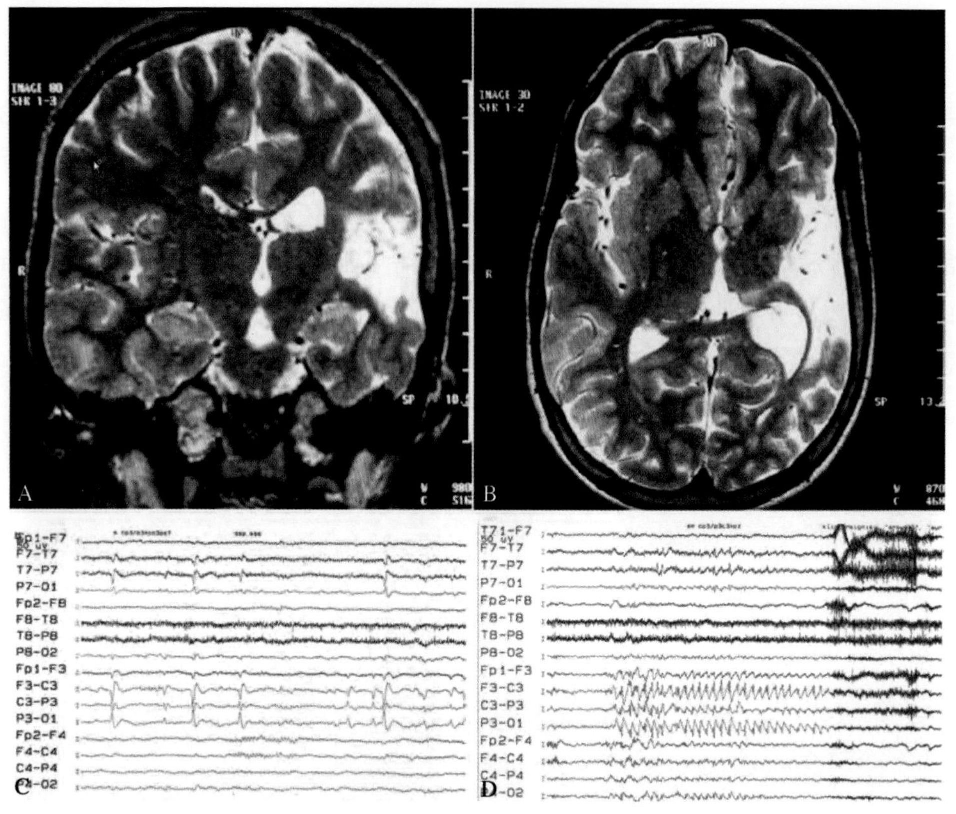

图 19-2　损伤半球进展

患者13岁，右侧先天性痉挛性轻偏瘫（仅使用轻瘫手作为利手），智力正常，8岁起病，药物难治性癫痫，左侧大脑中动脉梗死（2A），不适合半球离断术或切除术。

理由如下：

（1）切除外观正常的额（2B）顶叶联合皮质存在术后认知下降的风险。

（2）切除外观正常左侧颞叶内侧结构（2A）存在术后记忆力重度下降的风险。

（3）MRI上可见保留的Mayer袢（2B），功能磁共振可在左侧视觉皮质显示BOLD信号；大脑半球离断术或切除术可能会切除右半侧视野，之后这位聪明的患者就不可能获取驾照。

（4）功能磁共振不会显示同侧皮质脊髓束，大脑半球离断术或切除术可能会加重轻偏瘫（尽管这种担忧比不上其他方面的考虑）。

（5）此患右侧面部及上肢阵挛发作（这可以进一步证明，至少在受损半球侧一些运动功能得以保留），但这是在右侧面部躯体感觉先兆之后出现的。

（6）发作间期和发作期EEG［癫痫样放电和发作起始于CP3（2C与2D）］与发作症状学一致。

①由多学科病例讨论会提议ECoG引导下行病灶切除术，但患方拒绝了手术。

②发作间期脑电，每屏10 s，发作间期棘慢波在CP3导联上最突出，使用10/10系统电极参考导联方式。

③发作期EEG，每屏30 s，躯体感觉起始（右脸愉悦感）。

颞叶内侧体积减小并硬化，可以是单侧或双侧，常常与脑穿通囊肿有关（Gold & Trauner, 2014;

Ho et al., 1997; Carreno et al., 2002）。颞叶外脑穿通囊肿合并颞叶内侧硬化（双病理）的患者，术前检查提示颞叶癫痫，标准的颞叶切除一直都是成功的术式（Burneo et al., 2003）。

在过去，产前或围产期分水岭区病变（watershed, lesions, WSL）或瘢痕脑回的患儿很少转诊进行术前评估及手术，但目前这种情况正在改变。在最近发表的两组有良好结果的研究中，WSL或瘢痕脑回是常见的病变类型（Holthausen et al., 2014； Liava et al., 2014），之后依次是皮质发育不良与肿瘤（图19-3）。对于多发皮质病灶患者，癫痫外科有时被认为是姑息性手术。为此类患者进行手术的最早经验显示出令人充满希望的结果：在Vogtareuth癫痫中心，出人意料，相当多的接受姑息性癫痫外科治疗的患儿确实获得了无发作（Pieper et al., 2011）。尽管就癫痫控制效果而言，令人充满希望，但是我们要清楚这种姑息性手术方案应该仅仅在合理的风险/受益比的前提下实施。由于WSL患儿癫痫的复杂性，此类患者的术前评估及手术应该只能在最专业的小儿癫痫外科中心进行。

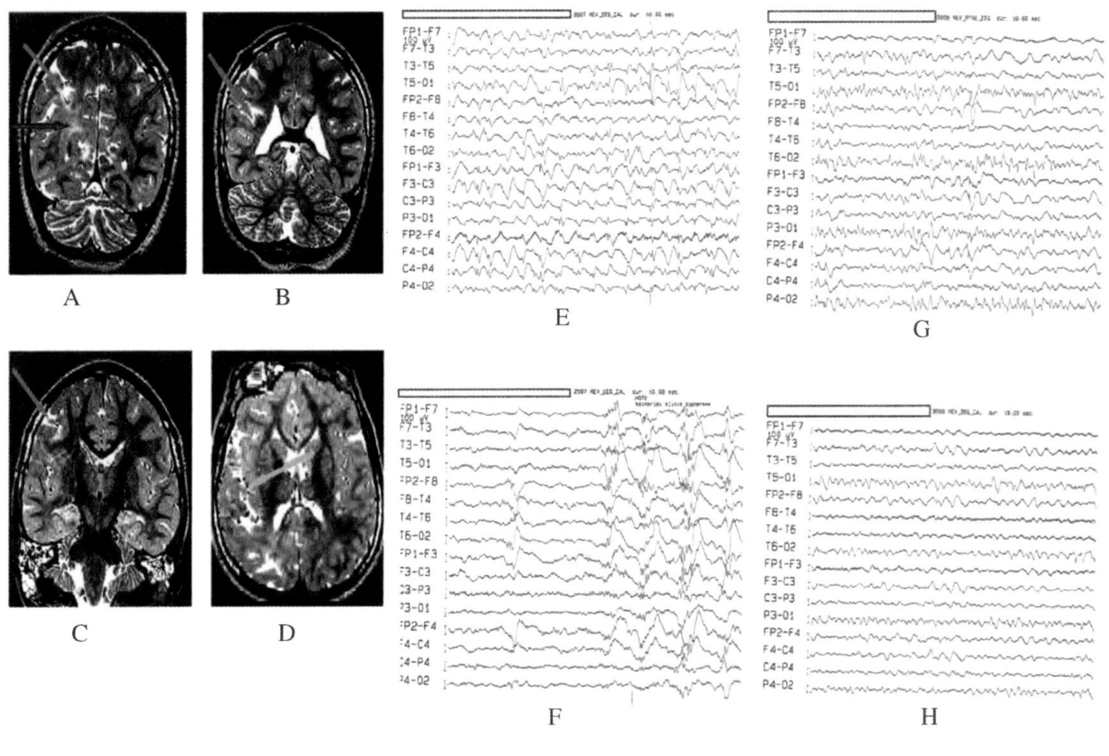

图 19-3　皮肤发育不良与肿瘤

女孩，7岁，智力发育迟滞，双侧轻度痉挛性麻痹，重度药物难治性癫痫，围产后期缺血缺氧性事件伴双侧不对称损伤，自5岁以来持续发展的癫痫性脑病，导致极其严重的智力与运动功能倒退。此患数次入住Vogtareuth中心进行康复治疗，在此期间癫痫发作状况可能有改善，如作用于钠离子泵的抗癫痫药物的减停，但仅仅是暂时性的。因为癫痫持续状态伴有非典型失神、眨眼、流涎、肌阵挛与强直痉挛持续数月，期间甚至不能坐起或吞咽，此患反复住院，遂决定术前评估及癫痫手术姑息治疗。手术方式包括ECoG引导下切除右侧半球内4个皮质瘢痕，这主要基于高分辨率MRI。值得注意的是左侧枕叶另有一处小的皮质瘢痕。此患术后1年多完全无发作，生活质量明显恢复。随访第2年复发，左侧强直阵挛发作，但没有像以前严重的癫痫脑病及癫痫持续状态。发作极有可能来自右侧外侧裂周围区残留的皮质瘢痕。此区更彻底切除很可能会因为损伤右侧大脑中动脉的分支而造成左侧轻瘫的风险。

A至D. 术前MRI显示皮质瘢痕（红色箭头所示）右枕、右顶、左枕（A）；右侧外侧裂末端中央顶（B）；右额（C）；双侧顶枕白质损伤，右侧重于左侧（蓝色箭头所示）（A）以及侧裂内或岛叶周围微小钙化（绿色箭头所示）。E至J. 术前EEG情况。E和F. 首次住院，G和H.换药后EEG（见上文），I和J. 术前EEG。K至L. 术后MRI。K（T_1轴位）显示右侧顶枕、右额切除范围，Ⅰ显示右侧外侧裂末端小范围切除。M至N. 术后EEG（清醒期）。M：术后6个月EEG，N：术后2年EEG。

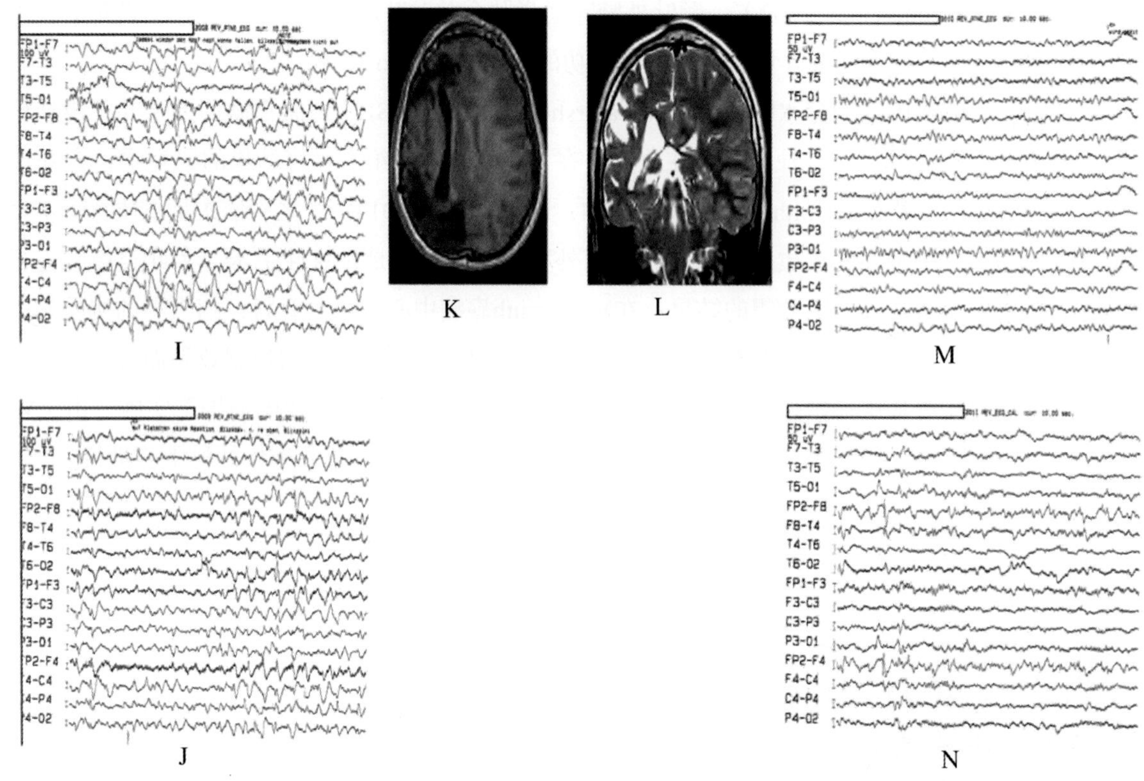

图 19-3（续）

针对产前或围产期静脉栓塞的患儿，目前还没有发表专门进行术前评估及手术的相关研究。静脉栓塞造成的脑室周围与白质损伤范围往往较大（参阅病例Kirton et al., 2008），由于皮质脊髓束的破坏，此类患者常常伴有先天性轻偏瘫。针对药物难治性癫痫患者需要考虑的问题和治疗方案与动脉缺血性卒中或脑穿通囊肿以及严重癫痫的患儿一样。

围产期血管性损伤也常常会影响到包括基底节在内的皮质下结构。丘脑内特殊病变会诱发CSWS/ESES综合征。除了丘脑损伤还有皮质病变的患儿可能会受益于癫痫外科。那些先天性轻偏瘫的患儿可能成为大脑半球切除术或离断术的候选人（Peltola et al., 2011; Loddenkemper et al., 2009）。

术后效果

半球手术

半球手术的患者中，70%～100%无发作（Holthausen et al., 1997; Kossoff et al., 2003; Devlin et al., 2003; Jonas et al., 2004; Terra-Bustamante et al., 2007; Villemure et al., 2006; Delalande et al., 2007; Flack et al., 2008; Limbrick et al., 2009; Hallböök et al., 2010; Marras et al., 2010; Schramm et al., 2012; Moosa et al., 2013; Dorfer et al., 2013）。在所有报道的研究中，血管病因患者手术效果与其他病因患者一样，甚至更好，长期随访癫痫复发的风险更低（Jonas et al., 2004; Devlin et al., 2003）。手术年龄及癫痫病程并不能预测发作结果（Jonas et al., 2004; Delalande et al., 2007; Kossoff et al., 2003; Devlin et al., 2003）。术前患者常常发作频繁，即使术后仍有起源于对侧半球的不频繁发作，他们也可能会

从手术中受益。如果对侧半球没有相关异常，以及术后高分辨率MRI上显示患侧半球与对侧半球完全离断，应考虑尽早减停无发作患者的抗癫痫药物。长期的发作情况并不会受到减停药物时机的影响（参阅本书第37章）。

半球切除术后，血管性病因的患儿较其他患儿可以更好地保留运动功能（de Bode et al., 2005）。在克利夫兰诊所进行半球离断或切除术的1/3的患儿（Moosa et al., 2013），轻瘫侧功能永久损害（大部分是手功能），改善者占10%，无变化者占54%。轻瘫侧运动功能短暂性损害并不少见（高达50%）。这可能需要短期强化性康复锻炼（Scavarda et al., 2009）。术后行走的能力常常得以保留或快速恢复。与术前状态相比，术后运动功能与行走可能会逐渐改善（van Empelen et al., 2005）。这可能是由于无发作或发作减少后体育活动增加的结果。如果患者轻瘫侧手抓握功能缺失，那么可能忽略手功能进一步严重的损害（Villemure et al., 2006; Delalande, 2007）。在一项研究中，获得性病因的患者在大脑切除术后2年的肌力与术前没有区别，总体运动发育改善明显（van der Kolk et al., 2013）。目前可以相对可靠地预测残余运动功能水平（见上文）。左侧大脑半球切除术后血管性病因患者没有明显的失语（Curtiss et al., 2001; Devlin et al., 2003; Pulsifer et al., 2004）。

一些术前既有癫痫脑病的患儿在半球切除或离断术后，认知发育有快速进展。但就组水平而言，还没有观察到术后认知明显改善（Jonas et al., 2004; Pulsifer et al., 2004; Devlin et al., 2003; Loddenkemper et al., 2009; Battaglia et al., 2009）。有些证据显示术前癫痫病史短与术后癫痫控制良好是血管性病因组患者发育效果良好的预后指标（Delalande et al., 2007; Basheer et al., 2007; Jonas et al., 2004; Pulsifer et al., 2004; Boshuisen et al., 2010）。本次讨论不能详述由产前或围产期卒中造成的先天性轻偏瘫，但不伴有癫痫的患儿很多时候有正常或低于正常的智商评分（Vargha-Khadem et al., 1992），病灶大小并不重要。所以，目前倾向认为严格单侧病变患儿的严重智力迟滞是由重度癫痫导致，早期手术有可能避免。血管性病因患儿大脑半球切除术后认知能力下降是罕见的，但也有些患儿被报道过（Ounsted et al., 1986; Jonas et al., 2004）。

基于患儿父母亲记录的术后行为改善已报道于50%～90%的半球切除或离断术患者（Devlin et al., 2003; Delalande et al., 2007），也见于CSWS/ESES综合征和血管性病因的患儿（Loddenkemper et al., 2009; Battaglia et al., 2009）。良好的发作控制效果是行为改善的预测指标（Lendt et al., 2000）。

不同半球手术方式的技术、风险与益处在第33章论述。最常见的外科并发症是脑积水，需要长期分流。

病灶的切除术、离断术不同于半球离断术及胼胝体切开术

关于围产期病变或缺血缺氧性事件（HIE）病变的脑叶或多脑叶切除术与离断术的癫痫外科具体效果的数据是少之又少。在局灶性切除的癫痫外科手术病例中，血管性病因占0%～15%。术后效果与其他病因的切除术和离断术的效果类似，取决于致痫灶是否完全切除。在Carreno等的研究中（2002），6/10的血管性病因患者在脑叶切除或囊肿引流与边缘切除术后达到Engel Ⅰ级。Lida等（2005）描述了8位脑穿通囊肿患者的情况：切除范围基于无创性检查与术中ECoG。所有患者均受益于手术，75%的患者无发作（Iida et al., 2005）。在Guzzetta等（2006）的研究中，50%的患者在脑

穿通囊肿开窗及边缘切除后达到无发作。在血管性病因与缺血缺氧性事件患者纳入的其他研究中，大范围切除、离断、多脑叶切除术后效果不错（Liava et al., 2014; Dorfer et al., 2013; Mohamed et al., 2011; Ghatan et al., 2014; Holthausen et al., 2014）。在Ghatan等（2014）的研究中，所有10例患者都达到Engle Ⅰ级，他们均为血管性病因，接受了多脑叶切除或切除加离断术。在上一组患者中，术后良好的发作控制效果可能与认知和行为改善有关（Guzzetta et al., 2006）。

儿童期血管性病变的癫痫外科

儿童期卒中比围产期卒中更少见［年发生率（2～13）/10万］（Bernard & Goldenberg, 2008; Amlie-Lefond et al., 2008）。根据以共识为依据的分类系统，儿童期动脉卒中类型为（Bernard et al., 2012）：小动脉血管病、单侧局灶性脑动脉血管病、双侧脑动脉血管病、大动脉/颈动脉血管病、心源性栓塞、多因素及其他。先天性心脏病、Moya-Moya病、夹层、炎症或代谢性疾病以及血栓形成被认为是诱发因素。儿童期动脉卒中发生在前循环常多于后循环。儿童期的皮质下结构、丘脑、基底节受累常多于围产期（Amlie-Lefond,2008; Westmacott et al., 2009）。复发风险亦高于围产期卒中。

高达20%～30%儿童期卒中的儿童有发作（Abend et al., 2011; Singh et al., 2012）。癫痫风险取决于随访时间（de Schryver et al., 2007; Lee et al., 2009）。累积风险分别为5年13%，10年30%（Fox et al., 2013）。5%～30%的儿童卒中后发作转归为药物难治性癫痫（Fox et al., 2013; Yang et al., 1995）。正如围产期卒中，癫痫伴有认知损伤（de Schryver et al., 2007）。

儿童期颅内出血的年发病率是1.4/10万（Beslow & Jordan, 2010）。最常见病因是动静脉畸形（1/3）。大约25%病因不明。其余病因是动脉瘤、海绵状血管瘤（见前文）及医源性因素，每种各占13%～15%。脑肿瘤是罕见的出血原因（2.5%）。

一项前瞻性研究涉及3家三级医疗机构（Beslow et al., 2013），纳入了后期急性脑出血的53例患儿（大于28天，小于18岁）。随访2年后，8例（15%）患儿被诊断为癫痫。需要紧急处理的颅内压升高明显与急性发作及后期癫痫的发展有关。

除外海绵状血管瘤的产后血管病变是癫痫外科研究中的罕见病因。许多外伤原因、先天性心脏病、代谢性疾病、凝血障碍、复发事件诱发因素、多灶性为脑手术的禁忌证。这类少数患者适合癫痫外科治疗，进行术前评估所依据的原则与围产期血管病变或其他局灶性病变一样。然而，围产期及后期血管性损伤后功能重构是不同的。特别是语言功能的定侧，经历大范围的围产期卒中后更常转移到了对侧半球，必须在产后损伤之后进行彻底检查。

海绵状血管瘤

大脑海绵状血管瘤（CCM）是界限非常明确的病灶，可以发生在脑任何部位及中枢神经系统（海绵状血管瘤可发生在身体任何部位）。虽然它们常常是单发病灶，但人们逐渐认识到了多发CCM；它们具有遗传性。CCM可能表现出相关症状或直接导致症状性发作和部位相关癫痫，或者可能被偶然发现，而与癫痫无关。

流行病学

普通人群CCM的发病率是0.4%～0.9%（McCormick & Boulter, 1966; Sage et al., 1993）。遗传占CCM患者的10%～30%，属于常染色体显性遗传。相反，多发CCM患者中，遗传占到50%以上，即使总体来说，一个以上病灶的CCM患者仅占12%～20%（Batra et al., 2009）。已确定3个CCM基因：染色体7q21～22上CCM1/KRIT$_1$，染色体上7p13～15 CCM2/ MGC4607，以及3q25.2～27上CCM3/PDCD10（Grippaudo et al., 2013）。

发作与癫痫

患者诊断为CCM最常见的理由（估计48%）具有偶然性，因为做影像检查不是因为癫痫，也与病灶无关。最常见的症状与最初的临床表现是发作与癫痫，占患者的25%以上（Rosenow et al., 2013）。首次非诱发性发作的患者，有一个或多个CCM，复发率是94%（Josephson et al., 2011）。因此，绝大多数患者，如果至少有一个CCM，且伴有发作的话，就能够确诊癫痫（Fisher et al., 2014）。

最近提出了3个比较直观的癫痫合并CCM的定义：①明确的CCM相关癫痫，依据是发作起始区确定在CCM附近；②可疑CCM相关癫痫，依据是癫痫起源定位于CCM的同侧半球，但不一定在CCM附近；③非CCM相关癫痫，如经典的特发性癫痫，青少年肌阵挛患者恰巧有至少一个CCM（Rosenow et al., 2013）。

幕上相比幕下，皮质相比皮质下，是CCM出现发作或癫痫不足为奇的危险因素。有争议的或未经证明的危险因素包括脑叶部位（CCM所在的脑叶）、CCM数量、病灶大小及含铁血黄素沉积带（Rosenow et al., 2013）。

病理生理学与影像学

CCM是血管性病变，组织学构成是紧密排列的扩张的血管管腔，其间无脑实质，常伴有钙化甚至骨化。发展成为CCM相关癫痫的病理生理机制仍然不清楚。没有证据表明其本身占位效应会导致癫痫，然而有人已经提出反复微小出血并含铁血黄素沉积在周围的皮质组织内，由铁离子产生的自由基与脂质过氧化物导致兴奋性增高（Rosenow et al., 2013）。

许多CCM包含各期的出血及其产物（包括含铁血黄素与钙化），这样可以通过CT轻易做出诊断。脑MRI上相关的T$_1$与T$_2$加权成像常常会显示出CCM包含变化多端的信号强度，由此产生经典的“爆米花”样表现，包括暗（黑色）、亮（浅色）及其中间过渡的颜色或阴影（图19-4）。这种独特的表现使得CCM很少被误诊为出血性脑肿瘤、转移瘤或其他钙化性病变。

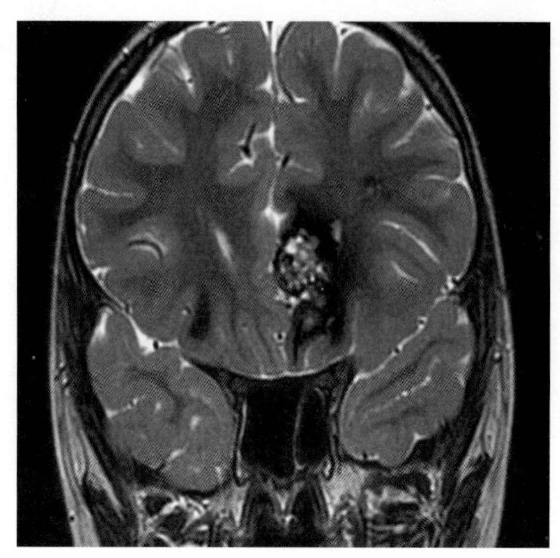

图 19-4　爆米花样 CCM

男孩，11岁，可疑CCM相关性癫痫，MRI冠扫T_2加权像，左侧巨大额中线旁爆米花样CCM，在每侧额叶均有两处毗邻的CCM。他是杂合体（常染色体显性疾病阳性），包括外显子10-11的*CCM1/KRIT1*基因的部分缺失。服用左乙拉西坦后无发作，EEG仅有很少见的右颞叶癫痫样放电。

外科治疗与效果

所有正确诊断的CCM相关癫痫（无论是确诊还是存疑）都应该是明确的结构性局灶性癫痫病例（即使偶尔会有广泛性或至少弥漫性EEG表现）。我们同意以下建议：有一个或多个明确病灶的CCM相关癫痫，应该考虑早期切除CCM，即使患者还没有严格地确定或归类为药物难治性癫痫（Rosenow et al., 2013）。对于多发CCM的患者，治愈性切除还是很有可能的，因为通常仅有一个致痫病灶，不过，对这种病例来说，视频EEG监测还是必需的（Rocamora et al., 2009）。

特别是绝大多数儿童的数据仅仅是少数回顾性病例报告，属Ⅳ级证据。两篇论文来自中国（不清楚是否涉及同一或不同的病例组），另一篇论文来自韩国，大部分是不到20岁的患者。大多数是单发CCM，10%的患者是多发CCM。总人数是19和66的两组患者多数有发作，但并不很清楚；大多表现为发作与出血。随访中无发作率接近100%——“所有66例患者无发作”和19例患者“结果是发作控制”（Kim et al., 2011; Song et al., 2011; Xia et al., 2009）。从最近的综述得出术后控制发作阳性预测因素包括CCM切除及其周围含铁血黄素沉积带范围、与慢性癫痫相比单一或散在的发作、短病程（<1～2年）、CCM大小<1.5 cm。虽然放射外科的适应证与合适的剂量还没有确定，但它关于CCM报道的无发作率是25%～64.3%。它可能作为深在的（皮质下）或位于语言区周围的CCM患者的一种良好的选择（Kim et al., 2011）。

Imerman和Ng（2011）通过病例回顾研究了8例确诊或可疑遗传性CCM伴癫痫的患儿。他们中位年龄是15岁（9～18岁）。一半的患儿有CCM家族史的记录。3例来自母亲，1例来自父母双方。3例患者有基因检测结果：1例*KRIT1*阳性，1例*CCM1*阳性，另1例*CCM1/KRIT1*双阳性。7/8的患儿足月生产，出生体重正常，无发育迟滞。症状学描述可见6/8患儿有局灶性起始的发作，5/8患儿全面性强直阵挛发作。4例患儿进行了视频EEG监测，发现了3例患儿发作，均为局灶性发作，脑电呈弥漫性或不太局限的起始。7/8患儿因为CCM破裂或发作而手术切除了1个或多个CCM。随访2～6年后，3例患儿彻底无发作并停用AEDs。2例患儿仍有发作，每周2次。2例患儿失访。最终的结论是：典型的遗传性CCM没有发育迟滞，可以预测到会有海绵状血管瘤相关的局灶性起始发作。虽然脑电起始弥散或不太局限，手术切除最突出的或出血的海绵状血管瘤还是有希望的（60%知道结果的患儿），他们彻底控制了癫痫。

目前推荐是至少要切除CCM与皮质周围胶质含铁血黄素着色组织，这样不会导致损伤（Rosenow et al., 2013）。

神经外科血液学检测

无论是官方的还是非官方的，关于神经外科术前检测的指南非常有限。一部针对小于16岁儿童（包括小于6月龄的婴儿）的指南实际上仅仅列举了全血细胞计数与凝血功能，虽然他们确实推荐了肾功能检测（国家急症护理合作中心，英国，2003）。当然，大多数小儿神经外科医生（或麻醉师）会做尿素氮、肌酐、电解质、全血计数及凝血检测。一项前瞻性研究中，39例患儿进行了癫痫外科手术，结果有10例（25.6%）患儿有凝血或血小板功能异常；此外，结节性硬化症患儿凝血障碍的发生率更高。作者总结到简单的标准实验室研究术前筛查及详细的病史可能并不足以检查到顽固性癫痫患儿潜在的凝血异常。对于结节性硬化症的患儿也应该考虑血小板聚集试验（Pacione et al., 2011）。

还要考虑排除现有的抗凝治疗，包括阿司匹林与丙戊酸钠。一项回顾性研究发现正常颅压脑积水成人患者使用阿司匹林确实能增加分流术后硬膜下出血的风险（Birkeland et al., 2015）。虽然一些（小儿）神经外科医师可能会在术前停用阿司匹林数天，术后再服用，但这确实不常见（Kimberly Terry, MD，小儿神经外科医生；Hedegard et al., 2015）；关于这方面的研究少之又少，就阿司匹林的管理而言，对每例患者都应该依据凝血状态及神经血管情况进行个体化治疗。

关于丙戊酸钠的使用，至少有一项研究发现，有创性癫痫外科手术在意义不太明确的情况下使用丙戊酸钠治疗会轻微增加出血风险（Hedegard et al., 2014）。克利夫兰诊所报道了84例患儿在癫痫外科围术期使用丙戊酸钠或联合任意数量AEDs在术前或术后并没有发现明显的凝血障碍（Manohar et al., 2011）。如果停用丙戊酸钠带来的风险并没有超过获益，那么可以在术前7～10天停用。

没有针对脑梗或脑出血的患者进行神经外科手术的具体指南。毋庸置疑，如果患者有过记录在案的凝血病（包括高凝状态），或者在发生急性梗死事件后没有充分的检查，那么都应该进行血液学会诊。下文是来自德国慕尼黑大学儿童医院Vogtareuth儿童与青少年癫痫中心的关于患者的检查方案指南。

方案

具有致痫性血管病变，候选进行癫痫外科手术的患者的血液学检查/评估

小儿神经诊所、神经康复诊所、德国慕尼黑大学儿童医院Vogtareuth儿童与青少年癫痫中心

A. 血栓形成倾向筛查（针对脑科病例及提示血栓栓塞情况——针对患者及其家庭）

- 凝血检测项目

（1）快速、INR、PTT、纤维蛋白原、AT Ⅲ

（2）蛋白C/S

（3）脂蛋白A

（4）同型半胱氨酸，针对纯合型MTHFR突变

- 分子/遗传学检查

（1）凝血酶原基因突变G20210A（因子Ⅱ）

（2）因子V Leyden突变（抗APC）

（3）MTHFR 突变

（4）COL4A1突变，次突变伴有眼科异常、小头畸形、特征性MRI

- 免疫学

（1）ANA

（2）Doppelstrang-DNS-抗体

（3）心磷脂IgG-抗体

（4）心磷脂IgM-抗体

（5）β_2-糖蛋白Ⅰ抗体

（6）β_2-糖蛋白Ⅰ（IgG）-抗体

（7）β_2-糖蛋白Ⅰ（IgM）-抗体

B. 血友病筛查（针对颅内出血及出血病史——针对患者及其家庭）

- 凝血检测

（1）快速、INR、PTT、纤维蛋白原、AT Ⅲ

（2）vWF-诊断（Ⅷ、vW-因子抗原、vW-Faktor活性、Ristocetin辅助因子）为鉴别类型而进行的异常多聚体分析，这可能会对围术期及术中治疗产生影响

（3）因子Ⅷ

（4）evt. COL41A 突变

C.筛查丙戊酸钠（VPA）相关的凝血障碍（术中使用VPA的患者）

- 凝血检测

（1）快速、INR、PTT、纤维蛋白原、AT Ⅲ

（2）vWF-诊断（Ⅷ、vW-因子抗原、vW-Faktor活性、Ristocetin 辅助因子）为鉴别类型而进行的异常多聚体分析，这可能会对围术期及术中治疗产生影响

（3）因子Ⅷ

（4）血小板功能检测

原书参考文献

Abend NS, Beslow LA, Smith SE, et al. Seizures as a presenting symptom of acute arterial ischemic stroke in childhood. J Pediatr 2011; 159: 479-483.

Amlie-Lefond C, Sébire G, Fullerton HJ. Recent developments in childhood arterial ischemic stroke. Lancet Neurol 2008; 7: 425-435.

Ballantyne AO, Spilkin AM, Hesselink J, et al. Plasticity in the developing brain: intellectual, language and academic functions in children with ischemic perinatal stroke. Brain 2008; 131(Pt 11): 2975-2985.

Basheer SN, Connolly MB, Lautzenhiser A, et al. Hemispheric surgery in children with refractory epilepsy: seizure outcome, complications, and adaptive function. Epilepsia 2007; 48: 133-140.

Batra S, Rigamonti K, Rigamonti D. Management of hemorrhage from cavernous malformations. Curr Atheroscler Rep 2012; 14: 360-365.

Battaglia D, Veggiotti P, Lettori D, et al. Functional hemispherectomy in children with epilepsy and CSWS due to unilateral early brain injury including thalamus: sudden recovery of CSWS. Epilepsy Res 2009; 87: 290-298.

Bennett-Back O, Ochi A, Widjaja E, et al. Magnetoencephalography helps delineate the extent of the epileptogenic zone for surgical planning in children with intractable epilepsy due to porencephalic cyst/encephalomalacia. J Neurosurg Pediatr 2014; 14: 271-278.

Berfelo FJ, Kersbergen KJ, van Ommen CH, et al. Neonatal cerebral sinovenous thrombosis from symptom to outcome. Stroke 2010; 41: 1382-1388.

Bernard TJ, Goldenberg NA. Pediatric arterial ischemic stroke. Hematol Oncol Clin North Am 2010; 24: 167-180.

Bernard TJ, Manco-Johnson MJ, Lo W, et al. Towards a consensus-based classification of childhood arterial ischemic stroke. Stroke 2012; 43: 371-377.

Beslow LA, Jordan LC. Pediatric stroke: the importance of cerebral arteriopathy and vascular malformations. Childs Nerv Syst 2010; 26: 1263-1273.

Beslow LA, Abend NS, Gindville MC, et al. Pediatric intracerebral hemorrhage: acute symptomatic seizures and epilepsy. JAMA Neurol 2013; 70: 448-454.

Birkeland P, Lauritsen J, Poulsen FR. Aspirin is associated with an increased risk of subdural hematoma in normal-pressure hydrocephalus patients following shunt implantation. J Neurosurg 2015; 123: 423-426.

Bishop DV, Watt H, Papadatou-Pastou M. An efficient and reliable method for measuring cerebral lateralization during speech with functional transcranial Doppler ultrasound. Neuropsychologia 2009; 47: 587-590.

Blümcke I, Thom M, Aronica E, et al. The clinicopathologic spectrum of focal cortical dysplasias: a consensus classification proposed by an ad hoc Task Force of the ILAE Diagnostic Methods Commission. Epilepsia 2011; 52: 158-174.

Boshuisen K, van Schooneveld M, Leijten F, et al. Contra-lateral MRI abnormalities affect seizure and cognitive outcome after hemispherectomy. Neurology 2010; 75; 1623-1630.

Brouwer AJ, Groenendaal F, Koopman C, et al. Intracranial hemorrhage in full term newborns: a hospital-based cohort study. Neuroradiology 2010; 52: 567-576.

Bruno CJ, Beslow LA, Witmer CM, et al. Hemorrhagic stroke in term and late preterm neonates. Arch Dis Child Fetal Neonatal Ed 2014; 99: F48-53.

Burneo JG, Faught E, Knowlton RC, et al. Temporal lobectomy in congenital porencephaly associated with hippocampal sclerosis. Arch Neurol 2003; 60: 830-834.

Carr LJ. Development and reorganization of descending motor pathways in children with hemiplegic cerebral palsy. Acta Paediatric Suppl 1996; 416: 53-57.

Carr LJ, Harrison LM, Evans AL, et al. Patterns of central motor reorganization in hemiplegic cerebral palsy. Brain 1993; 116: 1223-1247.

Carreño M, Kotagal P, Perez Jiménez A, et al. Intractable epilepsy in vascular congenital hemiparesis: clinical features and surgical options. Neurology 2002; 59: 129-131.

Chang EF, Nagarajan SS, Mantle M, et al. Magnetic source imaging for the surgical evaluation of electroencephalography-confirmed secondary bilateral synchrony in intractable epilepsy. J Neurosurg 2009; 111: 1248-1256.

Curtiss S, de Bode S, Mathern GW. Spoken language outcomes after hemispherectomy: Factoring in etiology. Brain and Language 2001; 79: 379-396.

de Bode S, Firestine A, Mathern GW, et al. Residual motor control and cortical representations of function following hemispherectomy: effects of etiology. J Child Neurol 2005; 20: 64-75.

Delalande O, Bulteau C, Dellatolas G, et al. Vertical parasagittal hemispherotomy: surgical procedures and clinical long-term outcome in a population of 83 children. Neurosurg 2007; 60: 19-32.

Deng W, Pleasure J, Pleasure D. Progress in periventricular leukomalacia. Arch Neurol 2008; 65: 1291-1295.

De Schryver EL, Kappelle LJ, Jennekens-Schinkel A, et al. Prognosis of ischemic stroke in childhood: a long-term follow-up study. Dev Med Child Neurol 2000; 42: 313-318.

Devlin AM, Cross JH, Harkness W, et al. Clinical outcomes of hemispherectomy for epilepsy in childhood and adolescence. Brain 2003; 126: 556-566.

de Vries LS, Roelants-van Rijn AM, Rademaker KJ, et al. Unilateral parenchymal haemorrhagic infarction in the preterm infant. Eur J Paediatr Neurol 2001; 5: 139-149.

Dorfer C, Czech T, Dressler A, et al. Vertical perithalamic hemispherotomy: a single-center experience in 40 pediatric patients with epilepsy. Epilepsia 2013; 54: 1905-1912.

Dorfer C, Czech T, Mühlebner-Fahrngruber A, et al. Disconnective surgery in posterior quadrantic epilepsy: experience in a consecutive series of 10 patients. Neurosurg Focus 2013; 34: E10.

Dudink J, Mercuri E, Al-Nakib L, et al. Evolution of unilateral perinatal arterial ischemic stroke on conventional and diffusion-weighted MR imaging. Am J Neuroradiol 2009; 30: 998-1004.

Dudink J, Counsell SJ, Lequin MH, et al. DTI reveals network injury in perinatal stroke. Arch Dis Child Fetal Neonatal Ed 2012; 97: F362-364.

Döring S, Cross H, Boyd S, et al. The significance of bilateral EEG abnormalities before and afterhemispherectomy in children with unilateral major hemisphere lesions. Epilepsy Res 1999; 34: 65-73.

Ekici B, Aydınlı N, Aydın K, et al. Epilepsy in children with periventricular leukomalacia. Clin Neurol Neurosurg 2013; 115: 2046-2048.

Eyre JA. Development and plasticity of the corticospinal system in man. Neural Plast 2003; 10: 93-106.

Eyre JA. Corticospinal tract development and its plasticity after perinatal injury. Neurosci Biobehav Rev 2007; 31: 1136-1149.

Fernandez-Lopez D, Natarajan N, Ashwal S, et al. Mechanisms of perinatal ischemic stroke. J Cereb Blood Flow Metab 2014; 1: 1-12.

Fisher RS, Acevedo C, Arzimanoglou A, et al. ILAE official report: a practical clinical definition of epilepsy. Epilepsia 2014; 55: 475-482.

Fitzgerald KC, Williams LS, Garg BP, et al. Cerebral sinovenous thrombosis in the neonate. Arch Neurol 2006; 63: 405-409.

Fitzgerald KC, Williams LS, Garg BP, et al. Epilepsy in children with delayed presentation of perinatal stroke. J Child Neurol 2007; 22: 1274-1280.

Flack S, Ojemann J, Haberkern C. Cerebral hemispherectomy in infants and young children. Pediatric Anesthesia 2008; 18: 967-973.

Fogarasi A, Boesebeck F, Tuxhorn I. A detailed analysis of symptomatic posterior cortex seizure semiology in children younger than seven years. Epilepsia 2003; 44: 89-96.

Fox CK, Glass HC, Sidney S, et al. Acute seizures predict epilepsy after childhood stroke. Ann Neurol 2013; 74: 249-256.

Garzon E, Gupta A, Bingaman W, et al. Paradoxical ictal EEG lateralization in children with unilateral encephaloclastic lesions. Epileptic Disord 2009; 11: 215-221.

Ghatan S, McGoldrick P, Palmese C, et al. Surgical management of medically refractory epilepsy due to early childhood stroke. J Neurosurg Pediatr 2014; 14: 58-67.

Gil-Nagel A, García Morales I, Jiménez Huete A, et al. Occipital lobe epilepsy secondary to ulegyria. J Neurol 2005; 252: 1178-1185.

Gold JJ, Trauner DA. Hippocampal volume and memory performance in children with perinatal stroke. Pediatr Neurol 2014; 50: 18-25.

Golomb MR, Garg BP, Williams LS. Outcomes of children with infantile spasms after perinatal stroke. Pediatr Neurol 2006; 34: 291-295.

Golomb MR, Garg BP, Carvalho KS, et al. Perinatal stroke and the risk of developing childhood epilepsy. J Pediatr 2007; 151: 409-413.

Govaert P, Zingman A, Jung YH, et al. Network injury to pulvinar with neonatal arterial ischemic stroke. Neuroimage 2008; 39:

1850-1857.

Govaert P, Ramenghi L, Taal R, et al. Diagnosis of perinatal stroke I: definitions, differential diagnosis and registration. Acta Paediatr 2009; 98: 1556-1567.

Grippaudo FR, Piane M, Amoroso M, et al. Cutaneous venous malformations related to KRIT1 mutation: case report and literature review. J Mol Neurosci 2013; 51: 442-425.

Gunny RS, Lin D. Imaging of perinatal stroke. Magn Reson Imaging Clin N Am 2012; 20: 1-33.

Guzzetta F, Battaglia D, Veredice C, et al. Early thalamic injury associated with epilepsy and continuous spike-wave during slow sleep. Epilepsia 2005; 46: 889-900.

Guzzetta F, Battaglia D, Di Rocco C, et al. Symptomatic epilepsy in children with porencephalic cysts secondary to perinatal middle cerebral artery occlusion. Childs Nerv Syst 2006; 22: 922-930.

Guzzetta A, Pecini C, Biagi L, et al. Language organisation in left perinatal stroke. Neuropediatrics 2008; 39: 157-163.

Haag A, Moeller N, Knake S, et al. Language lateralization in children using functional transcranial Doppler sonography. Dev Med Child Neurol 2010; 52: 331-336.

Hallböök T, Ruggieri P, Adina C, et al. Contra-lateral MRI abnormalities in candidates for hemispherectomy for refractory epilepsy. Epilepsia 2010; 51: 556-563.

Harvey AS, Cross JH, Shinnar S, et al. ILAE Pediatric Epilepsy Surgery Survey Taskforce. Defining the spectrum of international practice in pediatric epilepsy surgery patients. Epilepsia 2008; 49: 146-155.

Hedegärd E1, Bjellvi J1, Edelvik A1, et al. Complications to invasive epilepsy surgery workup with subdural and depth electrodes: a prospective population-based observational study. J Neurol Neurosurg Psychiatry 2014; 85: 716-720.

Hedegärd E, Bjellvi J, Edelvik A, et al. Aspirin is associated with an increased risk of subdural hematoma in normal-pressure hydrocephalus patients following shunt implantation. J Neurosurg 2015; 123: 423-426.

Ho SS, Kuzniecky RI, Gilliam F, et al. Congenital porencephaly and hippocampal sclerosis. Clinical features and epileptic spectrum. Neurology 1997; 49: 1382-1388.

Holthausen H, Strobl K, Pieper T, et al. Prediction of motor functions posthemispherectomy. In: Tuxhorn I, Holthausen H, Boenigk H (eds). Pediatric Epilepsy Syndromes and their Surgical Treatment. London: John Libbey and Company Ltd, 1997; pp. 785-798.

Holthausen H, Strobl K. Modes of reorganization of the sensorimotor system in children with infantile hemiplegia and after hemispherectomy. Adv Neurol 1999; 81: 201-220.

Holthausen H, Fogarasi A, Arzimanoglou A, et al. Structural (symptomatic) focal epilepsies of childhood. In: Bureau M, Genton P, Dravet C, DelgadoEscueta CA, Tassinari CA, Thomas P, Wolf P (eds). Epileptic Syndromes in Infancy, Childhood and Adolescence (5th ed) Montrouge: John Libbey Eurotext Ltd, 2012, pp. 455-505.

Holthausen H, Pieper T, Hartlieb T, et al. Epilepsy surgery in the posterior part of the brain in 96 children and adolescents with severe drug resistant epilepsies. 2014 Poster presentation in ECE Stockholm.

Iida K, Otsubo H, Arita K, et al. Cortical Resection with Electrocorticography for intractable porencephaly-related partial epilepsy. Epilepsia 2005; 46: 76-83

Ilves P, Tomberg T, Kepler J, et al. Different Plasticity Patterns of Language Function in Children with Perinatal and Childhood Stroke. J Child Neurol 2013; 29: 756-764.

Imamura T, Ariga H, Kaneko M, et al. Neurodevelopmental outcomes of children with periventricular leukomalacia. Pediatr Neonatol 2013; 54: 367-372.

Imerman KW, Ng YT. Epilepsy and surgical outcomes in patients symptomatic to familial cerebral cavernous malformations. Presented at the 65th Annual American Epilepsy Meeting 2011.

Jacola LM, Schapiro MB, Schmithorst VJ, et al. Functional magnetic resonance imaging reveals atypical language organization in children following perinatal left middle cerebral artery stroke. Neuropediatrics 2006; 37: 46-52.

Jayakar P, Gaillard WD, Tripathi M, et al. Task Force for Paediatric Epilepsy Surgery, Commission for Paediatrics, and the Diagnostic Commission of the International League against Epilepsy. Diagnostic test utilization in evaluation for resective epilepsy surgery in children. Epilepsia 2014; 55: 507-518.

Jonas R, Nguyen BS, Hu B, et al. Cerebral hemispherectomy. Hospital course, seizure, developmental, language, and motor outcome. Neurology 2004; 62: 1712-1721.

Josephson CB, Leach JP, Duncan R, et al. Scottish Audit of Intracranial Vascular Malformations (SAIVMs) steering committee and collaborators. Seizure risk from cavernous or arteriovenous malformations: prospective population-based study. Neurology 2011; 76: 1548-1554.

Jurcak V, Tsuzuki D, Dan I. 10/20, 10/10 and 10/5 systems revisited:their validity as relative head-surface-based positioning systems. Neuroimage 2007; 34: 1600-1611.

Kersbergen KJ, de Vries LS, Leijten FS, et al. Neonatal thalamic hemorrhage is strongly associated with electrical status epilepticus in slow wave sleep. Epilepsia 2013; 54: 733-740.

Kim W, Stramotas S, Choy W, et al. Prognostic factors for postoperative seizure outcomes after cavernous malformation treatment. J Clin Neurosci 2011; 18: 877-880.

Kirton A, de Veber G, Pontigon A-M, et al. Presumed perinatal ischemic stroke: vascular classification predicts outcomes. Ann Neurol 2008; 63: 436-443.

Kirton A, Armstrong-Wells J, Chang T, et al. International Pediatric Stroke Study Investigators. Symptomatic neonatal arterial ischemic stroke: the International Pediatric Stroke Study. Pediatrics 2011; 128: e1402-1410.

Klem GH, Lüders HO, Jasper HH, et al. The ten-twenty electrode system of the International Federation. The International Federation of Neurophysiology. Electroencephalogr Clin Neurophysiol 1999; Suppl 52: 3-6.

Klingels K, Jaspers E, Staudt M, et al. Do mirror movements relate to hand function and timing of the brain lesion in children with unilateral cerebral palsy. Dev Med Child Neurol 2015 [Epub ahead of print].

Koch CA, Moore JL, Krähling KH, et al. Fenestration of porencephalic cysts to the lateral ventricle: experience with a new technique for treatment of seizures. Surg Neurol 1998; 49: 524-532.

Kossoff EH, Vining EP, Pillas DJ, et al. Hemispherectomy for intractable unihemispheric epilepsy etiology vs outcome. Neurology 2003; 61: 887-890.

Kuchukhidze G, Unterberger I, Dobesberger J, et al. Electroclinical and imaging findings in ulegyria and epilepsy: a study on 25 patients. J Neurol Neurosurg Psychiatry 2008; 79: 547-552.

Kuepper H, Pieper T, Kudernatsch M, et al. Predicting hand function after hemidisconnection – a study of 102 patients. Brain 2016, in press.

Kurnik K, Kosch A, Sträter R, et al. Childhood Stroke Study Group. Recurrent thromboembolism in infants and children suffering from symptomatic neonatal arterial stroke: a prospective follow-up study. Stroke 2003; 34: 2887-2892.

Lee J, Croen LA, Lindan C, et al. Predictors of outcome in perinatal arterial stroke: A population-based study. Ann Neurol 2005; 58: 303-308.

Lee JC, Lin KL, Wang HS, et al. Seizures in childhood ischemic stroke in Taiwan. Brain Dev 2009; 31: 294-299.

Lendt M, Helmstaedter C, Kuczaty S, et al. Behavioural disorders in children with epilepsy:early improvement after surgery. J Neurol Neurosurg Psychiatry 2000; 69: 739-744.

Liava A, Mai R, Tassi L, et al. Paediatric epilepsy surgery in the posterior cortex: a study of 62 cases. Epileptic Disord 2014; 16: 141-173.

Limbrick DD, Narayan P, Powers AK, et al. Hemispherotomy: efficacy and analysis of seizure recurrence. J Neurosurg Pediatr 2009; 4: 323-332.

Liukkonen E, Kantola-Sorsa E, Paetau R, et al. Long-term outcome of 32 children with encephalopathy with status epilepticus during sleep, or ESES syndrome. Epilepsia 2010; 51: 2023-2032

Loddenkemper T, Cosmo G, Kotagal P, et al. Epilepsy surgery in children with electrical status epileptics in sleep. Neurosurgery 2009; 64: 328-337.

Malmgren K, Olsson I, Engman E, et al. Seizure outcome after resective epilepsy surgery in patients with low IQ. Brain 2008; 131(Pt 2): 535-542.

Manohar C1, Avitsian R, Lozano S, et al. The effect of antiepileptic drugs on coagulation and bleeding in the perioperative period of epilepsy surgery: the Cleveland Clinic experience. J Clin Neurosci 2011; 18: 1180-1184.

Marin-Padilla M. Developmental neuropathology and impact of perinatal brain damage. III: Gray matter lesions of the neocortex. J Neuropathol Experimental Neurol 1999; 58: 407-429.

Marin-Padilla M. Acquired cortical dysplasia and epilepsy. International Pediatrics 2000; 15: 69-78.

Marras CE, Granatab T, Franzinia A, et al. Hemispherotomy and functional hemispherectomy: Indications and outcome. Epilepsy Res 2010; 89: 104-112.

Marret S, Marchand-Martin L, Picaud JC, et al. EPIPAGE Study Group. Brain injury in very preterm children and neurosensory and cognitive disabilities during childhood: the EPIPAGE cohort study. PLoS One 2013; 8: e62683.

McCormick WF, Boulter TR. Vascular malformations ("angiomas") of the dura mater. J Neurosurg 1996; 25: 309-311.

Mercuri E, Anker S, Guzzetta A, et al. Neonatal cerebral infarction and visual function at school age. Arch Dis Child Fetal Neonatal Ed 2003; 88: F487-491.

Mercuri E, Barnett A, Ruhterford M, et al. Neonatal cerebral infarction and neuromotor outcome at school age. Pediatrics 2004; 113(1 Pt 1): 95-100.

Mohamed AR, Freeman JL, Maixner W, et al. Temporoparieto-occipital disconnection in children with intractable epilepsy. J Neurosurg Pediatrics 2011; 7: 660-670.

Moharir MD, Shroff M, Pontigon AM, et al. A prospective outcome study of neonatal cerebral sinovenous thrombosis. J Child Neurol 2011; 26: 1137-1144.

Moosa AN, Jehi L, Marashly A, et al. Long-term functional outcomes and their predictors after hemispherectomy in 115 children. Epilepsia 2013; 54: 1771-1779.

Murias K, Brooks B, Kirton A, et al. A Review of cognitive outcomes in children following perinatal stroke. Dev Neuropsychol 2014; 39: 131-157.

National Collaborating Centre for Acute Care, UK, 2003. Preoperative Tests: The Use of Routine Preoperative Tests for Elective Surgery. Guideline for Preoperative Investigations in Patients Undergoing Elective Surgery. NICE Clinical Guidelines, No. 3.6 London: National Collaborating Centre for Acute Care (UK) 2003.

Nwosu ME, Williams LS, Edwards-Brown M, et al. Neonatal sinovenous thrombosis: Presentation and association with imaging. Pediatr Neurol 2008; 39: 155-161.

Ounsted Ch, Lindsay J, Richards P. Hemispherectomy for Childhood Epilepsy; in Temporal Lobe Epilepsy – A Biographical Study 1948-1986. Oxford: Mc Keith Press, 1987.

Osborne JP, Lux AL, Edwards SW, et al. The underlying etiology of infantile spasms (West syndrome): information from the United Kingdom Infantile Spasms Study (UKISS) on contemporary causes and their classification. Epilepsia 2010; 51: 2168-2174.

Pacione D, Blei F, Devinsky O, et al. Coagulation abnormalities in children undergoing epilepsy surgery. J Neurosurg Pediatrics 2011; 7: 654-659.

Pavlova MA, Krägeloh-Mann I. Limitations on the developing preterm brain: impact of periventricular white matter lesions on brain connectivity and cognition. Brain 2013; 136(Pt 4): 998-1011.

Peltola ME, Liukkonen E, Granström ML, et al. The effect of surgery in encephalopathy with electrical status epilepticus during sleep. Epilepsia 2011; 52: 602-609.

Pieper T, Kudernatsch M, Kessler-Uberti S, et al. Pediatric epilepsy surgery in patients with bilateral or extended brain lesions, results of 22 patients with a primary incomplete resection. Neuropediatrics 2011; 42-P012. Abstract.

Pulsifer MB, Brandt J, Salorio CF, et al. The cognitive outcome of hemispherectomy in 71 children. Epilepsia 2004; 45:243-254.

Raju TN, Nelson KB, Ferriero D, et al. NICHD-NINDS Perinatal Stroke Workshop Participants. Ischemic perinatal stroke: summary of a workshop sponsored by the National Institute of Child Health and Human Development and the National Institute of Neurological Disorders and Stroke. Pediatrics 2007; 120(3): 609-616.

Ricci D, Mercuri E, Barnett A, et al. Cognitive outcome at early school age in term-born children with perinatally acquired middle cerebral artery territory infarction. Stroke 2008; 39: 403-410.

Robinson S. Neonatal posthemorrhagic hydrocephalus from prematurity: pathophysiology and current treatment concepts. J Neurosurg Pediatr 2012; 9:242-258.

Rocamora R, Mader I, Zentner J, et al. Epilepsy surgery in patients with multiple cerebral cavernous malformations. Seizure 2009; 18: 241-245.

Rosenow F, Alonso-Vanegas MA, Baumgartner C, et al. Surgical Task Force, Commission on Therapeutic Strategies of the ILAE. Cavernoma-related epilepsy: review and recommendations for management--report of the Surgical Task Force of the ILAE Commission on Therapeutic Strategies. Epilepsia 2013; 54: 2025-2035.

Sage MR, Brophy BP, Sweeney C, et al. Cavernous haemangiomas (angiomas) of the brain: clinically significant lesions. Australias Radiol 1993; 37: 147-155.

Salanova V, Andermann F, Olivier A, et al. Occipital lobe epilepsy: electroclinical manifestations, electrocorticography, cortical stimulation and outcome in 42 patients treated between 1930 and 1991. Surgery of occipital lobe epilepsy. Brain 1992; 115 (Pt 6): 1655-1680.

Sánchez Fernández I, Chapman KE, Peters JM, et al. Continuous spikes and waves during sleep: electroclinical presentation and suggestions for management. Epilepsy Res Treat 2013: 583531.

Scavarda D, Major P, Lortie A, et al. Peri-insular hemispherotomy in children with stroke-induced refractory epilepsy. J Neurosurg Pediatrics 2009; 3: 115-120.

Schilling LP, Kieling RR, Pascoal TA, et al. Bilateral perisylvian ulegyria: an under-recognized, surgically remediable epileptic syndrome. Epilepsia 2013; 54:1360-1367.

Schmidt B, Andrew M. Neonatal thrombosis: report of a prospective Canadian and international registry. Pediatrics 1995; 96(5 Pt 1): 939-943.

Schramm J, Kuczaty S, Sassen R, et al. Pediatric functional hemispherectomy: outcome in 92 patients. Acta Neurochir (Wien) 2012; 154: 2017-2028.

Selch C, Pieper T, Sarmiento C, et al. Visual fMRI under general anesthesia in children with therapy sefractory epilepsies. Neuropediatrics 2014; 45-fp061. Abstract.

Singh RK, Zecavati N, Singh J, et al. Seizures in acute childhood stroke. J Pediatr 2012; 160: 291-296.

Smith SJ, Andermann F, Villemure JG, et al. Functional hemispherectomy: EEG findings, spiking from isolated brain postoperatively, and prediction of outcome. Neurology 1991; 41: 1790-1794.

Song J, Qiao N, Xie L, et al. Clinical features and microsurgical treatment of pediatric patients with cerebral cavernous malformation. J Clin Neurosci 2011;18: 1303-1307.

Staudt M. Reorganization after pre- and perinatal brain lesions. J Anat 2010; 217: 469-474.

Staudt M, Niema G, Lotze M, et al. Cortical organization of the sensorimotor system in congenital hemiparesis with and without mirror movements. Dev Med Child Neurol 2000; 84 (Suppl): 20. Abstract.

Staudt M, Grodd W, Gerloff C, et al. Two types of ipsilateral regorganization in congenital hemiparesis. A TMS and fMRI study. Brain 2002; 125: 2222-2237.

Staudt M, Gerloff C, Grodd W, et al. Reorganization in congenital hemiparesis acquired at different gestational ages. Ann Neurol 2004; 56: 854-863.

Staudt M, Braun C, Gerloff C, et al. Developing somatosensory projections bypass periventricular brain lesions. Neurology 2006; 67: 522-525.

Takenouchi T, Kasdorf E, Engel M, et al. Changing pattern of perinatal brain injury in term infants in recent years. Pediatr Neurol 2012; 46: 106-110.

Tarta-Arsene O, Pieper T, Hartlieb T, et al. Overrepresentation of age related epileptiform discharges in children with acquired hemispheric epilepsy syndromes. Epilepsia 2015; 56 (Suppl 1). Abstract.

Terra-Bustamante VC, Inuzuka LM, Fernandes RM, et al. Outcome of hemispheric surgeries for refractory epilepsy in pediatric patients. Childs Nerv Syst 2007; 23: 321-326.

Usui N, Mihara T, Baba K, et al. Early seizure propagation from the occipital lobe to medial temporal structures and its surgical implication. Epileptic Disord 2008; 10: 260-265.

Van Buuren LM, van der Aa NE, Dekker HC, et al. Cognitive outcome in childhood after unilateral perinatal brain injury. Dev Med Child Neurol 2013; 55: 934-940.

Van de Aa NE, Benders MJ, Groenendaal F, de Vries LS. Neonatal stroke: a review of the current evidence on epidemiology, pathogenesis, diagnostics and therapeutic options. Acta Paediatr 2014; 103: 356-364.

Van der Aa NE, Verhage CH, Groenendaal F, et al. Neonatal neuroimaging predicts recruitment of contralesional corticospindal tracts following perinatal brain injury. Dev Med Child Neurol 2013; 55: 707-712.

Van der Kolk NM, Boshuisen K, van Empelen R, et al. Etiology-specific differences in motor function after hemispherectomy. Epilepsy Res 2013; 103: 221-230.

Van Empelen R, Jennekens-Schinkel A, Gorter JW, et al. Dutch Collaborative Epilepsy Surgery Programme. Epilepsy surgery does not harm motor performance of children and adolescents. Brain 2005; 128: 1536-1545.

Wanigasinghe J, Reid SM, Mackay MT, et al. Epilepsy in hemiplegic cerebral palsy due to perinatal arterial ischemic stroke. Dev Med Child Neurol 2010; 52: 1021-1027.

Van Oijen M, De Waal H, Van Rijenc PC, et al. Resective epilepsy surgery in childhood: The Dutch experience 1992-2002. Eur J Paed Neurol 2006; 10: 114-123.

Vargha-Khadem F, Isaacs E, van der Werf S, et al. Development of intelligence and memory in children with hemiplegic cerebral palsy. The deleterious consequences of early seizures. Brain 1992; 115 Pt 1: 315-329.

Wasay M, Bakshi R, Bobustuc G, et al. Cerebral venous thrombosis: analysis of a multicenter cohort from the United States. J Stroke Cerebrovasc Dis 2008; 17: 49-54.

Westmacott R, Askalan R, MacGregor D, et al. Cognitive outcome following unilateral arterial ischemic stroke in childhood: effects of age at stroke and lesion location. Dev Med Child Neurol 2010; 52: 386-393.

Villani F, D'Incerti L, Granata T, et al. Epileptic and imaging findings in perinatal hypoxic-ischemic encephalopathy with ulegyria. Epilepsy Res 2003; 55: 235-243.

Villemure JG, Daniel RT. Peri-insular hemispherotomy in paediatric epilepsy. Childs Nerv Syst 2006; 22: 967-981.

Williamson PD, Boon PA, Thadani VM, et al. Parietal lobe epilepsy: diagnostic considerations and results of surgery. Ann Neurol 1992; 31: 193-201.

Wolf M, Niema G, Krageloh-Mann. Is epilepsy in congenital hemiplegia always caused by lesion? Dev Med Child Neurol 2000; 84 (Suppl): 22. Abstract.

Wolf M, Zuercher C, Krägeloh-Mann I. Epilepsy in children with bilateral cerebral palsy: Role of lesion pattern and EEG for classification and outcome. Epilepsia 2003; 44 (Suppl 8): 72. Abstract.

Volpe JJ. Neurobiology of periventricular leukomalacia in the premature infant. Pediatric Res 2001; 50: 553-562.

Volpe JJ. Brain injury in premature infants: a complex amalgam of destructive and developmental disturbances. Lancet Neurol 2009; 8: 110-124.

Woodward LJ, Anderson PJ, Austin NC, et al. Neonatal MRI to predict neurodevelopmental outcomes in preterm infants. N Engl J Med 2006; 355: 685-694.

Wusthoff CJ, Kessler SK, Vossough A, et al. Risk of later seizure after perinatal arterial ischemic stroke: a prospective cohort study. Pediatrics 2011; 127: e1550-1557.

Wyllie E, Comair Y, Ruggieri P, et al. Epilepsy surgery in the setting of periventricular leukomalacia and focal cortical dysplasia. Neurology 1996; 46: 839-841.

Wyllie E, Comair YG, Kotagal P, et al. Seizure outcome after epilepsy surgery in children and adolescents. Ann Neurol 1998; 44: 740-748.

Wyllie E, Lachhwani D, Gupta A, et al. Successful surgery for epilepsy due to congenital or early brain lesions despite generalized EEG. Neurology 2007; 24: 389-397.

Xia C, Zhang R, Mao Y, et al. Pediatric cavernous malformation in the central nervous system: report of 66 cases. Pediatr Neurosurg 2009; 45: 105-113.

Yang JS, Park YD, Hartlage PL. Seizures associated with stroke in childhood. Pediatr Neurol 1995; 12: 136-138.

Zsoter A, Pieper T, Kudernatsch M, et al. Predicting hand function after hemispherotomy: TMS versus fMRI in hemispheric polymicrogyria. Epilepsia 2012; 53: e98-101.

第20章

Sturge-Weber综合征

Alexis Arzimanoglou，Eric Kossoff，著
沈志鹏，译

要点

- Sturge-Weber综合征患儿即便是在癫痫发作之前，也常常受益于专业的小儿癫痫外科团队的首次筛查。
- 密切的随访有助于在病程早期就考虑到手术适应证，完成最适合的辅助检查，以及确定手术方式。
- 如果一种或两种抗癫痫药物不能完全控制癫痫发作，强烈建议立即进行手术评估，以避免不可逆转的认知功能障碍。

Sturge-Weber综合征（Sturge-Weber syndrom, SWS）是一种非家族性神经皮肤疾病，有时病情会进行性进展。Sturge于1879年首次描述，认为它是继神经纤维瘤病和结节性硬化症之后的第3大最常见的神经皮肤疾病，其新发病率约为1/20 000。本术语仅适用于大脑受累的患者。

临床表现

SWS包括面部红葡萄酒痣，出现在大部分患者的三叉神经分布区，其中以眼神经（V1）分布区最为常见。所有患者均存在软脑膜静脉血管瘤，偶有脉络膜血管瘤及患侧青光眼。面部及软脑膜血管瘤通常发生在同侧，而15%的病例发生在双侧。血管瘤通常位于枕区，但也可能分布更广泛，甚至累及整个大脑半球。面部皮肤、眼睛和中枢神经系统的病变范围因人而异，某些病例可能仅累及一个器官（Roach, 1992; Comi, 2015）。也有无面部葡萄酒痣的SWS患者，通常被称为Ⅲ型 Sturge-Weber综合征。

2013年Shirley等通过全外显子基因组测序发现了引起SWS和孤立葡萄酒痣潜在的体细胞嵌合

突变来自9q21染色体上GNAQ（鸟嘌呤核苷酸结合蛋白）。这种体细胞突变发生在发育过程中，在SWS的不同临床表型中起着重要作用。GNAQ与葡萄膜黑色素瘤也有一定的相关性。当新生儿的上面部出现葡萄酒痣时，有15%～50%的可能性患有SWS，大脑和（或）眼睛是否受累取决于痣的范围。密切监测和适当的筛查对早期诊断和最佳治疗至关重要（Comi, 2015）。

SWS的神经系统症状包括癫痫发作（75%的患者）、偏瘫或轻偏瘫、视野缺损（枕叶血管瘤）、头痛、脑卒中样事件和认知功能障碍。不同SWS患者之间功能障碍的差异非常大，有些患者可能既没有癫痫发作也没有神经功能缺失，而有些患者则可能出现严重的难治性癫痫，并伴有严重的神经功能缺失和发育迟缓（Arzimanoglou et al., 2004; Comi, 2015）。

神经系统症状通常表现为癫痫发作。然而，随着磁共振神经影像的普及，许多患者在出现症状之前便可获得诊断。大约70%的癫痫患者首次癫痫发作在1岁以内。大约20%的患者在1～3岁出现癫痫发作，但也可能在23岁前出现（Sujansky & Conradi, 1995; Bourgeois et al., 2007）。据报道，大部分患者是局灶性发作，并常继发全面性发作（Arzimanoglou & Aicardi, 1992; Erba & Cavazzuti, 1990; Ogunmekan et al., 1989; Hoffman et al., 1979）。50%的患者出现癫痫持续状态（即长时间的阵挛性癫痫发作），婴儿痉挛和肌阵挛发作比较少见（Fukuyama & Tsuchiya, 1979; Arzimanoglou & Aicardi, 1992）。累及双侧软脑膜与癫痫发作起病较早有关，而且智力发育预后较差（Boltshauser et al., 1976; Bebin et al., 1988; Alkonyi et al., 2011）。

在一项77例的SWS患儿的研究中，39%的患儿常常表现为严重的丛集性癫痫发作，无症状期长达数月至数年（Kossoff et al., 2009）。这种丛集性发作问题很严重，需要在门诊使用苯二氮䓬类药物或注射针剂来终止癫痫持续状态。此类患者不易恢复，故做出更换抗惊厥药或者行癫痫手术的决策也比较困难（Kossoff et al., 2009）。这种丛集性癫痫发作的机制尚不清楚，可能是由于血管瘤引起的大脑相对缺血所致。

SWS引起的偏瘫常常出现在1岁以内的反复癫痫发作或一侧肢体的癫痫持续状态后（Arzimanoglou & Aicardi, 1992）。有时患儿表现为不伴有癫痫发作的一过性的偏瘫或轻偏瘫，因此有些人称其为卒中样事件或简称SLEs。偏瘫与癫痫的发生顺序在临床上很难确定，因此认为偏瘫可能就是癫痫发作后的一种微妙现象。然而，常使用阿司匹林（3～5 mg / kg）理论上会降低发作频率（Maria et al., 1998）。一项回顾性研究发现，使用阿司匹林治疗后，癫痫发作频率中位数从每月3次降至每月1次（$P = 0.002$）（Bay et al., 2011）。另一项针对58例儿童的回顾性研究结果明显不同（Lance et al., 2011），9例儿童使用阿司匹林后出现了过敏反应及不同程度的出血。如今许多SWS患儿开始使用低剂量的阿司匹林预防偏瘫。然而，由于缺乏前瞻性研究，阿司匹林治疗的最佳剂量和使用时间还在探索中。

据报道，约有60%的SWS患者出现不同程度的精神运动发育迟缓，而32.5%的患者存在严重的智力发育迟缓（Sujansky & Conradi, 1995; Pascual-Castroviejo et al., 1993）。癫痫的早期起病及严重程度是最重要的影响因素（Bebin & Gomez, 1988; Coni, 2015）。

28%～70%的SWS患者会出现包括青光眼在内的眼部临床表现（Cibis et al., 1984; Sullivan et al., 1992）。它们既可以在出生时就有所表现，也可以在其他年龄出现，甚至出现在成人期。SWS患者对侧出现青光眼的情况相对罕见。据说，当血管痣累及上眼睑时，这种情况更常见。最后，对于这些患儿来说，有时偏头痛也正如癫痫发作或青光眼一样，治疗起来很棘手（Kossoff et al., 2005）。对于SWS合并偏头痛的患者，一些预防偏头痛的抗惊厥药物（如托吡酯丙戊酸盐）可能特别有效。

诊断检查项目

当依据临床标准疑似SWS时，可选择神经影像学作为检查项目（图20-1）。头颅CT扫描通常会显示出“双轨征”，这是颅内钙化的表现，还可以显示出局部或者半球的脑萎缩。对于躁动不安的患儿，CT检查操作简便，可以用来随访检查，从而记录到萎缩和（或)钙化的进展。

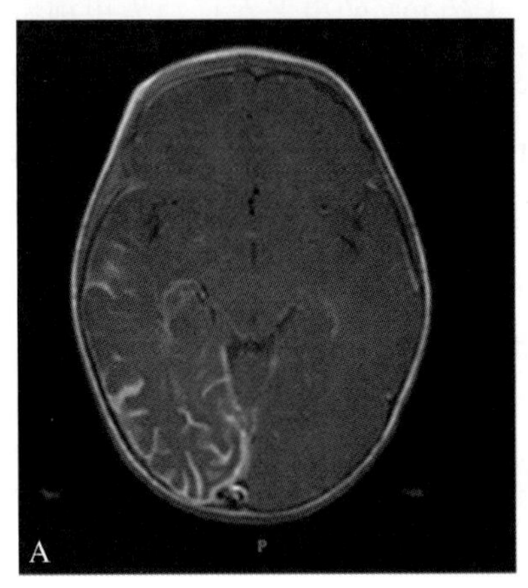

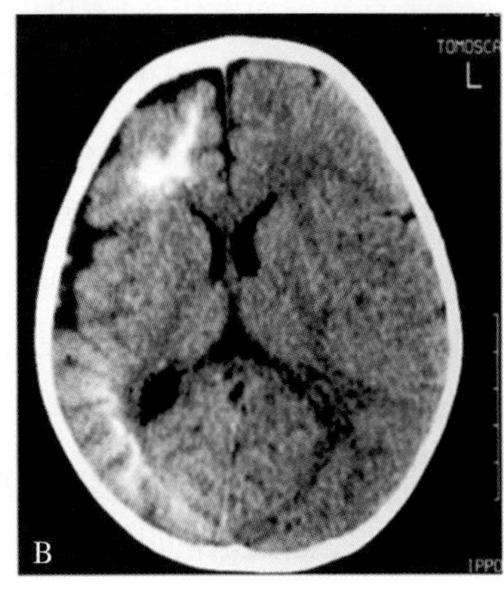

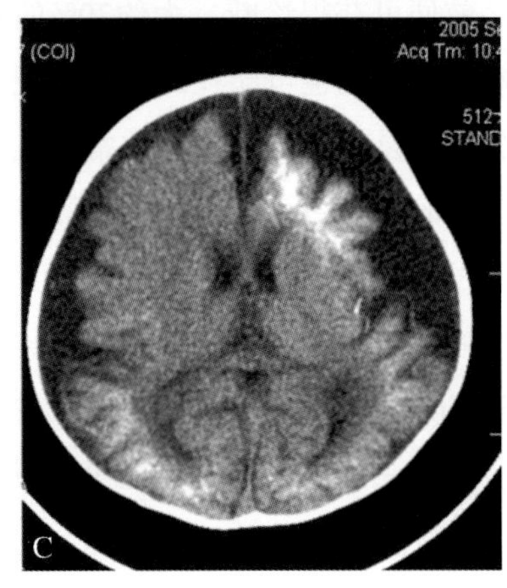

图 20-1 SWS 的神经影像

A.（典型的）枕叶SWS；B.累及大脑半球；C.累及双侧。

然而，钆增强MRI是目前常被推荐最好地能显示软脑膜血管瘤的检查。

大部分患者在1岁之后才出现CT和MRI上的影像学异常，因此对于有葡萄酒痣但无其他症状的婴儿，有必要进行影像学检查的随访。一项研究指出，磁共振FLAIR序列及TOF磁共振静脉成像可能对发现软脑膜血管瘤更加敏感（Griffiths, 2003; Juhasz & Chugani, 2007），而且磁共振波谱（magnetic resonance spectroscopy, MRS）及磁敏感加权成像（susceptibility-weighted imaging, SWI）可能会发现一些常规MRI增强序列未能显示的异常改变（Batista et al., 2008; Hu et al., 2008）。此外，大多数SWS患儿病变侧脉络丛增大，这也有助于诊断。

虽然SWS患儿在出现癫痫发作后常做EEG，但其诊断价值有限。SWS患儿的EEG存在一种常见的演变模式，已被最近的一项研究证实（Kossoff et al., 2014）（图20-2）。新近诊断SWS的大部分患儿，EEG是正常的（EEG评分为0）。随着患病时间的延长，发作间期EEG会显示软脑膜血管瘤病变区域的背景活动非特异性局灶或单侧背景活动压低（EEG评分为1）（Sassover et al., 1994; Gilly et al., 1977; Breuner & Sharbrough, 1976）。局灶性癫痫样异常在婴儿中并不常见，但随着患儿年龄的增长，它会变得更加明显（EEG评分为2）（Sassover et al., 1994）。接着进入最后阶段，棘波、尖波频繁出现，有时继发全面性发作（EEG评分为3）。这种演变模式似乎与年龄相关，而与癫痫发作的严重程度或疾病的进展无关（Kossoff et al., 2014）。

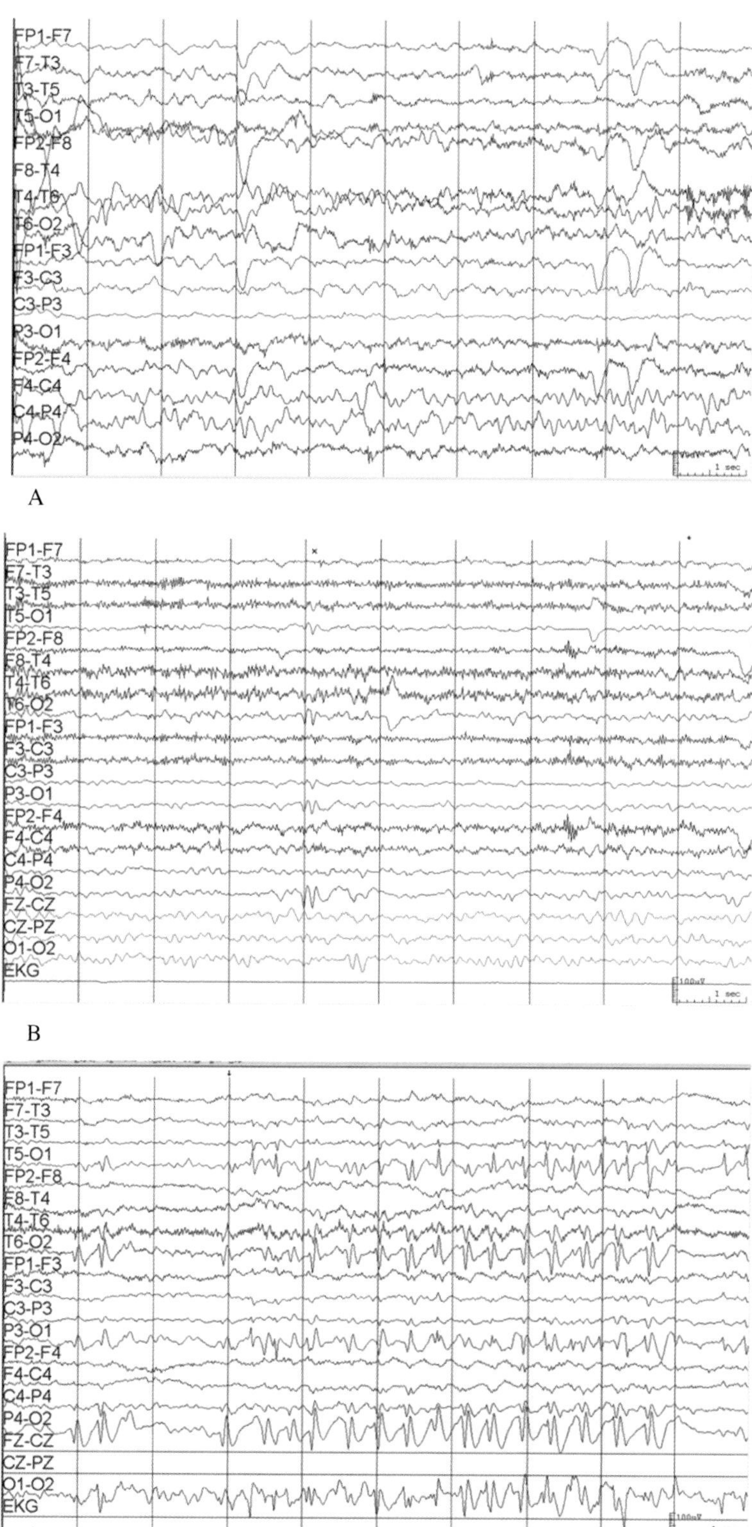

图 20-2　SWS 患者 EEG 的改变

A. 第一期：局灶性不对称；B. 第二期：散在的单侧尖波；C. 第三期：频繁、无节律棘波。

双侧病变的患者早期就出现双侧癫痫样异常，而单侧病变的患者往往在3岁以后才出现此类EEG异常（Chevrie et al., 1988; Revol et al., 1984; Rosen et al., 1984）。对单侧病变患者而言，多灶性棘慢波、广泛性棘波或多棘波爆发，并非手术禁忌证（图20-3）。虽然定量EEG已成为确定SWS患儿是否存在双侧EEG不对称的一种方法，但目前仍处于研究阶段（Ewen et al., 2009）。

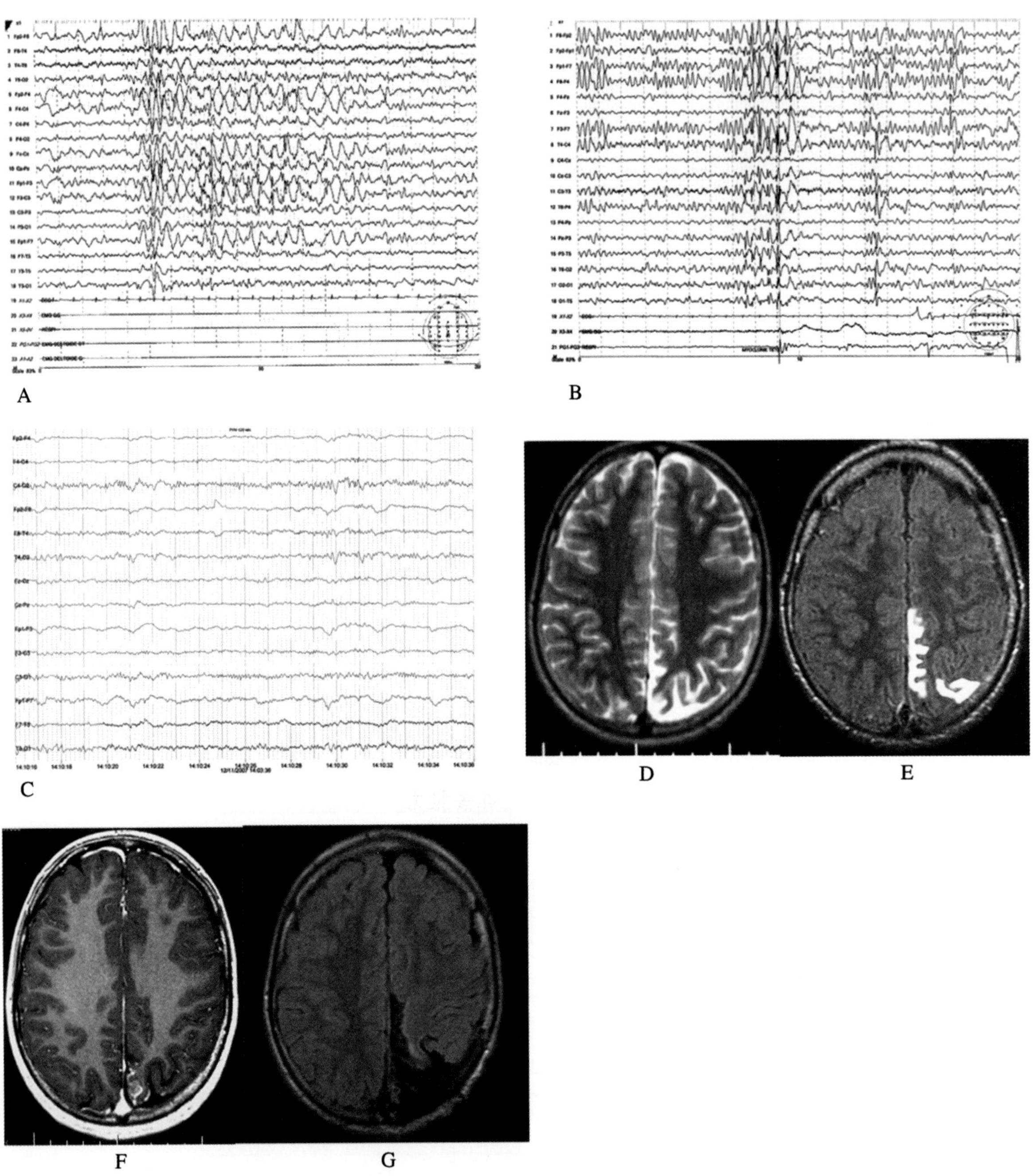

图 20-3　单侧病患者 EEG 与 MRI

A至C. 11岁，女孩，术前双侧弥漫性EEG异常，左顶叶及枕叶EEG改变明显突出背景（A和B）。单侧病灶切除后的EEG（C）；D至G. 术前MRI显示左顶中线旁软脑膜血管瘤与钙化（D～F），病灶完全切除后的MRI对比（G）（图由Prs Ch. SainteRose and N. Boddaert提供）。

内外科治疗

对于SWS患者，主要是对症治疗，重点在于控制癫痫发作，治疗青光眼和面部血管瘤。因此，这种能够处理所有共病的多学科诊疗中心会让患儿受益。必须在病程早期考虑转诊，以便评估手术可能性。

处理青光眼的问题甚至需要在低龄时行小梁切除术（Sharan et al., 2009）。SWS患儿还经常出现各种行为问题，31%的患儿有情绪障碍，25%有破坏性行为，25%患有适应障碍（Turin et al., 2010）。具有SWS精神病学特征的患儿应接受适当的药物治疗及适应性治疗。

据报道，小剂量阿司匹林能通过改善血流和预防潜在血栓形成来减少脑卒中样事件（Maria et al., 1998），但这存在争议（Greco et al., 2008），也没有对照研究。许多中心开始给SWS患儿使用低剂量阿司匹林，通常为3 mg/（kg・d）（Bay et al., 2011）。就我们所知，尚无SWS患儿出现Reye综合征的报道，但可能会轻微增加患儿淤斑和出血的风险（Bay et al., 2011）。

关于首选哪种抗惊厥药物、多大剂量及用药时间仍然没有统一的标准。笔者建议门诊患儿使用苯二氮䓬类药物，以免患儿常常因为长时间局灶性癫痫而住院。至今尚无某种特定的抗惊厥药是SWS儿童的理想选择，但广谱的抗癫痫发作药物（丙戊酸钠、左乙拉西坦）可能仍是首选药物。虽然托吡酯有发生青光眼的潜在风险，但它似乎对于已具有青光眼风险的SWS患儿来说并不受影响，甚至还可能有助于缓解患儿的偏头痛。

据报道，饮食疗法对SWS患儿也有帮助，其治疗方式类似于其他难治性癫痫患儿。因为需要手术治疗的局灶性的患儿往往比生酮饮食治疗的患儿表现差，所以SWS患儿无发作的概率较低（Stainman et al., 2007）。在一项单中心的试验性研究中，SWS患儿一直接受改良的Atkins饮食治疗（Kossoff et al., 2010）。此项研究中，5例一直患有酮病的4～18岁患儿接受食疗后发作减少（5例中有3例发作减少＞50%），而且并没有因脱水或胆固醇水平升高而增加卒中事件。当然，这还需要进一步的研究。对于丛集性发作或继发全面性发作（如失张力发作或失神发作）的SWS患儿来说，这可能也是一个非常合理的选择。

迷走神经刺激（vagus nerve stimulation, VNS）对于不适合手术的顽固性癫痫患者是另一种选择。而据笔者所知，还没有专门用于治疗SWS患者的报道。

对于单侧软脑膜血管瘤的SWS患儿，小儿癫痫外科处理病灶型病例的一般原则完全适用，而且为了避免患儿出现认知功能下降，手术时机很重要。手术时机很难把握，因为许多SWS患儿的癫痫发作是丛集性的、间歇性的（Kossoff et al., 2009）。决定对SWS患儿实施病灶切除术需要考虑方方面面，所有涉及的医生和患儿家属要一致认同患儿癫痫发作频率增加，并且影响到了患儿生活质量。其中所涉及的问题复杂性也是为何强烈建议SWS患儿尽早转诊到小儿癫痫外科团队的主要原因之一。

大脑半球切除术（功能性或解剖性）适用于广泛的大脑半球软脑膜血管瘤且已出现偏瘫和轻偏瘫的SWS患儿。这是迄今为止在文献中最常报道的治疗SWS患儿的癫痫手术。据文献报道，共有90例SWS患儿从大脑半球切除术中获益［1979—2002年45例；32例（Kossoff et al., 2002）；

8例（Bourgeois et al., 2007）；4例（Matin et al., 2010）；1例（Andrade et al., 2010）］。结果33%～100%的患儿术后无发作。Kossoff等（2002）的调查发现，尽管术后并发症的发生率较高（47%），但癫痫无发作率高达81%（26/32）。

有趣的是，一些文献（Hoffman, 1979）提示：早期手术后患者的IQ得分较高。在这项研究中，手术年龄与IQ值之间呈负性线性相关。2002年的研究（Kossoff et al., 2002）发现，两者呈负相关。他们认为患儿年龄越大，手术之后无发作率更高，而无发作患儿的认知更有可能恢复正常。当讨论这种大范围神经外科手术的最佳时机时，我们也应该考虑现有能获取的关于发育可塑性的知识。目前需要包括术前和术后标准的神经心理学评估及长期随访的前瞻性研究。

当软脑膜血管瘤位于大脑皮质局限区域内时，局部病灶切除术（病灶切除术、脑叶切除术或局灶皮质切除术）是首选手术方式（Bourgeois et al., 2007; Arzimanoglou et al., 2000, Arzimanoglou & Aicardi, 1992; Erba & Cavazzuti, 1990; Ito et al., 1990; Rosen et al., 1984; Hoffman et al., 1979; Hoffman, 1997）。Bourgeois等在2007年报道的27例SWS患者中发现，11/19（58%）接受病灶切除术的患者术后无发作，尤其是完全切除的患者。Arzimanoglou等在2000年报道了一组类似的结果，14例患者进行了选择性切除术，其中7例患者完全切除病灶后癫痫再无发作，而其余部分切除病灶的患者术后癫痫复发。

如颅内病变符合SWS的典型改变，且仅累及单侧枕叶皮质，则建议采用脑后1/4离断术。来自日本的研究报道了10例SWS患儿接受了这种离断手术（Sugano et al., 2014）。该术式首先切开胼胝体后部，然后离断远端海马伞和海马体。8例患者术后再无癫痫发作，其余2例患者在术后MRI影像上提示病灶有残余。最终，只有那些癫痫不再发作的患者的智力和功能发育才能得到改善。

也有文献报道SWS合并皮质畸形，例如局灶性皮质发育不良（FCD）或小脑回畸形（Simonati et al., 1994; Pal et al., 2002）。无独有偶，12例SWS患儿中有8例行外科治疗（4例大脑半球切除术；4例行局灶性切除），6例病例经神经病理学证实为皮质畸形（Maton et al., 2010）。一个病例，双重病理。回顾这12例患儿的MRI，其中10例存在脑皮质畸形，这也提示可能存在两种病理。来自日本的研究报告了另外2例在软脑膜血管瘤附近伴发FCDⅡa型的病例（Murakami et al., 2012）。随后Wang等报道了6例SWS的癫痫患者（平均年龄20.2岁）的神经病理结果，他们进行了大范围的神经外科式切除（Wang et al., 2015），病理结果发现所有的病例中都含有类似FCDⅡa型患者那样的异形神经元，但并无典型的FCDⅡa型中新皮质层那样的总体结构筑异常，因此研究者建议将此类型定义为ILAE FCD-Ⅲc型。此外，4例最早出现癫痫发作的患者也同时存在多微小脑回。所有患者的发作起始区均使用硬膜下电极确定，这些区域总显示FCDⅢc型的组织病理学证据。术后平均1.7年的随访中，5例中有4例患者的癫痫发作控制满意。因此，作者总结认为SWS的软脑膜血管瘤与FCDⅢc型和多微小脑回之间密切相关。

FCDⅢc型可能是导致某些SWS患者出现癫痫发作的首要病因，完整切除相关的FCD被认为是控制癫痫发作的关键因素。尽管一些研究主张将切除范围扩大到解剖学病灶之外的大脑皮质，以此获得更高的癫痫无发作率，但是发作期EEG的作用尚不明确。

从目前获取的资料表明，对于大多数具有单侧局灶性软脑膜血管瘤的SWS患者，在简单的术前检查之后，便可进行病灶切除术，而术中皮质脑电监测并不是必需的（Arzimanoglou et al., 2004; Gupta, 2011）。MRI-WAND技术也有助于确定病灶是否全切。近期着重推荐有关于典型的软脑膜血管瘤合并邻近区域的皮质发育不良的病例报道：所有的SWS患儿从出生开始都需要在专业的小儿癫痫中心进行评估与随访，经历术前评估与癫痫外科手术。

当前，似乎还没有任何具体的关于SWS患儿的手术注意事项，但是在手术过程中软脑膜血管瘤更容易出血，需要输注血液制品。术后护理与其他患者一样，包括抗惊厥药的维持治疗。特别是对于大脑半球切除术的患儿，术后可能需要长期的分流治疗与康复训练。

双侧EEG异常或全面性发作并非手术禁忌证，但必须在综合的癫痫外科方案下细心筛查。对于那些双侧血管瘤的病例来说，做出决策更加困难（Chevrie et al., 1988; Alkonyi et al., 2011; Jiruska et al., 2011），无可供参考的对照研究。Alkonyi的研究报道了14例SWS病例，其中3例最终进行了切除性手术，这些患儿术后的癫痫发作及发育均得到改善。

PET和VEEG可以为SWS病例显示出大多数发作、癫痫样活动及相对低代谢区域属于局灶性，从而使得局灶切除术成为可能。对于这类病例，应充分告知患儿家属，手术可能是姑息性手术，可能达不到无发作。最后，当怀疑有双侧癫痫活动时，应避免手术，并建议选择其他治疗方案（如饮食疗法或VNS）。

结论

SWS相关癫痫因长期丛集性发作而变得复杂，治疗困难。要明确局灶切除术或大脑半球切除术的时机难度非常大。当抗癫痫发作药物治疗失败时，在全面的小儿癫痫外科治疗方案下讨论了手术适应证和相关检查项目，而且手术是由经验丰富的神经外科医生完成的话，手术可以作为一种治疗方法。

原书参考文献

Alkonyi B, Chugani HT, Karia S, et al. Clinical outcomes in bilateral Sturge-Weber syndrome. Pediatr Neurol 2011; 44: 443-439.

Andrade DM, McAndrews MP, Hamani C, et al. Seizure recurrence 29 years after hemispherectomy for Sturge-Weber syndrome. Can J Neurol Sci 2010; 37: 141-144.

Arzimanoglou A. The surgical treatment of Sturge-Weber syndrome with respect to its clinical spectrum. In: Tuxhorn I, Holthausen H, Boenigk H (eds). Paediatric Epilepsy Syndromes And Their Surgical Treatment. London: John Libbey, 1997, pp. 353-363.

Arzimanoglou A, Guerrini R, Aicardi J. Aicardi's Epilepsy in Children, 3rd Ed. Philadelphia: Lippincott, Williams & Wilkins, 2004.

Arzimanoglou A, Andermann F, Aicardi J, et al. Sturge-Weber syndrome: indications and results of surgery in 20 patients. Neurology 2000; 55: 1472-1479.

Arzimanoglou A, Aicardi J. The epilepsy of Sturge-Weber syndrome: clinical features and treatment in 23 patients. Acta Neurol Scand 1992; Suppl.140: 18-22.

Bay MJ, Kossoff EH, Lehmann CU, et al. Survey of aspirin use in Sturge-Weber syndrome. J Child Neurol 2011; 26: 692-702.

Bebin EM, Gomez Bebin MR. Sturge-Weber syndrome. In: Gomez RM, ed. Neurocutaneous Diseases: a Practical Approach.

London: Butterworth-Heinemann, 1988, pp. 356-367.

Bebin EM, Gomez MR. Prognosis in Sturge-Weber disease: Comparison of unihemispheric and bihemispheric involvement. J Child Neurol 1988; 3: 181-184.

Boltshauser E, Wilson J, Hoare RD. Sturge-Weber syndrome with bilateral intracranial calcification. J Neurol Neurosurg Psychiatry 1976; 39(5): 429-435.

Bourgeois M, Crimmins DW, de Oliveira RS, et al. Surgical treatment of epilepsy in Sturge-Weber syndrome in children. J Neurosurg 2007; 106 (1 Suppl): 20-28.

Chevrie JJ, Specola N, Aicardi J. Secondary bilateral synchrony in unilateral pial angiomatosis: successful surgical treatment. J Neurol Neurosurg Psychiatry 1988; 51: 663-670.

Chiron C, Raynaud C, Tzourio N, et al. Regional cerebral blood flow by SPECT imaging in Sturge-Weber disease: an aid for diagnosis. J Neurol Neurosurg Psychiatry 1989; 52: 1402-1409.

Chugani HT, Mazziotta JC, Phelps ME. Sturge-Weber syndrome: a study of cerebral glucose utilization with positron emission tomography. J Pediatr 1989; 2: 244-253.

Cibis GW, Tripathi RC, Tripathi BJ. Glaucoma in Sturge-Weber syndrome. Ophthalmology 1984; 91: 1061-1071

Comi AM. Sturge-Weber syndrome and epilepsy: an argument for aggressive seizure management in these patients. Expert Rev Neurother 2007; 7: 951-956.

Comi AM. Sturge-Weber syndrome. Handb Clin Neurol 2015; 132: 157-168.

Di Rocco C, Tamburrini G. Sturge-Weber syndrome. Childs Nerv Syst 2006; 22: 909-921.

Enjolras O, Riche MC, Merland JJ. Facial port-wine stains and Sturge-Weber syndrome. Pediatrics 1985; 76: 48-51

Erba G, Cavazzuti V. Sturge-Weber syndrome: natural history and indications for surgery. J Epilepsy 1990; 3 (Suppl.): 287-291.

Ewen JB, Kossoff EH, Crone NE, et al. Use of quantitative EEG in infants with port-wine birthmark to assess for Sturge-Weber brain involvement. Clin Neurophysiol 2009; 120: 1433-1440.

Fukuyama Y, Tsuchiya S. A study on Sturge-Weber syndrome. Report of a case associated with infantile spasms and electroencephalographic evolution in five cases. Eur Neurol 1979; 18: 194-209.

Greco F, Fiumara A, Sorge G, et al. Subgaleal hematoma in a child with Sturge-Weber syndrome: to prevent stroke-like episodes, is treatment with aspirin advisable? Childs Nerv Syst 2008; 24: 1479-1481.

Griffiths PD. Sturge-Weber syndrome revisited: the role of neuroradiology. Neuropediatrics 1996; 27: 284-294.

Hoffman HJ. Benefits of early surgery in Sturge-Weber syndrome. In: Tuxhorn I, Holthausen H, Boenigk H (eds). Paediatric Epilepsy Syndromes And Their Surgical Treatment. London: John Libbey, 1997, pp. 364-370.

Hoffman HJ, Hendrick EB, Dennis M, et al. Hemispherectomy for SturgeWeber syndrome. Childs Brain 1979; 5: 233-248.

Ito M, Sato K, Ohnuki A, et al. Sturge-Weber disease: operative indications and surgical results. Brain Dev 1990; 12: 473-477.

Jiruska P, Marusic P, Jefferys JG, et al. Sturge-Weber syndrome: a favourable surgical outcome in a case with contralateral seizure onset and myoclonicastatic seizures. Epileptic Disord 2011; 13: 76-81.

Klapper J. Headache in Sturge-Weber syndrome. Headache 1994; 34: 521-522.

Kossoff EH, Bachur CD, Quain AM, et al. EEG evolution in SturgeWeber syndrome. Epilepsy Res 2014; 108: 816-819.

Kossoff EH, Bosarge JL, Comi AM. A pilot study of the modified Atkins diet for Sturge-Weber syndrome. Epilepsy Res 2010; 92: 240-243.

Kossoff EH, Buck C, Freeman JM. Outcomes of 32 hemispherectomies for SturgeWeber syndrome worldwide. Neurology 2002; 59: 1735-1738.

Kossoff EH, Ferenc L, Comi AM. An infantile-onset, severe, yet sporadic seizure pattern is common in Sturge-Weber syndrome. Epilepsia 2009; 50: 2154-2457.

Kossoff EH, Hatfield LA, Ball KL, et al. Comorbidity of epilepsy and headache in patients with Sturge-Weber syndrome. J Child Neurol 2005; 20: 678-682.

Kremer S, Schmitt E, Klein O, et al. Leptomeningeal enhancement and enlarged choroid plexus simulating the appearance of Sturge-Weber disease in a child with tuberous sclerosis. Epilepsia 2005; 46: 595-596.

Lance EI, Sreenivasan AK, ZabelTA, et al. Aspirin use in SturgeWeber syndrome: Side effects and clinicaloutcomes. J Child

Neurol 2013; 28: 213-218.

Maria BL, Neufeld JA, Rosainz LC, et al. Central nervous system structure and function in Sturge-Weber syndrome: evidence of neurologic and radiologic progression. J Child Neurol 1998; 13: 606-618.

Maton B, Krsek P, Jayakar P, et al. Medically intractable epilepsy in SturgeWeber syndrome is associated with cortical malformation: implications for surgical therapy. Epilepsia 2010; 51: 257-267.

Mazereeuw-Hautier J, Syed S, Harper JI. Bilateral Facial Capillary Malformation Associated With Eye and Brain Abnormalities Arch Dermatol 2006;142: 994-948.

Miranda Mallea J, Güemes Heras I, et al. Sturge-Weber syndrome: experience with 14 cases. An Esp Pediatr 1997; 46: 138-142.

Murakami N, Morioka T, Suzuki SO, et al. Focal cortical dysplasia type IIa underlying epileptogenesis in patients with epilepsy associated with Sturge-Weber syndrome. Epilepsia 2012; 53: e184-188.

Oakes WJ. The natural history of patients with the Sturge-Weber syndrome. Pediatr Neurosurg 1992; 18: 287-290.

Ogunmekan AO, Hwang PA, Hoffman HJ. Sturge-Weber-Dimitri disease: role of hemispherectomy in prognosis. Can J Neurol Sci 1989; 16: 78-80.

Pal L, Shankar SK, Santosh V, et al. Glioneuronal migration and development disorders: histological and immunohistochemical study with a comment on evolution. Neurol India 2002; 50: 444-451.

Parsa CF. Sturge-weber syndrome: a unified pathophysiologic mechanism. Curr Treat Options Neurol 2008; 10: 47-54

Pascual-Castroviejo I, Díaz-Gonzalez C, García-Melian RM, et al. Sturge-Weber syndrome: study of 40 patients. Pediatr Neurol 1993; 9: 283-288.

Pascual-Castroviejo I, Pascual-Pascual SI, Velazquez-Fragua R, et al. SturgeWeber syndrome: study of 55 patients. Can J Neurol Sci 2008; 35: 301-317.

Probst FP. Vascular morphology and angiographic flow patterns in SturgeWeber angiomatosis: facts, thoughts and suggestions. Neuroradiology 1980; 20: 73-78.

Roach E. Neurocutaneous syndromes. Pediatr Clin North Am 1992; 39: 591-620.

Rosen I, Salford L, Starck L. Sturge-Weber disease-neurophysiological evaluation of a case with secondary epileptogenesis, successfully treated with lobectomy. Neuropediatrics 1984; 15: 95-98.

Sassower K M. Duchowny P, Jayakar T, et al. EEG evaluation of children with Sturge-Weber syndrome and epilepsy. J Epilepsy 1994; 7: 285-289.

Sharan S, Swamy B, Taranath DA, et al. Portwine vascular malformations and glaucoma risk in Sturge-Weber syndrome. J AAPOS 2009; 13: 374-378.

Shirley MD, Tang H, Gallione CJ, et al. Sturge-Weber syndrome and port-wine stains caused by somatic mutation in GNAQ. N Engl J Med 2013; 368: 1971-1979.

Simonati A, Colamaria V, Bricolo A, et al. Microgyria associated with Sturge-Weber angiomatosis. Childs Nerv Syst 1994; 10: 392-395.

Stainman RS, Turner Z, Rubenstein JE, et al. Decreased relative efficacy of the ketogenic diet for children with surgically approachable epilepsy. Seizure 2007; 16: 615-619.

Sturge WA. A case of partial epilepsy, apparently due to a lesion of one of the vasomotor centres of the brain. Trans Clin Soc Lond 1879; 12: 162-167.

Sugano H, Nakanishi H, Nakajima M, et al. Posterior quadrant disconnection surgery for Sturge-Weber syndrome. Epilepsia 2014 (online early).

Sujansky E, Conradi S. Sturge-Weber syndrome: age of onset of seizures and glaucoma and the prognosis for affected children. J Child Neurol 1995a; 10: 49-58.

Sujansky E, Conradi S. Outcome of Sturge-Weber syndrome in 52 adults. Am J Med Genet 1995b; 57: 35-45.

Sullivan TJ, Clarke MP, Morin JD. The ocular manifestations of the Sturge-Weber syndrome. J Pediatr Ophthalmol Strabismus 1992; 29: 349-356.

Tallman B, Tan OT, Morelli JG, et al. Location of port-wine stains and the likelihood of ophthalmic and/or central nervous system complications. Pediatrics 1991; 87: 323-327.

Turin E, Grados MA, Tierney E, et al. Behavioral and psychiatric features of Sturge-Weber syndrome. J Nerv Ment Dis 2010; 198: 905-913.

Uram M, Zubillaga C. The cutaneous manifestations of Sturge-Weber syndrome. JClin Neuroophthalmol 1982; 2: 245-248

Wang DD, Blümcke I, Coras R, et al. Sturge-Weber Syndrome Is Associated with Cortical Dysplasia ILAE Type IIIc and Excessive Hypertrophic Pyramidal Neurons in Brain Resections for Intractable Epilepsy. Brain Pathol 2015; 25: 248-255.

第21章

下丘脑错构瘤

John F. Kerrigan, Philippe Kahane, Martine Fohlen, Alexis Arzimanoglou，著

丰倩，译

要 点

- 下丘脑错构瘤（hypothalamic hamartomas, HH）本身具有致痫性。
- 95%的HH是散发病例，一小部分可能与遗传综合征有关，如Pallister-Hall综合征或口腔-面-指综合征（oral-facial-digital syndrome, OFD）。
- 临床特征包括癫痫发作、智力低下、精神症状和中枢性性早熟。
- 与HH相关的痴笑性发作和哭泣发作（gelastic and acrystic seizures）常常出现年龄较早，为典型的首发癫痫类型，但不一定伴有EEG改变。
- 至少75%的HH癫痫患者会出现其他类型发作，发作间期脑电图也会逐渐恶化。
- 起病年龄小、错构瘤体积大、发作频率高，这些可作为更加严重的认知损害和行为问题的预测因素。
- 随访时需要定期进行VEEG监测（尤其是发作间期）与神经心理评估，但不建议连续MRI筛查。
- HH抗癫痫药物治疗通常无效，尤其用于控制痴笑性发作。
- 对于药物难治性癫痫患者，早期手术治疗是最适合的治疗手段（理想的状态是在专业性转诊方案上进行评估与治疗）。
- 高分辨率MRI和VEEG监测是术前评估中必须进行的检查项目，其他辅助检查和深部记录的用处不大。

HH是先天性下丘脑腹侧占位病变，与难治性癫痫、认知缺陷和精神症状高度相关。下丘脑错构瘤本身具有致痫性，特征性发作类型是发笑发作，有时也有哭泣发作，后者较少见。不幸的是，患者有可能在儿童期出现其他类型皮层起源的发作，有时会伴有认知和行为下降。抗癫痫药物

（AEDs）多数无效。因此，治疗的努力方向都集中在HH病变本身，包括手术切除和离断，以及放射外科或立体定向热凝的消融治疗。在过去的10～15年，从最初基本没有有效治疗方案，到目前多种措施的个体化方案，HH的诊治发生了巨大变化。但是，只要治疗有效，恶化的病程就可能不再发展。HH是继发性癫痫和癫痫性脑病的一个很好的例子。

历史

1877年，由Trousseau首次描述了病理性发笑，极可能是发笑发作（Trousseau, 1877）。1950年，Martin注意到第三脑室底部可能是痴笑性发作的起源（Martin, 1950）。1958年，List首次明确HH与癫痫相关（List et al., 1958）。Paillas及其同事在1969年描述了HH相关的神经系统特征，包括难治性癫痫、认知损害和精神症状，Berkovic及其同事在1988年又对上述症状进行了扩展和补充（Paillas et al., 1969; Berkovic et al., 1988）。

由于癫痫发作通常起源于大脑皮质（包括海马），因此最初假定HH是大脑其他部位癫痫的标志。Plouin及其同事在1983年的论文中讨论了HH在痴笑性发作与其他类型癫痫发作中的潜在作用。依据上述思路，Kahane及其同事在1994年通过置入颅内电极监测发作后证实，与痴笑性发作相关的发作期放电起源于HH病灶本身（Kahane et al., 1994）。随后一系列研究都证实了HH是内源性致痫灶，并成为手术治疗的潜在靶点。早期单纯额下或颞下手术切除效果令人失望（Palmini et al., 2002）。2001年，Rosenfeld及其同事在墨尔本使用经胼胝体穹窿间入路行HH显微外科切除术，这开启了目前HH的治疗时代（Rosenfeld et al., 2001），此后又陆续发展了许多新的手术方法和技术。

流行病学

HH属于罕见病。瑞典的一项人群研究表明，儿童和青少年中HH的癫痫发病率是1/20万（Brandberg et al., 2004），而以色列的一项类似研究发现，儿童中伴痴笑性发作的HH的发生率为1/625 000（Shahar et al., 2007），发病率在种族间和地理区域上没有明确差异。许多研究发现，伴癫痫的HH在男性中比例稍高，男性与女性的比例约为1.5：1（Munari et al., 2000; Jung et al., 2003; Li et al., 2014）。一项来自中国北京的大宗病例研究报道了214例HH患者中有14例无症状患者（比例为6.5%，这些患者最初是其他原因行大脑影像学检查偶然发现了HH）（Li et al., 2014）。

许多患者的HH病变在最初的脑影像检查易被漏诊，特别是进行CT检查时。然而，小的病灶可能在MRI也很难被发现。人们越来越意识到，对有癫痫发作尤其是发笑发作的患者进行神经放射学检查时，应该重视下丘脑的结构，这样能减少初次评估时的漏诊病例数。

遗传学

大部分HH患者散发存在，没有家族史，也没有其他先天性异常。

然而，大约5%的HH患者患有Pallister-Hall综合征［人类孟德尔遗传在线（OMIM＃146510）］，还包括其他异常，例如轴后和中央多指畸形、双会厌和肛门闭锁（Hall et al., 1980），这是一种常染色体显性遗传病，完全外显，但表型多变，自发突变率高（Kang et al., 1997a）。Pallister-Hall综合征是*GLI3*基因的基因组突变造成，*GLI3*基因是“刺猬蛋白”（sonic hedgehog protein）细胞内信号通路中的锌指转录因子（Kang et al., 1997b）。

其他一些遗传综合征也与HH相关，尽管每种综合征占HH患者的不到1%（Biesecker et al., 2003）。其中包括具有多种亚型的口腔–面–指综合征（OFD）综合征。据报道，20%～40%的OFD Ⅵ型患者患有HH（Poretti et al., 2012; Darmency-Stamboul et al., 2013; Lopez et al., 2014），最近发现它与*C5orf42*基因突变有关（Lopez et al., 2014）。该基因表达跨膜蛋白，但其正常功能尚不清楚。其他类型的OFD也与HH有关（Biesecker, 2003; Azukizawa et al., 2013），但是在弄清楚这种复杂疾病的基因型与表型关系之前，可能还无法证实这种相关性。

文献中已有一系列由HH合并其他畸形综合征的病例个案报道，但这些结果的意义尚不明确。有报道称2例患者患有HH并神经纤维瘤病1型（Leal et al., 2002; Castano De La Mota et al., 2012），但即使存在共同的遗传学病因，这种共存关系也是罕见的。

尽管大多数散发的HH病例的遗传病因仍然未知，但在因难治性癫痫而接受切除术的10%～20%的散发HH患者中，已鉴定出*GLI3*（导致Pallister-Hall综合征的基因）的体细胞（仅肿瘤）突变（Craig et al., 2008）。*GLI3*编码区域内的多种功能丧失突变导致了*GLI3*的单倍体不足。基因分型技术的改进有可能在散发的HH患者中发现更多的体细胞*GLI3*突变，也可能发现导致形成HH的其他基因。目前还没有发现HH与致畸剂或其他影响胎儿-母亲健康的因素有关。

解剖学

HH主要有两种亚型（图21-1）。

第一种亚型HH病变全部或部分基底附着在第三脑室内。病变体积差别很大，但通常会延伸到第三脑室，该区域的正常解剖结构变形，主要影响穹窿和乳头体（Freeman et al., 2004）。该亚型被称为下丘脑内（或固着）亚型，具有各种各样的神经病学症状，包括痴笑性发作（Boyko et al., 1991; Valdueza et al., 1994; Arita et al., 1999; Debeneix et al., 2001; Jung et al., 2003）。约40%的此类患者会有中枢性性早熟（Freeman et al., 2004）。

第二种亚型称为下丘脑旁型（或带蒂型），与中枢性性早熟的发生（central precocious puberty, CPP）有关，通常起病年龄早，与癫痫、认知障碍或行为障碍关系不大。病变通过细小的柄附着在灰结节上（Freeman et al., 2004; Jung et al., 2003）。

早期HH病变的分类术语强调沿腹背轴的附着部位（下丘脑旁型附着于第三脑室底以下，下丘脑内型附着于第三脑室基底以上和第三脑室内）。附着部位具有以下特征：窄基底（有蒂型）或宽基底（无蒂型）。近期更多研究强调了沿下丘脑轴前后部附着处的重要性，病灶偏前，靠近灰结节，与中枢性性早熟高度相关，而病灶偏后，靠近乳头体，与痴笑性发作高度相关（Parvizi et al.,

2011）。根据Delalande分型，大型HH一般归为Ⅲ型、Ⅳ型，附着于前后部，因此更可能出现中枢性性早熟和癫痫（Parvizi et al., 2011）。

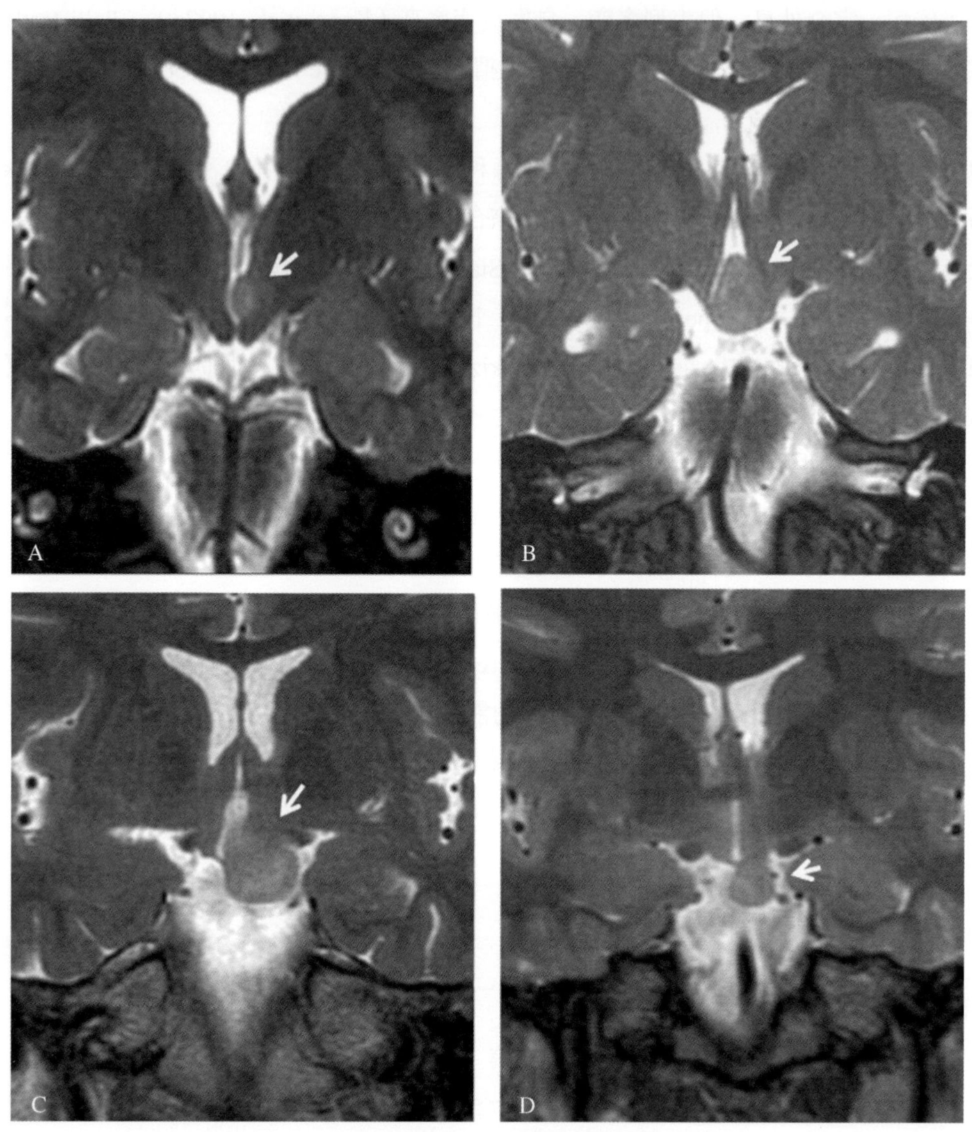

图 21-1　4 例 HH 病变的 MRI

所有图像均为T_2加权快速自旋回波（T_2-weighted fast spine cho，FSE）序列的冠位显示。这组病例（A至D）代表了人群中HH的典型影像表现，从下丘脑内型（A）到下丘脑旁型（D）。然而，许多患者属于中间类型（B和C）。图中所有患者术前均为药物难治性癫痫。

病理和病理生理

根据定义，错构瘤由正常细胞（非肿瘤性的）组成，空间结构上排列紊乱。HH是先天性肿块病变，在此基础上，有时会被称为肿瘤，但其大小相对于大脑的正常生长不会改变，也不会恶化（Turjman et al., 1996; Debeneix et al., 2001; Bilginer et al., 2007）。如果临床诊断明确，不需要反复进行影像学检查（Jayakar et al., 2014）。

HH病灶包含混杂的高分化的神经元和神经胶质细胞。大多数HH内是小神经元细胞（最大直径<16m），约占神经元总量的90%（Coons et al., 2007）。HH小神经元似乎有中间神经元类型的表型，圆形胞体、分支最少、少棘树突等相对简单的单极或双极形态（Beggs et al., 2008）。这些小神经元表达谷氨酸脱羧酶（glutamic acid decarboxylase, GAD），是γ-氨基丁酸（gamma-amino-butyric acid, GABA）的合成酶（Wu et al., 2005）。相反，HH内大神经元（最大直径>20m）约占神经元细胞总量的10%。这些神经元呈锥体，近端粗大，分支较多的多棘树突（Coons et al., 2007; Beggs et al., 2008）。这些大神经元表达谷氨酸作为主要神经递质，因此更可能是兴奋性投射型神经元（Wu et al., 2008）。

HH组织的显微构筑的特点是小神经元成簇或结节状，周围神经纤维网中有或无大神经元。尽管这些神经元团块的大小和数量差别很大，但它们似乎是HH病理学的一个普遍特征，可能是HH组织内在致痫的“功能单元”（Coons et al., 2007; Fenoglio et al., 2007; Wu et al., 2015）。这可以解释为什么用深部电极对病灶进行宏电刺激时，刺激位置不同，临床反应也会不同（Kahane et al., 2004）。

HH组织内的大小神经元有其独特的功能特点。小神经元具有独立于突触传入的内在的起搏器样点燃活动（Wu et al., 2005; Kim et al., 2008）。大神经元更可能处于“静息”状态，但在$GABA_A$受体激动剂作用下具有去极化（点燃）的功能发育不全的特性，这可能是由于正常跨膜氯离子梯度的逆转造成的（Kim et al., 2008; Wu et al., 2008; Kim et al., 2009）。微电场记录显示，在手术切除的HH组织切片（Simeone et al., 2011）和即将手术切除的完整HH病变中（Steinmetz et al., 2013）存在类似发作样放电。虽然尚不清楚HH病变中造成发作的细胞和分子模型，但结合这些实验观察结果，已经建立了相关的工作模型。在该模型中，大量自发点燃的小GABA能中间神经元反常地激活了大的投射型兴奋性神经元（Fenoglio et al., 2007; Wu et al., 2015）。这些实验平台还可用来研究一些临床试验化合物的药理作用（Chapman et al., 2011; Simeone et al., 2011）（图21-2）。

临床EEG特征与自然史

HH相关临床特征包括癫痫发作、智力障碍、精神症状和中枢性性早熟。如前所述，这些特征通常分为两种类型，一类是癫痫及其相关的发育和行为问题共患病，另一类是性早熟。可以根据HH的解剖结构预测最可能的临床表型，主要依据是病变附着在下丘脑的位置（见上文）。然而，神经系统症状的严重程度和临床演变差异很大（Arzimanoglou et al., 2003）。这种多样性（如癫痫起病年龄、智力障碍程度）可能对教科书中的描述提出挑战，临床医生需要对每个病例的独特之处保持警惕。尽管如此，随着时间的推移，一些HH常见的临床症状最终还是会出现。

发笑和哭泣发作

痴笑性（哭泣）发作与HH高度相关，但不仅仅见于HH。它还可以起源于其他脑区，尤其是颞叶和额叶皮质（Tassinari et al., 1997），偶尔也与下丘脑的其他畸形相关（Fink et al., 2014）。然而，

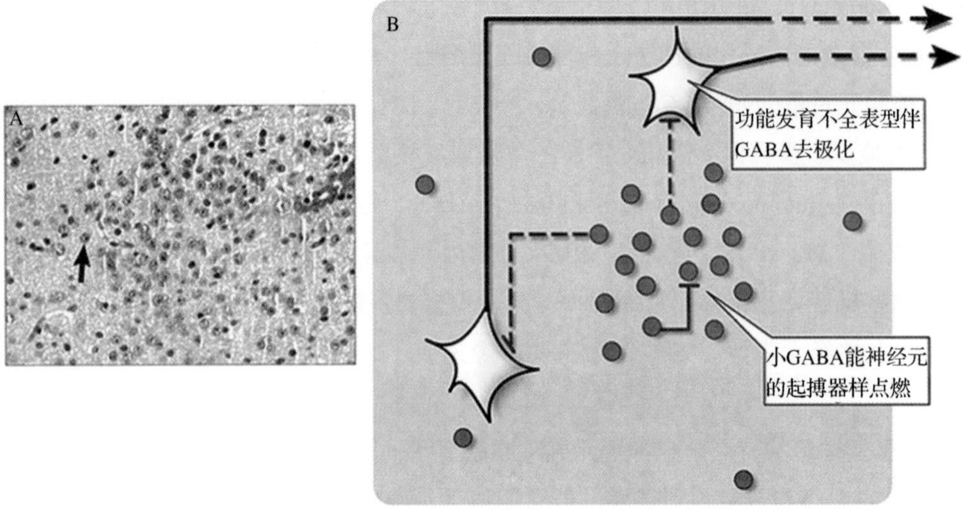

图 21-2 基于手术切除的人类 HH 组织内致病性细胞模型（Wu et al., 2015）

A. HH组织的显微照片（苏木精和伊红染色）。箭头所示HH内小神经元（通常直径<16m），其特征是核膜清晰，核仁深染。箭头右侧可以看到一簇小神经元。B. 展示了内在致痫性的工作模式。小神经元倾向于成簇出现。它们也表达谷氨酸脱羧酶（GAD），微电极记录显示在新鲜切除的HH组织切片中，这些神经元本身可自发产生起搏样放电活动。它们的突触投射似乎是局部的，图中可见实线将两个小神经元连接起来。HH内大神经元（直径一般>20m）具有投射神经元的锥体形态，可能表达兴奋性神经递质。在GABA激动剂的作用下，这些大神经元具有功能发育不全的去极化特性。HH内大小神经元之间的结构和功能连接证据不完善，用虚线表示。簇内小神经元之间似乎也是通过间隙连接进行功能联络（Wu et al., 2016）。大神经元轴突投射的目的地未知，也用虚线表示。我们假设HH内自发放电的小神经元群在一个功能网络中，导致GABA的同步释放，兴奋了大投射神经元（经Barrow神经病学研究所授权，2013年）。

一旦诊断了痴笑性发作，就必须用高分辨率MRI来明确有无HH。

痴笑性发作通常短暂，持续10～20 s，常常仅持续数秒。尽管表面上像笑，但患者通常不会有愉悦的主观体验，大部分家庭成员可以轻易区别痴笑性笑发作和真实发笑。然而，10%的HH患者发笑发作时会有欢乐和喜悦的感觉（Oehl et al., 2010）。痴笑性发作有时症状轻微，表现为独特的微笑或咧嘴，一些年龄较大、可以清楚表达的患者会出现一种单纯的主观表现（被迫发笑）（Sturm et al., 2000）。

患者偶尔会表现为更类似于哭而不是笑的发作（哭泣发作），或者两者兼有（Blumberg et al., 2012）。幼儿很少或没有意识障碍，但做出这种判断很难。痴笑性发作通常发作频繁，每日数次，一些发作严重的患者每小时数次。

HH相关痴笑性发作通常起病早，为第一种典型的癫痫发作类型。Tassinari 报道平均起病年龄为2.8岁（从生后1天到15岁）（Tassinari et al., 1997）。诊断可能延误数月或数年，有时会被认为是普通的良性儿科疾病，如胃食管反流（Sweetman et al., 2007）。最近的一些外科研究甚至报道了更早的平均起病年龄，也许是因为这些患者病情更重，从而使得上述结论有一定确认偏倚。Ng及其同事（2008）报道了接受胼胝体切开术的HH患者平均起病年龄为8.6个月（从出生到5岁），65%的患儿发病年龄在生后1个月内。在起病的第一个10年内，随着其他癫痫发作类型的出现，痴笑性发作频率逐渐降低，甚至可能完全消失（Mullati et al., 2003; Oehl et al., 2010）。然而，HH患者也可能在青春期或成年后首次出现癫痫发作（Mullati, 2003）。

痴笑性发作的发作期脑电图常常没有明显改变。这里应该强调一下，临床工作者有可能会因为这种假阴性结果而将其误诊为非癫痫性事件。在一项纳入133例患者的研究中，Troester及其同事发现，在75%的痴笑性发作与56%的痴笑性发作的患者中，头皮EEG经标准肉眼分析未见改变（Troester et al., 2011）。另外，痴笑性发作的发作期头皮EEG表现为非特异改变（弥漫性慢波、电压衰减或发作间期棘波放电消失），无定位价值（广泛性棘慢波）或错误定位（提示为颞叶、额叶或枕叶的局灶性起始）（Kramer et al., 2001; Harvey & Freeman, 2007; Troester et al., 2011）。局灶的EEG表现不能作为皮质切除的指征（Cascino et al., 1993; Jayakar et al., 2014）。

其他发作类型

遗憾的是，随着时间的推移，至少75%伴癫痫发作的HH患者会出现其他类型的癫痫发作（Tassinari et al., 1997; Oehl et al., 2010），而对于那些婴幼儿期起病的痴笑性发作患儿100%会出现其他类型癫痫发作（Mullati et al., 2003）。青少年后期或成人期起病的痴笑性发作患者预后可能较好（Mullati, 2003）。其他类型癫痫发作起病年龄差别很大，但大部分集中出现在4～10岁（Berkovic et al., 1988）。

文献报道了多种癫痫发作类型（Tassinari et al., 1997; Frattali et al., 2001; Arzimanoglou et al., 2003; Mullati et al., 2003; Leal et al., 2003; Oehl et al., 2010; Pati et al., 2013）。总体来看，这些报道包括了以下情况：在整个病程中，50%～60%的HH患者有伴意识障碍的局灶性发作（以前被描述为“颞叶类型”），40%～60%表现为强直–阵挛发作（原发或继发的全面性发作），40%～50%表现为不典型失神发作，15%～35%表现为强直发作，30%～50%表现为“跌倒发作”。Mullati及其同事曾报道，儿童期癫痫发作的HH患者平均会有2～5种不同的发作类型（Mullati et al., 2003）。这些研究来自不同的癫痫转诊中心，因此存在确认偏倚。但是，文献中的普遍共识是：HH相关癫痫通常属于抗癫痫药物（AEDs）难治性癫痫（Arzimanoglou et al., 2003; Nguyen et al., 2003; Berkovic et al., 2003）。

随着HH患者癫痫发作的类型与程度的逐渐恶化，其发作间期EEG也在进行性恶化。当痴笑性发作可能是唯一发作类型时，癫痫病程早期的发作间期EEG通常是正常的（Tassinari et al., 1997; Arzimanoglou et al., 2003; Mullati et al., 2003）。异常EEG的出现与进展多与癫痫发作逐渐加重的临床过程同步（Berkovic et al., 1988; Tassinari et al., 1997; Freeman et al., 2003; Mullati et al., 2003）。在Tassinari的描述中，这些“晚期”发作间期EEG研究显示，仅有2%是正常的，47%表现为广泛性棘波或棘慢波放电，18%表现为多灶性独立棘波，33%表现为局灶性棘波（颞叶多于额叶）（Tassinari et al., 1997）。

Freeman及其同事描述了接受切除术的20例HH患者中12例（60%）表现为全面性癫痫发作的症状（Freeman et al., 2003）。这组患者的临床特征与Lennox-Gastaut综合征的表现一致，包括强直发作及发作间期慢棘慢波放电。首次癫痫发作（12例中11例有痴笑性发作）发生在出生后24个月内（平均3个月），强直发作发生在2个月至9岁（平均6岁）。Pati及其同事观察到159例HH伴癫痫的患者21例（14%）有LGS表型（Pati et al., 2013）。约5%的HH患者会出现婴儿痉挛（infantile spasms, IS），其中包括IS是首发癫痫发作类型的儿童（Kerrigan et al., 2007）。HH伴发癫痫的自然病史很复杂，并且因人而异。然而，许多患者逐渐恶化的病程与继发癫痫形成的过程一致（Kerrigan et al., 2005）。

认知和行为

在癫痫进展和发作间期异常EEG恶化的同时可能伴随认知下降和精神症状加重（Berkovic et al., 1988; Machado et al., 1991; Berkovic et al., 1997; Deonna & Zieglerm, 2000; Arzimanoglou et al., 2003; Berkovic et al., 2003）。另外，虽然个体差异大，但约50%婴幼儿期起病的HH癫痫患者表现出恶化的临床病程（Nguyen et al., 2003）。每例患者缺陷的严重程度会随着时间推移而演变。很少有文献纵向记录同一患者的病情恶化，但是现有的病例研究还是引起了人们的关注（Deonna & Ziegler 2000; Savard et al., 2003）。

80%或更多的HH癫痫患者往往存在认知障碍，有时甚至会恶化（Tassinari et al., 1997; Fratteli et al., 2001; Quiske et al., 2006; Prigatano, 2007; Prigatano et al., 2008）。认知障碍仅见于伴有癫痫发作的HH患者，仅有中枢性性早熟的HH患者不会出现神经心理缺陷（Cukiert et al., 2013）。

以下因素提示可能存在更严重的认知障碍：①首次发作年龄较早（Nguyen et al., 2003）；②癫痫发作频率较高（Fratelli et al., 2001）；③HH病变体积较大（Prigatano et al., 2008）；④测试时服用的AEDs种类更多。

作为术前评估的一部分，Prigatano及其同事（2008年）对49例伴难治性癫痫的HH患者进行了神经心理测试。测试时平均年龄为16.3岁（5 ~ 55岁；排除了5岁以下的患者；59%为男性）。首次发作的平均年龄为0.9岁，45%的受试者首次发作出现在生后1个月内。这些患者在测试时平均服用2.3种AEDs。6例患者（12%）仅有痴笑性发作，42例（86%）至少有一种其他类型的癫痫发作。排除既往有癫痫手术史的患者。整个研究组的测试结果差别很大。7例患者（14%）有严重的智力障碍，不能完成任何标准化测试。对于可完成测试的患者（86%），全量表智商（full scale intelligence quotient, FS-IQ）平均为86。这些作者将心理测试结果划分为以下4种模式。

（1）模式1（占全队列的35%）：虽然在一个或多个子量表中观察到智力缺陷，但基本上具有同年龄组的正常智力；

（2）模式2（18%）：在语言或行为领域有明显的认知缺陷，但FS-IQ测试没有全面的智力残疾；

（3）模式3a（33%）：患有智力迟滞（FS-IQ＜70），但可以用标准化量表进行测试；

（4）模式3b（14%）：智力迟滞，不可测试。

Quiske及其同事（2006年）对13例HH青少年及成人癫痫患者在术前评估中进行了认知功能评估（平均年龄25.7岁；54%为男性）。首次发作的平均年龄为4.5岁，测试时平均服用1.8种AEDs。整个队列的FS-IQ平均为81，其中7/13（54%）低于正常范围，只有2例（15%）在所有方面得分正常。语言、视觉学习和记忆三种缺陷最常见（Quiske et al., 2006）。

Fratalli及其同事（2001年）报道了8名HH癫痫患者的神经心理测试结果，研究对象为4.9 ~ 13.7岁患儿。所有患儿在生后第1年就出现痴笑性发作（其中有6例出现在新生儿期）。测试显示所有患儿均存在认知障碍，或轻或重，广义认知能力（broad cognitive abilities）平均标准分为76。长时记忆提取处理速度方面相对薄弱。认知能力差与发作频率及严重程度相关（Frattali et al., 2001）。

需要深入研究神经心理缺陷的细节，但也许更重要的是需要与时俱进。

精神症状

HH癫痫患者更容易出现严重的行为和精神问题（Berkovic et al., 1988; Frattali et al., 2001; Palmini et al., 2002），这些症状可能致残，并且通常是对患者及其家庭影响最严重的残疾。情绪不稳定和暴怒发作是最严重的症状。患者对挫折的耐受性较差，对相对轻微的刺激的过激反应，有时具有破坏性和攻击性。

Weissenberger及其同事（2001）报道了12例HH癫痫患者的精神共患病。所有患者均有HH和难治性癫痫，纳入研究时年龄在3～14岁。通过结构化访谈对患者进行评估，并与其至亲同胞进行比较，作为与HH无关的社会心理因素的对照组。据报道，83%的患者存在行为问题，包括愤怒、攻击、脾气暴躁及其他情绪不稳定的迹象。根据DSM-Ⅳ诊断，与同胞对照组相比，更多的HH患者表现出对立违抗性障碍和注意缺陷与多动障碍（Weissenberger et al., 2001）。

Veendrick-Meekes及其同事（2007年）报道了5例成年HH癫痫患者的精神症状。5例患者的病史中均存在进行性认知减退。其中4例（80%）有攻击性，通常没有诱因，但也同时存在其他多种精神症状，包括焦虑、抑郁、思维障碍（Veendrick-Meekes et al., 2007）。笔者强调HH癫痫患者精神共患病的多样性，实际上，DSM的每种类型都可能涉及个体患者。

大量的描述性文献表明，癫痫发作、认知和行为往往同时恶化（Berkovic et al., 1988; Berkovic et al., 1997; Deonna & Zieglar, 2000; Andermann et al., 2003; Palmini et al., 2003; Kerrigan et al., 2005）。结合术后临床改善的报道，伴癫痫的HH似乎是人类癫痫性脑病一个很好的模型。

HH与癫痫：大脑的哪个部位在发作

从前，人们通常认为癫痫发作仅起源于皮质结构。因此，对具有“复杂部分性发作”的下丘脑错构瘤患者进行头皮电极或颅内电极监测（但并不监测下丘脑错构瘤本身），如提示新皮质起源，则手术切除颞叶或额叶。正如Cascino及其同事（1993）报道的那样，基于这种方法的预后普遍较差，因此得出了错误结论，即HH相关癫痫不适合手术治疗，或者仅可从胼胝体切除术等姑息性手术中受益。

内在致痫性

近期，我们对HH相关癫痫有了一个突破性的理解，即错构瘤有内在致痫性（也就是说发作事件，尤其是痴笑性或哭泣发作，起源于HH本身）。1994年，Kahane及其同事通过置入颅内电极行发作期VEEG监测，结果在HH病变中记录到了哭泣发作相关的发作期EEG模式，这为上述观点提供了直接证据（Kahane et al., 1994）。世界上其他几个中心的研究也证实了这一点（Munari et al., 1995; Kahane et al., 1997; Kuzniecky et al., 1997; Fukuda et al., 1999; Tasch et al., 1998; Palmini et al.,

2002; Kahane et al., 2003; Choi et al., 2004; Homma et al., 2007; Shim et al., 2008; Roberts et al., 2011）。其他研究表明，HH中电极触点的电刺激可以诱发患者惯常的痴笑性（或哭泣）发作（图21-3）（Kuzniecky et al., 1997, Fukuda et al., 1999; Kahane et al., 2003）。

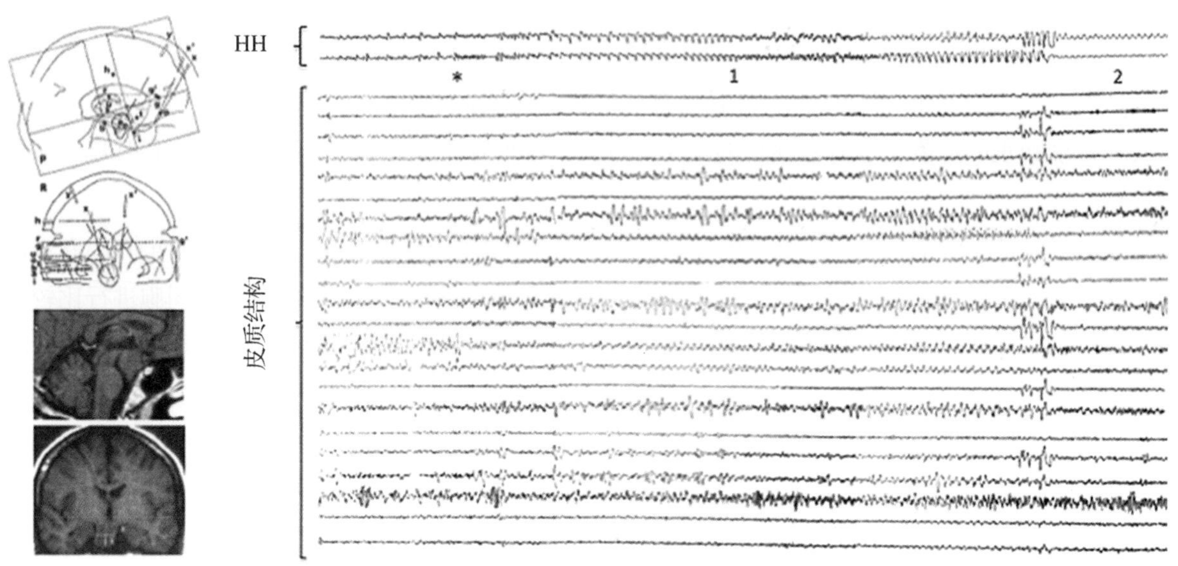

图 21-3　首例 HH 的直接脑电图记录

女性，20岁，哭泣发作。放电开始于HH（*），而且局限于病变部位。患者开始哭泣（1），放电结束后哭泣停止（2）（改编自Kahane et al., 1994）。

补充证据也支持HH有内在致痫性。发作间期棘波活动的EEG偶极子源分析定位于HH（Leal et al., 2002），发作期也一样（Leal et al., 2006）。SPECT功能成像显示，与发作间期相比，HH发作期的SPECT显像灌注增加（Arroyo et al., 1997; Kuzniecky et al., 1997; DiFazio & Davis, 2000; Dunoyer et al., 2002; Fohlen et al., 2003）。FDG-PET显示痴笑性发作时HH代谢增高（Palmini et al., 2005; Sharar et al., 2007）。

也许，HH有内在致痫性的最有说服力的证据是手术完全切除病变后的无发作率，这一点以后会讨论。尽管我们对癫痫发作的基本机制的理解尚不完全，但是与HH相关的痴笑性发作可能就是一种皮质下癫痫（Norden & Blumenfeld, 2002; Kerrigan et al., 2005）。尽管这一概念仍待商榷，但可以确定痴笑性发作和哭泣发作起源于HH，而不是起源于下丘脑（Munari et al., 1995）。

继发致痫性

起源于HH的相对简单的痴笑性发作的临床模式并非一成不变。如上所述，许多伴痴笑性发作的HH婴幼儿在接近学龄期时会出现临床恶化，包括癫痫发作、脑电图异常、认知和行为恶化。这与癫痫性脑病相关的继发致痫性一致。

就此，我们采用继发致痫性来表示这一过程，即初级癫痫病灶导致一个，先前正常的远隔大脑区域，成为独立的癫痫病灶的过程（Morrell, 1985; Morrell, 1989; Cibula & Gilmore, 1997; Wilder, 2001）。发展为第二个病灶的基本细胞和分子机制尚不清楚（Dudek & Spitz, 1997）。通常认为，涉及癫痫发作活动自身的继发致痫性是致病机制的重要组成部分。病理性病变（伴或不伴发作）也可能通过非癫痫机制引起远隔部位改变。

继发致痫性有三个重要的临床特征：①从原发灶到继发灶起源的癫痫发作之间有一定潜伏期；② 继发灶与原发灶在解剖或功能上有一定相关性；③继发灶最终不受内在致痫性影响（Morrell,1985; Morrell, 1989; Dudek & Spitz, 1997）。人类疾病模型不允许直接进行实验来建立一种原发灶与继发灶之间的因果关系，而且目前尚无HH的动物模型。但是，间接证据强烈支持HH癫痫患者可以出现继发致痫性（Kahane et al., 2003; Kerrigan et al., 2005; Valentin et al., 2011; Striano et al., 2012; Scholly et al., 2013）。如上所述，HH癫痫患者通常在婴儿期表现为痴笑性发作，而且EEG背景正常（Tassinari et al., 1997; Mullati et al., 2003; Freeman et al., 2003; Brandberg et al., 2004; Harvey & Freeman, 2007）。部分患者后期会出现多种癫痫发作类型，脑电图背景异常，伴有局灶性、多灶性或全面性癫痫样放电（Freeman et al., 2003; Castro et al., 2007; Harvey & Freeman, 2007; Oehl et al., 2010; Pati et al., 2013）。

尚不清楚HH与大脑神经网络连接的确切途径，但一个有效的假设是，HH组织产生的癫痫活动通过与之相连的边缘回路传播，极有可能是投射到乳头体或其相关的纤维束、穹窿柱和乳头丘脑束（Kahane et al., 2003; Kokkinos et al., 2012）。正如Papez最初提出的那样，边缘回路由海马体（通过穹窿内的双向连接）连接到乳头体、丘脑前核（通过乳头丘脑束）和扣带回，之后返回颞叶内侧完成回路（Papez, 1958; Nolte, 2008）。动物和人类研究已经证明了乳头体、乳头丘脑束和丘脑前核在癫痫中的重要性（图21-4）（Mirski & Fisher, 1994; Mirski et al., 1997; Fisher et al., 2010）。

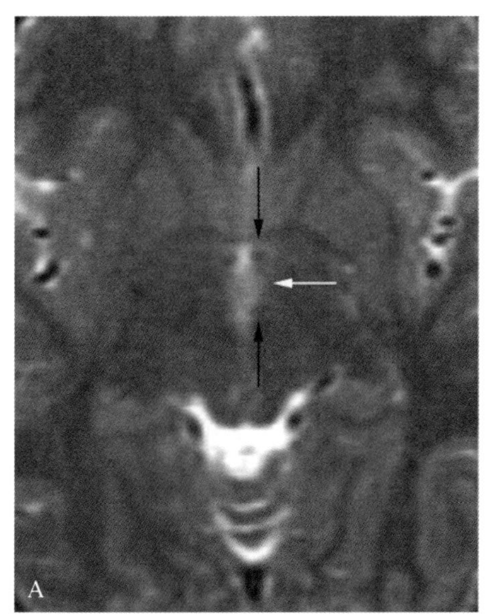

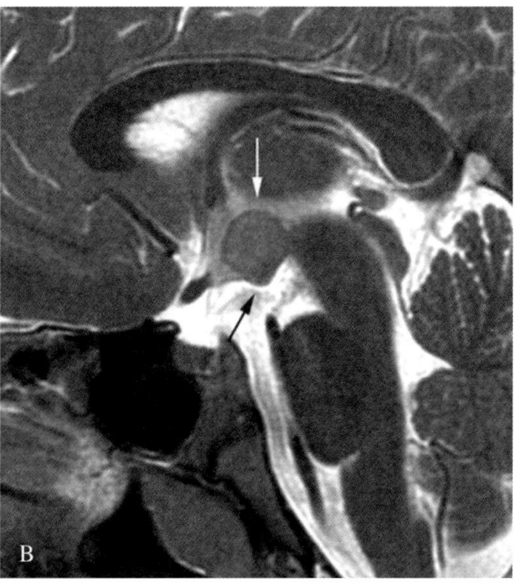

图 21-4　下丘脑内型 HH 的代表性 MRI 显示伴癫痫 HH 与乳头体及相关纤维束之间的紧密解剖关系

A. 轴位T_2加权序列显示，HH（白色箭头所示）几乎填满了第三脑室，紧靠前部的是穹窿柱（向下的黑色箭头所示），紧邻后部的是乳头丘脑束（向上的黑色箭头所示）；B. 矢状位T_2加权序列显示，HH（白色箭头所示）底部紧邻乳头体（黑色箭头所示）。证据表明伴癫痫的HH与乳头体关系密切（Parvizi et al., 2010）。

在100例HH癫痫患者的研究中，Parvizi及其同事（2010年）提供的MRI证据表明伴癫痫的HH病变非常接近乳头体。

功能成像研究也支持HH连接边缘回路的假设。SPECT成像显示在痴笑性发作时HH和丘脑的灌注增加（Kuzniecky et al., 1997; Kameyama et al., 2010）。fMRI显示痴笑性发作时丘脑、扣带回（Kokkinos et al., 2012）和颞叶激活（Leal et al., 2009））。Kahane等（2003）报道了颅内深部电极记录显示同侧扣带回与痴笑性发作有关。在接受乳头丘脑束手术毁损（Palmini et al., 2003）和丘脑前核电刺激（Savard et al., 2003）治疗后，少数HH患者的癫痫发作得到改善。

基于颅内VEEG癫痫发作的记录，可靠证据表明，在疾病后期发生的某些癫痫发作类型不是由HH引起的（Kahane et al., 1994; Munari et al., 1995; Freeman et al., 2003; Kahane et al., 2003）。Munari及其同事（1995）的病例报告可以说明这一点。他们研究了一例HH的16岁女患儿，2.5岁开始有痴笑性发作。发作间期EEG最初显示背景轻度减慢，没有发作间期棘波，AEDs无效。后来出现失张力发作，伴随着认知能力下降和精神症状加重。患儿16岁时，EEG显示出背景全面性减慢，伴双侧独立的多棘波和弥漫性慢棘慢波活动。将电极置入HH、额叶和颞叶进行术前评估。痴笑性发作表现为起始于HH并局限于此的低电压快节律。然而，失张力发作期表现为弥漫性活动，但不涉及HH内的触点（Munari et al., 1995）。其他深部电极的研究也有类似结果（Kahane et al., 2003），Freeman及其同事利用术中记录提供了类似结果（Freeman et al., 2003）。这与发作间期^{18}FDG PET数据一致，后者显示出与HH（及优势侧头皮EEG异常）同侧的局灶性代谢低下，其位置似乎与那些非痴笑性发作起源的脑区非常一致（Ryvlin et al., 2003）。

发作性事件可能起源于HH，扩散至（或二次触发）皮质区域，从而导致复杂部分性癫痫发作（通常被描述为类似于颞叶癫痫发作）、继发性全面强直阵挛发作，甚至是强直发作（Kahane et al., 2003; Mullati et al., 2003）。这些发作有可能起始于短暂的发笑/哭泣期。

衰竭现象

继发性癫痫是指继发病灶最终能够不受原发灶影响，独立、自行产生发作活动。在过渡期，癫痫活动来源于继发病灶，继发病灶独立于原发性致痫区（Morrell, 1985; Morrell, 1989; Dudek & Spitz, 1997）。从这一概念中可以得出两个推论：①在过渡期，完全切除原发致痫灶的患者可能会经历一种“衰竭现象”，即继发病灶引起的癫痫发作会随着时间推移而减少或消失；②完全切除原发致痫灶后手术成功率可能会随着年龄增长而降低，因为最终还是形成了继发致痫灶，即继发病灶完全独立于原发灶而存在。HH癫痫的临床过程似乎证实了这两个推论。

多个报道已证明通过切除HH（或破坏或离断）可以改善或完全控制癫痫发作（Harvey et al., 2003; Regis et al., 2007; Ng et al., 2008; Schulze-Bonhage et al., 2008; Kameyama et al., 2009）。发作消失与完全切除病灶直接相关（Ng et al., 2008）。完全切除HH后，起源于HH的癫痫发作（痴笑性发作和从HH扩散的发作）很有可能会立即消失。然而，新皮质起源的癫痫发作，无论是局灶性还是全面性发作，都可以获得改善（Nishio et al., 1989; Freeman et al., 2003; Ng et al., 2005; Homma et al., 2007）。这些发作类型可能会延迟改善，可能与继发致痫性尚未完全形成的衰竭现象一致（Salanova et al., 1996; Salanova et al., 1999; Kanemoto et al., 2000）。

Freeman及其同事报道了12例年龄为4～17岁HH癫痫发作患者的衰竭现象，这些患者具有症状性全面性癫痫的特征。所有患者均有包括强直发作在内的多种癫痫发作类型，异常EEG伴有慢棘慢波特征（<2.5 Hz）。直视下将深部电极置于7例患者HH内，另外在暴露的右额皮质上放置条状电极，术中进行EEG记录。发作间期（麻醉下）未记录到HH癫痫样异常，但7例中有6例额叶皮质有大量棘慢波活动。所有患者均接受经胼胝体穹窿间入路切除HH。12例患者中11例的强直发作消失，6例患者术后1～6个月内发作延迟消失（占总队列的50%）。笔者提出，延迟治愈与继发致痫灶功能逆转的衰竭现象有关（Freeman et al., 2003）。12例中9例患者的术后EEG改善，最终5例患者的发作间期放电完全消失。笔者还注意到这些患者的学习、行为和生活质量有了改善。

在26例接受胼胝体切开术的患者中，Ng及其同事（2006年）也报道了在HH治疗后癫痫控制的延迟治愈与衰竭现象一致。26例患者中14例（54%）随访1年以上无癫痫发作。对于1年无癫痫发作的患者，有3例（其中21%无癫痫发作；12%接受了外科手术）在术后2周至5个月内出现衰竭现象（Ng et al., 2006）。

对于HH癫痫患者，手术年龄可能与术后发作控制效果呈负相关。HH治疗后癫痫控制效果下降的预测因素包括手术时年龄偏大（Ng et al., 2006; Drees et al., 2012）和癫痫持续时间偏长（Ng et al., 2006; Schulze-Bonhage et al., 2008）。这意味着早期手术可避免形成永久的继发独立致痫灶，从而达到良好的预后（Arzimanoglou et al., 2003; Rosenfeld 2011; Striano et al., 2012）。

术前评估

小儿癫痫外科特别工作组、儿科学委员会和国际抗癫痫联盟（International League Against Epilepsy, ILAE）诊断委员会最近发布了各种类型儿童癫痫手术的专家建议，其中包括HH（Jayakar et al., 2014）。

MRI

ILAE专家组普遍建议MRI应成为HH癫痫患者术前评估一个不可或缺的组成部分。高分辨率MRI最好是包括冠位T_2加权快速自旋回波（T_2-weighted fast spin echo, FSE）序列，且需薄层及最小间距扫描，这是确诊HH和排除罕见并存的大脑异常的必要条件。在先前未经治疗的病变中，缺少对比增强（Thorington et al., 2012）。除了确定肿块的主要位置及其与邻近重要神经血管结构的关系外，术前计划中主要依据HH附着于正常脑区的部位选择最佳手术入路时，MRI也是必需的。

EEG和VEEG发作监测

超过85%的ILAE专家组认为发作间期（常规）EEG是术前评估中必不可少的检查，60%～85%的专家组认为记录发作期VEEG是不可或缺的（Jayakar et al., 2014）。如前所述，随着时间的推移，HH癫痫患者的EEG和VEEG会发生显著变化，并且通常与癫痫发作类型的演变相类似。鉴于HH位于大脑深部，且具有复杂的自然病史，专家组认识到利用EEG和VEEG定位致痫灶，并以此确定手术靶点的作用有限（Troester et al., 2011; Jayakar et al., 2014）。然而，发作间期EEG的随访可能有助于预测疾病恶化，并因此提出相应的手术干预措施。大多数情况下，不能根据头皮EEG记录的发作监测结果切除大脑皮质（Cascino et al., 1993; Jayaker et al., 2014）。

神经心理或神经发育测试

ILAE专家组建议对所有接受癫痫手术评估的儿童，包括HH患儿，都必须进行神经心理或神经发育测试（Jayakar et al., 2014）。如前所述，与HH癫痫相关的认知缺陷极为多样化，并且随时间推移而演变（Deonna & Ziegler, 2000; Prigatano et al., 2008）。为了评估外科治疗对认知功能的影响，也需要进行术前和术后（长期）神经心理学测试（Stabell et al., 2012; Wethe et al., 2013）。

辅助检测包括三维EEG或脑磁图（MEG）的偶极子源成像、FDG-PET，以及SPECT。目前大多数ILAE专家组（60%～85%）认为SPECT对于常规术前评估几乎没有什么用处（Jayakar et al., 2014）。

ECoG和有创性EEG监测

就术前评估而言，ILAE专家组中60%～85%成员认为ECoG很少使用，而超过85%的成员认为术后有创性EEG监测没有什么价值（Jayakar et al., 2014）。HH癫痫患者很少（<5%）合并脑内其他异常，包括颞叶内侧硬化、结节状灰质异位，就其而言，有创性癫痫发作监测可能有利于确定最佳手术方案。

治疗

目前还没有针对HH癫痫治疗的对照研究，现有的大部分数据来自非对照研究、病例报告，有时是些小型的回顾性分析及专家意见。图21-5显示综合了大量临床变量的治疗决策流程。然而，ILAE专家组（小儿癫痫外科特别小组）一致认为，对于药物难治性癫痫应尽早考虑手术治疗，而且最好在专业的癫痫转诊中心进行术前评估与治疗。第34章会详细讨论不同的手术入路及相关的适应证和手术风险。

手术治疗

过去10年中，许多HH癫痫患者转诊到多学科诊疗中心，大型（至少10例患者）非对照研究，采用了各种手术方案，取得了令人满意的治疗效果（Likavec et al., 2000; Regis et al., 2000; Palmini et al., 2002; Harvey et al., 2003; Kuzniecky & Guthrie, 2003; Ng et al., 2006; Procaccini et al., 2006; Regis et al., 2006; Ng et al., 2008; Schulze-Bonhage et al., 2008; Shim et al., 2008; Kameyama et al., 2009; Abla et al., 2010; Abla et al., 2011; Wilfong & Curry, 2013; Li et al., 2014）。表21-1总结了一些最重要的文献，列举了每台手术患者的情况，包括手术时年龄、随访时间、HH病变大小、手术前后发作频率的变化、认知与精神预后。

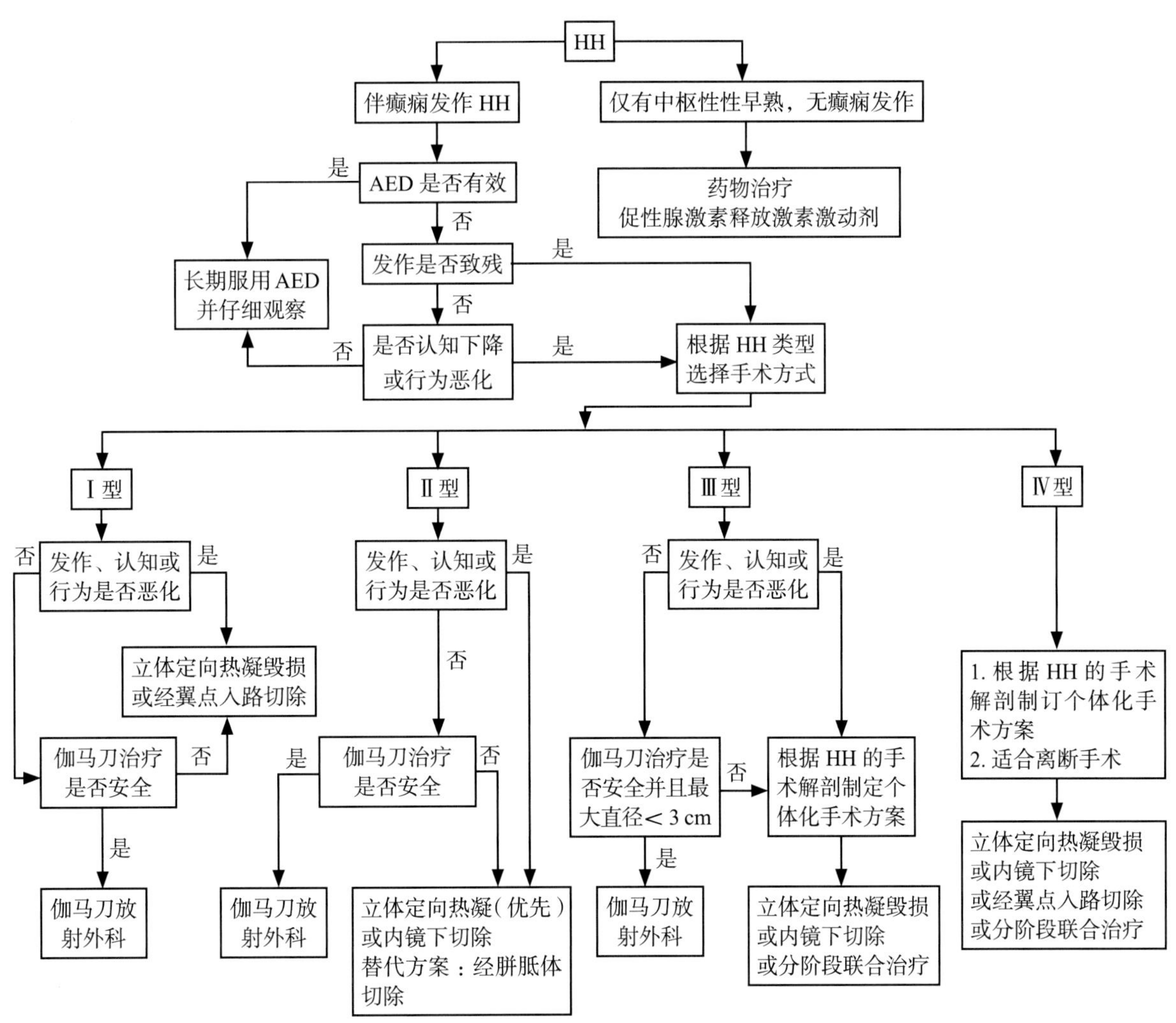

图 21-5　HH 的治疗流程

该流程基于Delanlande和Fohlen提出的HH病变外科解剖位置的分类系统（Delalande & Fohlen, 2003），由Barrow神经病学研究所设计，基于本章和第34章中讨论的专家意见与既有文献报道。没有随机对照试验。治疗决策应始终根据每个患者的临床情况和当地医疗机构的经验进行个体化实施。理想情况下，患者应在HH转诊中心已建立的多学科诊疗程序下进行评估和治疗

基于以下几个原因，结果研究难以分析和比较：①许多患者可能已经接受了多种治疗（两次或两次以上的伽马刀治疗，手术切除后伽马刀治疗，等等）；②儿童和成人常常同时纳入统一研究中；③讨论认知和心理结果时没有系统地考虑首发癫痫时的年龄差距、术前癫痫持续时间、手术时年龄；④术后随访时间太短，以至于往往无法得出任何结论，特别是神经发育方面；⑤许多患者是在癫痫病程后期进行的手术治疗，此时已存在认知缺陷；⑥没有系统呈现不同癫痫发作类型的频率。

大多数专家一致认为HH的术前评估不同于其他癫痫综合征。如上所述，对于经验丰富的团队，不需要通过长程VEEG监测来确定癫痫起源，24 h的VEEG已足够。需要进行内分泌基线水平评估、视野评估及全面的神经心理学、神经行为筛查。最重要的术前评估项目是特定序列的高分辨率MRI，从而获得的HH详细数据，包括它的附着部位及其与邻近结构的边界。

表 21-1　HH 癫痫患者的手术治疗（根据手术方式排序，所有研究至少纳入 10 例 HH 患者）

研究（年份）	研究对象数量	手术时年龄（岁）	随访（月）	HH 病变大小	发作改善效果	认知与精神预后	主要不良反应事件
历史：2000 年之前的 Meta 分析							
Likavec（2000）	45	不详	不详	不详	13% 无发作 33% 改善 53% 无改善 数种不同的手术方法	不详	不详
经胼胝体前部穹窿间入路切除 / 离断术							
Harvey（2003）	29	4 ~ 23，平均 10	平均 30	直径范围为 0.7 ~ 4.2 cm	52% 无发作 24% 减少＞ 90% 10% 减少 50% ~ 90% 14% 无改善	不详	48% 一过性短时记忆障碍 14% 永久性短时记忆障碍 7% 丘脑小梗死
Ng（2006）	26	2.1 ~ 24.2，平均 10	平均 20	平均体积 3.9 cm^3	54% 无发作 35% 减少＞ 90% 4% 减少 50% ~ 90% 8% 无改善	65% 认知改善 88% 行为改善 （主观报告）	58% 一过性短时记忆障碍 89% 永久性短时记忆障碍 19% 体重增加 15% 尿崩症
Li（2014）	35（伴发癫痫的 HH）*	不详	范围 48 ~ 168	不详	77% 无发作（Engel 分级 Ⅰ） 14% Engel Ⅱ 6% Engel Ⅲ 3% Engel Ⅳ	不详	不详
经脑室内窥镜切除 / 离断术							
Procaccini（2006）	33	0.75 ~ 34，平均 10.5	平均 19	不详	49% 无发作 49%Engel Ⅱ和Ⅱ级改善 3% 无改善	65% 认知改善 75% 行为改善 （主观报告）	短时记忆障碍不详 15% 体重增加 6% 全垂体功能减退 3% 一过性尿崩症
Ng（2008）	37	0.6 ~ 55，平均 11.8	中位数 21	平均体积 1.0 cm^3	49% 无发作 22% 减少＞ 90% 22% 减少 50% ~ 90% 8% 无改善	不详	14% 一过性短时记忆障碍 8% 永久性短时记忆障碍 30% 丘脑小梗死 体重增加不详
Shim（2008）	11	2.0 ~ 29，平均 10.7	平均 21	平均大小 2.4 cm	36% 无发作 36% Engel Ⅱ 18% Engel Ⅲ 9% Engel Ⅳ	27% 认知改善 55% 行为改善 （主观报告）	不详

续表

研究（年份）	研究对象数量	手术时年龄（岁）	随访（月）	HH 病变大小	发作改善效果	认知与精神预后	主要不良反应事件
Calisto（2014）	20（13 例行单极热凝；7 例行铥激光）	0.8 ~ 37，平均 10.7	12 个月时行效果评估	不详	40% Engel Ⅰ 30% Engel Ⅱ 25% Engel Ⅲ 5% Engel Ⅳ	不详	12 个月随访时没有遗留并发症
经翼点 / 眶额切除 / 离断术							
Palmini（2002）	13	2.5 ~ 33，平均 8.4	平均 32	不详	15% 无发作 38% 减少＞ 90% 23% 减少 50% ~ 90% 23% 无改善	100% 认知改善 100% 行为改善 （主观报告）	短时记忆障碍不详 8% 体重增加 30% 丘脑小梗死 30% 动眼神经麻痹
Abla（2011）	10	0.7 ~ 42.7，平均 18.3	平均 37	平均体积 2.9 cm^3	40% 无发作 10% 减少＞ 90% 30% 减少 50% ~ 90% 20% 无改善	40% 认知改善 20% 行为改善 （主观报告）	40% 一过性短时记忆障碍 30% 永久性短时记忆障碍 40% 体重增加 20% 尿崩
Li（2014）	26（伴发癫痫的 HH）*	不详	范围 48 ~ 168	不详	31% 无发作（Engel 分级Ⅰ） 23% Engel Ⅱ 23% Engel Ⅲ 23% Engel Ⅳ	不详	不详
伽马刀放射外科							
Regis（2000）	10	1 ~ 32，平均 14	平均 35	平均直径 1.4 cm	40% 无发作 40% 不同程度的改善 20% 无改善 发作消失平均潜伏期 9 个月	认知改善不详 20% 行为改善 （主观报告）	10% 低体温 无其他方面不良反应
Regis（2006）	27	3 ~ 50，平均 19.7	平均 36	最大平均直径 1.1 cm	37% 无发作 22% 显著改善	不详	15% 一过性发作加重 11% 一过性低体温
Abla（2011）	10	5.7 ~ 29.3，平均 15.1	18 ~ 81，平均 43	平均体积 0.7 cm^3	40% 无发作 0% 减少＞ 90% 30% 减少 50% ~ 90% 10% 无改善 （2 例患者未进行下一步的手术切除）	30% 认知改善 50% 行为改善	0% 一过性短时记忆障碍 0% 永久性短时记忆障碍 20% 体重增加 10% 一过性低体温

续表

研究（年份）	研究对象数量	手术时年龄（岁）	随访（月）	HH 病变大小	发作改善效果	认知与精神预后	主要不良反应事件
立体定向射频热凝毁损							
Kuzniecky（2003）	10	2 ~ 30，平均 15.9	18 ~ 72，平均 43.2	不详	20% 无发作 30% 减少 > 90% 30% 减少 50% ~ 90% 10% 无改善 （1 例患者未进行下一步的手术切除）	不详（大部分患者有改善）	10% 一过性短时记忆障碍 10% 一过性动眼神经麻痹
Kameyama（2016）	100	1 ~ 50，平均 10	12 ~ 204，平均 36	最大直径 50 ~ 80（平均 15）	71% 无发作 29% 仍有发作	100% 行为改善 几乎所有患者行为改善 IQ 平均增加 6.1 分（69 例患者；$P < 0.001$）	60% 一过性并发症 永久并发症： 9% 青春期延迟 2% 其他垂体功能紊乱 7% 体重增加
立体定向激光热凝毁损							
Wilfong（2013）	14	1.8 ~ 20，平均 8	1 ~ 24，平均 9	不详	79% 无发作 （仅行 1 次毁损） 86% 无发作 （另有 1 例患者行第 2 次毁损）	不详	7% 无症状性蛛网膜下腔出血 没有永久并发症或持续性缺陷
立体定向间质放射外科							
SchulzeBonhage（2008）	24	3 ~ 46，平均 21.9	12 ~ 60，平均 24	体积 1.2 cm^3	38% 无发作 21% Engel Ⅱ 21% Engel Ⅲ 37% Engel Ⅳ 54% 治疗两次	认知改善不详（术前和术后神经心理测验；组间无显著性差异） 行为改善不详	11% 持续性短时记忆障碍 26% 一过性脑水肿 21% 体重增加

*Li 等（2014）报道的伴癫痫和或中枢性性早熟的HH患者队列

下一步是根据患者的年龄、神经发育程度、邻近结构损伤风险、手术资源及神经外科医师的经验，对手术方案进行个体化设计（请参阅第34章，进一步讨论HH的多种手术治疗方案。接下来，我们将讨论药物与替代治疗的问题）。

抗癫痫药物

在已发表的文献中，HH使用AEDs效果差已经达成共识（Nguyen et al., 2003; Striano et al., 2012）。由于HH转诊中心的存在确认偏倚，所以AEDs治疗有效的可能性可能被低估，少数患者对AEDs治疗确实有效。然而，仅有不到5%的HH癫痫患者仅靠AEDs就可以长期控制发作。AEDs似乎对痴笑性发作无效，但在降低其他癫痫发作类型的频率上具有临床价值（Berkovic et al., 2003）。由于目前还没有证实AEDs对HH癫痫有效，还需要根据其他因素选择AEDs，包括不良反应、服药难易程度、继发全面性发作的风险、不适程度（尤其是以痴笑性发作为唯一发作表现的患者）。

迷走神经电刺激

6例HH癫痫患者接受了迷走神经电刺激（vagus nerve stimulation, VNS）（Murphy et al., 2000）。其中，1例患者发作减少了90%，1例减少了50%。其余患者的癫痫发作没有显著临床改善。Brandberg及其同事描述了VNS对5例HH癫痫患者无效（Brandberg et al., 2004）。

生酮饮食

Chapman及其同事报告了6例HH癫痫患者既往曾进行生酮饮食（Chapman et al., 2011）。其中4例患者癫痫发作频率减少了50%～90%，但这并不能证明生酮饮食治疗持久有效（6例患者中5例接受了手术切除）。Palmini及其同事报告了1例患者接受了两次HH手术切除失败，行生酮饮食后病情改善（Palmini et al., 2003）。

胼胝体切开术

据报道，少数HH癫痫患者接受了胼胝体切开术，结果普遍不尽如人意（Cascino et al., 1993; Pallini et al., 1993; Savard et al., 2003）。因此，不推荐胼胝体切开术作为HH的治疗选择。

脑深部电刺激

如前所述，间接证据表明HH病变通过边缘系统与正常脑网络相连。一项对照研究证实丘脑前核的高频脑深部电刺激（deep brain stimulation, DBS）可降低其他癫痫发作类型的频率（Fisher et al., 2010）。因此，理论上，DBS（丘脑前核或相关靶点）可以作为HH癫痫的治疗方法。据报道，少数HH癫痫患者接受了DBS治疗，靶点不同，结果也不同（Kahane et al., 2003; Savard et al., 2003; van Rijckevorsel et al., 2005; Khan et al., 2009; Marras et al., 2011）。DBS应被视为该组患者的试验性治疗，也许仅在切除手术失败（或拒绝或不适合切除手术）的患者中考虑。

原书参考文献

Abla AA, Rekate HL, Wilson DA, et al. Orbitozygomatic resection for hypothalamic hamartoma and epilepsy: patient selection and outcome. Childs Nerv Syst 2011; 27: 265-277.

Abla AA, Shetter AG, Chang SW, et al. Gamma knife surgery for hypothalamic hamartomas and epilepsy: patient selection and outcomes. J Neurosurg 2010; 113: 207-214.

Arita K, Ikawa F, Kurisu K, et al. The relationship between magnetic resonance imaging findings and clinical manifestations of hypothalamic hamartoma. J Neurosurg 1999; 91: 212-220.

Arroyo S, Lesser RP, Gordon B, et al. Mirth, laughter and gelastic seizures. Brain 1993; 116: 757-80.

Arroyo S, Santamaria J, Sanmarti F, et al. Ictal laughter associated with paroxysmal hypothalamopituitary dysfunction. Epilepsia 1997; 38: 114-117.

Arzimanoglou AA, Hirsch E, Aicardi J. Hypothalamic hamartoma and epilepsy in children: illustrative cases of possible evolutions. Epileptic Disord 2003; 5: 187-199.

Azukizawa T, Yamamoto M, Narumiya S, et al. Oral-facial-digital syndrome type 1 with hypothalamic hamartoma and Dandy-Walker malformation. Pediatr Neurol 2013; 48: 329-232.

Beggs J, Nakada S, Fenoglio K, et al. Hypothalamic hamartomas associated with epilepsy: ultrastructural features. J Neuropathol Exp Neurol 2008; 67: 657-668.

Berkovic SF, Andermann F, Melanson D, et al. Hypothalamic hamartomas and ictal laughter: evolution of a characteristic epileptic syndrome and diagnostic value of magnetic resonance imaging. Ann Neurol 1988; 23: 429-439.

Berkovic SF, Arzimanoglou A, Kuzniecky R, et al. Hypothalamic hamartoma and seizures: a treatable epileptic encephalopathy. Epilepsia 2003; 44: 969-973.

Berkovic SF, Kuzniecky RI, Andermann F. Human epileptogenesis and hypothalamic hamartomas: new lessons from an experiment of nature. Epilepsia 1997; 38: 1-3.

Biesecker LG. Heritable syndromes with hypothalamic hamartoma and seizures: using rare syndromes to understand more common disorders. Epileptic Disord 2003; 5: 235-238.

Bilginer B, Akbay A, Akalan N. Hypothalamic hamartoma with bilateral anophthalmia. Childs Nerv Syst 2007; 23: 821-823.

Blumberg J, Fernández IS, Vendrame M, et al. Dacrystic seizures: Demographic, semiologic, and etiologic insights from a multicenter study in long-term video-EEG monitoring units. Epilepsia 2012; 53: 1810-1819.

Boyko OB, Curnes JT, Oakes WJ, et al. Hamartomas of the tuber cinereum: CT, MR, and pathologic findings. AJNR Am J Neuroradiol 1991; 12: 309-314.

Brandberg G, Raininko R, Eeg-Olofsson O. Hypothalamic hamartoma with gelastic seizures in Swedish children and adolescents. Eu J Pediatr Neurology 2004; 8: 35-44.

Cascino GD, Andermann F, Berkovic SF, et al. Gelastic seizures and hypothalamic hamartomas: evaluation of patients undergoing chronic intracranial EEG monitoring and outcome of surgical treatment. Neurology 1993; 43: 747-750.

Castano De La Mota C, Martin Del Valle F, Perez Villena A, et al. Hypothalamic hamartoma in paediatric patients: clinical characteristics, outcomes and review of the literature. Neurologia 2012; 27: 268-276.

Castro LH, Ferreira LK, Teles LR, et al. Epilepsy syndromes associated with hypothalamic hamartoma. Seizure 2007; 16: 50-58.

Chan YM, Fenoglio KA, Paraschos S, et al. Precocious puberty associated with hypothalamic hamartomas correlates with anatomic features but not with expression of GnRH, TGFα, orKISS1. Horm Res Paediatr 2010; 73: 312-319.

Chapman KE, Kim DY, Rho JM, et al. Ketogenic diet in the treatment of seizures associated with hypothalamic hamartomas. Epilepsy Res 2011; 94: 218-221.

Choi JU, Yang KH, Kim TG, et al. Endoscopic disconnection for hypothalamic hamartoma with intractable seizure. Report of four cases. J Neurosurg 2004; 100(5 Suppl Pediatrics): 506-511.

Cibula JE, Gilmore RL. Secondary epileptogenesis in humans. J Clin Neurophysiol 1997; 14: 111-127.

Coons SW, Rekate HL, Prenger EC, et al. The histopathology of hypothalamic hamartomas: study of 57 cases. J Neuropathol Exp Neurol 2007; 66: 131-141.

Craig DW, Itty A, Panganiban C, et al. Identification of somatic chromosomal abnormalities in hypothalamic hamartoma tissue at the GLI3 locus. Am J Hum Genet 2008; 82: 366-374.

Cukier P, Castro LHM, Banaskiwitz N, et al. The benign spectrum of hypothalamic hamartomas: infrequent epilepsy and normal cognition in patients presenting with central precocious puberty. Seizure 2013; 2: 28-32.

Darmency-Stamboul V, Burglen L, Lopez E, et al. Detailed clinical, genetic and neuroimaging characterization of OFD VI syndrome. Eur J Med Genet 2013; 56: 301-308.

Debeneix C, Bourgeois M, Trivin C, et al. Hypothalamic hamartoma: comparison of clinical presentation and magnetic resonance images. Horm Res 2001; 56: 12-18.

Deonna T, Ziegler A-L. Hypothalamic hamartoma, precocious puberty and gelastic seizures: aspecial model of "epileptic" developmental disorder. Epileptic Disord 2000; 2: 33-37.

DiFazio MP, Davis RG. Utility of early single photon emission computed tomography (SPECT) in neonatal gelastic epilepsy associated with hypothalamic hamartoma. J Child Neurol 2000; 15: 414-447.

Drees C, Chapman K, Prenger E, et al. Seizure outcome and complications following hypothalamic hamartoma treatment in adults: endoscopic, open, and Gamma Knife procedures. J Neurosurg 2012; 117: 255-261.

Dudek FE, Spitz M. Hypothetical mechanisms for the cellular and neurophysiologic basis of secondary epileptogenesis: proposed role of synaptic reorganization. J Clin Neurophysiol 1997; 14: 90-101.

Dunoyer C, Ragheb J, Resnick T, et al. The use of radiosurgery to treat intractable childhood partial epilepsy. Epilepsia 2002; 43: 292-300.

Fenoglio KA, Wu J, Kim DY, et al. Hypothalamic hamartoma: basic mechanisms of intrinsic epileptogenesis. Semin Ped Neurol 2007; 14: 51-59.

Fink C, Borchert M, Simon CZ, et al. Hypothalamic dynsfucntion without hamartomas causing gelastic seizures in optic nerve hypoplasia. J Child Neurol 2015; 30: 233-237.

Fisher R, Salanova V, Witt T, et al. Electrical stimulation of the anterior nucleus of thalamus for treatment of refractory epilepsy. Epilepsia 2010; 51: 899-908.

Fohlen M, Lellouch A, Delalande O. Hypothalamic hamartoma with refractory epilepsy: surgical procedures and results in 18 patients. Epileptic Disord 2003; 5: 267-273.

Frattali CM, Liow K, Craig GH, et al. Cognitive deficits in children with gelastic seizures and hypothalamic hamartoma. Neurology 2001; 57: 43-46.

Freeman JL, Coleman LT, Wellard RM, et al.MR imagingand spectroscopic study of epileptogenic hypothalamic hamartomas: analysis of 72 cases. AJNR Am J Neuroradiol 2004; 25: 450-462.

Freeman JL, Harvey AS, Rosenfeld JV, et al. Generalized epilepsy in hypothalamic hamartoma: evolution and postoperative resolution. Neurology 2003; 60: 762-767.

Fukuda M, Kaeyama S, Wachi M, et al. Stereotaxy for hypothalamic hamartoma with intractable gelastic seizures. Technical case report. Neurosurgery 1999; 44: 1347-1350.

Hall JG, Pallister PD, Clarren SK, et al. Congenital hypothalamic hamartoblastoma, hypopituitarism, imperforate anus and postaxial polydactyly – a new syndrome? Part I: clinical, causal, and pathogenetic considerations. Am J Med Genet 1980; 7: 47-74.

Harvey AS, Freeman JL, Berkovic SF, et al. Transcallosal resection of hypothalamic hamartomas in patients with intractable epilepsy. Epileptic Disord 2003; 5: 257-265.

Harvey AS, Freeman JL. Epilepsy in hypothalamic hamartoma: clinical and EEG features. Semin Pediatr Neurol 2007; 14: 60-64.

Homma J, Kameyama S, Masuda H, et al. Stereotactic radiofrequency thermocoagulation for hypothalamic hamartoma with intractable gelastic seizures. Epilepsy Res 2007; 76: 15-21.

Jayakar P, Gaillard WD, Tripathi M, et al. Diagnostic test utilization in evaluation for resective epilepsy surgery in children. Epilepsia 2014; 55: 507-518.

Jung H, Probst EN, Hauffa BP, et al. Association of morphological characteristics with precocious puberty and/or gelastic seizures in hypothalamic hamartoma. J Clin Endocrinol Metab 2003; 88: 4590-4595.

Kahane P, Munari C, Minotti L, et al. The role of hypothalamic hamartoma in the genesis of gelastic and dacrystic seizures. In: Tuxhorn I, Holthausen H, Boenigk H (eds). Paediatric Epilepsy Syndromes and Their Surgical Treatment. London: John Libbey and Company, 1997, pp. 447-461.

Kahane P, Ryvlin P, Hoffmann D, et al. From hypothalamic hamartoma to cortex: what can be learnt from depth recordings and stimulation. Epileptic Disord 2003; 5: 205-217.

Kahane P, Tassi L, Hoffmann D, et al. Crises dacrystiques et hamartome hypothalamique. A propos d'une observation video-stereo-EEG. Epilepsia. 1994; 6: 259-279.

Kameyama S, Masuda H, Murakami H. Ictogenesis and symptomatogenesis of gelastic seizures in hypothalamic hamartomas: an ictal SPECT study. Epilepsia 2010; 51: 2270-2279.

Kameyama S, Murakami H, Masuda H, et al. Minimally invasive magnetic resonanceimaging-guidedstereotacticradiofrequencythe rmocoagulationforepileptogenic hypothalamic hamartomas. Neurosurgery 2009; 65: 438-449.

Kameyama S, Shirozu H, Masuda H, et al. MRI-guided stereotactic radiofrequency thermocoagulation for 100 hypothalamic hamartomas. J Neurosurg 2016; 124: 1503-1512.

Kanemoto K, Miyamoto T, Kawasaki J. Running down phenomenon and acute interictal psychosis in medial temporal lobe epilepsy. Epilepsy Res 2000; 39: 33-36.

Kang S, Allen J, Graham JM Jr, et al. Linkage mapping and phenotypic analysis of autosomal dominant Pallister-Hall syndrome. J Med Genet 1997; 34: 441-446.

Kang S, Graham JM Jr, Olney AH, et al. Gli3 frameshift mutations cause autosomal dominant Pallister-Hall syndrome. Nat Genet 1997; 15: 266-268.

Kerrigan JF, Ng Y-t, Chung SS, et al. The hypothalamic hamartoma: a model of subcortical epileptogenesis and encephalopathy. Semin Ped Neurol 2005; 12(2): 119-131.

Kerrigan JF, Ng Y-t, Prenger E, et al. Hypothalamic hamartoma and infantile spasms. Epilepsia 2007; 48: 89-95.

Khan S, Wright I, Javed S, et al. High frequency stimulation of the mamillothalamic tract for the treatment of resistant seizures associated with hypothalamic hamartoma. Epilepsia 2009; 50: 1608-1611.

Kim DY, Fenoglio KA, Kerrigan JF, et al. Bicarbonate contributes to GABAA receptor-mediated neuronal excitation in surgically resected human hypothalamic hamartomas. Epilepsy Res 2009; 83: 89-93.

Kim DY, Fenoglio KA, Simeone TA, et al. GABAA receptor-mediated activation of L-type calcium channels induces neuronal excitation in surgically resected human hypothalamic hamartomas. Epilepsia 2008; 49: 861-871.

Kokkinos V, Zountsas B, Kontogiannis K, et al. Epileptogenic networks in two patients with hypothalamic hamartoma. Brain Topogr 2012; 25: 327-331.

Kramer U, Spector S, Nasser W, et al. Surgical treatment of hypothalamic hamartoma and refractory seizures: a case report and review of the literature. Pediatr Neurosurg 2001; 34: 40-42.

Kuzniecky R, Guthrie B, Mountz J, et al. Intrinsic epileptogenesis of hypothalamic hamartomas in gelastic epilepsy. Ann Neurol 1997; 42: 60-67.

Kuzniecky RI, Guthrie BL. Stereotactic surgical approach to hypothalamic hamartomas. Epileptic Disord 2003; 5: 275-280.

Leal AJR, Dias AI, Vieira JP. Analysis of the EEG dynamics of epileptic activity in gelastic seizures using decomposition in independent components. Clin Neurophysiol 2006; 117: 1595-1601.

Leal AJR, Monteiro JP, Secca MF, et al. Functional brain mapping of ictal activity in gelastic epilepsy associated with hypothalamic hamartoma: a case report. Epilepsia 2009; 50: 1624-1631.

Leal AJR, Moreira A, Robalo C, et al. Different electroclinical manifestations of the epilepsy associated with hamartomas connecting to the middle or posterior hypothalamus. Epilepsia 2003; 44: 1191-1195.

Leal AJR, Passao V, Calado E, et al. Interictal spike EEG source analysis in hypothalamic hamartoma epilepsy. Clin Neurophysiol 2002; 113: 1961-1969.

Li CD, Luo SQ, Tang J, et al. Classification of hypothalamic hamartoma and prognostic factors for surgical outcome. Acta Neurol Scand 2014; 130: 18-26.

Likavec AM, Dickerman RD, Heiss JD, et al. Retrospective analysis of surgical treatment outcomes for gelastic seizures: a review of the literature. Seizure 2000; 9: 204-207.

List CF, Dowman CE, Bagchi BK, et al. Posterior hypothalamic hamartomas and gangliogliomas causing precocious puberty. Neurology 1958; 8: 164-174.

Lopez E, Thauvin-Robinet C, Reversade B, et al. C5orf42 is the major gene responsible for OFD syndrome type VI. Hum Genet 2014; 133: 367-377.

Machado HR, Hoffman HJ, Hwang PA. Gelastic seizures treated by resection of a hypothalamic hamartoma. Childs Nerv Syst 1991; 7: 462-465.

Marras CE, Rizzi M, Villani F, et al. Deep brain stimulation for the treatment of drug-refractory epilepsy in a patient with a hypothalamic hamartoma: case report. Neurosurg Focus 2011; 30(2): E4.

Martin JP. Fits of laughter (sham mirth) in organic cerebral disease. Brain 1950; 73: 453-464.

Mirski MA, Fisher RS. Electrical stimulation of the mamillary nuclei increases seizure threshold to pentylenetetrazol in rats. Epilepsia 1994; 35: 1309-1316.

Mirski MA, Rossell LA, Terry JB, et al. Anticonvulsant effect of anterior thalamic high frequency electrical stimulation in the rat. Epilepsy Res 1997; 28: 89-100.

Morrell F. Secondary epileptogenesis in man. Arch Neurol 1985; 42: 318-335.

Morrell F. Varieties of human secondary epileptogenesis. J Clin Neurophysiol 1989; 6: 227-275.

Mullati N, Selway R, Nashef L, et al. The clinical spectrum of epilepsy in children and adults with hypothalamic hamartoma. Epilepsia 2003; 44: 1310-1319.

Mullatti N. Hypothalamic hamartoma in adults. Epileptic Disord 2003; 5: 201-204.

Munari C, Kahane P, Francione S, et al. Role of the hypothalamic hamartoma in the genesis of gelastic fits (a video-stereo-EEG study). Electroencephalogr Clin Neurophysiol 1995; 95: 154-160.

Munari C, Quarato P, Kahane P, et al. Gelastic and dacrystic seizures. In: Luders HO, Noachtar S (eds). Epileptic Seizures: Pathophysiology and Clinical Semiology. New York: Churchill Livingstone, 2000, chapter 40.

Murphy JV, Wheless JW, Schmoll CM, Left vagal nerve stimulation in six patients with hypothalamic hamartomas. Pediatr Neurol 2000; 23: 167-168.

Ng YT, Rekate HL, Prenger EC, et al. Endoscopic resection of hypothalamic hamartomas for refractory symptomatic epilepsy. Neurology 2008; 70: 1543-1548.

Ng YT, Rekate HL, Prenger EC, et al. Transcallosal resection of hypothalamic hamartoma for intractable epilepsy. Epilepsia 2006; 47: 1192-1202.

Nguyen D, Singh S, Zaatreh M, et al. Hypothalamic hamartomas: seven cases and review of the literature. Epilepsy Behav 2003; 4: 246-258.

Nishio S, Fujiwara S, Aiko Y, et al. Hypothalamic hamartoma. Report of two cases. J Neurosurg 1989; 70: 640-645.

Nolte J. The Human Brain: An Introduction to Its Functional Anatomy, 6th ed. St. Louis: Mosby, 2008.

Oehl B, Brandt A, Fauser S, et al. Semiologic aspects of epileptic seizures in 31 patients with hypothalamic hamartoma. Epilepsia 2010; 51: 2116-2123.

Paillas JE, Roger J, Toga M, et al. Hamartome de l'hypothalamus. Étude clinique, radiologique, histologique. Resultats de l'exerese. Rev Neurol1969;120:177-194.

Pallini R, Bozzini V, Colicchio G, et al. Callosotomy for generalized seizures associated with hypothalamic hamartoma. Neurol Res 1993; 15: 139-141.

Palmini A, Chandler C, Andermann F, et al. Resection of the lesion in patients with hypothalamic hamartoma and catastrophic epilepsy. Neurology 2002; 58: 1338-1347.

Palmini A, Paglioli-Neto E, Montes J, et al. The treatment of patients with hypothalamic hamartomas, epilepsy and behavioral abnormalities: facts and hypotheses. Epileptic Disord 2003; 5: 249-255.

Palmini A, Van Paesschen W, Dupont P, et al. Status gelasticus after temporal lobectomy: ictal FDG-PET findings and the questionof dual pathology involving hypothalamic hamartomas. Epilepsia 2005; 46: 1313-1316.

Papez JW. Visceral brain, its component parts and their connections. J Nerv Ment Dis 1958; 126: 40-56.

Parvizi J, Le S, Foster B, et al. Gelastic epilepsy and hypothalamic hamartomas: neuroanatomical analysis of brain lesions in 100 patients. Brain 2011; 134: 2960-2968.

Pati S, Deep A, Troester MM, et al. Lennox-Gastaut syndrome symptomatic to hypothalamic hamartoma: evolution and long-term outcome following surgery. Pediatr Neurol 2013; 49: 25-30.

Plouin P, Ponsot G, Dulac O, et al. Hypothalamic hamartomas and laughing seizures. Rev Electroencephalogr Neurophysiol Clin 1983; 13: 312-316.

Poretti A, Vitiello G, Hennekam RCM, et al. Delineation and diagnostic criteria of oral-facial-digital syndrome type VI. Orphanet J Rare Diseas 2012; 7: 4.

Prigatano GP, Wethe JV, Gray JA, et al. Intellectual functioning in presurgical patients with hypothalamic hamartoma and refractory epilepsy. Epilepsy Behav 2008; 13: 149-155.

Prigatano GP. Cognitive and behavioral dysfunction in children with hypothalamic hamartoma and epilepsy. Semin Pediatr Neurol 2007; 14: 65-72.

Procaccini E, Dorfmuller G, Fohlen M, et al. Surgical management of hypothalamic hamartomas with epilepsy: the stereoendoscopic approach. Neurosurgery 2006; 59(ONS Suppl 4): ONS336-ONS346.

Quiske A, Frings L, Wagner K, et al. Cognitive functions in juvenile and adult patients with gelastic epilepsy due to hypothalamic hamartoma. Epilepsia 2006; 47: 153-158.

Regis J, Bartolomei F, de Toffol B, et al. Gamma knife surgery for epilepsy related to hypothalamic hamartomas. Neurosurgery 2000; 47: 1343-1352.

Regis J, Scavarda D, Tamura M, et al. Epilepsy related to hypothalamic hamartomas: surgical management with special reference to gamma knife surgery. Childs Nerv Syst 2006; 22: 881-895.

Roberts CM, Thompson EM, Selden NR. Transendoscopic intraoperative recording of gelastic seizures from a hypothalamic hamartoma. Pediatr Neurosurg 2011; 47: 147-151.

Rosenfeld JV, Harvey AS, Wrennall J, et al. Transcallosal resection of hypothalamic hamartomas, with control of seizures, in children with gelastic epilepsy. Neurosurgery 2001; 48: 108-118.

Rosenfeld JV. The evolution of treatment for hypothalamic hamartoma: a personal odyssey. Neurosurg Focus 2011; 30 (2): E1.

Ryvlin P, Ravier C, Bouvard S, et al. Positron emission tomography in epileptogenic hypothalamic hamartomas. Epileptic Disord 2003; 5: 219-227.

Salanova V, Andermann F, Rasmussen T, et al. The running down phenomenon in temporal lobe epilepsy. Brain 1996; 119: 989-996.

Salanova V, Rasmussen T, Andermann F. The running down phenomenon in temporal lobe epilepsy. Adv Neurol 1999; 81: 165-169.

Savard G, Bhanji NH, Dubeau F, et al. Psychiatric aspects of patients with hypothalamic hamartoma and epilepsy. Epileptic Disord 2003; 5: 229-234.

Scholly J, Valenti MP, Staack AM, et al. Hypothalamic hamartoma: is the epileptogenic zone always hypothalamic? Arguments for independent (third stage) secondary epileptogenesis. Epilepsia 2013; 54(Suppl 9): 123-128.

Schulze-Bonhage A, Trippel M, Wagner K, et al. Outcome and predictors of interstitial radiosurgery in the treatment of gelastic epilepsy. Neurology 2008; 71: 277-282.

Shahar E, Kramer U, Mahajnah M, et al. Pediatric-onset gelastic seizures: clinical data and outcome. Pediatr Neurol 2007; 37: 29-34.

Shim KW, Chang JH, Park YG, et al. Treatment modality for intractable epilepsy in hypothalamic hamartomatous lesions. Neurosurg 2008; 62: 847-856.

Simeone KA, Sabesan S, Kim DY, et al. L-type calcium channel blockade reduces network activity in human epileptic hypothalamic hamartoma tissue. Epilepsia 2011; 52: 531-540.

Stabell KE, Bakke SJ, Egge A. Cognitive and neurological sequelae after stereoendoscopic disconnection of a hypothalamic hamartoma. A case study. Epilepsy Behav 2012; 24: 274-278.

Steinmetz PN, Wait SD, Lekovic GP, et al. Firing behavior and network activity of single neurons in human epileptic hypothalamic hamartoma. Front Neurol 2013 Dec 27; 4: 210.

Striano S, Santulli L, Ianniciello M, et al. The gelastic seizures-hypothalamic hamartoma syndrome: facts, hypotheses, and perspectives. Epilepsy Behav 2012; 24: 7-13.

Sturm JW, Andermann F, Berkovic SF. “Pressure to laugh”: an unusual epileptic syndrome associated with small hypothalamic hamartomas. Neurology 2000; 54: 971-973.

Sweetman LL, Ng YT, Kerrigan JF. Gelastic seizures misdiagnosed as gastro esophageal reflux disease. Clin Pediatr 2007; 46: 325-328.

Tasch E, Cendes F, Li LM, et al. Hypothalamic hamartomas and gelastic epilepsy: a spectroscopic study. Neurology 1998; 51: 1046-1050.

Tassinari CA, Riguzzi P, Rizzi R, et al. Gelastic seizures. In: Tuxhorn I, Holthausen H, Boenigk K(eds). Paediatric Epilepsy Syndromes and Their Surgical Treatment. London: John Libbey Company, 1997, pp. 429-446.

Thorington K, Zeiler FA, McDonald PJ. Novel MRI changes after gamma knife for hypothalamic hamartoma in a child. Can J Neurol Sci 2012; 39: 541-543.

Troester M, Haine-Schlagel R, Ng YT, et al. EEG and video-EEG seizure monitoring has limited utility in patients with hypothalamic Hamartoma and epilepsy. Epilepsia 2011; 52: 1137-1143.

Trousseau A. De l’epilepsie. In: Michel Peter M, ed. Clinique Médicale de l’HôtelDieu de Paris. Paris: Librairie J.B. Bailliere, 1877.

Turjman F, Xavier JL, Froment JC, et al. Late MR follow-up of hypothalamic hamartomas. Childs Nerv Syst 1996; 12: 63-68.

Valdueza JM, Cristante L, Dammann O, et al. Hypothalamic hamartomas: with special reference to gelastic epilepsy and surgery. Neurosurgery 1994; 34: 949-958.

Valentin A, Lazaro M, Mullatti N, et al. Cingulate epileptogenesis in hypothalamic hamartoma. Epilepsia 2011; 52: e35-e39.

van Rijckevorsel K, Serieh BA, de Tourtchaninoff M, et al. Deep EEG recordings of the mammillary body in epilepsy patients. Epilepsia 2005; 46: 781-785.

Veendrick-Meekes MJBM, Verhoeven WMA, van Erp MG, et al. Neuropsychiatric aspects of patients with hypothalamic hamartomas. Epilepsy Behav 2007; 11: 218-221.

Weissenberger AA, Dell ML, Liow K, et al. Aggression and psychiatric comorbidity in children with hypothalamic hamartomas and their unaffected siblings. J Am Acad Child Adolesc Psychiatry 2001; 40: 696-703.

Wethe JV, Prigatano GP, Gray J, et al. Cognitive functioning before and after surgical resection for hypothalamic hamartoma and epilepsy. Neurology 2013; 81: 1044-1050.

Wilder BJ. The mirror focus and secondary epileptogenesis. Int Rev Neurobiol 2001; 45: 435-446.

Wilfong AA, Curry DJ. Hypothalamic hamartomas: optimal approach to clinical evaluation and diagnosis. Epilepsia 2013; 54(Suppl 9): 109-114.

Wu J, DeChon J, Xue F, et al. GABAA receptor-mediated excitation in dissociated neurons from human hypothalamic hamartomas. Exp Neurol 2008; 213: 397-404.

Wu J, Xu L, Kim DY, et al. Electrophysiological properties of human hypothalamic hamartomas. Ann Neurol 2005; 58: 371-82.

Wu J, Gao M, Shen JX, et al. Mechanisms of intrinsic epileptogenesis in human gelastic seizures with hypothalamic hamartoma. CNS Neurosci Ther. 2015; 21: 104-111.

第22章

桥小脑错构瘤

A. Simon Harvey, Alexis Arzimanoglou，著
朱晋，译

要 点

- 婴儿期发作，通常在出生时出现半侧面部局灶性发作。
- 发作表现：单侧（同侧）面部肌肉阵挛或强直性收缩，至少累及眼轮匝肌，但通常也会累及下面部肌肉。
- 肌肉收缩既可以是连续的，也可以是有固定间隔和时长的间歇性收缩，常常在觉醒和睡眠中数小时发作1次。
- 大多数婴儿生长发育正常。
- 错构瘤样病变，大小不一，位于小脑脚，向小脑半球或脑桥背侧多向生长，常常膨胀性突入第四脑室。
- 抗癫痫药物（AEDs）通常无效，也不推荐联合治疗。
- 手术切除错构瘤样病变是最有效的治疗方法。
- 如果癫痫发作不引起生理损害或不妨碍进食，则没必要对小婴儿进行急诊手术。

1996年，Harvey及其同事首次报道了婴儿期继发于小脑发育性病变的半侧面部癫痫发作（Harvey et al., 1996）。在认识该疾病的癫痫本质之前，同样的病例报告称之为婴儿半侧面部痉挛（Langston & Tharp, 1976; Jayakar & Seshia, 1987; Bills & Hanieh, 1991; Al-Shahwan et al., 1994）。

已发表的病例报告了婴儿小脑脚或第四脑室的发育性病变，表现为半侧面部癫痫发作（Specchio et al., 2012），其中21例进行了手术治疗（Langston & Tharp, 1976; Jayakar & Seshia, 1987; Bills & Hanieh, 1991; Al-Shahwan et al., 1994; Harvey et al., 1996; Arzimanoglou et al., 1999; Mesiwala et al., 2002; McLone, Delalande et al., 2001; Chae et al., 2001; Pontes-Neto et al., 2006; Dagcinar et al., 2007; Minkin et al., 2008; Park et al., 2009; Hanai et al., 2010; Chandra et al., 2011; Yagyu et al., 2011; Zamponi et al., 2011; Lascano et al., 2013; Foit et al., 2016; Martins et al., 2016）。此外，还有几份大龄儿童的病例报告，肿瘤位于小脑半球深部或脑干，表现为一侧躯体和其他部位癫痫发作。

本章主要介绍半侧面部癫痫发作患儿的临床表现、病变特点及术后效果。虽然神经外科报道中的专业术语强调第四脑室病变、肿瘤组织学和小脑起源的发作特征，但笔者更喜欢将该综合征称为“半侧面部癫痫发作与错构瘤”。类似于“痴笑性发作和下丘脑错构瘤”综合征，这个术语强调所涉及的神经结构、主要临床发作表现与潜在病变的发育特点。

临床表现

这种综合征一般出现在婴儿期，通常是在出生时发作。报道的21例手术病例中，癫痫发作的起始年龄从出生第1天到12个月，79%出现在新生儿期，13例出现在出生后的第一周。

所有患者癫痫发作的特征是单侧（同侧）面部肌肉阵挛性或强直性收缩，至少累及眼轮匝肌，也经常累及下面部肌肉。肌肉收缩可以是连续的，或者以固定间隔和持续时间间歇性发作，觉醒和睡眠期均可出现，常常数小时发作1次（参阅视频序列，Arzimanoglou et al., 1999; <www.epilepticdisorders.com>）。肌肉强直可造成面部扭曲，表现为患侧眼裂变窄、口鼻歪斜。在癫痫发作期间，大多数婴儿表现为双眼同向偏斜，向同侧或对侧眼球震颤。癫痫发作时可出现呼吸模式的改变：过度通气或呼吸暂停，有时也出现心动过缓。有些婴儿表现为强直的姿势，同侧手臂震颤或痉挛，有时累及下肢，偶尔会累及双侧。然而，经典的Jackson发作和全面性强直阵挛发作不会出现，而且意识保留。

癫痫发作在婴儿期和儿童期持续存在，使用抗癫痫药物的情况下无减少，甚至偶尔会加重。根据笔者的经验，频繁地更换药物或多种AEDs治疗对控制发作无益，应该避免。目前还没有发作自行缓解的报道。发作演变可能性极小，还未报道婴儿痉挛所致的癫痫性脑病能好转。在癫痫发作期和发作间期，头皮EEG记录往往正常，偶尔有报道同侧额颞部头皮EEG出现肌电伪差。

大多数患儿在婴儿期发育正常，只有少数病例出现全身或运动功能发育迟缓（Al-Shahwan et al., 1994; Delalande et al., 2001; Hanai et al., 2010; Lascano et al., 2013; Yagyu et al., 2011）。未报道患儿手术前出现以下神经功能缺损：颅神经病变、凝视性轻瘫、轻偏瘫和严重共济失调。

病理和功能方面

半侧面部癫痫发作的同侧小脑脚区MRI上可见大小不等的病灶，可向小脑半球或脑桥背侧方向延伸，常常突向第四脑室膨胀性生长（图22-1和图22-2）。突向小脑桥角的外生性病灶很少报道（Hanai et al., 2010）。病灶通常位于第四脑室底部，靠近面神经丘，其与灰质等信号或稍低T_1信号，稍高T_2信号。病灶信号在一系列的影像中保持稳定，未见钙化和增强。有趣的是，19例外科病例中有15例错构瘤位于左侧。

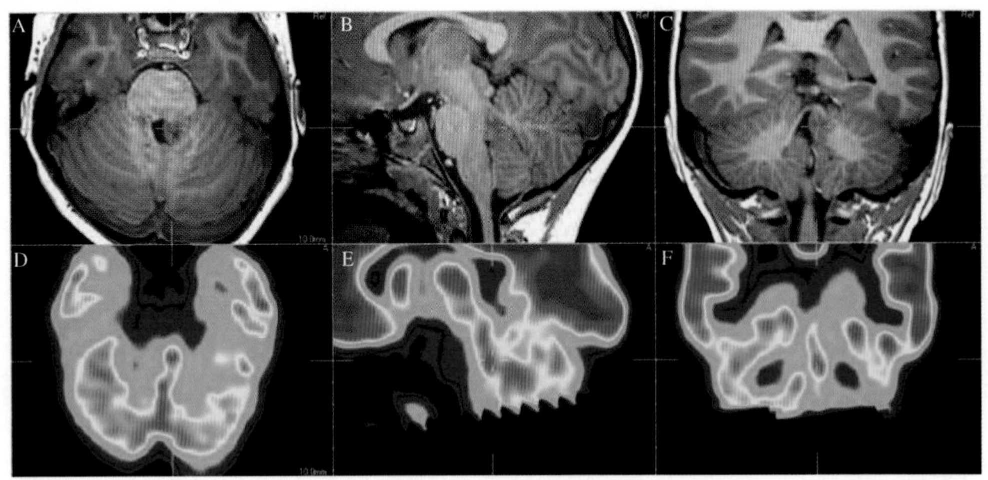

图 22-1 半侧面部癫痫发作

轴位（A）、矢状位（B）和冠状位（C）配准的T_1加权MRI；（D至F）FDG-PET扫描显示左侧毗邻面神经丘的小脑上脚处错构瘤呈现高代谢性，患者在FDG摄取期间出现了几次半侧面部癫痫发作。

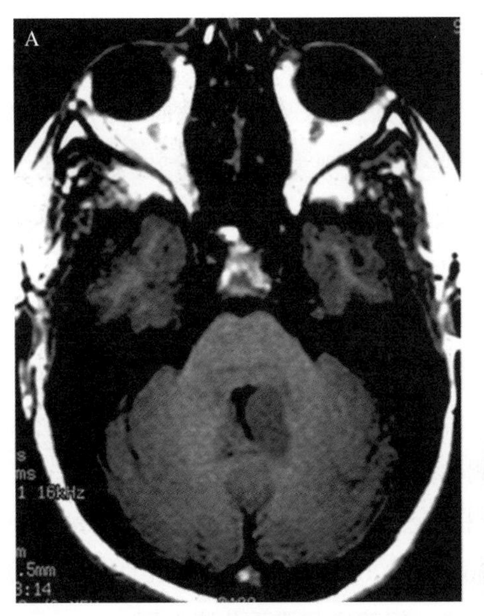

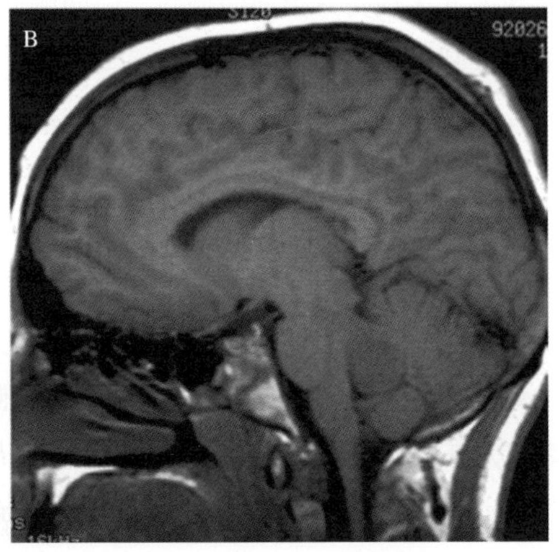

图 22-2 小脑占位病变，T_1 序列低信号，T_2 序列高信号

A. 在脑桥延髓交界水平处，左侧小脑脚内；B. 压迫第四脑室，但未越过中线（已授权，Arzimanoglou et al., 1999）。患儿还表现出Goldenhar综合征。出生1周时开始出现刻板的、重复的发作性半侧面部抽搐，随后出现与肌肉节律相同的独立并持续的眼下颌异常运动（提示涉及齿状橄榄核通路）。该患者20岁时接受部分性切除手术，但没有成功。

切除标本的组织病理学结果在文献中有不同的报道，如神经节胶质瘤（AlShahwan et al., 1994; Bills & Hanieh, 1991; Chae et al., 2001; Hanai et al., 2010; Harvey et al., 1996; Langston & Tharp, 1976; Martins et al., 2016; Mesiwala et al., 2002）、神经节细胞瘤（Dagcinar et al., 2007; Minkin et al., 2008; Yagwyu et al., 2011）、错构瘤（Chandra et al., 2011; Delalande et al., 2001; Foit et al., 2016; McLone, Park et al., 2009; Pontes-Neto et al., 2006; Zamponi et al., 2011）或发育不良（Lascano et al., 2013）。实际上，病变还有以神经元成分为主的混合性胶质细胞和神经元细胞系，有时伴有大的异形大神经

元。关于肿瘤的特征还没有报道。

发作的癫痫本质已经很明确。自主神经、肢体及眼部的临床表现可以明显地将这类癫痫发作与血管压迫面神经根部引起的面肌痉挛区分开来。无论是发作期还是发作间期，对于错构瘤，PET扫描显示高代谢（Chae et al., 2001; Hanai et al., 2010; Lascano et al., 2013; Park et al., 2009），而SPECT扫描显示高灌注（Chandra et al., 2011; Delalande et al., 2001; Hanai et al., 2010; Lascano et al., 2013; Mesiwala et al., 2002; Park et al., 2009），这表明局部神经元活动明显增强（图22-1）。来自深部及条状电极的颅内EEG记录显示来自错构瘤的强烈的发作节律与半侧面部发作同步（Foit et al., 2016; Harvey et al., 1996; Mesiwala et al., 2002; Chae et al., 2001; Park et al., 2009; Yagyu et al., 2011），以及发作间期的癫痫样放电。如下文所述，切除错构瘤可缓解许多患儿的癫痫发作。类似于下丘脑错构瘤和局灶性皮质发育不良的病变似乎具有内在致痫性，患者从婴儿早期就开始出现频繁的药物难治性局灶性癫痫发作。

小脑脚错构瘤引发的半侧面部、眼部及自主神经发作的临床表现的神经中枢和传导途径尚不清楚，仍存在争议。一些学者（Harvey et al., 1996, Meziwala et al., 2002）根据小脑的颅内EEG记录与刺激动物和人类小脑所诱发的同侧面部和肢体运动的表现，提出了癫痫活动经背侧通路传导至小脑半球的观点。其他学者提出癫痫活动经腹侧通路传导至脑干内面神经和其他颅神经核团的观点（Delalande et al., 2001）。然而，发作期的PET（Chae et al., 2001; Hanai et al., 2010; Lascano et al., 2013; Park et al., 2009）和SPECT（Chandra et al., 2011; Delalande et al., 2001; Hanai et al., 2010; Lascano et al., 2013; Mesiwala et al., 2002; Park et al., 2009）扫描结果显示错构瘤外的癫痫传播并不明显，纤维束成像也不能直接显示出解剖投射（Lascano et al., 2013）。此外，我们可以测到癫痫活动从不同方向扩散至脑干，从而引发更明显的临床症状，伴有意识改变与其他颅神经功能的改变。如前所述，所有错构瘤都与第四脑室底部的面神经丘有紧密关系，而在面神经丘下方还有面神经纤维和外展神经核。内侧纵束位于腹侧，毗邻面神经丘。本综合征中面部和眼部发作症状的一种可能机制是癫痫活动由错构瘤经过非突触性的假突触传递至面神经纤维、面神经核下的外展神经核和外展神经旁核，以及毗邻面神经丘的内侧纵束。类似地，心动过缓与呼吸运动的改变可能是由于刺激到了面神经丘下方的孤束，之后传导至延髓的孤束核所致。

手术治疗和预后

对于手术病例也许存在报道偏倚。研究者有自己的经验和见解，许多能耐受半侧面部癫痫发作的大龄儿童未进行手术，其中仅有一些获得报道（Specchio et al., 2012; Arzimanoglou et al., 1999）。在接受手术的病例中，对于完整切除且术后效果良好的病灶，报道也可能存在偏倚。

文献报道的患者大多在1个月至5岁进行手术（中位年龄1.2岁）。5例患者在出生后的最初3个月接受了手术。手术的详细信息和预后均有不同的报道（表22-1）。

常用的手术方式为枕下开颅术：患者俯卧位，经小脑半球间进入第四脑室，有时需要劈开小脑蚓部，或者经脉络组织下髓帆入路。一些学者提到错构瘤与脑桥背侧之间边界不清。手术目标是完

表 22-1　21 例半侧面部癫痫发作及桥小脑错构瘤患者的手术治疗总结

第一作者 发表年份	首次发作 手术时间	错构瘤位置	颅内脑电记录	切除程度	并发症	发作变化 随访时间	发育程度
Langston 1976	6 周 5 岁	左侧小脑上、中脚	未做	部分	左侧面瘫 左上肢不协调	减少 （3 年）	正常
Jayakar 1987	12 个月 18 个月	左侧小脑	未做	部分	左上肢不协调	减少 （4 年）	正常
Bills 1991	3 周 2 岁	左侧小脑上脚	未做	部分	无	无发作 （3 个月）	未描述
Al-Shahwan 1994	1 天 3 岁	右侧小脑上、中脚	未做	部分	未描述	减少 （未描述）	未描述
Harvey 1996	出生后 1 天 3 个月和 6 个月	左侧小脑上、中脚	术中和术外 – 发作期和发作间期	部分切除后全切	左侧面瘫，左侧凝视障碍，左上肢震颤	无发作 （4 个月）	未描述
Mesiwala 1997	出生时 7 个月和 8 个月	左侧小脑	术中 – 发作期和发作间期	部分切除后全切	左侧轻偏瘫，左侧面瘫，凝视障碍	无发作 （12 个月）	未描述
McLone 1998	1 天 1 个月	左侧小脑上、中脚和脑干	未做	部分	无	无发作 （6 个月）	正常
Delalande 2001	1 天 3 岁	左侧小脑上脚	未做	全部	无	无发作 （8 年）	正常
Delalande 2001	1 天 3 岁	左侧小脑中、下脚	术中 – 发作间期	部分	左侧轻偏瘫，一过性左侧外展神经麻痹	无发作 （1 年）	正常
Chae 2001	1 天 8 个月和 11 个月	左侧小脑上脚	术中和术外 – 发作期和发作间期	部分切后全切	一过性左侧轻偏瘫，共济失调	无发作 （30 个月）	轻度共济失调
Pontes-Neto 2006	2 个月 1 岁	左侧小脑脚、桥脑	未做	全部	无	无发作 （2 年）	未描述
Dagcinar 2007	1 天 3 个月	左侧小脑上、中脚	未做	全部	无	无发作 （10 个月）	正常
Minkin 2008	1 天 8 个月	左侧小脑上脚	未做	部分	未描述	减少 （2 年）	未描述

续表

第一作者 发表年份	首次发作 手术时间	错构瘤位置	颅内脑电记录	切除程度	并发症	发作变化 随访时间	发育程度
Park 2009	1 天 3 个月和 3 个月	左侧小脑，小脑脚和脑干	术中 – 发作间期和发作期	部分切后全切	未描述	无发作 （未描述）	未描述
Hanai 2010	1 天 21 个月	左侧小脑中脚	未做	全切	无	无发作 （3 年）	正常
Chandra 2011	4 天 4 周和 8 周	左侧小脑中脚和蚓部	术中 – 发作间期	部分切后全切	无	无发作 （5 年）	轻度智力障碍
Yagyu 2011	1 天 20 个月	右侧小脑脚	术中 – 发作期	部分	无	无发作 （2 年）	正常
Zamponi 2011	2 个月 2 岁	右侧小脑上脚	未做	部分	未描述	无发作 （1 年）	未描述
Lascano 2013	2 天 14 个月	右侧小脑上、中脚，小脑	术中 – 发作间期	部分	无	无发作 （8 个月）	无好转
Foit 2016	幼儿期 26 年	右侧小脑中脚	术外 – 发作期	部分	未描述	无发作 （未描述）	未描述
Martins 2016	＜2 个月 17 个月	右侧小脑上、中脚	未做	未描述	无	无发作 （3 年）	正常

整切除错构瘤，9例患者实现全切，5例患者分次手术。据报道，8例患者的第四脑室底部残余错构瘤。8例患者术中使用了皮质脑电图监测，这可能有助于切除致痫组织。

术后报道的随访时间为3个月～8年（中位时间2年）。据报道，17例（81%）患儿术后癫痫发作消失，其余患儿的癫痫发作频率或严重程度较前降低。无发作与错构瘤的完全切除无关。所有无发作的患儿都摆脱了抗癫痫药物，因为药物并不能控制发作。6例患儿术后出现神经功能缺损，包括同侧面瘫、轻偏瘫、辨距不良和凝视障碍。术后有/无神经功能障碍的患儿中至少有7例神经发育是正常的。

总结

半侧面部癫痫发作与桥小脑错构瘤是一种罕见的癫痫综合征，但多数大型小儿癫痫中心都有治疗经验。这些患者的手术治疗中存在以下尚未解决的问题：①手术的最佳年龄；②是否所有患者都需要手术；③是否有适合局灶性手术的功能性靶点，以便最大限度地控制癫痫发作并将发病率降到最低。

在局灶性药物难治性的癫痫婴儿中，神经发育受损是决定癫痫手术时机的主要考虑因素。然而，可能是由于局限性皮质下癫痫网络，此种综合征患儿在术前神经功能缺损和发育迟缓并不常见。如果癫痫发作没有造成生理缺陷或喂养困难，那么可能没有必要对婴儿使用多种通常无效的抗癫痫药物和进行急诊手术。将手术推迟到第四脑室发育较快的年龄阶段可能对患儿有益，这样患儿能够更好地耐受后颅窝手术，以便固定头部后使用立体定向神经导航，并进行术中磁共振成像。还有一些神经发育正常的大龄儿童，半侧面部癫痫发作只是个“美容”问题，癫痫手术可以不做。

对于每一位报道的手术患者，手术的目的是切除错构瘤，但不完全切除并不总是与术后持续癫痫发作有关。有可能的话，手术的目标是找到错构瘤与第四脑室底的界面，只有切断其与面神经丘之间的连接，才有可能控制癫痫发作。在痴笑性发作和下丘脑错构瘤的手术中也存在类似的情况，离断或消融毁损错构瘤在乳头体上的附着处（Freeman et al., 2004; Harvey et al., 2003）。高分辨率结构MRI、MRI纤维束成像和立体定向毁损研究可能为这类外科手术提供新思路。

原书参考文献

Al-Shahwan SA, Singh B, Riela AR, et al. Hemisomatic spasms in children. Neurology 1994; 44: 1332-1333.

Arzimanoglou AA, Salefranque F, Goutières F, et al. Hemifacial spasm or subcortical epilepsy? Epileptic Disord 1999; 1: 121-125.

Bills DC, Hanieh A. Hemifacial spasm in an infant due to fourth ventricular ganglioglioma. Case report. J Neurosurg 1991; 75: 134-137.

Chae JH, Kim SK, Wang KC, et al. Hemifacial seizure of cerebellar ganglioglioma origin: seizure control by tumor resection. Epilepsia 2001; 42: 1204-1207.

Chandra PS, Gulati S, Kalra V, et al. Fourth ventricular hamartoma presenting with status epilepticus treated with emergency surgery in an infant. Pediatr Neurosurg 2011; 47: 217-222.

Dagcinar A, Hilmi Kaya A, Ali Tas, et al. A fourth ventricular ganglioneurocytoma representing with cerebellar epilepsy: a case report and review of the literature. Eur J Paediatr Neurol 2007; 11: 257-260.

Delalande O, Rodriguez D, Chiron C, et al. Successful surgical relief of seizures associated with hamartoma of the floor of the fourth ventricle in children: report of two cases. Neurosurgery 2001; 49: 726-730.

Foit NA, van Velthoven V, Schulz R, et al. Lesional cerebellar epilepsy: a review of the evidence. J Neurol 2016, in press.

Freeman JL, Coleman LT, Wellard RM, et al. MR imaging and spectroscopic study of epileptogenic hypothalamic hamartomas: analysis of 72 cases. Am J Neuroradiol 2004; 25: 450-462.

Hanai S, Okazaki K, Fujikawa Y, et al. Hemifacial seizures due to ganglioglioma of cerebellum. Brain Dev 2010; 32: 499-501.

Harvey AS, Freeman JL, Berkovic SF, et al. Transcallosal resection of hypothalamic hamartomas in patients with intractable epilepsy. Epileptic Disord 2003; 5: 257-265.

Harvey AS, Jayakar P, Duchowny M, et al. Hemifacial seizures and cerebellar ganglioglioma: an epilepsy syndrome of infancy with seizures of cerebellar origin. Ann Neurol 1996; 40: 91-98.

Jayakar PB, Seshia SS. Involuntary movements with cerebellar tumour. Can J Neurol Sci 1987; 14: 306-308.

Langston JW, Tharp BR. Infantile hemifacial spasm. Arch Neurol 1976; 33: 302-303.

Lascano AM, Lemkaddem A, Granziera C, et al. Tracking the source of cerebellar epilepsy: hemifacial seizures associated with cerebellar cortical dysplasia. Epilepsy Res 2013; 105: 245-249.

Martins WA, Paglioli E, Hemb M, et al. Dysplastic cerebellar epilepsy: complete seizure control following resection of a ganglioglioma. Cerebellum 2016; 15: 535-541.

McLone DG, Stieg PE, Scott RM, et al. Cerebellar epilepsy. Neurosurgery 1998; 42: 1106-1111.

Mesiwala AH, Kuratani JD, Avellino AM, et al. Focal motor seizures with secondary generalization arising in the cerebellum. Case report and review of the literature. J Neurosurg 2002; 97: 190-196.

Minkin K, Tzekov C, Naydenov E, et al. Cerebellar gangliocytoma presenting with hemifacial spasms: clinical report, literature review and possible mechanisms. Acta Neurochir (Wien) 2008; 150: 719-724.

Park YS, Oh MC, Kim HD, et al. Early surgery of hamartoma of the floor of the fourth ventricle: a case report. Brain Dev 2009; 31: 347-351.

Pontes-Neto OM, Wichert-Ana L, Terra-Bustamante VC, et al. Pontine activation during focal status epilepticus secondary to hamartoma of the floor of the fourth ventricle. Epilepsy Res 2006; 68: 265-267.

Yagyu K, Sueda K, Shiraishi H, et al. Direct correlation between the facial nerve nucleus and hemifacial seizures associated with a gangliocytoma of the floor of the fourth ventricle: a case report. Epilepsia 2011; 52: e204-206.

Zamponi N, Passamonti C, Luzi M, et al. Fourth ventricle hamartoma presenting with progressive myoclonus and hemifacial spasms: case report and review of literature. Childs Nerv Syst 2011; 27: 1001-1005.

第23章

脑炎后癫痫

Hans Holthausen, Georgia Ramantani，著
刘一鸥，译

要 点

- 发达国家基于人群的队列研究显示脑炎幸存者群体中发生非诱发性癫痫的风险估计在7%~8%，而在资源匮乏的国家，这一风险要高得多。脑炎后癫痫的危险因素，除了急性期发作外，还有因炎症导致的脑损伤和急性期癫痫持续状态。
- 脑炎是引起局灶性症状性癫痫的常见原因，特别是在发展中国家，10%的脑炎患者发展为耐药性癫痫。绝大多数脑炎后耐药性癫痫与影像学上可识别的结构性病灶有关。
- 尽管耐药性癫痫在脑炎后的发病率高，但在癫痫手术病例中，具有这种潜在病因的患者仍然只占少数。
- 非常适合手术的患者具备儿童早期脑膜炎或脑炎既往病史、MRI上有海马硬化，以及患者病史、癫痫症状学和EEG结果均符合颞叶内侧癫痫的诊断。
- 严重半球损伤合并对侧偏瘫的患者适合半球切除术/半球离断术。
- 一些脑囊虫病伴钙化灶的患者表现为颞叶内侧癫痫。钙化灶和海马硬化之间有因果关系或只是巧合还有待讨论。

感染后疾病是引起局灶性症状性癫痫的常见病因，特别是在发展中国家（Ngugi et al., 2013; Singhi, 2011），也是全世界最常见的可预防的癫痫病因（Sander & Perucca, 2003）。癫痫发作可能是神经系统脑囊虫病（neuro-cysticercosis, NCC）（Garcia et al., 2014）等感染的最初表象，或者是严重中枢神经系统（central nervous system, CNS）感染的主要症状，如亚急性硬化性全脑炎（Gutierrez et al., 2010）。在一项基于人群的研究中，急性脑炎或脑膜炎后发生非诱发性癫痫的风险在急性感染后的第1年为2%，20年后上升至7%，5年内非诱发性癫痫发作发生率最高（Annegers et al., 1988）。不同的感染因素产生急性癫痫发作及随后的非诱发性癫痫发作的机制最近得到了详细阐述（Vezzani et al., 2016）。发生感染后癫痫（post-infection epilepsy, PIE）的风险似乎因不同的感染源、脑损伤的严重程度、急性感染时的年龄和遗传特性而不相同（Michael & Solomon, 2012）。总体而言，发达国家基于人群的研究显示脑炎幸存者群体中发生非诱发性癫痫的风险估计在7%～8%，而在资源匮乏的国家，这一风险要高得多（Vezzani et al., 2016）。在这种情况下，区分早期（急性）症状性发作（CNS感染后的1～2周内，约占1/3）（Singhi, 2011）和迟发非诱发性发作（发生在感染后数月至数年，表现致痫性）（Pillai et al., 2016） 至关重要。此外，炎症可诱发癫痫持续状态，这是一种危及生命的神经系统疾病，是医疗紧急情况，死亡率和发病率很高（Raspall-Chaure et al., 2006），从长远来看，炎症是耐药性PIE的主要危险因素（Fowler et al., 2010; Pillai et al., 2016）。多项研究调查了急性CNS感染后PIE的可能预测因子，除了急性期癫痫发作和癫痫持续状态外，主要危险因素是感染引起的CNS实质性损害。事实上，急性CNS感染相关的癫痫持续状态在医疗资源有限的国家更为常见，这可能在某种程度上解释了PIE在发展中国家较高的发病率和流行率。令人遗憾的是，在这些国家中，CNS感染后癫痫持续状态在儿童中的发病率是成人的3倍（Singhi, 2011）。

最近队列研究报道的147例随访2～15.8年的急性脑炎患者中（Pillai et al., 2016），21%发展为PIE，其中10%为药物难治性癫痫。在该研究分析的所有变量中，只有癫痫持续状态是耐药性的独立危险因素。预测PIE耐药性的因素还包括：局灶性癫痫、需要重症监护、服用3种以上抗癫痫药物（AEDs），以及EEG显示癫痫样放电，这与此前的该类研究结果一致（Fowler et al., 2010; Lee et al., 2007; Pillai et al., 2016; Rismanchi et al., 2015）。药物难治性PIE的MRI特征是颞叶内侧结构在T_2/T_2 FLAIR上显示高信号，而且强化信号与顽固性PIE的病程相关（Pillai et al., 2016）。此外，增强信号是单纯疱疹病毒（herpes simplex virus, HSV）脑炎的典型MRI特征，之前证实与严重的脑炎后病程有关（Fowler et al., 2010）。然而，在该研究中发现，HSV感染（33%）对AEDs反应较差，但急性播散性脑脊髓炎（acute disseminated encephalomyelitis, ADEM）、肠病毒和抗N-甲基-D-天冬氨酸受体（N-methyl-D-aspartate receptor, NMDAR）脑炎对AEDs反应较好（Pillai et al., 2016）。应该指出的是，耐药性PIE患者的比例在不同研究中的差别很大。

1993年和1994年在日本静冈县国立癫痫中心收治的199例局灶性癫痫患儿中，PIE是第二大病因（15%）。其中近一半（14/30）的局灶性PIE表现为难治性癫痫（Fujiwara & Shigematsu, 2004）。这一数据远高于两个欧洲国家许多三级中心提供的多中心研究数据（Alexandre et al., 2010; Chipaux et al., 2016）。这种差异可能是样本偏倚造成的，因为静冈县报告的只涉及儿童，而且这家国立癫痫中心的严重癫痫患儿比例可能过高。一项意大利的观察性研究共纳入11个三级中心的1124例难治性癫痫患者（933例成人，191例儿童），其中11/191（6%）儿童和73/933（8%）成人因产后感染和其他产后因素发生癫痫（Alexandre et al., 2010）。来自法国国家癫痫注册小组（GRENAT）的 19例儿童和4例成人三级癫痫中心最新发表的一份报道中，共纳入5794例癫痫患者，其中128/5794（3%）为PIE（Chipaux et al., 2016）。这些PIE患者中的90/128（70%）为局灶性癫痫，相当于该数据库中1280例局灶性癫痫的7%。在这个庞大的队列中，40%的患者抗癫痫药物治疗无效。

在康涅狄格州以社区为基础的研究中，在1993—1997年，共纳入613 例1月龄至16岁的儿童（Berg et al., 2009）。518/613（85%）例患儿进行了MRI扫描，其中结构性病变占82/518（16%）。

仅报道了3例由感染性疾病造成病灶的患者：一例是双侧半球的，另一例位于丘脑，最后一例位于颞叶，与出生后弓形体病有关。最后一例是唯一考虑癫痫手术的PIE病例。

与发达国家相比，在发展中国家PIE的发病率和流行率更高，与PIE相关的传染源谱更广（Singhi, 2011）。在墨西哥城三级儿科中心连续4个月就诊的719例癫痫患儿中，22%的癫痫患者确定"神经系统感染"为其基本病因（Ruiz-García et al., 2002）。在中国西部某大学医院发现346例症状性癫痫患者中，12%小于18岁的患者和25%的18～60岁患者为PIE。其中38%为病毒性脑炎，34%为NCC，25%是结核病（Si et al., 2012）。猪囊尾蚴是许多寄生虫感染（如恶性疟原虫、弓形虫、日本血吸虫、弓形虫）中的一种，它们可引起早期癫痫发作和继发性癫痫。其他寄生虫引起的PIE与NCC相比要少见得多。

绝大多数耐药性PIE在MRI/ CT上存在可识别病灶（Chipaux et al., 2016; Wirrell et al., 2011），寄生虫引发的PIE同样如此。然而，只有一小部分药物难治性PIE患者进行了手术治疗（Hemb et al., 2010）。在欧洲癫痫脑库（European Epilepsy Brain Bank, EEBB）登记的9576例癫痫患者中（Blümcke et al., 2016），只有80例（0.8%）患有脑炎，而82例（0.9%）患有Rasmussen脑炎。然而，与颞叶内侧硬化相关的脑炎或脑膜炎引起的癫痫被列在EEBB的神经病理诊断中，而不是明确列在PIE中。2004年小儿癫痫外科国际调查发现（Harvey et al., 2008），458例癫痫患儿中，只有10例（2%）被诊断为"慢性脑炎"，其中包括Rasmussen脑炎。另外，单中心外科系列研究中PIE数据很难获得，因为主要的癫痫外科中心几乎从来没有发表过他们关于所有癫痫病因的文献，否则就会把PIE和其他更罕见的病因混为一谈（Hemb et al., 2010）。1998—2009年，在米兰Claudio Munari癫痫外科中心接受手术的120例儿童中，有9例的病理标记为"flogistic"（Teutonico et al., 2013）。1994—2002年，在巴西Ribeirao Preto的一个治疗中心，107例儿童接受了手术，没有PIE患者记录（Terra-Bustamante et al., 2005）；其中有2例被归为"其他"项。加拿大一项关于3岁前患儿癫痫外科的调查发现，这个低年龄组中6/116（5%）的患者患有脑炎（其中1例TORCH 感染）：2例术后达到Engel Ⅰ级，2例Engel Ⅱ级，剩下分别为1例Engel Ⅲ 级和1例 Engel Ⅳ 级（Steinbok et al., 2009）。

在检索关于难治性PIE术前评估和手术疗效的文章中，1970—2011年有5篇这样的文章（Sellner & Trinka, 2013）。这5篇文献中有4篇涉及脑炎和脑膜脑炎后癫痫手术，没有专门研究脑膜炎后手术的报道。两组PIE的绝大多数患者都接受了前颞叶切除术，效果极佳，这些病例的神经病理基质都是颞叶内侧硬化。PIE患者考虑的另一种癫痫手术方式是半球切除术/半球离断术。1950—1971年，在Minneapolis癫痫中心接受脑半球切除术的17例癫痫患者中，其中5例的病因是"早期炎症"（4例脑炎后，1例脑膜脑炎后）（Davies et al., 1993）。在长达38年的术后随访中，其中3例患者在这些年中完全没有癫痫发作，1例术后16年仅发作一次，1例术后发作减少50%。尽管4/5的患者在出生后的第1年经历了急性CNS感染并伴有发作，但他们分别在相对较晚的10岁、11岁、13岁和19岁时进行了半球手术，其中3例取得了很好的效果。

在UCLA接受大脑半球切除术/功能性大脑半球切除术的115例严重难治性癫痫患者中，17例（15%）的病因是"脑炎/脑膜炎"（Jonas et al., 2004）。然而，这些患者的预后并没有被提及。此外，在伦敦Great Ormond Street医院的33例半球切除术病例中，2例报道为"产后脑炎"，但并没有提供关于这种特定病因的预后信息（Devlin et al., 2003）。克利夫兰诊所报道了迄今为止最大的单一机构的大脑半球切除术系列病例（Moosa et al., 2013a, 2013b）。然而，在这170例患者的队列研究中，没有明确的病因分组，如"炎症后""感染性疾病后""脑炎后/脑膜炎后"等。他们将PIE患者归属于"脑软化症"的病因组（79/170）。如果是这种情况，PIE患者一定很少，因为"脑软化"的描述包括如"远端缺血性卒中、既往脑出血、不对称缺氧缺血性损伤和既往头部创伤"等各种病因，但不包括PIE。在一项关于"半球切除术后癫痫发作"的大型多中心调查中，PIE与其他更罕见的病因被归为"其他"类（Holthausen et al., 1997）。在这328例半球切除术/半球离断术患者中，这一类别仅有28例（9%）。

从定义上看，我们可以认为半球性PIE和对侧偏瘫的患者是由于严重的半球性损伤造成的，实际上是偏侧惊厥-偏瘫综合征（hemiconvulsionhemiplegia-epilepsy, HHE），最终需要半球切除术或半球离断术。

在一篇关于PIE手术的综述中，我们可能会发现大量关于颞叶外切除的报道。但这显然不是事实，实际只有少数几篇关于手术治疗寄生虫性脑感染引起的严重癫痫的报道。对这一结果的补充说明是，在颞外癫痫手术报告中PIE所占比例较低。在一项关于小儿颞叶外癫痫外科疗效的"系统评价"中，分析了1993—2012年发表的36项研究的数据（Englot et al., 2013）。这项总共纳入了1259例患儿，其中401例源于特殊的癫痫病因，只有（2%）7例是"感染"，与大多数其他病因相比，术后疗效不太好：35%为Engel Ⅰ级，65%为Engel Ⅱ～Ⅳ级。

病毒性脑炎后癫痫

最近，来自Mayo诊所的一项研究分析了连续198例急性病毒性脑炎发展为脑炎后癫痫（post encephalitis epilepsy, PEE）的危险因素（Singh et al., 2015）。研究结果和既往研究一致（Chen et al., 2006; Lee et al., 2007; Misra et al., 2008; Trinka et al., 2000），PEE的风险增加与以下因素有关：①急性期癫痫发作，特别是局灶性癫痫发作；②癫痫持续状态；③ MRI Flair/T_2高信号。一项早期群体研究发现（Annegers et al., 1988），在20年的随访中，急性期发作的患者发生慢性癫痫的风险为22%，而急性期无发作的患者为10%。关于FLAIR/T_2上异常信号，Mayo诊所的文章指出，"结构性损伤导致的癫痫常见部位是颞叶和额叶"，但具体的受累区并没有详细描述。1年后同一中心发表的一项研究也是一样，但报道了HSV脑炎的预后指标（Singh et al., 2016）。

与日本脑炎等病毒感染常导致的皮质下结构损伤相比（Lee et al., 2007; Misra et al., 2008），PEE在引起皮质坏死的急性脑炎后更容易发生，如HSV-1感染（多于HSV-2感染）（Singh et al., 2016）。1984—2000年，中国台湾大学医院诊断的330例急性脑炎患儿中，有54例（16%）出现PEE（Lee et al., 2007）。除上述因素外，住院期间局灶性神经系统体征、严重意识障碍和神经疾患恶化也是PEE的危险因素。MRI表现为"单纯的皮质下受累、软脑膜增强、脑干或脊髓病变"而没有皮质损伤，这样的患者没有最终发展为PEE的情况。约80%的患者在急性起病后6个月内出现PIE，94%在随后的3年内出现PIE。26例（50%）的PEE具有耐药性。所有5例HSV脑炎患儿和6例支原体感染脑炎患儿对AEDs反应差。

单纯疱疹病毒脑炎后癫痫

癫痫病专家遇到的既往HSV脑炎病史的患者比其他病毒性脑炎的患者要多。HSV脑炎是最常见的散发性脑炎（De Tiège et al., 2003），继发PEE的比例较高。估计发病率为每年25万～50万例：1/3的病例发生在儿童和青春期（Baringer, 2008）。超过90%的病例是由HSV-1引起的。尽管药物无环鸟苷的发明使死亡率降低，但感染后出现神经系统缺陷的患者比例仍然较高。法国对所有接受阿昔洛韦治疗的52例HSV脑炎患者的调查中，仅有4例没有出现神经系统后遗症。1995年1月—2013年12月，Mago诊所收治了45例成人HSV脑炎患者，其中29例患者在6～12个月的随访中预后不佳（Singh et al., 2016）。多因素分析表明，患者急性发作期时年龄越大，弥散加权成像（DWI）上有信号改变，而T_2或FLAIR序列上没有信号改变，这些预示神经系统预后不良。有研究显示，10/22（45%）的HSV感染患者在6～12个月的随访中发展为PEE。该研究未提及药物难治性癫痫的发生率，但推测发病率较高。在过去的一项关于儿童PEE的研究中，11例患者中有10例HSV脑炎表现为耐药性癫痫（Chen et al., 2006）。

在HSV脑炎的早期，病变由血脑屏障受损所致的脑水肿引起，其影像学特征是T_1W低信号，T_2W高信号。后期，明显向出血和坏死演变。T_2/FLAIR信号改变的位置和程度反映了该病急性期发生的损伤，近期的文献已有详细描述（Singh et al., 2016）（图23-1）。在这项队列研究中，超过90%的

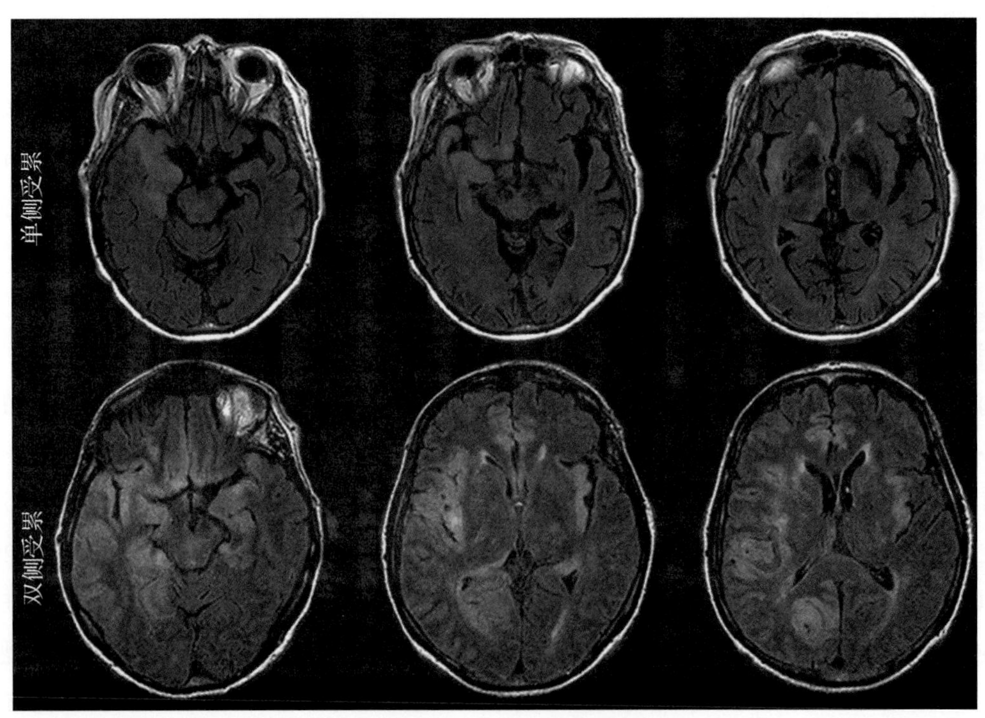

图 23-1　HSV 脑炎在 FLAIR MRI 上的特征性影像学表现（引自 Singh et al., 2016)

上排：单侧受累的病例（从左至右：左颞叶、左岛叶、左眶额）；下排：双侧受累的病例。

病例T_2/FLAIR上有信号改变，皮质受累率略低。88%的影像异常在颞叶，70%在岛叶，68%在额叶，28%在丘脑，而几乎一半的患者有双侧病变。如此高比例的脑损伤应值得关注，因为52%的患者从第一天开始就接受无环鸟苷治疗。虽然大部分患者的脑水肿会逐渐消退，但其急性期病变的分布（图23-1）与HSV脑炎后耐药性癫痫患者FLAIR MRI上皮质瘢痕、皮质下白质改变，以及萎缩性改变的分布相似（Misra et al., 2008; Pillai et al., 2016; Singh et al., 2016）。这说明HSV脑炎后的颞叶癫痫很少是单纯的颞叶癫痫，而更常见的是“颞叶癫痫附加症”（Barba et al., 2016; Kahane et al., 2015）。在低龄儿童中出现更严重的神经系统后遗症的风险尤其高。在一项以社区为基础的研究中，19例2～11月龄的HSV脑炎患儿中，13例急性期有局灶性影像学异常，11例遗留长期神经功能障碍（Ward et al., 2012）。6例12～35月龄的患儿中，仅1例在急性期影像学上存在异常；3例遗留神经系统后遗症。在1年或更长时间的随访中，19例患儿中有12例被诊断为发育迟缓，7例（37%）有癫痫发作。

PEE的外科治疗

就癫痫外科而言，由于病因不同，可能会遇到两种不一样的耐药性PEE。

HSV感染后PEE的外科治疗

由于HSV的致坏死性，HSV脑炎后癫痫必然是由MRI上可见的皮质损伤引起的。不幸的是，这些病灶都位于对癫痫手术不利的脑部区域。它们常侵犯外侧裂周围区域，包括脑岛和颞叶，也很少局限在颞叶一个限定区域。颞叶以外也经常受到侵犯，并且糟糕的是，损伤通常是双侧。在Montreal神经学研究所的PEE手术患者中，只有1/4HSV脑炎后癫痫患者术后无发作（Trinka et al., 2000）。1999—2014年在德国Vogtareuth癫痫中心接受手术的儿童和青少年中，5/430（1%）的患者为HSV脑炎后药物难治性癫痫。其中3/5患者双侧MRI病变，2/5病例双侧EEG异常。2/5的患者术后无发作（Engel Ⅰa级：图23-2）；3/5的患者术后病情显著改善（Engel Ⅲa级）（Weber et al., 2014）。事实上，HSV脑炎后癫痫患儿的手术通常是姑息性的，因为这些患者中大部分为严重的双侧颞叶外癫痫。在这种情况下，姑息性方法就是指切除主要病灶或引起最致残的癫痫发作类型的病灶。

与HSV感染相关的另一个问题是HSV的再激活，这是儿童癫痫外科罕见的后果严重的潜在并发症。在迄今为止报道的所有病例中，症状均在手术后最初2周内出现。最常见的症状是发热，其次是局灶性或全身性发作。在大多数情况下，MRI具有诊断意义，可以显示单侧或双侧颞叶、额叶、岛叶，以及角回的水肿、弥散受限和（或）异常强化（Bourgeois et al., 1999; de Almeida et al., 2015; Gong et al., 2010; Lo Presti et al., 2015）。

其他病毒感染后PEE的手术治疗

其他病毒性病原体引起的PEE患者可分为以下两组。

第1组：儿童早期脑炎，后期发展为颞叶内侧癫痫（MTLE）。第2组：与第1组相比，有PEE但（通常）病史不同，且表现为非颞叶内侧癫痫。

第1组患者通常是癫痫外科的最佳人选（Donaire et al., 2007; Sellner and Trinka, 2012, 2013; Trinka et al., 2000）（表23-1）。这些患者在癫痫手术中心就诊时，通常有儿童早期的脑炎病史，并且MRI上显示海马萎缩。癫痫症状学、发作间期和发作期EEG均符合MTLE的诊断。大多数患者的认知功能

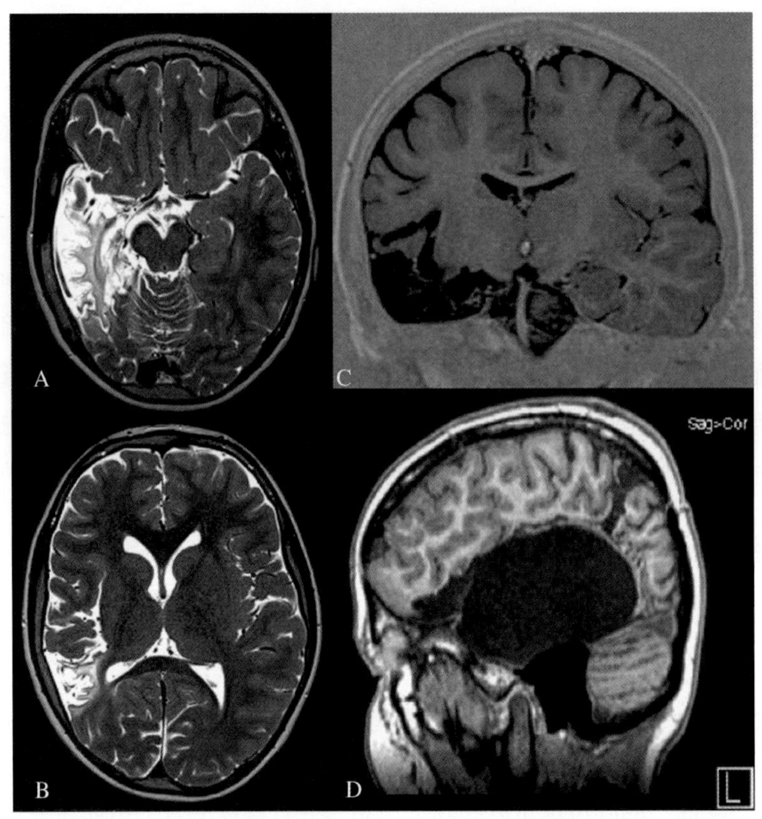

图 23-2 1 例 HSV 脑炎后难治性癫痫患者在癫痫手术前（A，B）和术后（C，D）的影像学表现

患者经过右侧颞叶切除、后部离断及额叶底部局限性切除后无发作。

处于平均水平。事实上，仔细重新评估他们的病史往往会发现，患儿在儿童早期曾有过发热伴随一次或几次癫痫发作的病程，尽管对病原学的筛查为阴性，但仍基于临床诊断为脑炎，并未达到脑炎的诊断标准（Venkatesan et al., 2013）。父母通常可以详细地整理孩子在该病急性期的信息。第1组患者的父母都否认他们的孩子曾有意识改变或昏睡状态超过24 h，伴或不伴人格改变，而这些是诊断脑炎的主要标准。在这些病例中，海马萎缩最有可能是婴儿或幼儿急性发病期间热性惊厥的结果。

在耶鲁大学的PEE手术系列研究中，只有4岁前的脑炎患者组继发单侧MTLE并且手术疗效较好（Marks et al., 1992）。来自韩国的一份报道中（Lee et al., 1997），3/8的PEE手术患者年龄小于7岁；在最近的随访中，其中2例为Engel Ⅰ级，1例为Engel Ⅱ级。来自Montreal神经学研究所的36例接受手术的严重性脑炎后癫痫患者中，在急性感染期间年龄稍大一些的儿童（7～10岁）中，有4例单侧颞叶内侧硬化，2例出现萎缩；3例是Engel Ⅰ级，1例是Engel Ⅱ级（Trinka et al., 2000）。重点是要记住，只有在急性感染后和PIE发病前存在较长的潜伏期或“静默期”，手术时年龄较小才是继发单侧MTLE和术后癫痫无发作的预测因子。PEE和EPBM都是如此（Lancman & Morris, 1996; Lee et al., 1997）。在澳大利亚墨尔本的一项研究中（O’ Brien et al., 2002），将39例既往早期脑膜炎或脑炎病史并接受前颞叶切除术的患者与无CNS感染史接受前颞叶切除术的对照组进行了比较。两组患者均为无病灶的颞叶癫痫，术后随访至少1年。作者的结论是，CNS感染的年龄，而不是感染的类型，可以预测术后疗效，而与术前MRI发现的内侧颞叶硬化无关。

表 23-1　药物难治性脑炎后癫痫术后疗效的报道（改编自 Sellner & Trinka, 2013）

第一作者，年份，来源	患者例数	CNS 感染年龄（岁）	发作开始年龄（岁）	手术年龄（岁）	MRI 表现	手术方式	组织病理学	随访（年）	手术疗效（Engel Ⅰ级）
Donaire et al., 2007，西班牙巴塞罗那	4	2（1 ~ 6）	5（3 ~ 16）	27（23 ~ 39）	MTS（3）正常（1）	ATL（4）AHE（1）	HS（4）	＞1	4（100%）
O’ Brien et al., 2002，澳大利亚墨尔本	18	1（0.01 ~ 8）	10（0.8 ~ 50）	28（12 ~ 69）	MTS（14）	ATL（14）	无	2.2（1 ~ 6）	8（44%）
Trinka et al., 2000，加拿大蒙特利尔	22	10.5（0.6 ~ 34）	无	30.5（5 ~ 52）	颞叶萎缩，胶质增生，囊肿（8）颞叶 / 颞叶外萎缩，胶质增生，囊肿（8）	ATL（20）FLR（2）	无	5.6（0.5 ~ 15）	5（23%）
Lee et al., 1997，韩国首尔	9	8（5 ~ 31）	12（5 ~ 31）	33（22 ~ 37）	MTS（3）正常（6）	ATL（7+3 例后颞叶）后颞叶 /O（2）	HS（4），微小发育不良（2），胶质增生（1）	1.8（1 ~ 4.3）	3（33%）
Davies et al., 1996，美国田纳西州孟菲斯	11	A. 6（0.5 ~ 20） B. 1（05 ~ 11）	无	A. 22（8 ~ 37） B. 20（18 ~ 22）	无	A. ATL（8） B. CC（3）	A. HS（4），胶质增生（3），正常（1）	3（1 ~ 6）	3（38%）0（0%）

MTS.颞叶内侧硬化；ATL.前颞叶切除术；AHE.海马杏仁核切除术；HS.海马硬化；FLR.额叶切除术；CC.胼胝体切除术；CNS.中枢神经系统

第2组PEE患者和第1组有较大差异。大多数患者在急性感染时年龄较大。8例中有5例患者晚期急性感染，1例是Engel Ⅱ级，2例是Engel Ⅲ级，还有2例是Engel Ⅳ级（Lee et al., 1997）。在Montreal神经学研究所的病例中，除了3例患者为Engel Ⅱ级，绝大多数在青春期或成年期感染急性脑炎的患者（*n*=13）术后疗效不佳（Trinka et al., 2000）。第2组患者包括那些儿童早期感染急性脑炎，但在PEE发病前无“静默期”的患者。某些第2组患者的海马萎缩不应被认为是一个预测术后结果更好的指标，具有更高预测价值的是无“静默期”、癫痫症状学和EEG的结果。大多数患者有明确的颞叶和颞叶外的多个病灶（Trinka et al., 2000）。克利夫兰诊所的一项研究表明（Lancman & Morris, 1996），单侧MTLE患儿感染急性脑炎或脑膜炎的平均年龄为5岁。双侧MTLE患儿平均年龄为14岁（经深度电极证实而未行手术治疗），而新皮质癫痫患儿平均年龄为5岁。双侧MTLE和新皮质癫痫与CNS感染和癫痫之间的潜伏期短有关。巴塞罗那最近的一份报道（Donaire et al., 2007）显示，4/9例PEE患者行癫痫手术；所有4例患者在急性感染时都很年轻。2例潜伏期较长的患者术后完全无发作；2例潜伏期较短的患者在随访中出现罕见的先兆。根据术前评估结果，5例成年感染脑炎患者未接受手术治疗。因此，第2组也包括炎症所致且MRI表现病变轻微却较弥散的患者（如轻度萎缩伴脑室扩大）。这些患者很难总结出解剖-电-临床的相关性。特征性EEG表现为病理性、弥散或广泛性的/活动，背景缓慢，提示大脑的弥散性或多部位损伤。这些患者很少适合癫痫手术，除了那些单侧半球严重损伤适合进行半球切除术/半球离断术的患者。

细菌性脑膜炎后癫痫（epilepsies post-bacterial meningitis，EPBM）

30%～50%的急性脑膜炎幸存患儿会遗留长期后遗症，尽管这些后遗症更多是听力丧失或认知问题而不是癫痫发作（Bargui et al., 2012; Chandran et al., 2011; Grimwood et al., 2000; Lucas et al., 2016; Namani et al., 2013）。许多研究旨在明确造成细菌性脑膜炎后不良后果的危险因素（Bargui et al., 2012; Grimwood et al., 1996; Namani et al., 2013; Pagliano et al., 2007; Vasilopoulou et al., 2011）。与严重病程相关的因素通常是入院时临床表现的严重程度（例如昏迷、意识障碍、体温降低、循环衰竭等）、长期癫痫发作、年龄＞12月龄、男性，以及从最初出现症状到抗生素治疗开始的延迟时间。急性期发作是成人脑膜炎患者一个可怕的预后不良因素（Zoons et al., 2008）。然而，在这些研究中，EPBM的危险因素并没有与其他神经系统后遗症的危险因素分开进行独立分析。

延迟使用或缺乏抗生素治疗可能是一些非洲（Pelkonen et al., 2009; Ramakrishnan et al., 2009）和其他发展中国家（Al Khorasani & Banajeh, 2006; Singhi, 2011）细菌性脑膜炎患者死亡率高的原因。印度北部三级诊疗中心接受治疗的儿童中，大约有1/3在12个月的随访中出现了神经系统后遗症；9%有癫痫发作（Singhi et al., 2007）。

未侵犯至其下皮质的脑膜病理改变不一定引起癫痫发作。脑膜炎急性期的癫痫发作可能表明患者实际上患有脑膜脑炎。急性脑膜炎发作的其他原因包括发热和其他非特异性因素导致的发作阈值降低。总的来说，报告的EPBM的发生率比PEE的低得多。1993年的一项Meta分析统计了1955年以来发表的19项研究的数据，共纳入4920例既往脑膜炎病史的儿童，其中4%的患儿随访时有癫痫发作

（Baraff et al., 1993）。据报道，EPBM的发生率取决于随访时间的长短和急性发病的病程（复杂 *vs.* 不复杂）。来自英格兰和威尔士的5年群体随访研究（Bedford et al., 2001）、法国的一项单中心中位随访10年的研究（Bargui et al., 2012）和来自科索沃的单中心长期随访研究（Namani et al., 2013）显示，EPBM的发生率分别为7%、9%和9%。短期随访（Namani et al., 2013）发现，EPBM发生率在2周为0%，3个月为1%，“短期随访”为1%。长期随访研究对涵盖从儿童早期感染急性细菌性脑膜炎到继发MTLE综合征的成人通常缺乏足够长的随访时间。这可能是由于儿童早期的颞叶内侧结构损伤后的“静默期”较长，可能持续30年（表23-2）。然而，这些成人病例并不会显著增加EPBM的发生率。在关于PEE的段落中我们已经讨论过，急性感染后出现无静默期（最小持续时间为6个月）的慢性颞叶癫痫发作不符合单纯的MTLE。需要强调的是，新生儿期脑膜炎急性期的癫痫发作不会引起典型的海马硬化。这可能是由于这一发育阶段兴奋性突触的不成熟表达导致新生儿海马的脆弱性降低（Holthausen, 1994）。

澳大利亚的一项为期12年的随访研究发现，儿童早期脑膜炎并继发EPBM的儿童和青少年中，3/49（6%）为复杂性急性脑膜炎，1/60（2%）为非复杂性急性脑膜炎。

细菌性脑膜炎后癫痫的手术治疗

EPBM主要有两种类型：新皮质癫痫（主要是颞叶外癫痫）和MTLE。

脑膜炎后的新皮质癫痫为局灶性或多灶性，甚至是半球性的，而且假设的致痫性病灶MRI可见。病灶与病程严重的脑膜脑炎或抗生素治疗延迟或无效的脑膜炎引起的新皮质瘢痕相对应。除了严重的双侧半球损伤患者，在大多数情况下，癫痫症状学、发作间期和发作期的EEG表现与MRI可见的诱发癫痫的新皮质瘢痕部位之间存在相关性。然而，在产后脑膜炎和后期发生的脑膜炎之间，新皮质EPBM的致痫区范围是否完全或部分与MRI可见的皮质瘢痕的范围重叠存在差异。虽然这一问题缺乏定论，但不能排除由于“获得性皮质发育不良”，产后EPBM的致痫区大于可见的皮质瘢痕（Marín-Padilla, 1999）。这和产前/围产期卒中后癫痫，以及成熟新生儿缺氧缺血性事件后分水岭病损引起的癫痫类似。在多学科病例讨论会上，讨论关于新皮质EPBM患者植入有创性电极的利弊时，应该考虑到这一点。在一些EPBM病例中，其更广泛的白质损伤和儿童的良性局灶性癫痫样放电，与上述两种病因相比更加明显。如果不确认这些放电，药物难治性EPBM的患儿就可能无法进行癫痫手术。癫痫手术在新皮质EPBM患者中很少见。这一问题目前还没有被具体阐述。在EPBM患者中，由急性脑膜炎本身或急性起病期长时间的半侧肢体抽搐造成的脑严重损伤，此时可以考虑半球切除术或半球离断术。

大多数因AED治疗不佳而接受癫痫手术的EPBM患者会出现脑膜炎后MTLE伴海马萎缩（表23-2）。这种类型的PIE发生在婴儿期或儿童早期患脑膜炎之后（Donaire et al., 2007; Marks et al., 1992）。既往儿童早期脑膜炎病史、MRI显示颞叶内侧硬化、癫痫病程与MTLE综合征（“静默期”）一致的患者非常适合癫痫手术（Donaire et al., 2007; Lancman & Morris, 1996; Lee et al., 1997; Sellner & Trinka, 2013; Trinka et al., 2000），如表23-2所示。据推测，儿童早期脑膜炎急性期的热性惊厥可引起海马萎缩；新生儿脑膜炎继发癫痫发作不会引起颞叶内侧硬化。EPBM在没有明显的其

表 23-2　药物难治性脑膜炎癫痫术后疗效的研究报道（改编自 Sellner & Trinka, 2013）

第一作者，年份，来源	患者例数	CNS 感染年龄（岁）	发作开始年龄（岁）	手术年龄（岁）	手术方式	组织病理学	随访（年）	手术疗效（Engel Ⅰ级）
Donaire et al., 2007，西班牙巴塞罗那	3	3 0.1	39，18 6	58，46 32	ATL（1） TL（1） HT（1）	HS（2） 无	＞1	2（100%） 1（100%）
O' Brien et al., 2002，澳大利亚墨尔本	21	1（0.01 ~ 8）	6（0.5 ~ 31）	29（12 ~ 42）	ATL（21）	无	2（1 ~ 4.3）	16（76%）
Lee et al., 1997，韩国首尔	9	1（0.1 ~ 7）	10（1 ~ 15）	26（17 ~ 38）	ATL（9）	HS(8)正常(1)	1.8（1 ~ 4.3）	8（88%）
Davies et al., 1996，美国田纳西州孟菲斯	13	1（0.1 ~ 3） 4	2 4	23（4 ~ 48） 7	ATL（12） CC（1）	HS（6） 胶质瘤（6）	3（1 ~ 6）	10（83%）

ATL.前颞叶切除术；TL.解剖性颞叶切除术；HT.功能性半球切除术；HS.海马硬化；CC.胼胝体切除术；CNS.中枢神经系统。

他部分大脑损伤时，双侧海马萎缩实际上是不确定的。6例脑膜炎后海马萎缩的系列病例（Donaire et al., 2007）可能带来不同的视角，因为只有2例进行了颞叶切除术，1例进行了功能半球切除术；这3例术后均无发作。另外3例因双侧记忆保护问题、双侧尖波放电和（或）颞外症状学表现而被放弃手术。排除有些患者未在儿童早期患脑膜炎（与表23-2中列出的其他3篇文章中的患者相比），而且所有患者都有较长的癫痫病程。既往已有报道脑感染后晚期双侧颞区病理改变的比例较高（Lancman & Morris, 1996）。Marks等（1992）的和表23-2中所列的研究发现，EPBM和单侧MTLE成功手术的患者，儿童早期曾患脑膜炎。

据报道，在EPBM患者癫痫手术的研究中，有创性电极的应用率较高（Sellner & Trinka, 2012），这可能表明对细菌性脑膜炎后MTLE患者处理更谨慎。然而，可能因为有些发表的文章较早，此应用率反映了一个有创性电极在MTLE中应用较现在更为广泛的时期。小儿癫痫外科中心经验丰富的同行可以明确地区分"单纯"MTLE的EPBM患者和那些"颞叶癫痫附加症"（Barba et al., 2016; Kahane et al., 2015）、颞叶新皮质癫痫或双重病理的癫痫患者。对MTLE的诊断特别有价值的是，在儿童早期脑膜炎急性发作后的一段"静默期"。令人关切的是，在所有涉及儿童早期脑膜炎、学龄期癫痫起病（潜伏期为21～26岁；表23-2）的4份报告中，患者手术前癫痫病程的时间显著长于其他MTLE患者。对于症状、体征和MRI表现（海马萎缩）与MTLE诊断一致的儿童早期EPBM患者，癫痫外科能带来的机会仍然不像观察到的那样广为人知。在唯一一份专门研究4岁前EPBM患儿的报道中，12/13例行前颞叶切除术，所有12例患者术后均无发作（Davies et al., 1996）。

1999—2015年，德国弗莱堡癫痫中心的大型外科系列研究（Ramantani et al., 2013a, b, c）显示，369例儿童中只有9例因药物难治性EPBM接受了癫痫手术。除1例患者外，所有CNS感染导致脑瘢痕和继发难治性癫痫均发生在感染后的第1年内。MRI上可见广泛性皮质损伤，包括3例半球病变和1例双侧病变。神经功能缺损的比例与脑损伤的范围相匹配：5例患者表现为偏瘫，4例有视野缺损。所有患者对5种或以上的AED耐药（平均8种），远远高于同一大型手术系列的其他病因组（Ramantani et al., 2014）。这和整体上发作开始至手术时漫长的潜伏期（平均10年）相一致。3/9例患者接受了功能性半球切除术；另3例接受了多脑叶切除术：颞顶枕、额颞和颞枕切除术各1例；剩下3例患者行前颞叶及海马-杏仁核切除术。然而，其中3例患者的组织病理学检查结果为FCD阳性：2例FCD Ⅰb和1例FCD Ⅱa。7/9例患者表现为海马硬化。在平均6年的术后随访中，4/9例Engel Ⅰ级，2例Engel Ⅱ级，3例Engel Ⅲ级。应该注意到，所有5例复发患者的发作都发生在术后的最初几周内。

脑囊虫病（NCC）后癫痫

猪带绦虫幼虫感染引起的脑囊虫病是世界许多地区成人新发癫痫的最常见原因，主要出现在发展中国家（ILAE热带疾病委员会,1994; Garcia et al., 2005; Román et al., 2000）。事实上，在秘鲁农村地区进行的一项群体研究中，NCC是50%受感染者新发癫痫的原因（Villarán et al., 2009），然而，这种出现在所有关于NCC的出版物中的一般性陈述，可能会导致对全球NCC和相关癫痫的发病率和流行病学的一种过于简单的看法。的确，NCC在中南美洲、非洲、东南亚和中国的某些地区最为常见。然而，这种巨大的地区差异，不仅存在于洲与洲之间，还存在于某个国家内地区与地区之间、在同一省份的农村与城市之间、在穆斯林人口占主导地位的地区与邻近不同宗教和（或）不同民族的地区之间。实际上，在印度Kerala邦（文化程度非常高）并不存在NCC，但来自印度南部另一个省的558例儿童中，48%的症状性局灶性癫痫的潜在病因是NCC（Murthy & Yangala, 2000）。NCC是印度北部一些地区的地方病。在非洲，NCC只在撒哈拉以南地区流行。

尽管关于NCC是发展中国家将近30%癫痫患者的病因的说法较真实（Burneo et al., 2009），但是这些发展中国家NCC分布不均的例子促使人们对这一数字有了不同的看法。与成年人相比，幼儿受到的影响更少，也更轻。关于世界不同地区的发病率和流行病学有很好的综述文章（Winkler, 2012; Montano et al., 2005; Gadgil & Udani, 2011）。由于NCC流行国家向非流行国家的移民潮增加，也许在不久的将来，世界上较发达地区的医生可能会看到更多该病患者（Serpa & White, 2012）。有人担心，尽管有明确的治疗建议（Garcia et al., 2005; Nash et al., 2006; Singhi, 2011），由于发达国家的医生还不熟悉这种疾病，NCC患者可能无法得到正确的诊断和治疗（Del Brutto, 2012b; Del Brutto & García, 2012）。然而，根据最近的一篇综述报道（Del Brutto, 2012a），尽管长期旅行可能会增加感染概率，但前往地方病地区的国际旅行者感染该病的风险不高。

NCC诊断的金标准是神经影像。MRI优于CT（Singhi, 2011; Verma & Lalla, 2012），但在发展中国家，MRI设备数量远不如CT（不过，CT在大多数情况下可以满足需求）。来自印度次大陆的NCC患者多为单发病灶，而来自非洲、中南美洲的患者大部分为多发病灶（Winkler, 2012）。NCC的诊断有绝对标准、主要标准、次要标准和流行病学标准（Del Brutto, 2012b; Del Brutto et al., 2001）。主要鉴别诊断为脑转移瘤、弓形体病和脑结核；DWI和MRI波谱成像有助于诊断（Carpio, 1998; Del Brutto et al., 1996）。

癫痫性发作是主要的神经系统表现，占据了90%以上的NCC症状（Medina et al., 2005; Monteiro et al., 1992; Singhi et al., 2000）。虽然不是大多数，但也有很高比例的NCC是无症状的（de Almeida & Torres, 2011; Fleury et al., 2003; Montano et al., 2005; Prasad et al., 2011; Sanchez et al., 1999; Singhi et al., 2000）。NCC的癫痫发作，尤其是新发癫痫，似乎在NCC的活动期和过渡期比消退期更常见（Carpio, 1998），但也存在地区差异（Singhi, 2011）。在所有与NCC有关的文章中，都强调AEDs通常可以很好地控制癫痫发作，比大多数其他病因控制得更好。这尤其体现在印度的儿科病例中，这一患者群体非常突出，因为儿童主要为单一的非钙化的病变：与成年人的55%相比，儿童有钙化的仅占15%（Gadgil & Udani, 2011）。正是因为1/4 ~ 1/3的病变在随访时逐渐消失，所以疗效较好。

对于多发性钙化病变的患者，停药后的复发率较高（Singhi, 2011）。令人非常困惑的是，在NCC是地方病的国家中，关于慢性癫痫流行率的报道存在巨大差异。此外，很难确定药物难治性癫痫的流行情况。在巴西Ribeirao Preto门诊部看到的具有抗药性的癫痫患者中，只有8/512（2%）例的患者为钙化性“孤立脑囊虫病”。他们在27%的MTLE患者中被发现。然而，根据这个著名癫痫中心的医师意见，这些病变与MTLE无关。在一份来自中国西部的报道中，NCC仅是12/346（4%）症状性癫痫患者的病因。这一比例在秘鲁和洪都拉斯为30% ~ 37%（Gaffo et al., 2004; Medina et al., 2005; Montano et al., 2005）；在印度Hyderabad大学医院的癫痫儿童中，48%与NCC相关（Murthy &

Yangala, 2000）。Winkler在一份综述中概述了撒哈拉以南国家由NCC引起的慢性癫痫造成的负担状况严峻（Winkler, 2012）。负担重的其他原因之一是在资源匮乏的国家，许多患者不服用或不规律服用AEDs。

有两个关于NCC的主要问题仍然没有答案：一个问题是目前还不清楚在NCC患者中，海马硬化（HS）是由近处或远处病灶诱发反复发作引起还是由慢性反复炎症引起（Del Brutto et al., 2016; Singla et al., 2007）。在任何一种情况下，HS都可能成为继发MTLE的病理基础。另一个有待澄清的问题是钙化的脑囊虫病变在癫痫发病中的作用，而不考虑同时发生的引起MTLE的HS（Bianchin et al., 2013; de Oliveira Taveira et al., 2015; Nash et al., 2004; Singh et al., 2000; Singla et al., 2007; Velasco et al., 2006）。在此有四个不同的假设：①巧合，因为这两种疾病在流行地区都相对常见；②NCC和MTLE-HS是相关的，但没有因果联系；③NCC可能是 MTLE-HS的直接原因，原因是邻近的囊尾蚴急性期引起海马或皮质炎症和结构性损伤——这显然不适用于非颞叶NCC；④NCC与其说是导致MTLE-HS致痫过程的直接原因，不如说是一个触发器。

NCC后癫痫的手术治疗

人们可能认为，这种常常与慢性癫痫相关的疾病中的绝大多数患者会接受癫痫手术，特别是在NCC流行的国家，如中国、巴西、印度和南非，这些国家有很好的癫痫手术中心。然而，NCC引起的难治性癫痫手术患者很少，大部分手术患者都是以MTLE为主要特点（Bianchin et al., 2013; Chandra et al., 2010; da Gama et al., 2005; Leite et al., 2000; Meguins et al., 2015; Rathore et al., 2013）。

巴西的 Ribeirao Preto和Campinas癫痫中心进行的一项研究没有发现单纯MTLE患者与NCC相关的MRI钙化病变引起MTLE的患者之间在临床上或脑电图表现上的差异（da Gama et al., 2005; Leite et al., 2000）。此外，两组在手术效果上没有差异。因此，我们认为这些患者的钙化病变是在一个NCC地方病且大多数无症状患者中偶然发现的。这一结论在最近的一项研究中受到质疑，该研究发现除了颞叶内侧结构外，颞叶新皮质钙化灶的切除也与良好的术后效果相关（Rathore et al., 2013）。此外，虽然达到Engel Ⅰ 级的效果无差异，但是单纯MTLE的患者与NCC合并MTLE的患者相比，达到Engel Ⅰa 级的更多（Singh & Chowdhary, 2014）。

在NCC合并癫痫患者中进行颞外癫痫手术的报道是罕见的。来自印度的一项研究报道，4/5的患者在颞外癫痫手术后无癫痫发作（Rathore et al., 2013）。一份马来西亚的病例报告显示，患者在切除左额叶内的囊虫肉芽肿后无发作（Hasan et al., 2011）。对NCC相关癫痫进行颞外手术治疗的资料很少，这可能是由于即使经验丰富的癫痫中心在遇到多发性病灶时也不轻易进行手术。另一个原因可能是单一颞外NCC相关钙化病变引起的癫痫通常对AED治疗有效。一些作者讨论了NCC相关钙化病变致痫的病理生理机制。一种可能的机制是宿主的免疫反应导致（轻微）炎性“病灶周围反应”。灌注MRI可能有助于鉴别致痫性和非致痫性钙化病变（Gupta et al., 2012）。

罕见的感染后癫痫的手术治疗

对脑结核瘤、血吸虫病等患者实施癫痫手术是罕见的。在孟加拉国的系列病例中（Chowdhury et al., 2010），1/5接受癫痫手术的患者实际上患有结核瘤。患者表现为典型的颞叶内侧癫痫，发作频率近1年不断增加，并且没有任何神经系统缺陷或一般情况及认知功能的恶化。MRI显示前/内侧颞叶高信号病变，最初考虑为脑膜瘤或室管膜瘤。患者接受了标准的前颞叶海马杏仁核切除术。组织病理学证实是脑结核。经过5个月的随访，患者无癫痫发作并停用AEDs。结核在孟加拉国并不罕见，但结核伴随MTLE并未表现任何系统性症状和体征的属实罕见。来自印度新德里的癫痫外科治疗感染性脑炎的研究（Chandra et al., 2010），报道了3例结核患者和1例1岁内患结核性脑膜炎后出现多室性脑积水并引起胶质瘢痕的患者。这例患者由于结核造成广泛性脑损伤，最终接受了大脑半球离断术。其余3例患者接受了颞叶内侧结构切除、颞叶新皮质切除和额叶切除。在术后至少1年的随访中，4例患者均无癫痫发作。

血吸虫病是最常见的吸虫感染，广泛分布于亚洲、非洲和拉丁美洲。血吸虫肉芽肿是宿主对病原体免疫反应的结果，表现类似于脑瘤。一项中国的大样本手术系列研究（Lei et al., 2008）报道，来自武汉同济医院1955—2004年的250例日本血吸虫引起脑肉芽肿患者，他们的初始症状表现为癫痫发作，随后发展为药物难治性癫痫，癫痫发作潜伏期为2 ~ 12年，最终均接受了癫痫外科治疗。在术后4 ~ 5年的随访中，有4例患者死于血吸虫性肝硬化，10例自然死亡；在剩下的196例中，180例（92%）据报道无发作。本研究所有患者均为慢性血吸虫病，半数以上表现为肝脾大、腹水、食管胃底静脉曲张。

原书参考文献

Alexandre V Jr, Capovilla G, Fattore C, et al. SOPHIE Study Group. Characteristics of a large population of patients with refractory epilepsy attending tertiary referral centers in Italy. Epilepsia 2010; 51: 921-925.

Al Khorasani A, Banajeh S. Bacterial profile and clinical outcome of childhood meningitis in rural Yemen: a 2-year hospital-based study. J Infect 2006; 53:228-234.

Annegers JF, Hauser WA, Beghi E, et al. The risk of unprovoked seizures after encephalitis and meningitis. Neurology 1988; 38: 1407-1410.

Baraff LJ, Lee SI, Schriger DL. Outcomes of bacterial meningitis in children: a meta-analysis. Pediatr Infect Dis J 1993; 12: 389-394.

Barba C, Rheims S, Minotti L, et al. Temporal plus epilepsy is a major determinant of temporal lobe surgery failures. Brain 2016; 139: 444-451.

Bargui F, D'Agostino I, Mariani-Kurkdjian P, et al. Factors influencing neurological outcome of children with bacterial meningitis at the emergency department.Eur J Pediatr 2012; 171: 1365-1371.

Baringer JR. Herpes simplex infections of the nervous system. Neurol Clin 2008;26: 657-674.

Bedford H, de Louvois J, Halket S, et al. Meningitis in infancy in England and Wales: follow up at age 5 years. BMJ 2001; 323: 533-536.

Berg AT, Mathern GW, Bronen RA, et al. Frequency, prognosis and surgical treatment of structural abnormalities seen with magnetic resonance imaging in childhood epilepsy. Brain 2009; 132: 2785-2797.

Bianchin MM, Velasco TR, Coimbra ER, et al. Cognitive and surgical outcome in mesial temporal lobe epilepsy associated with hippocampal sclerosis plus neurocysticercosis: a cohort study. PLoS One 2013; 8: e60949.

Blümcke I, Aronica E, Miyata H, et al. International recommendation for a comprehensive neuropathologic workup of epilepsy surgery brain tissue: A consensus Task Force report from the ILAE Commission on Diagnostic Methods. Epilepsia 2016; 57: 348-358.

Bourgeois M, Vinikoff L, Lellouch-Tubiana A, et al. Reactivation of herpes virus after surgery for epilepsy in a pediatric patient with mesial temporal sclerosis:case report. Neurosurgery 1999; 44: 633-5; discussion 635-636.

Burneo JG, Del Brutto O, Delgado-Escueta AV, et al. Workshop report: Developing an international collaborative research network in neurocysticercosis and epilepsy. Epilepsia 2009; 50: 1289-1290.

Carpio A. Diagnostic criteria for human cysticercosis. J Neurol Sci 1998; 161:185-188.

Chandran A, Herbert H, Misurski D, et al. Long-term sequelae of childhood bacterial meningitis: an underappreciated problem. Pediatr Infect Dis J 2011;30: 3-6.

Chandra PS, Bal C, Garg A, et al. Surgery for medically intractable epilepsy due to postinfectious etiologies. Epilepsia 2010; 51: 1097-1100.

Chen YJ, Fang PC, Chow JC. Clinical characteristics and prognostic factors of postencephalitic epilepsy in children. J Child Neurol 2006; 21: 1047-1051.

Chipaux M, Szurhaj W, Vercueil L, et al. GRENAT Group. Epilepsy diagnostic and treatment needs identified with a collaborative database involving tertiary centers in France. Epilepsia 2016; 57: 757-769.

Chowdhury FH, Haque MR, Islam MS, et al. Microneurosurgical management of temporal lobe epilepsy by amygdalohip-pocampectomy (AH) plus standard anterior temporal lobectomy (ATL): a report of our initial five cases in Bangladesh.Asian J Neurosurg 2010; 5: 10-18.

Relationship between epilepsy and tropical diseases. Commission on Tropical Diseases of the International League Against Epilepsy. Epilepsia 1994; 35: 89-93.

da Gama CN, Kobayashi E, Li LM, et al. Hippocampal atrophy and neurocysticercosis calcifications. Seizure 2005; 14: 85-88.

Davies KG, Hermann BP, Dohan FC Jr, et al. Intractable epilepsy due to meningitis:results of surgery and pathological findings. Br J Neurosurg 1996; 10: 567-570.

Davies KG, Maxwell RE, French LA. Hemispherectomy for intractable seizures:long-term results in 17 patients followed for up to 38 years. J Neurosurg 1993; 78: 733-740.

de Almeida SM, Crippa A, Cruz C, et al. Reactivation of herpes simplex virus-1 following epilepsy surgery. Epilepsy Behav Case Rep 2015; 4: 76-78.

de Almeida SM, Torres LF. Neurocysticercosis--retrospective study of autopsy reports, a 17-year experience. J Community Health 2011; 36: 698-702.

Del Brutto OH. Neurocysticercosis in Western Europe: a re-emerging disease?Acta Neurol Belg 2012; 112: 335-343.

Del Brutto OH. Neurocysticercosis among international travelers to diseaseendemic areas. J Travel Med 2012; 19: 112-117.

Del Brutto OH, Engel J Jr, Eliashiv DS, et al. Update on Cysticercosis Epileptogenesis:the Role of the Hippocampus. Curr Neurol Neurosci Rep 2016; 16: 1.

Del Brutto OH, García HH. Taenia solium cysticercosis: new challenges for an old scourge. Pathog Glob Health 2012; 106: 253.

Del Brutto OH, Rajshekhar V, White AC Jr, et al. Proposed diagnostic criteria for neurocysticercosis. Neurology 2001; 57: 177-183.

Del Brutto OH, Wadia NH, Dumas M, et al. Proposal of diagnostic criteria for human cysticercosis and neurocysticercosis. J Neurol Sci 1996; 142: 1-6.

de Oliveira Taveira M, Morita ME, Yasuda CL, et al. Neurocysticercotic Calcifications and Hippocampal Sclerosis: A Case-Control Study. PLoS One 2015; 10:e0131180.

De Tiège X, Rozenberg F, Des Portes V, et al. Herpes simplex encephalitis relapses in children: differentiation of two neurologic entities. Neurology 2003; 61:241-243.

Devlin AM, Cross JH, Harkness W, et al. Clinical outcomes of hemispherectomy for epilepsy in childhood and adolescence. Brain

2003; 126: 556-566.

Donaire A, Carreno M, Agudo R, et al. Presurgical evaluation in refractory epilepsy secondary to meningitis or encephalitis: bilateral memory deficits often preclude surgery. Epileptic Disord 2007; 9: 127-133.

Englot DJ, Breshears JD, Sun PP, et al. Seizure outcomes after resective surgery for extra-temporal lobe epilepsy in pediatric patients. J Neurosurg Pediatr 2013;12: 126-133.

Fleury A, Gomez T, Alvarez I, et al. High prevalence of calcified silent neurocysticercosis in a rural village of Mexico. Neuroepidemiology 2003; 22: 139-145.

Fowler A,Stödberg T, Eriksson M, et al. Long-term outcomes of acute encephalitis in childhood. Pediatrics 2010; 126: e828-835.

Fujiwara T, Shigematsu H. Etiologic factors and clinical features of symptomatic epilepsy: focus on pediatric cases. Psychiatry Clin Neurosci 2004; 58: S9-S12.

Gadgil P, Udani V. Pediatric epilepsy: The Indian experience. J Pediatr Neurosci 2011; 6: S126-129.

Gaffo AL, Guillén-Pinto D, Campos-Olazábal P, et al. [Cysticercosis as the main cause of partial seizures in children in Peru]. Rev Neurol 2004; 39: 924-926.

Garcia HH, Del Brutto OH. Cysticercosis Working Group in Peru. Neurocysticercosis:updated concepts about an old disease. Lancet Neurol 2005; 4: 653-661.

Garcia HH, Nash TE, Del Brutto OH. Clinical symptoms, diagnosis, and treatment of neurocysticercosis. Lancet Neurol 2014; 13: 1202-1215.

Gong T, Bingaman W, Danziger-Isakov L, et al. Herpes simplex virus reactivation after subtotal hemispherectomy in a pediatric patient. Pediatr Infect Dis J 2010;29: 1148-1150.

Grimwood K, Anderson P, Anderson V, et al. Twelve year outcomes following bacterial meningitis: further evidence for persisting effects. Arch Dis Child 2000;83: 111-116.

Grimwood K, Nolan TM, Bond L, et al. Risk factors for adverse outcomes of bacterial meningitis. J Paediatr Child Health 1996; 32: 457-462.

Gupta RK, Awasthi R, Rathore RK, et al. Understanding epileptogenesis in calcified neurocysticercosis with perfusion MRI. Neurology 2012; 78: 618-625.

Gutierrez J, Issacson RS, Koppel BS. Subacute sclerosing panencephalitis: an update. Dev Med Child Neurol 2010; 52: 901-907.

Harvey AS, Cross JH, Shinnar S, et al. ILAE Pediatric Epilepsy Surgery Survey Taskforce. Defining the spectrum of international practice in pediatric epilepsy surgery patients. Epilepsia 2008; 49: 146-155.

Hasan MS, Basri HB, Hin LP, et al. Surgical remotion of a cysticercotic granuloma responsible for refractory seizures: A case report. Surg Neurol Int 2011;2: 177.

Hemb M, Velasco TR, Parnes MS, et al. Improved outcomes in pediatric epilepsy surgery: the UCLA experience, 1986-2008. Neurology 2010; 74: 1768-1775.

Holthausen H. Febrile convulsions, mesial temporal sclerosis and temporal lobe epilepsy. In: Wolf P. Epileptic seizures and syndromes. London: John Libbey Eurotext, 1994, pp 449-467.

Holthausen H, May T, Adams C, et al. Seizures post hemispherectomy. In: Tuxhorn I, Holthausen H, Boenigk H. Paediatric epilepsy syndromes and their surgical treatment. London: John Libbey & Company Ltd, 1997, pp. 749-773.

Jonas R, Nguyen S, Hu B, et al. Cerebral hemispherectomy: hospital course,seizure, developmental, language, and motor outcomes. Neurology 2004; 62:1712-1721.

Kahane P, Barba C, Rheims S, et al. The concept of temporal "plus" epilepsy.Rev Neurol (Paris). 2015; 171: 267-272.

Lancman ME, Morris HH 3rd. Epilepsy after central nervous system infection:clinical characteristics and outcome after epilepsy surgery. Epilepsy Res 1996;25: 285-290.

Lee JH, Lee BI, Park SC, et al. Experiences of epilepsy surgery in intractable seizures with past history of CNS infection. Yonsei Med J 1997; 38: 73-78.

Lee WT, Yu TW, Chang WC, et al. Risk factors for postencephalitic epilepsy in children: a hospital-based study in Taiwan. Eur J Paediatr Neurol 2007; 11:302-309.

Leite JP, Terra-Bustamante VC, Fernandes RM, et al. Calcified neurocysticercotic lesions and postsurgery seizure control in

temporal lobe epilepsy. Neurology 2000; 55: 1485-1491.
Lei T, Shu K, Chen X, et al. Surgical treatment of epilepsy with chronic cerebral granuloma caused by Schistosoma japonicum. Epilepsia 2008; 49: 73-79.
Lo Presti A, Weil AG, Niazi TN, et al. Herpes simplex reactivation or postinfectious inflammatory response after epilepsy surgery: Case report and review of the literature. Surg Neurol Int 2015; 6: 47.
Lucas MJ, Brouwer MC, van de Beek D. Neurological sequelae of bacterial meningitis.J Infect 2016; 73: 18-27.
Marín-Padilla M. Developmental neuropathology and impact of perinatal brain damage. III: gray matter lesions of the neocortex. J Neuropathol Exp Neurol 1999; 58: 407-429.
Marks DA, Kim J, Spencer DD, et al. Characteristics of intractable seizures following meningitis and encephalitis. Neurology 1992; 42: 1513-1518.
Medina MT, Durón RM, Martínez L, et al. Prevalence, incidence, and etiology of epilepsies in rural Honduras: the Salamá Study. Epilepsia 2005; 46: 124-131.
Meguins LC, Adry RA, Silva Júnior SC, et al. Longer epilepsy duration and multiple lobe involvement predict worse seizure outcomes for patients with refractory temporal lobe epilepsy associated with neurocysticercosis. Arq Neuropsiquiatr 2015; 73: 1014-1018.
Michael BD, Solomon T. Seizures and encephalitis: clinical features, management,and potential pathophysiologic mechanisms. Epilepsia 2012; 53(Suppl 4): 63-71.
Misra UK, Tan CT, Kalita J. Viral encephalitis and epilepsy. Epilepsia 2008; 49 Suppl 6: 13-18.
Montano SM, Villaran MV, Ylquimiche L, et al. Cysticercosis Working Group in Peru. Neurocysticercosis: association between seizures, serology, and brain CT in rural Peru. Neurology 2005; 65: 229-233.
Monteiro L, Coelho T, Stocker A. Neurocysticercosis—a review of 231 cases.Infection 1992 Mar-Apr; 20(2): 61-65.
Moosa AN, Gupta A, Jehi L, et al. Longitudinal seizure outcome and prognostic predictors after hemispherectomy in 170 children. Neurology 2013; 80: 253-260.
Moosa AN, Jehi L, Marashly A, et al. Long-term functional outcomes and their predictors after hemispherectomy in 115 children. Epilepsia. 2013b; 54: 1771-1779.
Murthy JM, Yangala R. Etiological spectrum of localization-related epilepsies in childhood and the need for CT scan in children with partial seizures with no obvious causation—a study from south India. J Trop Pediatr 2000; 46: 202-206.
Namani S, Milenkovic′ Z, Koci B. A prospective study of risk factors for neurological complications in childhood bacterial meningitis. J Pediatr (Rio J) 2013;89: 256-262.
Nash TE, Del Brutto OH, Butman JA, et al. Calcific neurocysticercosis and epileptogenesis.Neurology 2004; 62: 1934-1938.
Nash TE, Singh G, White AC, et al. Treatment of neurocysticercosis: current status and future research needs. Neurology 2006; 67: 1120-1127.
Ngugi AK, Bottomley C, Kleinschmidt I, et al. SEEDS group. Prevalence of active convulsive epilepsy in sub-Saharan Africa and associated risk factors: crosssectional and case-control studies. Lancet Neurol 2013; 12: 253-263.
O'Brien TJ, Moses H, Cambier D, et al. Age of meningitis or encephalitis is independently predictive of outcome from anterior temporal lobectomy. Neurology 2002; 8; 58: 104-109.
Pagliano P, Fusco U, Attanasio V, et al. Pneumococcal meningitis in childhood:a longitudinal prospective study. FEMS Immunol Med Microbiol 2007; 51:488-495.
Pelkonen T, Roine I, Monteiro L, et al. Risk factors for death and severe neurological sequelae in childhood bacterial meningitis in sub-Saharan Africa. Clin Infect Dis 2009; 48: 1107-1110.
Pillai SC, Mohammad SS, Hacohen Y, et al. Postencephalitic epilepsy and drugresistant epilepsy after infectious and antibody-associated encephalitis in childhood:Clinical and etiologic risk factors. Epilepsia 2016; 57: e7-e11.
Prasad KN, Verma A, Srivastava S, et al. An epidemiological study of asymptomatic neurocysticercosis in a pig farming community in northern India. Trans R Soc Trop Med Hyg 2011; 105: 531-536.
Ramakrishnan M, Ulland AJ, Steinhardt LC, et al. Sequelae due to bacterial meningitis among African children: a systematic literature review. BMC Med 2009 Sep 14; 7: 47.

Ramantani G, Strobl K, Stathi A, et al. Reoperation for refractory epilepsy in childhood: a second chance for selected patients. Neurosurgery 2013; 73:695-704.

Ramantani G, Kadish NE, Strobl K, et al. Seizure and cognitive outcomes of epilepsy surgery in infancy and early childhood. Eur J Paediatr Neurol 2013;17: 498-506.

Ramantani G, Kadish NE, Brandt A, et al. Seizure control and developmental trajectories after hemispherotomy for refractory epilepsy in childhood and adolescence.Epilepsia 2013; 54: 1046-1055.

Ramantani G, Kadish NE, Anastasopoulos C, et al. Epilepsy surgery for glioneuronal tumors in childhood: avoid loss of time. Neurosurgery 2014; 74:648-657.

Raspall-Chaure M, Chin RF, Neville BG, et al. Outcome of paediatric convulsive status epilepticus: a systematic review. Lancet Neurol 2006; 5: 769-779.

Rathore C, Thomas B, Kesavadas C, et al. Calcified neurocysticercosis lesions and antiepileptic drug-resistant epilepsy: a surgically remediable syndrome?Epilepsia 2013; 54: 1815-1822.

Rismanchi N, Gold JJ, Sattar S, et al. Epilepsy After Resolution of Presumed Childhood Encephalitis. Pediatr Neurol 2015; 53: 65-72.

Román G, Sotelo J, Del Brutto O, et al. A proposal to declare neurocysticercosis an international reportable disease. Bull World Health Organ 2000; 78: 399-406.

Ruiz-García M, Sosa-de-Martinez C, González-Astiazarán A, et al. Clinical-etiological and therapeutic profile of 719 Mexican epileptic children. Childs Nerv Syst 2002; 18: 593-598.

Sanchez AL, Ljungstr I, Medina MT. Diagnosis of human neurocysticerocosis in endemic countries: a clinical study in Honduras. Parasitol Int 1999; 48: 81-89.

Sander JW, Perucca E. Epilepsy and comorbidity: infections and antimicrobials usage in relation to epilepsy management. Acta Neurol Scand Suppl 2003; 180:16-22.

Sellner J, Trinka E. Clinical characteristics, risk factors and pre-surgical evaluation of post-infectious epilepsy. Eur J Neurol 2013; 20: 429-439.

Sellner J, Trinka E. Seizures and epilepsy in herpes simplex virus encephalitis:current concepts and future directions of pathogenesis and management. J Neurol 2012; 259: 2019-2030.

Serpa JA, White AC Jr. Neurocysticercosis in the United States. Pathog Glob Health 2012; 106: 256-260.

Singh G, Chowdhary AK. Epilepsy surgery in context of neurocysticercosis. Ann Indian Acad Neurol 2014; 17: S65-68.

Singh G, Sachdev MS, Tirath A, et al. Focal cortical-subcortical calcifications (FCSCs) and epilepsy in the Indian subcontinent. Epilepsia 2000; 41: 718-726.

Singhi P, Bansal A, Geeta P, et al. Predictors of long term neurological outcome in bacterial meningitis. Indian J Pediatr 2007; 74: 369-374.

Singhi P. Infectious causes of seizures and epilepsy in the developing world.Dev Med Child Neurol 2011; 53: 600-9.

Singhi P, Ray M, Singhi S, et al. Clinical spectrum of 500 children with neurocysticercosis and response to albendazole therapy. J Child Neurol 2000;15: 207-213.

Singh TD, Fugate JE, Hocker SE, et al. Postencephalitic epilepsy: clinical characteristics and predictors. Epilepsia 2015; 56: 133-138.

S Singh TD, Fugate JE, Hocker S, et al. Predictors of outcome in HSV encephalitis.J Neurol 2016; 263: 277-289.

Singla M, Singh P, Kaushal S, et al. Hippocampal sclerosis in association with neurocysticercosis. Epileptic Disord 2007; 9: 292-299.

Si Y, Liu L, Hu J, et al. Etiologic features of newly diagnosed epilepsy: hospitalbased study of 892 consecutive patients in West China. Seizure 2012; 21: 40-44.

Steinbok P, Gan PY, Connolly MB, et al. Epilepsy surgery in the first 3 years of life: a Canadian survey. Epilepsia 2009; 50: 1442-1449.

Terra-Bustamante VC, Fernandes RM, Inuzuka LM, et al. Surgically amenable epilepsies in children and adolescents: clinical, imaging, electrophysiological,and post-surgical outcome data. Childs Nerv Syst 2005; 21: 546-551.

Teutonico F, Mai R, Veggiotti P, et al. Epilepsy surgery in children: evaluation of seizure outcome and predictive elements. Epilepsia 2013; 54 Suppl 7: 70-76.

Trinka E, Dubeau F, Andermann F, et al. Successful epilepsy surgery in catastrophic postencephalitic epilepsy. Neurology 2000; 54: 2170-2173.

Vasilopoulou VA, Karanika M, Theodoridou K, et al. Prognostic factors related to sequelae in childhood bacterial meningitis: data from a Greek meningitis registry. BMC Infect Dis 2011; 11: 214.

Velasco TR, Zanello PA, Dalmagro CL, et al. Calcified cysticercotic lesions and intractable epilepsy: a cross sectional study of 512 patients. J Neurol Neurosurg Psychiatry 2006; 77: 485-488.

Venkatesan A, Tunkel AR, Bloch KC, et al. International Encephalitis Consortium.Case definitions, diagnostic algorithms, and priorities in encephalitis: consensus statement of the international encephalitis consortium. Clin Infect Dis 2013; 57: 1114-1128.

Verma R, Lalla R. Why MRI of brain is superior to CT in multiple neurocysticercosis?BMJ Case Rep 2012; 2012.

Vezzani A, Fujinami RS, White HS, et al. Infections, inflammation and epilepsy Acta Neuropathol 2016; 131: 211-234.

Villarán MV, Montano SM, Gonzalvez G, et al. Cysticercosis Working Group in Peru. Epilepsy and neurocysticercosis: an incidence study in a Peruvian rural population. Neuroepidemiology 2009; 33: 25-31.

Ward KN, Ohrling A, Bryant NJ, et al. Herpes simplex serious neurological disease in young children: incidence and long-term outcome. Arch Dis Child 2012;97: 162-165.

Weber K, Pieper T, Kudernatsch M, et al. Epilepsy Surgery for Focal Epilepsies of Inflammatory Origin: Expanded Spectrum of Indications. Neuropediatrics 2014; 45: 090

Winkler AS. Neurocysticercosis in sub-Saharan Africa: a review of prevalence,clinical characteristics, diagnosis, and management. Pathog Glob Health 2012;106: 261-274.

Wirrell EC, Grossardt BR, Wong-Kisiel LC, et al. Incidence and classification of new-onset epilepsy and epilepsy syndromes in children in Olmsted County, Minnesota from 1980 to 2004: a population-based study. Epilepsy Res 2011; 95:110-118.

Zoons E, Weisfelt M, de Gans J, et al. Seizures in adults with bacterial meningitis.Neurology 2008; 70: 2109-2115.

第24章

Rasmussen脑炎

Adam L. Hartman, Cynyhia F. Salorio，著

马久红，译

要 点

- Rasmussen脑炎是一种进展性、一侧半球为主的神经系统疾病。
- 因为鉴别诊断宽泛，所以精确诊断非常重要，特别是在疾病早期。
- 半球离断手术仍是绝大多数患者的最终治疗方法。手术时机存在广泛争议。康复治疗依然是术后恢复的重要部分。
- 这一特殊人群的康复需求已在小样本的患者中进行研究，结果显示他们的预后不同于因其他病因接受半球离断术的患者。
- 更好地理解Rasmussen脑炎的免疫机制，能获得更好的诊断和治疗。

历史回顾

1958年，Theodore Rasmussen及其同事首次描述了此综合症，并以他的名字命名（Rasmussen et al., 1958）。此综合症的核心特征并未随时间推移而改变，但正如预期，其异常情况更广泛。在德国，18岁以下人群中Rasmussen脑炎（Rasmussen encephalitis, RE）发病率为2.4/1000万（Bien et al., 2013）。不同于多发性硬化，RE似乎与地域不相关。正如预期，在青春期前的儿童中，男性和女性临床表现无差别。人们一直在付出巨大努力试图找到此病的病因，因为它通常会使正常人患病（Pardo et al., 2014）。到目前为止，仍没有药物能成功阻止大多数患者最终要进行大脑半球离断术的命运。然而，让人看到些许希望的是，随着RE免疫方面的深入研究，将来会发现免疫治疗的最佳时机和最有效方法。当前，临床医生面临的主要挑战是，确定诊断［如鉴别诊断和（或）并发症］，确定是否需要进行大脑半球离断术，以及把握手术时机。

诊断

概述

RE是一种主要累及单侧半球的进展性的神经系统疾病。广义来说，典型的神经系统症状和体征包括癫痫发作、运动/认知功能障碍，甚至有些病例会出现语言和（或）感觉功能障碍。由于疾病早期临床表现轻微，所以诊断RE最大的挑战是尽早诊断和鉴别诊断。也需要识别共患病（如皮质发育不良），因为精准诊断是决定下一步诊断检查与治疗选择的关键。有些RE患者可能存在其他自身免疫性疾病，因此也需要注意这些方面的治疗。

RE的平均起病年龄通常在学龄期，但也有一些报道起病年龄更大或更小的病例。患者可能在癫痫发作前数月出现一些非特异性前驱期疾病（包括上呼吸道感染、中耳炎和大龄患者中的麻疹脑炎）（Oguni et al., 1991）。最初的研究报道平均起病年龄是6.8岁（14月龄～14岁），较大的中心情况也是这样（Oguni et al., 1991；Varadkar et al., 2014）。RE的患者出现癫痫发作的平均年龄约6.8岁（14月龄～14岁）。起病时，几乎可见到所有的癫痫发作类型，最终几乎半数患者会发展为部分性癫痫持续状态（epilepsia partialis continua, EPC）（Oguni et al., 1991；Varadkar et al., 2014）。癫痫发作不一定是发病初期的主要症状，有报道称其他症状出现2年后才有癫痫发作（Bien et al., 2007）。年长患者的病程可能会更慢（Muto et al., 2010）。

疾病的临床分期可以追溯到一些早期的病情描述。Oguni等将疾病分为三个阶段：偏瘫前期；发生偏瘫直到神经功能全面恶化；症状体征稳定期（Oguni et al., 1991）。前两个阶段发展到最后一个阶段至少历经数月到数年，这使得精确预测每例患者的病程有些困难。最近，有人提议对该方案做些微修改为：①前驱期，特点是癫痫发作频率较低或罕见，部分患者轻偏瘫；②急性期，癫痫发作明显增多，几乎所有患者轻偏瘫；③尾期，类似于Oguni的第三阶段（Bien et al., 2002）。虽然概念有益，但并非所有患者都有界限明晰的疾病分期，其他纵向自然病史研究证明发病时机与全面功能障碍的严重程度多种多样（Vining et al., 1993）。神经功能障碍的影响和出现时间的差异，可能影响手术干预的时机，为临床医生制订治疗决策提供重要参考。

欧洲共识标准

2005年，诊断RE的欧洲共识标准正式发表（Bien et al., 2005），这些标准被认为是全球诊疗标准。患者可能符合基于从临床到病理的多种因素的标准。

第一套诊断标准（Part A）建议满足以下三项：临床症状（局灶性发作，伴或不伴EPC）与单侧皮质功能缺失、EEG（伴或不伴癫痫样放电的单侧大脑半球慢波及单侧发作起始）、MRI（单侧大脑半球局灶性皮质萎缩，灰质或白质T_2/FLAIR高信号，或者同侧尾状核头部萎缩或高信号）（Bien et al., 2005）。如果不符合第一套诊断标准，但符合第二套诊断标准（Part B）3条中的2条，也可以做出诊断：临床表现（EPC或进展性单侧皮质功能缺失）、MRI特点（进展性单侧大脑半球局灶性皮质萎缩）或病理因素（T细胞介导的脑炎伴活化的小神经胶质细胞、常见但不一定形成的结节，以及反应性增生的星形胶质细胞）（Bien et al., 2005）。后者中，大量实质性巨噬细胞、B细胞、浆细胞、病毒包涵体可以排除诊断（Bien et al., 2005）。进展性的概念对诊断非常重要，但在Part B的诊断标准中特别指出，需要进行两次连续的检查（临床方面或MRI检查）（Bien et al., 2005）。欧洲共识标准已在一组患者中经过正式检验，结果显示敏感度为81%，特异度为92%（Olson et al., 2013）。有些作者认为，当不出现EPC或无临床和MRI进展时，而且病理结果及至少两项Part A标准阳性时，其敏感度可能会改善（Olson et al., 2013）。此研究中假阳性诊断包括创伤后脑萎缩、颞叶内侧硬化伴萎缩、Sturge-Weber 综合征、大脑中动脉分布区围产期梗死和可能的双重病理（RE合并皮质发育不良）。因此，另一个主要考虑的因素是其他诊断，因为它们可能比RE更合适。

鉴别诊断

像任何一个复杂的神经系统综合征一样，毫无疑问，RE的鉴别诊断复杂，尤其在疾病的早期（如在疾病的前驱期/Ⅰ期，或者在轻偏瘫/癫痫发作后的早期）（Varadkar et al., 2014）。单侧半球病变可以出现类似的临床表现，例如半侧巨脑回畸形、广泛的皮质发育不良、卒中、肿瘤（如脑肿瘤或脑胶质瘤病）和单侧半球脑血管炎（其中一些可能与系统性自身免疫综合征相关），但是这些疾病缺乏临床/MRI进展性改变和典型的病理表现。神经皮肤性疾病也表现为单侧半球受累，包括Sturge-Weber 综合征及少见的结节性硬化症，但是这些疾病有其独特的诊断标准。还应该考虑感染性疾病（如麻疹相关性脑炎、HIV，或者猫抓病）、抗体介导性疾病（如副肿瘤综合征）、神经炎性疾病（如多发性硬化）和一些选择性神经退化性疾病（Creutzfeldt-Jakob 病和神经元蜡样脂褐质沉积症），这些疾患需要进一步实验室检查。罕见的情况下，需要鉴别代谢性疾病（糖尿病、线粒体疾病、肾/肝性脑病），或者一些可能需要实验室检查来确诊的诱发惊厥的药物，取决于病史。而令鉴别诊断更加复杂的是双重病理（如RE附加肿瘤、血管病或皮质发育不良）（Bien et al., 2005）。

辅助检查

辅助检查作为临床表现的补充，也被欧洲共识标准所强调。

EEG

几乎所有患者都会在诊断时完成EEG检查（Bien et al., 2005）。EEG的主要作用是确定癫痫样放电活动所在的半球。大多数患者的放电位于单侧半球或双侧半球，但不会单独出现在对侧，在病程的前6个月出现发作期EEG改变（Longaretti et al., 2012）。在临床早期，如发现双侧大脑半球几乎均匀分布的癫痫样活动，应及时考虑诊断双侧RE（这种情况罕见）或重新考虑诊断（如更复杂的进程）。值得注意的是，随着疾病的进展，未受累半球可能表现出比受累半球更清晰的癫痫样放电，但这并不一定代表疾病的进展，这些异常通常在大脑半球离断术后消失。发作间期癫痫样放电可能出现在疾病早期；随着临床进展，常常伴有背景逐渐变慢，正常电生理活动消失。

影像学检查

MRI能提供重要的结构信息，可以发现单侧半球异常，所以常常是提示RE诊断的首要检查方法（Bien et al., 2005）。MRI表现各异，可能有皮质和皮质下T_2/FLAIR高信号、萎缩，或者对比剂摄取增加。萎缩需要特别讨论，因为大多数专家认为它是非常有用的诊断征象（神经内科和神经外科医生经常使用），但却有一些要注意的问题。萎缩可能发生在皮质区或皮质下的灰质中，可能表现为灰质体积减小或CSF空间增加（后者可被视为脑室增大或裂隙空间增加）。来自意大利的一组研究数据显示，肉眼能发现萎缩的最敏感区域是岛叶和环岛区域，以及尾状核头部（Chiapparini et al., 2003; Granata et al., 2003）。此外，发现萎缩至少需要两次影像学检查进行比较，因为某些单侧半球病变可能在出生时或出生后不久就会出现，这有助于其他诊断。德国研究团队还提出了“半球比例”的概念，该概念从轴位和冠位量化了受累/未受累的半球（Wagner et al., 2012）。定量研究还发现壳核比尾状核受影响更大。对侧半球也可能有些萎缩，但这也并不意味着双侧病变。FDG-PET扫描对于诊断RE不是必要的，但如果在病程的早期进行检查，可能会显示单侧半球多灶性代谢下降（Bien et al., 2005）。有趣的是，低代谢区域可能比MRI显示得更广泛。

脑脊液检查

RE患者的脑脊液结果各不相同，有的白细胞计数升高，也有的蛋白升高，还有的寡克隆条带或CSF IgG指数升高（Bien et al., 2005）。总之，CSF对于诊断RE并不是必需的。但是，腰椎穿刺结果可能有助于鉴别诊断（如肿瘤或副肿瘤综合征），而且在某些病例中，它可能有助于确认炎症过程。另外，也可能需要进行血清学研究来补充评估潜在的感染过程。

眼科检查

全面的眼科检查，特别是裂隙灯检查，可以显示出自身免疫过程的证据（如葡萄膜炎）。在其他自身免疫性疾病（如Behçet综合征）中也可能出现裂隙灯检查异常，故该检查结果对诊断RE并非特异性。视网膜检查也可能显示出鉴别诊断中其他疾病的证据，例如神经元蜡样脂褐质沉积症。遗憾的是，并没有报道RE患者的特异性结果。

病理学

关于RE的神经病理学的详细讨论超出了本章的范围，近期的综述文章中已经深入阐述这一主题（Pardo et al., 2014; Varadkar et al., 2014）。手术切除后的典型结果包括炎症、灰白质的缺失。更具体来说，可以看到小胶质细胞结节、血管套（小胶质细胞和淋巴细胞）、星形胶质细胞增多症和噬神经现象。病理学改变更多集中在前头部（即额叶和颞叶），但已注意到较年轻患者的病变多集中在后头部，这与影像学表现相一致（Wagner et al., 2012; Pardo et al., 2004）。基于手术切除标本的仔细分析，提出了4个病理分期（Pardo et al., 2004）。尽管在疾病初期实际存在的一系列免疫病理事件还有争论，但自适应和先天免疫机制似乎仍在发挥着作用。RE的主要特征之一是异常表现为零散分布，正常区域散落在不同程度的病变区域内（Pardo et al., 2004）。这就可以解释如果病理结果正常，活检就有问题（即异常区域可能没有充分采样到）。因此，异常活检结果是有用的，但不常规推荐，也不是诊断必需的。

由于在病理标本中普遍存在免疫细胞，并与某些自身免疫疾病有关（如Parry-Romberg综合征，Shah et al., 2003），RE的病程被认为是免疫介导的。尽管努力了数十年，但仍未找到RE特定的触发因素。关于病毒和自身免疫触发因素的理论尚未在较大的样本中得到验证，但可能在有限的病例中发挥作用（Varadkar et al., 2014）。尽管如此，仍在寻找其局限在单侧半球的病因。关于这个过程的病例是在Sturge-Weber患者中最近发现GNAQ发生体细胞突变（Shirley et al., 2013）。

治疗

药物治疗

尽管RE是一种单侧疾病，但持续性癫痫发作可能会影响认知发育，还会对健康侧大脑半球的整体状况产生负面影响。抗癫痫药通常无法成功控制RE的癫痫发作，尤其是EPC患者（Varadkar et al., 2014）。迷走神经刺激和经颅磁刺激有效的病例均有报道（Varadkar et al., 2014）。推测RE是一种潜在的自身免疫过程，某些患者使用免疫调节剂有效，似乎可以减慢疾病的进程（Hart et al., 1994; Bahi-Buisson et al., 2007）；然而，普遍的共识是，在大多数情况下，这只能延缓疾病的进展和推迟手术的时间（在某些情况下这可能是能接受的）（Varadkar et al., 2014）。在RE患者中尝试使用的免疫调节剂包括类固醇、静脉用免疫球蛋白、血浆置换、α干扰素、蛋白A免疫吸附、他克莫司、硫唑嘌呤、那他珠单抗和利妥昔单抗（Varadkar et al., 2014; Maria et al., 1993）。抗病毒药物更昔洛韦也有过报道（McLa- chlan et al., 1996）。最近对49例RE患者的研究表明，类固醇脉冲疗法的癫痫无发作率（81%），比功能性半球切除术的（71%）略高（Takahashi et al., 2013）。然而，与功能性半球切除术相比，类固醇脉冲疗法和IVIG疗法均有更好的认知和运动状态，尤其是在疾病的早期。应谨慎解读这些结果，因为每组患者的数量相对较少，而且两种治疗方法的病程不同（因此，可能存在难以辨别的混淆因素）。

外科手术

适应证

手术最基本的适应证是药物治疗失败（或预期会失败），包括抗发作药物和免疫调节剂。在与患者及家属的沟通中，决定是否接受手术主要集中在临床表现恶化（广义定义），还要防止功能进一步丧失。需要在已知的手术后遗症（如偏瘫）和任由疾病发展可能出现的情况之间权衡利弊。手术时机非常重要，是决策的关键部分，但由于手术结果是决定手术时机的重要因素，所以下面将进行更广泛的讨论。

术前评估

最近，由ILAE的儿科委员会和诊断委员会的小儿癫痫外科特别小组发表的声明概述了一份共识，涉及RE和其他小儿癫痫综合征的辅助检查的应用（Jayakar et al., 2014）。发作间期EEG和MRI是必需的检查项目，而包含发作期的VEEG也是必需的或强烈推荐的检查项目。相反，特别小组的大多数成员认为3D-EEG或脑磁图/ MEG（用于源定位）和FDG-PET是选择性检查项目。发作期SPECT、ECoG和有创性EEG监测被认为应用价值有限。

由于康复治疗在术后恢复中的重要性，而且术前神经心理评估有助于评价术前功能，所以它适用于术前已有功能下降的情况。这些评估可以对潜在的术后需求制订康复计划，还可以在评估完成时辅助家庭和患者进行康复教育。因为RE患者在发病前通常是正常的，所以此时最适合术前评估（尽管它属于讨论的一部分，但在特别小组发表的推荐中并未直接提及）。

外科技术

半球离断术是获得长期无发作的唯一手术方式。曾尝试局灶切除术，但癫痫发作不能完全控制，神经变性也仍在进展（Honavar et al., 1992）。RE患者中有各种各样的半球离断手术，从完全解剖性半球切除到局部有限切除均有报道（Figures 1 and 2）（Vining et al., 1993; Villemure et al., 2003）。一组RE病例对比了解剖性半球切除术、功能性半球切除术和部分性半球切开术，但每组病例数量少，术后癫痫发作结果统计学上无显著性差异（Cook et al., 2004）。每种手术的细节会在本书中讨论。最终手术技术的选择还是要取决于神经外科医生。

结论

由于RE是一种相对罕见的疾病，因此仅针对此综合征的纵向研究数量有限，而且现有的研究样本量较小。患有RE的儿童，无论手术与否，在癫痫发作控制、认知能力、运动功能、视觉和行为表现等方面结局各不相同。预测患儿的结局非常重要，以便进行靶向干预、资源分配、向亲属或看护人宣教，并启动合适的社区与教育支持计划。半球离断术后结局的预测因素可能取决于病因，这就使得这篇仅仅涉及RE文献的概述富于挑战性。总之，研究表明那些无论是获得性还是进展性病因（例如RE）的患者的术后结局均好于发育性病因的患者（Devlin et al., 2003; Kossoff et al., 2003）。

发作控制

半球离断术是唯一可以完全控制癫痫发作的治疗方法，65%～85%的RE患者离断术后癫痫无发作（Bien＆Schramm, 2009）。一些研究表明，大多数患者在术后即刻无癫痫发作，但后期可能复发。在一项纵向研究中，对16例接受半球离断术的RE患者平均随访9年，其癫痫复发率为37%，中位复发时间为术后9个月（Granata et al., 2014）。半数复发患者在第二次离断术后再无发作，这表明首次手术失败是由于离断不充分，而非对侧起源的发作。该队列的另一半未再接受手术。癫痫复发与病程无明显相关性。另一项纵向研究表明，所有病因的半球切除术后癫痫无发作率随时间延长而降低，20例RE患者术后6个月时癫痫无发作率为75%，1年时为81%，2年时为67%，5年时为63%（Jonas et al., 2004）。

文献中报道的术后癫痫控制不佳的因素并不一致。例如有些研究认为术前EEG双侧半球异常与术后癫痫控制不佳相关（Terra-Bustamente et al., 2009），而其他研究却与此不同。针对不同病因（包括RE）而行半球离断术的一些研究认为，术后预后较差与之前接受切除性手术（Lew et al., 2014）、起病年龄较大、手术年龄较大、癫痫病史较长（Althausen et al., 2013; Schramm et al., 2012）、PET双侧异常、EEG不能定侧、术后急性期癫痫发作（Moosa et al., 2013; Koh et al., 2004）

相关。一些研究发现，手术年龄越小，术后效果越好，尽管这些研究中病因并不一致（Thomas et al., 2012）。

运动感觉功能

虽然术前偏瘫程度各不相同，但半球离断术后患儿偏瘫是不可避免的。大多数研究表明，患儿术前就存在一些运动功能缺失，表现为对侧肢体肌力下降、肌张力增高、有效活动范围下降（Jonas et al., 2004; Samargia & Kimberley, 2009）。在一项16例RE患者的纵向研究中，除1例患者术前轻度无力外，其余所有患者术后偏瘫与术前相比均无变化（Granata et al., 2014）。此外，所有患者术后姿势控制均得到改善，而术前坐轮椅行动不便的患者术后恢复了行走能力。一项行半球手术的15例患者（其中9例RE）的研究显示，上下肢运动功能均有不同程度的改善。27%的患者粗大运动功能改善，而60%的患者保持稳定。此外，60%的患者可用对侧手抓取物体，尽管协调性和速度有所下降（Hamad et al., 2013）。

尽管大多数研究并未考虑病因学，一些学者认为手术年龄越早，运动功能恢复越好。一项针对不同病因而行半球切除术的儿童的研究表明，手术年龄越小，运动功能恢复越好，麻痹足的踇趾振动阈就是如此（Choi et al., 2010）。尽管RE患者组存在这种相关性，但并未明确病程（影响手术时机）的相关性。大家普遍认为，半球离断术后近端运动功能的改善大于远端，但手功能改善更好的因素尚不清楚。一些研究发现，在所有的病因中，术前完好无损的同侧皮质脊髓束和岛叶区域与更明显的功能丧失有关，尤其是手功能（van der Kolk et al., 2013）。

视野

半球离断术通常会导致同侧视野偏盲。患者通常会通过转头来弥补视野缺损，一些患者对侧保留残余视野。术前往往有视力障碍，因此术后视力改变差别很大。Moosa等报道了一组多病因半球离断的病例，并指出20%的患者没有视觉症状，26%的患者视觉症状并不影响日常活动，16%的患者术前术后视觉无变化（Moosa et al., 2013）。目前，受累侧视力残余或改善的相关因素尚不清楚，但有一些迹象表明可能涉及上丘的神经通路（King et al., 1996; Ptito et al., 2007; Werth et al., 2006）。

认知和发育结果

一般而言，术后认知和发育状态总体保持相对稳定（或改善），而术前状态最能预测术后状况（Granata et al., 2014; Althausen et al., 2013; Pulsifer et al., 2004）。巴西一项针对25例RE患儿的研究发现，术后60%的患者留有认知障碍，32%的患者认知状态下降，仅有8%的患者认知改善（Terra-Bustamente et al., 2009）。值得注意的是，该研究中还包括几例双侧RE的患儿。

病程越短，术前的认知能力下降就越少，术后认知预后就越好，这可能与疾病进展减慢对健康大脑半球的影响有关（Jonas et al., 2004; Thomas et al., 2012）。例如，关于16例半球离断术后患者（其中9例RE）的系列研究发现，随访时心理和社交年龄的改善与从发病到手术间隔时间较短相关。RE组的总体认知水平最高，术后2年认知方面的平均得分均处于较低的范围内（Thomas et al., 2010）。与手术年龄相关的研究结论却不一致，一些研究显示早期手术能带来更好的发育结果（Devlin et al., 2003; Delalande et al., 2007），而另一些研究则表明手术年龄越大，术前、术后的发育结果越好（Althausen et al., 2013; Schramm et al., 2012; Ramantani et al., 2013）。值得注意的是，后面的研究包括了成人病例，而且它们也没有抛开其他病因单独调查RE。

在假定的非优势半球实施离断手术往往有更好的认知结果，还能获得完全无发作（Takahashi et al., 2013; Pulsifer et al., 2004）。有意思的是，各种病因混合的研究显示，无论哪侧半球手术，语言功能较视空间能力预后更好，这说明大脑可能会“削弱”其他功能来支持语言功能（Peacock et al., 1996）。

语言功能

在考虑RE手术时机和风险时面临的挑战就是担忧在切除假定的优势半球后的语言功能。早手术与晚手术相比，风险和收益尚不明确，而且尚不清楚疾病的进展是否会导致语言功能恶化，是否会伤及健侧半球，或者留给对侧半球更多时间来重构语言功能。研究表明，大多数接受优势半球切除术的RE患儿并不会完全失语（Boatman et al., 1999），但语言功能预后差异很大。

在一项病例研究中，6例术前语言功能正常的右利手患儿因RE接受左侧大脑皮质切除术，术后1年的语言表达仅限于单个词（Boatman et al., 1999）。也有些研究发现左侧半球切除术后运动性和感觉性语言的结果更差（Pulsifer et al., 2004）。

并非所有研究都显示优势半球的离断术后出现语言功能障碍。在一项16例RE患者的纵向研究中，在假定的优势半球术后并没有出现语言功能恶化，事实上早期手术患者的语言功能还有所改善（Granata et al., 2014）。此外，Thomas等调查了包括语言在内的多个认知功能，即使对RE组进行单独分析，也没有发现与手术侧别相关（Thomas et al., 2010）。

几项研究表明，即使晚期手术，语言功能的许多方面也可以转移到非优势半球（Hertz-Pannier et al., 2002; Telfian et al., 2002; Loddenkemper et al., 2003）。虽然有少量研究报道RE患者在左侧大脑半球切除术后语言及语言知识恢复均高于平均水平（Grosmaitre et al., 2014），许多研究也表明，语言的某些方面，如语音意识、句法理解、语法和复杂的语言处理，不可能仅靠右侧半球（Stark et al., 1995; Curtiss & de Bode, 2003）。随着技术的进步，如fMRI，研究人员和临床医生有机会确定手术前后的语言功能区和转移。一些有关先天性病因的研究表明，术后非优势半球侧大致相同的语言区被激活；然而，还没有研究表明这种激活与实际的语言功能恢复相关（Liegeois et al., 2008）。

一些研究表明，手术年龄越小，语言恢复越好，即低龄患儿功能重构具有更强的可塑性（Granata et al., 2014）。与之相反，其他一些研究却反对“越早越好”的观点，并提出需要考虑语言发育的关键时期（Curtiss & de Bode, 1999）。

有些研究也探讨过右半球（非优势侧）在语言和阅读方面的作用。一项有4例右利手患者的小样本病例研究显示，接受右半球切除术的RE患者的社交和语言能力的改善与发病年龄早、病程短及健侧半球出现低代谢有关（Caplan et al., 1996）。有项研究调查了2例术后30年的患者，结果发现右半球切除术的患者比左半球手术的患者更难处理情感问题（Fournier et al., 2008）。

适应能力

在一项包括24例半球切除术的儿童（4例RE）系列病例研究中，术后平均随访10.5年后发现手术年龄较小、癫痫病程较短，术后总体适应能力较好（Basheer et al., 2007）。病因学与适应能力无关，但运动区域除外（获得性病因功能预后较好）。相反，Delalande 等在随访平均4年的研究中发现行半球离断术的患者中，与Sturge-Weber综合征、卒中、多脑叶发育不良患者相比，RE患者Vineland量表评分有更高的适应能力（Delalande et al., 2007）。无论哪种病因，适应能力较低都与病程较长有关。其他研究也表明，不管病因如何，病程较短、手术年龄较小、术后癫痫发作控制良好的患者适应能力更好（Jonas et al., 2004）。Moosa等调查了因不同病因接受半球切除术的115例患儿（其中10例RE），结果发现癫痫复发影响了所有评估的脑功能，对侧大脑半球MRI异常与运动和语言功能预后较差相关，低龄手术患儿术后阅读能力差（Moosa et al., 2013）。大多数研究表明，与认知功能一样，术前适应能力是术后状态的最佳预测指标（Jonas et al., 2004; Pulsifer et al., 2004）。

教育方面

大多数关于半球切除术后患儿教育的研究结果显示，患儿需要特殊的教育机构。一项由不同病因组成的81例患儿的研究显示，65%的患儿可以在正常班级学习，但是其中大多数患儿接受了辅助服务（Moosa et al., 2013）。许多学术课程都是通过阅读方式学习，因此有几项研究调查了左侧大脑半球切除术后的阅读能力。总之，研究提示语音处理需要左侧半球参与，因此左侧半球切除术后，阅读可能依赖于全字法（Cummine et al., 2009）。

情绪/行为/心理

很少研究涉及半球离断术后的情绪和行为。一项随访37例RE患者的研究报道，他们基于儿童行为检查表（child behavior checklist, CBCL）没有明显的术前或术后行为或情绪障碍。此外，术后评分几乎没有变化（可能有轻微改善）（Pulsifer et al., 2004）。一项混合病因的研究发现，27%的患儿术后有明显的行为问题，癫痫复发是唯一显著的预测因素，而且癫痫发病年龄越小，行为障碍越多（Moosa et al., 2013）。另一项混合病因的研究发现，大多数（92%）术前既有行为问题的患儿术后行为获得改善（Devlin et al., 2003）。

生活质量

有项研究调查了半球切除术患儿健康相关的生活质量（health related quality of life, HRQOL），结果发现半球切除术组患者的HRQOL与局灶切除组和非手术组结果相似。应该注意的是，这是一个多病因研究组，未单独分析RE患者。癫痫发病年龄越小、功能越差、女性患者、AEDs用量越大，HRQOL就越差（Griffiths et al., 2007）。一项针对接受了不同类型手术的83例患儿（其中21例接受了半球切除术）的大型回顾性研究提示，无癫痫发作与总体HRQOL相关，也与社会活动增加、抑郁减轻，以及更好的情绪控制相关（Zupanc et al., 2010）。

成年后情况

很少有研究观察过儿童和青少年在半球离断术后进入成年的远期效果。一项针对81例于不同年龄（包括成年）进行手术的患者（10例RE）的多病因研究报道，45%的患者高中毕业，但只有21%的患者就业（另有27%的患者在有庇护的环境下工作）；6%的患者结婚；41%的患者单身（Althausen et al., 2013）。除了右侧半球切除术患者比左侧半球切除术患者更多的独立生活外，该研究并没有明确具体的预测结果的因素。

预后小结

总之，尽管已经明确了一些预测因素，但RE术后结局各不相同。大多数患者都能获得癫痫无发作，而且无发作与更好的预后相关。大多数患者术后出现偏瘫，手功能受限；但即使术前不能行走的患者，术后通常也能重新行走。大多数人存在视力障碍，最常见的是完全性同向偏盲，目前尚不清楚能改善的程度。早期发病和长病程往往与术前和术后状态较差有关，就认知、语言和适应力而言，术前状态是预测术后状态的最佳指标。RE患者手术年龄相关的研究结果不尽相同，一些研究认为手术年龄较小的患者术后癫痫无发作率较高，但可能伴有较差的认知和适应能力。无论哪侧半球手术，认知能力、行为障碍、适应力和语言往往都保持稳定或改善。虽然某些语言功能可能在术后明显转移到对侧，但证据表明右侧半球的语言功能并不等同于左侧半球的，患儿在左侧大脑半球离断术后可能难以获得较高水平的语言和阅读能力，例如语音处理、句法、语法。相反，最新证据表明右侧半球术后会出现社交障碍。

鉴于有证据表明，其他神经系统疾病的预后与外部环境和家庭因素高度相关（如Wade et al., 2011），因此调查RE患者中这些与预后相关的因素非常重要。遗传因素也可能起重要作用，新兴的遗传检测可能有助于结果预测。此外，fMRI技术的进步为研究语言和运动功能向对侧半球转移的可能性提供了机会，这可能有助于评估最佳手术时机。另外还需要更全面地研究康复干预措施，包括康复治疗开始时机、治疗持续时间和获益的可持续性。

手术时机

一个最具挑战性的决定是何时进行半球离断手术。该决定取决于许多因素，主要由刚讨论过的疾病进展速度和预期结果决定。如上所述，一些研究表明在疾病早期手术能改善发育结果，但这一发现并不具有普遍性。早期手术带来的预后改善可能不仅仅反映在癫痫发作、抗癫痫发作药物和进展性的神经退行性变造成的影响，还反映在病变半球对健侧半球的影响，特别是存在持续性癫痫样放电的情况（Hartman & Cross, 2014）。

一些典型的病例可能具有启发性（Hartman & Cross, 2014）。患者疾病进展迅速，偏瘫对药物治疗无反应，尤其是累及非语言优势半球的年轻患者，正适合早期手术。相反，疾病进展缓慢、轻微的神经功能障碍和（或）对药物反应良好、病变累及语言优势半球的患者，通常会继续这种药物治疗策略并延迟手术。在这方面，fMRI对语言功能转移的评估可能有助于决策（Hartman & Cross, 2014）。最具挑战性的情况（就手术时机而言）是年龄较大的患者（通常是青春早期），而且病变累及语言优势半球。此时需要考虑癫痫发作和大脑半球神经功能障碍的严重程度（Bien et al., 2009）。具体来说，影响因素包括癫痫持续发作的后遗症、药物的不良反应，以及随着时间推移而降低的可塑性（因此担忧得不到最佳发育结果），这些都要与手术风险相权衡。因为并非所有的结果都能被准确地预测到，所以本章讨论要求充分考虑潜在的获益和风险。

术后管理

通常，建议在半球离断术后早期进行多学科住院康复治疗，常常包括步态和平衡的物理治疗、手功能和日常生活的职业疗法、语言恢复的言语/语言疗法、认知功能的神经心理治疗，以及其他必要的疗法，例如行为干预、休闲治疗和教育规划。尽管住院康复治疗有可能改善患者康复轨迹，进而改善预后，但迄今为止，尚无任何研究调查半球离断术后早期康复的疗效。然而，有几项研究表明，术后数年的康复干预可以改善功能。De Bode等证实，平均在术后7年，强化运动训练10天后，感觉运动评分提高（de Bode et al., 2012）。其他小样本研究也提示，半球离断术后进行长期强制疗法或运动训练可以改善功能（de Bode et al., 2009; Fritz et al., 2011）。康复治疗功能改善的机制尚不清楚。有项研究证实，支配瘫痪足的初级感觉运动区（S1M1）、辅助运动区（supplementary motor area, SMA）、扣带回运动区和辅助躯体感觉皮质的增强的体积和信号，与健侧半球支配足运动的S1M1和SMA区有较大重叠。这些研究结果的功能意义尚不清楚，因为对照组显示在训练后这些皮质区域的激活下降（de Bode et al., 2007）。

未来的研究方向

在撰写本章时，促发RE的潜在过程仍不清楚，深入的研究仍在继续。新药不断涌现，特别是可能（在理论上）具有抗炎和抗癫痫发作双重作用的药物。在外科研究方面，不同的大脑半球离断技术不断被报道。对神经外科医师而言，更关键的是手术时机问题，尤其是受到发育结果的影响。尽管其中许多问题与Rasmussen博士提出的类似，但我们对病理和发育结局的理解仍然取得了重大进展。

原书参考文献

Althausen A, Gleissner U, Hoppe C, et al. Long-term outcome of hemispheric surgery at different ages in 61 epilepsy patients. J Neurol Neurosurg Psychiatry 2013; 84: 529-536.

Bahi-Buisson N, Villanueva V, Bulteau C, et al. Long term response to steroid therapy in Rasmussen encephalitis. Seizure 2007; 16: 485-492.

Basheer SN, Connolly MB, Lautzenhiser A, et al. Hemispheric surgery in children with refractory epilepsy: seizure outcome, complications, and adaptive function. Epilepsia 2007; 48: 133-140.

Bien CG, Schramm J. Treatment of Rasmussen encephalitis half a century after its initial description: promising prospects and a dilemma. Epilepsy Res 2009; 86: 101-112.

Bien CG, Elger CE, Leitner Y, et al. Slowly progressive hemiparesis in childhood as a consequence of Rasmussen encephalitis without or with delayed-onset seizures. Eur J Neurol 2007; 14: 387-390.

Bien CG, Widman G, Urbach H, et al. The natural history of Rasmussen's encephalitis. Brain 2002; 125(Pt 8): 1751-1759.

Bien CG, Tiemeier H, Sassen R, et al. Rasmussen encephalitis: incidence and course under randomized therapy with tacrolimus or intravenous immunoglobulins. Epilepsia 2013; 54: 543-550.

Bien CG, Granata T, Antozzi C, et al. Pathogenesis, diagnosis and treatment of Rasmussen encephalitis: a European consensus statement. Brain 2005; 128(Pt 3): 454-471.

Boatman D, Freeman J, Vining E, et al. Language recovery after left hemispherectomy in children with late-onset seizures. Ann Neurol 1999; 46: 579-586.

Bode S, Fritz SL, Weir-Haynes K, et al. Constraint-induced movement therapy for individuals after cerebral hemispherectomy: a case series. Phys Ther 2009; 89: 361-369.

Caplan R, Curtiss S, Chugani HT, et al. Pediatric Rasmussen encephalitis: social communication, language, PET and pathology before and after hemispherectomy. Brain Cogn 1996; 32: 45-66.

Chiapparini L, Granata T, Farina L, et al. Diagnostic imaging in 13 cases of Rasmussen's encephalitis: can early MRI suggest the diagnosis? Neuroradiology 2003; 45: 171-183.

Choi JT, Vining EP, Mori S, et al. Sensorimotor function and sensorimotor tracts after hemispherectomy. Neuropsychologia 2010; 48: 1192-1199.

Cook SW, Nguyen ST, Hu B, et al. Cerebral hemispherectomy in pediatric patients with epilepsy: comparison of three techniques by pathological substrate in 115 patients. J Neurosurg 2004; 100(2 Suppl Pediatrics): 125-141.

Cummine J, Borowsky J, Winder FS, et al. Basic reading skills and dyslexia: three decades following right versus left hemispherectomy for childhood-onset intractable epilepsy. Epilepsy Behav 2009; 15: p. 470-475.

Curtiss S, de Bode S. Age and etiology as predictors of language outcome following hemispherectomy. Dev Neurosci 1999; 21: 174-181.

Curtiss S, de Bode S. How normal is grammatical development in the right hemisphere following hemispherectomy? The root infinitive stage and beyond. Brain Lang 2003; 86: 193-206.

de Bode S, Mathern GW, Bookheimer S, et al. Locomotor training remodels fMRI sensorimotor cortical activations in children after cerebral hemispherectomy. Neurorehab Neural Repair 2007; 21: 497-508.

de Bode S, Fritz S, Mathern GW. Cerebral hemispherectomy: sensory scores before and after intensive mobility training. Brain Dev 2012; 34: 625-631.

Delalande O, Bulteau C, Dellatolas G, et al. Vertical parasagittal hemispherotomy: surgical procedures and clinical long-term outcomes in a population of 83 children. Neurosurgery 2007; 60(2 Suppl 1): ONS19-32; discussion ONS32.

Devlin AM, Cross JH, Harkness W, et al. Clinical outcomes of hemispherectomy for epilepsy in childhood and adolescence. Brain 2003; 126(Pt 3): 556-566.

Fournier NM, Calverly KL, Wagner JP, et al. Impaired social cognition 30 years after hemispherectomy for intractable epilepsy: the importance of the right hemisphere in complex social functioning. Epilepsy Behav 2008; 12: 460-471.

Fritz SL, Rivers ED, Merlo AM, et al. Intensive mobility training postcerebral hemispherectomy: early surgery shows best functional improvements. Eur J Phys Rehabil Med 2011; 47: 569-577.

Granata T, Gobbi G, Spreafico R, et al. Rasmussen's encephalitis: early characteristics allow diagnosis. Neurology 2003; 60: 422-425.

Granata T, Matricardi S, Ragona F, et al. Hemispherotomy in Rasmussen encephalitis: Long-term outcome in an Italian series of 16 patients. Epilepsy Res 2014; 108: 1106-1119.

Griffiths SY, Sherman EM, Slick DJ, et al. Postsurgical health-related quality of life (HRQOL) in children following hemispherectomy for intractable epilepsy. Epilepsia 2007; 48: 564-570.

Grosmaitre C, Jambaqué I, Dorfmuller G, et al. Exceptional verbal intelligence after hemispherotomy in a child with Rasmussen encephalitis. Neurocase, 2014.

Hamad AP, Caboclo LO, Centeno R, et al. Hemispheric surgery for refractory epilepsy in children and adolescents: outcome regarding seizures, motor skills and adaptive function. Seizure 2013; 22: 752-756.

Hart YM, Cortez M, Andermann F, et al. Medical treatment of Rasmussen's syndrome (chronic encephalitis and epilepsy): effect of high-dose steroids or immunoglobulins in 19 patients. Neurology 1994; 44: 1030-1036.

Hartman AL, Cross JH. Timing of surgery in rasmussen syndrome: is patience a virtue? Epilepsy Curr 2014; 14(1 Suppl): 8-11.

Hertz-Pannier L, Chiron C, Jambaqué I, et al. Late plasticity for language in a child's non-dominant hemisphere: a pre- and post-surgery fMRI study. Brain 2002; 125(Pt 2): 361-372.

Honavar M, Janota I, Polkey CE. Rasmussen's encephalitis in surgery for epilepsy. Dev Med Child Neurol 1992; 34: 3-14.

Jayakar P, Gaillard WD, Tripathi M, et al. Diagnostic test utilization in evaluation for resective epilepsy surgery in children. Epilepsia 2014; 55: 507-518.

Jonas R, Nguyen S, Hu B, et al. Cerebral hemispherectomy: hospital course, seizure, developmental, language, and motor outcomes. Neurology 2004; 62: 1712-1721.

King SM, Frey S, Villemure JG, et al. Perception of motion-indepth in patients with partial or complete cerebral hemispherectomy. Behav Brain Res 1996; 76: 169-180.

Koh S, Nguyen S, Asarnow RF, et al. Five or more acute postoperative seizures predict hospital course and long-term seizure control after hemispherectomy. Epilepsia 2004; 45: 527-533.

Kossoff EH, Vining EP, Pillas DJ, et al. Hemispherectomy for intractable unihemispheric epilepsy etiology vs outcome. Neurology 2003; 61: 887-890.

Lew SM, Koop JI, Mueller WM, et al. Fifty consecutive hemispherectomies: outcomes, evolution of technique, complications, and lessons learned. Neurosurgery 2014; 74:182-194; discussion 195.

Liégeois F, Connelly A, Baldeweg T, et al. Speaking with a single cerebral hemisphere: fMRI language organization after hemispherectomy in childhood. Brain Lang 2008; 106; 195-203.

Loddenkemper T, Wyllie E, Lardizabal D, et al. Late language transfer in patients with Rasmussen encephalitis. Epilepsia 2003; 44: 870-871.

Longaretti F, Dunkley C, Varadkar S, et al. Evolution of the EEG in children with Rasmussen's syndrome. Epilepsia 2012; 53: 1539-1545.

Maria BL, Ringdahl DM, Mickle JP, et al. Intraventricular alpha interferon therapy for Rasmussen's syndrome. Can J Neurol Sci 1993; 20: 333-336.

McLachlan RS, Levin S, Blume WT. Treatment of Rasmussen's syndrome with ganciclovir. Neurology 1996; 47: 925-928.

Moosa AN, Jehi L, Marashly A, et al. Long-term functional outcomes and their predictors after hemispherectomy in 115 children. Epilepsia 2013; 54: 1771-1779.

Muto A, Oguni H, Takahashi Y, et al. Nationwide survey (incidence, clinical course, prognosis) of Rasmussen's encephalitis. Brain Dev 2010; 32: 445-453.

Oguni H, Andermann F, Rasmussen TB. The natural history of the syndrome of chronic encephalitis and epilepsy: a study of the MNI series of forty-eight cases, in chronic encephalitis and epilepsy. In: Andermann F (ed). Rasmussen's Syndrome. Boston: Butterworth-Heinemann, 1991, pp. 7-35.

Olson HE, Lechpammer M, Prabhu SP, et al. Clinical application and evaluation of the Bien diagnostic criteria for Rasmussen encephalitis. Epilepsia 2013; 54: 1753-1760.

Pardo CA, Vining EP, Guo L, et al. The pathology of Rasmussen syndrome: stages of cortical involvement and neuropathological studies in 45 hemispherectomies. Epilepsia 2004; 45: 516-526.

Pardo CA, Nabbout R, Galanopoulou AS. Mechanisms of epileptogenesis in pediatric epileptic syndromes: Rasmussen encephalitis, infantile spasms, and febrile infection-related epilepsy syndrome (FIRES). Neurotherapeutics 2014; 11: 297-310.

Peacock WJ, Wehby-Grant MC, Shields WD, et al. Hemispherectomy for intractable seizures in children: a report of 58 cases. Childs Nerv Syst 1996; 12: 376-384.

Ptito A, Leh SE. Neural substrates of blindsight after hemispherectomy. Neuroscientist 2007; 13: 506-518.

Pulsifer MB, Brandt J, Salorio CF, et al. The cognitive outcome of hemispherectomy in 71 children. Epilepsia 2004; 45: 243-254.

Ramantani G, Kadish NE, Brandt A, et al. Seizure control and developmental trajectories after hemispherotomy for refractory epilepsy in childhood and adolescence. Epilepsia 2013; 54: 1046-1055.

Rasmussen T, Olszewski J, Lloydsmith D. Focal seizures due to chronic localized encephalitis. Neurology 1958; 8: 435-445.

Samargia SA, Kimberley TJ. Motor and cognitive outcomes in children after functional hemispherectomy. Pediatr Phys Ther 2009; 21: 356-361.

Schramm J, Kuczaty S, Sassen R, et al. Pediatric functional hemispherectomy: outcome in 92 patients. Acta Neurochir (Wien) 2012; 154: 2017-2028.

Shah JR, Juhász C, Kupsky WJ, et al. Rasmussen encephalitis associated with Parry-Romberg syndrome. Neurology 2003; 61: 395-397.

Shirley MD, Tang H, Gallione CJ, et al. Sturge-Weber syndrome and port-wine stains caused by somatic mutation in GNAQ. N Engl J Med 2013; 368: 1971-1979.

Stark RE, Bleile K, Brandt J, et al. Speech-language outcomes of hemispherectomy in children and young adults. Brain Lang 1995; 51: 406-421.

Takahashi Y, Yamazaki E, Mine J, et al. Immunomodulatory therapy versus surgery for Rasmussen syndrome in early childhood. Brain Dev 2013; 35: 778-785.

Telfeian AE, Berqvist C, Danielak C, et al. Recovery of language after left hemispherectomy in a sixteen-year-old girl with late-onset seizures. Pediatr Neurosurg 2002; 37: 19-21.

Terra-Bustamante VC, Machado HR, dos Santos Oliveira R, et al. Rasmussen encephalitis: long-term outcome after surgery. Childs Nerv Syst 2009; 25: 583-589.

Thomas SG, Chacko AG, Thomas MM, et al. Outcomes of disconnective surgery in intractable pediatric hemispheric and subhemispheric epilepsy. Int J Pediatr 2012; 2012: 527891.

homas SG, Daniel RT, Chacko AG, et al. Cognitive changes following surgery in intractable hemispheric and sub-hemispheric pediatric epilepsy. Childs Nerv Syst 2010; 26: 1067-1073.

van der Kolk NM, Boshuisen K, van Empelen R, et al. Etiology-specific differences in motor function after hemispherectomy. Epilepsy Res 2013; 103: 221-230.

Varadkar S, Bien CG, Kruse CA, et al. Rasmussen's encephalitis: clinical features, pathobiology, and treatment advances. Lancet Neurol 2014; 13: 195-205.

Villemure JG, Meagher-Villemure K, Montes JL, et al. Disconnective hemispherectomy for hemispheric dysplasia. Epileptic Disord 2003; 5 (Suppl 2): S125-130.

Vining EP, Freeman JM, Brandt J, et al. Progressive unilateral encephalopathy of childhood (Rasmussen's syndrome): a reappraisal. Epilepsia 1993; 34: 639-650.

Wade SL, Cassedy A, Walz NC, et al. The relationship of parental warm responsiveness and negativity to emerging behavior problems following traumatic brain injury in young children. Dev Psychol 2011; 47: 119-133.

Wagner J, Schoene-Bake JC, Bien CG, et al. Automated 3D MRI volumetry reveals regional atrophy differences in Rasmussen encephalitis. Epilepsia 2012; 53: 613-621.

Werth R. Visual functions without the occipital lobe or after cerebral hemispherectomy in infancy. Eur J Neurosci 2006; 24: 2932-2944.

Zupanc ML, Rubio EJ, Werner RR, et al. Epilepsy surgery outcomes: quality of life and seizure control. Pediatr Neurol 2010; 42: 12-20.

第25章

外伤后癫痫

Brian J. Dlouhy, Matthew D. Smyth, David D. Limbrick Jr., 著
柏建军，译

要 点

- 外伤后癫痫治疗困难，因其对AEDs耐药率高，致痫灶倾向于多灶且难以定位。
- 外伤后癫痫患者的术前评估与其他类型癫痫类似。
- 颞叶或颞叶外切除术对局灶性外伤后癫痫有效。
- 胼胝体切开术和迷走神经刺激术可有效治疗不能定位或多灶的外伤后癫痫。
- 大脑半球离断术对于那些发作主要起源于一侧大脑半球的患者是有效的。

据估计，美国每年有170万例颅脑损伤（traumatic brain injury, TBI）患者，其中年龄＜14岁的患儿超过45万例（Faul et al., 2010）。这类损伤具有明显的发病率及死亡率，尤其是儿童。

癫痫发作和癫痫是TBI常见的后遗症（Annegers et al., 1998），对本已脆弱且正在恢复的受损大脑造成更大的伤害。癫痫发作常常引起窒息和（或）肺通气不足，进而导致低氧血症及高碳酸血症，即大脑供氧不足，PCO_2水平升高（Bateman et al., 2008）。癫痫发作还会导致神经递质过度释放，大脑代谢需求增加，颅内压升高（Duncan et al., 1992; Minns & Brown, 1978）。上述这些因素会促进继发性脑损伤，还可能遗留认知、行为和（或）功能方面的后遗症。此外，癫痫发作和癫痫会促成或导致TBI患者死亡。

中重度TBI患者比其他病因患者的癫痫发作导致死亡的风险高22～37倍（Harrison-Felix et al., 2006, 2009）。在另一项研究中，27%的TBI并发远期癫痫发作（通常认为是癫痫）的TBI患者在受伤后8～15年死亡，而单纯TBI患者死亡率是10%（Englander et al., 2009）。此项研究中患者的死因很多，并非明确与癫痫相关。然而癫痫猝死（sudden unexpected death in epilepsy, SUDEP）因其终身巨大的风险而引起越来越多的关注（Massey et al., 2014）。目前认为SUDEP是造成难治性癫痫患者死亡最常见的原因，占该人群死亡总数的10%～50%（Massey et al., 2014）。外伤后癫痫发作

（post-traumatic seizures, PTS）和外伤后癫痫（post-traumatic epilepsy, PTE）患者的较高死亡率引起大家对PTE的预防、早期诊断和治疗的重视。

通常根据发生时间来定义PTS（Asikainen et al., 1999）。伤后发作或即刻发作在伤后第一时间内发生（脑损伤后24 h内）。早期发作发生于伤后1周内，而非伤后立即发作（脑损伤后24 h ~ 1周内）。迟发发作发生于脑损伤1周后。这样的分类常常用来鉴别不同的死亡率、未来癫痫发作及发展为癫痫的风险，并据此鉴别每种类型可能涉及的病理生理机制（Christensen, 2012; Herman, 2002; Hesdorffer et al., 2009; Lowenstein, 2009）。

文献中PTE的定义各不相同。虽然传统上癫痫被定义为发生两次或更多次癫痫发作（Fischer et al., 2014），但是大多数研究将PTE定义为一次或以上迟发的非诱发性发作。目前ILAE将癫痫定义为两次或以上非诱发性发作（间隔超过24 h），或者有一次非诱发性发作，但很可能会出现再次发作（Fischer et al., 2014）。

一项群体研究显示，有过一次非诱发性PTS的患者中，86%的患者2年内会出现第二次发作（Haltiner et al., 1997）。因此，目前认为单次迟发的PTS的发生率等同于PTE的发生率。遗憾的是，目前在各项TBI研究中对PTE的定义（单次迟发发作或反复迟发发作）并不总是明确的（Statler, 2006）。因此该类癫痫的严重程度并不清楚。

在此，我们将概述PTE的流行病学，回顾其病理生理学，并讨论儿童PTE的评估和治疗。遗憾的是，很少有研究、综述或章节关注儿童PTE的流行病学数据、危险因素、预防及治疗。因此，我们纳入了成人相关的研究结果，以补充有限的针对儿童的研究。

流行病学

PTS和PTE的流行病学研究在其方法学上存在异质性（Frey, 2003）。由于研究的类型和规模、分析的人群、损伤的类型/病因和严重程度、PTE的定义和随访时间的长短不同，文献报道的发病率和危险因素都有很大差异。

患病率和发病率

总的来说，大约5.5%的癫痫是由TBI引起的（Hauser et al., 1993）。一般来说，PTS和PTE的发生率与刺激性损伤的严重程度相关（Annegers et al., 1998）。儿童早期PTS的发病率在文献中各不相同，最高可达19.2%（Arango et al., 2012）；而迟发性PTS或PTE的发病率（数据主要来自成人）最高达50%，发病率最高的人群是有穿通伤的老兵（Frey, 2003）。

所有患者都不会长期存在PTE。在5 ~ 10年内，一半的患者不再有癫痫发作（Caveness et al., 1979）。与发作较少的患者相比，频繁发作的患者将来缓解的概率更小（Weiss & Caveness, 1972）。

危险因素

在一项针对成人和儿童TBI的大规模普通人口调查研究中（Annegers et al., 1998），发生PTE的显著独立危险因素包括急性颅内血肿（特别是硬膜下血肿）、脑挫伤、颅骨骨折、长时间意识丧失或健忘症，以及严重的TBI。脑挫伤和硬膜下血肿是迟发癫痫发作的最大危险因素，有这两个危险因素的患者癫痫发作的风险持续至少20年。根据对参加战争的退伍军人的研究显示，有头部穿通伤的患者在受伤后数十年发生PTE的风险仍很高（Caveness et al., 1979）。这些患者发生PTE的预测因素包括病变部位、大小和类型（Raymont et al., 2010）。

在一项针对儿童TBI的研究中，非意外创伤和年幼是发生PTS和PTE的主要独立危险因素（Arango et al., 2012）。癫痫发作是0 ~ 3岁严重TBI患儿的一种常见的并发症，1/4 ~ 1/2的早期发作患儿也会有迟发发作（Caveness et al., 1979）。研究显示儿童早期发作（EPTS）与迟发发作（LPTS）明确相关，存在EPTS的患儿发生LPTS的可能性是没有EPTS患儿的6倍（Arango et al., 2012）。然而，早期发作似乎并不是发生PTE的独立危险因素；更确切地说，早期发作可能反映头部损伤严重，损伤越严重发生PTE的风险越高。通过短期预防性服用AEDs可以抑制早期癫痫发作，但并不改变迟发癫痫的发病率（Beghi, 2003;Chang & Lowenstein, 2003）。

病理生理

发生PTE的潜在病理生理机制尚不完全清楚，可能包括血脑屏障的改变、脑实质内出血、谷氨酸等兴奋性毒素的释放、自由基损害和能量代谢的改变（Statler,2006）。

脑损伤患者在反复临床癫痫发作之前，通常会有一段持续时间的潜伏期（无癫痫发作）。这种潜伏期与在动物癫痫模型中所见的类似，刺激之后是一段静默期，然后出现自发的反复发作（Herman, 2002;Statler,2006）。

治疗

PTE的治疗是几种最具挑战的癫痫类型之一，因为PTE很可能对抗癫痫发作药物有耐药性，而且它可能多灶或者难以定位。已发表的关于PTE的各种治疗方法疗效的证据主要是来自回顾性研究。

药物

预防性应用AEDs的好处在文献中描述并不一致，初步证据显示AEDs可以有效预防成人EPTS和LPTS。近期有研究质疑AEDs在创伤1周后预防癫痫发作的作用，提示预防性应用AEDs只能有效减少发生EPTS的相对风险，但对LPTS、长期癫痫、死亡率或致残率没有影响（Beghi, 2003;Chang & Lowenstein, 2003）。儿童患者的数据尚不清楚。随着种类的增加，药物治疗已成为PTE的一线治疗方法。然而，当AEDs治疗失败时，就应考虑手术治疗。

手术

很少有研究讨论PTE的外科治疗，尤其是儿童。此外，每个外科中心的病例数较少，PTE的具体病例数通常为其他病例资料的一个小子集。因此，包括癫痫无发作率、新增神经功能损伤、手术并发症和对神经发育的影响的临床结果尚不清楚。一些成人和儿童的混合病例报道有助于理清这些问题。通过这些研究，我们可以推断出由颅脑损伤引起的各种类型癫痫的术前评估、手术策略及预后。

评估

药物治疗失败的难治性PTE患者需行癫痫手术评估。术前综合评估包括睡眠和清醒期EEG、长程EEG监测、VEEG监测、WADA试验、MRI（高分辨率解剖、功能、DTI示踪）、神经心理学研究、PET、SPECT、MEG和ECoG。理想情况下，这些检查能够识别和定位与功能皮质相对的癫痫病灶，使临床医生有可能评估外科治疗的潜在获益和风险。

创伤后脑软化

破坏性创伤性脑损伤引起的脑软化可引起癫痫，通常为顽固性癫痫（Kazemi et al., 1997）。Kazemi等研究了一组包括13例成人和4例儿童难治性癫痫患者，这些患者都接受了额叶脑软化致痫灶切除术。每个病例均尝试彻底切除脑软化灶及周边电生理异常的脑组织（Kazemi et al., 1997）。总的来说，88%的患者术后癫痫发作频率至少降低了90%，近60%的患者术后无癫痫发作，另有10%的患者仅有极少的癫痫发作。

有8例成年患者因TBI而发生脑软化，所有患者的癫痫发作均得到了良好的控制，其中7例达到Engel Ⅰ级，1例达到Engel Ⅱ级。所有17例患者在损伤时年龄、损伤至出现癫痫发作的间隔时间、术前癫痫发作病史长短、术前癫痫发作频率及手术时年龄等方面均无显著差异。尽管研究对象是成人群体（无PTE儿童病例），但结果表明手术切除特定患者的局灶性脑软化灶和周围致痫组织极易于取得良好的癫痫发作控制效果。

颞叶癫痫和颞叶外癫痫

1995年，Marks等研究了25例TBI后发生难治性复杂部分性癫痫患者的癫痫灶定位、手术评估和治疗，这些患者是按照作者1982—1999年癫痫手术流程进行了术前评估。19例患者受伤时年龄不到18岁，16例患者第一次发作时年龄不到18岁。9例患者成功定位癫痫灶，其中6例癫痫病灶定位于颞叶内侧，其余3例癫痫病灶定位在新皮层。9例患者均成功进行了致痫灶切除手术。其余16例患者的MRI没有发现局部病灶，没有明确定位癫痫病灶。16例患者中有5例未行手术切除，而8例接受了颞叶切除术，2例接受了额叶切除术，1例接受了胼胝体切开术。除1例外，所有病例的癫痫发作结果均无改善。从本组研究来看，继发于颅脑外伤的癫痫病灶也许很难准确定位，因此不便行局灶性切除手术。早期脑损伤（即5岁或5岁之前）与颞叶内侧硬化相关，这种相关性有助于发作定位和成功的手术干预。对于能够准确识别出脑损伤部位的TBI患者，手术切除外伤后癫痫病灶可能是唯一可行的治疗选择。然而，当能准确定位患者致痫灶时，手术切除可能获益最大。

2000年，Diaz-Arrastia等研究了23例TBI后顽固性癫痫患者，8例患者受伤时年龄＜18岁。23例患者中8例发现有颞叶内侧硬化（mesial temporal sclerosis, MTS），11例患者有新皮质病灶。8例MTS患者中有4例发生颅脑外伤时年龄＜18岁，这表明不仅儿童颅脑创伤后会发生MTS，成人也会发生，这与上述Marks等讨论的病例有所不同。

Hartzfeld等于2008年研究了30例因PTE行颞叶内侧切除术的患者。创伤后TLE患者手术治疗效果良好，创伤后与非创伤性TLE患者之间术后疗效无显著差异。30例创伤后颞叶内侧癫痫患者中，Ⅰ类患者（无致残性癫痫发作）19例（63%），Ⅱ类（罕见致残性癫痫发作）3例（10%），Ⅲ类（有改善）5例（17%），Ⅳ类（无改善）3例（10%）。在非创伤性MTLE患者中，24例（78%）为Ⅰ类（无致残性癫痫发作），3例（10%）为Ⅱ类（罕见致残性癫痫发作），2例（6%）为Ⅲ类（有改善），2例（6%）为Ⅳ类（无改善）。两组患者的手术疗效差异无统计学意义。

Hakimian等于2012年研究了21例颞叶外PTE的成年患者，其中10例在儿童期（＜18岁）就被诊断为PTE。21例患者均接受了癫痫外科治疗，其中12例接受额叶切除术，6例接受额颞叶切除术，另外3例患者接受了顶叶、后颞枕交界和颞顶交界区切除术。21例患者中有12例（57%）预后极好或良好（Engel Ⅰ级6例; Engel Ⅱ级6例）。与其他研究相似，脑软化患者组通常比其他组疗效更好（10/12存在脑软化灶的患者达到每年2次或更少的癫痫发作，而与之对应的无脑软化患者的比例为2/9）。此外，MRI正常和头皮EEG定位不明确的患者疗效较差。未从手术获益的4例患者中，3例没有脑软化灶，3例头皮EEG定位不明确或间期和发作期双侧头皮EEG异常。

致痫灶不明或多灶的癫痫

迷走神经刺激术（VNS）是一种对药物难治性癫痫患者的辅助治疗方法，这些患者不适合进行病灶明确的切除手术。回顾性研究显示，经VNS治疗后，68%～85%的PTE患者癫痫发作频率显著降低（Elliott et al., 2011; Lee et al., 2008）。一项Meta分析表明，PTE患者可能比其他病因的患者从VNS治疗中获益更大（Englot et al., 2011）。一项病例对照研究（Englot et al., 2012）发现，所有病因中，78%的PTE患者VNS治疗24个月后癫痫发作频率降低至少50%，这比接受VNS治疗的非PTE患者的疗效更好，后者在治疗24个月后，只有61%的患者癫痫发作频率降低至少50%。这些数据表明，对于不适合切除手术的耐药PTE患者，VNS治疗是一种选择。正如早期的一项Meta分析显示的一样，VNS对于耐药性PTE患者可能比非创伤耐药性癫痫患者疗效更好（Englot et al., 2012）。

胼胝体切开术是另一种针对不适合切除性手术的顽固性癫痫患者的姑息性手术方法（Jenssen et al., 2006）。笔者中心已为5例药物难治性和难以定位致痫灶的PTE患者实施了胼胝体切开术（Kasasbeh et al., 2014）。术后Engel Ⅰ级或Ⅱ级3例，Engel Ⅲ级2例（Jalilan et al., 2010）。胼胝体切开术或许代表非局灶性或多灶性PTE的另一种治疗方法。

半球离断术是另一种有效治疗多灶性PTE的手术方法。在一项针对49例接受半球离断术的患者的研究中，4例PTE患者术后均为Engel Ⅰ或Ⅱ级（Ciliberto et al., 2012; Limbrick et al., 2009）。半球离断术也应该作为治疗PTE的一种方法。

结论

PTE可能在儿童中很常见，这取决于TBI的类型和严重程度。遗憾的是，目前我们无法阻止PTE的发生，且AEDs治疗往往无效。PTE患者与非创伤性癫痫患者相比，应用多种手术方式（包括颞叶和颞叶外切除、VNS，或者胼胝体切开术和大脑半球离断术）治疗同一类型癫痫的疗效似乎相同或更有效。

原书参考文献

Annegers JF, Hauser WA, Coan SP, et al. A population-based studyofseizures after traumatic brain injuries. N Engl J Med 1998; 338: 20-24.

Arango JI, Deibert CP, Brown D, et al. Post-traumaticseizures in children with severe traumatic brain injury. Childs Nerv Syst 2012;28: 1925-1929.

Asikainen I, Kaste M, Sarna S. Early and late post-traumatic seizures in traumatic brain injury rehabilitation patients: brain injury factors causing late seizures and influence of seizures on long-term outcome. Epilepsia 1999; 40: 584-589.

Bateman LM, Li CS, Seyal M. Ictal hypoxemia in localization-related epilepsy:analysis of incidence, severity and risk factors. Brain 2008; 131: 3239-3245.

Beghi E. Overview of studies to prevent posttraumatic epilepsy. Epilepsia 2003;44 (Suppl 10): 21-26.

Caveness WF, Meirowsky AM, Rish BL, et al. The nature of post-traumatic epilepsy. J Neurosurg 1979; 50: 545-553.

Chang BS, Lowenstein DH. Practice parameter: antiepileptic drug prophylaxisin severe traumatic brain injury: report of the Quality Standards Subcommitteeof the American Academy of Neurology. Neurology 2003; 60: 10-16.

Christensen J. Traumatic brain injury: risks of epilepsy and implications formedicolegal assessment. Epilepsia 2012; 53 (Suppl 4): 43-47.

Ciliberto MA, Limbrick D, Powers A, et al. Palliativehemispherotomy in children with bilateral seizure onset. J NeurosurgPediatr 2012; 9: 381-388.

Diaz-Arrastia R, Agostini MA, Frol AB, et al. Neurophysiologic and neuroradiologic features of intractable epilepsy after traumatic brain injury in adults. ArchNeurol 2000; 57: 1611-1616.

Duncan R. Epilepsy, cerebral blood flow, and cerebral metabolic rate. Cerebrovasc Brain Metab Rev 1992; 4: 105-121.

Elliott RE, Morsi A, Kalhorn SP, et al. Vagus nerve stimulation in 436 consecutivepatients with treatment-resistant epilepsy: long-term outcomes and predictorsof response. Epilepsy Behav 2011; 20: 57-63.

Englander J, Bushnik T, Wright JM, et al. Mortality in late post-traumatic seizures. J Neurotrauma 2009; 26: 1471-1477.

Englot DJ, Chang EF, Auguste KI. Vagus nerve stimulation for epilepsy: a meta-analysis of efficacy and predictors of response. J Neurosurg 2011; 115: 1248-1255.

Englot DJ, Rolston JD, Wang DD, et al. Efficacyof vagus nerve stimulation in posttraumatic versus nontraumatic epilepsy. JNeurosurg 2012; 117: 970-977.

Faul M, Xu L, Wald M, et al. Traumatic Brain Injury in the United States:Emergency Department Visits, Hospitalizations and Deaths, 2002-2006,in: <http://www.cdc.gov/TraumaticBrainInjury: Centers for Disease Control and Prevention, 2010>.

Fisher RS, Acevedo C, Arzimanoglou A, et al. ILAE official report: a practicalclinical definition of epilepsy. Epilepsia 2014; 55: 475-482.

Frey LC. Epidemiology of posttraumatic epilepsy: a critical review. Epilepsia2003; 44 (Suppl 10): 11-17.

Hakimian S, Kershenovich A, Miller JW, et al. Long-term outcome of extratemporal resection in post-traumatic epilepsy. Neurosurg Focus 2012; 32: E10.

Haltiner AM, Temkin NR, Dikmen SS. Risk of seizure recurrence after the firstlate posttraumatic seizure. Arch Phys Med Rehabil 1997; 78: 835-840.

Harrison-Felix C, Whiteneck G, Devivo MJ, et al. Causes of deathfollowing 1 year postinjury among individuals with traumatic brain injury. JHead Trauma Rehabil 2006; 21: 22-33.

Harrison-Felix CL, Whiteneck GG, Jha A, et al. Mortality over four decades after traumatic brain injury rehabilitation: a retrospective cohort study. Arch Phys Med Rehabil 2009; 90: 1506-1513.

Hartzfeld P, Elisevich K, Pace M, et al. Characteristics andsurgical outcomes for medical temporal post-traumatic epilepsy. Br J Neurosurg2008; 22: 224-230.

Hauser WA, Annegers JF, Kurland LT. Incidence of epilepsy and unprovokedseizures in Rochester, Minnesota: 1935-1984. Epilepsia 1993; 34: 453-468.

Herman ST. Epilepsy after brain insult: targeting epileptogenesis. Neurology2002; 59: S21-26.

Hesdorffer DC, Benn EK, Cascino GD, et al. Is a first acute symptomaticseizure epilepsy? Mortality and risk for recurrent seizure. Epilepsia 2009; 50: 1102-1108.

Jalilian L, Limbrick DD, Steger-May K, et al. Complete versus anterior two-thirds corpus callosotomy in children: analysis ofoutcome. J NeurosurgPediatr 2010; 6: 257-266.

Jenssen S, Sperling MR, Tracy JI, et al. Corpus callosotomy in refractory idiopathic generalized epilepsy. Seizure 15: 621-629.

Kasasbeh AS, Smyth MD, Steger-May K, et al. Outcomes after anterior or complete corpus callosotomy in children. Neursurgery 2014; 74: 17-28; discussion 28.

Kazemi NJ, So EL, Mosewich RK, et al. Resection of frontal encephalomalacias for intractable epilepsy: outcome and prognostic factors. Epilepsia 1997; 38:670-677.

Lee HO, Koh EJ, Oh YM, et al. Effect of vagus nervestimulation in post-traumatic epilepsy and failed epilepsy surgery: preliminaryreport. J Korean Neurosurg Soc 2008; 44: 196-198.

Limbrick DD, Narayan P, Powers AK, et al. Hemispherotomy: efficacy and analysis of seizure recurrence. J NeurosurgPediatr 2009; 4: 323-332.

Lowenstein DH. Epilepsy after head injury: an overview. Epilepsia 2009; 50(Suppl 2): 4-9.

Marks DA, Kim J, Spencer DD, et al. Seizure localization and pathologyfollowing head injury in patients with uncontrolled epilepsy. Neurology 1995;45: 2051-2057.

Massey CA, Sowers LP, Dlouhy BJ, et al. Mechanisms of sudden unexpected death in epilepsy: the pathway to prevention. Nat Rev Neurol 2014;10:271-282.

Minns RA, Brown JK. Intracranial pressure changes associated with childhoodseizures. Dev Med Child Neurol 1978; 20: 561-569.

Raymont V, Salazar AM, Lipsky R, et al. Correlatesof posttraumatic epilepsy 35 years following combat brain injury. Neurology2010; 75: 224-229.

Statler KD. Pediatric post-traumatic seizures: epidemiology, putative mechanisms of epileptogenesis and promising investigational progress. Dev Neurosci2006; 28: 354-363.

Weiss GH, Caveness WF. Prognostic factors in the persistence of posttraumaticepilepsy. J Neurosurg 1972; 37: 164-169.

第26章

儿童颞叶内侧癫痫

Pavel Kršek, Michael Duchowny, Arthur Cukiert，著
赵瑞，译

要 点

- 儿童颞叶内侧癫痫手术较成人罕见。
- 低龄儿童颞叶内侧癫痫相关症状学与成人不同。
- 与成人相比，儿童需进行更广泛的颞叶切除。
- 儿童颞叶癫痫手术效果与成人一样好。

儿童颞叶癫痫的病理基础

成人颞叶癫痫（temporal lobe epilepsy, TLE），特别是颞叶内侧癫痫综合征（mesial temporal lobe epilepsy, MTLE）代表了一类以海马硬化（HS）为最常见神经病理基础的定义明确的疾病（Mathern et al., 1995）。有相当比例的成人MTLE患者研究证实，儿童早期热性惊厥既往史（主要是复杂的热性惊厥或热性癫痫持续状态）引起的最初损伤（initial precipitating injury, IPI）与后续HS的发展存在关联（Cendes et al., 1993）。

由海马硬化引起颞叶内侧癫痫的神经病理学特征众所周知，包括大多数海马区的神经元丢失（通常CA1区受影响最大，而CA2区受影响相对较小）。国际抗癫痫联盟已识别出不同类型的海马细胞丢失模式，并将其分为4种独特的亚型（Blümcke et al., 2013）。不同神经病理学的HS亚型具有独特的临床与电生理综合征，以及术后癫痫发作控制情况。

与成人相比，儿童期起病的TLE可能表现出一种独特的疾病分类学症状，但同质性较差。最重要的是，HS在这个年龄段明显比较少见。2008年Maton 等研究了20例5岁以下因顽固性癫痫接受颞叶切除术的儿童。其中8例证实为皮质发育不良，8例是肿瘤，包括2例DNET、2例神经节胶质瘤和4

例恶性肿瘤。HS仅出现在4例患者中，而且多为双重病理。还有其他一些关于早期出现TLE系列研究（Duchowny et al., 1992; Wyllie, 1996）与一项关于小儿癫痫外科的国际调查项目报道（Harvey et al., 2008）：早期发育性病变和良性肿瘤发病率较高，而HS很少孤立发生。

儿童颞叶癫痫的危险因素分析

如上所述，儿童早期长期存在的癫痫发作与HS的发生（图26-1）及随后出现的（内侧）颞叶癫痫具有相关性。HS相关的顽固性TLE患者中，有30%～50%的患者在儿童期出现过惊厥性癫痫持续状态或复杂的热性惊厥［定义为发作持续时间超过10 min，具有局灶性症状和（或）24 h内复发］（Mathern et al., 1995; Cross, 2012; Yoong et al., 2013）。然而，早期热性惊厥发展为癫痫的风险低。据报道，在没有额外危险因素存在的儿童中，患癫痫的风险为2.4%（相比之下，普通人群为1.4%）。然而，长期存在热性惊厥的儿童中，发展为无热惊厥的风险增至21%，如患儿同时具备复杂热性惊厥的所有3个特征，那么其发展为无热惊厥的概率将增至49%（Annegers et al., 1987; Cross, 2012）。

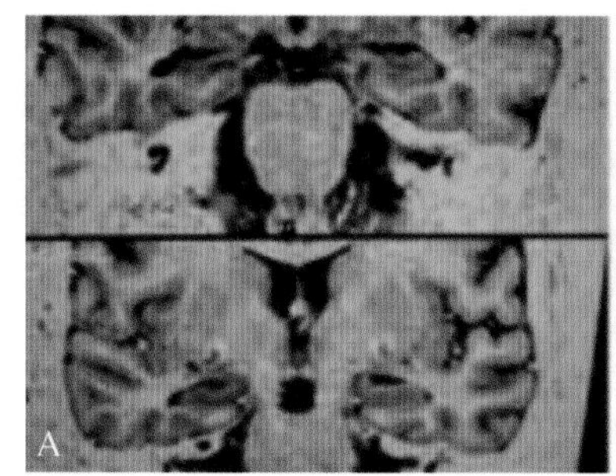

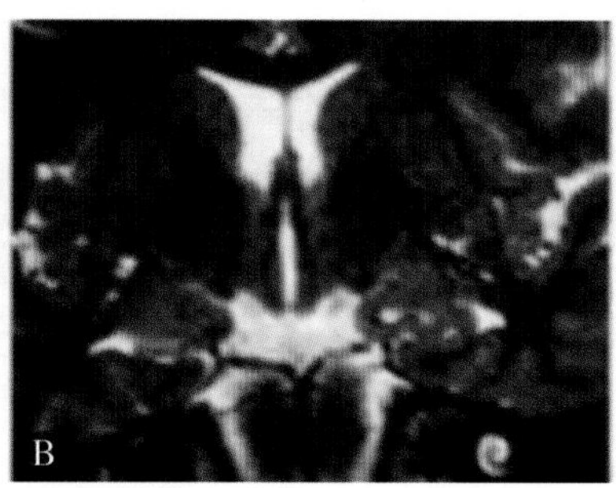

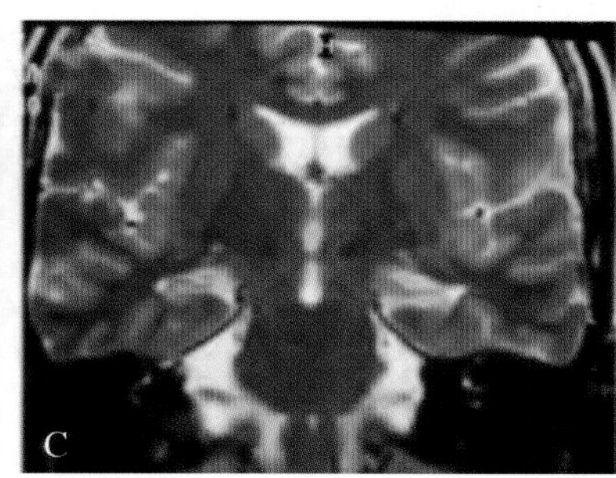

图 26-1　儿童颞叶内侧硬化在影像学上与成人具有相同的特征

T_1海马体积缩小，T_2信号增强。A. T_1可见右侧MTS；B. T_2可见右侧MTS；C. T_2可见左侧MTS。

毫无疑问，热性惊厥与后续发生的癫痫之间存在复杂的关系。有一些明确的癫痫综合征与发生热性惊厥有关，并可能向其他发作类型演变。典型的例子包括常由*SCN1A*基因突变引起的Dravet综合征，以及与原钙黏蛋白19（*PCDH19*）突变相关的癫痫（Scheffer et al., 2009; Cross, 2012）。此类儿童通常在出生后第一年出现长期单侧的癫痫发作，后发展为其他（局灶性和全面性）的癫痫发作类型，并伴有进行性癫痫性脑病的特征。虽然在这个队列的少数人中发现了典型的HS神经影像学表现，但没有任何病例报道在临床上表现为典型的TLE或MTLE综合征（Guerrini et al., 2011）。

最近描述了一种新的热性癫痫发作的临床表现，称之为"热性感染相关性癫痫综合征"（febrile infection related epilepsy syndrome, FIRES）（Kramer et al., 2011）。既往对这种临床表现的描述，包括"特发性灾难性癫痫性脑病"（Baxter et al., 2003）、"学龄期儿童毁灭性脑病"（DESC, Mikaeloff et al., 2006）、"新发的难治性癫痫持续状态"（NORSE, Wilder-Smith et al., 2005）、"热性难治性癫痫脑病综合征"（FIRES, Van Baalen et al., 2010）和"发热性学龄儿童难治性癫痫性脑病"（FIRES, Nabbout et al., 2011）。在这种疾病中，96%以前表现正常的儿童在出现癫痫持续状态之前有发热性疾病。这种癫痫发作通常难治，而且持续数天或数周。受影响的儿童一般预后很差，死亡率高达30%。大多数儿童发展为难治性癫痫并伴有严重的神经认知缺陷（Kramer et al., 2011）。存活患儿的MRI后期可能表现为双侧颞叶内侧萎缩及T_2高信号，但大约一半患儿依然正常（Howell et al., 2012）。

目前，FIRES发病的根本原因尚不清楚。与发热性疾病的相关性提示可能有免疫反应，但是大多数患者的抗体检测阴性，而且对免疫治疗的反应令人失望（Cross, 2012）。也有人提出FIRES可能与遗传易感性相关；在1例具有类似临床病程的患者中存在*PCDH19*基因的错义突变（Specchio et al., 2011）；然而在另外10例FIRES患者中并不存在*SCN1A*突变或拷贝数的变异（Carranza Rojo et al., 2012）。FIRES癫痫发作对标准的抗癫痫药物治疗无效，而且免疫抑制治疗也没有任何益处。硫喷妥钠可以在急性期控制癫痫发作，但癫痫发作常常在麻醉程度减弱后复发（Cross, 2012）。

持续的癫痫发作是否会直接导致脑损伤，包括进行性海马损伤，并最终导致后期的TLE，这些仍然是一个广泛争论的问题。在儿童持续高热惊厥发作的最初几天，MRI总是显示海马体积的急性增大及T_2加权序列高信号，这都提示急性海马水肿（Scott et al., 2006; Shinnar et al., 2012）。然而，进行性海马损害可能发生在由任何病因引起的惊厥性癫痫持续状态之后，而不限于持续的高热惊厥（Yoong et al., 2013）。

长期的发作可能损害脆弱的未成熟大脑，导致HS及发生癫痫，大量实验研究支持这一假设（Haut et al., 2004; Auvin et al., 2007）。然而，目前尚不清楚海马神经元丢失是先于癫痫发作之前还是长期癫痫发作所致。还有可能是遗传易感性或结构改变（见双重病理部分）导致海马敏感性增高，而“二次打击”，如持续的高热惊厥可能会促进HS的发生，之后发展成颞叶癫痫（Cross, 2012）。

脑炎或脑膜炎病史是发生TLE和HS的另一个高危因素。流行病学研究显示，CNS感染后癫痫的发生率为2.7%～6.7%，其中脑炎后发生癫痫的风险高于脑膜炎（Marks et al., 1992; Davies et al., 1996）。然而，尽管脑膜炎通常与HS有关，但大多数脑炎患者都存在新皮质病灶。Marks等（1992）证实中枢系统感染发生时的年龄对于预测癫痫病灶位于颞叶内侧还是新皮层很重要。根据他们的经验，4岁之前发生的脑炎与HS相关。在他们的研究数据中，大部分发展为HS的患者在4岁之前均有过脑膜炎病史，而这些数据支持颞叶内侧结构对于早期损伤存在年龄易感性。迟发型脑炎会产生海马外新皮质癫痫灶。

与具有复杂热性惊厥病史的患者相比，CNS感染后TLE患者在颞叶切除后的预后较差（Davies et al., 1996）。与复杂热性惊厥相比，脑膜炎和脑炎常常与双侧海马体积缩小有关（Free et al., 1996）。CNS感染时机也对预后有影响：4岁以下的脑膜炎或脑炎病史预示在颞叶切除术后效果更好，而与感染类型无关（O' Brien et al., 2002）。

双重病理在儿童颞叶癫痫中的作用

在颞叶癫痫患者中，毫不相关的病理同时存在，通常是局灶性皮质发育不良与HS并存，对于这种现象的认识已有20多年的历史（Cendes et al., 1993）。这种被简称为“双重病理“的关联，现在被认为是多种临床解剖之间可能存在的联系，包括皮质畸形、脑穿通畸形、远隔部位创伤、血管病变和肿瘤，并可累及颞叶外侧部位（图26-2至图26-4）。大多数相关病变在常规MRI上可见，但皮质畸形，特别是局灶性皮质发育不良（FCD）可能表现不太明显。更高场强的MRI具备检测更细微的新皮质FCD的能力，从而进一步拓宽了与畸形相关的双重病理谱，这种现象现在被认为相当普遍。越来越多的人认识到双重病理并不罕见，而且微小的FCD可能没有被发现，但这对于成为手术候选者的HS患者的治疗具有重要意义。

最近，国际抗癫痫联盟（ILAE）采用了一种基于神经病理学与HS相关的发育不良性皮质改变更正式的分类（Blümcke et al., 2011）。邻近HS或位于颞叶新皮质内的皮质分层异常被定义为FCD Ⅲa型。受累的新皮质结构典型的表现是第5层以外的皮质分层障碍或肥大的神经元。其他病理改变还包括第2层以外的颗粒神经元（颞叶硬化），微小的“豆状”结节状异位，以及第2～4层的肥大神经元。这些新皮层大部分改变都是微小的，在常规MRI中不能被发现，只能在手术标本中被识别。

来自外科研究的数据提示，在颞叶癫痫患者中FCD常常和HS有关联，但新皮质发育不良性细胞微妙的改变使其准确的发生率难以被估计。在55名接受颞叶切除术的成人患者中，56%患者中观察到双重病理（HS合并不同病变），68%存在HS（Bautista et al., 2003）。术前即怀疑是FCD的病例不到10%。在一项对接受FCD手术的200名儿童的大规模队列回顾性研究中，MRI上海马形态异常很常见，26%表现为海马萎缩，19%存在信号强度的改变（Krsek et al., 2008）。

目前没有单一的统一理论可以解释常见的HS合并FCD的双重病理。虽然通常长期单侧热性惊厥是后期发展为HS的已知危险因素，但尚不清楚是否先前即存在发育不良组织易导致严重的热性惊厥（“双重打击假说”）。这一假说得到了实验证据的支持，研究发现患有皮质畸形的未成熟大鼠在高温诱导的癫痫发作时，海马损伤的阈值比较低（Germano et al., 1996）。与对照组相比，皮质畸形大鼠模型经历高温时间更长，导致海马锥体细胞丢失，其与癫痫发作活动无关；而神经元损伤的程度与高温的持续时间呈正相关。

还有一些重要理论认为HS合并FCD Ⅲa级具有共同的病因（“单次打击假说”）（Blümcke et al., 2013）。HS和FCD两个亚群癫痫发作开始的年龄相近，而且作为诱发因素的既往热性惊厥发生率也差不多。此外，两组患者的临床表现均无显著差异。这些相似之处指向同一发病机制，即两种病理都可能是先前存在的遗传或早期环境因素损伤而导致的，它们同时影响了细胞的迁移及海马的发育（Bocti et al., 2003）。

Johnson等对于孤立的HS和FCD Ⅲa级的儿童的临床特征进行比较，结果显示这两组患儿在初始诱发事件发生的频率与年龄、热性癫痫发作的频率、癫痫发作开始的年龄或先兆表现这些特征上几乎没有区别（Johnson et al., 2014）。诱发事件包括发热癫痫发作或热性癫痫持续状态、中枢神经系统感染和头部创伤。EEG上局灶性发作期和发作间期放电在孤立的HS和FCD Ⅲa级中以相似的比例出现。

相比之下，在一项对73例儿童和成人的回顾性研究中发现HS和FCD Ⅲa级之间的MRI表现存在差异显著（Johnson et al., 2014）。与单纯HS的患者相比，FCD合并HS的患者的海马萎缩（76%）、海马T_2信号改变（69%）、颞叶灰白质界限模糊（38.5%）、颞叶白质体积丢失（39%）和海马外萎缩

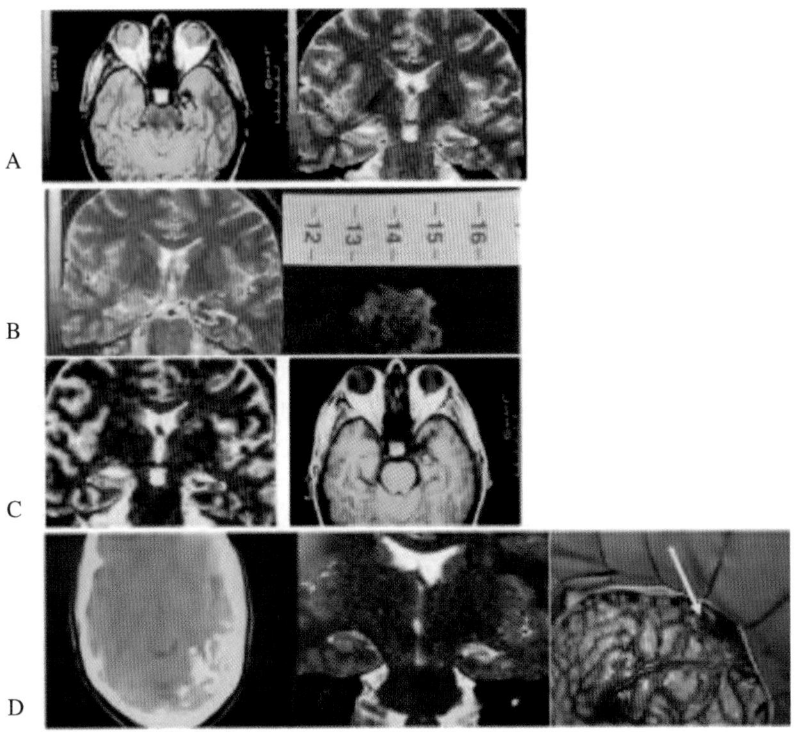

图 26-2　双重病理：与血管病变有关的 MTS

A. 左侧沟回海绵状血管瘤合并右侧MTS；B. 左侧海马海绵状血管瘤合并右侧手术标本；C. 左侧MTS合并右侧海绵状血管瘤；D. 左侧Sturge-Weber综合征合并中部MTS，术中显示颞前血管畸形（箭头所示）。

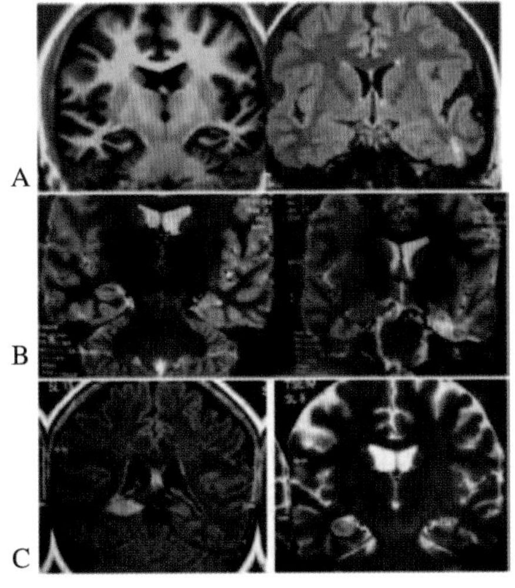

图 26-3　双重病理：MTS 合并肿瘤

A. 左侧MTS合并右侧梭状回DNET；B. 左侧MTS合并右内侧神经节细胞胶质瘤；C. 右侧星形细胞瘤合并左侧MTS。

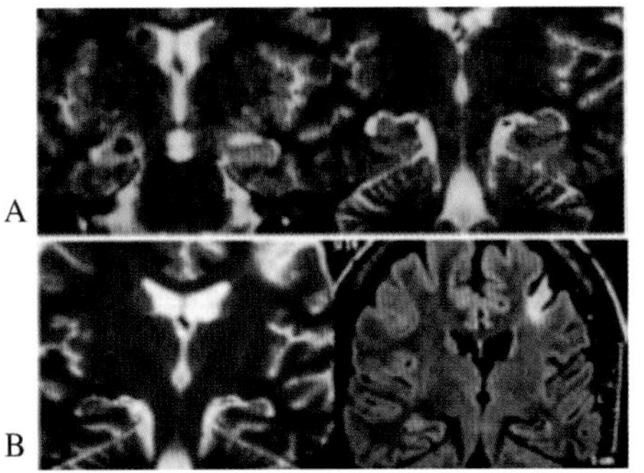

图 26-4　双重病理：多重病因

A. 左侧海马钙化合并右侧MTS；B. 左侧MTS合并右顶叶胶质增生。

（48.8%）的发生率较高。但是灰白质界线模糊、白质体积丢失或萎缩方面的表现差异无统计学意义。

PET扫描也可能为HS患者是否存在隐匿性FCD提供重要线索。在一项对23例因局灶性癫痫接受颞叶切除术的患者的研究中发现，单独的HS与颞叶内侧低代谢相关，而HS和FCD联合病变与颞叶外侧低代谢相关（Diehl et al., 2003）。在双重病理组中，MRI上显示出颞叶体积的减小与颞叶外侧的代谢变化显著相关，而在单纯性HS患者中，这一相关性不明显。

HS患者合并FCD具有更严重的智能缺陷。在一项对61例患有孤立性HS、颞叶肿瘤、皮质发育不良（cortical dysplasia, CD）或双重病理的儿童的智力、语言、记忆和执行功能进行测试的研究中，单一病理的患儿在所有标准化指标上的表现都明显好于HS合并FCD的患儿（Bigel & Smith, 2001）。肿瘤患儿在接受词汇上的表现明显好于双重病理患儿。这些结果表明，双重病理更有可能对患儿的认知网络产生负面影响。

颞叶癫痫患儿的临床表现

虽然TLE的临床表现，特别是MTLE综合征在成人中已经得到了深入的研究，但是关于TLE在婴幼儿中临床表现方面详细的研究还比较少。婴幼儿局灶性癫痫的临床特征不同于成人患者，这方面已反复报道过。儿童期癫痫发作更频繁，发作期临床表现种类更有限，提示局部发作的特征（如先兆）可能不存在或无法识别。

Acharya等（1997）分析了23例诊断为局灶性癫痫的不足2岁的患儿125次癫痫发作的特点，这些患儿在切除手术后无癫痫发作。起源于颞叶、颞顶区或顶枕区的癫痫发作以行为运动减少、意识障碍、自动症较少或无为特征（“少运动性”发作），而伴有局部或双侧阵挛、强直或失张力运动现象的癫痫发作主要起源于额叶、额叶中央区、中央区或额顶区。婴儿痉挛症可以起源于任何部位。其他关于0～3岁TLE的婴幼儿癫痫症状学的研究（Jayakar & Duchowny, 1990; Brockhaus & Elger, 1995; Hammer et al., 1999; Fogarasi et al., 2002; Ray & Kotagal, 2005）一致认为，与较大的儿童或成人相比，先兆罕见或难以识别，发作以运动现象更为显著，包括强直、阵挛和肌阵挛抽搐，这些发作可以是双侧的和对称的。自动症常见，形式通常简单，多表现为口咽部自动症。学龄前和学龄早期（3～6岁）TLE患儿，先兆较常见，而运动方面的表现就不太明显（可以表现为肌张力障碍姿势或偏转），同时自动症会随着年龄的增长变得更加复杂（例如，除了口咽部自动症之外，还会出现手自动）。大龄儿童和青少年（＞6岁）的临床表现类似于成人。

颞叶癫痫患儿的脑电图特征

与发作症状学类似，较多的研究显示TLE儿童的头皮EEG模式与成人不同。一般而言，局灶性癫痫的婴幼儿癫痫样脑电图异常是由于放电分布广泛，其定位价值可能有限（Duchowny, 1987）。对于3岁以下的TLE儿童，特别是肿瘤患儿，除了颞区棘波之外，颞叶外和全面性发作间尖波也很常见（Wyllie et al., 1993; Wyllie, 1995; Brockhaus & Elger, 1995; Ray & Kotagal, 2005）。同样的研究报道了类似的结果，定位价值差、假性定侧和偶发全面性发作期EEG发作模式。

局灶性病变甚至可能在出生后的前几年表现出全面性发作的头皮EEG模式（如高度失律和爆发抑制）。有人认为弥漫性EEG的表现可能是早期病变和发育中的大脑之间的相互作用导致（Gupta et al., 2007; Wyllie et al., 2007）。对于MRI上存在先天性或获得性病变的儿童，缺乏主导的发作病灶的广泛性和多脑区EEG异常，并不能排除成功的癫痫手术。对于定位差或全面性癫痫样EEG模式的儿童，有助于确定皮质异常区域的EEG表现包括：以棘波为主的区域；局灶性减慢、背景活动减少或睡眠纺锤波缺失的区域；单侧电衰减事件；不对称EEG发作（Gupta et al., 2007; Wyllie et al., 2007）。

另外，Maton等（2008）在5岁以下TLE儿童手术系列研究中报道，发作间期EEG可以为75%的患者提供一致性的定位信息，而发作期EEG可以为90%的患者准确定位致痫区。

伴有双重病理的海马硬化患儿的手术预后

手术时机与神经心理学结果的关系

专家共识认为，早期手术可能会对认知发展和生活质量产生积极影响，但缺乏高水平的证据支持。虽然仅有短期研究结果（Williams et al., 1998; Westerveld et al., 2000），但手术对HS患儿的长期神经心理影响才刚刚开始被了解，而且现有的数据尚不足以用于比较成人与儿童患病人群。对于与癫痫脑病明显相关的难治性癫痫综合征的儿童来说，手术的意义显而易见，但对于更多局灶性癫痫综合征的儿童而言尚难确定。

新的证据表明（Skirrow et al., 2015; York et al., 2003），HS儿童在颞叶切除术后远期认知改善，早期转诊与手术可能对他们的最终预后有利。这些研究清楚地表明，与未做手术的患儿相比，接受手术的患儿远期认知结果更好。与成人一样，术前记忆力评分较高且MRI正常的儿童术后出现记忆力缺失的风险更高（Meekes et al., 2013）。此外，HS患儿手术后对侧任务特殊记忆改善方面与成人相似（Vadera et al., 2012; Gonzalez et al., 2012）。然而，目前还不清楚是否存在一个独特的记忆可塑与恢复的窗口，就像运动和语言功能一样，切除较小体积的组织就可能产生更好的认知结果。这些研究还表明，认知和生活质量的改善只有在长期随访（超过6年）后才能观察到，这一结果可以解释为什么短期随访无法记录到改善情况。

手术技术

目前已经有许多手术技术用于难治性癫痫患者的颞叶切除术中。这些“标准性”手术包括不同程度的皮质切除（皮质-杏仁核-海马切除术）或不切除皮质的“选择性”手术（杏仁核–海马切除术）。对于儿童，剪裁式切除术必须依据不同的发作类型、病变部位及病理情况而定。与成人相比，无论是标准前颞叶切除术，还是选择性手术似乎均产生类似的效果，对于认知的改善似乎也一样。对于小儿患者群，目前还没有高水平的证据来评估比较这些手术方案的效果与优劣，但是大型非对照个体系列研究表明，皮质–杏仁核–海马切除术比选择性手术更有效（Maehara et al., 1996; Lee et al., 2010），这可能与儿童中双重病理的发生率较高有关。儿童需要更大范围的切除也可能与癫痫发病的年龄特征有关；大多数儿童癫痫外科中心对患儿采用标准性切除术。

癫痫发作的预后

有A级证据表明颞叶切除术对成人HS是有效的（Wiebe et al.），但还没有单纯针对儿童患者的研究成果。借用成人系列研究的结果，可以得出以下可靠的结论：颞叶切除术对6岁以上的MTS儿童是有效的，预计术后癫痫无发作率为60%～90%（Englot et al., 2013）；手术相关的并发症发病率为1%，死亡病例极少报道（Mittal et al., 2005; Terra-Bustamante et al., 2005; Sinclair et al., 2003; Visudhiphan et al., 1999; Bourgeois, 1995; Duchowny et al., 1992; Hopkins & Klug, 1991; Davidson & Falconer, 1975）；6岁以下儿童的效果可能参差不齐，与该年龄段癫痫综合征的各自特点有关。HS是唯一明确的预测效果的阳性指标（Smyth et al., 2007; Benifla et al., 2006; Kasasbeh et al., 2012）。术后随访项目包括癫痫发作频率、连续的神经心理评估与发作间期EEG。

幸运的是，对于小儿癫痫外科专家来说，不论是单纯HS或重病理的患儿，只要完全切除这两种病理结构，局灶性切除术后的效果都是比较好的。多数情况下这些病变是连续的，一次手术就可以切除，但也存在病变部位相距较远的情况，这时候可能需要两次开颅手术。不论哪种病理类型，手术彻底切除病灶与术后无发作的概率高度相关，而与海马内在的致痫性无关（Li et al., 1999; Fauser et al., 2004; Kim et al., 2010）。完全切除术后无发作的概率为60%～70%，长期随访中复发率比较低，这是可以接受的（Fauser et al., 2004）。

原书参考文献

Acharya JN, Wyllie E, Luders HO, et al. Seizure symptomatology in infants with localization-related epilepsy. Neurology 1997, 48: 189-196.

Annegers JF, Hauser WA, Shirts SB, et al. Factors prognostic of unprovoked seizures after febrile convulsions. N Engl J Med 1987, 316: 493-498.

Auvin S, Shin D, Mazarati A, et al. Inflammation exacerbates seizure-induced injury in the immature brain. Epilepsia 2007; 48 (Suppl. 5): 27-34.

Bautista JF, Foldvary-Schaefer N, Bingaman WE, et al. Focal cortical dysplasia and intractable epilepsy in adults: clinical, EEG, imaging, and surgical features. Neurology 1995; 45: 2058-2064.

Baxter P, Clarke A, Cross H, et al. Idiopathic catastrophic epileptic encephalopathy presenting with acute onset intractable status. Seizure 2003; 12: 379-387.

Benifla M, Otsubo H, Ochi A, et al. Temporal lobe surgery for intractable epilepsy in children: an analysis of outcomes in 126 children. Neurosurgery 2006; 59: 1203-1213.

Bigel MG, Smith ML. Single and dual pathologies of the temporal lobe: Effects on cognitive function in children with epilepsy. Epilepsy Behav 2001; 2: 37-45.

Blümcke I, Thom M, Aronica E, et al. International consensus classification of hippocampal sclerosis in temporal lobe epilepsy: A Task Force report from the ILAE Commission on Diagnostic Methods. Epilepsia 2013; 54: 1315-1329.

Blümcke I, Thom M, Aronica E, et al. The clinicopathologic spectrum of focal cortical dysplasia: A consensus classification proposed by an ad hoc Task Force of the ILAE Diagnostic Methods Commission. Epilepsia 2011; 52: 158-174.

Bocti C, Robitaille Y, Diadori P, et al. The pathological basis of temporal lobe epilepsy in childhood. Neurology 2003; 60: 191-195.

Bourgeois BF. Temporal lobe epilepsy in infants and children. Brain Dev 1998; 20: 135-141.

Brockhaus A, Elger CE. Complex partial seizures of temporal lobe origin in children of different age groups. Epilepsia 1995; 36: 1173-1181.

Carranza Rojo D, Simon Harvey A, Iona X, et al. Febrile infection-related epilepsy syndrome is not caused by SCN1A mutations. Epilepsy Res 2012; 100: 194-198.

Cendes F, Andermann F, Dubeau F, et al. Early childhood prolonged febrile convulsions, atrophy and sclerosis of mesial structures and temporal lobe epilepsy: an MRI volumetric study. Neurology 1993; 43: 1083-1087.

Cendes, Cook MJ, Watson C, et al. Frequency and characteristics of dual pathology in patients with lesional epilepsy. Neurology 1995; 45: 2058-2064.

Cersosimo R, Flesler S, Bartuluchi M, et al. Mesial temporal lobe epilepsy with hippocampal sclerosis: study of 42 children. Seizure 2011; 20: 131-137.

Cross JH. Fever and fever-related epilepsies. Epilepsia 2012; 53 (Suppl 4): 3-8.

Davidson S, Falconer MA. Outcome of surgery in 40 children with temporal-lobe epilepsy. Lancet 1975; 1 (7919): 1260-1263.

Davies KG, Hermann BP, Dohan FC Jr, et al. Intractable epilepsy due to meningitis: results of surgery and pathological findings. Br J Neurosurg 1996, 10: 567-570.

Diehl B, LaPresto E, Najm I, et al. Neocortical temporal FDG-PET hypometabolism correlates with temporal lobe atrophy in hippocampal sclerosis associated with microscopic cortical dysplasia. Epilepsia 2003; 44: 559-564.

Duchowny M, Levin B, Jayakar P, et al. Temporal lobectomy in early childhood. Epilepsia 1992; 33: 298-303.

Duchowny MS. Complex partial seizures of infancy. Arch Neurol 1987; 44: 911-914.

Englot DJ, Rolston JD, Wang DD, et al. Seizure outcomes after temporal lobectomy in pediatric patients. J Neurosurg Pediatr 2013; 12: 134-141.

Fauser S, Schulze-Bonhage A, Honegger J, et al. Focal cortical dysplasias: surgical outcome in 67 patients in relation to histological subtypes and dual pathology. Brain 2004; 127: 2406-2418.

Fogarasi A, Jokeit H, Faveret E, et al. The effect of age on seizure semiology in childhood temporal lobe epilepsy. Epilepsia 2002; 43: 638-643.

Fontana E, Negrini F, Francione S, et al.Temporal lobe epilepsy in children: electroclinical study of 77 cases. Epilepsia 2006; 47 (Suppl 5): 26-30.

Free SL, Li LM, Fish DR, et al. Bilateral hippocampal volume loss in patients with a history of encephalitis or meningitis. Epilepsia 1996; 37: 400-405.

Germano IM, Zhang YF, Sperber EF, et al. Neuronal migration disorders increase susceptibility to hyperthermia-Induced seizures in developing rats. Epilepsia 1996; 37: 902-910.

Gonzalez LM, Mahdavi N, Anderson VA, et al. Changes in memory function in children and young adults with temporal lobe epilepsy: a follow-up study. Epilepsy Behav 2012; 23: 213-219.

Guerrini R, Striano P, Catarino C, et al. Neuroimaging and neuropathology of Dravet syndrome. Epilepsia 2011, 52 (Suppl 2): 30-34.

Gupta A, Chirla A, Wyllie E, et al. Pediatric epilepsy surgery in focal lesions and generalized electroencephalogram abnormalities. Pediatr Neurol 2007; 37: 8-15.

Hamer HM, Wyllie E, Luders HO, et al. Symptomatology of epileptic seizures in the first three years of life. Epilepsia 1999; 40: 837-844.

Harvey AS, Cross JH, Shinnar S, et al. ILAE Pediatric Epilepsy Surgery Survey Taskforce. Defining the spectrum of international practice in pediatric epilepsy surgery patients. Epilepsia 2008; 49: 146-155.

Haut SR, Velísková J, Moshé SL. Susceptibility of immature and adult brains to seizure effects. Lancet Neurol 2004; 3: 608-617.

Hopkins IJ, Klug GL. Temporal lobectomy for the treatment of intractable complex partial seizures of temporal lobe origin in early childhood. Dev Med Child Neurol 1991; 33: 26-31.

Howell KB, Katanyuwong K, Mackay MT, et al. Long-term follow-up of febrile infection-related epilepsy syndrome. Epilepsia

2012; 53: 101-110.

Jayakar P, Duchowny, MS. Complex partial seizures of temporal lobe origin in early childhood. J Epilepsy 1990; 3 (Suppl): 41-45.

Johnson AM, Sugoc E, Barreto D, et al. Clinicopathological associations in temporal lobe epilepsy patients utilising the current ILAE focal cortical dysplasia classification. Epilepsy Res 2014; 108: 1345-1351.

Kan P, Van Orman C, Kestle JR. Outcomes after surgery for focal epilepsy in children. Childs Nerv Syst 2008; 24: 587-591.

Kasasbeh A, Hwang EC, Steger-May K, et al. Association of magnetic resonance imaging identification of mesial temporal sclerosis with pathological diagnosis and surgical outcomes in children following epilepsy surgery. J Neurosurg Pediatr 2012; 9: 552-561.

Kim DW, Lee SK, Nam H, et al. Epilepsy with dual pathology: Surgical treatment of cortical dysplasia accompanied by hippocampal sclerosis. Epilepsia 2010; 51: 1429-1435.

Kramer U, Chi C, Lin K, et al. Febrile infection-related epilepsy syndrome (FIRES: pathogenesis, treatment, and outcome: a multicenter study on 77 children. Epilepsia 2011; 52: 1956-1965.

Krsek P, Maton B, Korman B, et al. Different features of histopathological subtypes of pediatric focal cortical dysplasia. Ann Neurol 2008; 63: 758-769.

Lah S, Smith ML. Verbal memory and literacy outcomes one year after pediatric temporal lobectomy: a retrospective cohort study. Epilepsy Behav 2015; 44: 225-233.

Lee Y, Kang HC, Bae SJ, et al. Comparison of temporal lobectomies of children and adults with intractable temporal lobe epilepsy. Childs Nerv Syst 2010; 26: 177-183.

Li, MI, Cendes F, Andermann F, et al. Surgical outcome in patients with epilepsy and dual pathology. Brain 1999; 122: 799-805.

Maehara T, Shimizu H, Oda M, et al. Surgical treatment of children with medically intractable epilepsy--outcome of various surgical procedures. Neurol Med Chir (Tokyo) 1996; 36: 305-309.

Marks DA, Kim J, Spencer DD, et al. Characteristics of intractable seizures following meningitis and encephalitis. Neurology 1992; 42: 1513-1518.

Mathern GW, Babb TL, Vickrey BG, et al. The clinicalpathogenic mechanisms of hippocampal neuron loss and surgical outcomes in temporal lobe epilepsy. Brain 1995; 118: 105-118.

Meekes J, Braams O, Braun KP, et al. Verbal memory after epilepsy surgery in childhood. Epilepsy Res 2013; 107: 146-155.

Mikaeloff Y, Jambaque I, Hertz-Pannier L, et al. Devastating epileptic encephalopathy in school-aged children (DESC): a pseudoencephalitis. Epilepsy Res 2006; 69: 67-79.

Mittal S, Montes JL, Farmer JP, et al. Long-term outcome after surgical treatment of temporal lobe epilepsy in children. Neurosurgery 2005; 103(5 Suppl): 401-412.

Monge-Galindo L, Perez-Delgado R, Lopez-Pison J, et al. Mesial temporal sclerosis in pediatrics: its clinical spectrum. Our experience gained over a 19 year period. Rev Neurol 2010; 50: 341-348.

Nabbout R, Mazzuca M, Hubert P, et al. Efficacy of ketogenic diet in severe refractory status epilepticus initiating fever induced refractory epileptic encephalopathy in school age children (FIRES). Epilepsia 2010; 51: 2033-2037.

O'Brien TJ, Moses H, Cambier D, et al. Age of meningitis or encephalitis is independently predictive of outcome from anterior temporal lobectomy. Neurology 2002; 58: 104-109.

Ray A, Kotagal P. Temporal lobe epilepsy in children: overview of clinical semiology. Epileptic Disord 2005; 7: 299-307.

Scheffer IE, Zhang YH, Jansen FE, et al. Dravet syndrome or genetic (generalized) epilepsy with febrile seizures plus? Brain Dev 2009; 31: 394-400.

Scott RC, King MD, Gadian DG, et al. Prolonged febrile seizures are associated with hippocampal vasogenic edema and developmental changes. Epilepsia 2006; 47: 1493-1498.

Shinnar S, Bello JA, Chan S, et al. MRI abnormalities following febrile status epilepticus in children: the FEBSTAT study. Neurology 2012; 79: 871-877.

Sinclair DB, Aronyk K, Snyder T, et al. Pediatric temporal lobectomy for epilepsy. Pediatr Neurosurg 2003; 38: 195-205.

Skirrow C, Cross JH, Cormack F, et al. Long-term intellectual outcome after temporal lobe surgery in childhood. Neurology 2011; 76: 1330-1337.

Skirrow C, Cross JH, Harrison S, et al. Temporal lobe surgery in childhood and neuroanatomical predictors of long-term declarative memory outcome. Brain 2015; 138: 80-93.

Smyth MD, Limbrick DD Jr, Ojemann JG, et al. Outcome following surgery for temporal lobe epilepsy with hippocampal involvement in preadolescent children: emphasis on mesial temporal sclerosis. Neurosurgery 2007; 106 (3 Suppl): 205-210.

Specchio N, Fusco L, Vigevano F. Acute-onset epilepsy triggered by fever mimicking FIRES (febrile infection-related epilepsy syndrome): the role of protocadherin 19 (PCDH19) gene mutation. Epilepsia 2011; 52: e172-e175.

Terra-Bustamante VC, Inuzuca LM, Fernandes RM, et al. Temporal lobe epilepsy surgery in children and adolescents: clinical characteristics and post-surgical outcome. Seizure 2005; 14: 274-281.

Vadera S, Kshettry VR, Klaas P, et al. Seizure-free and neuropsychological outcomes after temporal lobectomy with amygdalohippocampectomy in pediatric patients with hippocampal sclerosis. J Neurosurg Pediatr 2012; 10: 103-107.

Van Baalen A, Hausler M, Boor R, et al. Febrile infection-related epilepsy syndrome (FIRES): a nonencephalitic encephalopathy in childhood. Epilepsia 2010; 51: 1323-1328.

Vega C, Brenner LA, Madsen J, et al. Lexical retrieval pre- and posttemporal lobe surgery in a pediatric sample. Epilepsy Behav 2015; 42: 61-65.

Visudhiphan P, Bunyaratavej S, Visudtibhan A, et al. Temporal lobectomy for intractable complex partial seizures in pediatric patients. J Med Assoc Thai 1999; 82: 778-783.

Westerveld M, Sass KJ, Chelune GJ, et al. Temporal lobectomy in children: cognitive outcome. J Neurosurg 2000; 92: 24-30.

Wiebe S, Blume WT, Girvin JP, et al. A randomized, controlled trial of surgery for temporal lobe epilepsy. N Eng J Med 2001; 345: 311-318.

Wilder-Smith EP, Lim EC, Teoh HL, et al. The NORSE (new-onset refractory status epilepticus) syndrome: defining a disease entity. Ann Acad Med Singapore 2005; 34: 417-420.

Williams J, Griebel ML, Sharp GB, et al. Cognition and behavior after temporal lobectomy in pediatric patients with intractable epilepsy. Pediatr Neurol 1998; 19: 189-194.

Wyllie E, Chee M, Granstrom ML, et al. Temporal lobe epilepsy in early childhood. Epilepsia 1993; 34: 859-868.

Wyllie E. Developmental aspects of seizure semiology: problems in identifying localized-onset seizures in infants and children. Epilepsia 1995; 36: 1170-1172.

Wyllie E. Surgery for catastrophic localization-related epilepsy in infants. Epilepsia 1996; 37 (Suppl 1): 22-25.

Wyllie E, Lachhwani DK, Gupta A, et al. Successful surgery for epilepsy due to early brain lesions despite generalized EEG findings. Neurology 2007; 69: 389-397.

Yoong M, Martinos MM, Chin RF, et al. Hippocampal volume loss following childhood convulsive status epilepticus is not limited to prolonged febrile seizures. Epilepsia 2013; 54: 2108-2115.

York MK, Rettig GM, Grossman RG, et al. Seizure control and cognitive outcome after temporal lobectomy: a comparison of classic Ammon's horn sclerosis, atypical mesial temporal sclerosis, and tumoral pathologies. Epilepsia 2003; 44: 387-398.

第27章

MRI阴性患者的癫痫外科

Thomas Bast, Philippe Kahane, Prasanna Jayakar，著

宋宪成　王鑫，译

要 点

- MRI阴性的定义与比例取决于影像技术与经验。
- 应该考虑癫痫潜在的遗传或神经代谢病因。
- 确定手术候选人要求多模态无创性的诊断性检查结果的一致性。
- 多数患者不得不通过颅内EEG进行评估。
- 与MRI阳性患者相比，此类患者术后效果差。
- 然而，40%~50%的MRI阴性患儿有希望获得无发作的结果。

毫无疑问，MRI是选择耐药性局灶性癫痫手术候选人的最重要的诊断工具之一。另外，没有清晰的MRI病灶并不是将这些患儿排除于手术考虑之外的标准。然而，与多发或广泛病灶的患者术前评估类似，MRI正常的病例也极具挑战。对于大多数患儿来说，不是不同病因队列的原因，而是切除术前评估需要一系列高度专业的诊断程序，要应用无创性和有创性技术。

没有潜在致痫灶的MRI（MRI阴性）在所有进行术前评估的患者中占16%（Bien et al., 2009）~32%（Berg et al., 2003）。在手术治疗的患者队列中，MRI阴性的病例到18%~47%（Berg et al., 2003; Bien et al., 2009; McGonigal et al., 2007; Paolicchi et al., 2000; Scott et al., 1999; Siegel et al., 2001; Tellez-Zenteno et al., 2010; Teutonico et al., 2013）。MRI阴性更多见于儿童，而不是成人（31% *vs.* 21%），以及颞叶外癫痫（ETLE）（Tellez-Zenteno et al., 2010）。一项国际性调查（Harvey et al., 2008）提出99.5%的手术患儿进行了MRI检查，77%的MRI能显示明确的病灶，仅有6%的MRI显示不太明确或可疑的病灶。所有手术的患儿中，17%的MRI回报正常。

缺少MRI上明确的病灶会导致进行切除手术的患儿比例下降（MRI45%阴性 *vs.* 81%阳性，Berg et al., 2003; 15% *vs.* 73%, Bien et al., 2009）。靠有创性EEG（iEEG）诊断的患者接受切除术的比例要

低于MRI阳性的患者（54% *vs.* 91%, Alarcon et al., 2006）。硬膜下iEEG可能会显示多灶或弥漫性发作起始的模式，这种情况是MRI阴性情况的3倍之多（Kalamangalam et al., 2013）。

与MRI阳性患者相比，阴性患者在癫痫手术后无发作的概率明显降低（Bast, 2013; Englot et al., 2013a, 2013b; Tellez-Zenteno et al., 2010）。仅有一些FCD患者的研究报道无明显差异（Lazow et al., 2012; McGonigal et al., 2007; Paolicchi et al., 2000）。

本章要总结目前已报道的关于MRI阴性患儿术前诊断和术后疗效的知识。旨在帮助更好地从MRI阴性患者群中选择有希望的手术候选人，从而提高手术疗效。

MRI阴性局灶性癫痫

MRI阴性与无病灶癫痫之间的区别

不该把“MRI阴性”与癫痫分类中的“隐源性”或“无病灶”相混淆。“隐源性”是一个更模糊的术语，不同的癫痫学家对它有不同的解释。“无病灶”癫痫的诊断需要对来自明确的致痫灶组织进行组织病理学分析。当要决策是否手术时，关于组织病理学基质的知识显然不可能在术前使用。因此，尽管在许多以前的研究中使用了“无病灶”的术语，但是笔者还是建议把它用于MRI阴性的病例中，伴有正常或仅仅非特异的组织病理（Bien et al., 2009; Tellez-Zenteno et al., 2010）。

对于大多数MRI阴性的手术切除标本，组织病理会提示具体的致痫相关组织（Bast, 2013）。这些病灶30%～90%可被确定为治病组织（Alarcon et al., 2006; Bell et al., 2009; Bien et al., 2009; Chapman et al., 2005; Cukiert et al., 2001; Hong et al., 2002; Kuba et al., 2013; Lee et al., 2005; McGonigal et al., 2007; See et al., 2013; Siegel et al., 2001; Sylaja et al., 2004; Teutonico et al., 2013; Wang et al., 2013; Zakaria et al., 2012）。FCD是最常见的MRI阴性的手术切除的组织病理结果，尤其是颞叶外癫痫（Bien et al., 2009; Brodbeck et al., 2010; Chapman et al., 2005; Cukiert et al., 2001; Harvey et al., 2008; Kuba et al., 2013; Lee et al., 2005; Lerner et al., 2009; RamachandranNair et al., 2007; See et al., 2013; Seo et al., 2011; Wu et al., 2012; Wang et al., 2013; Zakaria et al., 2012）。组织病理学证实的FCD中MRI阴性可占25%（Widdes-Walsh et al., 2006）。相比FCD Ⅱ型，FCD Ⅰ型中MRI阴性的比例更高。UCLA的经验是：MRI阴性在FCD Ⅰ型中占37%，而在FCD Ⅱ型中仅占2%（总数78%）（Lerner et al., 2009）。很明显，对于这些病例，目前可用的诊断工具还不能确定解剖基质。未来改良的结构影像方法可能会发现更多这样的微小病灶。相对于正常的组织病理，单纯结构影像不能确定潜在的病理生理基质。对于这种组织病理，不得不假设存在致痫网络的功能紊乱。功能影像方法还不确定是否能提高在具体的亚组内选择患者的水平。

影像MRI诊断的因素

MRI是否能发现潜在的病灶取决于许多因素，包括应用技术、神经影像医师的专业知识及MRI评估时额外需要的临床与功能数据相关知识。应区别以下四个关键点：①当MRI常常由非专业人士分析时，应转诊进行评估；②由一位经验丰富但对其他临床信息不了解的神经影像医师进行分析的术前评估过程；③在评估过程的最后阶段，由熟悉所有临床资料和功能检查结果的、组成学科间综合病例讨论会的专家回顾MRI；④术后总结可能的结构与效果。虽然应用的MRI不再是最新的技术，但是Oertzen等的研究发现这个问题很突出，令人印象深刻（von Oertzen et al., 2002）。非专业人士分析的MRI结果仅占组织病理证实的病灶的39%。当完全相同的MRI由癫痫中心专业人士再次评估时，50%变为阳性结果。最终，当应用癫痫专用高分辨率MRI时，91%的患者有病灶。当经验丰富的阅片者先进的MRI技术结合后，之前MRI阴性的病例中85%会诊断为阳性。See等（2013）评估了MRI阴性的颞叶外侧癫痫患者术后效果，结果显示所有临床与功能资料会对MRI阴性率产生明显的影响。多学科术前患者诊疗讨论会在诊断的初期把60例诊断为MRI阴性的患者中30%确定为阳性，剩余70%仍为阴性。在组织病理结果后再次评估会造成MRI依然阴性的患者的比例更低。Bien等（2009）的一项研究发现，术后MRI再评估会使得之前MRI阴性，带有组织病理学病灶的患者的MRI转为阳性。因此，术后MRI再评估可能是出于科学兴趣（Krsek et al., 2009）。然而，基于这种情况的队列研究结果不会与仅在术前确认为MRI阴性的患者结果进行比较。

磁共振技术与评估时机的影响

当应用充分最优化后的序列进行癫痫评估时，1.5T MRI足够显示大部分典型致痫灶；不过，使用3T MRI可能会提高检出率。23例患者1.5T MRI显示阴性，但应用3T MRI后其中15例患者明确了致痫灶（Knake et al., 2005）。本项研究的局限性在于1.5T MRI是由要求转诊的、也许是经验不太丰富的神经（影像学）医师进行的评估（see v. Oertzen et al., 2002），而且应用了新颖的相控阵技术结合3T MRI机。另一项研究发现相比1.5T MRI，应用3T MRI后致痫灶检出率甚至更低（Zijlmans et al., 2009）。Craven等（2012）使用3T MRI连续检查了2000例癫痫患者，发现可能的致痫灶占20.2%。作者声明，虽然转诊进行MRI检查的数量明显增加，但检出率与之前使用1.5T MRI的检出率相似，这一事实就要求使用更高敏感度的3T MRI。16.1%的患者还发现了与癫痫无关的非特异性病理结果。

基于体素的形态学分析后处理方法可能有助于发现仅仅依赖于阅片者经验的微小病灶（Huppertz et al., 2005）。Wagner等（2001）研究发现，相比肉眼检查，自动检测FCD Ⅰ型的比例更高。对FCD Ⅱ型来说，两者并无差别。本组病理证实了FCD的患者中，自动检测联合肉眼分析的敏感度最高。基于FLAIR与T_2加权的3D-MRI的后处理技术也许会使FCD患者的效果更令人满意（Riney et al., 2012; House et al., 2013）。此外，弥散张量成像（DTI）可能会提高之前MRI阴性患者病灶的检出率（Thivard et al., 2011; Winston et al., 2013）。目前尚不清楚仅靠这些先进技术发现的可疑病灶患者是否归为MRI阳性。因为目前还不适合评估这些技术的诊断价值，只有存在VBM可疑且肉眼上也可以理解的病灶时，才能归为MRI阳性。

漏掉婴儿病灶的原因可能是髓鞘化不完全造成的发育不良（Eltze et al., 2005）：FCD在生后早期也许可见，但在髓鞘形成期会暂时明显消失。目前，还没有任何线索表明高场强MRI及其新技术能克服不成熟脑结构影像的缺点。因此，对于2岁以内MRI阴性的儿童，应在髓鞘形成期间复查MRI。

然而，对于癫痫脑病及用临床表现、神经电生理与功能影像就可以确定致痫灶的病例，不应该推迟手术来等待MRI上的成熟表现。

ILAE发表的指南，限定了包括2岁以内年龄组的癫痫患儿做MRI的最低标准（Gaillard et al., 2009）。最近，ILAE小儿癫痫外科特别小组推荐了针对超过2岁患儿术前评估的特殊MRI序列，结构薄扫T_1加权梯度回波序列、轴位和冠位T_2加权序列、轴位（如果可能再加冠位）液体衰减反转恢复序列（FLAIR）、高分辨率海马的冠斜位T_2加权像（快速自旋回波加权序列）。影像层厚应为3～4 mm，微小FCD的T_2加权图像层厚2 mm，3D T_1序列层厚1～1.5 mm。1岁以内的患儿必须采用不同的序列：3个方向的高分辨率薄扫（≤2 mm）T_2加权（或3D）成像；3D T_1加权（<1岁，意义不大）；FLAIR（轴位）；垂直海马的高分辨率冠斜位T_2加权成像（Jayakar et al., 2014）。

非特异性的或微小的MRI异常

先进的MRI技术可以在大约50%的阴性病例中确定病灶（Knoepp & Woermann, 2005）。然而，这并不一定意味着发现的异常就与致痫灶有关。更高的敏感度可能会无意中增加无害病灶的数量，这就会产生在可疑但无关的区域置入不必要的有创性电极的风险，甚至需要扩大切除。在所有可用的临床资料和功能数据中，充分解读MRI是唯一可能的。与癫痫发生无关的MRI上非特异的病变（轻微的双侧白质改变颅顶部囊肿、孤立的蛛网膜囊肿、静脉血管瘤）常常被归类为MRI阴性。也有些作者报道的微小病变是特异的，然而，包含微小病变的MRI阴性组患者（RamachandranNair et al., 2007; Widjaja et al., 2013）是有问题的。关于这些改变是归为明确的还是微小病变的问题取决于曾经讨论过的许多因素。诊断团队应该在无创性术前检查的后期明确记载是MRI阳性还是阴性。MRI确实是非阴性的患者可能会用到术语"非相关"MRI，因为病变与致痫灶无关。

MRI阴性的定义

根据Jayakar等（2014）报道，确定MRI为阴性需要通过两步（图27-1）。

首先，由不了解临床资料的经验丰富的阅片者报告MRI正常。其次，在多学科综合病例讨论会上对MRI进行评估，依据是对所有其他资料的假设（Jayakar et al., 2014）。后一步得到了几项研究的支持，这些研究表明微小的FCD也许会在整合功能数据信息后变得明显（Chandra et al., 2006; Chassoux et al., 2010; Salamon et al., 2008）。可是，假设引导的再评估有过度解读MRI的风险。提高敏感性可能会以降低特异性为代价。所以ILAE小儿癫痫外科特别小组推荐应该尝试以相似的敏感度阈值来排除其他位置任何其他病变。如果可疑病灶是唯一能确定的（高特异性），那么应该把影像学病变正式的补充内容记录在案，并把这一病例从"无病灶"分类中排除（i.e., MRI-negative）（Jayakar et al., 2014）。

基于讨论过的问题和推荐，图27-1展示了癫痫外科候选人MRI阴性定义的标准。

手术候选者的选择

所有确诊的耐药性局灶性癫痫患者（定义参见Kwan et al., 2010）都应该进行术前评估。这不仅适用于MRI上有明确病灶的儿童，也适用于常规MRI正常的患者。局灶性癫痫发作的婴儿可能表现为典型的、明显的广泛性症状，如癫痫性痉挛或过度运动症状（Hamer et al., 1999）。不对称和（或）不同步提示局灶起始（Gaily et al., 1995）。此外，也应该考虑临床检查结果。对于MRI阴性的患儿，如伴有严重癫痫和发作间期轻微的轻偏瘫，应尽早术前评估。

对于MRI阳性患者，早期的检查（1A阶段，图27-2）包括长程视频EEG发作期与发作间期的监测、发育和（或）神经心理评估，以及由经验丰富的神经影像医师对MRI仔细分析。如果前期结构影像不能满足，就需要再采集高分辨率的3D-（3T-）MRI。

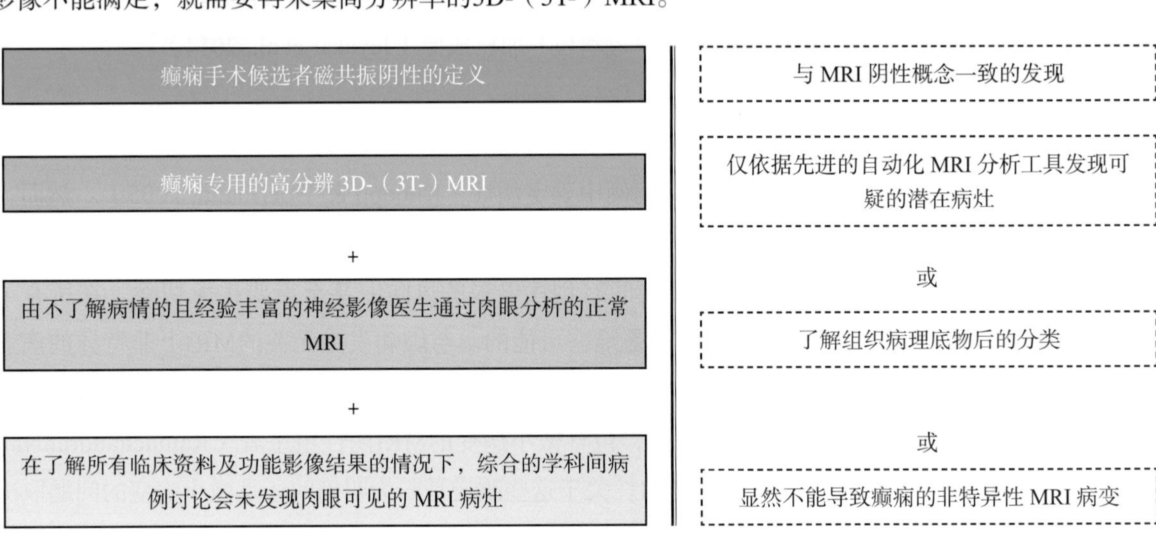

图 27-1　MRI 阴性的定义

如果MRI一直是阴性，发作本质上是痫性，那么鉴别诊断应考虑的问题应该比常规术前内容更加详尽。根据临床表现，可能提示进一步诊断为神经代谢类疾病，如线粒体疾病或贮积病（神经元蜡样脂褐质沉积症及其他）（Dulac et al., 2014）。虽然罕有可治愈的神经代谢病（如$GLUT_1$缺乏症、肌酸或叶酸代谢障碍或其他），但不应该忽略它们。多数神经代谢病表现为癫痫合并进展性神经功能缺损和（或）发育迟缓。然而，从真正癫痫性脑病病程中鉴别神经代谢病是不容易的。需要从MRI阴性的病灶性癫痫中进一步鉴别诊断遗传性癫痫和（或）癫痫性脑病。诊断检查应该包括传统染色体分析以排除环形染色体，微阵列比较基因组杂交及最终的单基因分析（*SCN1A*、*SCN2A*、*SCN8A*、*NQ1*、*PCDH19*、*DEPDC5*、*STXBP1*、*CDKL5*、*KCLgl1*、*GRIN2A*等），具体检查项目取决于临床表现（McTague et al., 2016）。下一代测序可以做到一次测试分析大量基因，这可以考虑用于非特异性临床表现的患儿。可是，发现了基因突变并不能机械地排除那些明显单病灶起源的病例实施癫痫外科，至少是大多数致残性发作，特别是相关病灶在MRI上明显可见时。

对于MRI阴性患者，结构性局灶性癫痫仍是其最有可能的诊断。当考虑这种诊断时，就应该继续术前评估。反复视频EEG监测对于定位的时间同步性至关重要（Jayakar et al., 2014）。当然，应该根据临床需要决定持续监测的时间。如果是伴有智力倒退的难治性癫痫，负责评估的多学科团队应该制订监测时间表。1A阶段后，进一步的评估应该包括多模态无创性检查（1B阶段，图27-2）。

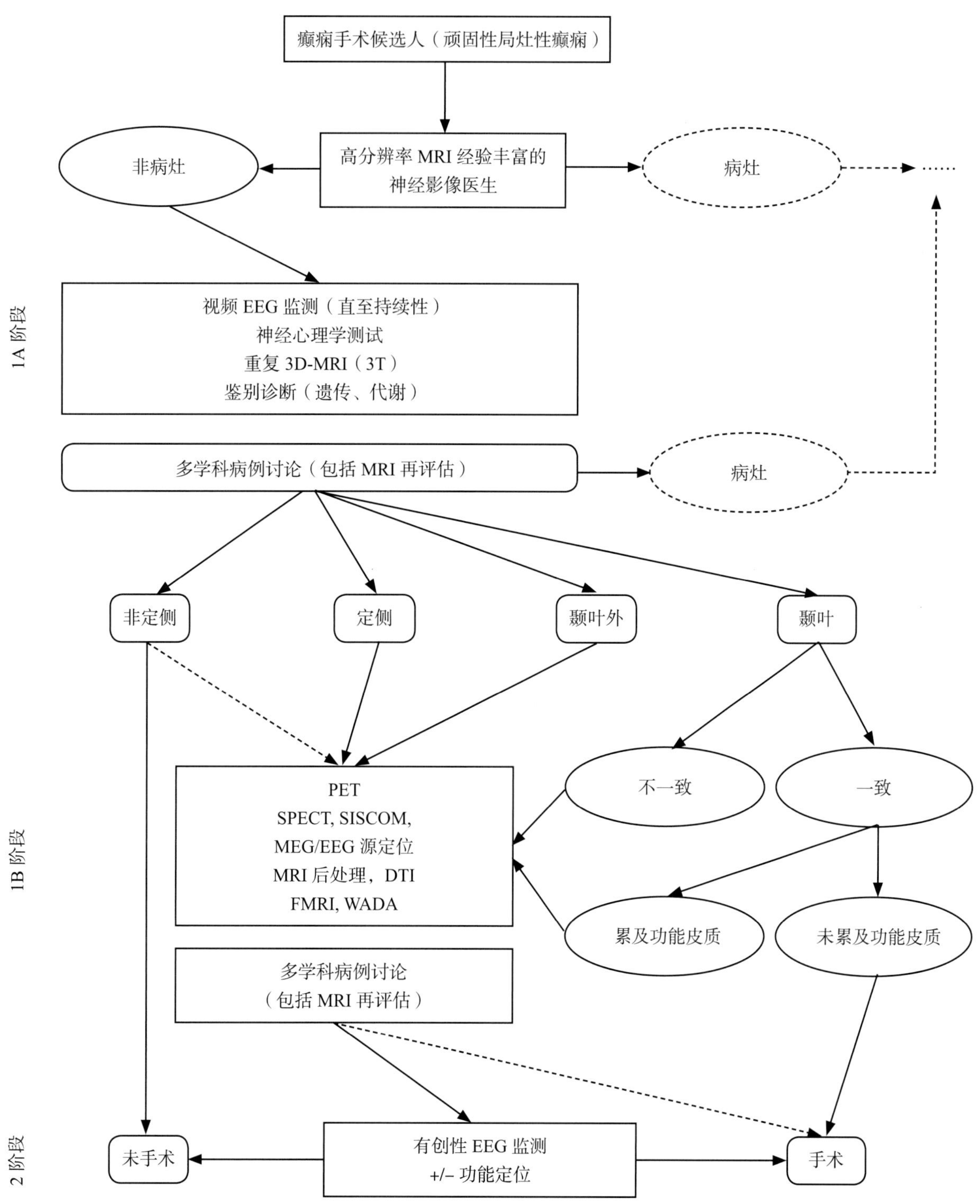

图 27-2 MRI 阴性手术候选人的术前评估与决策

（1）术前评估MRI的推荐参阅文本；（2）取决于实用性、团队经验及个人需求。

术前诊断检查

为了更好地选择癫痫手术候选人并改善术后疗效，人们已经在MRI阴性患者的诊断过程中研究并实施了许多无创术前检查方法。但到目前为止，不得不对大多数患者使用颅内电极（iEEG），包括硬膜下和（或）脑内电极来验证关于致痫区的假设及确定切除范围。

大多数研究代表了观察性质的单中心经验。因此，必须考虑到收治患者及报告更多阳性结果的偏倚。然而，接受检查的患者的术后效果与先前的Meta分析结果无显著性差异（表27-1）。换句话说，没有单独一种方法能够解决MRI阴性患者诊断中的挑战。准确地说，旨在证明不同功能影像方法得出一致性结果的多模态评估似乎是更有希望的方法。

表 27-1　使用现代诊断工具检查的 MRI 阴性患者的最新研究：发作结果

第一作者	发表年份	队列	检查项目	例数	招募时间	随访	无发作和或 Engel 1 级（%）	其他结果(%)
Jayakar	2008	C（+A）	PET, SPECT, IEEG	102	?	≥ 24	44	
Bell	2009	C+A	PET, SISCOM, iEEG	40[1]	1997—2005	≥ 12	60[1)]	
RamachandranNair	2007	C	MEG, iEEG	22	1998—2005	≥ 9	36	
Krsek	2009	C（+A）	N.R.	26	1986—2006	≥ 24	54	<Engel 3a: 77
Bien	2009	C+A	PET, SISCOM, VBM, iEEG	29[2]	2000—2006	≥ 6	38/45[2)]	
McGonigal	2007	C+A	MRS, PET, SPECT, SEEG	20	2000—2006	12	55	
Thivard	2011	A	DTI, MR-pos, PET, SEEG	12	2003—2006	N. R.	67	
Dorward	2011	C	PET, SPECT, MEG, iEEG	22	1994—2007	≥ 24	36	
Zakaria	2012	C+A	SPECT, iEEG	36[2]	1997—2007	≥ 12		ILAE1-3: 49[2)]
Wu	2012	A	MEG, PET, SPECT, iEEG	18	1990—2009	≥ 12	22	Engel1+2: 55
Teutonico	2013	C	SEEG	24	1998—2009	≥ 12	54	
See	2013	C+A	PET, iEEG	43[2)]	2000—2009	≥ 24	42[2)]	
Kim	2013	C	MEG, PET, SISCOM, iEEG	22	2002—2009	≥ 15	68	
Seo	2011	C	MEG, PET, SISCOM, iEEG	25	2006—2009	≥ 12	48	
Zhang	2011	C+A	MEG, iEEG	20	2006—2009	≥ 12	35	
Jung	2013	C+A	MEG, SEEG	11	2006—2010	≥ 5	55	
Schneider	2013	C+A	MEG, SISCOM, iEEG	14	2008—2010	≥ 24	43	
Wilenius	2013	C+A	MEG, iEEG	13	2003—2011	≥ 6	54	
Widjaja	2013	C	MEG, PET, iEEG	22[3]	2008—2011	N. R.	73[3)]	
Wang	2014	C+A	MEG, PET, SISCOM, VBM, iEEG	25	2008—2011	≥ 12	56	

C：儿童；A：成人；（A）：年轻成人；N.R.：未报道；VBM：voxel-based morphometric MRI-post-processing，基于体素的形态学MRI影像后处理；SISCOM: substraction ictal SPECT co-registered to MRI，融合MRI的发作期SPECT减影；ETLE：extratemporal lobe epilepsy，颞叶外癫痫。

1仅代表MRI阴性的TLE患者；2仅代表ETLE患者；3包括MRI有轻微改变的患者。

3D-MEG/EEG源分析

头皮EEG的局灶性痫性放电已经成为较好的术后效果的阳性预测指标（Jayakar et al., 2008; Noe et al., 2013; Kalamangalam et al., 2013）。此外，头皮EEG上发作期发作起始处局灶性活动与术后无发作的较高比例有关（Zakaria et al., 2012）。更先进的电磁源定位方法可能有助于增加电磁信号分析的预测价值。10例MRI阴性的病例回顾性研究了使用高分辨率EEG记录到的发作间期棘波的电的源分析（Brodbeck et al., 2010）。8例患者最终切除的范围是由源分析确定的棘波区域，所有患者术后都取得了满意的效果。迄今为止，还没有研究报道关于MRI阴性患者发作期头皮EEG发作模式。脑磁图（MEG）是另一种用来分析发作间期与发作期癫痫样活动的方法，具有高时间、空间分辨率的特点。联合应用MEG与表面EEG是合理的，因为在探测不同方向上源的敏感度方面，两者在某种程度上是互补的（Bast et al., 2005; Baumgartner et al., 2003）。仅有1簇偶极子或在源模式分布区中，有一局部发作间期癫痫样放电的棘波区及完全切除刺激区的患者，相比广泛或多灶棘波区和（或）不完全切除来说，都获得了更高的无发作率（Jung et al., 2013; RamachandranNair, 2007; Schneider et al., 2012; Schneider et al., 2013; Widjaja et al., 2013; Wilenius et al., 2013; Wu et al., 2012; Zhang et al., 2011）。Wang等（2014）联合应用了磁源影像与结构性MRI的VBM。后者在25例MRI阴性患者中发现了12例患者有可疑病灶，切除这些病灶后获得了较好的术后效果。而7例患者与MEG源定位一致，进一步增加了无发作概率。

作为另一种影像技术，分析发作间期癫痫网络活动的EEG相关功能MRI越来越重要（van Graan et al., 2015）。

PET与SPECT

氟-2-脱氧葡萄糖正电子发射断层扫描（FDG-PET）与单光子发射计算机断层扫描（SPECT）对于MRI阴性的病例具有相似的诊断价值（Knowlton et al., 2008）。功能受累区的定位受到癫痫活动传导的影响，这常常限制了以上两种方法。因此，有可能高估了功能异常的范围。由PET定位、定侧致痫灶是可靠的，但是提供的关于范围的信息却是有限的。在癫痫性脑病婴儿及儿童的诊断中，PET起到很重要的作用（Chugani et al., 1993）。它常常用于MRI阴性的患者（Bien et al., 2009; Dorward et al., 2011; Lee et al., 2005）。Lee等（2005）发现完全切除低代谢区与无发作的结果有关，但其他人未能证明这一相关性（Dorward et al., 2011）。发作间期的SPECT本身很少使用，但是使用融合配准到MRI发作期SPECT减影（SISCOM）的定位技术极大地促进了选择MRI阴性患者进行癫痫手术的优势。有许多关于发作期SPECT与SISCOM应用价值的报道（Belle et al., 2009; Bien et al., 2009 ; Jayakar, 2008 ; Schneider et al., 2013 ; Seo et al., 2011）。与发作起始相关的示踪剂注射时机非常关键，因为电传播活动会导致错误的定位甚至定侧（Koh et al., 1999; Knowlton et al., 2006）。Bell等（2009）发现当完全切除发作期SPECT确定的高灌注区后，患者的无发作率更高。Bien等（2009）发现如果切除范围未完全覆盖SISCOM确定的高灌注区时，那么术后发作控制效果较差。然而，其他研究并没有发现依据SPECT结果的切除范围与术后发作结果有任何相关性（Chapman et al., 2005;

Jayakar et al., 2008; Lee et al., 2005; Noe et al., 2013; Schneider et al., 2013）。因此，考虑到传导效应，不提倡仅仅依靠功能影像数据来指导切除范围。

多模态非侵袭诊断性检查

ILAE小儿癫痫外科特别小组成员认为在MRI阴性患者的术前诊断中，所有以上提及的方法都是高度推荐甚至是必须做的（Jayakar et al., 2014）。然而，没有一项功能影像方法可以独立提供充分有效的、足够的敏感性和特异性信息来决定是否实施手术，或者描述出MRI阴性患者的最终切除范围。汇总不同诊断方法的结果可以更加确保选择到合适的手术候选者，增加所有检查项目的预测价值。Jayakar等（2008）报道102例MRI阴性患者中的20例进行了癫痫外科手术，依据的是多模态诊断方法，但没有做有创性EEG。完全切除由SPECT与发作间期头皮EEG所揭示的致痫灶会有更好的效果。

Bien等（2008）调查了术前评估中不同的无创性项目的诊断价值，这些项目包括症状学、发作间期与发作期的头皮EEG、PET、SPECT、SISCOM、VBM。虽然仅仅一少部分患者能提供重要信息，但症状学与VBM还是有很高的定位价值。症状学、发作间期EEG及VBM的结果一致与术后良好的发作控制效果相关。症状学、发作间期EEG、VBM与SISCOM结果不一致预示效果较差。Seo等（2011）提出SISCOM、PET和MEG联合有创性EEG的一致性的评分，累积评分更高的患者会有更好的癫痫发作控制效果。Kalamangalam等（2013）发现发作间期头皮EEG、发作期头皮EEG、PET与SPECT的结果越一致，有创性EEG越容易出现局灶性发作模式。发作间期与发作期EEG的预测价值相似，联合使用价值最高。PET与SPECT对于诊断的影响明显较低。Widjaja等（2013）分析了22例MRI阴性患儿脑叶水平MEG和PET定位后关于发作控制效果的诊断价值。16例结果为Engle Ⅰ级。18例患儿的切除范围与发作间期的MEG结果一致，其中14例获得无发作；4例定位不一致的患儿中2例未获得无发作。14例患儿切除了由PET确定的低代谢区，其中9例获得无发作。7例患儿的PET与切除范围不一致，仅有其中的1例获得无发作。因此，两种方法的敏感性、特异性、阳性预测值及阴性预测值如下：MEG; 85%/99.1%/94.4%/97.3%; PET; 65%/9.4%/68.4%/93.6%; MEG+PET; 55%/100%/100%/92.3%。

Thivard等（2011）报道了20例MRI阴性患者的VBM、DTI与PET（两者之间，视觉和统计分析）的敏感性与特异性。视觉上、非盲PET评估的敏感性常常最高。对于颞叶外癫痫（ETLE），DTI表现突出，特异性最高。而对于颞叶内侧癫痫（TLE）和额叶癫痫（FLE），联合使用DTI和PET的敏感性最高，而颞叶外癫痫不行。Bell等（2009）发现如果完全切除颞叶SISCOM确定的高代谢区与非特异性MRI的异常区，而且对侧没有癫痫样放电的话，患者无发作率最高。

有创性EEG

除了局限于发作间期分析与麻醉影响的常规缺陷外（Breshears et al., 2010; Fukui et al., 2010），术中EEG在用于剪裁式切除之前，需要一个关于致痫区的先验定义。当缺乏MRI上可见病灶时，ECoG的作用非常有限（Jayakar et al., 2014）。ECoG上最有意义的模式是几乎持续或反复募集或非募集节律类似电持续状态，显示成簇或持续的棘波，阵发性低平或低波幅快活动。这种模式总体上命名为持续性癫痫样放电（CED），它被认为是皮质发育不良的特征（Palmini et al., 1995），但是它也可能出现在有类似组织病理底物的MRI阴性的病例中。

虽然有些患者因为多模态无创性诊断检查的汇总结果可以避免有创性EEG检查（Jayakar et al., 2008），尤其是颞叶的病例，但是大多数MRI阴性的手术候选者不得不使用非术中有创性EEG记录进行评估，以便确定致痫灶及功能皮质。选择置入多根颅内深部电极的立体定向EEG或选择硬膜下栅格或条状电极，或者两者联合使用，取决于个体因素及当地的专业技术。

术后无发作的概率与完全切除侵袭性EEG记录到的发作起始区（Blume et al., 2004; Jung et al., 2013; RamachandranNair et al., 2007; Schneider et al., 2012; See et al., 2013; Wetjen et al., 2009; Zakaria et al., 2012）。在有创性EEG中哪种发作模式诊断价值最高？目前这个问题还没有答案。有些证据表明，切除高频（β或更高频）、高幅振荡发作模式的起始区会获得更好的术后发作控制效果（Park et al., 2002; Wetjen et al., 2009; Zakaria et al., 2012）。比起发作间期棘波，发作间期高频振荡可能与致痫区更相关（Jacobs et al., 2010）。有创性EEG获得信息与之前非无创研究的结果相结合可以提高诊断价值。Schneider等（2013）报道，当有创性EEG与MEG的结果与切除范围一致时，患者的无发作率更高。有创性EEG与SISCOM的联合使用并不完全与切除病例的发作控制效果相关。

功能的考虑

众所周知，结构性病变能导致重要功能皮质的重构。出乎意料的是，重构也可能发生在MRI阴性的顽固性局灶性癫痫患者上。在一项研究中，有102例由功能MRI语言任务评估的左侧半球致痫区的患者（Gaillard et al., 2007），非典型语言区在MRI阴性患者中更普遍，占36%，相比之下，伴有海马硬化的患者占21%，伴其他局灶性皮质病变的占14%，这些病变包括皮质发育不良、肿瘤、血管畸形。因此，对于MRI阴性患者的皮质语言区的假设不能想当然。与之相比，虽然一些病例证实了可能与手术计划相关的非典型功能结构，但是MRI阴性患儿的运动代表区的数据还是有限的。

MRI阴性的癫痫外科术后效果

大多数报道MRI阴性患者术后疗效的研究均包括成人与儿童。仅有少数研究是专门针对小儿的，不仅样本量小，而且使用新的诊断方法进行了评估（Dorward et al., 2011; Jayakar et al., 2008; Paolicchi et al., 2000; RamachandranNair et al., 2007; Seo et al., 2011; Teutonico et al., 2013; Widjaja et al., 2013）。婴儿与儿童的结果可能不同于成人的经验，这是因为颞叶外癫痫的比例更高；另外MRI阴性的FCD可能有广泛的致痫区（Bast, 2013）。

Jayakar等（2008）做了最大队列的研究，涉及102例MRI阴性的患者，在迈阿密癫痫中心做了手术，年龄6个月～21岁（平均10.7岁；18岁以下者93例）。其中80例做了有创性EEG。术后2年、5年、10年的无发作率分别为44%、44%、38%。58%、59%、68%的患者癫痫发作减少至少90%。Paolicchi等（2000）报道了另一项迈阿密队列研究中75例12岁以下患儿进行了癫痫外科手术的结果，并且对比了MRI阴性和阳性患者的结果。许多患者仅仅做了0.5 T的MRI。所有35例MRI阴性的患儿，以及40例MRI阳性患儿中的20例做了硬膜下有创性EEG；59%的患者术后无发作，两组患者之间无任何差别。MRI阴性患儿的无发作率是56%；67%的患儿发作减少90%以上，而阳性组是80%。Teutonico等（2013）的研究调查了在米兰手术的120例患儿的术后情况。24例是MRI阴性，其中54%术后Engle Ⅰ级。这明显低于MRI阳性组的77.5%。在另一项研究中，33例MRI阴性的颞叶外侧癫痫（ETLE）患儿行切除术和（或）多处软膜下横纤维切断术，术后42.4%的患儿达到Engle Ⅰ级（Dorward et al., 2011）。Seo等（2011）研究了多模态无创性诊断工具的价值，并报道了25例患儿中12例（48%）获得无发作。一项比较22例MRI阴性患儿的MEG和有创性EEG的研究发现术后无发作率是36%（RamachandranNair et al., 2007）。Widjaja等（2013）报道了22例患者中16例（72.7%）使用PET和MEG做出术前诊断，最终获得无发作。然而，他们的研究包括了一些有轻微MRI改变的患者，目前仍不清楚这些患儿是否为真正的MRI阴性。

Bien等（2008）调查了伴或不伴MRI病灶的成人和儿童的术后效果。相比736例MRI阳性患者，29例MRI阴性患者的术后无发作率明显减低（38%对66%）。9例有明确组织病理学病灶的患者中7例术后无发作，而20例无特异性发现的患者中仅4例无发作。

Englot 的Meta分析总结了ETLE（2013a）和TLE（2013b）儿童癫痫外科手术后发作情况。作者从“非病灶”（特发性、颞叶内侧硬化、创伤、感染、神经胶质增生）病例中鉴别了“病灶性癫痫”（肿瘤、皮质发育不良、结节、血管畸形）。两组在ETLE（51%对60%）中并没有差别（Englot et al., 2013a）。TLE及具有“病灶性”MRI的患者相比“无病灶”病例有明显的效果（81% *vs.* 49%）（Englot et al., 2013b）。可是，因为“非病灶”组包括有明显MRI病变的病例，所以不可能解读MRI的作用。在另一项Meta分析中，Tellez-Zenteno等（2010）总结了自1995—2007年92篇文章报道的结果，以便分析病灶与发作结果的相关性；其中697例儿童及成人依据MRI和（或）组织病理学定义为非病灶型癫痫。2860例患者存在病灶。与成人一样，在儿童无病灶也是发作控制效果很有意义的阴性预测指标；MRI阴性病例中46%（95% CI：41 ~ 51）获得无发作，而MRI阳性病例中70%（95% CI：68 ~ 73）获得无发作。对于无发作的效果，MRI阳性病例的优势比是2.4（95% CI：1.8 ~ 3.2）。MRI阳性ETLE患者术后无发作占比60%（95% CI：54 ~ 66），而MRI阴性的是35%（95% CI：27 ~ 42）。单独的关于儿童的结果仅仅报道了MRI与组织病理学的发现。93例无病灶患者中45%（95% CI：35 ~ 55）获得无发作，而316例中有病灶的占74%（69 ~ 79）。然而，Meta分析常见的缺陷是不能鉴别单一影响因子（MRI类型、有创性EEG结果或其他功能方法、外科手术方式等）。但不管怎么说，依然有明显的证据表明MRI阴性的病例，术后发作控制效果较差。

对于MRI阳性病例，手术能否成功取决于是否完全切除。完全切除由有创性EEG确定的致痫区能改善MRI阴性病例术后发作情况（Alarcon et al., 2006; Bien et al., 2009; Blume et al., 2004; Dorward et al., 2011; Jung et al., 2013; Krsek et al., 2009; Paolicchi et al., 2000; See et al., 2013; Siegel et al., 2001）。至于有创性EEG的结果与切除范围的关系，大部分研究并没有报道其发作控制效果。患者的选择、有创性记录的类型、结果的解读与权衡，每个中心都不一样。因此，对于MRI阳性患者的癫痫手术来说，不能说所有结果都一样好。

Lazow等（2012）的研究表明，额叶癫痫患者可能并没有类似的效果。然而，其他研究发现MRI

阴性的额叶癫痫患者术后效果明显更差（Jeha et al., 2007; Elsharkawy et al., 2008）。MRI阴性的FCD数据亦不一致。与MRI上可见FCD的患者相比，一些研究显示MRI阴性者效果明显更差（Cossu et al., 2008; Siegel et al., 2001; Phi et al., 2010），而其他研究未发现明显差异（Hader et al., 2004; Krsek et al., 2009; Park et al., 2006; Siegel et al., 2006; Widdes-Walsh et al., 2007; Chassoux et al., 2012）。

Kuba等（2013）比较了MRI阴性患者行切除术与迷走神经刺激术后效果。2年后切除组术后效果达Engle Ⅰ级的患者比例明显更高（23.1% *vs.* 5.8%）。5年后的比例分别为38.8%和7.9%。使用两种方法治疗会降低与癫痫直接相关的住院费用。

除了伴或不伴MRI上病变患者发作情况的研究外，还有许多关于不同诊断方法的报道，旨在证实他们的临床效果。这类研究存在更大的选择与发表的偏倚。但是，他们综述那些接受了现代无创诊断方法的MRI阴性患者的手术预后。表27-1 总结了最近发表的一些成果，其中包括在21世纪进行术前评估的患者。但遗憾的是，术后效果通常并不优于过去没有使用较新诊断检查的患者。

MRI阴性患儿手术治疗与抗癫痫药物治疗后发作控制效果比较的数据很少，因为提议的MRI阴性定义并不适合绝大多数“隐源性”或“非病灶性”局灶性癫痫的患者。仅仅一小部分耐药性局灶性癫痫患者进行了合适的术前评估，其中包括高标准的影像。Bien等报道了190例MRI阴性患者（儿童与成人）的结果，这些患者于2000—2006年在Bonn癫痫中心进行了术前评估（Bien et al., 2009）。随访发现，120例没有手术的患者无发作率仅16%，这明显低于经手术治疗的MRI阴性患者的38%。术后无发作的患者的比例又明显低于MRI上有病灶的手术患者。MRI阳性的未手术而接受保守治疗的患者无发作率是15%。关于儿童新发癫痫的长期效果的基于人群与队列研究显示，隐源性或MRI阳性的局灶性癫痫患者的无发作率预期达到65%～80%（Wirrell et al., 2011; Camfield & Camfield, 2002; Shinnar et al., 1999; Silanpaa et al., 1998）。然而，由于次用首药失败，患者在术前评估中遇到的已经是预选过的。在前两种抗癫痫药物无效后，虽然我们非常了解癫痫儿童的预后（Berg et al., 2009），但是来自康涅狄格州的这项前瞻性研究却没有对感兴趣的亚组进行独立分析。

与MRI阳性病例的手术相比，切除了MRI上是阴性但组织病理学有明确病灶的组织后并不具有更高的术后认知或神经功能缺失的风险。可是，大约1/3的MRI阴性切除标本在组织病理学上仍是正常或非特异性病变。切除了结构正常的皮质可能要承受更高的术后神经功能和或认知缺失的风险。Dorward等（2013）分析了33例MRI阴性的颞叶外侧癫痫患者术后效果。对比了23例患儿在术前术后神经心理学评估，结果显示全量表智商稳定无变化。左侧切除术后IQ与逻辑推理表现明显改善，其他测试域无变化。因为患者接受了不同的手术方式，包括切除术和或多处软膜下横纤维切断术（MST）及单行MST，所以显然稳定的术后功能不可能适用于所有亚组。作者并没有比较组织病理学阳性或阴性患者的病程。

一项来自Helmstaedter等（2011）的研究调查了MRI阴性成人患者颞叶切除术前后记忆功能。15例MRI阴性并组织病理学正常的患者与配对组进行比较，如MRI阳性和组织病理学阳性患者。MRI阴性组患者术前记忆功能是明显较好的，然而这些患者术后记忆功能较术前明显下降，因此MRI阴性患者的颞叶切除术一定要慎重考虑。目前缺少关于儿童的参照数据。因此，在切除MRI阴性患儿的重要区域时务必慎重。

结论

定义MRI阴性依然充满挑战，而且随着更多尖端技术的应用确定了越来越多的微小病灶，这一定义在不断变化。从一个实用的角度来看，MRI上缺少可见病灶使得定义致痫区更加困难。然而，更重要的是，MRI阴性也会迫使我们更加努力确定许多神经遗传或代谢疾病，这些疾病可能会被误认为耐药性局灶性癫痫。定义致痫区的无创性的不同技术的诊断价值还不清楚，这就要求在多模态诊断方法上做到多种方法最佳组合。显然，不同中心之间选择手术候选者依赖于现成的集体专业水平以及临床、神经心理、功能影像方法方面的经验（Jayakar et al., 2008）。应该应用这些当代技术来决定是否使用有创性EEG和或切除性手术。大多数患者不得不接受有创性EEG进行术前评估；另外，不同中心擅长的颅内记录方法类型也不一样。

MRI阴性患儿的结果通常不如MRI阳性的好。可是，值得注意的是，MRI阳性与阴性FCD的病理组织的特异性差异不太清楚。总的来说，无发作率能达到40%～50%，而且往往持续时间长。对于耐药性癫痫，这一比例极可能比进一步使用抗癫痫药物的成功率高。手术策略上应考虑重要皮质代表区可能出现的变化，而且相比MRI阳性，保留功能性切除应更加保守。

原书参考文献

Alarcón G, Valentín A, Watt C, et al. Is it worth pursuing surgery for epilepsy in patients with normal neuroimaging? J Neurol Neurosurg Psychiatry 2006; 77: 474-480.

Barkley GL, Baumgartner C. MEG and EEG in epilepsy. J Clin Neurophysiol 2003; 20: 163-178.

Bast T, Ramantani G, Boppel T, et al. Source analysis of interictal spikes in polymicrogyria: Loss of relevant cortical fissures requires simultaneous EEG to avoid MEG misinterpretation. Neuroimage 2005; 25; 1232-1241.

Bell ML, Rao S, So EL, et al. Epilepsy surgery outcomes in temporal lobe epilepsy with a normal MRI. Epilepsia 2009; 50: 2053-2060.

Berg AT, Vickrey BG, Langfitt JT, et al. The multicenter study of epilepsy surgery: recruitment and selection for surgery. Epilepsia 2003; 44: 1425-1433.

Bien CG, Szinay M, Wagner J, et al. Characteristics and surgical outcomes of patients with refractory magnetic resonance imagingnegative epilepsies. Arch Neurol 2009; 66: 1491-1499.

Breshears JD, Roland JL, Sharma M, et al. Stable and dynamic cortical electrophysiology of induction and emergence with propofol anesthesia. Proc Natl Acad Sci USA 2010; 107: 21170-21175.

Brodbeck V, Spinelli L, Lascano AM, et al. Electrical source imaging for presurgical focus localization in epilepsy patients with normal MRI. Epilepsia 2010; 51: 583-591.

Camfield P, Camfield C. Epileptic syndromes in childhood: clinical features, outcomes, and treatment. Epilepsia 2002; 43 (Suppl 3): 27-32.

Chapman K, Wyllie E, Najm I, et al. Seizure outcome after epilepsy surgery in patients with normal preoperative MRI. J Neurol Neurosurg Psychiatry 2005; 76: 710-713.

Chassoux F, Landré E, Mellerio C, et al. Type II focal cortical dysplasia: electroclinical phenotype and surgical outcome related to imaging. Epilepsia 2012; 53: 349-358.

Chugani HT, Shewmon DA, Shields WD, et al. Surgery for intractable infantile spasms: Neuroimaging perspectives. Epilepsia 1993; 34: 764-771.

Craven IJ, Griffiths PD, Bhattacharyya D, et al. 3.0 T MRI of 2000 consecutive patients with localisation-related epilepsy. Br J

Radiol 2012; 1017: 1236-1242.

Cukiert A, Buratini JA, Machado E, et al. Results of surgery in patients with refractory extratemporal epilepsy with normal or nonlocalizing magnetic resonance findings investigated with subdural grids. Epilepsia 2001; 42: 889-894.

Dorward IG, Titus JB, Limbrick DD, et al. Extratemporal, nonlesional epilepsy in children: postsurgical clinical and neurocognitive outcomes. J Neurosurg Pediatr 2011; 7: 179-188.

Dulac O, Plecko B, Gataullina S, et al. Occasional seizures, epilepsy, and inborn errors of metabolism. Lancet Neurol 2014; 13: 727-739.

Elsharkawy AE, Alabbasi AH, Pannek H, et al. Outcome of frontal lobe epilepsy surgery in adults. Epilepsy Res 2008; 8: 97-106.

Englot DJ, Breshears JD, Sun PP, et al. Seizure outcomes after resective surgery for extra-temporal lobe epilepsy in pediatric patients. J Neurosurg Pediatr 2013; 12: 126-133.

Englot DJ, Rolston JD, Wang DD, et al. Seizure outcomes after temporal lobectomy in pediatric patients. J Neurosurg Pediatr 2013; 12: 134-141.

Focke NK, Symms MR, Burdett JL, et al. Voxel-based analysis of whole brain FLAIR at 3T detects focal cortical dysplasia. Epilepsia 2008; 49: 786-793.

Fukui K, Morioka T, Hashiguchi K, et al. Relationship between regional cerebral blood flow and electrocorticographic activities under sevoflurane and isoflurane anesthesia. J Clin Neurophysiol 2010; 27: 110-115.

Gaillard WD, Berl MM, Moore EN, et al. Atypical language in lesional and nonlesional complex partial epilepsy. Neurology 2007; 69: 1761-1771.

Gaillard WD, Chiron C, Cross JH, et al. ILAE, Committee for Neuroimaging, Subcommittee for Pediatric. Guidelines for imaging infants and children with recent-onset epilepsy. Epilepsia 2009; 50: 2147-2153.

Gaillard WD, Cross JH, Duncan JS, et al. Task Force on Practice Parameter Imaging Guidelines for International League Against Epilepsy, Commission for Diagnostics. Epilepsy imaging study guideline criteria: commentary on diagnostic testing study guidelines and practice parameters. Epilepsia 2011; 52: 1750-1756.

Gaily EK, Shewmon DA, Chugani HT, et al. Asymmetric and asynchronous infantile spasms. Epilepsia 1995; 36: 873-882.

Hader WJ, Mackay M, Otsubo H, et al. Cortical dysplastic lesions in children with intractable epilepsy: role of complete resection. J Neurosurg 2004; 100 (2 Suppl Pediatrics): 110-117.

Hamer HM, Wyllie E, Lüders HO, et al. Symptomatology of epileptic seizures in the first three years of life. Epilepsia 1999; 40: 837-844.

Harvey AS, Cross JH, Shinnar S, et al. ILAE Pediatric Epilepsy Surgery Survey Taskforce. Defining the spectrum of international practice in pediatric epilepsy surgery patients. Epilepsia 2008; 49: 146-155.

Helmstaedter C, Petzold I, Bien CG. The cognitive consequence of resecting nonlesional tissues in epilepsy surgery--results from MRI- and histopathologynegative patients with temporal lobe epilepsy. Epilepsia 2011; 52: 1402-1408.

Hong KS, Lee SK, Kim JY, et al. Pre-surgical evaluation and surgical outcome of 41 patients with non-lesional neocortical epilepsy. Seizure 2002; 11: 184-192.

House PM, Lanz M, Holst B, et al. Comparison of morphometric analysis based on T_1- and T_2-weighted MRI data for visualization of focal cortical dysplasia. Epilepsy Res 2013; 106: 403-409.

Huppertz HJ, Grimm C, Fauser S, et al. Enhanced visualization of blurred graywhite matter junctions in focal cortical dysplasia by voxel-based 3D MRI analysis. Epilepsy Res 2005; 67: 35-50.

Jacobs J, Zijlmans M, Zelmann R, et al. High-frequency electroencephalographic oscillations correlate with outcome of epilepsy surgery. Ann Neurol 2010; 67: 209-220.

Jayakar P, Dunoyer C, Dean P, et al. Epilepsy surgery in patients with normal or nonfocal MRI scans: integrative strategies offer long-term seizure relief. Epilepsia 2008; 49: 758-764.

Jayakar P, Gaillard WD, Tripathi M, et al. Task Force for Paediatric Epilepsy Surgery, Commission for Paediatrics, and the Diagnostic Commission of the International League Against Epilepsy. Diagnostic test utilization in evaluation for resective epilepsy surgery in children. Epilepsia 2014; 55: 507-518.

Jeha LE, Najm I, Bingaman W, et al. Surgical outcome and prognostic factors of frontal lobe epilepsy surgery. Brain 2007; 130:

574-584.

Jung J, Bouet R, Delpuech C, et al. The value of magnetoencephalography for seizure-onset zone localization in magnetic resonance imaging-negative partial epilepsy. Brain 2013; 136: 3176-3186.

Kalamangalam GP, Pestana Knight EM, Visweswaran S, et al. Noninvasive predictors of subdural grid seizure localization in children with nonlesional focal epilepsy. J Clin Neurophysiol 2013; 30: 45-50.

Kim H, Kankirawatana P, Killen J, et al. Magnetic source imaging (MSI) in children with neocortical epilepsy: surgical outcome association with 3D postresection analysis. Epilepsy Res 2013; 106: 164-172.

Knake S, Triantafyllou C, Wald LL, et al. 3T phased array MRI improves the presurgical evaluation in focal epilepsies: a prospective study. Neurology 2005; 65: 1026-1031.

Knowlton RC. The role of FDG-PET, ictal SPECT, and MEG in the epilepsy surgery evaluation. Epilepsy Behav 2006; 8: 91-101.

Knowlton RC, Elgavish RA, Limdi N, et al. Functional imaging: I. Relative predictive value of intracranial electroencephalography. Ann Neurol 2008; 64: 25-34.

Koepp MJ, Woermann FG. Imaging structure and function in refractory partial epilepsy. Lancet Neurol 2005; 4: 42-53.

Krsek P, Maton B, Jayakar P, et al. Incomplete resection of focal cortical dysplasia is the main predictor of poor postsurgical outcome. Neurology 2009; 72: 217-223.

Kuba R, Tyrlíková I, Chrastina J, et al. "MRI-negative PET-positive" temporal lobe epilepsy: invasive EEG findings, histopathology, and postoperative outcomes. Epilepsy Behav 2011; 22: 537-541.

Kuba R, Novák Z, Chrastina J, et al. Comparing the effects of cortical resection and vagus nerve stimulation in patients with nonlesional extratemporal epilepsy. Epilepsy Behav 2013; 28: 474-480.

Lazow SP, Thadani VM, Gilbert KL, et al. Outcome of frontal lobe epilepsy surgery. Epilepsia 2012; 53: 1746-1755.

Lee SK, Lee SY, Kim KK, et al. Surgical outcome and prognostic factors of cryptogenic neocortical epilepsy. Ann Neurol 2005; 58: 525-532.

Lerner JT, Salamon N, Hauptman JS, et al. Assessment and surgical outcomes for mild type I and severe type II cortical dysplasia: a critical review and the UCLA experience. Epilepsia 2009; 50: 1310-1335.

McGonigal A, Bartolomei F, Regis J, et al. Stereoelectroencephalography in presurgical assessment of MRI-negative epilepsy. Brain 2007; 130: 3169-3183.

McTague A, Howell KB, Cross JH, et al. The genetic landscape of the epileptic encephalopathies of infancy and childhood. Lancet Neurol 2016; 15: 304-316.

Nguyen DK, Rochette E, Leroux JM, et al. Value of 3.0 T MR imaging in refractory partial epilepsy and negative 1.5 T MRI. Seizure 2010; 19: 475-478.

Noe K, Sulc V, Wong-Kisiel L, Wirrell E, et al. Long-term outcomes after nonlesional extratemporal lobe epilepsy surgery. JAMA Neurol 2013; 70: 1003-1008.

Palmini A, Gambardella A, Andermann F, et al. Intrinsic epileptogenicity of human dysplastic cortex as suggested by corticography and surgical results. Ann Neurol 1995; 37: 476-487.

Paolicchi JM, Jayakar, P, Dean P, et al. Predictors of outcome in pediatric epilepsy surgery. Neurology 2000; 54: 642-647.

Park CK, Kim SK, Wang KC, et al. Surgical outcome and prognostic factors of pediatric epilepsy caused by cortical dysplasia. Childs Nerv Syst 2006; 22: 586-592.

Park SA, Lim SR, Kim GS, et al. Ictal electrocorticographic findings related with surgical outcomes in nonlesional neocortical epilepsy. Epilepsy Res 2002; 48: 199-206.

Phi JH, Cho BK, Wang KC, et al. Longitudinal analyses of the surgical outcomes of pediatric epilepsy patients with focal cortical dysplasia. J Neurosurg Pediatr 2010; 6: 49-56.

RamachandranNair R, Otsubo H, Shroff MM, et al. MEG predicts outcome following surgery for intractable epilepsy in children with normal or non focal MRI findings. Epilepsia 2007; 48: 149-157.

Riney CJ, Chong WK, Clark CA, et al. Voxel based morphometry of FLAIR MRI in children with intractable focal epilepsy: implications for surgical intervention. Eur J Radiol 2012; 81: 1299-1305.

Schneider F, Irene Wang Z, Alexopoulos AV, et al. Magnetic source imaging and ictal SPECT in MRI-negative neocortical epilepsies: additional value and comparison with intracranial EEG. Epilepsia 2013; 54: 359-369.

Schneider F, Alexopoulos AV, Wang Z, et al. Magnetic source imaging in nonlesional neocortical epilepsy: additional value and comparison with ICEEG. Epilepsy Behav 2012; 24: 234-40.

Scott CA, Fish DR, Smith SJ, et al. Presurgical evaluation of patients with epilepsy and normal MRI: role of scalp video-EEG telemetry. J NeurolNeurosurg Psychiatry 1999; 66: 69-71.

See SJ, Jehi LE, Vadera S, et al. Surgical outcomes in patients with extratemporal epilepsy and subtle or normal magnetic resonance imaging findings. Neurosurgery 2013; 73: 68-76.

Semah F, Picot MC, Adam C, et al. Is the underlying cause of epilepsy a major prognostic factor for recurrence? Neurology 1998; 51: 1256-1262.

Seo JH, Holland K, Rose D, et al. Multimodality imaging in the surgical treatment of children with nonlesional epilepsy. Neurology 2011; 76: 41-48.

Shinnar S, O'Dell C, Berg AT. Distribution of epilepsy syndromes in a cohort of children prospectively monitored from the time of their first unprovoked seizure. Epilepsia 1999; 40: 1378-1383.

Siegel AM, Cascino GD, Meyer FB, et al. Surgical outcome and predictive factors in adult patients with intractable epilepsy and focal cortical dysplasia. Acta Neurol Scand 2006; 113: 65-71.

Siegel AM, Jobst BC, Thadani VM, et al. Medically intractable, localizationrelated epilepsy with normal MRI: presurgical evaluation and surgical outcome in 43 patients. Epilepsia 2001; 42: 883-888.

Sillanpaa M, Jalava M, Kaleva O, et al. Long-term prognosis of seizures with onset in childhood. N Engl J Med 1998; 338: 1715-1722.

Strandberg M, Larsson EM, Backman S, et al. Pre-surgical epilepsy evaluation using 3T MRI. Do surface coils provide additional information? Epileptic Disord 2008; 10: 83-92.

Sylaja PN, Radhakrishnan K, Kesavadas C, et al. Seizure outcome after anterior temporal lobectomy and its predictors in patients with apparent temporal lobe epilepsy and normal MRI. Epilepsia 2004; 45: 803-808.

Téllez-Zenteno JF, Hernández Ronquillo L, Moien-Afshari F, et al. Surgical outcomes in lesional and non-lesional epilepsy: a systematic review and metaanalysis. Epilepsy Res 2010; 89: 310-318.

Teutonico F, Mai R, Veggiotti P, et al. Epilepsy surgery in children: evaluation of seizure outcome and predictive elements. Epilepsia 2013; 54(Suppl 7): 70-76.

Thivard L, Bouilleret V, Chassoux F, et al. Diffusion tensor imaging can localize the epileptogenic zone in nonlesional extra-temporal refractory epilepsies when [(18)F]FDG-PET is not contributive. Epilepsy Res 2011; 97: 170-182.

van Graan LA, Lemieux L, Chaudhary UJ. Methods and utility of EEG-fMRI in epilepsy. Quant Imaging Med Surg 2015; 5: 300-312.

Von Oertzen J, Urbach H, Jungbluth S, et al. Standard magnetic resonance imaging is inadequate for patients with refractory focal epilepsy. J Neurol Neurosurg Psychiatry 2002; 73: 643-647.

Wagner J, Weber B, Urbach H, et al. Morphometric MRI analysis improves detection of focal cortical dysplasia type II. Brain 2011; 134: 2844-2854.

Wang ZI, Alexopoulos AV, Jones SE, et al. The pathology of magnetic-resonance-imaging-negative epilepsy. Mod Pathol 2013; 26: 1051-1058.

Wang ZI, Alexopoulos AV, Jones SE, et al. Linking MRI postprocessing with magnetic source imaging in MRI-negative epilepsy. Ann Neurol 2014; 75:759-770.

Wang ZI, Jones SE, Ristic AJ, et al. Voxel-based morphometric MRI post-processing in MRI-negative focal cortical dysplasia followed by simultaneously recorded MEG and stereo-EEG. Epilepsy Res 2012; 100: 188-193.

Wetjen NM, Marsh WR, Meyer FB, et al. Intracranial electroencephalography seizure onset patterns and surgical outcomes in nonlesional extratemporal epilepsy. Clinical article. J Neurosurg 2009; 110: 1147-1152.

Widdess-Walsh P, Diehl B, Najm I. Neuroimaging of focal cortical dysplasia. J Neuroimaging 2006; 16 185-196.

Widdess-Walsh P, Jeha L, Nair D, et al. Subdural electrode analysis in focal cortical dysplasia: predictors of surgical outcome. Neurology 2007; 69: 660-667.

Widjaja E, Shammas A, Vali R, et al. FDG-PET and magnetoencephalography in presurgical workup of children with localization-related nonlesional epilepsy. Epilepsia 2013; 54: 691-699.

Wilenius J, Medvedovsky M, Gaily E, et al. Interictal MEG reveals focal cortical dysplasias: special focus on patients with no visible MRI lesions. Epilepsy Res 2013; 105: 337-348.

Wirrell EC, Grossardt BR, So EL, et al. A population-based study oflongterm outcomes of cryptogenic focal epilepsy in childhood: cryptogenicepilepsy is probably not symptomatic epilepsy. Epilepsia 2011; 52: 738-745.

Wu XT, Rampp S, Buchfelder M, et al. Interictal magnetoencephalography used in magnetic resonance imaging-negative patients with epilepsy. Acta Neurol Scand 2013; 127: 274-280.

Zakaria T, Noe K, So E, et al. Scalp and intracranial EEG in medically intractable extratemporal epilepsy with normal MRI. ISRN Neurol 2012; 2012: 942849.

Zhang R, Wu T, Wang Y, et al. Interictal magnetoencephalographic findings related with surgical outcomes in lesional and nonlesional neocortical epilepsy. Seizure 2011; 20: 692-700.

Zijlmans M, de Kort GAP, Witkamp TD, et al. 3 T versus 1.5 T phased-array MRI in the presurgical work-up of patients with partial epilepsy of uncertain focus. J Magn Reson Imaging 2009; 30: 256-262.

第28章

Landau-Kleffner综合征

Maria Clark, Rebecca Greenaway, Brian Neville，著

高在芬，译

要 点

- 多软膜下横切术（multiple subpial transection,MST）从前一直被推荐为可成功治疗药物难治性Landau-Kleffner 综合征（LKS）的一种方法。
- 虽然早期研究未考虑到部分LKS患者能够自愈，但确实显示了一些患者行MST后效果良好。
- 在MST治疗组和非手术治疗组组间疗效对比的最新数据中，并未发现在更长期随访中有组间差异。

背景、临床表现与鉴别诊断

Landau-Kleffner综合征（LKS，又称获得性癫痫失语症）首次描述了6名儿童早期语言发育正常后又出现失语症的现象（Landau and Kleffner, 1957）。该病罕见（2014年Kagaetal报道全世界仅有400例），研究难于开展。目前LKS被归类为癫痫性脑病，癫痫样放电活动可导致认知、行为与运动异常。大部分的发作活动是亚临床性的，只有70%～80%的LKS儿童的临床表现被认为是癫痫发作（Deonna et al., 1977）。癫痫样放电主分布在后颞叶和顶叶，睡眠期棘慢波指数可达85%（Tassinari et al., 2002），正如睡眠期持续棘慢波（CSWS）同时被称为睡眠期癫痫样电持续状态（ESES）。然而，许多LKS儿童睡眠期棘慢波放电率较低（30%～50%），而且清醒期脑电图显示多灶性放电（Beaumanoir, 1992; Hirsch et al., 1990; Dulac et al., 1983）。这些脑电图异常通常在青少年晚期消失。有时尽管临床表现典型，但是初期睡眠期脑电图并没有异常，或者在发病数月后才出现脑电图异常（van Bogaert et al., 2013）。

LKS患儿一般在3～7岁起病，患儿早期语言发育正常，随后出现语言能力丧失，典型的感觉性

失语，之后出现表达障碍。失语可以是突然出现，更常见的是反反复复持续数周，伴明显的恶化趋势（Paetau et al., 1991; Billard et al., 1990）。这可能发展到语言生成和发音完全丧失，甚至对声音无反应。非听障患儿会出现一系列的流利性失语、言语混乱或刻板重复（Dugas et al., 1982）。

半数以上病例的能力丧失不止局限在语言方面，其他能力也常受到影响（Tassinari et al., 2002; Deonna, 1991; Sawhney et al., 1988; Dugas et al., 1982）。行为变化包括多动、注意力集中缺陷、激惹、易怒和社交困难。虽然可能有单一的障碍，如处理速度或工作记忆，但是非语言认知能力通常相对不受影响（Robinson et al., 2001）。有些患儿也可能出现精细动作及协调性问题，如出现流涎、乱食、吐字不清、动作笨拙和震颤等，也有些患儿会出现利手的改变（Neville & Boyd, 1995; Neville et al., 1998）。大约15%的患儿在语言倒退之前存在语言发育迟缓。

LKS常常被误诊为耳聋、孤独症功能倒退、语言障碍、选择性缄默症或其他一些疾病。因此重要的是明确诊断，进而指导治疗。脑MRI一般是正常的，很少一部分患儿出现颞叶轻度萎缩。偶尔，LKS可被结构性脑病变误导，如多微小脑回（Huppke et al., 2005）或由炎性脑疾病（通常由其他的神经病学问题和MRI改变来确诊），这些需要特殊的治疗。听力测试和睡眠脑电图可以鉴别耳聋、选择性缄默和LKS。

幼儿起病的LKS和孤独症谱系疾病很难鉴别，尤其是伴有某种程度ESES脑电图异常的孤独症功能倒退。但孤独症功能倒退往往早于LKS，常在2岁以下，即在重要功能语言发育之前，这类患儿常伴有严重的认知损伤并且对类固醇或其他药物无反应。还有部分患儿语言发育障碍、EEG异常，但是没有失语病史。这类患儿因为没有语言倒退达不到LKS的诊断标准，而且他们不太可能对药物治疗有反应。

LKS的治疗通常以控制睡眠中电发作为目标。然而，EEG异常和语言能力并不总是有明确的相关性，因此详细反复的神经心理学检查、语言评估和睡眠期EEG监测都是监测治疗必不可少的部分。类固醇常常是非常有效的治疗方法，有时几天内就能改善病情，但经常不得不持续数月或数年来维持效果。抗癫痫药物也可能有效，尤其是大剂量苯二氮䓬类药物，比如氯巴占、乙琥胺和舒噻嗪，但其最好的效果是控制临床发作而不是恢复语言和认知功能。

LKS的长期预后因人而异，只有小部分患儿能恢复语言能力，大部分患儿表现为持续性不同程度的语言功能受损（Carraballo et al., 2014）。脑电图ESES持续时间越短，患儿预后越好（Carraballo et al., 2014; Robinson et al., 2001）。

侧裂内颞叶背侧面的多软膜下横切术（MST）

Morrell在54例持续CSWS的“单纯失语症”患者中，选取14例没有认知障碍或自闭症的患者，对其首次实施了MST（Morrell et al., 1995）。这是一次试验性手术，它是基于假设癫痫放电起源于大脑侧裂内颞叶背侧面，旨在消除后颞区癫痫样放电，因其可激活更多的广泛性放电，尤其是睡眠期放电，并最终导致语言倒退和其他神经认知后遗症。因为切除术可能会遗留不可接受的失语、偏瘫和偏身感觉障碍等后遗症，所以手术计划采用横切术。

Morrell记录的14例患者的MST均在EEG功能区定位或皮质脑电图（ECoG）引导下进行，其中10例在左侧。颞叶背侧面是重要的靶点。Morrell、Whisler和Bleck在1989年对这项技术进行了详细的描述。横切术垂直操作，进入大脑侧裂直到没有放电为止。以5mm的间隔切割切线位或水平位纤维。横切范围累及后部语言皮质区、Wernicke区、角回和缘上回，在某些情况下延伸至Broca区，在另外两个早期的系列研究中延伸到了前颞极。

MST指征

当LKS患者致痫灶明确定位于单侧外侧裂内或外侧裂周围皮质，且类固醇治疗失败时，实施MST手术的大多数中心都遵循Morrell的选择标准，包括获得性语言倒退、非语言能力相对保留、神经电生理学证据表明睡眠期双侧放电一侧起源的经典LKS。MST不用于治疗发育性语言障碍或自闭性倒退的语言缺陷，除非在其他方面满足LKS的诊断。一些中心还制订了一些语言标准（例如有用的短语语音），在此标准之上的患儿不需要手术。

关于手术时间的选择，Morrell建议在发病后2年内，因为在疾病早期可有快速的自行恢复过程，但如果语言缺陷持续超过1年且没有任何改善迹象，很可能会伴随长期语言障碍（Morrell, 1995）。一组研究LKS儿童的数据（Robinson et al., 2001）建议使用MST在36个月内消除ESES，这样效果最好，因为他们发现超过36个月的ESES儿童，没有一例能达到正常语言水平。

对于术前评估发现双侧半球独立起源的癫痫样活动的儿童，大多数中心不会实施外科手术。一些儿童需要在同一部位多次手术，以完全消除癫痫发作（Irwin et al., 2001）。

推荐的术前评估

术前评估旨在确定定侧证据，从而找到潜在的手术靶点。一些临床信息，如利手改变、发作后肢体无力，以及更具体的确定原发灶的测试都是有意义的。全面的神经心理学和语言评估，以及对ADHD和自闭症的筛查，均是基础的术前评估的重要组成部分。

甲基己糖醇抑制试验（MHXT）

MHXT是静脉内注射足量巴比妥达到深度麻醉状态，造成脑电图上电静息表现。可以观察到棘波的消失和再现，当一侧棘波的再现时为阳性，可作为约半数评估患者的定侧证据（Tan et al., 2013）。

电–颈内动脉异戊巴比妥试验

与测定语言优势侧的Wada试验不同，电–颈内动脉异戊巴比妥试验用于确定一侧半球癫痫样放电是否继发于另一侧半球。一侧颈内动脉注射异戊巴比妥时，EEG记录双侧的棘慢波放电。如果注射在“驱动起始”侧半球，则两个半球的癫痫放电均会消失，但如果注射是在“非驱动起始”侧半球，则放电仅在注射侧消失，未注射侧仍有阵发性癫痫放电。本试验尚未得到广泛应用。

脑磁图

最近，脑磁图（MEG）用于确定耐药性LKS癫痫样放电起源。它已经显示出侧裂内放电部位，并常常需要开放侧裂来消除棘波放电（Paetau, 2009）。

现有成果

尽管许多LKS患儿因为发病年龄早（Bishop, 1985; Robinson et al., 2001）而且ESES持续时间长而导致了更严重且持续存在的神经认知功能缺陷（Metz-Lutz & Filippini, 2006; Duran et al., 2009），但是在10岁以后，癫痫放电活动趋于停止，一些技能也会自行恢复。这种自行恢复使得判断手术效果变得困难，因为一段时间以后的任何进步既可能是由于外科干预造成，也可能是由于自行恢复造成。关于手术的报道很少，只有一篇报道是与非手术组相比较。此外，在LKS的活动阶段，患儿可能每天有不同表现，这种固有的波动会使基础评估不那么可靠。

Morrell和他的同事报告了14例MST治疗LKS的成果。他们发现在术后13 ~ 78个月的随访时间里，2/3的患儿有进步（Morrell et al., 1995），其中包括 2 例轻度暂时肌无力和 2 例进行性痴呆。一半（7/14）的患儿语音正常，另有4例语言有改善；11例无癫痫发作，但其中3例复发；9例EEG正常，5例复发EEG异常。

一个类似的团队针对几乎相同的患者回顾了MST治疗LKS后的语言结果（Grote et al., 1999）。这些LKS患者包括10例最初由Morrel报道过的患者，以及另外4个新病例。被排除的4例患者病情进行性加重或未得到随访。Grote等（1999）通过检测术后患者的单词词汇表达和语言理解力，发现语言改善有统计学意义。

然而，表达性或感知性语言模式并没有明显受到不同程度的影响。总体上，4例在两项测试上改善（标准分5分或以上），6例仅在一项测试上改善，1例在一项测试上改善但在另一项测试上恶化，2例评估无变化，1例评估恶化。1例感染了脑膜炎伴认知后遗症，另1例患儿卒中后恢复非常好。电话随访的12位家长中，6位反馈孩子接受矫正治疗；2例接受听力障碍治疗；4例进行学习障碍治疗。作者还指出，术后评估时间最长的患儿，他们在标准化测试中得分也最高。本研究在使用语言的单词测试方面有局限性，并不是更完整和重要的评估；报告是以5分作为分数变化标准，而通常15分的分数变化（1个标准差）才有意义；在选择性抽样中，可能因为排除了更严重的病例而造成偏倚。

另一项研究表明，MST后LKS患者的神经认知功能有了更微妙的改善，语言功能没有恢复正常，但行为有了显著的改善（Irwin et al, 2001；n=5）。这项研究样本量很小，似乎代表了一个更极端的组群，患者癫痫发作形式多样，伴有严重的行为障碍。考虑到LKS通常是一种自限性疾病，本研究承认术后改善有可能归因于病情的自行恢复（Irwin et al., 2001）。

笔者所在小组最近的一项研究首次纳入非手术对照组，组内患者均接受MST术前评估但并没有进行手术（Downes et al., 2015）。手术组（n=14）和非手术对照组（n=21），非手术组纳入典型的耐药LKS患者和更广泛的ESES相关功能倒退患者。本研究的结果更多地集中在语言、非语言推理、生活质量和适应能力上。随访中两组间差异无统计学意义。当比较基线分数与随访分数时，患者在语言方面改善和恶化的比例组间无显著性差异。起病年龄早与持续癫痫发作是随访时生活质量较差的重要预测因素，而组间却不是（手术组对非手术组）。根据这项数据可以得出如下结论：没有足够的证据证明MST可以带来比非手术患者自行康复更多的益处。

随访特殊性

对LKS语言和神经心理的评估特别困难，这是由于疾病本身对功能有影响，以及症状和能力可能发生变化。对语言和沟通技能的综合性评估通常使用非标准的方法（如常规年龄范围之外；适应采取其他的沟通方法，如手势）和交流的功能性评估，包括手语。对非语言能力的评估也存在巨大的挑战，因为即使在说明书中形象地说明或使用手势，许多评估工具对口语和听觉语言中的关联和规则做了假设，而这些关联与规则可能并不能有效地测试使用其他方式如手语的患者的认知能力。注意力和行为障碍也很常见，可能对评估产生很大的影响，因为当儿童的注意力妨碍他们参加任务时，就无法评估认知力。如患有注意力缺陷时可以治疗。

尽管存在上述问题，纵向的神经心理学和语言评估对于监测结果还是有必要的，还需要一个专业的和经验丰富的多学科团队。

关于病因学的新观点

尽管LKS被认为是一种癫痫性脑病，但对LKS的病因和致病机制知之甚少。癫痫性脑病的EEG异常癫痫样放电被认为是导致大脑进行性功能障碍的原因。然而，罕见的遗传模式、年龄自限性倾向，必然支持遗传性病因。最近，8%～20%的LKS患者或伴失语的类似发育性局灶性癫痫的患者的相关报道中提到编码谷氨酸受体、离子通道型、N-甲基-D-天冬氨酸（NMDA）、2A亚单位（GRIN2A）的基因突变（Carvill et al., 2013; Lesca et al., 2013; Lemke et al., 2013）。NMDA受体是典型的离子型谷氨酸受体的一个亚型，在哺乳动物脑中调节兴奋性传递，并在维持长时程增强效应上发挥作用，其活动依赖性增强突触传递效率，被认为支持某种类型的记忆和学习。过度刺激网络内持续性发作的节点，可能与选择性语言退化有关，这种退化可能恢复或不恢复。

阐明疾病机制及明确LKS的遗传基础最终可制订更好的治疗策略和开展更多靶向治疗。

原书参考文献

Deonna T, Beaumanoir A, Gaillard F, et al. Acquired aphasia in childhood with seizure disorder: a heterogeneous syndrome. Neuropadiatrie 1977; 8(3): 263-273.

Tassinari CA, Rubboli G, Volpi L, et al. Encephalopathy with electrical status epilepticus during slow sleep or ESES syndrome including the acquired aphasia. Clinical neurophysiology : official journal of the International Federation of Clinical Neurophysiology 2000; 111 Suppl 2: 94-102.

Bureau MJEJoPN. Epileptic syndromes in infancy, childhood and adolescence / edited by Michelle Bureau... [et al.]. 2012; 8(4): 225-225.

Hirsch E, Marescaux C, Maquet P, et al. Landau-Kleffner syndrome: a clinical and EEG study of five cases. Epilepsia 1990; 31(6): 756-767.

Dulac O, Billard C, Arthuis M. Electroclinical and developmental aspects of epilepsy in the aphasia-epilepsy syndrome. Archives francaises de pediatrie 1983; 40(4): 299-308.

van Bogaert P, King MD, Paquier P, et al. Acquired auditory agnosia in childhood and normal sleep electroencephalography subsequently diagnosed as Landau-Kleffner syndrome: a report of three cases. Developmental medicine and child neurology 2013; 55(6): 575-579.

Paetau RJN. Landau-Kleffner syndrome: epileptic activity in the auditory cortex. 1991; 2.

Billard C, Autret A, Lucas B, et al. Are frequent spike-waves during non-REM sleep in relation with an acquired neuro-psychological deficit in epileptic children? Neurophysiologie clinique = Clinical neurophysiology 1990; 20(6):439-453.

Lignac, Bonnet, Chabrol, et al. Aphasie acquise de l'enfant avec épilepsie (syndrome de Landau-Kleffner) : Réflexions à propos d'une observation durant un an. 1997.

Tassinari CAJEsii, childhood, adolescence. Electrical status epilepticus during slow sleep (ESES or CSWS) including acquired epileptic aphasia (Landau-Kleffner syndrome). 2002.

Deonna TW. Acquired epileptiform aphasia in children (Landau-Kleffner syndrome). Journal of clinical neurophysiology : official publication of the American Electroencephalographic Society 1991; 8(3): 288-298.

Sawhney IMS, Suresh N, Dhand UK, et al. Acquired Aphasia with Epilepsy–Landau-Kleffner Syndrome. 1988.

Robinsonch RO, Baird G, Robinson G, et al. Landaukgleffner syndrome: course and correlates with outcome. 2001; 43(4): 243-247.

Neville BG, Boyd SG. Selective epileptic gait disorder. Journal of neurology, neurosurgery, and psychiatry 1995; 58(3): 371-373.

Robinson RO, Baird G, Robinson G, et al. Landau-Kleffner syndrome: course and correlates with outcome. Developmental medicine and child neurology 2001; 43(4): 243-247.

Morrell F, Whisler WW, Smith MC, et al. Landau-Kleffner syndrome. Treatment with subpial intracortical transection. Brain : a journal of neurology 1995; 118 (Pt 6): 1529-1546.

Irwin K, Birch V, Lees J, et al. Multiple subpial transection in Landau-Kleffner syndrome. Developmental medicine and child neurology 2001; 43(4): 248-252.

Paetau R. Magnetoencephalography in Landau-Kleffner syndrome. Epilepsia 2009; 50 Suppl 7: 51-54.

Bishop DV. Age of onset and outcome in 'acquired aphasia with convulsive disorder' (Landau-Kleffner syndrome). Developmental medicine and child neurology 1985; 27(6): 705-712.

Metz-Lutz MN, Filippini M. Neuropsychological findings in Rolandic epilepsy and Landau-Kleffner syndrome. Epilepsia 2006; 47 Suppl 2: 71-75.

Duran MH, Guimarães CA, Medeiros LL, et al. Landau-Kleffner syndrome: long-term follow-up. Brain & development 2009; 31(1): 58-63.

Niedermeyer E. Continuous spike and waves during slow sleep. Electrical status epilepticus during slow sleep: A. Beaumanoir, M. Bureau, T. Deonna, L. Mira and C.A. Tassinari (Eds.) (John Libbey, London, 1995, 271 p., Price: US $67.00). 1996; 98(4):1.

Grote CL, Patricia VS, Hoeppner J-ABJB. Language outcome following multiple subpial transection for Landau-Kleffner syndrome. (3): 561-566.

Kate, Irwin, Janet, et al. Multiple subpial transection in Landau-Kleffner syndrome. 2001.

Downes M, Greenaway R, Clark M, et al. Outcome following multiple subpial transection in Landau-Kleffner syndrome and related regression. Epilepsia 2015; 56(11): 1760-1766.

Yang X, Qian P, Xu X, et al. GRIN2A mutations in epilepsy-aphasia spectrum disorders. Brain & development 2018; 40(3): 205-210.

Lesca G, Rudolf G, Bruneau N, et al. GRIN2A mutations in acquired epileptic aphasia and related childhood focal epilepsies and encephalopathies with speech and language dysfunction. Nature genetics 2013; 45(9): 1061-1066.

PART 04

第四部分

癫痫外科技术

第29章

病灶切除术

Thomas Blauwblomme, William Harkness, Christian Sainte-Rose，著
史建国，译

要 点

- 病灶切除术是儿童癫痫外科最常用的手术方式。
- 推荐进行全面的术前评估，包括高分辨率3T MRI、EEG、神经科查体及神经心理学检查。
- 致痫病灶主要包括局灶性皮层发育不良（FCD）、肿瘤（如神经节细胞胶质瘤、DNET）、血管性病变（如海绵状血管瘤、AVM）或感染性病变。
- 主要预后因素为完整切除致痫区和邻近病灶的皮质FLAIR序列无高信号。
- 软膜下离断和“整体”切除技术是手术成功的基础，因为它既可保护邻近皮质，又能完整切除病变。

根据Talairach和Bancaud教授在20世纪后半叶的开创性工作，致痫区定义为癫痫发作起始区和早期受累结构，起初是由颅内电极（SEEG）记录所得。因此，致痫区不一定与结构性病灶吻合（Kahane et al., 2006）。然而，目前多数儿童癫痫外科并没有应用颅内电极，2004年国际抗癫痫联盟（ILAE）在全球20家儿童癫痫中心的调查显示病灶切除手术是最常用的术式（Harvey et al., 2008），其中半数病例行脑叶切除或局灶性切除术，局灶性发育畸形与肿瘤分别占25%和19%（Harvey et al., 2008）。此外，研究发现术前仅行颅脑MRI和头皮EEG检查的手术病例，病灶切除后癫痫预后极好（Bourgeois et al., 1999）。

癫痫外科的病灶切除术可定义为局限性切除影像学可见的致痫脑病灶；病灶可能是发育畸形（局灶皮质发育不良、结节性硬化）、肿瘤（神经节细胞胶质瘤、胚胎发育不良性神经上皮肿瘤-DNT）、血管畸形（海绵状血管瘤、动静脉畸形）或炎性瘢痕（囊虫病）。

虽然病灶相关性癫痫病因不同，但大多数患者表现为药物难治性癫痫（Wiebe & Jette, 2012），成人发病率高达65%（Semah et al., 1998）。针对病灶性癫痫治疗的仅仅是有限的受到癫痫影响的皮

质（病变内或病变周围），而目前抗癫痫药物（AEDs）会影响整个大脑。同样，皮层发育畸形本身具有致痫性（D'antuono et al., 2004），这与激活GABA神经元突触活性有关（Cepeda et al., 2012, 2014）。在发育不良皮质或颞叶癫痫中，细胞膜氯离子协同转运体NKCC1和KCC2表达的改变增加了GABA的去极化作用，这可能是经典AEDs耐药性的原因（Huberfeld et al., 2007; Shimizu-Okabe et al., 2011）。儿童肿瘤相关性癫痫可能具有相同的生物学基础，如神经节细胞胶质瘤、结节性硬化症（TSC）和皮质发育畸形（MCD）似乎在mTOR通路上具有同样的异常情况，这提示这些截然不同的组织结构可能是一个连续统一体。

癫痫初期，病灶性癫痫似乎仅累及非常局限的皮质，随后在发病过程中癫痫网络建立并募集邻近或远隔皮质，例如颞叶癫痫中高致痫指数的结构数量（SEEG记录）与癫痫病程相一致（Bartolomei et al., 2008）。因此，对有病灶的癫痫患者，在癫痫疾病的早期考虑手术治疗似乎是合理的。

在接下来的章节中，首先，我们将描述应用于病灶切除术中的显微神经外科的一般原则；其次，我们将重点关注与功能皮质和深部病灶手术相关的安全问题；再次，我们将说明完整切除病变的重要性；从次，我们将强调保护周围正常皮质的重要性；最后，我们将概述在未来几年病灶切除术可能出现的革新。

选择患者

对于局灶性癫痫和MRI上可见病变的儿童，仅需要少数几项术前检查。依据病因学和（或）病理类型的患者纳入标准会在下方讨论。根据ILAE的建议，患儿应转诊到小儿癫痫专科病房，术前检查至少应包括间期和发作期（大多数病例）头皮EEG、神经心理学检查及癫痫专用序列的高分辨率结构MRI（Cross et al., 2006; Jayakar et al., 2014）。

在术前筛查结果一致的情况下，建议进行单纯的病灶切除术，但在下列情况下不考虑直接进行病灶切除术：MRI阴性患者；影像学上病灶边界不清楚；电/临床、影像资料不一致。

手术的时机有争议，但是没有证据表明一定要等到明确耐药性后再手术是有利的。传统的药物难治性癫痫的概念并不适合儿童患者，因为远期来看，耐药的概率非常高，癫痫网络的形成可能会降低手术成功率；另外，拖得时间越长，患儿可能出现神经心理或精神发育延迟和癫痫猝死的风险越大。此外，近年来耐药性的概念本身存在争议，ILAE给出了明确的定义（Fischer et al., 2010），主要参数是合理应用2种抗癫痫药物（AEDs）无效即为药物难治。在儿童局灶性癫痫中，服用2种AEDs这一上限往往在癫痫起病的最初6个月就出现耐药，那些表现为不对称癫痫痉挛的皮质发育不良性病变出现耐药的时间更早。

当评估资料结果不一致时，术前评估可能需要使用MEG、FDG、PET、SPECT来帮助识别致痫区，而fMRI则用于识别功能皮质（或发生源定位）。

一般原则

麻醉

患者应该服用抗癫痫药物直到手术当日早晨。如采用生酮饮食治疗，应监测血糖和酮体的血液含量。如果术中没有ECoG监测，麻醉方案与其他脑部手术相同。因为部分AEDs是酶诱导剂，所以可能需要增加肌松药和吗啡类药物的剂量。

术后第一天患者在重症监护病房（ICU）或高护病房（HDU）进行监测非常重要，有助于发现和治疗可能出现的癫痫发作或其他术后不良事件。

在应用ECoG监测时，可以使用标准麻醉方案，但在记录前5 ~ 10 min停止使用丙泊酚，因为丙泊酚可以减少棘波和高频振荡的数量（Zijlmans et al., 2012a）。

导航

无框架立体定向技术已在神经外科手术中应用超过20年，并强力推荐用于致痫灶切除手术。

其基本原理是通过导航设备对患者空间和影像空间进行配准（光学或磁性）并建立二者之间的数学联系（Grunert et al., 2003）。该技术使神经外科医生能够精确定位患者大脑的某个解剖结构（图29-1），并呈现在术前MRI上。有了机器人技术，神经外科医生可以使用显微镜导航，这种导航可以使显微镜中的病灶显示在患者术前的MRI上，也可以把多模态影像与电生理数据整合在导航系统中（Stone & Rutka, 2008）。术前功能MRI、纤维束成像、PET扫描成像可配准在一起，因此解剖与功能数据融合可精确地进行解剖识别（Risholm et al., 2011）。

术中成像可以通过术中超声或MRI实现，并可以纠正导航设备中脑漂移造成的任何误差。此外，脑病变在B超（图29-1）上可直接显示为高回声（如FCD、神经节细胞胶质瘤）或低回声（如DNET）（图29-1），从而有助于完整切除病灶。

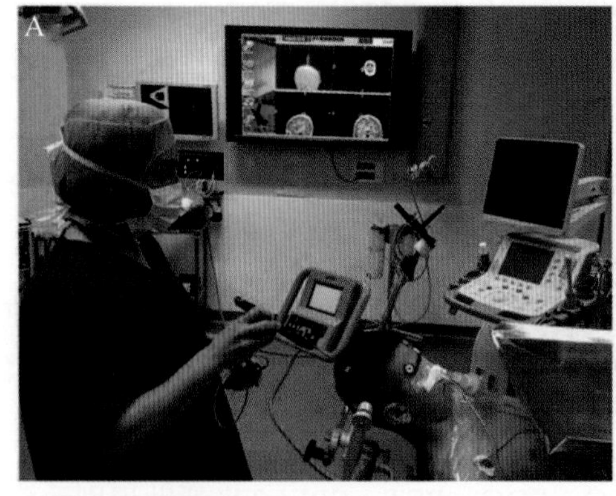

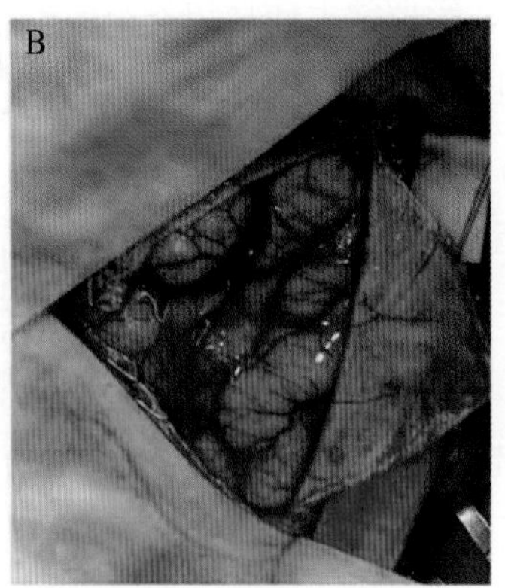

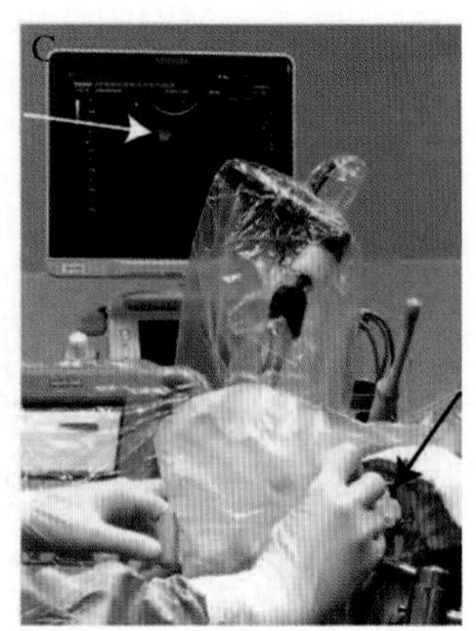

图 29-1 术中神经导航

A. 通过光学探针对患者头部标记点进行注册。屏幕上能显示与术前MRI相对应的患者解剖位置；B. 神经导航可定位病灶中心进行小范围开颅手术；C. 术中超声（黑色箭头所示）可以探查病变，提高神经导航设备的准确性，并评估切除的完整度。图示病灶回声更高（白色箭头所示）。

头皮/颅骨/硬膜

开颅的重要步骤是完全显露病变区域，因此显露必须充分。头皮切口画线正对病灶上方，使用单极电凝减少开颅头皮失血，高速钻头钻孔可以安全快速地游离骨瓣并减少出血。骨窗面积必须大于病灶，显露足够大的范围。使用尖刀和剪刀十字形剪开硬脑膜，硬脑膜边缘用缝线悬吊防止硬脑膜回缩，以便术后缝合。手术中应经常使用生理盐水冲洗硬脑膜和大脑皮质。

病变切除范围

在神经导航和术中超声的辅助下（图29-1），有助于确定病变的解剖边界，并区别于邻近皮质。根据病灶与功能区的距离，切除范围应尽可能靠相邻脑沟，以便进行软膜下切除，同时保留沟内血管。在手术显微镜下，用双极镊对软脑膜和蛛网膜进行电凝，然后用显微剪刀剪开皮质。使用轻微吸引、超声吸引器或显微剥离子从脑沟的软膜下剥离皮质。一旦切开病灶周围的皮质，就会破坏下面的白质，之后完整切除病灶。这样才能对手术标本的边缘进行病理分析，检查是否对病变进行了完整的解剖性切除，从而预测癫痫的预后。必须应用超声吸引器进一步切除，直到脑沟底部，以避免遗留任何可能致痫的过渡皮质。

止血/关颅

通过轻微压迫、止血材料及大量的生理盐水冲洗达到止血。必须避免过度应用双极电凝，以防损害邻近的正常皮质。水密样缝合硬脑膜后，骨瓣用可吸附缝合线或颅骨固定装置固定，皮肤分两层缝合，引流管置于帽状腱膜下。重要的是每一步都要使用可吸收缝合线，以减少炎症反应，也便于必要时实施二次手术。

安全性

深部病变

当病灶位于大脑凸面时，手术入路相对简单，但当病灶位于岛叶、大脑内侧面或底部时，手术入路就必须个体化设计。对于特殊病例，显露病灶需分离外侧裂、纵裂或基底蛛网膜。务必注意避免过度牵拉，以免导致脑缺血或挫伤，进而形成继发性致痫病灶。为了避免动脉缺血性中风或静脉性梗塞，必须保留血管。很少有经皮质的入路。因此，经脑沟入路胜过经皮质入路，就是为了尽可能多地保留皮质。通过充气球囊分离白质，以避免纤维束的破坏（Hirsch & Sainte-Rose, 1991）。此类病变术后可获得良好效果。据报道，在岛叶、扣带回、额叶内侧面的病灶切除手术中，有超过62%的患者术后无发作（Lehe et al., 2012; Marec von Lehe et al., 2009）。

功能区

感觉运动皮质

由于发育中的大脑具有内在的可塑性，所以儿童癫痫相关的皮质发育畸形或生长缓慢的肿瘤能导致感觉-运动皮质重构（Devaux et al., 1997）。因此，完全切除病灶可以不导致永久性功能缺损，但这需要借助于神经成像和（或）电生理学及小儿癫痫神经外科方面的经验，对感觉运动皮质进行精确定位。通过直接皮质电刺激进行运动皮质定位已应用60余年（Penfield, n.d.），可以通过刺激正常的功能皮质诱导运动。电刺激可以在全麻下进行（图29-2），也可以在唤醒术中进行，后者需要的刺激强度较低。精确的手术定位在儿童更具有挑战性，特别是合并有发育迟缓或行为异常的儿童（图29-2）。

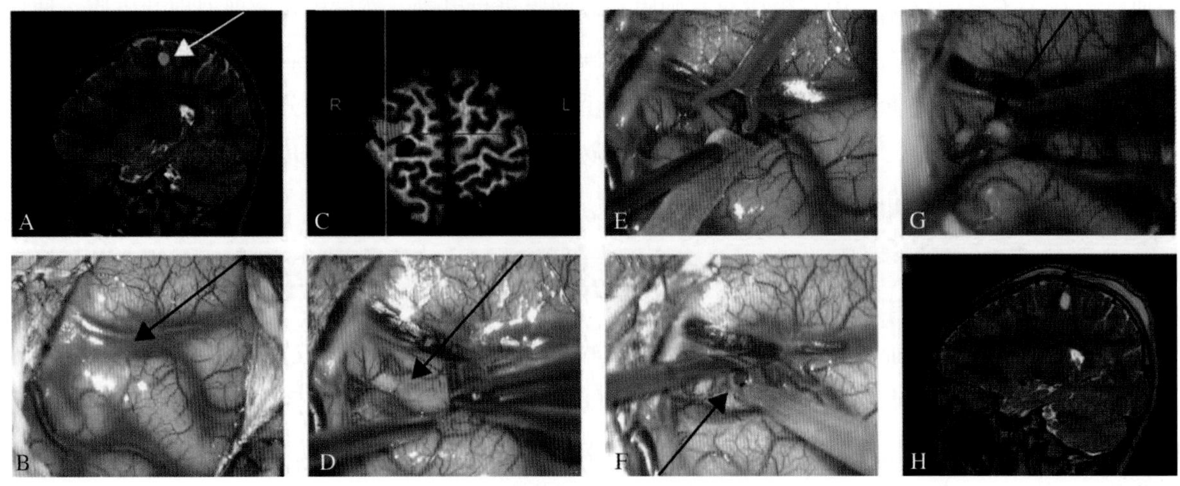

图 29-2 中央区 DNET 病例

A. MRI T_2加权矢状位。箭头所示位于中央前区的高信号病变。B. 显微镜下手术视图。神经导航下，开颅范围以如图29-1所示病变为中心。箭头显示中央沟、桥静脉。C. fMRI显示左手任务态运动区，BOLD信号（红色信号，十字）在病灶附近可见。D. 打开覆盖中央沟的蛛网膜，并将中央后回和中央前回之间的蛛网膜切开。E. 全麻下双极电刺激对运动皮质进行定位，可以确定切除肿瘤的安全范围。F. 箭头所示皮质小切口暴露病灶，病灶色灰，质软。应用超声吸引器进行切除。G. 完整切除（箭头所示）。可以看到术腔周围的白质。H. 术后早期MRI T_2加权矢状位显示病变完整切除，无并发症。

年龄也是一个重要的参数，因为在3岁之前，即使是高强度刺激也很难诱发运动反应。然而，皮质电刺激也可以诱发癫痫，此时可用冷盐水冲洗来控制发作。

其他方法依赖于正常神经网络的识别。功能MRI评估运动任务中的BOLD信号。它与皮质电刺激的相关性很高（80%），但这不是绝对的。因此，在中央区实施手术还需进一步检查（Fandino et al., 1999）。另外，还可能需要进行颅内EEG记录，因为有几项研究发现知觉、运动或感觉任务伴随局部EEG中γ波段能量增加，而且γ节律与BOLD信号之间有良好的相关性（Lachaux et al., 2007）。近期一系列的小儿研究显示，对比皮质电刺激、诱发电位、fMRI和高频皮层EEG，后者安全、快速，可用于3岁以下儿童（Wray et al., 2012a）。

语言网络

位于语言网络附近的病灶，配合的患儿可行语言功能MRI检查，可以可靠地进行半球定位定侧。然而，还不能精确地定位解剖结构，当有可能损伤功能区时，直接皮质电刺激仍是“金标准”。语言区定位可以在颅内EEG记录（SEEG或硬膜下电极）或开颅术中唤醒时进行。

确定完全切除的边界

局灶性皮层发育不良（FCD）特点

回顾FCD术后结果发现，超过60%患者在切除FCD后无发作（Lerner et al., 2009）。无发作最重要的预测因素是病变全部切除，切除程度由MRI上异常或颅内EEG显示的异常来定义（Chern et al., 2010; Rowland et al., 2012）。切除FCD的难点在于通过电生理手段（FCD在颅内电极记录中具有近似持续性棘波节律且有助于确诊的电生理特征）或影像学手段来确定手术切除边界（Chassoux et al., 2000; Palmini et al., 1995）。由于70%的FCD表现为MRI阳性（Colombo et al., 2012），所以即使没有颅内EEG记录，也可以进行病灶切除（图29-3）。然而，MRI上病变的解剖边界并不代表发育不良皮质的组织学范围。因此，^{18}FDG- PET在FCD中尤为重要（Hauptman & Mathern, 2012），因为SEEG证实，PET低代谢区与致痫区和组织学异常相关，局灶性代谢降低（定位于单个脑回）时更是如此（Chassoux et al., 2010; Chassoux et al., 2012a）。但是，FDG-PET低代谢区也可能比致痫区更大，或者存在远隔部位异常。

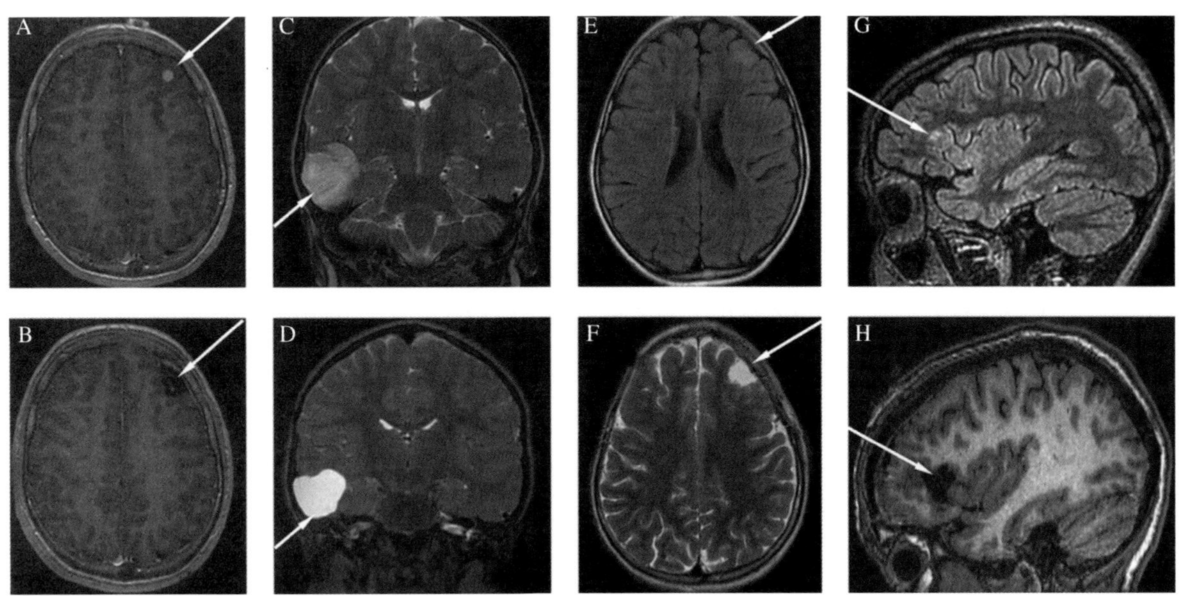

图 29-3 手术前后颅脑 MRI 对比

A和B. 左额神经节细胞胶质瘤术前（A）和术后（B）强化T_1轴位加权像，箭显示病变（A）和切除后瘤腔（B）；C和D. 右颞叶发育不良神经上皮肿瘤（复杂型）术前（C）和术后（D）T_2冠状位加权像；E和F. 左额FCDⅡb型术前（E）FLAIR轴位和术后（F）T_2轴位加权像；G和H. FCDⅡb型术前（G）FLAIR矢状位和术后（H）T_1矢状位加权像，病变位于右侧额盖和上环岛沟交界处。

发育性肿瘤

神经节细胞胶质瘤和DNET都是伴有癫痫发作的低级别胶质神经元混合肿瘤，病灶切除是首选的治疗方法，1995年至2010年39篇关于910例患者的回顾性文献显示，癫痫无发作率为80%。无发作的预测因素有癫痫病程<1年、不伴全面性发作的局灶性发作，最重要的是术后MRI显示病灶完全切除（Englot et al., 2012）。定义神经节细胞胶质瘤的病灶切除术比较简单，因为这些病变可能有囊性成分（图29-3），在MRI上容易识别，而且超过一半的病例有强化，DNET常被发育不良的皮质所包绕，可分为3个组织学亚型（Daumas-Duport et al., 1999）和3个影像学亚型：Ⅰ型（囊肿型），Ⅱ型（类结节型）和Ⅲ型（类皮质发育不良型）（Chassoux et al., 2012b）。有趣的是，Ⅰ型病变中肿瘤周边无发育不良皮质，单纯的病灶切除术即可取得良好效果，而Ⅱ型、Ⅲ型的DNET由于致痫区大于非特异病变范围，需要进行更大范围的切除（Chassoux et al., 2013）。

血管性病变

海绵状血管瘤（cavernous malformation）是指由众多薄壁血管窦组成的血管团，缺乏平滑肌和弹性纤维，血管间没有脑实质组织，周边有含铁血黄素沉积和胶质增生带。海绵状血管瘤周围的神经元高兴奋性已被体外试验证实（Williamson et al., 2003），其机制可能与含铁血黄素沉积继发的谷氨酸稳态异常有关。在非功能区，单纯的病灶切除是避免神经功能缺损的唯一手术方法，通常要切除瘤体及其周围含铁血黄素沉着和胶质增生带，由于病变呈淡黄色，所以很容易与“正常”的大脑区别开来（Baumann et al., 2006; Cohen et al., 1995; Hammen et al., 2007; Siegel et al., 2000; Stavrou et al., 2008）。

如何确定解剖或电生理的边界

由于病灶与致痫区并不总是重叠，所以一些学者主张更多依靠电生理边界而不是影像学边界来指导病灶切除。术中ECoG监测并不增加并发症，而且可以记录到间歇期棘波，这相当于术中额外应用硬膜下电极进行监测（Asano et al., 2004）。如果某些学者认为切除前应用ECoG可以改善癫痫手术效果，那么切除术后ECoG的作用更具有争议性，因为与切除后ECoG有持续棘波存在的患者相比，“追求棘波”的切除方式只会增加切除范围，并不能改善无持续棘波存在的患者的癫痫术后效果（Wray et al., 2012b）。原始的EEG分析可能不足以精确定位致痫区，高频振荡可以是致痫性生物标记（Zijlmans et al., 2012b）。在一项30例儿童病例的研究中，80%的病例术中ECoG发现快速连波，完全切除具有快速连波的皮质与术后无发作相关（Wu et al., 2010）。此外，切除之后ECoG发现连波显著减少，而快速连波出现在1例癫痫术后效果差的患者中（van Klink et al., 2014）。

颞叶内侧病变

儿童颞叶癫痫中有一半多的病例为发育性肿瘤，而海马硬化占比<20%（Benifla et al., 2006）。内侧面病变的手术具有挑战性，因为它们的毗邻关系（动眼神经、视放射、颈动脉及其分支）复杂，也可能累及产生癫痫发作的海马。

20世纪80年代，Yasargil描述了保留颞极的经侧裂手术入路（Yasargil et al., 1985）。该入路开放侧裂池进入颞极内侧，打开岛阈进入侧脑室颞角到达杏仁核海马复合体。该入路的优势在于保留了视放射和颞极，然而分离血管会增加术后缺血性并发症的风险（Sindou et al., 2006）。该技术癫痫预后良好（Lee et al., 2011），但大样本小儿队列多因素分析显示，无论哪种组织学诊断，选择性切除比前颞叶切除的效果都差（Clusmann et al., 2004）。这可能是因为儿童双重病理/FCD Ⅲ型的比率较高，就需要切除颞极。因此，大部分的颞叶内侧病灶的患儿需要切除前颞叶，正如Spencer描述的那样（Spencer et al., 1984）。这些独特的技术还会在第27章和第31章中讨论。

正常脑组织的保护

手术本身也具有创伤性，术后瘢痕形成可导致继发性癫痫。一些多变量分析研究显示由FLAIR高信号证实的切除术后周边组织系手术损伤，与癫痫不良预后相关（Bourgeois et al., 1999, 2006; Chassoux et al., 2012b）。避免损伤的关键是保护病灶与周围皮质的脑沟屏障，以及邻近的正常脑组织。必须使用低功率超声吸引器，以避免软脑膜的直接损伤。不能过多应用电凝，避免周围脑组织梗死。深部病变手术应最大限度地减少对脑组织的牵拉。

病变切除术的未来

目前，神经外科技术趋于微创化和“闭颅病灶切除”，包括放疗或热凝消融。

放射外科治疗下丘脑错构瘤已经有十多年，癫痫治疗效果良好（Regis et al., 2000）。最近提出应用新方法治疗功能区海绵状血管瘤相关癫痫（Leveque et al., 2013）。然而，结果显示仅有50%的患者治疗后无发作，而且治疗延迟起效。

另一种治疗方法是“实时MRI引导激光热凝治疗”（MRgLITT），它最初是用来治疗脑转移瘤的（Carpentier et al., 2011）。原理是在病灶处放置一根激光纤维，在MRI靶点温度控制下诱导周围组织热损伤。最近，这项技术也用于儿童癫痫（Curry et al., 2012）。作者报告5例初发病例，包括1例FCD、1例结节性硬化症、1例颞叶内侧硬化和2例下丘脑错构瘤，均无并发症，术后效果良好。

未来可能应用基于超声的病灶切除术或神经调节治疗，但目前还没用于人体试验。

结论

当癫痫患者的MRI有明确病灶时，如预测为药物难治性，多学科的癫痫团队应考虑早期手术治疗。若能完全切除病灶，且未对病灶周围脑组织造成手术损伤，则癫痫预后极好。

确定切除范围是最主要的挑战，这依赖于患者影像学上的解剖边界。术中ECoG探测快速连波，有助于进一步确定致痫区。神经外科团队切除儿童致痫病灶的经验、每年手术病例数，以及与小儿癫痫团队的定期密切合作，这些都是影响手术效果的主要因素。

原书参考文献

Adachi Y, Yagishita A. Gangliogliomas: characteristic imaging findings and role in the temporal lobe epilepsy. Neuroradiology 2008; 50: 829-834.

Asano E, Benedek K, Shah A, et al. Is intraoperative electrocorticography reliable in children with intractable neocortical epilepsy? Epilepsia 2004; 45: 1091-1099.

Bartolomei F, Chauvel P, Wendling F. Epileptogenicity of brain structures in human temporal lobe epilepsy: a quantified study from intracerebral EEG. Brain 2008; 131: 1818-1830.

Baumann CR, Schuknecht B, Russo Lo G, et al. Seizure outcome after resection of cavernous malformations is better when surrounding hemosiderin-stained brain also is removed. Epilepsia 2006; 47: 563-566.

Benifla M, Otsubo H, Ochi A, et al. Temporal lobe surgery for intractable epilepsy in children: an analysis of outcomes in 126 children. Neurosurgery 2006; 59: 1203-1213; discussion 1213-1214.

Bourgeois M, Rocco F, Sainte-Rose C. Lesionectomy in the pediatric age. Childs Nerv Syst 2006; 22: 931-935.

Bourgeois M, Sainte-Rose C, Lellouch-Tubiana A, et al. Surgery of epilepsy associated with focal lesions in childhood. J Neurosurg 1999; 90: 833-842.

Carpentier A, McNichols RJ, Stafford RJ, et al. Laser thermal therapy: real-time MRI-guided and computer-controlled procedures for metastatic brain tumors. Lasers Surg Med 2011; 43: 943-950.

Cepeda C, André VM, Hauptman JS, et al. Enhanced GABAergic network and receptor function in pediatric cortical dysplasia type IIB compared with tuberous sclerosis complex. Neurobiol Dis 2012; 45: 310-321.

Cepeda C, Chen JY, Wu JY, et al. Pacemaker GABA synaptic activity may contribute to network synchronization in pediatric cortical dysplasia. Neurobiol Dis 2014; 62: 208-217.

Chassoux F, Devaux B, Landre E, et al. Stereoelectroencephalography in focal cortical dysplasia: A 3D approach to delineating the dysplastic cortex. Brain 2000; 123: 1733-1751.

Chassoux F, Landré E, Mellerio C, et al. Dysembryoplastic neuroepithelial tumors: epileptogenicity related to histologic subtypes. Clin Neurophysiol 2013; 124: 1068-1078.

Chassoux F, Landré E, Mellerio C, et al. Type II focal cortical dysplasia: electroclinical phenotype and surgical outcome related to imaging. Epilepsia 2012a; 53: 349-358.

Chassoux F, Rodrigo S, Mellerio C, et al. Dysembryoplastic neuroepithelial tumors: an MRI-based scheme for epilepsy surgery. Neurology 2012b; 79: 1699-1707.

Chassoux F, Rodrigo S, Semah F, et al. FDG-PET improves surgical outcome in negative MRI Taylor-type focal cortical dysplasias. Neurology 2010; 75: 2168-2175.

Chern JJ, Patel AJ, Jea A, et al. Surgical outcome for focal cortical dysplasia: an analysis of recent surgical series. J Neurosurg Pediatrics 2010; 6: 452-458.

Clusmann H, Kral T, Gleissner U, et al. Analysis of different types of resection for pediatric temporal lobe epilepsies. Neurosurgery 2004; 54: 847-860.

Cohen DS, Zubay GP, Goodman RR. Seizure outcome after lesionectomy for cavernous malformations. J Neurosurg 1995; 83: 237-242.

Colombo N, Tassi L, Deleo F, et al. Focal cortical dysplasia type IIa and IIb: MRI aspects in 118 cases proven by histopathology. Neuroradiology 2012; 54: 1065-1077.

Cross JH, Nordli D, Delalande O, et al. Proposed Criteria for Referral and Evaluation of Children for Epilepsy Surgery: Recommendations of the subcommission for Pediatric Epilepsy Surgery. Epilepsia 2006; 47: 952-959.

Curry DJ, Gowda A, McNichols RJ, et al. MR-guided stereotactic laser ablation of epileptogenic foci in children. Epilepsy Behav 2012; 24: 408-414.

D'antuono M, Louvel J, Kohling R, et al. GABAAreceptor-dependent synchronization leads to ictogenesis in the human dysplastic cortex. Brain 2004; 127: 1626-1640.

Daumas-Duport C, Varlet P, Bacha S, et al. Dysembryoplastic neuroepithelial tumors. J Neurooncol 1999; 41: 267-280.

Devaux B, Chassoux F, Landré E, et al. Chronic intractable epilepsy associated with a tumor located in the central region: functional mapping data and postoperative outcome. Stereotact Funct Neurosurg 1997; 69: 229-238.

Englot DJ, Berger MS, Barbaro NM, et al. Factors associated with seizure freedom in the surgical resection of glioneuronal tumors. Epilepsia 2012; 53: 51-57.

Fandino J, Kollias S, Wieser HG, et al. Intraoperative validation of functional magnetic resonance imaging and cortical reorganization patterns in patients with brain tumors involving the primary motor cortex. J Neurosurg 1999; 91: 238-250.

Gelinas JN, Battison AW, Smith S, et al. Electrocorticography and seizure outcomes in children with lesional epilepsy. Childs Nerv Syst 2011; 27: 381-390.

Grunert P, Darabi K, Espinosa J, et al. Computer-aided navigation in neurosurgery. Neurosurg Rev 2003; 26: 73-99.

Hammen T, Romstock J, Dorfler A, et al. Prediction of postoperative outcome with special respect to removal of hemosiderin fringe: A study in patients with cavernous haemangiomas associated with symptomatic epilepsy. Seizure 2007; 16: 248-253.

Harvey AS, Cross JH, Shinnar S, et al. ILAE Pediatric Epilepsy Surgery Survey Taskforce. Defining the spectrum of international practice in pediatric epilepsy surgery patients. Epilepsia 2008; 49: 146-155.

Hauptman JS, Mathern GW. Surgical treatment of epilepsy associated with cortical dysplasia: 2012 update. Epilepsia 2012; 53 (Suppl 4): 98-104.

Hirsch J-F, Sainte-Rose C. A new surgical approach to subcortical lesions: balloon inflation and cortical gluing. J Neurosurg 1991; 74: 1014-1017.

Huberfeld G, Wittner L, Clemenceau S, et al. Perturbed chloride homeostasis and GABAergic signaling in human temporal lobe epilepsy. J Neuroscience 2007; 27: 9866-9873.

Jayakar P, Gaillard WD, Tripathi M, et al. Diagnostic test utilization in evaluation for resective epilepsy surgery in children. Epilepsia 2014; 55: 507-518.

Kahane P, Landre E, Minotti L, et al. The Bancaud and Talairach view on the epileptogenic zone: a working hypothesis. Epileptic Disord 2006; 8 (Suppl 2): S16-26.

Lachaux J-P, Fonlupt P, Kahane P, et al. Relationship between task-related gamma oscillations and BOLD signal: new insights from combined fMRI and intracranial EEG. Hum Brain Mapp 2007; 28: 1368-1375.

Lee JY, Phi JH, Wang K-C, et al. Transsylvian-transcisternal selective lesionectomy for pediatric lesional mesial temporal lobe epilepsy. Neurosurgery 2011; 68: 582-587.

Lehe Von M, L von, Wagner J, et al. Epilepsy surgery of the cingulate gyrus and the frontomesial cortex. Neurosurgery 2012; 70: 900-910.

Lerner JT, Salamon N, Hauptman JS, et al. Assessment and surgical outcomes for mild type I and severe type II cortical dysplasia: a critical review and the UCLA experience. Epilepsia 2009; 50: 1310-1035.

Leveque M, Carron R, Regis J, et al. Radiosurgical treatment for epilepsy associated with cavernomas. Prog Neurol Surg 2013; 27: 157-165.

Marec von Lehe, L von, Wellmer J, et al. Insular lesionectomy for refractory epilepsy: management and outcome. Brain 2009; 132: 1048-1056.

Palmini A, Gambardella A, Andermann, et al. Intrinsic epileptogenicity of human dysplastic cortex as suggested by corticography and surgical results. Ann Neurol 1995: 476-487.

Rasmussen T, Penfield W. The human sensorimotor cortex as studied by electrical stimulation. Federation Proceedings 1947; 6: 184.

Regis J, Bartolomei F, de Toffol B, et al. Gamma Knife Surgery for Epilepsy Related to Hypothalamic Hamartomas. Neurosurgery 2000; 47: 1343-1352.

Risholm P, Golby AJ, Wells W. Multimodal image registration for preoperative planning and image-guided neurosurgical procedures. Neurosurg Clin N America 2011; 22: 197-206.

Rowland NC, Englot DJ, Cage TA, et al. A metaanalysis of predictors of seizurefreedom in the surgical management of focal cortical dysplasia. J Neurosurg 2012; 116: 1035-1041.

Semah F, Picot MC, Adam C, et al. Is the underlying cause of epilepsy a major prognostic factor for recurrence? Neurology 1998;

51: 1256-1262.

Shimizu-Okabe C, Tanaka M, Matsuda K, et al. KCC_2 was downregulated in small neurons localized in epileptogenic human focal cortical dysplasia. Epilepsy Res 2011; 93: 177-184.

Siegel AM, Roberts DW, Harbaugh RE, et al. Pure lesionectomy versus tailored epilepsy surgery in treatment of cavernous malformations presenting with epilepsy. Neurosurg Rev 2000; 23: 80-83.

Sindou M, Guenot M, Isnard J, et al. Temporo-mesial epilepsy surgery: outcome and complications in 100 consecutive adult patients. Acta Neurochir 2006; 148: 39-45.

Spencer DD, Spencer SS, Mattson RH, et al. Access to the posterior medial temporal lobe structures in the surgical treatment of temporal lobe epilepsy. Neurosurgery 1984; 15: 667-671.

Stavrou I, Baumgartner C, Frischer JM, et al. Long-term seizure control after resection of supratentorial cavernomas: a retrospective singlecenter study in 53 patients. Neurosurgery 2008; 63: 888-897.

Stone S, Rutka J. Utility of neuronavigation and neuromonitoring in epilepsy surgery. Neurosurg Focus 2008; 25: 1-13.

Unsgard G, Solheim O, Lindseth F, et al. Intra-operative imaging with 3D ultrasound in neurosurgery. Acta Neurochir 2011; 109 (Suppl): 181-186.

van Klink NEC, Klooster MAV, Zelmann R, et al. High frequency oscillations in intra-operative electrocorticography before and after epilepsy surgery. Clin Neurophysiol 2014; 125: 2212-2219.

Wiebe S, Jette N. Pharmacoresistance and the role of surgery in difficult to treat epilepsy. Nat Rev Neurol 2012; 8: 669-677.

Williamson A, Patrylo P, Spencer DD. Physiology of human cortical neurons adjacent to cavernous malformations and tumors. Epilepsia 2003; 44: 1413-1419.

Wray CD, Blakeley TM, Poliachik SL, et al. Multimodality localization of the sensorimotor cortex in pediatric patients undergoing epilepsy surgery. J Neurosurg Pediatrics 2012a; 10: 1-6.

Wray CD, McDaniel S, Saneto RP, et al. Is postresective intraoperative electrocorticography predictive of seizure outcomes in children? J Neurosurg Pediatrics 2012b; 9: 546-551.

Wu JY, Sankar R, Lerner JT, et al. Removing interictal fast ripples on electrocorticography linked with seizure freedom in children. Neurology 2010; 75: 1686-1694.

Yasargil MG, Teddy PJ, Roth P. Selective amygdalo-hippocampectomy. Operative anatomy and surgical technique. Adv Tech Stand Neurosurg 1985; 12: 93-123.

Zijlmans M, Huiskamp GM, Cremer OL, et al. Epileptic high-frequency oscillations in intraoperative electrocorticography: The effect of propofol. Epilepsia 2012a; 53: 1799-1809.

Zijlmans M, Jiruska P, Zelmann R, et al. Highfrequency oscillations as a new biomarker in epilepsy. Ann Neurol 2012b; 71: 169-178.

第30章

颞叶癫痫外科治疗

Johannes Schramm, Josef Zentner，著
史建国，译

要 点

- 颞叶癫痫（TLE）分三种类型：内侧面、外侧新皮质和内外侧混合型。
- TLE主要有三种切除术式：前颞叶切除、选择性内侧结构切除（杏仁核海马切除术）和新皮质（扩大）病灶切除术。
- 主要病因包括长期癫痫相关肿瘤、皮质发育不良和海马硬化。
- 由于病因不同，术后无发作率为58%~85%。认知预后优于成人。
- 儿童TLE手术安全性高，死亡率接近零，永久性病损率约为2%。

十几年前成人TLE患者队列研究已经证实了切除性手术相对于持续药物治疗在无发作预后方面更具优势（Wiebe et al., 2001）。虽然这项研究尚未纳入小儿群体，但我们应该注意到TLE通常早年发病，有相当大比例的儿童在疾病的早期就出现耐药性。特别是在一项随访超过15年的以社区为基础的儿童队列研究中发现，MRI显示病灶时，强烈提示耐药性，并且可能需要切除性手术（Spooner et al., 2006）。2004年，由美国、欧洲和澳大利亚主导的一项针对小儿癫痫外科的多中心调查中发现颞叶切除术占到切除术中的30%，比额叶切除术的23%的高（Harvey et al., 2008）。最近研究证实了TLE手术的有效性和安全性，其中就包括婴幼儿在出生后最初几年内进行的切除性手术（Mohamed et al., 2001; Clusmann et al., 2004; Mittal et al., 2005; Terra-Bustamante et al., 2005; Benifla et al., 2006; Smyth et al., 2007; Maton et al., 2008; Lopez-Gonzalez et al., 2012; Miserocchi et al., 2013）。

外科治疗的历史背景

基于Penfield 和 Jasper在蒙特利尔神经病学研究所的电生理学研究（Penfield et al., 1954; Jasper et al., 1991）及精神运动性癫痫的概念（Jackson et al., 1898; Penfield et al., 1950; Bailey et al., 1951），颞叶切除术越来越引起人们的兴趣（Falconer et al., 1953; Meyer et al., 1954; Falconer et al., 1955）。然而，尽管取得一些良好效果，但是大家很清楚单纯的颞叶外侧皮质切除术后癫痫预后不够令人满意，还需要切除包括杏仁核和海马在内的边缘系统结构（Feindel et al., 1954; Penfield et al., 1955; Morris et al., 1956; Bailey et al., 1961; Polkey et al., 2000）。在接下来的几十年里，不同的颞叶切除方法都是为了在不产生神经或认知缺陷的情况下完全切除致痫区。标准的解剖式切除依赖于电-临床的概念。相比之下，裁剪式切除术强调个体化的病理生理学（Binder et al., 2008）。因此，发展中的手术方法不仅反映了变化的病理学和病理生理学，而且还反映了癫痫与外科的历史观。仅仅在30年前，如果明确认为只累及新皮质的颞叶癫痫，例如颞叶外侧部分，则需要行颞叶外侧切除术（Schramm et al., 2001）。

手术计划

在难治性颞叶癫痫中，切除颞叶内侧结构和另一处独立潜在的致痫性病变是一个相当矛盾的问题（Ramantani & Zentner, 2014）。关于颞叶内侧结构与其他明确的致痫病变之间相互或独立致痫性的证据主要来自颅内（硬膜下）或立体定向脑电图（SEEG）的长期有创性记录（Ramantani et al., 2013c），而ECoG在确定病变周围是否具有致痫性方面仍存在很大争议（San-Juan et al., 2011）。另外，如果将切除范围扩大到颞叶内侧结构，当这些结构不存在海马硬化或其他病变时，可能会引起神经心理损害的风险（Ramantani et al., 2014）。值得注意的是，在切除整个致痫区而没有额外功能缺失风险的前提下，双重病理并不比单独的海马硬化的预后差。由于担心功能缺失或手术失败而导致的致痫区不完全切除与远期癫痫复发密切相关（Mittal et al., 2005; Benifla et al., 2006; Ramantani et al., 2014）。在这种情况下，虽然目前没有证据表明颞叶内侧结构或颞叶其他病变（潜在致痫区）与癫痫发作有关，但是保留这些结构就有可能会导致术后癫痫复发（Li et al., 1997; Salanova et al., 2004）。

一般手术要点

颞叶内侧结构与脑干及其周围的动、静脉和脑神经关系密切。为了不破坏颞叶内侧的蛛网膜保护层，使用精细的显微外科技术尤为重要。这些技术需要避免对大脑中动脉、后交通动脉和脉络膜前动脉，以及主要的颞静脉进行不必要的操作。应用超声吸引器很有帮助，注意设置较低的吸力和振幅，以保持蛛网膜完整。神经导航可用于规划手术入路和路径从而到达深部结构。通常使用止血剂（如氧化纤维素）止血。重要的是避免双极电凝止血引起的循环障碍或血管痉挛，特别是脉络膜前动脉和脑干周围的动脉。

要保留Wernicke语言区，特别是需要切除颞上回外侧时。对于低龄儿童，开颅术中唤醒进行功能定位是不可能的。因此，有必要分两步进行操作，先置入栅状电极，然后再进行切除，可以在手术室外进行语言区测试。

低龄儿童手术尽可能减少失血量。儿童一旦年满12岁，其围手术期的生理学和病理生理学规律与成人并无太大差异，因此，原则上大龄儿童颞叶手术并不比成人更危险或更困难。

肿瘤相关药物难治性癫痫

儿童队列研究显示，20%～40%的药物难治性癫痫与肿瘤有关（Bast et al., 2006; Harvey et al., 2008）。这种情况不应该与仅引起少数几次癫痫发作的肿瘤相混淆。长期癫痫相关肿瘤（long term epilepsy associated tumors, LEAT）仅有少数几种类型，已知的有神经节细胞胶质瘤、胚胎发育不良的神经上皮肿瘤或多形性黄色星形细胞瘤等良性肿瘤（Zentner et al., 1997; Luyken et al., 2003）。肿瘤相关性癫痫手术的目的是完全切除癫痫灶和肿瘤。

有两个强有力的证据支持尽量完全切除肿瘤。尽管众所周知这些肿瘤具有良性特征，但是LEAT在极少的情况下可能会恶变（Luyken et al., 2004; Majores et al., 2008）。因此，认为根本不需要切除或可以长期观察，或者认为完全切除肿瘤并不重要，这些都是错误的。从肿瘤学的角度来看，完全切除的神经节细胞胶质瘤或多形性黄色星形细胞瘤远期复发和恶变的概率明显降低。此外，如果能完全切除肿瘤，则术后无发作的机会更大。最近的Meta分析显示，扩大肿瘤切除并进一步切除颞叶内侧结构会带来更多益处（Englot et al., 2012），特别是当影像学证据显示颞叶内侧受累时（如海马硬化或肿瘤浸润）。

癫痫相关肿瘤手术对于外科医生是一个挑战，因为他们在计划手术时必须谨记癫痫和肿瘤双重任务。应该注意到某些肿瘤如神经节细胞胶质瘤质硬切除困难，尤其是病变位于脑干周围时。众所周知，覆盖着大脑脚周围的大血管和脑神经（如动眼神经和滑车神经）充当保护层的内侧面蛛网膜，儿童的要比成人的脆弱易损，特别是5岁以下的儿童。因此，切除这类肿瘤难度大，要求高。有时候，完全切除肿瘤风险太高，甚至不可能完成，如基底节区肿瘤（Clusmann et al., 2004），只能接受部分切除肿瘤。

如果肿瘤远离功能区，基于癫痫发生于肿瘤周围皮质的假设，切除范围应包括周围1～1.5 cm的非肿瘤皮质。根据术前评估或术中ECoG的结果，可能需要切除额外的皮质。在与海马硬化相关的肿瘤（双重病理）中，应当在经典的颞叶内侧切除术的基础上增加肿瘤切除范围。如果肿瘤只累及内侧结构，那么问题是应该保留多少海马/海马旁回中看似正常的部分。在这些病例中，通常的做法是切除肿瘤及5～10 mm的海马/海马旁回，保留内侧结构的剩余部分（Clusmann et al., 2004）。

切除策略

术前检查的主要任务是鉴别致痫区位于颞叶外侧、内侧，还是两者兼而有之。根据评估结果，可以选择不同的外科治疗方式。术前检查越详细，手术切除就越能个体化。另外，如果致痫区不能太明确，术前评估可能比较简单，切除性手术只符合常规而非个体化。

经典手术是标准的前颞叶切除术（anterior temporal lobectomy, ATL），常常被称为“前2/3颞叶切除术”，通常联合杏仁体-海马切除术（amygdalo-hippocampectomy, AH）（图30-1）。该术式在癫痫外科早期就被引入（Penfield et al., 1950; Bailey et al., 1951; Meyer et al., 1954; Falconer et al., 1955），当时术前评估方法还很有限。然而，直到今天，ATL和AH还是许多中心TLE最常用的手术方式，因为患者可以获得良好的手术预后，而且不需要区分单纯的内侧TLE、外侧新皮质TLE及二者兼有的TLE。此外，该手术可以观察到一个极好的颞叶解剖，可以推荐给任何开展癫痫外科的团队。ATL与AH的差异在于外侧和内侧切除的范围。某些外科医生保留颞上回，皮质切除只包括颞中回和颞下回。最近一项评价内侧切除范围的随机试验得出结论，没有必要最大范围切除内侧面（Schramm et al., 2011a; Schramm et al., 2011b）。

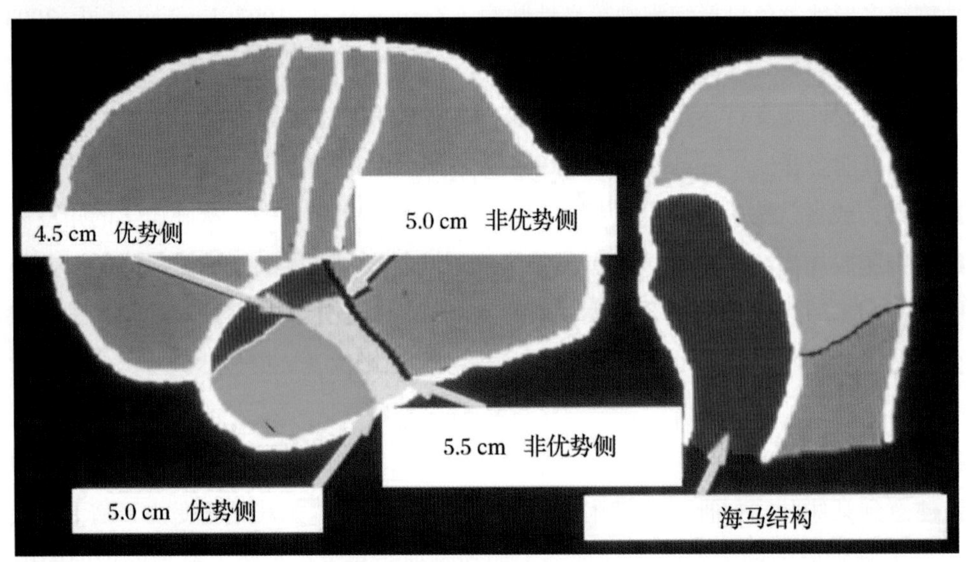

图 30-1 标准前颞叶切除术（ATL）联合或不联合杏仁核海马切除术示意图（矢状位和轴位）

颞极和颞叶内侧结构联合切除术是基于最小范围地切除脑组织能减少认知障碍的假设，并可以获得同标准前颞叶切除术一样满意的术后效果（图30-2）（Spencer et al., 1984）。该术式也被称为“前1/3颞叶切除术”联合AH，即前内侧颞叶切除术或锁孔入路到内侧结构。这种方法的原理在于保留大部分外侧颞叶新皮质，同时为切除内侧结构提供入路。它也适用于需要同时切除颞极病变与内侧结构的情况。

选择性海马杏仁核切除术（selective amygdalo-hippocampectomy, SAH）旨在保留新皮质的情况下切除内侧结构：杏仁核、海马和海马旁回。基于尽可能彻底切除，同时尽可能有所选择的原则，SAH适用于有明确证据的颞叶内侧癫痫灶，但不累及新皮质的患者。有几种手术入路能到达颞叶内侧区域（图30-3）。

1958年，Niemeyer介绍了经颞中回皮质切口进入颞角的入路。2000年，Olivier进行了改良，通过颞上回切口入路。然而，后来他又恢复到最初Niemeyer的入路。值得注意的是，经外侧皮质入路会不可避免地造成皮质损伤。此外，这种入路的缺点是需要在距离脑室顶部的视放射（Meyer袢）很近的部位进行解剖。

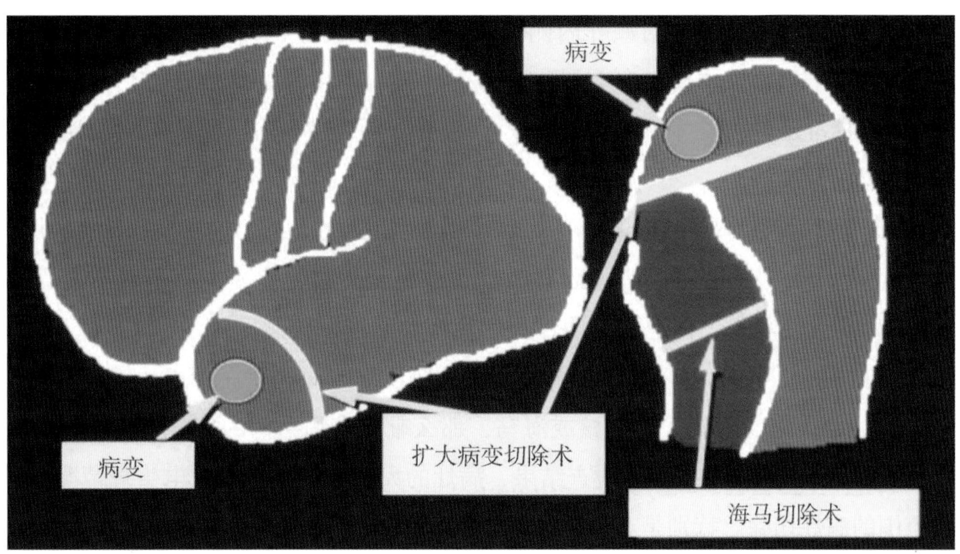

图 30-2　颞极与内侧结构切除示意图（矢状位和轴位）

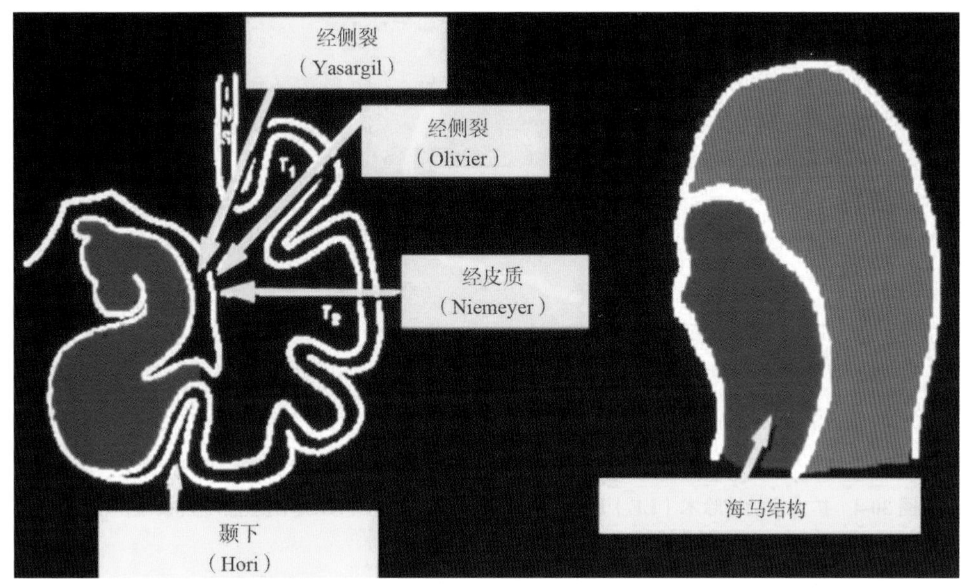

图 30-3　不同的 SAH 手术入路示意图（冠状位和轴位）（引自 olivier，2000）

经外侧裂入路的先驱是Yasargil和Wieser（Wieser et al., 1982; Yasargil et al., 1985）。这种方法改进了以往在动脉瘤手术中使用的所谓翼点（即额颞）入路。经侧裂入路可使颞叶新皮质不受损伤。然而，颞干在一定程度上被断开。经外侧裂入路可以很好地观察到颞叶内侧结构的前部，而解剖海马结构后部比较困难。此外，这种方法的缺点是必须解剖侧裂血管。

颞下入路的基本原理是保留颞叶新皮质，避免切开颞干，尽可能减少视野缺损（Hori et al., 1993; Park et al., 1996; Duckworth et al., 2008）。最近发表的文献并不支持这种基础入路具有保护语言功能的假设优势（von Rhein, 2012）。颞下入路的缺点包括颞叶的牵拉，损伤基底静脉，特别是Labbé静脉。而且，从颞叶下表面进入颞叶的手术定位是通过海马旁回、侧副沟，或者是通过梭状回，目前还不清楚。切除前部，如钩、杏仁核等是困难的，而颞下入路能很好地显露海马及颞叶内侧区域。

切记所有这些选择性入路只能对颞叶内侧区域提供有限的视角。因此，建议只有对环脑干的颞叶内侧区域错综复杂的解剖及血管关系全面彻底掌握的外科医生才能采用这些切除术式，而且最好是做过相当数量的标准颞叶切除术的外科医生。特别是经侧裂和颞下入路应该只能由经验非常丰富的神经外科医生实施。

新皮质的扩大病灶切除术（extended neocortical lesionectomy）适用于局限性病灶（Walczak et al., 1995）（图30-4）。病变可以是胶质瘤或胶质神经元肿瘤、皮质发育不良或血管畸形。虽然大家清楚必须进行病灶切除术，但经验表明仅仅切除病灶不足以控制癫痫发作（Cascino et al., 1993; Lombardi et al., 1997）。例如，对于局限的神经节细胞胶质瘤或海绵状血管瘤，切除范围包括病灶及其周边1 ~ 1.5 cm。如果病变附属于杏仁核或海马，那么毗邻内侧结构的部分也应切除。对于其他更大范围的病灶或致痫区，建议根据术前检查结果、病灶的大小和位置，以及电生理情况，联合经典的AH进行更大范围的病灶切除。特别是对于双重病理的病例，即当海马硬化与海马以外的病变并存时。

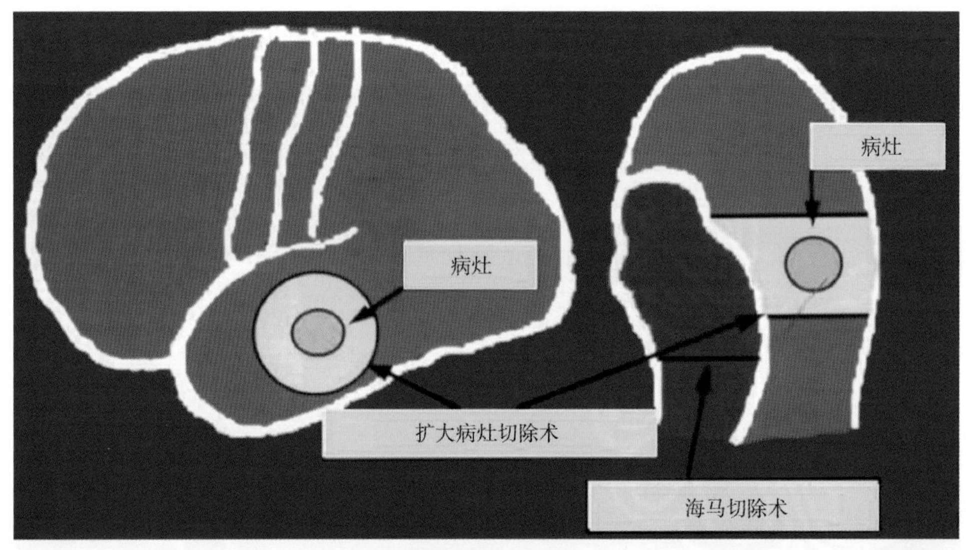

图 30-4　扩大病灶切除术（LE）联合或不联合海马切除术（AH）示意图（矢状位和轴位）

标准前颞叶切除术的手术步骤

患者仰卧位，肩部抬高，头部轻度偏转下垂。颞部开颅至少要显露外侧裂和颞中上回。硬脑膜向前翻起，沿颞上回测量颞极到切除后界的距离，在非优势半球为4.5 cm、优势半球为4 cm，沿后界向下，切除颞中回及颞下回，下边切除距离分别为5.5 cm（非优势半球）和5 cm（优势半球）（图30-5）。利用超声吸引器在软膜下分离颞上回和侧裂之间的分界面，继续向下切至中颅窝底，开放侧脑室颞角，此时可辨认出脉络膜丛、杏仁核和海马体。切除颞极，挖空钩回，显露脑干的前部的动眼神经、前交通动脉、大脑后动脉、脉络膜前动脉和蛛网膜覆盖的基底静脉。接着切除杏仁核的外侧部分。从外侧离断海马结构，向内侧到达海马沟内血管，继续在内侧及前部离断海马。有时会不可避免地打开脑干前方的蛛网膜。向后离断海马结构的长度为25 ~ 35 mm。在取出标本之前，在海马部横断海马沟内放射状血管时要格外小心。目前，海马结构的残余部分可以切到上下丘的水平，这样就可以完全显露脑干周边。

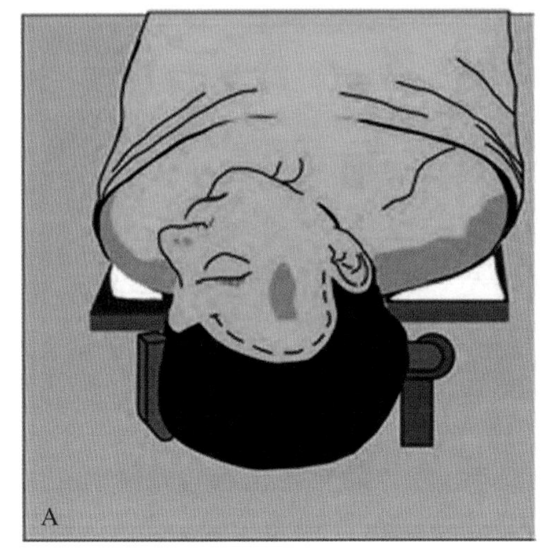

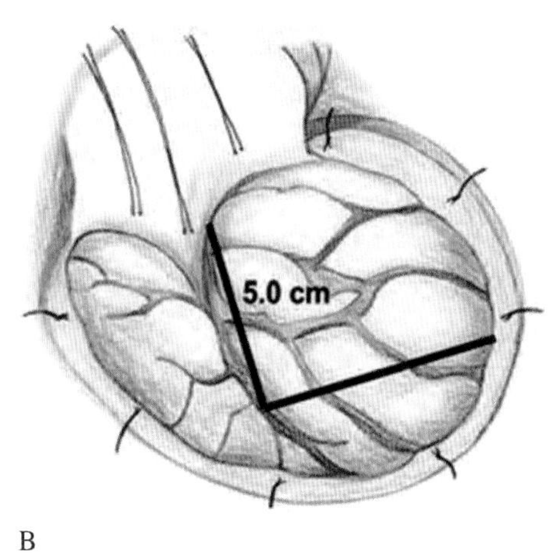

A　　B

图 30-5　患者体位与切除边界

A. 联合或不联合AH的标准ATL患者的体位（Yasargil et al., 1985）；B. 颞叶皮质的显露和非优势侧颞叶外侧切除的边界。

颞叶内侧联合颞极切除术的手术步骤

患者仰卧位，肩膀抬高。重要的是背部轻度倾斜，头部向健侧偏转30°～45°，以更好地直视颞叶内侧结构。颞部开颅应尽可能接近颞极。在颞上回距颞极3 cm处做皮质切口，然后切口弯曲向下越过颞中下回到达中颅窝底部。整块切除外侧皮质，外侧裂血管上方的蛛网膜完整保留。通常要打开侧脑室颞角的尖端。如上所述，切除海马旁回钩及内侧结构。因为要避免过度牵拉外侧颞叶，所以进入脑室的通路有限。但按照上述方法摆放头位可以显露海马结构全貌，并可根据需要切除海马体后部。

经外侧裂选择性海马杏仁核切除术的手术步骤

患者仰卧位，肩膀抬高，围绕外侧裂行翼点（即额颞）开颅术。剪开硬脑膜，自颈动脉分叉处向远侧约2 cm的大脑中动脉分叉处解剖外侧裂，显露岛阈，即下环岛沟上前1/3岛叶皮质。应用罂粟碱防止血管痉挛与缺血。

在岛阈水平的颞干上切开15 mm，皮质下12～15 mm后开放侧脑室颞角，即可显露海马/海马旁回结构与杏仁核。要想避免绕过内侧的脑室，重要的是尽量从外侧基底部接近脑室。一旦打开颞角，就可以延长切口，充分显露海马旁回钩、杏仁核和海马结构。接着使用超声吸引挖空海马旁回钩，切除杏仁核膨大部及内嗅皮层。海马结构的切除方法同上（图30-6）。

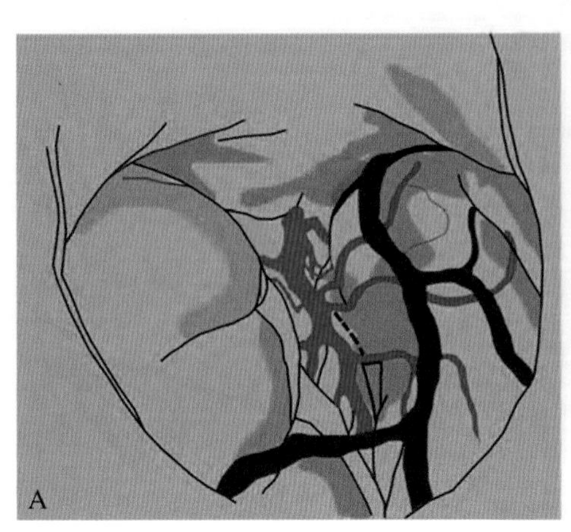

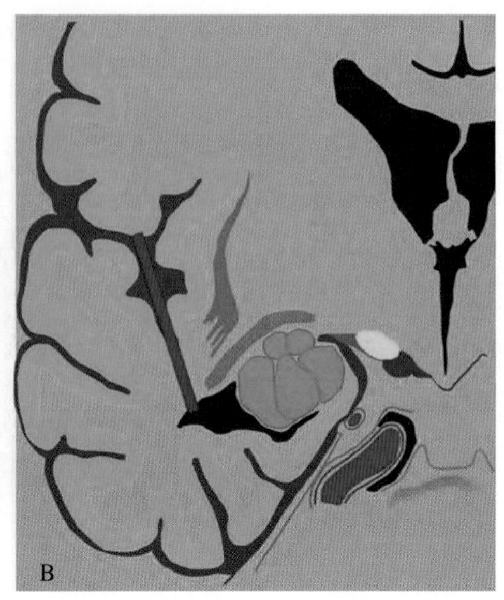

图 30-6　海马结构的切除方法

A. 显露侧裂与岛阈切口（虚线）（引自Yasargil, 1985）；B. 冠状面从外侧裂到侧脑室下角的解剖轨迹。

经皮质选择性海马杏仁核切除术的手术步骤

头部的位置类似于标准颞叶切除术。由于开颅范围更小，所以只需要在耳屏前做一个线性或稍弯曲的切口。无论是围绕颞中回的开颅手术计划，还是进入脑室的路径计划，神经导航都是有帮助的。颞中回皮质切口长度2 ~ 3 cm。在向内侧分离时，重点是避免损伤侧脑室顶，以便保护视放射。为了改善术野，可向前延长皮质切口。海马旁回钩、杏仁核和海马结构的切除方法如上所述，要保留内侧蛛网膜的完整。

颞下入路选择性海马杏仁核切除术的手术步骤

患者侧卧位。重点是头后倾，静脉滴注甘露醇，以便颞叶张力下降后更容易脱离颅底。由于开颅范围小，只需要在耳屏前做一个线性或稍弯曲的切口。颞下回（5 cm × 3 cm）颅底开颅，显露颞底，明确静脉解剖关系，切记规划进入脑室的路径时避免切断巨大的基底静脉。之后，通过梭状回或海马旁回的经皮质入路、通过侧副沟的经脑沟入路，甚至通过颞下回的经狭窄的皮质隧道入路，这依赖于静脉解剖关系。所有这些入路旨在进入脑室的腹外侧。技术上的挑战是找到脑室腔，保留大静脉，并适度牵拉颞叶。一旦进入脑室，就要延长皮质切口，以便为颞叶内侧结构提供良好的观察视角。海马旁回钩、杏仁核和海马结构的切除方法如上方所述。

扩大病灶切除术的手术步骤

根据病变的部位和其他需要切除的致痫皮质区来决定患者的体位和开颅术式。严格地说，新皮质切除术只需要切除皮质。由于实际的原因，脑回切除深度要达到脑沟底部。由于白质不会引起癫痫发作，所以位于颞叶核心的白质可以保留。通过切除区域的动脉分支和较大静脉应保留孤立起来。累及颞上回后部的病变只有在定位Wernicke区后再处理。另外，可以根据上述建议和描述来联合切除内侧结构。

结果

病理结果

在最近一项小儿癫痫外科的多中心调查中显示，颞叶癫痫最常见的病理为肿瘤（40%），其次是皮质发育不良（30%）和海马硬化（22%）（Clusmann et al., 2004; Harvey et al., 2008; Lopez-Gonzalez et al., 2012）。而其他小儿癫痫外科队列研究却显示病理主要为皮质发育不良（Bast et al., 2006; Harvey et al., 2008）。此外，我们也注意到，FCD轻度Ⅰ型多位于颞叶，而重度Ⅱ型更多合并颞叶外病变（Hauptman & Mathern, 2012）。然而，海马硬化作为唯一病理结果的小儿病例只占7%，这与成人的癫痫手术病理结果相反。在小儿群组中，颞叶内侧硬化更多见于青少年患者，但也在3岁以内的小儿患者中被诊断并进行了手术切除（Ramantani et al., 2013b, 2014）。儿童的双重病理比成人更多见，它是指海马硬化合并另一种潜在致痫病变，通常包括皮质发育不良（Mohamed et al., 2001; Cossu et al., 2008）。外科能治愈的颞叶癫痫较少见的病因包括其他畸形，如多小脑回（Ramantani et al., 2013c），神经皮肤综合征，如Sturge-Weber综合征或结节性硬化症，以及脑萎缩或中风。

癫痫发作预后

与颞叶外癫痫手术相比，颞叶癫痫手术术后无发作率更高（Cossu et al., 2008; Kim et al., 2008; Hemb et al., 2010）。最近的一项研究发现，在病理、起病年龄、手术侧别和手术方式一致的情况下，与成人TLE手术相比，儿童TLE术后无发作率更高：术后1年80%的儿童无发作，而仅有63%的成人无发作（Gleissner et al., 2005）。这与一项Meta分析的结果一致，该分析报告了TLE的术后效果，儿童要优于成人（Téllez-Zenteno et al., 2010）。

尽管大脑发育差别，但从儿童早期到青春期，手术后癫痫无发作率却是相似的，由于病因不同，无发作率为58%～85%（Mohamed et al., 2001; Mittal et al., 2005; Terra-Bustamante et al., 2005; Benifla et al., 2006; Smyth et al., 2007; Miserocchi et al., 2013）。最近的长期随访研究显示，手术后1～2年内发作控制效果相对稳定（Mittal et al., 2005）。

最近的一项Meta分析显示，术后癫痫无发作有统计学意义的预测因素包括MRI阳性病变和无全面性发作。对于病灶性癫痫病例，完整病灶切除术后癫痫发作控制效果更好（Englot et al., 2013），这与以往的研究结果一致（Lopez-Gonzalez et al., 2012）。由于到达病变位置在技术上有挑战性，或者病变与功能区重叠，病灶无法完全切除，但仍应尽可能全切。全面性发作被认为是癫痫迁延发展的表现，它与颞叶内侧比较明显的萎缩（Bernasconi et al., 2003）及术后癫痫复发（Jeong et al., 2005; Benifla et al., 2006）有关。

与成人相比，儿童再次接受癫痫手术（包括颞叶切除术）的比例更高（Ramantani et al., 2013a, 2013c, 2014）。最近的两项研究评估了儿童和青少年TLE术后的远期效果，再次手术后癫痫无发作的比例分别4/4和14/23（Mittal et al., 2005; Benifla et al., 2006）。在这些病例中，初次手术失败与颞叶内侧结构切除不完全有关，最近一项关于小儿癫痫外科中再次手术的研究证实了这一点（Ramantani et al., 2013a）。

发育及认知预后

小儿癫痫外科的治疗目标除了控制癫痫发作以外，还要防止发育障碍或认知缺陷（Cross et al., 2006）。癫痫持续时间长短与发育障碍的严重程度相关，正如最近特殊病因如胶质神经元肿瘤显示的那样（Ramantani et al., 2014），术前活动性癫痫与发作间期放电的影响，以及长期服用抗癫痫药物，从而错过了获得某些功能和治疗窗口期的最佳年龄。因此，早期成功的外科手术干预可以在大脑成熟的关键阶段恢复发育（Freitag & Tuxhorn, 2005; Ramantani et al., 2013c）。事实上，之前已经证实，唯一可改变的预后预测因素癫痫病程越长，适应功能、智力发育和IQ就越低（Freitag & Tuxhorn, 2005）。然而，过去的研究已经明确，在出生后第1年的关键时期，即形成高级认知功能发展基础的时期，早期癫痫起病的影响是不可挽回的（Cormack et al., 2007）。

某些研究关注的是儿童和青少年时期颞叶切除后发育和认知预后，研究认为早期大脑可塑性的增强改善了功能恢复。一项比较TLE儿童和青少年患者手术前后言语记忆的研究发现，术前功能较好的患儿在左侧切除术后3个月时功能显著下降，而术后仅仅12个月就完全恢复（Gleissner et al., 2002）。另一项研究发现，在病理、癫痫起病、手术侧别和术式一致的情况下，与儿童相比，成人在术前言语记忆得分较低，这可能因为癫痫病程较长，而且手术后又未能恢复（Gleissner et al., 2005）。此外，与成人相比，儿童在注意力功能有更好的预后，而且绝大多数在手术后1年就得到改善。仅仅儿童和青少年在术后功能有恢复，这归因于发育大脑的可塑性，即大脑既能通过经验、学习与记忆形成，也可在受伤后重组并康复（Gleissner et al., 2005）。

最近的一项研究中长期随访发现小儿TLE手术组与匹配良好的非手术对照组相比，认知功能得到改善（Skirrow et al., 2011）。在组水平上，在术后6年以上可以观察到这种改善，这与停药及脑灰质总体积的改变有关。然而，本研究中术前认知功能较低的儿童在术后比那些术前认知功能一般或较高的儿童改善更多，这与之前的研究一致（Freitag & Tuxhorn, 2005）。总的来说，本研究中术后无发作是社会心理功能与生活质量改善的最重要预测因素。

该结果与30年前进行的两项研究结果一致（Lindsay et al., 1984a, b）。在第一项研究中，TLE手术患儿比非手术患儿表现出更好的社会心理预后，大多数患儿在成年后都能很好地融入社会并就业。在第二项研究中，手术后仅仅几年就获得了全面改善，这表明认知恢复和随后的发育进展需要更多的时间（Freitag & Tuxhorn, 2005; Roulet-Perez et al., 2010）。

手术并发症

详细和准确地了解可能出现的并发症对于来咨询的待手术患者和患儿父母做手术决定，以及制订规避风险的策略都是至关重要的。然而，在各自不同的研究中，由于不同的手术技术、病理结果和人群（儿童/成人），报道的并发症发生率之间的比较是困难的。此外，许多观察到的风险（如象限盲、认知和精神障碍）中，有的被评估为不可避免的不良反应，有的被评估为并发症。在这篇综述中，发育和认知预后已经在各自的篇章中论述过。这里，我们仅概述一下外科和神经内科方面的发病率和死亡率。

2001年，Georgiadis等评估了1990—2013年58份癫痫手术相关并发症的报道。其中6份儿童报告均无手术有关死亡。观察到的累积发病率为0%～9.3%（Erba et al., 1992; Sinclair et al., 2003; Clusmann et al., 2004; Terra-Bustamante et al., 2005; Kim et al., 2008; Lopez-Gonzalez et al., 2012; Vadera et al., 2012; Hader et al., 2013）。最常见的神经系统并发症是术后视野缺损。上1/4象限盲的发生率为1.5%～22.0%（Kim et al., 2008; Lopez-Gonzalez et al., 2012），术后偏盲发生率为2.9%～4.3%（Erba et al., 1992; Terra-Bustamante et al., 2005）。有些报道患儿术后视野无任何缺损（Sinclair et al., 2003; Vadura et al., 2012）。Erba等（1992）报道的术后偏瘫发生率为4.3%，而Kim等（2008）报道的术后偏瘫发生率为8.5%。Sinclair等（2003）报道术后卒中发生率为3.1%。Lopez-Gonzalez等（2012）报道0.7%的患者出现过一过性语言障碍。Erba等（1992）证实2.1%的患者术后暂时性同侧动眼神经麻痹。在Sinclair等（2003）的一系列手术并发症中，有3.1%的患者术后发生脑积水需要分流手术。术后切口感染，包括脑膜炎的发生率为1.5%～8.5%（Erba et al., 1992; Sinclair et al., 2003; Kim et al., 2008; Lopez-Gonzalez et al., 2012）。然而，在所有报道中，感染均经静脉滴注抗生素后治愈，没有进一步的后遗症。总之，颞叶切除手术是一种安全的治疗耐药性癫痫的方法，死亡率几乎为零。相关的永久性致残率相对较低，约为2%（Polkey et al., 1996; Behrens et al., 1997; Georgiadis et al., 2013）。

结论

成人TLE病因相对单一，常与海马硬化有关，而儿童和青少年的病因主要是低级别肿瘤和皮质发育不良。此外，与成人相比，儿童TLE具有明显不同的症状学、电生理学和影像学特性。尽管目前已有大量的抗癫痫发作药物，但仍有5%～10%的新诊断病例难以用药物控制。另外，颞叶癫痫的切除性手术已被证明对于包括婴儿和低龄在内的患儿是安全有效的。

颞叶切除术的不同手术方式反映了癫痫病和外科理念的历史变迁，而不存在病理、症状学和电生理的多样性。虽然切除范围呈现越来越小的趋势，但到目前为止大范围的标准切除对认知和神经功能的负面影响还没有得到可靠证据的证实。因此，实际采用的手术方法应考虑外科医生个人的经验，特别是选择性海马杏仁核切除术只适用于对颞叶内侧解剖非常熟悉且具有先进技术技巧的外科医生。

癫痫病程的长短与发育障碍的严重程度之间的相关性强调，早期干预就是为了保护认知潜能。这一点尤其重要，最近研究强调儿童患者的认知功能具有随时间推移而恢复的潜力。这将鼓励拥有儿科专业的癫痫外科中心的小儿神经科医生对患儿进行早期手术干预，并开展综合的术前评估，包括认知和行为评估。癫痫手术应及早纳入治疗方案，与“保守”治疗并存，以便及时治疗，防止延误治疗。这对于MRI上有明确病变的癫痫婴儿尤其重要，这些患儿往往药物难以控制，甚至更会导致发育倒退。

原书参考文献

Bailey P, Gibbs FA. The surgical treatment of psychomotor epilepsy. JAMA 1951;145: 365-370.

Bailey P. Surgical treatment of psychomotor epilepsy: five-year follow-up.Southern Med J 1961; 54: 299-301.

Bast T, Ramantani G, Seitz A, et al. Focal cortical dysplasia: prevalence, clinical presentation and epilepsy in children and adults. Acta Neurol Scand 2006; 113: 72-81.

Behrens E, Schramm J, Zentner J, et al. Surgical and neurological complications in a series of 708 epilepsy surgery procedures. Neurosurgery 1997; 41: 1-9; discussion: 9-10.

Benifla M, Otsubo H, Ochi A, et al. Temporal lobe surgery for intractable epilepsy in children: an analysis of outcomes in 126 children. Neurosurgery 2006; 59: 1203-1214.

Bernasconi N, Bernasconi A, Caramanos Z, et al. Mesial temporal damage in temporal lobe epilepsy: a volumetric MRI study of the hippocampus, amygdala and parahippocampal region. Brain 2003; 126 (Pt2): 462-469.

Binder DK, Schramm J. Resective surgical techniques: mesial temporal lobe epilepsy: In: Lüders HO (ed). Epilepsy Surgery. London: Informa, 2008, pp. 1083-1092.

Cascino GD, Jack CR, Parisi JE, et al. Operative strategy in patients with MRIidentified dual pathology and temporal lobe epilepsy. Epilepsy Res 1993; 14: 175-182.

Clusmann H, Kral T, Fackeldey E, et al. Lesional mesial temporal lobe epilepsy and limited resections: prognostic factors and outcome. J Neurol Neurosurg Psychiatry 2004; 75: 1589-1596.

Cossu M, Lo Russo G, Francione S, et al. Epilepsy surgery in children: results and predictors of outcome on seizures. Epilepsia 2008; 49: 65-72.

Cormack F, Cross JH, Isaacs E, et al. The development of intellectual abilities in pediatric temporal lobe epilepsy. Epilepsia 2007; 48: 201-204.

Coughlan A, Farrell M, Hardiman O, et al. The results of removal of temporal lobe neocortex in the treatment of epilepsy in 40 patients. Meeting of the Association of British Neurologists with the American Neurological Association, London Hospital, November 1-2, 1985.

Cross JH, Jayakar P, Nordli D, et al. International League against Epilepsy, Subcommission for Paediatric Epilepsy Surgery; Commissions of Neurosurgery and Paediatrics. Proposed criteria for referral and evaluation of children for epilepsy surgery: recommendations of the Subcommission for Pediatric Epilepsy Surgery. Epilepsia 2006; 47: 952-959.

Duckworth EA, Vale FL. Trephine epilepsy surgery: The inferior temporal gyrus approach. Neurosurgery 2008; 63(1 Suppl 1): ONS156-160; discussion ONS160-1.

Englot DJ, Berger MS, Barbaro NM, et al. Factors associated with seizure freedom in the surgical resection of glioneuronal tumors. Epilepsia 2012; 53: 51-57.

Englot DJ, Rolston JD, Wang DD, et al. Seizure outcomes after temporal lobectomy in pediatric patients. J Neurosurg Pediatr 2013; 12: 134-141.

Erba G, Winston KR, Adler JR, et al. Temporal lobectomy for complex partial seizures that began in childhood: Surgical Neurology 1992; 38: 424-432.

Falconer MA. Discussion on the surgery of temporal lobe epilepsy. Proc R Soc Med 1953; 46: 971-975.

Falconer MA, Hill D, Myer A, et al. Treatment of temporal lobe epilepsy by temporal lobectomy – a survey of findings and results. Lancet 1955; 1: 827-835.

Feindel W, Penfield W. Localization of discharge in temporal lobe automatism. Arch Neurol Psychiatry 1954; 72: 605-630.

Freitag H, Tuxhorn I. Cognitive function in preschool children after epilepsy surgery: rationale for early intervention. Epilepsia 2005; 46: 561-567.

Georgiadis I, Kapsalaki EZ, Fountas KN. Temporal lobe resective surgery for medically intractable epilepsy: a review of complications and side effects. Epilepsy Res Treat 2013; 1-12.

Gleissner U, Sassen R, Lendt M, et al. Pre- and postoperative verbal memory in pediatric patients with temporal lobe epilepsy. Epilepsy Res 2002; 51: 287-296.

Gleissner U, Sassen R, Schramm J, et al. Greater functional recovery after temporal lobe epilepsy surgery in children. Brain 2005; 128(Pt 12): 2822-2829.

Hader WJ, Tellez-Zenteno J, Metcalfe A, et al. Complications of epilepsy surgery: a systematic review of focal surgical resections and invasive EEG monitoring: Epilepsia 2013; 54: 840-847.

Harvey AS, Cross JH, Shinnar S, et al. ILAE Pediatric Epilepsy Surgery Survey Taskforce. Defining the spectrum of international practice in pediatric epilepsy surgery patients. Epilepsia 2008; 49: 146-155.

Hauptman JS, Mathern GW. Surgical treatment of epilepsy associated with cortical dysplasia: 2012 update. Epilepsia 2012; 53 (Suppl 4): 98-104.

Hemb M, Velasco TR, Parnes MS, et al. Improved outcomes in pediatric epilepsy surgery: the UCLA experience, 1986-2008. Neurology 2010; 74: 1768-1775.

Hori T, Tabuchi S, Kurosaki M, et al. Subtemporal amygdalohippocampectomy for treating medically intractable temporal lobe epilepsy. Neurosurgery 1993; 33: 50-6; discussion: 56-57.

Jackson JH, Colman WS. Case of epilepsy with tasting movements and "dreamy state" with very small patch of softening in the left uncinate gyrus. Brain 1898; 21: 580-590.

Jasper HH. History of the early development of electroencephalography and clinical neurophysiology at the Montreal Neurological Institute: the first 25 years 1939-1964. Can J Neurol Sci 1991; 18 (4Suppl): 533-548.

Jeong SW, Lee SK, Hong KS, et al. Prognostic factors for the surgery for mesial temporal lobe epilepsy: longitudinal analysis. Epilepsia 2005; 46: 1273-1279.

Kim SK, Wang KC, Hwang YS, et al. Epilepsy surgery in children: outcomes and complications. J Neurosurg Pediatr 2008; 1: 277-283.

Lindsay J, Ounsted C, Richards P. Long-term outcome in children with temporal lobe seizures. V: Indications and contra-indications for neurosurgery. Dev Med Child Neurol 1984; 26: 25-32.

Lindsay J, Glaser G, Richards P, et al. Developmental aspects of focal epilepsies of childhood treated by neurosurgery. Dev Med Child Neurol 1984 (a or b); 26: 574-587.

Li LM, Cendes F, Watson C, et al. Surgical treatment of patients with single and dual pathology: relevance of lesion and of hippocampal atrophy to seizure outcome. Neurology 1997; 48: 437-444.

Lombardi D, Marsh R, de Tribolet N. Low grade glioma in intractable epilepsy: lesionectomy versus epilepsy surgery. Acta Neurochir 1997; Suppl. 68: 70-74.

Lopez-Gonzalez MA, Gonzalez-Martinez JA, Jehi L, et al. Epilepsy surgery of the temporal lobe in pediatric population: a retrospective analysis. Neurosurgery 2012; 70: 684-692.

Luyken C, Blümcke I, Fimmers R, et al. The spectrum of long-term epilepsyassociated tumors: Long-term seizure and tumor outcome and neurosurgical aspects. Epilepsia 2003; 44: 822-830.

Luyken C, Blümcke I, Fimmers R, et al. Supratentorial gangliogliomas: histopathological grading and tumor recurrence during a median of eight years 184 patients. Cancer 2004; 101: 146-155.

Majores M, von Lehe M, Fassunke J, et al. Tumor recurrence and malignant progression of gangliogliomas. Cancer 2008; 113: 3355-3363.

Maton B, Jayakar P, Resnick T, et al. Surgery for medically intractable temporal lobe epilepsy during early life. Epilepsia 2008; 49: 80-87.

Miserocchi A, Cascardo B, Piroddi C, et al. Surgery for temporal lobe epilepsy in children: relevance of presurgical evaluation and analysis of outcome. J Neurosurg Pediatr 2013; 11: 256-267.

Mittal S, Montes JL, Farmer JP, et al. Long-term outcome after surgical treatment of temporal lobe epilepsy in children. J Neurosurg 2005; 103: 401-412.

Meyer A, Falconer MA, Beck C: Pathological findings in temporal lobe epilepsy. J Neurol Neurosurg Psychiatry 1954; 17: 276-285.

Mohamed A, Wyllie E, Ruggieri P, et al. Temporal lobe epilepsy due to hippocampal sclerosis in pediatric candidates for epilepsy surgery. Neurology 2001; 56; 1643-1649.

Morris AA. Temporal lobectomy with removal of uncus, hippocampus and amygdala. Arch Neurol Psychiatry 1956; 76: 479-496.

Niemeyer P. The transventricular amygdala-hippocampectomy in temporal lobe epilepsy. In: Baldwin P (ed). Temporal Lobe Epilepsy. Springfield: Charles C. Thomas, 1958, pp. 461-482.

Olivier A. Transcortical selective amygdalohippocampectomy in temporal lobe epilepsy. Can J Neurol Sci 2000; 27: 68-76; discussion: 92-96.

Park TS, Blackburn LB, Bourgeois BF, et al. Subtemporal transparahippocampal amygdalohippocampectomy for surgical treatment of mesial temporal lobe epilepsy. Technical note. J Neurosurg 1996; 85: 1172-1176.

Penfield W, Jasper H. Epilepsy and the Functional Anatomy of the Human Brain. W. Little, Brown, and Co., 1954.

Penfield W, Flanigin HF. Surgical therapy of temporal lobe seizures. Arch Neurol Psychiatry 1950; 64: 491-500.

Penfield W, Paine K. Results of surgical therapy for focal epileptic seizures. Can Med Assoc J 1955; 73: 515-530.

Polkey CE. Complications of epilepsy surgery. In: Shorvon SD, Dreifuss F, Fish D (eds). The Treatment of Epilepsy. Oxford: Blackwell Science, 1996, pp. 780-793.

Polkey CE. Temporal lobe resections. In: Oxbury JM, Polkey CE, Duchowny M (eds). Intractable Focal Epilepsy. London: W.B. Saunders, 2000, pp. 667-695.

Ramantani G, Strobl K, Stathi A, et al. Reoperation for refractory epilepsy in childhood: a second chance for selected patients. Neurosurgery 2013; 73: 695-704.

Ramantani G, Kadish NE, Strobl K, et al. Seizure and cognitive outcomes of epilepsy surgery in infancy and early childhood. Eur J Paediatr Neurol 2013; 17: 498-506.

Ramantani G, Koessler L, Colnat-Coulbois S, et al. Intracranial evaluation of the epileptogenic zone in regional infrasylvian polymicrogyria. Epilepsia 2013; 54: 296-304.

Ramantani G, Kadish NE, Anastasopoulos C, et al. Epilepsy surgery for glioneuronal tumors in childhood: avoid loss of time. Neurosurgery 2014; 74: 648-657.

Ramantani G, Zentner J. In reply: Avoid loss of time. Neurosurgery 2014; 75: 197-198.

Roulet-Perez E, Davidoff V, Mayor-Dubois C, et al. Impact of severe epilepsy on development: recovery potential after successful early epilepsy surgery. Epilepsia 2010; 51: 1266-1276.

Salanova V, Markand O, Worth R. Temporal lobe epilepsy: analysis of patients with dual pathology. Acta Neurol Scand 2004; 109: 126-131.

San-juan D, Tapia CA, González-Aragón MF, et al. The prognostic role of electrocorticography in tailored temporal lobe surgery. Seizure 2011; 20: 564-569.

Schramm J, Kral T, Grunwald T, et al. Surgical treatment for neocortical temporal lobe epilepsy: clinical and surgical aspects and seizure outcome. J Neurosurg 2001; 94: 33-42.

Schramm J, Lehmann TN, Zentner J, et al. Randomized controlled trial of 2.5-cm versus 3.5-cm mesial temporal resection in temporal lobe epilepsy-Part 1: Intent-to-treat analysis. Acta Neurochir (Wien) 2011; 153: 209-219.

Schramm J, Meencke HJ, Schulze-Bonhage A, et al. Randomized controlled trial of 2.5-cm versus 3.5-cm mesial temporal resection-Part 2: volumetric resection extent and subgroup analyses. Acta Neurochir (Wien) 2011 (a or b): 153: 221-228.

Sinclair DB, Aronyk KE, Snyder TJ, et al. Pediatric epilepsy surgery at the University of Alberta: 1988-2000. Pediatric Neurol

2003; 29: 302-311.

Skirrow C, Cross JH, Cormack F, et al. Long-term intellectual outcome after temporal lobe surgery in childhood. Neurology 2012; 76: 1330-1337.

Spencer DD, Spencer SS, Mattson RH, et al. Access to the posterior medial temporal lobe structures in the surgical treatment of temporal lobe epilepsy. Neurosurgery 1984; 15: 667-671.

Smyth MD, Limbrick DD Jr, Ojemann JG, et al. Outcome following surgery for temporal lobe epilepsy with hippocampal involvement in preadolescent children: emphasis on mesial temporal sclerosis. J Neurosurg 2007; 106: 205-210.

Spooner CG, Berkovic SF, Mitchell LA, et al. New-onset temporal lobe epilepsy in children: lesion on MRI predicts poor seizure outcome. Neurology 2006; 67: 2147-2153.

Téllez-Zenteno JF, Hernández Ronquillo L, Moien-Afshari F, et al. Surgical outcomes in lesional and non-lesional epilepsy: a systematic review and metaanalysis. Epilepsy Res 2010; 89: 310-318.

Terra-Bustamante VC, Inuzuca LM, Fernandes RM, et al. Temporal lobe epilepsy surgery in children and adolescents: clinical characteristics and post-surgical outcome. Seizure 2005; 14: 274-281.

Vadera S, Kshettry VR, Klaas P, et al. Seizure-free and neuropsychological outcomes after temporal lobectomy with amygdalohippocampectomy in pediatric patients with hippocampal sclerosis: J Neurosurg 2012; 10; 103-107.

von Rhein B, Nelles M, Urbach H, et al. Neuropsychological outcome after selective amygdalohippocampectomy: Subtemporal versus transsylvian approach. J Neurol Neurosurg Psychiatry 2012; 83: 887-893.

Walczak TS. Neocortical temporal lobe epilepsy: characterizing the syndrome. Epilepsia 1995; 36: 633-635.

Wiebe S, Blume WT, Girvin JP, et al. A randomized, controlled trial of surgery for temporal-lobe epilepsy. N Engl J Med 2001; 345: 311-318.

Wieser HG, Yasargil MG. Selective amygdalohippocampectomy as a surgical treatment of mesiobasal limbic epilepsy. Surg Neurol 1985; 17: 445-457.

Yasargil MG, Teddy PJ, Roth P. Selective amygdalohippocampectomy. Operative anatomy and surgical technique. Adv Tech Stand Neurosurg 1985; 12: 93-123.

Zentner J, Hufnagel A, Wolf HK, et al. Surgical treatment of neoplasms associated with medically intractable epilepsy. Neurosurgery 1997; 41: 378-387.

第31章

颞叶外定位与功能区

Giorgio Lo Russo, Sanjiv Bhatia, Jeffrey G. Ojemann，著
张庆辉，译

要 点

- 颞叶外癫痫（新皮质，包括颞叶外侧）通常比颞叶内侧癫痫病灶更难定位。
- 多模态方法（影像、EEG、PET/SPECT）及多模态融合有助于定位病灶。
- 对脑功能方面的考虑，如运动和语言区定位，可能会限制（和剪裁氏）切除。
- 有创性监测常常用于定位颞叶外侧病灶。
- 有创性监测可以是硬膜下电极覆盖、深部电极、SEEG或搭配组合，所有方法都各有优缺点。
- 如果能够确定致痫区并安全切除，手术效果可能会很好。
- 要想使致痫灶定位于颞叶外的癫痫患者获得良好的手术效果，重要的是切除MRI上与癫痫相关的明确病变，如果超出病灶范围的致痫区也包括在切除范围内，结果也一样。

颞叶外癫痫发作的定位可能比颞叶癫痫更具挑战性，这体现在两方面：确定癫痫发作起始区，以及明确癫痫发作起始区与邻近功能区的关系。发作起始区和“致痫区”（EZ）可能更难确定，通常需要多种方法评估（EEG、MRI、其他影像模态），在许多情况下，还包括有创性监测。致痫区邻近功能皮质可能会影响癫痫治疗效果，以及引起术后神经功能缺失的风险。尽管神经影像、电生理和手术技术方面取得了进步，但结果显示颞叶外癫痫（extratemporal lobe epilepsy, ETLE）手术失败率仍然相对较高（Centeno et al., 2006; Ansari et al., 2010; Téllez-Zenteno et al., 2010; Dorward et al., 2011）。

儿童药物难治性癫痫的大多数外科手术是针对MCD、肿瘤、斑痣性血管瘤病或围产期损伤（Terra-Bustamante et al., 2005）。这些手术主要是颞叶以外区域的局灶性切除（Harvey et al., 2008）。相比之下，成人颞叶切除更常见（Yu et al., 2012），即使累及颞叶，儿童也有更多样的病理（Mohammed et al., 2001）。

其他原因可能会影响EZ定位和功能性因素。一方面，年轻人大脑的特点是发作期放电迅速扩散，而且难以获得足够多的脑功能信息，可能会使制订有效的手术计划变得更加复杂。另一方面，癫痫发作对发育中的大脑及其可塑性的影响可能造成脑功能适应性重组，从而需要进行更深入的切除手术。因此，精确定位致痫区和功能皮质仍然是ETLE的主要挑战。具有这些癫痫相关定位的患者通常需要特别广泛的评估。

本章的目的是为临床医生提供术前检查主要步骤的理念，还要回顾一下儿童颞叶外癫痫的手术选择。

术前评估

术前评估的目的是正确定位一个稳定而可切除的致痫区。只有回顾才能定义成功定位，因为真正的致痫区包括癫痫发作起始的皮质区域和发作期放电早期组织区。通过手术将其切除（或离断）达到控制癫痫发作的效果。外科医生的主要任务是将致痫区的概念转化为具体的手术计划，采用最好的计划和技术，获得良好的癫痫发作控制效果，同时并发症最少。

在儿童的年龄范围内，各不同年龄组有其更常见的不同考虑因素和病变类型。青少年（12岁以上）可能会有更多“像成人一样”的表现，而那些5～12岁和5岁以下的患儿也可能有不同的表现。尤其低龄患儿，可能更多表现为病变广泛，从而需要多脑叶甚至半球的外科治疗。以下技术方法的临床应用详见前面的相关章节中找［例如，源定位(EEG、MEG)，结构/功能成像、有创性脑电监测］，下面将讨论它们在颞叶外癫痫中的应用。

神经生理

神经生理学评估仍然是定义致痫区的基础步骤之一。对于大多数颞叶癫痫儿童病例，如果临床症状学与电生理发现的结果相关，那么在有病变的情况下，可以通过发作期甚至仅凭发作间期EEG来选择手术适应证患者。对于ETLE，术前检查可能更加复杂，依赖于发作期VEEG，甚至需要硬膜下栅状电极或SEEG进行有创性监测，因为电生理结果显示的发作起始可能与临床症状学没有很好的相关性。

常规头皮EEG通常在术前检查的某个时间点进行，而VEEG监测的目的是记录惯常电临床癫痫发作。如果MRI上的明确病灶、发作期及发作间期EEG，与发作期症状学结果相一致，那么许多癫痫中心将会进行病变切除术。MRI上病灶比较微小或阴性，根据发作间期EEG异常定位，脑电发作起始不足以确定手术适应证患者，这些常常发生在ETLE（Centeno et al., 2006）。

最近引进的更高级的技术，如高密度EEG，可以减少使用有创性脑电监测，但此项技术很难在短期内使用，目前仍然处于研究水平，临床应用有限（Brodbeck et al., 2011; Storti et al., 2012; Mégevand et al., 2014）。

MEG

脑磁图（MEG）可以用来检测发作间期事件产生的磁场（参阅第2章）。一系列研究表明，MEG在定位颞叶外致痫区和功能区方面表现出良好的效果，特别是结合神经影像学数据和同步记录的EEG（Stefan et al., 2000; Papanicolaou et al., 2005）。MEG在附加信息方面的具体优势尚不清楚。尽管MEG也用来定位功能区，还需要患者配合，但已经证明可以定位运动和语言功能区（Van Poppel et al., 2012; Bercovici et al., 2008）。

神经影像

结构MRI

结构影像在颞叶外致痫灶定位的重要性毋庸置疑（参阅第2章）。MRI上的结构性病灶会促使儿童尽早接受癫痫手术，手术切除病灶与良好预后明显相关（Duchowny et al., 1998; Terra-Bustamante et al., 2005; Chassoux et al., 2012; Liava et al., 2012; Englot et al., 2013; Lerner et al., 2009）。

评估应包括多个层面FLAIR序列的T_1和T_2加权图像。容积性T_1加权序列在评估皮质厚度、脑沟底部异常或进行各种结构的体积测量时非常有用。当怀疑颅内肿瘤时，采用钆剂增强扫描。

当术前MRI显示病变不明显，或者与电-临床情况不一致，或者于意外发现（如蛛网膜囊肿）时，此类患者MRI为阴性。MRI阳性患者影像学显示的局灶性病变可能与电临床情况一致。

年龄在4～24月龄的患儿，影像可能会发生改变，因为髓鞘化快速改变使得一些病变，特别是发育不良的病变，在这一时期结束之前显示的都不太明显。因此，对于2岁以下的患儿来说，强烈建议“MR阴性”的病例早期复查MRI（Daghistani & Widjaja, 2013）。

MRI无病灶但仍考虑手术治疗的患者所占百分比取决于所采用的入选标准。ILAE的调查了接受手术治疗的系列患者（Harvey et al., 2008），评估要行切除术的患者中17%为MRI阴性，而且全球不同地区比例有所不同。在接受手术治疗的单一系列患者中（Bien et al., 2009; Yu et al., 2012），无病灶MRI患者的比例更高（19%～28%）。我们知道，癫痫专家对MRI的评估会发现其他一些被认为是“阴性”的异常病变，因此，即使MRI报告正常，也不应该放弃追寻可手术治疗的病灶。

之前被认为无病灶的癫痫病例现在经常被发现存在发育不良病变，这要归功于MRI性能越来越好，发育大脑的MRI检查方案不断改进（Hauptman et al., 2012），以及癫痫专家指导专业神经影像医生的不断学习。

其他影像

fMRI、DTI、MR技术的进步既能够提供信号的动态变化（如fMRI），又能够应用DTI显示纤维束等附加信息。当考虑实施邻近中央区的手术时，可用fMRI定位运动-感觉皮质。fMRI也越来越多地被用来定位语言优势侧［额叶和（或）颞叶切除］，甚至定位记忆相关区域（外侧和外侧/内侧颞叶切除）（Janecek et al., 2013）。这些工具的准确性和特异性仍在评估中（Bartos et al., 2009; Mehta & Klein, 2010; Roessler et al., 2005）。术前功能影像仅用于能配合的患者。研究发现，能够接受这种评估方法的患者比例在很大程度上取决于患者的年龄（Shurtleff, 2010）。类似的还有Wada试验（颈内动脉注射异戊巴比妥），目前仍有个别癫痫中心采用，它可能有助于对语言功能发育完善的患者进行语言功能定侧。

fMRI也可用于研究大脑各区之间的关系，它利用发生在相关网络中的静息振荡。这种功能连接MRI可以识别功能网络，如感觉运动网络（Vadivelu et al., 2013），还可以显示与癫痫病灶相关的异常情况（James et al., 2013），但是这些方法的确切用途仍在研究中。

DTI可以识别主要的白质纤维束，包括颞叶和颞叶外区域。DTI定位可能非常有助于降低术后神经功能缺失的风险。

随着年龄的增长及白质发育成熟，这些纤维束变得更加明显。对于局灶性皮质发育不良继发难治性新皮质癫痫的患儿，DTI对主要白质纤维的微观结构变化的研究可以增加定侧信息（Kim et al., 2013）。

核医学（SPECT、PET）

正如其他章节（结构和功能成像）所述，SPECT和FDG-PET对某些病例有定位价值。对于经验丰富的研究人员，PET和SPECT可以消除或减少应用有创性监测的需要（Kumar et al., 2010）。然而，对于无病灶的颞叶外癫痫患者，PET和SPECT扫描通常不作为唯一的定位信息。

通过用发作期SPECT减去发作间期SPECT，随后与MRI配准融合（即SISCOM），这样可以提高定位癫痫病灶的水平。从前对于MRI有无病灶的颞叶外局灶性癫痫患者的研究发现，完全切除SISCOM异常组织与发作预后相关（O’Brien et al., 2000; Wetjen et al., 2009）。SPECT能在多大程度上充分定侧和定位存在争议（Kim et al., 2001; Noe et al., 2013），这可能取决于手术适应证者的其他选择标准，那些有更多局灶性EEG放电或有其他局灶性结果的患者更可能显示局部SPECT改变。

3D多模态影像

3D多模态影像针对每位患者个体化同时显示不同的结构和功能数据，可以最佳可视化患者的解剖和生理标识。对于颞叶外定位，确定切除边界具有挑战性，因此这种可视化技术为外科医生提供了一种更直观的方法，有可能提前根据每位患者的特征（引自MRI解剖和功能的数据）做好手术计划（图31-1）（Cardinale et al., 2013; Sommer et al., 2013）。这就可能更精确、更完整地切除颞叶外癫痫病灶（Cossu et al., 2008; Cardinale et al., 2012）。颅内EEG信息（见下文）也可以整合进来，在切除术前呈现更清晰的视觉模型（Cossu et al., 2006）。

软脑膜表面的三维重建使用freesurfer软件包（网址：freesurfer.net）计算，概率性纤维示踪重建使用FSL（网址：http://fsl.fmrib.ox.ac.uk/fsl/fslwiki）。所有配准的解剖部分都整合在3D Slicer（网址：www.slicer.org）多模态场景中。

其他成像方法也用于指导手术计划：术中导航使用无框架立体定向技术、术中成像（CT或MRI），甚至立体血管造影（Cardinale et al., 2013; Cossu et al., 2012），后者用于大血管周围植入电极或计划手术。

血管造影术能为手术提供涉及动脉走行的有价值的额外信息。这些信息包括皮质表面定向或深部组织离断的重要标志，如额叶离断术涉及的胼周动脉和大脑前动脉近端的分支。

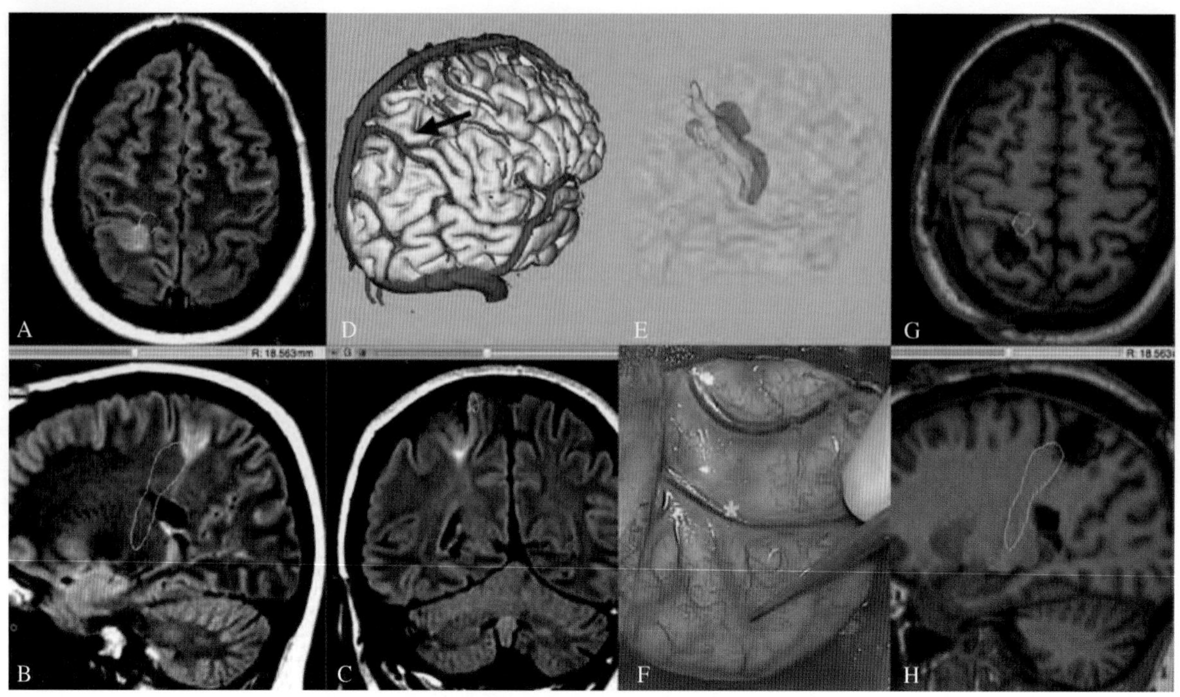

图 31-1 术前应用三维多模态成像制订手术计划实例

轴位（A）、矢状位（B）和冠状位（C）MRI FLAIR平面显示中央后回、FCDⅡ型及其与配准的基于DTI重建的丘脑皮质束的手部（红色）和足部（绿色）成分之间的关系。D. 三维多模态重建软脑膜表面和主要静脉。E. 透过软膜表面可以看到丘脑皮质束的足部（绿色）和手部（红色）成分，以及重建后的病灶（黄色）。F. 术中图片显示三维多模态成像的实用性。F和D中黄色星号显示同一条静脉，D黑色箭头指示F中同一脑沟。G和H. 术后MR的多平面重建后显示病灶切除部位与配准的基于DTI重建的丘脑皮质束的手部（红色）和足部（绿色）成分之间的关系。

有创性监测

无创检查可能不够精确或充分地确定致痫区。此外，可疑致痫区（或多个区域）可能靠近功能皮质。在这种情况下，如果手术评估后仍怀疑存在多个致痫区，那么就可能适合有创性监测（见第6章和第37章）。有创性监测的比例取决于癫痫中心（Harvey, 2008），以及颞叶外癫痫的治疗策略各不相同。在UCLA过去10年的系列研究中，接受了颅内脑电图监测的患儿不到1%（Hemb et al., 2010）。相比之下，NYU团队在不同的原发颞叶外癫痫病例中，分期置入/再置入电极，取得了良好的效果（Weiner et al., 2006）。

对于颞叶外定位，所有有创性监测技术都拥有共同特点，即记录到颅骨和软组织的深部，也包括采集更深部区域的信号，如果在头皮测量，这些区域的信号衰减明显。此外，虽然有创性监测可能更接近致痫区，但所有有创性监测技术空间有限，因此它们只能对可能的整体致痫区进行有限采样。某些具体问题和预先确定的皮质或皮质靶区可以很好地指导有创性监测研究。应用在手术以外进行有创性EEG监测的神经外科设备可分为硬膜下栅状电极和颅内电极两种技术，但也可联合应用两种方法。

特别是当MRI上存在病灶，高度怀疑为致痫区时，在没有单独有创性监测的情况下，可以通过术中ECoG来指导个体化切除新皮质。有了这种方法，切除前的脑电记录有助于确定致痫区的界限。

对于一些皮质发育畸形，当顾虑MRI不能完全确定致痫区的范围时，应用术中ECoG有助于确定致痫区。已有大量文献报道，在没有预先进行有创性监测的情况下，尤其是做了大量术前检查后，使用ECoG进行切除手术取得了控制癫痫发作的良好效果（Wu et al., 2010; Burkholder et al., 2014）。有创性监测并不排斥术中ECoG，后者有助于制订更具体的切除策略。ECoG的主要局限性在于多数情况下捕捉不到癫痫发作；然而，发作间期记录也可能确定病灶。ECoG可能会受到麻醉药物的影响，因此重要的是提前制订具体计划(Asano et al., 2004; Wu et al., 2010)。切除术后，ECoG残余表现意义不大，或许是与切除术相关的急性期改变有关，难以解释（Wray et al., 2012）。

有创性监测需要一份电极置入计划，该计划的前提是存在病灶，而病灶周围累及区域也要考虑。当癫痫发作的症状学、发作间期及发作期头皮EEG和（如需要）SPECT及PET检查结果不一致时，提示所有涉及的区域都要置入电极。

硬膜下电极

神经外科医生对于使用颅内硬膜下栅状、条状和深部电极进行有创性监测已经积累了丰富经验（Jayakar et al., 2008; Cukiert et al., 2001; Onal et al., 2003; Hamer et al., 2002）。手术计划中栅状电极的覆盖区域是基于术前检查，要充分覆盖假定的致痫区，而且要在邻近致痫区的功能皮质进行功能定位。置入硬膜下电极的主要并发症是CSF漏、颅内血肿、感染及罕见的电极位移（Johnston, 2007）。

置入的硬膜下电极可以采集深在部位的脑电信号，如颞下、半球间及额眶回。常用电极直径约为2.5 mm，阵列内间隔1 cm。高分辨率阵列也有价值。这种相对较大尺寸的电极拥有充分视野，小于1 cm距离的阵列可能会丢失癫痫活动信息（Yang et al., 2011）。置入的电极数量没有特殊限制，尽管这取决于脑电记录系统，但如果置入数量较多，占位效应就可能累积，而且信息的处理和可视化会很困难，尤其是电极超过128根时。

除了确定手术切除范围外，硬膜下电极还可用来脑功能定位（mapping）（Chitoku et al., 2001; Gallentine & Mikati, 2009），电流在电极对之间传递，功能定位（mapping）主要集中在运动和语言功能区。通常情况下，这是在恢复使用抗癫痫发作药物之后进行，但这种做法应视部位而定。mapping需要患者配合，但可以根据需要在术外环境下重复进行。研究还集中在随不同任务发生的信号变化上，尤其在高频领域。这些已被用来绘制脑功能图，似乎与电刺激有良好的相关性，未来可期（Korostenskaja et al., 2014; Wray et al., 2012b）。

深部电极可以增加硬膜下电极监测范围。深部电极能采集较深部位信号，包括脑沟、较深病变，如杏仁核、发育不良沟底和岛叶，如仅用7导硬膜下电极则可能很难做到。深度电极可以单独置入，也可以开颅术中置入。可以通过立体定向框架或无框架系统置入电极，当深度电极和栅状电极同时置入时采用后一种方法特别有用（Ko & Wray, 2012）。

立体定向脑电图（SEEG）

SEEG最初由欧洲癫痫中心研发，适用于无创性检查未能满意定位EZ时（Cossu et al., 2005），现在北美癫痫中心的应用也越来越多（Gonzalez-Martinez et al., 2014b）。SEEG可用于定义EZ，也可以通过电刺激进行脑功能定位，可识别功能皮质及皮质下重要纤维束。

在20世纪50年代后期，Bancaud、Talairach及其在巴黎圣安娜医院的同事们首先采用颅内电极记录人类的癫痫发作起始（Bancaud, 1959）。多导电极可以记录脑回冠、脑沟深部、皮质下核团和白质。电极置入策略没有标准，置入原则基于术前评估提示的可疑EZ。

实施电极置入术需要清楚脑内靶点结构，而且要避开大血管。理想情况下，3D影像是将所有能获取的数据进行融合，例如结构性MR扫描（FLAIR、IR等）可视化病灶，CT显示异常钙化，fMRI定位功能区定位，DTI显示白质纤维束，发作间期PET和发作期SPECT显示代谢/灌注异常区域，MEG用于源定位。因此，基础数据是高分辨率T_1加权扫描，再融合血管造影图像和其他可选择的数据。血管信息可以通过立体定向血管造影（Devaux, 2012; Guenot, 2012）、3D 血管造影（Cardinale et al., 2013; Gonzalez-Martinez et al., 2014a）或钆剂增强MRI（deAlmeida et al., 2006; Kehrli et al., 2012; Abhinav et al., 2013）获取。

神经外科医生在立体定向框架和（或）机械臂的辅助下经皮穿刺置入数根（通常为10～15根）颅内电极，其并发症的发生率极低（Cardinale et al., 2013）。置入电极后进行长程视频SEEG监测，主要目的是记录自发性癫痫发作。此外，可进行电刺激诱发癫痫发作，定位皮质和白质结构，尤其是在功能区。

在Claudio Munari中心，SEEG对14岁以下儿童的效果很好：97例中，有81例在SEEG评估后接受了手术，无发作率达61.5%（随访≥12个月）（Cossu et al., 2014）。此外，4例患者在SEEG引导下射频热凝病灶后无癫痫发作，该技术由Lyon团队首创（Guénot et al., 2004; Catenoix et al., 2008）。

根据各癫痫中心具体情况应用硬膜下电极和SEEG，两种方法都能达到定位致痫区和功能区的目的。

表31-1总结了两种方法的一些特点。

表 31-1　针对颞叶外癫痫 / 新皮质癫痫的一些有创性监测方法的特点

SEEG（和深部电极）	硬膜下脑电图
到达更深部结构	不穿透脑组织
无须开颅或钻孔	颅内出血风险较低
采集可疑致痫网络的多部位信号	每片电极的采集范围更广
术后恢复快	通过网格化的方法定位功能区
分期切除	能够确定切除边界
感染风险较低	二次手术（切除术）中电极位置明显
容易转换为消融（激光或射频）	

外科手术

已发表的一系列小儿癫痫外科文献常常不同质，因此很难进行比较。根据不同癫痫中心各自的经验和设备，术前检查和手术方式可能有所不同。一般来说，主要有三种手术方法：①病灶切除术，适用于结构性病变、症状学和发作期/发作间期EEG结果一致；②比较复杂的病例，必须有创性监测来定义EZ及其与功能皮质可能的关系；③广泛半球病变的患者，由于已经明确EZ广泛，因此可以在无创性监测的情况下进行切除或离断。

手术决策

现已普遍接受的观点是更大范围的切除手术在治疗癫痫方面效果更好，但不良神经系统后遗症是明显的实际限制因素。关于识别实际的致痫皮质并确定理想切除范围的标准，应该回答以下几个问题（Cossu et al., 2012）。

仅仅切除癫痫发作起始累及的皮质区域吗？如果在放电起始后数秒，随后的电扩散引起首发临床症状，是否也必须切除产生症状的皮质？（Luders et al., 1993）术后可能会产生什么样的神经系统或神经心理缺陷？它们都能预测吗？

麻醉方法

治疗局灶性癫痫的切除性手术不需要考虑太多麻醉方法，因为与其他颅内手术中常用的麻醉方法有很大的不同。切除术通常在全麻下进行，患者体位根据手术部位而定。术中唤醒对儿童是个例外，主要针对年龄较大的患者，但最近使用的右美托咪定扩大了适用这种方法的患者的实际年龄窗（Everett et al., 2006）。在麻醉诱导时预防性使用抗菌药物。术中需要ECoG时，吸入麻醉剂量降至0.5MAC（最小肺泡麻醉浓度）或应用静脉麻醉药（丙泊酚）。在这种低麻醉水平下，可以顺利进行ECoG记录，可用于某些患者的剪裁式皮质切除术。严重的局灶性癫痫的手术适应证患者通常处在最佳的身体状态，而且他们发作间期的颅内压（intracranial pressure, ICP）无升高。尽管通常术野脑脊液引流充分，但手术期间脑压突然增加时，细心地麻醉管理（主要是过度换气、利尿药或巴比妥类药物）可能会有所帮助。颅内压一过性升高可能提示癫痫发作，麻醉可能会掩盖临床症状。当可疑癫痫发作，或者由皮质电刺激功能定位诱发出癫痫发作时，可以通过预先准备好的冷盐水覆盖皮质表面而迅速终止（Karkar et al., 2002）。癫痫患者除了这种少见、短暂且易控的发作事件外，术中通常不会出现其他大的并发症。术中失血主要发生在低龄儿童和幼儿，术中应该严密监护，大手术即使术中没有其他明显问题也经常要输血。

神经导航与术中MRI

神经导航系统的目的是实时显示与术野相关的主要是解剖或功能的所有可能的信息。整合所有结构图像（CT、MRI）和功能图像（fMRI、PET、SPECT等）指导外科医生术中应用精准的计划信息确定切除病灶与周围组织的关系（Braun et al., 2001）。这种“多模态导航”（Nimsky et al., 2011）尤其对颞叶外癫痫手术有益，可避免术中唤醒患儿，因为它对于患者和外科医生来说都是复杂烦琐的。邻近功能皮质或纤维束的颞叶外EZ可增加术后出现严重的永久性神经功能障碍的风险。术中病灶切除、脑脊液的丢失导致脑组织移位导致术中导航可能不够准确。术中MRI可能对这种情况有用，现正在探索它在癫痫灶切除中的应用（Bisdas et al., 2015）。一些癫痫中心应用3D影像重建作为术野内比较可靠的准确定位方法。事实上，皮质脑回和立体血管造影显示的血管（Yas, argil,

1996）为代表的解剖标识不受大脑漂移的影响，而且作为皮质电刺激功能mapping的解剖定位也很重要（Cardinale et al., 2013; Cardinale et al., 2015; Nowell et al., 2015）。

外科技术：切除与离断

颞叶外癫痫手术计划的切除部位和范围决定了手术方法。如果可能，头部摆位要使术野处于最高点。即使是大脑半球后部的手术，通常也首选仰卧位，同时为了取得满意的手术入路，手术床也可以倾斜。俯卧位主要适用于涉及顶叶或枕叶内侧面的手术。术者对皮肤切口和骨瓣的设计，有时需要用到术中神经导航，都是为了充分显露切除或离断的区域。设计还要包括周围皮质，尤其是需要进行功能mapping确定切除边界的情况下。

当不排除实施后续手术时，外科医生必须绘制皮肤和骨瓣，以免破坏后续扩大皮质切除的入路。如果实施开颅硬膜下电极置入术，考虑这些因素尤其重要，因为如果确定存在意料之外的其他病灶，二次手术可能需要扩大原切口开颅。如果患者之前做过SEEG评估，就很容易在骨表面识别出电极路径，可将其作为计划骨瓣范围的标识。

在SEEG记录之后，通常不会立刻进行切除手术。在这种情况下，当打开硬脑膜时，要仔细分离电极入点处硬脑膜内面与皮质表面之间可能存在的粘连。一旦打开硬脑膜，最重要的是根据前述方法识别皮质表面（图31-2）。

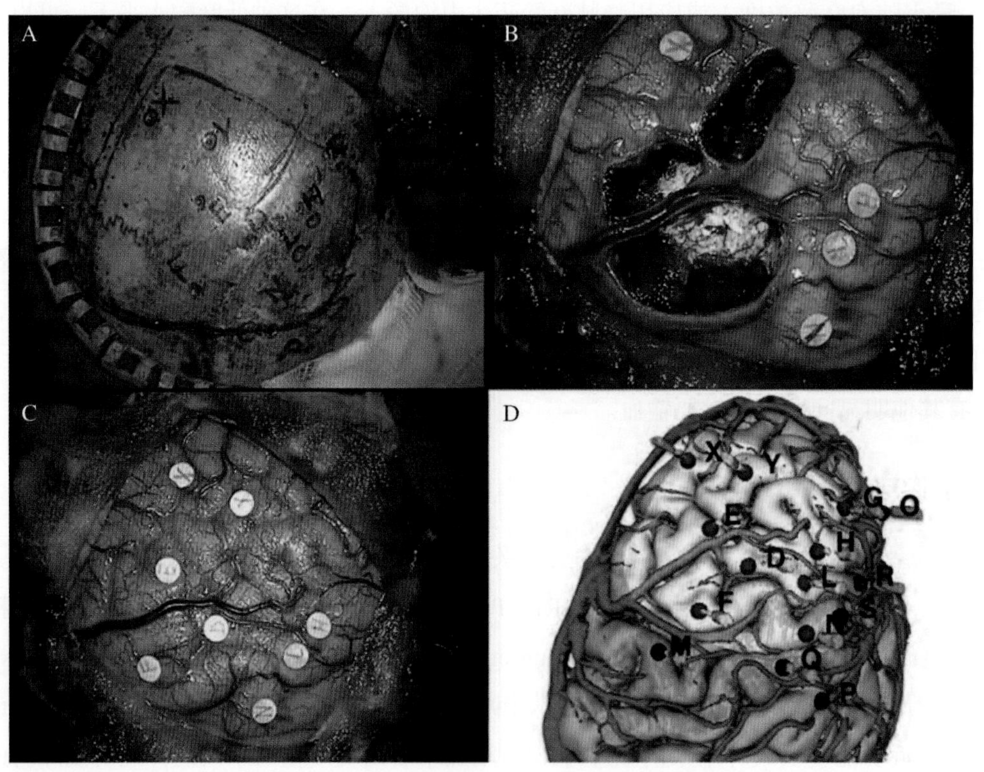

图 31-2　从左上角逆时针方向：在显露颅骨表面显示 SEEG 电极入点，根据手术计划实施剪裁式开颅手术

C. 显露皮质显示脑沟、弯曲的脑回、血管与电极入点，这些都可以在3D表面重建图上找到与之对应的位置（D）。在确认皮质标识和制订手术计划后，就可以据此实施切除手术（B）。

使用外科显微镜、应用显微外科技术实施切除术和大部分离断术时，几点注意事项要铭记在心。一般来说，要辨认横穿离断部位的动脉和静脉，孤立和保留完整血管以防离断脑叶出现严重的缺血性损伤。走行在脑沟深部的血管尤其容易损伤。为了保护血管和轴外神经结构，术者应首选软膜下切除，特别是在内侧区域及沿主要脑裂的区域。为了获得足够大的未改变的组织标本以便组织病理学分析，术者应有限使用吸引器和双极电凝。

为了最大限度地减少脑积水、术中失血和剩余脑组织大幅度移位的风险，用离断术可能取代扩大颞叶外切除术。离断术的目的是消除EZ引起癫痫发作的能力，但是不完全切除相关的脑组织。一般来讲，离断术包括以惯用方式切除浅表（外侧）皮质，使用双极电凝和吸引切除皮质和紧邻的皮质下区域。在切除相关部位沿内界保留血管结构（如大脑前动脉分支）时使用超声吸引有帮助。如果离断前部或后部的远端，由外向内切除可以避开脑室，但在许多情况下，经脑室入路可以充分离断内侧，类似环岛半球离断的方式（Villemure & Mascott, 1995）。

当EZ延伸至颞叶、枕叶和顶叶时，涉及半球后部的手术（这些病例通常也累及颞叶）中，离断术一直特别有用。这种情况应用单纯离断术（图31-3）或联合切除手术（Daniel et al., 2007）。

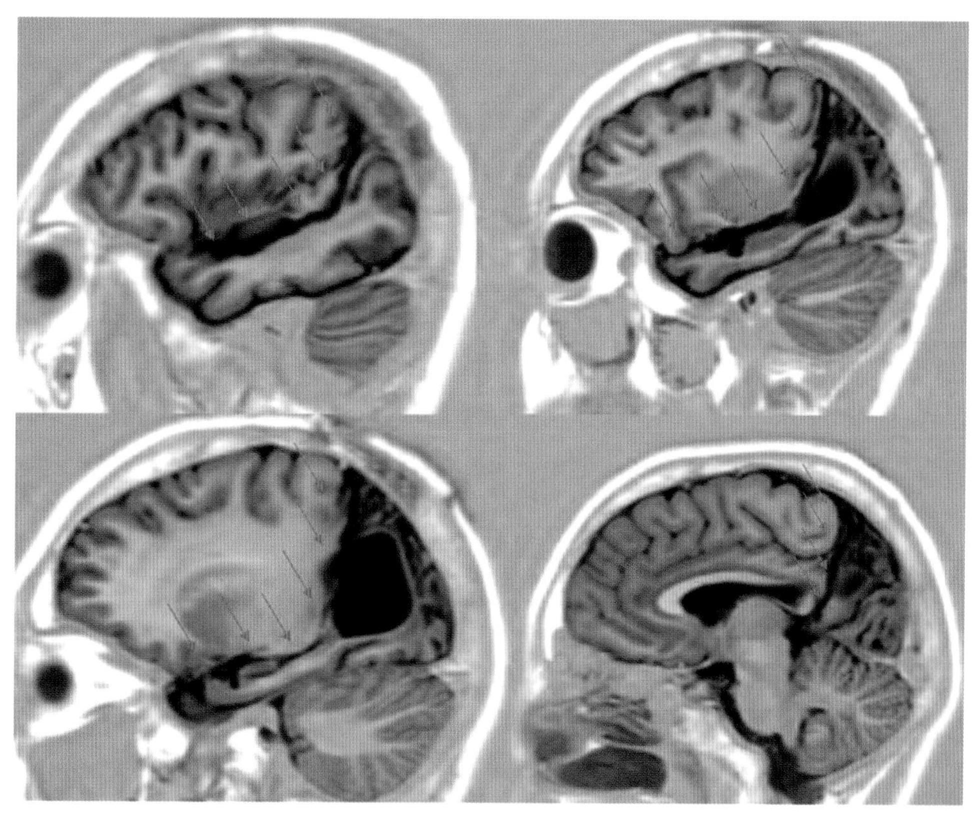

图 31-3　颞后 – 顶 – 枕部（posterior temporal-parietal-occipital，TPO）离断

术后MRI矢状位T_1加权像显示离断情况，包括整个颞叶，旨在孤立后头部大面积致痫性缺血灶。

显然，如果是进展性病变，如可疑肿瘤，则离断术不适用。某些特殊病例，如广泛性Sturge-Weber综合征，最好大范围离断以避免可能的脑肿胀和残余脑组织随后发生的占位效应。离断术的缺点是切除组织有限，可能不利于可靠的病因学诊断，限制了基础研究人员获取病理标本。如果大面积组织残留而动脉或静脉供血不足，则不应采用离断术，因为残余脑组织可能会肿胀并可能产生继发损害的风险。最终，离断术允许残留脑组织存活，也因此还有持续性癫痫样放电。这可能混淆后期的诊断检查，因为这些放电在未来的EEG检查中会很明显，如癫痫复发，可能会影响诊断检查。

术后患者应该像术前那样继续服用抗癫痫发作药物。如果预计重新开始服用抗癫痫药会有很大延迟，可以暂时使用静脉药物（如苯妥英钠或左乙拉西坦）。应积极治疗急性术后癫痫发作，必要时使用苯二氮䓬类药物。

皮层切除

对于额叶切除，一旦明确额叶致痫灶，考虑到额叶所涉及的功能，癫痫团队就要协商制订手术的切除范围。典型的额叶切除术时患者仰卧位，头部向对侧旋转20°。显露范围常常从额叶的冠前区到中线，外侧到达蝶骨小翼。一旦决定离断或切除大范围额叶，皮质切口自中线沿冠状缝转向蝶骨小翼底部。自胼胝体前部到内囊膝部离断额叶内侧面。务必注意保留胼周动脉和胼缘动脉。发自胼周动脉的额极动脉可以电凝分离。所有前额叶的引流桥静脉都可从额叶分离；或者引流静脉附近待切除的部分脑叶可以进行软膜下切除，同时保留软膜内血管。然后，沿着蝶骨小翼切开基底部至直回，此处要行软膜下切除，以便保护前交通动脉和胼周动脉。在这一步，分离最后的蛛网膜，取出额叶。额叶的后底部分应以软膜下方式切除，直至大脑前动脉水平段。

如果切除的是左侧，那么应在软膜下保留三角部和盖部。保留重要语言功能区的剪裁式手术要基于语言皮质mapping，尽管应用语言mapping可能很难预防轻微的认知问题。由于岛叶向前延伸至额叶的眶额部，当癫痫发作起始于此处，就可以经本入路到达并切除。

当颞叶外癫痫发作起始涉及顶后叶部、颞叶或枕叶皮质时，通常实施脑叶切除或皮层切除术。本方法旨在保留可能具有重要功能的深部白质，因为它不同于切除的浅层皮质。一旦确定涉及EZ的皮质，就以软膜下方式切除灰质直到白质，但要保留脑沟内血管以避免远端缺血。这一过程冗长，最好在显微镜下进行。然而，确实存在深部白质缺血的风险，还会导致语言和视野的问题。

离断

额叶离断

类似于额叶切除术，切开范围始于建议的离断范围后部。为了避免损伤离断部位上方走行的大脑中动脉或大脑前动脉分支外侧血管（沿着上内侧离断），应电凝分离表浅的软膜。软膜下吸除皮质能保护血管，包括可能走行在深部脑沟的大血管分支。可以深入脑沟切除，然后进入脑室，或者保留皮质下白质。后者的缺点是，虽然未显露脑室，但更难看到和到达额叶内侧。手术先从上方向顶端离断，然后从上向下沿着大脑镰处和内侧血管离断，最好是在软膜下切除。对于包括扣带回前部在内的切开，先向下切开至胼胝体，然后通过胼胝体纤维横断额叶传出纤维。切开过程中应注意大脑前动脉远端及其主要分支。然后，必须从眶额回传出部的纤维连接离断额叶，既包括额叶皮质底部（额眶回、直回），又包括沿额叶外侧及内侧面离断较多的额叶上部皮质。对于大多数后部切开，可以进入侧脑室，然后从脑室内侧离断扣带回和（或）胼胝体，注意辨认保护对侧半球的软脑膜平面。然后，自该平面可以向前/向后到达所需离断的范围，之后向前/向下朝向额底区域。额眶切开和半球切除术也可应用此方法。

至少，运动皮质及从这些区域传出的皮质下白质要被保留，因为额叶切除术的前提条件是保留这些功能。在优势半球切除时，无论是功能区mapping还是更前部离断，都需要考虑语言功能。

可以采用普通方式实现止血。如果脑室广泛开放，应该在刚刚开放脑室时放置棉片，以防血液流入，从而减少脑积水的风险。氧化纤维素或其他止血药也可能有用，但是此类物质的碎屑同样不允许进入脑室系统。

后头部离断

顶叶、颞叶后部和枕叶可以应用类似方法离断。对于非离断区域，要注意保留大脑中动脉及大脑后动脉的相应分支。要保持在感觉皮质后部切除外侧部。因为中央沟向上、向内侧走行，重要的是要认识到手和腿的运动/感觉区可能恰好分布在面部和手部外侧皮质。面部感觉缺失，特别是在非优势侧，可以很好地耐受，而手和腿的功能受损将影响其灵活性。术前就要完全预测到后头部离断术后出现视野缺损的情况。

向上切开到顶部，然后转向大脑镰，这样就可以离断顶枕叶内侧。可以进入脑室，沿着扣带回后部及软脑膜，到达胼胝体及其压部。或者，如果不需要切除枕叶前内侧皮质，保留胼胝体压部，沿着内侧传出部可以离断所有后方结构。沿内侧软膜切开也必须考虑到位于胼胝体压部下方的中线处深部引流静脉（Galen静脉）。切除时可以根据需要，向下朝小脑幕，向前朝颞叶后部进行。正如其他章节所述那样，TPO离断术包括了颞叶切除、海马和后扣带回切除的后头部离断。

岛盖切除

额顶盖通常是离断的下界。额叶或顶叶外侧面切除的下界可以到盖部上面（或向前/向后），如上述方法进行，也可以包括盖部。如果是后者，则在软膜下切除盖部至外侧裂。此时，软膜下岛叶是很明显的。切除岛盖前部（额叶切除）或后部（颞叶或顶也切除），直到超出岛叶和其他皮质下结构为止。根据内侧需要离断的程度，适当进行内侧面离断。

多软膜下横切

多软膜下横切（MST）已经被用来治疗功能皮质受累的局灶性癫痫（Morrell et al., 1989）。这一技术的目的是保留新皮质的柱状结构，进而保留功能，同时阻断癫痫传播的横向纤维网络。切入皮质、贯穿灰质的表浅切口（横切面），间隔5 mm。虽然此项技术原理简单，但也需要一些技巧才能正确完成（Schramm et al., 2002a）。

对于功能区皮质受累的颞叶外癫痫，MST可作为切除性手术的替代方法；然而，值得注意的是，在ILAE调查的543例手术患儿中，只有3例（0.6%）接受了MST治疗（Harvey et al., 2008）。对已发表的MST治疗结果的Meta分析发现，那些仅接受MST治疗而不进行额外切除手术的患者中，62%～71%的不同发作类型的患者（Spencer et al., 2002）术后效果良好（发作减少＞95%）。新发神经功能缺失的比例为19%，完全无发作的患者比率较低。

术中监测

直接皮质电刺激（direct cortical stimulation, DCS）可以在术中或通过颅内电极进行。提倡使用双极刺激，因为它提供局部电流。儿童的理想参数可能会有所不同，包括较长的脉宽（Jayakar, 1992）。成串的单极刺激技术（Taniguchi et al., 1993）可用于功能定位与皮质和皮质下运动通路的连续监测。该方法主要用于皮质单极阳极刺激和皮质下单极阴极刺激。然而，应该注意的是，幼儿（4岁以下）对标准的皮质刺激没有反应并不一定表示皮质无功能（Centeno et al., 2006）。

因为麻醉患者的轻微运动仍然不容易被识别，所以额外记录电刺激诱发的肌肉活动可以提高该技术的敏感度（Yingling et al., 1995）。皮质下刺激是一种评估刺激部位到运动传导束距离的方法，也是一种决定是否终止切除手术的方法（Keles et al., 2004）。最新研究数据推荐最迟阈值在2～4 mA时停止切除手术（Landazuri & Eccher, 2013）。

热凝消融

随着微侵袭技术的发展趋势日益明显，出现了许多令人感兴趣的毁损EZ所在部位的方法，特别是需要进入大脑深部时。

射频热凝毁损治疗病灶历史悠久。应用SEEG电极采样的病灶（主要是皮质发育畸形）可以进行热凝治疗（Guénot et al., 2004）。患者耐受性好，而且不需要全身麻醉。可以毁损多个部位，如果效果不满意，仍有可能通过随后的常规开颅手术彻底切除病灶。

射频热凝的治疗效果不错，特别是对于结节性灰质异位的难治性癫痫患者（Schmitt et al., 2011; Cossu et al., 2014）。

最近，激光间质热疗（laser interstitial thermal therapy, LITT）的应用受到越来越多的关注，它具有兼容MRI的优点，还可以应用温度依赖序列（相位图）来监测毁损的范围。LITT使颞叶外深部病变的治疗创伤更小。这些更微创方法的有效性仍然存在争议，但患者对这些手术的耐受性很好（Lewis et al., 2015; Curry et al., 2012）。

结果

众所周知，在难治性ETLE的外科治疗中，定位癫痫发作起源和保留功能面临的挑战使术后无发作成为一项更艰巨的任务。最近对36项研究进行的Meta分析表明，在1259例患儿中，704例（56%）接受了ETLE切除手术（不是半球切除术）的患儿术后达到Engel Ⅰ级，而555例（44%）在随访1年时仍有癫痫发作（Engel Ⅱ～Ⅳ级）（Englot et al., 2013）。

也许是由于选择了更合适的患者，以及诊断和外科技术的精进，近年来颞叶外癫痫外科治疗效果趋向更好（Hemb et al., 2010）。早期的额叶癫痫系列回顾性研究也包括数量有限的小儿患者，报道的治疗效果为Engel Ⅰ级的比率为35.1%～54%（Zaatreh et al., 2002; Schramm et al., 2002b），但也有高达64%～68%（Jobst et al., 2000; Munari et al., 2000）。一份系统性回顾发现，额叶手术中有57%

的患者获得无发作（Englot et al., 2013）。其他综述（Téllez-Zenteno et al., 2010）发现，两组颞叶外癫痫手术患儿的无发作率，有病灶的（73%）高于无病灶的（46%）。但是基于正常MRI结果进行的切除术的患者仍然可以从手术中获益良多（Wyllie et al., 1994）。

研究发现在ETLE的儿童组（60%）比成人组（46%）有更好的无癫痫发作效果，但两组的结果都不如TLE（Yu et al., 2012）。在ETLE中，额叶手术的患儿常常比后头部切除手术的患儿预后更差（Ansari et al., 2010）。

颞叶外癫痫手术可能反映患者病情更加复杂，而且可能比颞叶癫痫更需要有创性脑电记录（Holmes, 2002; Keene & Ventureyra, 2000）。总而言之，无论是使用SEEG还是使用硬膜下脑电记录，各组报道均无发作达到50%～60%（Cossu et al., 2005; Pomata et al., 2000; Adelson et al., 1995; Asano et al., 2003; Bruce & Bizzi, 2000; Minassian et al., 1999; Onal et al., 2003; Wyllie et al., 1996）。

表31-2回顾了影响癫痫发作结果的因素。

表 31-2　颞叶外癫痫切除术后效果的预测因素

支持良好结果的因素	术后癫痫复发风险较高的相关因素
局灶性病变完全切除的证据（Duchowny et al., 1998; Terra-Bustamante et al., 2005; Chassoux et al., 2012; Liava et al., 2012; Englot et al., 2013）	频繁发作（Terra-Bustamante et al., 2005）
病程短 / 早期手术（Nolan et al., 2004; Giulioni et al., 2005; Chassoux et al., 2012; Liava et al., 2012; Englot et al., 2013）	抗癫痫药物数量增加（D'Argenzio et al., 2012）
头皮 EEG 显示局灶性发作间期和发作期电活动（Liava et al., 2012; Englot et al., 2013）	额叶病变（未经证实，仅为印象）（Ansari et al., 2010）
缺乏发作期泛化和表现为局部节律模式（Chassoux et al., 2012; Liava et al., 2012; Englot et al., 2013）	术后早期癫痫发作（Mcintosh et al., 2012）
存在 FCD Ⅱ型（Liava et al., 2012）	
组织病理学阳性发现（FCD Ⅰ型除外）（Ansari et al., 2010; D'Argenzio et al., 2012; Englot et al., 2013）	
缺乏认知障碍（Chassoux et al., 2012）	
改进团队术前评估和经验（Hauptman et al., 2012）	
存在低级别肿瘤（Zentner et al., 1996; Englot et al., 2013）	

功能和发育结果

在癫痫外科中，"结果"是一个复杂的术语，不仅应该包含无癫痫发作，而且还应包括癫痫发作控制、认知和手术并发症发生率，以及长期的生活质量。据报道，儿童癫痫患者更容易出现学习障碍、发育迟缓、精神/行为困难和社会心理问题。无发作是评估生活质量的一个重要的预测指标，它强调术后达到FCD Ⅰ级的重要性（Mikati et al., 2010）。

运动结果：发育不良的皮质通常累及中央区，可能是因为该区域是大脑开始发育成熟的部位（Siegel et al., 2006），这往往会妨碍致痫灶的完全切除。中央区病变的患儿常伴有部分运动障碍，术后症状恶化，之后随着时间的推移而改善。物理治疗通常有助于患儿恢复到术前的运动水平。在婴儿期和儿童早期，大脑可塑性具有最大潜力（Bower, 1990; Lassonde et al., 1988）；因此，如果需要手术，从术后恢复的角度来看，手术越早越好。如果将手术推迟到成年，可能会伴有更严重的永久性社会心理、行为和教育问题（Adler et al., 1991）。当然，对于神经功能正常的患者，患者及其父母必须要预见、讨论和接受术后可能发生的偏瘫和偏盲，而且术前就应该计划身体康复方案。

对于语言功能完全成熟的患者，应该考虑保留语言功能的备选手术策略，而对于低龄儿童，特别是尚未完全习得语言的患儿，语言功能可能会转移至对侧从而避免永久性后遗症。据报道，就认知功能而言，发作持续时间较短、术后发作控制较好及术前发育评分较高的患者，术后发育评分也更好（Delalande et al., 2007; Jonas et al., 2004; Shurtleff, 2015）。

即使手术切除大范围皮质，早期的癫痫发作控制也会对认知结果产生积极影响（Chieffo et al., 2011; Englot et al., 2012; Hamiwka et al., 2005）。

术后无癫痫发作状态似乎是最重要的一点。与连续发作的患者相比（Larysz et al., 2007），术后癫痫发作得到控制的患儿生活质量全面改善，他们记忆功能更好（Liang et al., 2012），智力和认知能力改善（Liu et al., 2007; Souza-Oliveira et al., 2012），药物使用及不良反应减少（Keene et al., 1998; Mikati et al., 2008），行为问题更少（Mikati et al., 2010）。

并发症

癫痫术后并发症可分为神经系统并发症和一般/内科并发症。按照术后3个月人为划分，它们可能是永久性的，也可能是暂时性的（Hader et al., 2013）。

成人和儿童的并发症表现有差异，不是并发症的类型，而是频率和强度。在Hader等的一项关于所有癫痫外科手术的总体系统评价中（2013），严重的（永久性）内科并发症占1.5%。10.9%的患者出现轻微的（一过性）神经系统并发症；其中儿童的发生率是11.2%，是成人（5.5%）的2倍。

据报道，永久性神经系统并发症的发生率占4.7%（2.1%是严重的视野缺损）。

有创性脑电记录的风险并不显著。在一项大型的硬膜下电极研究中，脑脊液漏伴感染的发生率为2.4%（Johnston, 2007）。SEEG的主要风险是脑出血，但通过严格的手术计划，置入每根电极的出血风险低至0.18%（Cardinale et al., 2013; Gonzalez-Martinez, 2014a; Cardinale, 2016）。

大脑半球后头部切除术后，对侧出现较大视野缺损的风险较高。当切除术邻近中央区时，感觉-运动功能损伤的风险往往会增加。通常，神经功能缺失是一种可预期的并发症，它作为试图根除癫痫发作的代价被接受。

由于人体总血容量约为70 ml/kg，而脑容量在2岁时接近最大值的90%，所以低龄儿童发生大出血的风险更高。因此，根据需要关注个体手术的失血及输血很重要。电解质紊乱和凝血障碍也必须考虑。发生迟发性脑积水的风险更多见于半球手术，而且在长期随访中应予以考虑。成人癫痫术后的死亡率罕见报道，但在小儿患者中更常见，主要发生在1岁以下（Wyllie et al., 1996; Hader et al., 2013）。

病理

大多数病例都需要进行组织学分析，但是，当累及高级功能区或难以到达的区域（如岛叶皮质、深部结构）时，就可能难以获得足够的组织进行诊断。病理性质的相对百分比取决于不同研究的选择标准。

在大多数病例研究中，皮质发育不良/畸形占29%～60%。低级别肿瘤，主要是发育性神经胶质肿瘤占22%～29%（Ansari et al., 2010; Bauman et al., 2005; Englot et al., 2013; Hanáková et al., 2014; Liava et al., 2012），但许多这样的患者在癫痫发生之前就进行了手术，因此所有病例可能不表现癫痫。其他病理结果包括结节性硬化症、胶质增生、血管，甚至正常或不能诊断的组织。

正如所料，并不是所有的“无病灶”病例都是正常大脑。在一系列颞叶外无病灶的病例研究中，切除组织的病理结果显示，24例患者中16例（67%）仅表现为非特异性病变，主要是软膜下胶质增生；7例患者（29%）发现有微小的皮质发育不良，1例患者（4%）的病理符合胚胎发育不良性神经上皮肿瘤（Noe et al., 2013）。

结论

ETLE的诊断和手术治疗需要多学科术前综合评估。随着癫痫外科团队经验的积累，包括手术患者的选择，以及高分辨率MRI的应用，越来越多的病灶性病例得以确诊。一旦影像学表现提示有潜在病因时，应尽早转诊手术。当影像学不能完全确定EZ时，有创性监测是许多癫痫中心的一种非常有用的辅助手段。

颞叶外癫痫的手术效果还达不到颞叶癫痫手术效果。诊治过程要求更高，对决定实施这种类型的儿童癫痫手术必须评估年龄相关的潜在风险和获益，包括未控制的癫痫发作和药物治疗的可能影响。

原书参考文献

Abhinav K, Prakash S, Sandeman D. Use of robot-guided stereotactic placement of intracerebral electrodes for investigation of focal epilepsy: initial experience in the UK. Br J Neurosurg2013; 27: 704-705.

Adelson PD, Black PM, Madsen GR, et al. Use of subdural grids and strip electrodes to identify a seizure focus in children. Pediatric Neurosurg 1995; 22: 174-180.

Adler J, Erba G, Winston KR, et al. Results of surgery for extratemporal partial epilepsy that began in childhood. Arch Neurol 1991; 48: 133-140.

Ansari SF, Tubbs RS, Terry CL, et al. Surgery for extratemporal nonlesional epilepsy in children: a meta-analysis. Childs Nerv Sys 2010; 26: 945-951.

Asano E, Muzik O, Shah A, et al. Quantitative interictal subdural EEG analyses in children with neocortical epilepsy. Epilepsia 2003; 44: 425-434.

Asano E, Benedek K, Shah A, et al. Is intraoperative electrocorticography reliable in children with intractable neocortical epilepsy? Epilepsia 2004; 45: 1091-1099.

Bancaud J. Apport de l’exploration fonctionnelle par voie stéréotaxique à la chirurgie de l’épilepsie. Neuro-Chirurgie1959; 5: 55-

112.

Bartos R, Jech R, Vymazal J, et al. Validity of primary motor area localization with fMRI versus electric cortical stimulation: a comparative study. Acta neurochirurgica 2009; 151: 1071-1080.

Bauman J, Feoli E, Romanelli P. Multistage epilepsy surgery: safety, efficacy, and utility of a novel approach in pediatric extratemporal epilepsy. Neurosurgery2005; 56: 318-334.

Bercovici E, Pang EW, Sharma R, et al. Somato-sensoryevoked fields on magnetoencephalography for epilepsy infants younger than 4 years with total intravenous anesthesia. Clin Neurophysiol 2008; 119: 1328-1334.

Bien CG, Szinay M, Wagner J, et al. Characteristics and surgical outcomes of patients with refractory magnetic resonance imagingnegative epilepsies. Arch Neurol 2009; 66: 1491-1499.

Binder DK, von Lehe M, Kral T, et al. Surgical treatment of occipital lobe epilepsy. J Neurosurg 2008; 109: 57-69.

Bisdas S, Roder C, Ernemann U, et al. Intraoperative MR imaging in neurosurgery. Clin Neuroradiol 2015; 25 (Suppl 2): 237-244.

Bower AJ. Plasticity in the adult and neonatal central nervous system. Br J Neurosurg1990; 4: 253-264.

Braun V, Dempf S, Tomczak R, et al. Multimodal cranial neuronavigation: direct integration of functional magnetic resonance imaging and positron emission tomography data: technical note. Neurosurgery2001; 48: 1178-181; discussion: 1181-1182.

Brodbeck V, Spinelli L, Lascano AM, et al. Electroencephalographic source imaging: a prospective study of 152 operated epileptic patients. Brain 2011; 134: 2887-2897.

Bruce DA, Bizzi JWJ. Surgical technique for the insertion of grids and strips for invasive monitoring in children with intractable epilepsy. Childs Nerv Sys 2000; 16: 724-730.

Burkholder DB, Sulc V, Hoffman EM, et al. Interictal scalp electroencephalography and intraoperative electrocorticography in magnetic resonance imagingnegative temporal lobe epilepsy surgery. JAMA Neurol 2014; 71: 702-709.

Cardinale F. Stereoelectroencephalography: Application accuracy, efficacy and safety. World Neurosurg 2016; 94: 570-571.

Cardinale F, Pero G, Quilici L, et al.Cerebral angiography for multimodal surgical planning in epilepsy surgery: description of a new three-dimensional technique and literature review. World Neurosurg 2015; 84: 358-367.

Cardinale F, Cossu M, Castana L, et al. Stereoelectroencephalography: surgical methodology, safety, and stereotactic application accuracy in 500 procedures. Neurosurgery 2013; 72: 353-366.

Cardinale F, Miserocchi A, Moscato A, et al. Talairach methodology in the multimodal imaging and robotics era. In: Scarabin JM (ed). Stereotaxy and Epilepsy Surgery. Montrouge: John Libbey Eurotext, 2012, pp. 245-272.

Catenoix H, Mauguière F, Guénot M, et al. SEEG-guided thermocoagulations: A palliative treatment of nonoperable partial epilepsies. Neurology 2008; 71: 1719-1726.

Centeno RS, Yacubian EM, Sakamoto AC, et al. Pre-surgical evaluation and surgical treatment in children with extratemporal epilepsy. Childs Nerv Sys2006; 22: 945-959.

Chassoux F, Rodrigo S, Mellerio C, et al. Dysembryoplastic neuroepithelial tumors An MRI-based scheme for epilepsy surgery. Neurology 2012; 79: 1699-1707.

Chen X, Weigel D, Ganslandt O, et al. Prediction of visual field deficits by diffusion tensor imaging in temporal lobe epilepsy surgery. NeuroImage 2009; 45: 286-297.

Chieffo D, Lettori D, Contaldo I, et al. Surgery of children with frontal lobe lesional epilepsy: Neuropsychological study. Brain Dev 2011; 33: 310-315.

Chitoku S, Otsubo H, Harada Y, et al. Extraoperative cortical stimulation of motor function in children. Pediatr Neurol 2001; 24: 344-350.

Cossu M, Lo Russo G, Francione S, et al. Epilepsy surgery in children: results and predictors of outcome on seizures. Epilepsia 2008; 49: 65-72.

Cossu M, Cardinale F, Castana L, et al. Multilobar Resection and Hemispherectomy in Epilepsy Surgery. In: Quinones-Hinojosa A(ed). Schmideck and Sweet: Operative Neurosurgical Techniques, 6th edition. Philadelphia: Elsevier, 2012, pp. 1281-1293.

Cossu M, Cardinale F, Castana L, et al. Stereo-EEG in children. Childs Nerv Sys 2006; 22: 766-778.

Cossu M, Fuschillo D, Cardinale F, et al. Stereo-EEG-guided radio-frequency thermocoagulations of epileptogenic grey-matter nodular heterotopy. J Neurol Neurosurg Psychiatry 2014; 85: 611-617.

Cossu M, Cardinale F, Castana L, et al. Stereoelectroencephalography in the presurgical evaluation of children with drug-resistant focal epilepsy. J Neurosurg 2005; 103 (4 Suppl): 333-343.

Cukiert A, Buratini J, Machado E, et al. Results of surgery in patients with refractory extratemporal epilepsy with normal or nonlocalizing magnetic resonance findings investigated with subdural grids. Epilepsia 2001; 42: 889-894.

Curry DJ, Gowda A, McNichols RJ, et al. MR-guided stereotactic laser ablation of epileptogenic foci in children. Epilepsy Behav 2012; 24: 408-414.

D'Argenzio L, Colonnelli MC, Harrison S, et al. Seizure outcome after extratemporal epilepsy surgery in childhood. Dev Med Child Neurol 2012; 54: 995-1000.

Daghistani R, Widjaja E. Role of MRI in patient selection for surgical treatment of intractable epilepsy in infancy. Brain Dev 2013; 35: 697-705.

Daniel RT, Meagher-Villemure K, Farmer JP, et al. Posterior quadrantic epilepsy surgery: Technical variants, surgical anatomy, and case series. Epilepsia 2007; 48: 1429-1437.

deAlmeida AN, Olivier A, Quesney F, et al. Efficacy of and morbidity associated with stereoelectroencephalography using computerized tomography-or magnetic resonance imaging-guided electrode implantation. J Neurosurg 2006; 104: 483-487.

Delalande O, Bulteau C, Dellatolas G, et al. Vertical parasagittal hemispherotomy: Surgical procedures and clinical long-term outcomes in a population of 83 children. Neurosurgery 2007; 60[ONS Suppl 1]: ONS-19-ONS-32.

Devaux B. Stereoelectroencephalography (SEEG): Talairach's methodology. In: Scarabin JM(ed). Stereotaxy and Epilepsy Surgery. Montrouge: John Libbey Eurotext, 2012, pp. 197-204.

Dorward IG, Titus JB, Limbrick DD, et al. Extratemporal, nonlesional epilepsy in children: postsurgical clinical and neurocognitive outcomes: Clinical article. J Neurosurg Pediatrics 2011; 7: 179-188.

Duchowny M, Jayakar P, Resnick T, et al. Epilepsy surgery in the first three years of life. Epilepsia 1998; 39: 737-743.

Edwards JC, Wyllie E, Ruggeri PM, et al. Seizure outcome after surgery for epilepsy due to malformation of cortical development. Neurology 2000; 55: 1110-1114.

Engel JJ, Van Ness P, Rasmussen T, et al. Outcome with respect to epileptic seizures. In: Engel JJ (ed). Surgical Treatment of the Epilepsies, 2nd ed. New York: Raven Press, 1993, pp. 609-621.

Englot D, Ouyang D, Garcia PA, et al. Epilepsy surgery trends in the United States, 1990-2008. Neurology 2012; 78: 1200-1206.

Englot DJ, Breshears JD, Sun PP, et al. Seizure outcomes after resective surgery for extra-temporal lobe epilepsy in pediatric patients. J Neurosurg Pediatrics 2013; 12: 126-133.

Everett LL, Van Rooyen II, Warner MH, et al. Case reports Use of dexmedetomidine in awake craniotomy in adolescents: report of two cases. Pediatr Anesth 2006; 16: 338-342.

Gallentine WB, Mikati MA. Intraoperative electrocorticography and cortical stimulation in children. J Clin Neurophysiol 2009; 26: 95-108.

Gilliam F, Wyllie E, Kashden J, et al. Epilepsy surgery outcome: comprehensive assessment in children. Neurology 1997; 48: 1368-1374.

Giulioni M, Galassi E, Zucchelli M, et al. Seizure outcome of lesionectomy in glioneuronal tumors associated with epilepsy in children. J Neurosurg 2005; 102: 288-293.

Gonzalez-Martinez J, Mullin J, Vadera S, et al. Stereotactic placement of depth electrodes in medically intractable epilepsy. J Neurosurg 2014a; 120: 639-644.

Gonzalez-Martinez J, Lachhwani D. Stereoelectroencephalography in children with cortical dysplasia: technique and results. Childs Nerv Syst 2014b; 30: 1853-1857.

Guenot M.SEEG electrodes implantation using flat-panel X-ray detectors and robot. In J. M. Scarabin, ed. Stereotaxy and Epilepsy Surgery. Montrouge: John Libbey Eurotext, 2012, pp. 219-244.

Guénot M, Isnard J, Ryvlin P, et al. SEEG-guided RF thermocoagulation of epileptic foci: Feasibility, safety, and preliminary results. Epilepsia 2004; 45: 1368-1374.

Gupta DK, Chandra PS, Ojha BK, et al. Awake craniotomy versus surgery under general anesthesia for resection of intrinsic lesions of eloquent cortex-A prospective randomised study. Clin Neurol Neurosurg 2007; 109: 335-343.

Hader WJ, Tellez-Zenteno J, Metcalfe A, et al. Complications of epilepsy surgery: a systematic review of focal surgical resections and invasive EEG monitoring. Epilepsia2013; 54: 840-847.

Hamer HM, Morris HH, Mascha EJ, et al. Complications of invasive video-EEG monitoring with subdural grid electrodes. Neurology 2002; 58: 97-103.

Hamiwka L, Jayakar P, Resnick T, et al. Surgery for epilepsy due to cortical malformations. Epilepsia 2005; 46: 556-560.

Hanáková P, Brázdil M, Novák Z, et al. Long-term outcome and predictors of resective surgery prognosis in patients with refractory extratemporal epilepsy. Seizure 2014; 23: 266-273.

Harvey S, Cross JH, Shinnar S, et al. Defining the spectrum of international practice in pediatric epilepsy surgery patients. Epilepsia 2008; 49: 146-155.

Hauptman J, Pedram K, Sison C. Pediatric epilepsy surgery: long-term 5-year seizure remission and medication use. Neurosurgery 2012; 71: 985-993.

Hemb M, Velasco TR, Parnes MS, et al. Improved outcomes in pediatric epilepsy surgery. Neuroradiology 2010; 74: 1768-1775.

Holmes G. Epilepsy surgery in children: when, why and how. Neurology 2002; 58 (12 Suppl): S13-S20.

James GA, Tripathi SP, Ojemann JG, et al. Diminished default mode network recruitment of the hippocampus and parahippocampus in temporal lobe epilepsy. J Neurosurg 2013; 119: 288-300.

Janecek JK, Swanson SJ, Sabsevitz DS, et al. Language lateralization by fMRI and Wada testing in 229 patients with epilepsy: rates and predictors of discordance. Epilepsia 2013; 54: 314-322.

Jayakar P, Dunoyer C, Dean P, et al. Epilepsy surgery in patients with normal or nonfocal MRI scans: integrative strategies offer long-term seizure relief. Epilepsia 2008; 49: 758-764.

Jayakar P, Alvarez LA, Duchowny MS, et al. A safe and effective paradigm to functionally map the cortex in childhood. J Clin Neurophysiol 1992; 9: 288-293.

Johnston JM Jr, Mangano FT, Ojemann JG, et al. Complications of invasive subdural electrode monitoring at St. Louis Children's Hospital, 1994-2005. J Neurosurg 2006; 105 (5 Suppl): 343-347.

Jobst BC, Siegel AM, Thadani VM, et al. Intractable seizures of frontal lobe origin: clinical characteristics, localizing signs, and results of surgery. Epilepsia 2000; 41: 1139-1152.

Jonas R, Nguyen S, Hu B, et al. Cerebral hemispherectomy: hospital course, seizure, developmental, language, and motor outcomes. Neurology 2004; 62: 1712-1721.

Karkar KM, Garcia PA, Bateman LM, et al. Focal cooling suppresses spontaneous epileptiform activity without changing the cortical motor threshold. Epilepsia 2002; 43: 932-935.

Keene D, Ventureyra E. The preoperative assessment in the planning of surgical management of medically refractory epilepsy in the pediatric patient. Childs Nerv Syst 2000; 16: 851-855.

Keene DL, Loy-English I, Ventureyra EC. Long-term socioeconomic outcome following surgical intervention in the treatment of refractory epilepsy in childhood and adolescence. Childs Nerv Syst 1998; 14: 362-365.

Kehrli P, Benmekhbi M, Dylgjeri S. The SEEG: from Leksell stereotaxic frame to stereotaxic robot. In: Scarabin JM (ed). Stereotaxy and Epilepsy Surgery. Montrouge: John Libbey Eurotext, 2012, pp. 205-218.

Keles GE, Lundin DA, Lamborn KR, et al. Intraoperative subcortical stimulation mapping for hemispherical perirolandic gliomas located within or adjacent to the descending motor pathways: evaluation of morbidity and assessment of functional outcome in 294 patients. J Neurosurg 2004; 100: 369-375.

Kim H, Harrison A, Kankirawatana P, et al. Major white matter fiber changes in medically intractable neocortical epilepsy in children: a diffusion tensor imaging study. Epilepsy Res 2013; 103: 211-220.

Kim SK, Lee DS, Lee SK, et al. Diagnostic performance of [^{18}F]FDG-PET and ictal [^{99}mTc]-HMPAO SPECT in occipital lobe epilepsy. Epilepsia 2001; 42: 1531-1540.

Korostenskaja M, Chen PC, Salinas CM, et al. Real-time functional mapping: potential tool for improving language outcome in pediatric epilepsy surgery. J Neurosurg Pediatr 2014; 14: 287-295.

Kumar A, Juhász C, Asano E, et al. Objective detection of epileptic foci by 18F-FDG PET in children undergoing epilepsy surgery. J Nucl Med 2010; 51: 1901-1907.

Landazuri P, Eccher M. Simultaneous direct cortical motor evoked potential monitoring and subcortical mapping for motor pathway preservation during brain tumor surgery: is it useful? J Clin Neurophysiol 2013; 30: 623-625.

Larysz D, Larysz P, Mandera M. Evaluation of quality of life and clinical status of children operated on for intractable epilepsy. Childs Nerv Syst 2007; 23: 91-97.

Lassonde M, Sauerwein H, McCabe N, et al. Extent and limits of cerebral adjustment to early section or congenital absence of the corpus callosum. Behav Brain Res 1988; 30: 165-181.

Leiphart JW, Peacock WJ, Mathern GW. Lobar and multilobar resections for medically intractable pediatric epilepsy. Pediatric Neurosurg 2001; 34: 311-318.

Lerner JT, Salamon N, Hauptman JS, et al. Assessment and surgical outcomes for mild type I and severe type II cortical dysplasia: a critical review and the UCLA experience. Epilepsia 2009; 50: 1310-1335.

Lewis EC, Weil AG, Duchowny M, et al. MR-guided laser interstitial thermal therapy for pediatric drug-resistant lesional epilepsy. Epilepsia 2015; 56: 1590-1598.

Liang S, Wang S, Zhang J, et al. Long-term outcomes of epilepsy surgery in school-aged children with partial epilepsy. Pediatric Neurol 2012; 47: 284-290.

Liava A, Francione S, Tassi L, et al. Individually tailored extratemporal epilepsy surgery in children: Anatomo-electro-clinical features and outcome predictors in a population of 53 cases. Epilepsy Behav 2012; 25: 68-80.

Liu S, An N, Yang H, et al. Pediatric intractable epilepsy syndromes: Reason for early surgical intervention. Brain Dev 2007; 29: 69-78.

Luders HO, Engel J Jr, Munari C. General principles. In: Engel J Jr (ed). Surgical Treatment of the Epilepsies, 2nd ed. New York: Raven Press, 1993, pp. 137-153.

Mcintosh AM, Averill CA, Kalnins RM, et al. Long-term seizure outcome and risk factors for recurrence after extratemporal epilepsy surgery. Epilepsia 2012; 53: 970-978.

Mégevand P, Spinelli L, Genetti M, et al. Electric source imaging of interictal activity accurately localises the seizure onset zone. J Neurol Neurosurg Psychiatry 2014; 85: 38-43.

Mehta AD, Klein G. Clinical utility of functional magnetic resonance imaging for brain mapping in epilepsy surgery. Epilepsy Res 2010; 89: 126-132.

Menon R, Rathore C, Sarma SP, et al. Feasibility of antiepileptic drug withdrawal following extratemporal resective epilepsy surgery. Neurology 2012; 79: 770-776.

Mikati MA, Rahi AC, Shamseddine A, et al. Marked benefits in physical activity and well-being, but not in functioning domains, 2 years after successful epilepsy surgery in children. Epilepsy Behav 2008; 12: 145-149.

Mikati MA, Ataya N, Ferzli J, et al. Quality of life after surgery for intractable partial epilepsy in children: A cohort study with controls. Epilepsy Res 2010; 90: 207-213.

Minassian BA, Otsubo H, Weiss S, et al. Magnetoencephalographic localization in pediatric epilepsy surgery: Comparison with invasive intracranial electroencephalography. Ann Neurol 1999; 46: 627-633.

Mohamed A, Wyllie E, Ruggieri P, et al. Temporal lobe epilepsy due to hippocampal sclerosis in pediatric candidates for epilepsy surgery. Neurology 2001; 56: 1643-1649.

Morrell F, Whisler WW, Bleck TP. Multiple subpial transection: a new approach to the surgical treatment of focal epilepsy.J Neurosurg1989; 70: 231-239.

Munari C, Tassi L, Cardinale F, et al. Surgical treatment for frontal lobe epilepsy. In: Luders HO, Comair YG (eds). Epilepsy Surgery. Philadelphia: Lippincott Williams & Wilkins, 2000, pp. 689-697.

Munari C, Bancaud J. The role of stereo-electro-encephalography (SEEG) in the evaluation of partial epileptic patients. In: Porter R, Morselli P (eds). The Epilepsies. London: Butterworths, 1987, pp. 267-306.

Nimsky C, Ganslandt O, Merhof D, et al. Intraoperative visualization of the pyramidal tract by diffusion-tensor-imaging-based fiber tracking. NeuroImage 2006; 30: 1219-1229.

Nimsky C, Kuhnt D, Ganslandt O, et al. Multimodal navigation integrated with imaging. Intraoperative Imaging 2011; 109: 207-213.

Nimsky C, Grummich P, Sorensen AG, et al. Visualization of the pyramidal tract in glioma surgery by integrating diffusion tensor imaging in functional neuronavigation. Zentralblatt fur Neurochirurgie2005; 66: 133-141.

Noe K, Sulc V, Wong-Kisiel L, et al. Long-term outcomes after nonlesional extratemporal lobe epilepsy surgery. JAMA Neurol 2013; 70: 1-6.

Nolan MA, Sakuta R, Chuang N, et al. Dysembryoplastic neuroepithelial tumors in childhood: long-term outcome and prognostic features. Neurology 2004; 62: 2270-2276.

Nowell M, Rodionov R, Zombori G, et al. Utility of 3D multimodality imaging in the implantation of intracranial electrodes in epilepsy. Epilepsia 2015; 56(3): 403-413.

O'Brien TJ, So EL, Mullan BP, et al. Subtraction peri-ictal SPECT is predictive of extratemporal epilepsy surgery outcome. Neurology 2000; 55: 1668-1677.

Onal C, Otsubo H, Araki T, et al.Complications of invasive subdural grid monitoring in children with epilepsy. J Neurosurg 2003; 98: 1017-1026.

Papanicolaou AC, Castillo EM, Billingsley-Marshall R, et al. A review of clinical applications of magnetoencephalography. Int Rev Neurobiol 2005; 68: 223-247.

Pereira LCM, Oliveira KM, L'Abbate GL, et al. Outcome of fully awake craniotomy for lesions near the eloquent cortex: Analysis of a prospective surgical series of 79 supratentorial primary brain tumors with long follow-up. Acta Neurochirurgica 2009; 151: 1215-1230.

Pomata HB, González R, Bartuluchi M, et al. Extratemporal epilepsy in children: candidate selection and surgical treatment. Childs Nerv Syst 2000; 16: 842-850.

Roessler K, Donat M, Lanzenberger R, et al. Evaluation of preoperative high magnetic field motor functional MRI (3 Tesla) in glioma patients by navigated electrocortical stimulation and postoperative outcome. J Neurol Neurosurg Psychiatry 2005; 76: 1152-1157.

Schmitt FC, Voges J, Buentjen L, et al. 2011. Radiofrequency lesioning for epileptogenic periventricular nodular heterotopia: a rational approach. Epilepsia 2005; 52: e101-105.

Schramm J, Aliashkevich AF, Grunwald T. Multiple subpial transections: outcome and complications in 20 patients who did not undergo resection. J Neurosurg 2002a; 97: 39-47.

Schramm J, Kral T, Kurthen M, et al. Surgery to treat focal frontal lobe epilepsy in adults. Neurosurgery 2002b; 51: 644-54; discussion: 654-655.

Shurtleff HA, Barry D, Firman T, et al. Impact of epilepsy surgery on development of preschool children: identification of a cohort likely to benefit from early intervention. J Neurosurg Pediatr 2015; 16: 383-392.

Shurtleff H, Warner M, Poliakov A, et al. Functional magnetic resonance imaging for presurgical evaluation of very young pediatric patients with epilepsy. J Neurosurg Pediatr 2010; 5: 500-506.

Siegel AM, Cascino GD, Meyer FB, et al. Surgical outcome and predictive factors in adult patients with intractable epilepsy and focal cortical dysplasia. Acta Neurol Scand 2006; 113: 65-71.

Sommer B, Grummich P, Coras R, et al.Integration of functional neuronavigation and intraoperative MRI in surgery for drug-resistant extratemporal epilepsy close to eloquent brain areas. Neurosurg Focus2013; 34: 1-10.

Souza-Oliveira C, Escorsi-Rosset S, Terra VC, et al. Impact of pediatric epilepsy surgery on intellectual efficiency. Revista de Neurologia 2012; 54: 214-220.

Spencer SS, Schramm J, Wyler A, et al. Multiple subpial transection for intractable partial epilepsy: An international meta-analysis. Epilepsia 2002; 43: 1415.

Stefan H, Hummel C, Hopfengärtner R, et al. Magnetoencephalography in extratemporal epilepsy. J Clin Neurophysiol Soci 2000; 17: 190-200.

Storti SF, Formaggio E, Franchini E, et al. A multimodal imaging approach to the evaluation of post-traumatic epilepsy. Magma (New York, N.Y.) 2012; 25: 345-360.

Taniguchi M, Cedzich C, Schramm J. Modification of cortical stimulation for motor evoked potentials under general anesthesia: technical description. Neurosurgery 1993; 32: 219-226.

Téllez-Zenteno JF, Hernández Ronquillo L, Moien-Afshari F, et al. Surgical outcomes in lesional and non-lesional epilepsy: a systematic review and metaanalysis. Epilepsy Res2010; 89: 310-318.

Terra-Bustamante VC, Fernandes RMF, Inuzuka LM, et al. Surgically amenable epilepsies in children and adolescents: clinical, imaging, electrophysiological, and post-surgical outcome data. Childs Nerv Syst 2005; 21: 546-551.

Treves ST, Connolly LP. Single-photon emission computed tomography (SPECT) in pediatric epilepsy. Neurosurg Clin N America1995; 6: 473-480.

Vadivelu S, Wolf VL, Bollo RJ, et al. Resting-state functional MRI in pediatric epilepsy surgery. Pediatr Neurosurg 2013; 49: 261-273.

Van Poppel M, Wheless JW, Clarke DF, et al.Passive language mapping with magnetoencephalography in pediatric patients with epilepsy. J Neurosurg Pediatr 2012; 10: 96-102.

Villemure JG, Mascott CR. Peri-insular hemispherotomy: surgical principles and anatomy. Neurosurgery 1995; 37: 975-981.

Weiner HL, Carlson C, Ridgway EB, et al. Epilepsy surgery in young children with tuberous sclerosis: results of a novel approach. Pediatrics 2006; 117: 1494-1502.

Wetjen NM, Marsh WR, Meyer FB, et al. Intracranial electroencephalography seizure onset patterns and surgical outcomes in nonlesional extratemporal epilepsy. J Neurosurg 2009; 110: 1147-1152.

Wray CD, Blakely TM, Poliachik SL, et al. Multimodality localization of the sensorimotor cortex in pediatric patients undergoing epilepsy surgery. J Neurosurg Pediatr 2012b; 10: 1-6.

Wray CD, Kraemer DL, Yang T, et al. Freehand placement of depth electrodes using electromagnetic frameless stereotactic guidance. J Neurosurg Pediatr 2011; 8: 464-467.

Wray CD, McDaniel SS, Saneto RP, et al. Is postresective intraoperative electrocorticography predictive of seizure outcomes in children? J Neurosurg Pediatr 2012a; 9: 546-551.

Wu JY, Sankar R, Lerner JT, et al. Removing interictal fast ripples on electrocorticography linked with seizure freedom in children. Neurology 2010; 75: 1686-1694.

Wyllie E, Comair YG, Kotagal P, et al. Ruggieri P. Epilepsy surgery in infants. Epilepsia 1996; 37: 625-637.

Wyllie E, Baumgartner C, Prayson R, et al. The clinical spectrum of focal cortical dysplasia and epilepsy. J Epilepsy 1994; 7: 303-312.

Yang L, Wilke C, Brinkmann B, et al. Dynamic imaging of ictal oscillations using non-invasive high-resolution EEG. Neuroimage 2011; 56: 1908-1917.

Yas¸argil MG. Introduction. In: Yas¸argil MG(ed). Microneurosurgery IV B. Stuttgart, New York: Thieme, 1996: xix-xxi.

Yingling CD, Ojemann S, Dodson B, et al. Identification of motor pathways during tumor surgery facilitated by multichannel electromyographic recording. J Neurosurg 1999; 91: 922-927.

Yu T, Zhang G, Kohrman MH, et al. Study comparing preoperative evaluations and postoperative outcomes in paediatric and adult patients undergoing surgical resection for refractory epilepsy. Seizure 2012; 21: 444-449.

Zaatreh MM, Spencer DD, Thompson JL, et al. Frontal lobe tumoral epilepsy: Clinical, neurophysiologic features and predictors of surgical outcome. Epilepsia 2002; 43: 727-733.

Zentner J, Hufnagel A, Ostertun B, et al. Surgical treatment of extratemporal epilepsy: clinical, radiologic, and histopathologic findings in 60 patients. Epilepsia1996; 37: 1072-1080.

第32章

胼胝体切开术的手术技术

Bertil Rydenhag, Frank Ritter，著
赵瑞，译

要 点

- 利用现代显微神经外科技术，胼胝体切开术是安全可行的。
- 患者年龄越小，并发症越少。
- 长期随访结果表明该术式可有效减少引起创伤的癫痫发作，如跌倒发作。
- 研究表明VNS前行胼胝体切开术可以减少跌倒发作。

胼胝体切开术是一种姑息性手术，其治疗的一个目的是降低导致伤残的跌倒发作（强直性和失张力癫痫发作）的频率（Malmgren et al., 2015）。有关背景、回顾和评价，请参阅第38章的概述。其另一个目的是减少其他类型的癫痫发作，特别是有大量的同步脑电活动、继发性的泛化，以及由于致痫灶定位不明确或位于功能皮层内而无法行切除性手术者。该手术也被用于致痫灶定侧，为后续的切除手术做准备（Iwasaki et al., 2011; Clarke et al., 2007）。胼胝体切开术在过去的十年里经历了复兴，此前由于更广泛地应用于VNS作为首选手术治疗跌倒发作而曾一度较少使用。图32-1显示了1990—2013年瑞典所有癫痫手术中胼胝体切开术的3年期百分比。虽然瑞典是一个小国（960万个居民），但这些数字均以人口为基础，仍然可以说明该手术的普遍应用情况。

最常用的胼胝体切开术为部分切开术：前2/3胼胝体切开术，主要将额叶癫痫放电去同步化（也可以参阅其他章节）。然而，该手术通常不进行海马连合的切开。因此，颞叶及大脑半球的顶后部可能会有持续同步的癫痫发作（Seltzer & Pandya, 1983）。双侧颞叶通过前连合连接，胼胝体切开术中不切开前连合（Pandya et al., 1973）。如果可能，建议行全胼胝体切开术，尤其针对患者由于年龄小或认知水平低而无法阅读的情况。一期全胼胝体切开术是认知功能严重受损婴幼儿的首选手术方式，因为他们的神经损伤风险低，可避免再次手术，且控制发作最好。全胼胝体切开术能更好地减少癫痫发作。然而，在年龄较大的儿童和青少年中，全胼胝体切开术的耐受性不如部分胼胝体切开

术：最好分两步进行，以减少神经功能损害。在大年龄组中，全胼胝体切开术可能会导致典型的胼胝体分离综合征，而且术后康复时间更长。

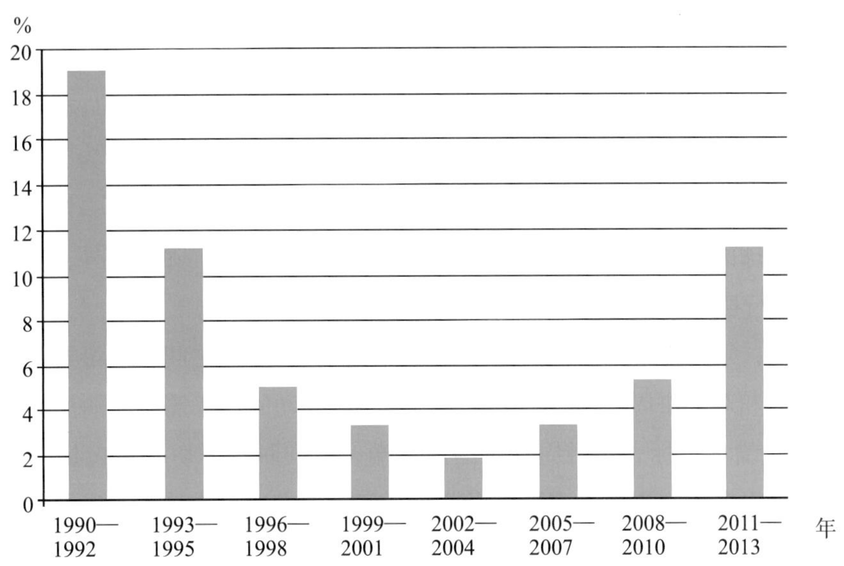

图 32-1 1990—2013 年瑞典行胼胝体切开术占各时期癫痫手术总数的百分比

数据来自瑞典国家癫痫手术登记册。1996—2007年，胼胝体切开术应用有限反映出在此期间VNS作为一线手术方案。

手术史

1940年报道的1939年2月—5月由Van Wagenen和Herren手术的10例全面性发作患者首批接受连合部切开术治疗（Van Wagenen & Herren, 1940）。该术式基于他们的临床观察：那些饱受破坏胼胝体病变折磨的全面性发作患者，通常癫痫发作可控制（Joynt, 1985）。在第一个手术组中，同时切开胼胝体、前连合、海马连合、穹窿和后连合，7例患者的癫痫发作得到改善，并且没有远期的严重并发症。然而，该文章特别指出，其中3例患者短期内不能控制左上肢动作，该症状在3个月内消失。受到前10例手术患者的良好结局的鼓舞，Van Wagenen和Herren又对14例难治性全面性癫痫发作的患者进行了连合部切开术。

该手术方式未被其他人采用。20多年后，即20世纪60年代初，Bogen和Vogel采用连合部切开术治疗难治性全面性癫痫发作患者（Bogen & Vogel, 1962）。他们聘请了包括Roger Sperry和Michael Gazzaniga等在内的一批神经科学家，仔细研究了胼胝体切开术对认知和行为影响。他们针对胼胝体切开术患者的研究对我们理解皮层功能、大脑半球分工和半球间联系有很大帮助。他们证明并定义了目前所知的典型与后胼胝体切开术相关的失联合综合征（Bogen, 1995; Sperry, 1982）。凭借20世纪70年代显微外科技术的引进，Wilson提出了胼胝体切开术（Wilson et al., 1977）。这些更加精准的技术应用帮助产生了更好的手术效果，特别是减少了手术并发症。

具体技术方面：开放式手术

本部分内容涉及开放手术技术，正如内镜技术，放射外科也被一些中心使用（Celis et al., 2007; Eder et al., 2006; Pendl et al., 1999）。根据外科医生的喜好，头部的位置既可以是仰卧位（Joseph et al., 2011），也可以侧卧位（Fuiks et al., 1991）。皮瓣形式多样，可以是马蹄形、S形皮瓣或其他形状。骨瓣沿中线由前额向前囟打开；后界取决于预期胼胝体切开的长度；为了完全离断，建议在骨瓣后界留有余地，因为桥静脉可能会限制操作空间，导致操作困难。如果一侧半球有明显的病变或有理由怀疑一侧半球的功能不如对侧，就应该从病变侧进行切开。除此之外，应按惯例，从非优势侧，最常从右侧进行切开，以减少对优势侧辅助皮层的损伤。

为了进入胼胝体，须通过中线沿着大脑镰分离，然后在扣带回之间找到最好的解剖标志，即外观白色清晰的胼胝体和双侧胼周动脉（图32-2）。确认胼周动脉后，需确认胼胝体膝以明确切开前界。沿胼胝体膝到达嘴部。标志是胼周动脉的最近端，标准胼胝体切开不包括前连合。确认膝部后，可以使用超声吸引器、剥离器或双极电凝器等任何一种术者喜欢的工具进行分离，也有使用二氧化碳激光刀的报道（Falowski & Byrne, 2012; Choudhri et al., 2015）。注意软膜边界，并且尽量不要打开脑室系统。最好在胼周动脉之间进行切开，但有时由于不对称或动脉分支影响，建议靠近一侧动脉进行切开。

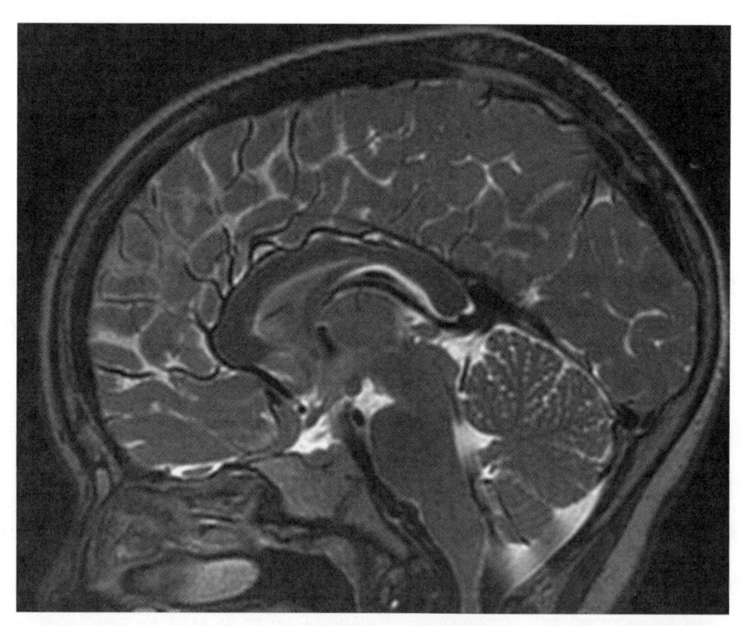

图 32-2　矢状位 T_2 加权像显示胼胝体轮廓，清晰显示一侧胼周动脉。压部周围静脉可在术中作为解剖标志

如果要做2/3或90%的切开，可以在术中从膝部开始测量，也可以使用其他方法（Awad et al., 1990）。更方便的是使用神经导航（图32-3）。可能存在脑移位，但它应该对中线前后测量值有很小的影响。若进行全胼胝体切开，则应到达胼胝体压部，包括压部，有时压部位置可能较深。解剖学标志是软膜边缘，通过它常常能看到静脉。术中EEG监测也可能有用：胼胝体切开后，双侧电同步会消失（图32-4）。

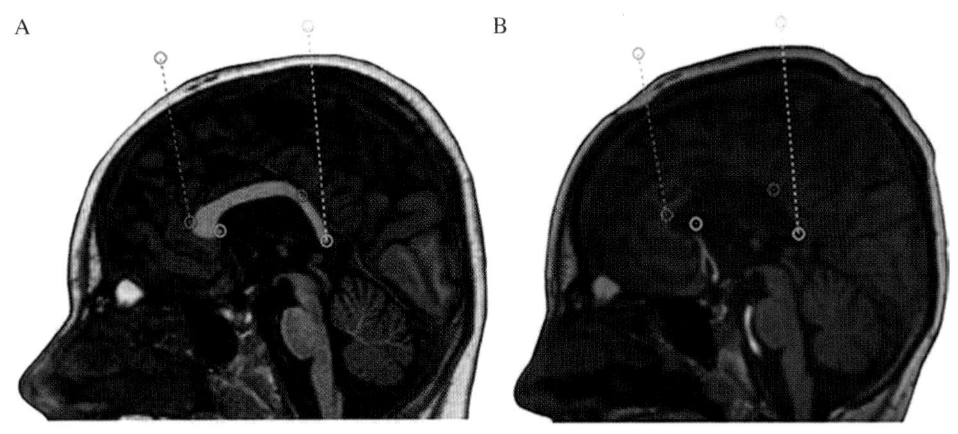

图 32-3　神经导航

A. 围术期神经导航图像。这些路径对应于入路的最前部（膝部）和最后部（压部）。其他标记分别显示了嘴部末端和2/3胼胝体切开术的程度（举例说明，本例的目的是全胼胝体切开术）。B. 术后磁共振图像与术中存储的神经导航图像融合。

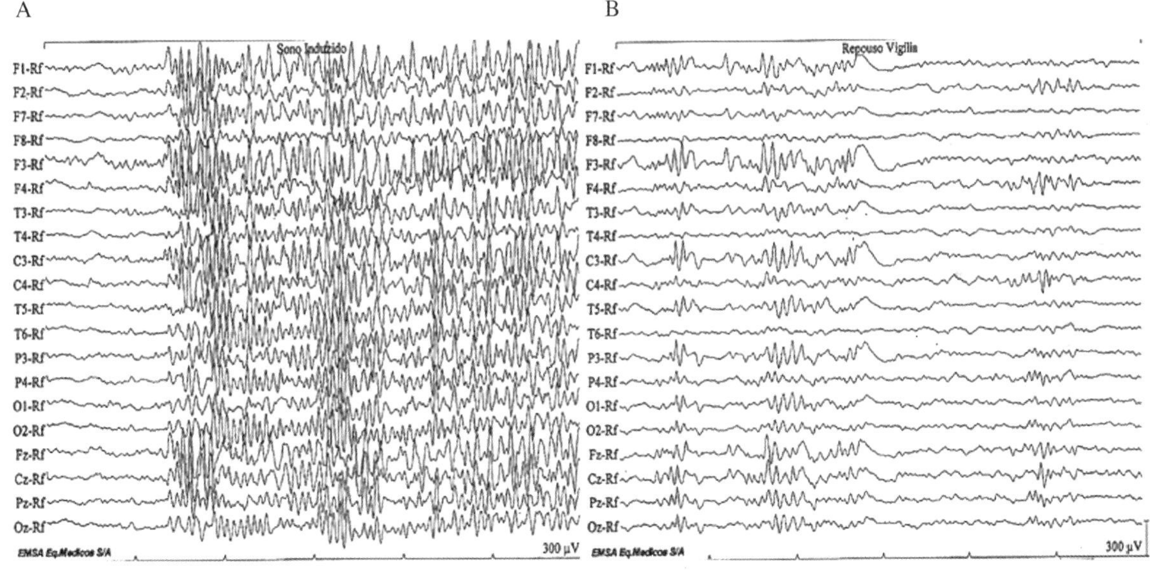

图 32-4　胼胝体切开术后，双侧电同步消失

A. 胼胝体切开术前EEG显示双侧同步放电。B. 术后EEG仍显示异常，但未同步。

手术难点

严格保持中线非常重要。特别是采取侧卧位时，即使使用神经导航，只要有一个小的角度误差或大脑向单侧偏移，就可能产生错误信息。理论上可能稍偏向一侧进入扣带回，可能被误认为已经在胼胝体中，但胼周动脉一直未能确认。胼周动脉是最佳解剖学标志。在膝部也有可能偏离中线，但是这里的结构相当宽，建议沿着中线动脉一直到胼胝体嘴部。

向后离断时，胼周动脉不再具有解剖学标志的重要作用，但这一般不构成问题。然而，如果不使用神经导航，容易过度估计离断的程度，并低估胼胝体压部的深度。其中，胼胝体嘴部和压部最难完全离断（图32-5）。

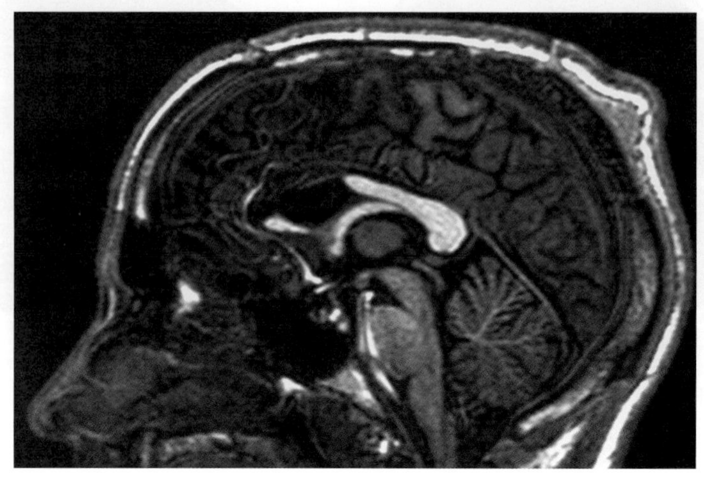

图 32-5 胼胝体切开术失败：保留了胼胝体嘴部，且胼胝体切开的长度不足 50%。再次手术：切开包括嘴部在内的 90% 胼胝体

结果

结果在上述章节中有完整描述。良好的效果是目标癫痫发作减少50%以上。虽然有些儿童可能会摆脱致残性癫痫发作，但无癫痫发作的情况并不常见。通常，胼胝体切开术联合应用VNS使癫痫发作得到最佳控制。

并发症

术后可能会出现一些急性并发症，包括急性离断体征及轻微并发症，这些通常可以处理。其中有些可能是由于可逆性缺血所致，比如在使用牵开器后。亦有严重并发症的报道（Bjellvi et al., 2014; Rydenhag & Silander, 2001; Behrens et al., 1997），Fuiks等（1991）甚至报道了死亡率（2.5%）。然而，利用现代标准的显微神经外科技术后，胼胝体切开术的并发症发生率降低（Bjellvi et al., 2014; Rydenhag & Silander, 2001; Behrens et al., 1997; Lee et al., 2008）。风险包括损伤胼周动脉，撬动中线静脉导致静脉梗塞，使用牵开器压迫了SMA和足部感觉运动中央区。这种压迫既可以导致自愈性SMA功能障碍，又可以导致永久的局部梗死和功能障碍。其他可能的并发症包括骨瓣感染、脑室炎，以及术后脑脊液循环障碍所致的分流依赖。

胼胝体切开术前注意事项

进行胼胝体切开前要考虑是否先行VNS。20世纪90年代末期人们对VNS寄予厚望。在瑞典，胼胝体切开术的数量下降，取而代之的是VNS，但由于胼胝体切开术长期效果令人满意，现在其数量又增加了。多项研究支持胼胝体切开术（Cukiert et al., 2013; Lancman et al., 2013; Nei et al., 2006; Rosenfeld & Roberts, 2009）。即使胼胝体切开术的固有手术风险比置入迷走神经刺激器高，但利用现代显微神经外科技术进行胼胝体切开术的并发症发生率仍然很低（Bjellvi et al., 2014）。

术前评估、适应证及短期和长期神经系统风险在第38章中进行了描述。重点强调的是：胼胝体切开术的相关适应证是导致多发伤的跌倒发作或强直性发作，也适用于其他相关适应证。癫痫发作的严重程度和对患者的危害必须超过手术风险，包括异手症、永久性神经功能缺损、失读、缄默症（Asadi-Pooya et al., 2008）或构音障碍（Ambrosetto & Antonini, 1995），还有不同程度尿失禁的报道（Cukiert et al., 2013）。

结论

胼胝体切开术是一个姑息性手术。尽管如此，它仍然是癫痫外科的一个重要部分，以实现减少致残和伤害性的癫痫发作。如果正确选择适应证及准确使用显微神经外科技术，那么通常术后长期效果良好，并且对患者及其家庭大有裨益（StigsdotterBroman et al., 2014）。

原书参考文献

Ambrosetto G, Antonini L. Anterior corpus callosotomy: effects in a patient with congenital bilateral perisylvian syndrome and oromotor seizures. Ital J Neurol Sci 1995; 16: 311-314.

Asadi-Pooya AA, Sharan A, Nei M, et al. Corpus callosotomy. Epilepsy Behav 2008; 13: 271-278.

Awad IA, Wyllie E, Luders H, et al. Intraoperative determination of the extent of corpus callosotomy for epilepsy: two simple techniques. Neurosurgery 1990; 26: 102-5; discussion 105-106.

Behrens E, Schramm J, Zentner J, et al. Surgical and neurological complications in a series of 708 epilepsy surgery procedures. Neurosurgery 1997; 41: 1-9; discussion 9-10.

Bjellvi J, Flink R, Rydenhag B, et al. Complications of Epilepsy Surgery in Sweden 1996-2010: A Prospective, Population-based Study. J Neurosurgery 2015; 122: 519-525.

Bogen J, Vogel P. Cerebral Commissurotomy in Man: Preliminary Case Report. Bull Los Angeles Neurolog Soc 1962; 27: 169-172.

Bogen J. Some hstorical aspects of callosotomy for epilepsy. In: Reeves AG, Roberts DW (eds). Epilepsy and the Corpus Callosum 2. New York, London: Plenum Press, 1995, pp. 107-122.

Celis MA, Moreno-Jimenez S, Larraga-Gutierrez JM, et al. Corpus callosotomy using conformal stereotactic radiosurgery. Childs Nerv Syst 2007; 23: 917-920.

Choudhri O, Lober RM, Camara-Quintana J, et al. Carbon dioxide laser for corpus callosotomy in the pediatric population. J Neurosurg Pediatr 2015; 15: 321-327.

Clarke DF, Wheless JW, Chacon MM, et al. Corpus callosotomy: a palliative therapeutic technique may help identify resectable epileptogenic foci. Seizure 2007; 16: 545-553.

Cukiert A, Cukiert CM, Burattini JA, et al. Long-term outcome after callosotomy or vagus nerve stimulation in consecutive prospective cohorts of children with Lennox-Gastaut or Lennox-like syndrome and non-specific MRI findings. Seizure 2013; 22: 396-400.

Eder HG, Feichtinger M, Pieper T, et al. Gamma knife radiosurgery for callosotomy in children with drug-resistant epilepsy. Childs

Nerv Syst 2006; 22: 1012-1017.

Falowski S, Byrne R. Corpus callosotomy with the CO2 laser suction device: a technical note. Stereotact Funct Neurosurg 2012; 90: 137-140.

Fuiks KS, Wyler AR, Hermann BP, et al. Seizure outcome from anterior and complete corpus callosotomy. J Neurosurg 1991; 74: 573-578.

Iwasaki M, Nakasato N, Kakisaka Y, et al. Lateralization of interictal spikes after corpus callosotomy. Clin Neurophysiol 2011; 122: 2121-2127.

Joseph JR, Viswanathan A, Yoshor D. Extraventricular corpus callosotomy. J Neurosurg 2011; 114: 1698-1700.

Joynt R. History of forebrain commisurotomy. In: Reeves AG (ed). Epilepsy and the Corpus Callosoum. New York, London: Plenum Press, 1985, pp. 237-242.

Lancman G, Virk M, Shao H, et al. Vagus nerve stimulation vs. corpus callosotomy in the treatment of Lennox-Gastaut syndrome: a meta-analysis. Seizure 2013; 22: 3-8.

Lee JH, Hwang YS, Shin JJ, et al. Surgical complications of epilepsy surgery procedures: experience of 179 procedures in a single institute. J Korean Neurosurg Soc 2008; 44: 234-239.

Malmgren K, Rydenhag B, Hallbook T. Reappraisal of corpus callosotomy. Curr Opin Neurol 2015; 28: 175-181.

Nei M, O'Connor M, Liporace J, et al. Refractory generalized seizures: response to corpus callosotomy and vagal nerve stimulation. Epilepsia 2006; 47: 115-122.

Pandya DN, Karol EA, Lele PP. The distribution of the anterior commissure in the squirrel monkey. Brain Res 1973; 49: 177-180.

Pendl G, Eder HG, Schroettner O, et al. Corpus callosotomy with radiosurgery. Neurosurgery 1999; 45: 303-7; discussion 307-308.

Rosenfeld WE, Roberts DW. Tonic and atonic seizures: what's next–VNS or callosotomy? Epilepsia 2009; 50 (Suppl 8): 25-30.

Rydenhag B, Silander HC. Complications of epilepsy surgery after 654 procedures in Sweden, September 1990 – 1995: a multicenter study based on the Swedish National Epilepsy Surgery Register. Neurosurgery 2001; 49: 51-6; discussion 56-57.

Seltzer B, Pandya DN. The distribution of posterior parietal fibers in the corpus callosum of the rhesus monkey. Exp Brain Res 1983; 49: 147-150.

Sperry R. Some effects of disconnecting the cerebral hemispheres. Science 1982; 217: 1223-1226.

Stigsdotter-Broman L, Olsson I, Flink R, et al. Long-term follow-up after callosotomy – a prospective, population based, observational study. Epilepsia 2014; 55: 316-321.

Van Wagenen W, Herren R. Surgical division of the comissural pathways in the corpus callosum. Arch Neurol Psychiat 1940; 44: 740-759.

Wilson DH, Reeves A, Gazzaniga M, et al. Cerebral commissurotomy for control of intractable seizures. Neurology 1977; 27: 708-715.

第33章

大脑半球离断术和多脑叶切除术

Taisuke Otsuki，著
林久銮，译

要 点

- 大脑半球离断术是一种新方法，可以将癫痫性大脑半球与剩余部分分开，同时保留主要血管。
- 该方法是降低儿童广泛性病变癫痫手术风险的手术改良和演变。
- 大脑半球离断术的概念和手术策略可广泛用于多脑叶致痫灶，从而获得微创并彻底切除，如后头部离断术。
- 本章描述了具有广泛半球性或多脑叶病变的幼儿的手术策略。

偶尔发生在婴儿的广泛性多脑叶，常常累及半球的病变，可以在婴儿期和幼儿期诱发耐药性难治性癫痫，甚至导致严重的难治性癫痫性脑病，表现为进展性发育延迟（Wyllie et al., 1996; Asarnow et al., 1997）。相反，当今一系列的儿童癫痫手术显示，60%以上的患者无发作，如果完全切除病灶，癫痫的无发作率更高（Mathern et al., 2009; Chang et al., 2011; Rowland et al., 2012）。此外，低龄时接受手术的患者，术后发育商（developmental quotient, DQ）明显增加（Asarnow et al., 1997; Loddenkemper et al., 1999; Lortie et al., 2002; Freitag & Tuxhorn, 2005; Basheer et al., 2007; Battaglia et al., 2007）。因此，目前这一领域关注的焦点是早期手术避免频繁难治性癫痫发作对未成熟大脑的负面影响，因为大多数患有致痫性疾病的儿童在婴儿早期就开始出现难治性癫痫发作（Harvey et al., 2008）。

然而，拒绝婴儿手术的最重要原因是手术并发症和死亡率较高（Wyllie et al., 1996; Duchowny et al., 1998; Di Rocco & Iannelli, 2000）。1998年，Duchowny等报道了31例3岁以下婴儿的系列研究，其手术死亡率为6%（Duchowny et al., 1998）。因为对于广泛性皮质病变的儿童，需要切除非常大体积的皮质病变，如皮质发育不良和半侧巨脑回，术中失血是一个巨大的挑战，因为在此年龄段的体重较轻（Gowda et al., 2010）。

最近，引进一种微创的离断手术，被称为“大脑半球离断术”（Schramm et al., 1995; Villemure et al., 1995; Delalande et al., 2001）。这种方法不是像半球切除术那样切除整个大脑半球，而是将癫痫性大脑半球与剩余大脑分开，同时保留主要血管。该方法是能降低儿童广泛性病变癫痫手术风险的手术改良和演变，因为它能使切除空腔最小化，从而降低了围术期并发症的发生率。据报道，大脑半球离断术与传统的半球切除术的效果一样好（Shimizu & Maehara, 2000; Schramm et al., 2001; Cook et al., 2004; Villemure et al., 2006; Kwan et al., 2010）。尽管接受该术式的患者数量仍然较少，但最近的文献报道了在婴儿早期实施半球离断术的良好效果（Delalande et al., 2007; Lettori et al., 2008; Di Gowda et al., 2010; Novegno et al., 2011; Otsuki et al., 2013）。

大脑半球离断术的基本概念是将病变半球的所有皮质结构与同侧丘脑-纹状复合体，以及对侧健康半球（Cook et al., 2004; Delalande et al., 2007）完全断开。不完全切除丘脑-纹状复合体周围的病理性灰质，如由于岛叶皮质和胼胝体下区域，将导致癫痫复发，需要额外切除以获得癫痫无发作（Holthausen et al., 1997; González-Martínez et al., 2005; Cats et al., 2007）。

尽管难治性癫痫婴儿潜在的皮质异常程度常常需要大脑半球离断术，但其他婴儿的致痫灶较局限，常累及半球的一个或以上脑叶。基于内在病变的致痫性，为了获得良好的发作控制效果，即使是位置深且在难以到达的大脑结构，这些病例也必须切除致痫性脑组织，如皮质发育不良（Palmini et al., 1994）。

大脑半球离断术的概念和手术策略可应用于广泛的多脑叶致痫性病变，以达到微创和完全切除的目的。被Daniel等称为“后象限切除术”的后头部的多脑叶断开（Daniel et al., 2004, 2007），就是这种改良的例子，即将环岛叶半球离断的手术技术应用于大脑半球后半部。

在过去的13年里，笔者经历了对连续82例儿童实施各种半球离断术和多脑叶离断/切除手术，其中2/3是3岁以下的儿童。主要病因是皮质发育畸形，如半侧巨脑回（30.5%）和皮质发育不良（56.1%）。基于这一经验，本章将描述适用于具有广泛性半球或多脑叶致痫性病变的幼儿的手术策略。

历史背景：从半球切除术到半球离断术

大脑半球切除术是一种解剖性切除单侧大脑半球的外科手术，在20世纪20年代，最初被用于治疗恶性胶质瘤（Dandy, 1928），后来在50年代被报道用于治疗与婴儿偏瘫相关的难治性癫痫（Krynauw, 1950）。虽然术后能获得良好的癫痫控制效果和行为结果，但存在致命的并发症，即浅表铁质沉着症（含铁血黄素沉着症），后来认识到这可能是一种长期并发症。浅表铁质沉着症是慢性颗粒性室管膜炎导致，与摘除大脑半球后残留的手术空腔内多发出血有关（Krynauw, 1950; Oppenheimer & Griffith; 1966, Vining et al., 1997）。随后对该术式进行了各种改良来避免这种并发症，通过减小切除组织后残留的无效腔来实现。1983年，Rasmussen报道了功能性半球切除术，额极和枕极离断不切除。相反，在Hoffman等开发的半球皮质切除术中，皮质切除后，覆盖侧脑室的白质得以保存（Hoffman et al., 1979）。这些改良的半球切除术拓宽了癫痫外科的适应证，不仅适用于萎缩性半球综合征（如脑软化症、Rasmussen脑炎，以及Sturge-Weber综合征），也适用于肥厚性半球病变（如广泛性皮质发育不良和半球巨脑回症）。因为大多数半球综合征的患者在儿童早期开始顽固性发作，为了进行早期的外科干预，需要更加微创的外科手术来减少组织切除和失血，这就促成了大脑半球离断术的开展。

自20世纪90年代以来，发展了多种大脑半球离断术，最常见的是岛周半球离断术和垂直矢状窦旁切口半球离断术。岛周半球离断术，1995年由Schramm（Schramm et al., 1995）和Villemure（Villemure et al., 1995）等报道，是一种有创性较小的、改良的功能性半球离断术，通过颅骨侧面进行小骨瓣开颅术，大多数神经外科医生都很熟悉该术式。相反，垂直矢状窦旁半球离断术由Delalande等（Delalande et al., 2001）发展而来，通过颅骨上方进行小骨瓣开颅术，向下到达侧脑室和丘脑–纹状复合体。就主要手术操作而言，两种手术有共同的特点，但两种方法角度相差90°，因此两者有各自手术操作的优缺点。

大脑半球离断术

在水平入路中（图33-1A），切除额盖和颞盖显露岛叶皮质，横切岛叶皮质打开侧脑室，首先通常从脑室下角开始离断前颞叶，然后依次进入侧脑室三角区、体部，最后在侧脑室前角进行离断。

相反，在垂直入路中（图33-1B），最初通过一个位于额顶叶皮质的小皮质窗（2 cm×4 cm）打开侧脑室体部。随后，沿丘脑的外侧缘切开，从后部到达下角，即从侧脑室体部外侧缘垂直到达下角。

两种大脑半球离断术中都很重要的步骤是经脑室胼胝体切开术，即从侧脑室壁切开胼胝体，尤其是沿着胼胝体上表面走行的大脑前动脉，并追踪它的近端一直到前交通动脉复合体的技术。它在两种手术中是相似的，也是必不可少的，这不仅有助于有效地完成胼胝体前部切开术，还可以显露胼胝体下区，后者是额叶离断的标志。

在水平入路中，离断额叶首先要辨认岛叶边缘，可通过切除额盖三角部和眶回后部来显露。然后，沿着前凸面完成额叶离断，它连接岛阈前缘和额角上部。杏仁核复合体连接颞叶和纹状体，可以通过前颞叶切除或通过颞上回切除而断开。

相反，在垂直入路中，额底结构的断开处从胼胝体下区到脑室下角前部，特别是脉络膜处，追踪横跨在大脑中动脉上的额底蛛网膜。为了从解剖上保护纹状体，对于离断平面，前部应向前下倾斜，外侧部分应向内侧倾斜。完全离断杏仁核复合体需要识别构成杏仁核内界的基底蛛网膜。

虽然手术角度不同，但在这两种手术方法中，经脑室后胼胝体压部的手术和丘脑后表面穹窿横断术相似。水平入路手术最后还要切除覆盖岛叶及岛阈的皮层灰质。

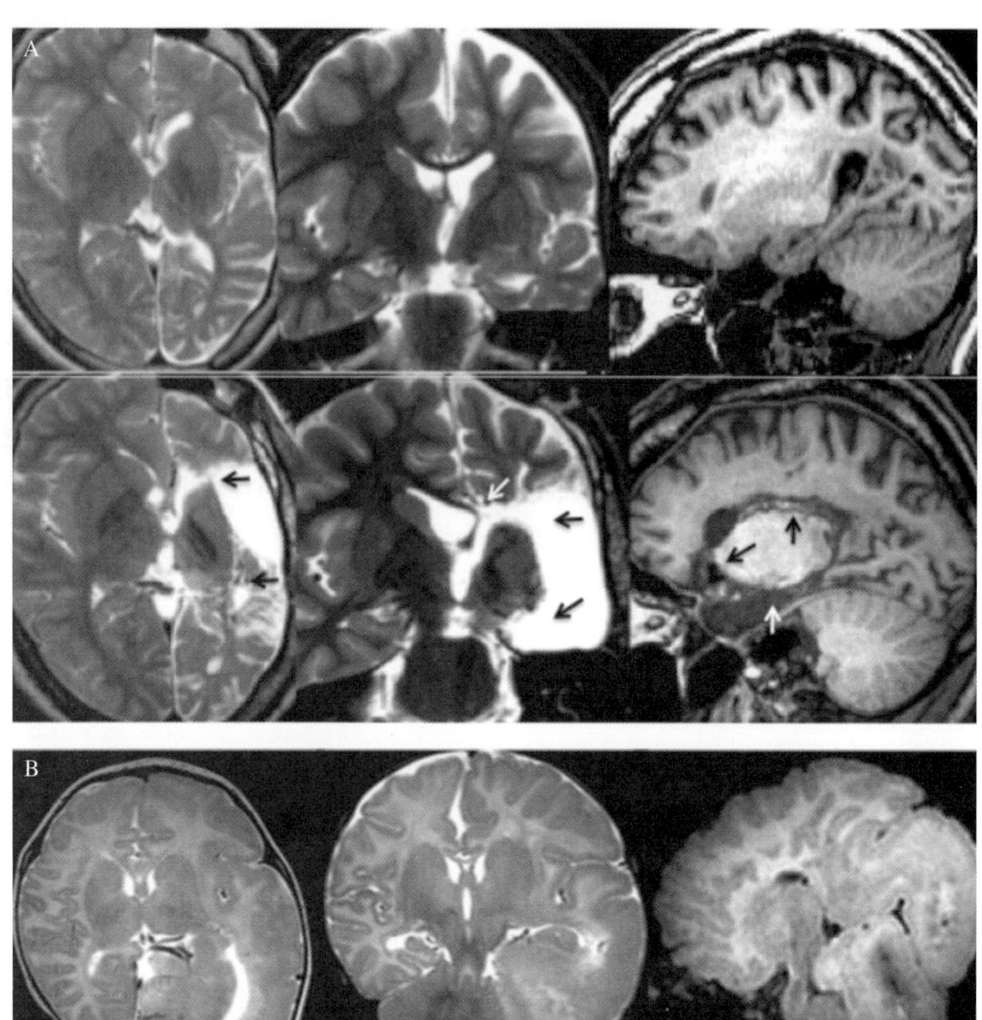

图 33-1 大脑半球离断术

A. 1例偏侧惊厥偏瘫癫痫（HHE）综合征患儿水平入路半球离断术，上排为术前MRI，下排为术后MRI。

从左到右：轴位、冠位和矢状位。在这种入路中，切除额盖和颞盖后显露岛叶皮质，横切岛周白质打开侧脑室（黑色箭头所示）。术后矢状位图像展示额叶离断的前凸平面（黑色箭头所示）。经脑室胼胝体切开和切除杏仁核的位置用白色箭头表示。

B. 1例婴儿半侧巨脑症（HME）垂直入路半球离断术。

上排为术前MRI，下排为术后MRI。在这种入路中，通过额顶叶皮质窗口（2 cm×4 cm）打开侧脑室体部，垂直朝向下角和额底离断丘脑-纹状复合体（黑色箭头所示）。白色箭头显示经脑室胼胝体切开。

水平和垂直大脑半球离断优缺点

对于萎缩性半球病变，特别是围产期大脑中动脉梗死的情况，岛周半球离断术是一个非常简单的手术，因为到达岛叶的皮质窗已经开放，扩大的脑室系统为进行经脑室胼胝体切开术提供了极佳的手术视野（Schramm et al., 1995; Villemure et al., 1995）

相比之下，水平入路不太适合半侧巨脑症婴儿，因为畸形增厚的皮质与小脑室阻碍手术到达深层结构及畸形的胼胝体膝，这些半侧巨脑症的特点阻碍了水平入路经脑室胼胝体离断术（Shimizu，个人通信）。垂直和半球间入路也有助于在压后皮质肥厚时更容易地进行胼胝体压部的离断手术。

关于基底神经节的解剖保留，水平入路比垂直入路更合适。实际上，对于半侧巨脑症的小婴儿，在垂直入路半球离断术中保留基底神经节甚至丘脑是困难的。相反，不管这些结构在小婴儿中保留与否，最终的神经病学结果可能无太大差异（Cats et al., 2007; Kawai et al., 2013）。从实践的角度来看，如果能避免下丘脑损伤，婴儿早期的垂直入路半球离断术的离断处代表一种捷径，即从丘脑外界穿过纹状体到达胼胝体下区（Delalande et al., 2001）。

多脑叶离断与切除

后头部离断

后头部离断，2004年Daniel等称之为功能性头后象限切除术（Daniel et al., 2004, 2007），它是环岛半球离断术的一种演变，适用于包括颞叶、顶叶和枕叶（后象限）在内的广泛致痫病变（D’Agostino et al., 2004）（图33-2A）。MRI检查结果在确定必须切除的致痫灶范围方面起着至关重要的作用，但是功能成像检查［包括FDG-PET，发作期SPECT和（或）MEG］也有助于确定离断界线（Liang et al., 2013）。单侧运动减弱强烈提示对侧初级感觉运动皮质病理性异常。然而，当术后频繁发作停止后，MRI正常时，病情偶尔会恢复。

后头部顶叶离断的界线通常位于中央后沟，就是为了避免损伤初级感觉运动皮质及其纤维。在内侧面，离断界线延续到扣带沟升支，向下横断扣带回到达胼胝体上表面。在外侧面，离断界线延续到岛叶后极。

实际上，前颞叶切除是后头部离断的第一步，不仅要在杏仁核水平离断海马前部，还要确定下角是侧脑室的入口。随后，通过切除颞盖显露岛叶皮质下界和后界，打开下角到达三角区，再向上到达侧脑室体最后部。在经脑室后胼胝体切开，以及切除穹窿后完成后头部离断术。

当致痫性病变累及中央皮质和（或）岛叶后部皮质时，离断界线可以更靠前，即使切除这些结构后不可避免地出现永久性感觉运动功能障碍。应该记住，岛后上界白质锥体束既可直接损伤，又可由切除后上岛叶引起的血液循环障碍造成损伤（Türe et al., 2000; Tamura et al., 2014）。相反，如果致痫灶比较局限，可以实施保留顶叶或颞叶的有限离断，即把离断界线向后推移至顶枕裂或颞叶后端。

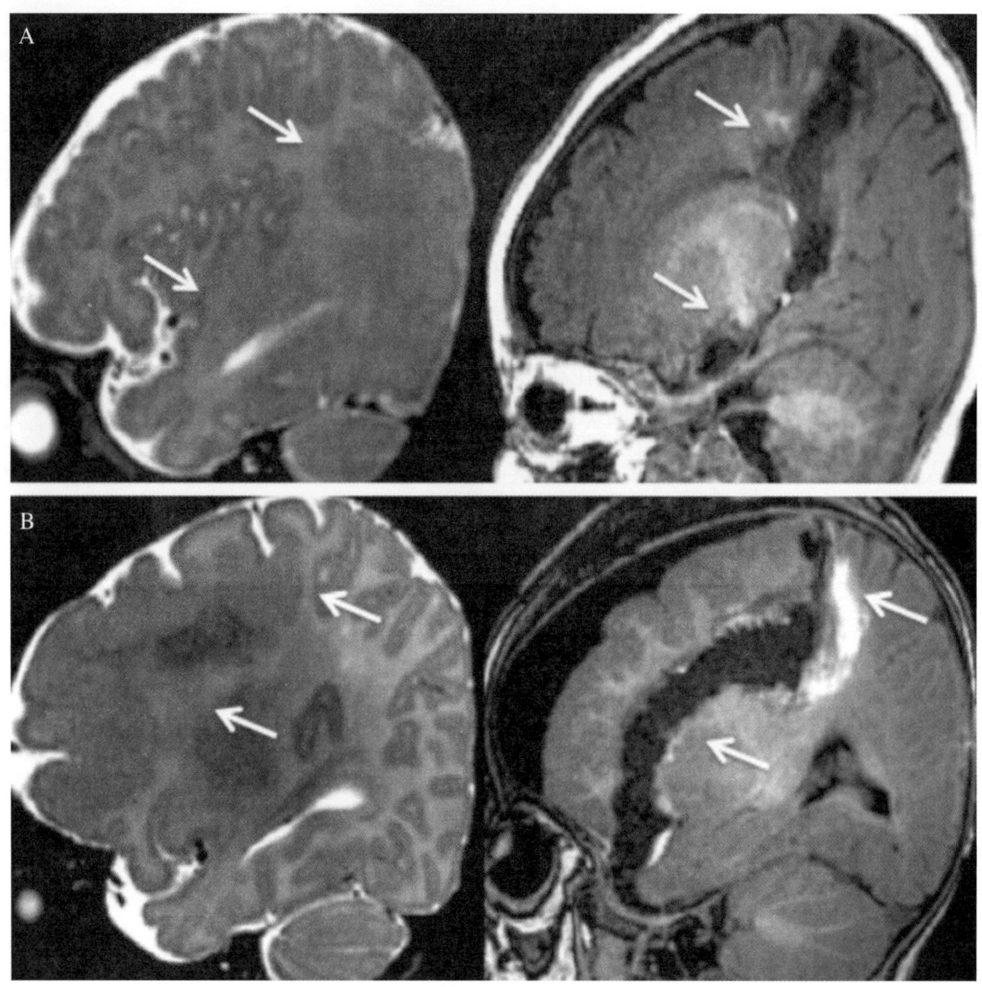

图 33-2 后头部离断

A. 颞顶枕多脑叶皮质发育不良婴儿的后头部离断术；B. 额中央多脑叶皮质发育不良婴儿的前头部离断。术前MRI检查（左列）显示皮质发育不良部位（白色箭头所示）。术后MRI检查（右列）显示离断界线（白色箭头所示）。

其他多脑叶手术

与大脑半球后半部分不同，侧脑室主要覆盖丘脑的后部，离断大脑半球前半部分需要断开一个巨大平面。然而，对于半球前部离断来说，这也是大脑半球离断术的一种变化。改良的垂直入路可应用于累及整个额中央的广泛皮质发育不良（图33-2B）。相比之下，水平或倾斜入路可能适用于额叶离断加岛叶和颞叶切除术。

从解剖学上来看，丘脑外侧仅被岛叶皮质覆盖。相反，纹状体外侧不仅被岛叶皮质覆盖，而且还可能被岛阈、眶回的后部、胼胝体前下部的灰质覆盖。外侧裂升支及上环岛沟底部灰质也邻近于伏隔核前上部和尾状头部。

一些具有广泛额叶皮质发育不良的患儿，经过反复切除覆盖纹状体的残余结构后获得无发作，这些结构包括前岛叶皮质、额底皮质和位于侧脑室前角附近的发育不良组织（图33-3）（Nakayama et al., 2009; Kaido et al., 2010, 2012）。这些患儿的功能检查显示，当癫痫复发时，这些结构在MEG

上表现为棘波偶极子集落，和（或）在SISCOM上表现为发作期高灌注。从纹状体离断边界区获取的手术标本也从组织学上证实了发育不良神经元（Kaido et al., 2012）。

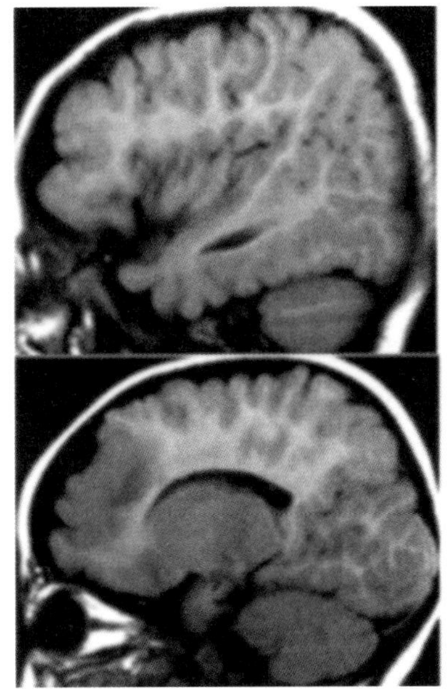
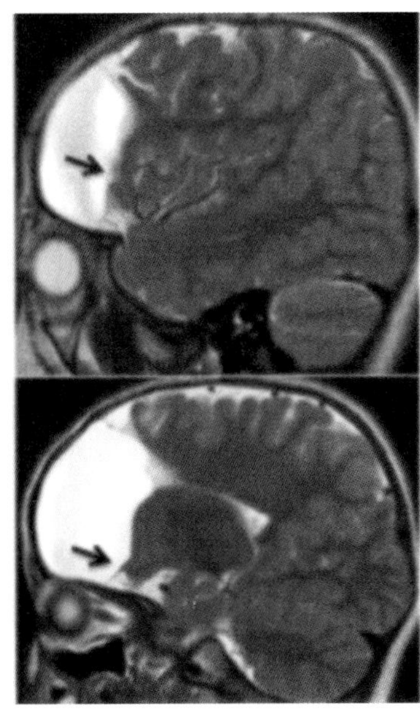
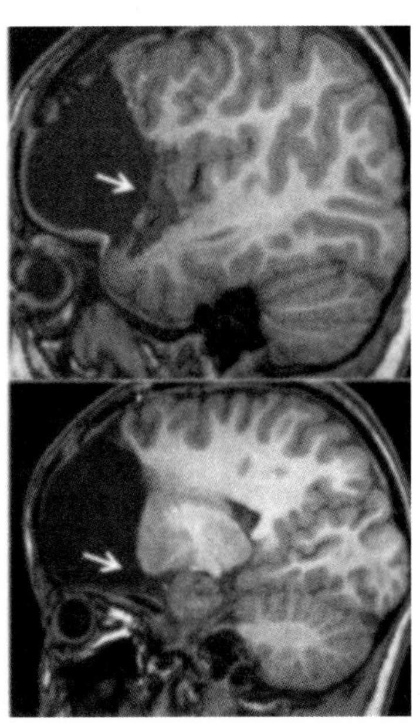

图 33-3 反复手术切除额下和岛叶皮质控制癫痫复发

左：术前MRI显示广泛的额叶皮质发育不良。中：在5月龄时进行第一次术后MRI，术后完全无发作。3岁癫痫复发，SISCOM成像显示残留脑组织发作期高灌注（黑色箭头所示）。右：扩大切除后MRI（白色箭头所示），术后再次无发作。

手术计划

对频繁发作的婴儿进行术前评估具有挑战性，因为发作间期头皮EEG常显示双侧异常，发作症状学定位价值有限，MRI只能显示严重的组织病理学异常（Wyllie et al., 2007）。因此，功能影像检查的作用，如FDG-PET、SISCOM（发作期SPECT）和（或）MEG，已被强调用来定义局灶性癫痫（Sisodiya et al., 2004; Salamon et al., 2008; Chassoux et al., 2010; Chang et al., 2011; Kim et al., 2011; Seo et al., 2011）。

这些功能性检查在选择某些病变患者作为大脑半球离断术的候选者时用处不大，这些病变包括半侧巨脑症、HHE、半球脑软化和Sturge-Weber综合征等。然而，对于单侧半球涉及一个或多个脑叶的更局限病变时，多模态神经影像检查有助于确定解剖学结构的手术靶点。因此，除了SISCOM，我们将其他功能检查作为术前常规检查，验证不同检查方法的一致性。当优先考虑的MRI结果与功能检查［包括PET、MEG和（或）SISCOM］结果一致时，手术计划简单明了（Liang et al., 2013）。相反，当不存在这种一致性，但怀疑局部致痫性时，如果患儿表现为跌倒或点头，就可以考虑胼胝体切开术。因为胼胝体切开术不仅可以减轻这些致残性癫痫发作，而且还可以使EEG和（或）MEG能定侧和定位，接下来就可以进行切除性手术（Nakayama et al., 2009）。

此外，如果癫痫复发后，SISCOM和（或）MEG证实残留的脑组织有致痫性时，可能需要再次手术来实现无发作。这些基于多模态功能检查的策略可能会影响手术操作，它可以显示各种切除的解剖结构，尤其是包含岛叶的多脑叶病变切除术。长程颅内脑电监测可能适用于局灶性切除的患儿，以便保留大脑皮质功能区。

围术期处理

对于年龄<6月龄的婴儿，必须进行中心静脉置管输血。体重<7 kg的小婴儿的半球性手术，需要围术期常规输注冷冻新鲜血浆（FFP；10 ml/kg），因为可能会出现术前常规检查很难发现的凝血异常（Pacione et al., 2011）。建议术前停用丙戊酸，因为它可能会导致凝血障碍和血小板功能异常。术中输血根据需要使用浓缩红细胞和新鲜冰冻血浆FFP。婴儿大脑半球手术平均总失血量达150 ~ 250 ml，手术平均总时长达5 ~ 6 h。术后可选择性放置脑室引流管，但只能放置一晚。

结果

癫痫疗效

最近关于大脑半球切除术/大脑半球离断术系列的文献报道了一个癫痫无发作率为52% ~ 90%（Kestle et al., 2000; Devlin et al., 2003; Van Empelen et al., 2004; González-Martínez et al., 2005; Villemure et al., 2006; Basheer et al., 2007; Delalande et al., 2007; Limbrick et al., 2009; Dorfer et al., 2013; Moosa et al., 2013）。引起癫痫的病因是癫痫无发作的有力预测因子（Kossoff et al., 2003; Van Empelen et al., 2004; González-Martínez et al., 2005; Basheer et al., 2007），预后较好的是获得性病因，如围产期梗死和Rasmussen脑炎，而发育性皮质畸形预后更差，如半侧巨脑症。对侧MRI异常（Boshuisen et al., 2010; Kometani et al., 2010）和皮质发育不良的组织学亚型（Tassi et al., 2002; Fauser et al., 2004; Krsek et al., 2009; Lerner et al., 2009; Otsuki et al., 2013）也会影响癫痫发作的预后。

在一项儿童大脑半球离断和多脑叶离断或切除术中，主要病因是发育性皮质畸形构成，如半侧巨脑症（30.5%）和皮质发育不良（56.1%）。平均随访5.4年，最近1次随访ILAE Ⅰ级63例（76.8%）。35例患儿（42.7%）术后完全无发作（ILAE Ⅰa级）。手术方式对比显示，术后获得了ILAE Ⅰ级的患儿中，垂直入路半球离断术占80.7%，水平入路半球离断术占72.7%，前头部离断术占65.2%，后头部离断术占81.8%（Otsuki，个人通信）。

发育结果

对于癫痫性脑病的婴儿，发育结果会受到术后癫痫发作是否停止的显著影响（Bulteau et al., 2013; Honda et al., 2013）。手术时机也是一个重要因素，即癫痫脑病病程较短的患儿发育预后较好（Lettori et al., 2008; Honda et al., 2013）。然而，并非所有发作得到控制的患儿发育都获得令人满意的改善（Maehara et al., 2002）。影响发育结果的另一个重要因素是剩余的大脑结构存在异常。据报道，在大脑MRI成像上看似正常的对侧半球可能存在发育不良的证据（De Rosa et al., 1992; Salamon et al., 2006; Boshuisen et al., 2010; Kometani et al., 2010）。

再次手术

如果是不完全离断癫痫导致复发，就表明需要再次进行半球离断术。在以前的报道中，7%～54.5%的大脑半球离断术患者存在不完全离断的结构，如胼胝体、额底和岛叶，这些已被证实与癫痫复发有关（Shimizu & Maehara, 2000; González-Martínez et al., 2005）。

在笔者团队37例患儿的研究中，1例（2.7%）半侧巨脑症婴儿接受了垂直入路半球离断术后再次手术。此例患儿术后MRI纤维示踪显示在胼胝体压部残留非常小的纤维束，切断后彻底无发作。相比之下，2例一期多脑叶切除术后患者，二期接受了半球离断术，1例是Rasmussen脑炎，另1例是累及岛叶的广泛皮质发育不良。另外13例患儿，一期进行了广泛前头部或后头部手术，二期手术扩大切除了岛叶和（或）周围结构。总的来说，16例（16/37）患儿二次手术，术后12例（75%）无发作。

并发症

近年来，关于半球切除术/半球离断术的研究报道死亡率在0%～5%（Schramm et al., 2001; Villemure et al., 2006; Basheer et al., 2007; Delalande et al., 2007; Dorfer et al., 2013; Moosa et al., 2013）。大脑半球切除术/半球离断术后最常见的主要并发症是脑积水，发生率为2%～16%（Schramm et al., 2001; Villemure et al., 2006; Basheer et al., 2007; Delalande et al., 2007; Kwan et al., 2010; Dorfer et al., 2013）。2013年进行的多中心回顾调查显示，在690例接受不同类型大脑半球切除术/大脑半球离断术的患者中，23%出现脑积水，近70%的术后脑积水发生在大脑半球切除术后90天内（Lew et al., 2013）。解剖性半球切除术是发生脑积水的重要危险因素，其他与脑积水高风险相关的因素包括切除基底节和（或）丘脑、既往脑部手术，以及使用止血剂。

本组研究无死亡病例。9例患儿（10.9%）出现主要并发症（除此类手术不可避免的偏瘫和偏盲外），包括3例脑积水，4例囊肿形成，2例暂时性尿崩症，2例无症状静脉窦血栓形成，所有并发症均发生于年龄＜1岁的婴儿。2例患儿在出生后3个月内进行了垂直入路半球离断术（其中一例为半侧巨脑症，另一例是Sturge-Weber综合征），术后均发生暂时性尿崩症和静脉窦血栓形成。无一例术后出现后遗症，尽管术后几周内需要额外治疗（如脑室或囊肿–腹膜腔分流术、内镜或显微镜下囊肿切开术，以及全身应用升压素和肝素）。

结论

对于广泛性致痫病变，在一个经验丰富的小儿癫痫外科团队恰当的管理下，早期实施离断术可获得良好的癫痫控制效果和发育结果，而且围术期并发症少。离断术会增加具有广泛性致痫病变的患儿获得较好预后的概率，同时降低大部分脑切除术后并发症的发生率。

原书参考文献

Asarnow RF, LoPresti C, Guthrie D, et al. Developmental outcomes in children receiving resection surgery for medically intractable infantile spasms. Dev Med Child Neurol 1997; 39: 430-440.

Basheer SN, Connolly MB, Lautzenhiser A, et al. Hemispheric surgery in children with refractory epilepsy: seizure outcome, complications, and adaptive function. Epilepsia 2007; 48: 133-140.

Battaglia D, Di Rocco C, Iuvone L, et al. Neuro-cognitive development and epilepsy outcome in children with surgically treated hemimegalencephaly. Neuropediatrics 1999; 30: 307-313.

Boshuisen K, van Schooneveld MM, Leijten FS, et al. Contralateral MRI abnormalities affect seizure and cognitive outcome after hemispherectomy. Neurology 2010; 75: 1623-1630.

Bulteau C, Otsuki T, Delalande O. Epilepsy surgery for hemispheric syndromes in infants: hemimegalencepahly and hemispheric cortical dysplasia. Brain Dev 2013; 35: 742-747.

Cats EA, Kho KH, Van Nieuwenhuizen O, et al. Seizure freedom after functional hemispherectomy and a possible role for the insular cortex: the Dutch experience. J Neurosurg 2007; 107(4 Suppl): 275-280.

Chang EF, Wang DD, Barkovich AJ, et al. Predictors of seizure freedom after surgery for malformations of cortical development. Ann Neurol 2011; 70: 151-162.

Chassoux F, Rodrigo S, Semah F, et al. FDG-PET improves surgical outcome in negative MRI Taylor-type focal cortical dysplasias. Neurology 2010; 75: 2168-2175.

Cook SW, Nguyen ST, Hu B, et al. Cerebral hemispherectomy in pediatric patients with epilepsy: comparison of three techniques by pathological substrate in 115 patients. J Neurosurg 2004; 100(2 Suppl Pediatrics): 125-141.

D'Agostino MD, Bastos A, Piras C, et al. Posterior quadrantic dysplasia or hemihemimegalencephaly: a characteristic brain malformation. Neurology 2004; 22: 2214-2220.

Dandy WE. Removal of right cerebral hemisphere for certain tumors with hemiplegia. JAMA 1928; 90: 823-825.

Daniel RT, Meagher-Villemure K, Farmer JP, et al. Posterior quadrantic epilepsy surgery: technical variants, surgical anatomy, and case series. Epilepsia 2007; 48: 1429-1437.

Daniel RT, Meagher-Villemure K, Roulet E, et al. Surgical treatment of temporoparietooccipital cortical dysplasia in infants: report of two cases. Epilepsia 2004; 45: 872-876.

De Rosa MJ, Secor DL, Barsom M, et al. Neuropathologic findings in surgically treated hemimegalencephaly: immunohistochemical, morphometric, and ultrastructural study. Acta Neuropathol 1992; 84: 250-260.

Delalande O, Bulteau C, Dellatolas G, et al. Vertical parasagittal hemispherotomy: surgical procedures and clinical long-term outcomes in a population of 83 children. Neurosurgery 2007; 60(2 Suppl 1): ONS19-32.

Delalande O, Fohlen M, Jalin C, et al. From hemispherectomy to hemispherotomy. In: Luders HO, Comair YG (eds). Epilepsy Surgery, 2nd ed. Philadelphia: Lippincott Williams & Willkins, 2001, pp. 741-746.

Devlin AM, Cross JH, Harkness W, et al. Clinical outcomes of hemispherectomy for epilepsy in childhood and adolescence. Brain 2003; 126: 556-566.

Di Rocco C, Iannelli A. Hemimegalencephaly and intractable epilepsy: complications of hemispherectomy and their correlations with the surgical technique. A report on 15 cases. Pediatr Neurosurg 2000; 33: 198-207.

Dorfer C, Czech T, Dressler A, et al. Vertical perithalamic hemispherotomy: A single-center experience in 40 pediatric patients with epilepsy. Epilepsia 2013; 54: 1905-1912.

Duchowny M, Jayakar P, Resnick T, et al. Epilepsy surgery in the first three years of life. Epilepsia 1998; 39: 737-743.

Freitag H, Tuxhorn I. Cognitive function in preschool children after epilepsy surgery: rationale for early intervention. Epilepsia 2005; 46: 561-567.

González-Martínez JA, Gupta A, Kotagal P, et al. Hemispherectomy for catastrophic epilepsy in infants. Epilepsia 2005; 46: 1518-1525.

Gowda S, Salazar F, Bingaman WE, et al. Surgery for catastrophic epilepsy in infants 6 months of age and younger. J Neurosurg Pediatr 2010; 5: 603-607.

Harvey AS, Cross JH, Shinnar S, et al. ILAE Pediatric Epilepsy Surgery Survey Taskforce.Defining the spectrum of international practice in pediatric epilepsy surgery patients. Epilepsia 2008; 49: 146-155.

Hoffman HJ, Hendrick EB, Dennis M, et al. Hemispherectomy for Sturge-Weber syndrome. Childs Brain 1979; 5: 233-248.

Holthausen H, May TW, Adams CTB, et al. Seizures post hemispherectomy. In: Tuxhorn I, Holthausen H, Boenigk H (eds). Paediatric Epilepsy Syndromes and Their Surgical Treatment. London: John Libbey, 1997, pp. 749-773.

Honda R, Kaido T, Sugai K, et al. Long-term developmental outcome after early hemispherotomy for hemimegalencephaly in infants with epileptic encephalopathy. Epilepsy Behav 2013; 29: 30-35.

Kaido T, Otsuki T, Kaneko Y, et al. Anterior striatum with dysmorphic neurons associated with the epileptogenesis of focal cortical dysplasia. Seizure 2010; 19: 256-259.

Kaido T, Otsuki T, Kakita A, et al. Novel pathological abnormalities of deep brain structures including dysplastic neurons in anterior striatum associated with focal cortical dysplasia in epilepsy. J Neurosurg Pediatr 2012; 10: 217-225.

Kawai K, Morino M, Iwasaki M. Modification of vertical hemispherotomy for refractory epilepsy. Brain Dev 2014; 36: 124-129.

Kestle J, Connolly M, Cochrane D. Pediatric peri-insular hemispherotomy. Pediatr Neurosurg 2000; 32: 44-47.

Kim YH, Kang HC, Kim DS, et al. Neuroimaging in identifying focal cortical dysplasia and prognostic factors in pediatric and adolescent epilepsy surgery. Epilepsia 2011; 52: 722-727.

Kometani H, Sugai K, Saito Y, et al. Postnatal evolution of cortical malformation in the “non-affected” hemisphere of hemimegalencephaly. Brain Dev 2010; 32: 412-416.

Kossoff EH, Vining EP, Pillas DJ, et al. Hemispherectomy for intractable unihemispheric epilepsy etiology vs outcome. Neurology 2003; 61: 887-890.

Krsek P, Pieper T, Karlmeier A, et al. Different presurgical characteristics and seizure outcomes in children with focal cortical dysplasia type I or II. Epilepsia 2009; 50: 125-137.

Krynauw RA. Infantile hemiplegia treated by removing one cerebral hemisphere. J Neurol Neurosurg Psychiatry 1950; 13: 243-267.

Kwan A, Ng WH, Otsubo H, et al. Hemispherectomy for the control of intractable epilepsy in childhood: comparison of 2 surgical techniques in a single institution. Neurosurgery 2010; 67(2 Suppl Operative): 429-436.

Lerner JT, Salamon N, Hauptman JS, et al. Assessment and surgical outcomes for mild type I and severe type II cortical dysplasia: A critical review and the UCLA experience. Epilepsia 2009; 50: 1310-1336.

Lettori D, Battaglia D, Sacco A, et al. Early hemispherectomy in catastrophic epilepsy: a neuro-cognitive and epileptic long-term follow-up. Seizure 2008; 17: 49-63.

Lew SM, Matthews AE, Hartman AL, et al. Posthemispherectomy hydrocephalus: results of a comprehensive, multiinstitutional review. Epilepsia 2013; 54: 383-389.

Liang Q, Otsuki T, Takahashi A, et al. Posterior disconnection in early infancy to treat intractable epilepsy with multilobar cortical dysplasia: report of three cases. Neurol Med Chirur 2013; 53: 47-52.

Limbrick DD, Narayan P, Powers AK, et al. Hemispherotomy: efficacy and analysis of seizure recurrence. Clinical article. J Neurosurg Pediatr 2009; 4: 323-332.

Loddenkemper T, Holland KD, Stanford LD, et al. Developmental outcome after epilepsy surgery in infancy. Pediatrics 2007; 119: 930-935.

Lortie A, Plouin P, Chiron C, et al. Characteristics of epilepsy in focal cortical dysplasia in infancy. Epilepsy Res 2002; 51: 133-145.

Maehara T, Shimizu H, Kawai K, et al. Postoperative development of children after hemispherotomy. Brain Dev 2002; 24: 155-160.

Mathern GW. Challenges in the surgical treatment of epilepsy patients with cortical dysplasia. Epilepsia 2009; 50 (Suppl 9): 45-50.

Moosa AN, Gupta A, Jehi L, et al. Longitudinal seizure outcome and prognostic predictors after hemispherectomy in 170 children. Neurology 2013; 80: 253-260.

Nakayama T, Otsuki T, Kaneko Y, et al. Repeat magnetoencephalography and surgeries to eliminate atonic seizures of non-lesional frontal lobe epilepsy. Epilepsy Res 2009; 84: 263-267.

Oppenheimer DR, Griffith HB. Persistent intracranial bleeding as a complication of hemispherectomy. J Neurol Neurosurg Psychiatry 1996; 29: 229-240.

Otsuki T, Honda R, Takahashi A, et al. Surgical management of cortical dysplasia in infancy and early childhood. Brain Dev 2013; 35: 802-809.

Pacione D, Blei F, Devinsky O, et al. Coagulation abnormalities in children undergoing epilepsy surgery. J Neurosurg Pediatr 2011; 7: 654-659.

Palmini A, Gambardella A, Andermann F, et al. Operative strategies for patients with cortical dysplastic lesions and intractable epilepsy. Epilepsia 1994; 35: S57-S71.

Rasmussen T. Hemispherectomy for seizures revisited. Can J Neurol Sci 1983; 10: 71-78.

Rowland NC, Englot DJ, Cage TA, et al. A meta-analysis of predictors of seizure freedom in the surgical management of focal cortical dysplasia. J Neurosurg 2012; 116: 1035-1041.

Salamon N, Andres M, Chute DJ, et al. Contralateral hemimicrencephaly and clinical-pathological correlations in children with hemimegalencephaly. Brain 2006; 129: 352-365.

Salamon N, Kung J, Shaw SJ, et al. FDG-PET/MRI coregistration improves detection of cortical dysplasia in patients with epilepsy. Neurology 2008; 71: 1594-1601.

Schramm J, Behrens E, Entzian W. Hemispherical deafferentation: an alternative to functional hemispherectomy. Neurosurgery 1995; 36: 509-516.

Schramm J, Kral T, Clusmann H. Transsylvian keyhole functional hemispherectomy. Neurosurgery 2001; 49: 891-900.

Seo JH, Holland K, Rose D, et al. Multimodality imaging in the surgical treatment of children with nonlesional epilepsy. Neurology 2011; 76: 41-48.

Shimizu H, Maehara T. Modification of peri-insular hemispherotomy and surgical results. Neurosurgery 2000; 47: 367-373.

Sisodiya SM. Surgery for focal cortical dysplasia. Brain 2004; 127: 2383-2384.

Tamura A, Kasai T, Akazawa K, et al. Long insular artery infarction: characteristics of a previously unrecognized entity. Am J Neuroradiol 2014; 35: 466-471.

Tassi L, Colombo N, Garbelli R, et al. Focal cortical dysplasia: neuropathological subtypes, EEG, neuroimaging and surgical outcome. Brain 2002; 125:1719-1732.

Türe U, Ya?argil MG, Al-Mefty O, et al. Arteries of the insula. J Neurosurg 2000; 92: 676-687.

Van Empelen R, Jennekens-Schinkel A, Buskens E, et al. Functional consequences of hemispherectomy. Brain 2004; 127: 2071-2079.

Villemure JG, Daniel RT. Peri-insular hemispherotomy in paediatric epilepsy. Childs Nerv Syst 2006; 22: 967-981.

Villemure JG, Mascott CR. Peri-insular hemispherotomy: surgical principles and anatomy. Neurosurgery 1995; 37: 975-981.

Vining EP, Freeman JM, Pillas DJ, et al. Why would you remove half a brain? The outcome of 58 children after hemispherectomy-the Johns Hopkins experience: 1968 to 1996. Pediatrics 1997; 100(2 Pt 1): 163-171.

Wyllie E, Comair YG, Kotagal P, et al. Epilepsy surgery in infants. Epilepsia 1996; 37: 625-637.

Wyllie E, Lachhwani DK, Gupta A, et al. Successful surgery for epilepsy due to early brain lesions despite generalized EEG findings. Neurology 2007; 24; 69: 389-397.

第34章

下丘脑错构瘤手术

Georg Dorfmüller, Sarah Ferrand-Sorbets, Martine Fohlen, et al，著

柏建军，译

要 点

- 下丘脑错构瘤手术存在几种入路，应根据它的解剖部位进行选择。下丘脑错构瘤的体积差异很大，可附着于单侧或双侧下丘脑。
- 无论采用哪种技术，都不能低估手术相关并发症，但频繁发作又对发育中的大脑有持续影响，因此必须对两者予以权衡。

手术治疗下丘脑错构瘤（hypothalamic hamartomas, HH）始于1967年，当时Northfield和Russell报道了2例患有性早熟和HH的儿童，他们成功通过经额开颅视交叉和视神经-颈动脉池入路手术切除错构瘤（Northfield & Russell, 1967）。尽管有了首次报道，但通常还是避免手术治疗HH，因为考虑到下丘脑-垂体并发症、血管和颅神经损伤的高风险性（Likavec et al., 2000）。此外，近年来通过长效GnRH的模拟疗法可以有效地治疗性早熟。

随着MRI的出现，这种之前经常通过CT扫描发现的畸形，第一次可以通过解剖学轻松地辨别出来。这样我们就能够更好地描述它们的确切部位、范围及邻近结构，特别是它们与一侧或两侧下丘脑的附着关系。根据其与下丘脑的附着形式，HH基本上分为两种主要类型：有蒂型和无蒂型，后者主要与药物难治性癫痫相关（Valdueza et al., 1994）。

早在1958年，List等就推测痴笑性发作与HH之间存在联系，但直到20年前才首次由深部电极EEG（Kahane et al., 1994; Munari et al., 1995）记录到的直接发作和发作期SPECT显像（Kuzniecky et al., 1997）明确证实HH的内在致痫性（详见第21章）。

HH可引起多种类型的癫痫发作：从简单的痴笑性发作到EEG记录的由单侧或双侧大脑半球多处继发病灶导致的混合性发作类型，此病通过药物治疗较困难，而且常与认知和行为共病相关。上述情况已然明了，人们寻求新的手术方法，以便切除或离断这些高度致痫的神经发育畸形（Kerrigan et al., 2005）。

经典的神经外科入路

当这些深部病变悬在下丘脑下方凸入脚间池时，传统的手术入路包括经翼点外侧裂、额下或颞下入路。虽然它们能很好地显露视交叉和Willis环的动脉分支，但由于手术必须避免出现血管、颅神经损伤或内分泌并发症，因此不能很好地显露第三脑室底壁以上的空间。为了术中能获得更佳的视角来观察鞍上区，减少对脑组织的牵拉，人们提出对颅咽管瘤及包括HH在内的其他病理类型病变，可以采用眶额开颅及扩大的额眶颧开颅（Siomin et al., 2001; Golshani et al., 2009）。

作为处理第三脑室肿瘤的另一种已成熟的手术方法，经终板入路可以自视交叉和前交通动脉上方到达位于第三脑室前部的病变（King, 1979）。该方法还可用于第三脑室底以下错构瘤切除术后仍有脑室内残余肿瘤的患者，或者单纯脑室内型HH的患者。但该入路有损伤大脑前动脉穿通支、前交通动脉和穹窿柱的危险（Page, 1987）。此外，HH通常更靠脑室壁后方，而且很难到达乳头体（Polkey, 2003）。一项多中心研究报道了13例（包括12例儿童）难治性癫痫患者，这些患者均通过上述的颅底入路方式接受了错构瘤部分切除、近全切除或全切除，2例术后无发作，11例发作频率显著减少，然而对痴笑性发作、局灶性发作和不典型失神发作疗效欠佳（Palmini et al., 2002）。另外，所有患者表现的行为和认知障碍术后均得到了明显改善。4例患者术后发生深部的丘脑或内囊梗死，但远期损害很小。4例动眼神经麻痹并恢复，1例术后食欲过盛（Palmini et al., 2002）。

最近可采用的手术技术

经胼胝体前穹窿间入路

Jeffrey Rosenfeld首先经胼胝体前部穹窿间入路在第三脑室内进行了错构瘤的显微外科切除（Rosenfeld et al., 2001; Rosenfeld, 2011），根据其经验，经额下入路不能充分显露位于第三脑室底平面以上病变的上部。他前5例手术患者中，3例术后无发作，而另外2例症状得到了改善。在后期的一项研究中，26例患者经由此入路切除错构瘤，14例患者（54%）术后无发作，9例患者（35%）发作减少超过90%，大多数患者的行为和认知功能也得到了改善（Ng et al., 2006）。

与这种解剖入路相关的风险主要是损伤一侧或双侧穹窿，导致短期记忆功能的短暂性或永久性损伤（Rosenfeld & Feiz-Erfan, 2007）。该技术也被其他中心所研究，现已成为一种成熟的手术方法（Ng et al., 2006; Wait et al., 2011）。不过，最近基于不同病理类型的系列研究仍然强调它能造成的明显并发症，这些并发症与到达第三脑室的经胼胝体前部中线入路相关（Hassaneen et al., 2010）。

经内镜入路

HH是良性的异位畸形组织，几乎没有增殖或恶变的趋势。包括多脑叶离断（Daniel et al., 2007）

和大脑半球离断术（Delalande et al., 1992, 2007）在内的离断手术技术可应用于广泛新皮质病变的癫痫患儿。凭借离断手术经验，Delalande首次将离断手术原理应用于致痫性HH（Delalande & Fohlen, 2003），因为彻底离断错构瘤应该可以阻断癫痫放电的传播通路。

在这项技术中，术者将神经内镜经额旁中线钻孔进入侧脑室，然后通过Monro孔进入第三脑室，从而显露错构瘤的脑室部分。内镜进入侧脑室要选择附着于下丘脑的错构瘤主体的对侧，以便获得最好的离断（图34-1）。选择钻孔位置主要取决于错构瘤中心部位，在MRI矢状面上显露最好。这样在向前或向后移动内镜时能够充分到达HH的前部和后部，并应尽可能减少整个手术过程中内镜在的Monro孔处的移动。

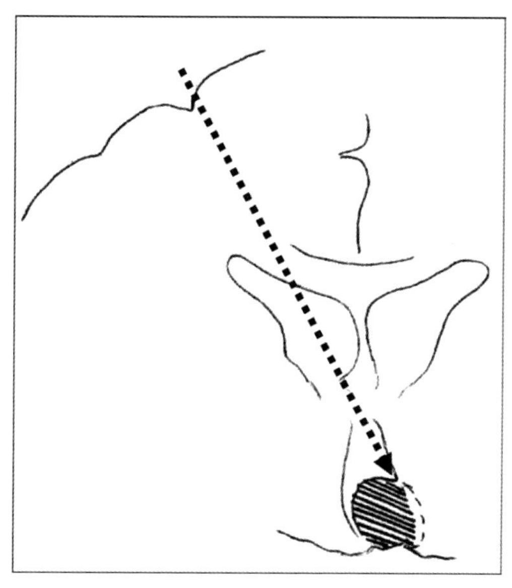

图 34-1　内镜下经脑室入路到达 HH

箭头对应于内镜轨迹，指向错构瘤在下丘脑的附着处。从附着点对侧进入侧脑室，以便更好地显露附着区，使内镜在Monro孔处尽可能少地移动［转载自Dorfmuller G, Fohlen M, Bulteau C, et al. Surgical disconnection of hypothalamic hamartomas. Neurochirurgie 2008; 54: 315-9 (French)］。

法国Fondation Rothschild团队自1998年起便开始在机器人辅助下通过无框架立体定向系统（Rosa立体定向机器人, MedTech, Montpellier, 法国; Neuroma立体定向机器人, Renishaw, Chassieu, 法国）在内镜下经侧脑室通过Monro孔做离断术（Delalande & Fohlen, 2003; Procaccini et al., 2006; Dorfmüller et al., 2008）。使用立体定向机器人或另一种基于影像的计算机导航系统进行内镜操作有两个原因：第一，大多数HH患儿的脑室都很小；第二，我们试图在颅骨钻孔、Monro孔和错构瘤附着于下丘脑前后界中心之间选择最佳的路径，因病变在灰质结节和乳头体之间的呈现形式多种多样。一旦进入第三脑室，所选的内镜路径就要瞄准错构瘤与下丘脑的附着处，后者在大多数情况下都能够被辨认出。然而在某些情况下，错构瘤的边界不清，特别是体积较大的错构瘤，会使内镜下第三脑室内的解剖不清楚，此时MRI引导下导航将对手术会有帮助，然而我们还应该认识到内镜操作导致脑脊液流失后可能引起脑组织漂移。

使用工作通道直径为1.7 mm的中型Storz神经内镜（Decq内镜设备）无法完全切除错构瘤，

然而利用这种技术可以沿着肿瘤与第三脑室壁的附着面予以广泛地离断。离断可以通过低能量电凝（图34-2）、铥激光汽化（REVOLIX，Lisa激光系统，Pleasanton，CA，USA）或超声切开吸引器（SONOCA 300, Söring, Quickborn，德国）进行。内镜手术的技术细节已经在前文描述过（Procaccini et al., 2006; Calisto et al., 2014）。充分离断后，对错构瘤进行活检，生理盐水冲洗止血，然后小心地取出内镜套件。

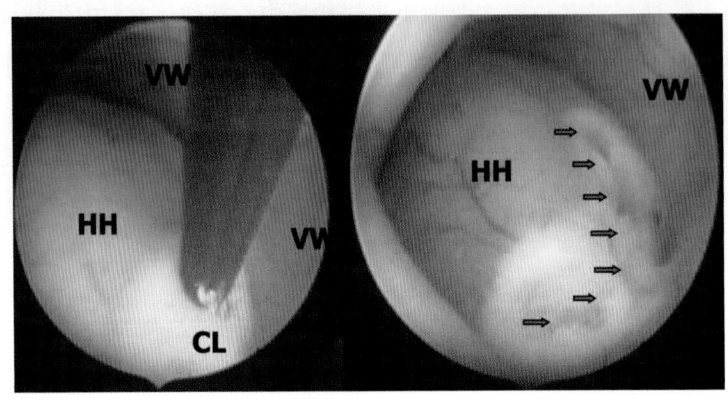

图 34-2 术中图像：沿 HH 与右侧第三脑室壁（ventricular wall，VW）附着面电凝（electrocoagulation，CL）

为了更好地评估内镜手术的适应证，计划一系列后续的沿着颅底切除/离断的多步骤手术，需要在高分辨率MRI上研究错构瘤嵌入一侧或双侧下丘脑的平面（最好阅读T_2和T_1的冠状位及矢状位）。为此，Delalande提出将HH分为四种类型（Delalande和Fohlen, 2003），如图34-3所示。图34-4提供了相应的MRI示例。

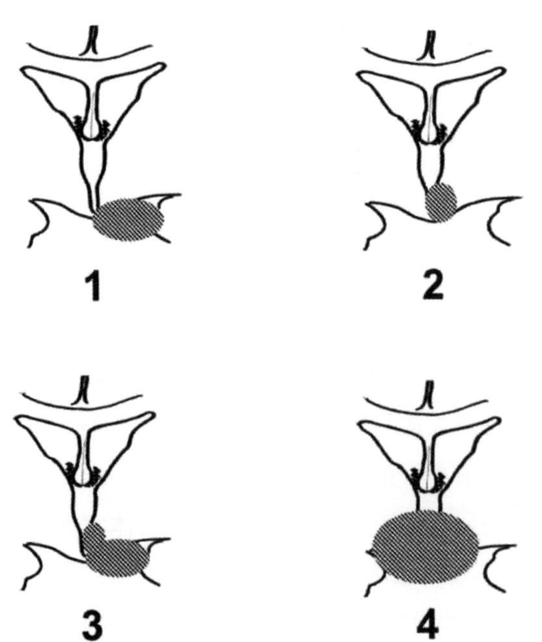

图 34-3 为了明确内镜手术适应证将 HH 分为 4 种亚型（Delalande, 2003）

［转载自Dorfmuller G, Fohlen M, Bulteau C, et al. Surgical disconnection of hypothalamic hamartomas .Neurochirurgie 2008;54：315-9(French)］

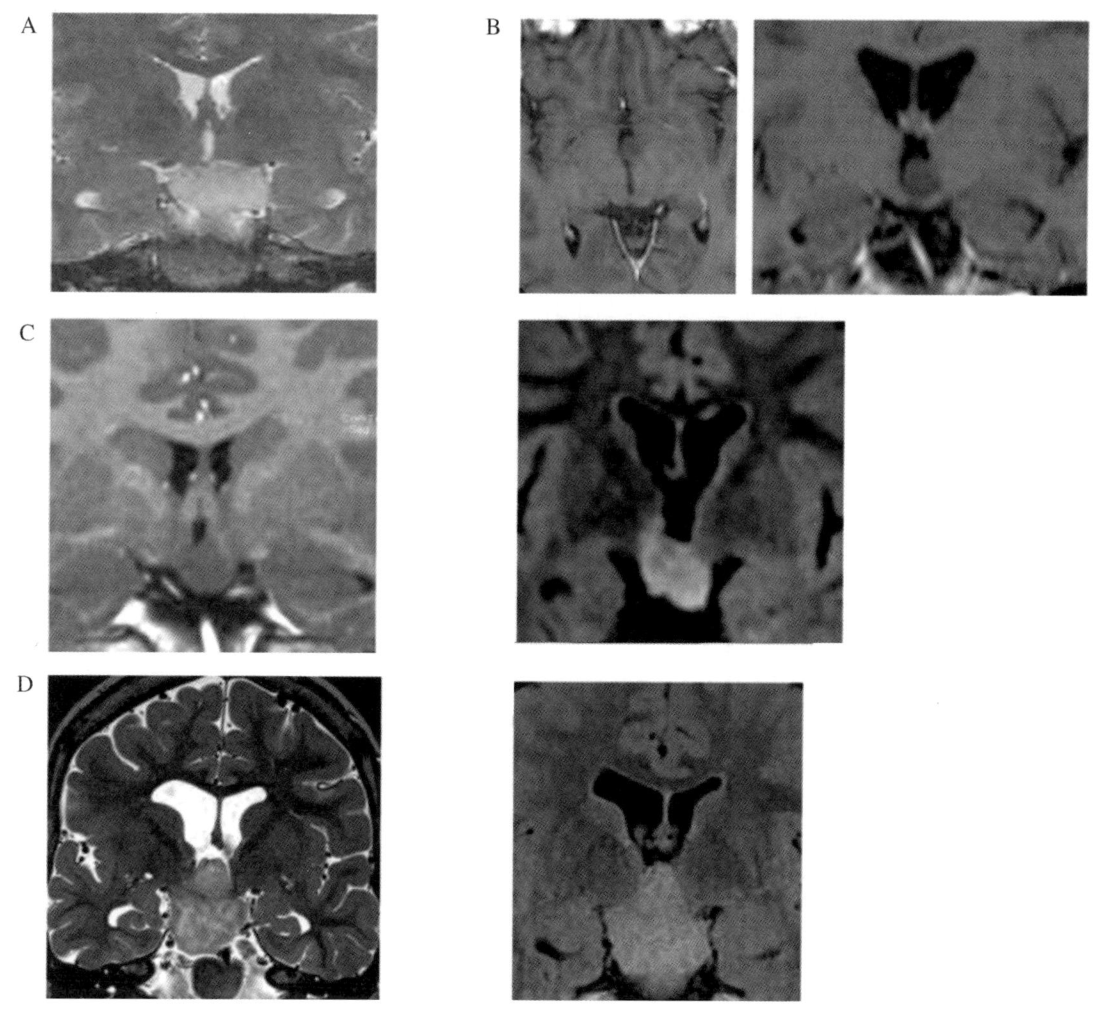

图 34-4 根据 Delalande 分类法，下丘脑错构瘤 4 种亚型的 MRI 表现

A. 1型错构瘤的T_2加权冠状面MRI，肿瘤水平附着于双侧下丘脑，完全位于第三脑室底壁的下方。手术可采用额下或翼点入路。B. 2型错构瘤（T_1加权MRI：左侧为轴位，右侧为冠状位），病变位于第三脑室内，与下丘脑存在或多或少的垂直连接面。与其他类型的错构瘤相比，这种错构瘤可以在内镜下离断，癫痫发作预后较好。C. 3型错构瘤（T_1WI和Flair冠状位MRI），肿瘤部分在第三脑室内，并悬挂于（命名为突出或延伸）第三脑室底壁以下。肿瘤与单侧或双侧下丘脑的附着面是多方向的，有更多垂直和水平的连接部分。可以使用内镜来离断，但只能实现部分离断。因此，术后癫痫发作预后难以预测，通常需要再次经胼胝体穹窿间入路或颅底入路进行切除手术才能达到术后无发作。D. 4型错构瘤（T_2WI冠状位及Flair图像），肿瘤常附着于双侧下丘脑，第三脑室扩张，肿瘤几乎充满第三脑室，常伴单侧或双侧Monro孔扩张。像3型错构瘤一样，它们延伸到第三脑室底壁下到脚间池。由于失去了第三脑室内解剖标志，所以内镜手术时定向困难，离断不易彻底。

1型HH（图34-4A）主要位于第三脑室底壁以下，水平方向附着于下丘脑。由于内镜下离断是沿垂直方向进行的，所以内镜不适合该类型HH。如果需要手术，切除或离断较大肿块可以通过翼点或额下入路。

2型HH（图34-4B）相对来说最适合内镜下离断，因为其肿物全部或主要位于第三脑室内，且垂直方向嵌入下丘脑。因此，内镜从对侧脑室额角进入，经过Monro孔，到达HH与下丘脑的附着线附近，为内镜下有效离断提供了最佳的解剖显露。因此在笔者团队的研究中，这一类型的HH患者术后癫痫发作控制效果最佳。

3型HH（图34-4C）体积比2型的大，位于第三脑室内及其底壁以下。HH与下丘脑的附着面更复杂，包含垂直方向的附着部分以及向下悬在脚间池内的水平方向的附着部分。因此，内镜入路只能离断HH的脑室部分，而下方的肿物仍与脑相连。对于此型HH，我们建议先采用脑室内镜离断术，并观察发作减少的具体治疗效果，因为有时即使不完全离断也会产生很好的疗效。可以在后期再决定是否需要通过颅底二次手术切除错构瘤的下部。

4型HH（图34-4D）对应于非常大的病变，它们占据了大部分扩张的第三脑室，通常附着于双侧下丘脑，基底宽并向下延伸至脚间池。这些与下丘脑附着面不清的巨大病变一般很难治疗。当然，可以尝试通过某种颅底入路切除或离断下丘脑下方的肿瘤。我们曾经对一些此类病变的患儿通过内镜或内镜/颅底联合入路实施了不完全离断手术。到目前为止，所有病例都仍有癫痫发作，有些病例尽管未完全离断或切除病变，但术后癫痫发作明显减少（50%～90%），而有些病例术后发作根本没有改善。当肿物填满第三脑室并接近Monro孔时，内镜不能或不能充分进入第三脑室，这样会遮蔽解剖标志，影响定位。

这些病变绝对需要按计划分步骤手术，也许很适合经前胼胝体穹窿间入路，以便整块儿切除脑室部分的错构瘤。

历时超过15年，Rothschild基金（法国巴黎）资助了94例手术患者，手术效果最好的是55例2型错构瘤患者（58.5%），该型错构瘤是解剖上最适合行内镜下离断手术。1型HH有4例（4.3%），3型HH有24例（25.5%），4型巨大HH有11例（11.7%）。

94例患者手术时的平均年龄为11.6岁，首次癫痫发作时的平均年龄为31月龄。所有患者均为药物难治性癫痫，其中68%的患者以痴笑性发作或哭笑发作为首次发作类型，58.5%的患者存在精神发育迟缓。

除4例1型HH患者外，其余患者首次手术均采用内镜经脑室离断治疗。53%的患者接受了1次手术，而47%的患者做了一次以上的手术（反复内镜下离断术或颅底切除手术）。

平均随访5.8年后，74%的患者与83%的2型错构瘤患者术后癫痫发作控制极好（Engel Ⅰ级或Engel Ⅱ级），18例患者术后出现并发症，包括近期记忆受损（4例，其中2例为暂时性）、轻偏瘫（2例）、内分泌功能障碍（10例，均为暂时性），动眼神经麻痹（3例）和脑积水（1例）。

立体定向热消融术

该技术利用输出的能量加热HH，导致靶点病灶的神经元损伤和死亡。相对于开颅切除手术，它的优点是创伤性小，但仍存在伴随任何立体定向手术的出血风险。对于那些治疗成功的患者，它还有疗效立竿见影的优势。

Kameyama及其同事报道了19例因药物难治性癫痫接受了立体定向热消融术的HH患者，这些患者随访至少1年，其中68%完全无癫痫发作，且无长期并发症（Kameyama et al., 2009）。大多数患者的认知功能有所改善，短期记忆未受影响。然而，在Kuzniecky和Guthrie报道的一组10例患者中，仅20%术后无发作（Kuzniecky & Guthrie, 2003）。

最近的一项技术创新将近实时MR热成像的安全措施应用到立体定向激光热消融术中。基于术前计划，当消融的温度参数临近预设值时，该系统就可以停止致热能量输出。尽管采用这种方式治疗的HH患者数量越来越多，但迄今为止，经同行评议发表的推荐使用该技术的证据有限（Curry et al., 2012）。

Wilfong和Curry用磁共振引导的立体定向激光热消融术治疗了14例难治性癫痫患者，其中治疗后随访超过6个月的10例患者中，90%没有癫痫发作，而且没有永久性或长期不良事件的报道（Wilfong & Curry, 2013）。

伽马刀放射外科

伽玛刀（Gamma knife, GK）放射外科治疗是用亚致死量的射线照射致痫灶。该治疗有效性的确切细胞作用机制尚不清楚，可能涉及神经元死亡和调控作用（Kerrigan et al., 2012）。该治疗的副作用极少，而且发生短期不良事件的风险低。GK放射治疗在计划时必须将视束对放射线的暴露降到最低，因为视束对放射线特别敏感。

马赛的Regis及其同事报道了27例接受GK放射治疗的HH和难治性癫痫患者，50%等剂量线的中位剂量为17Gy（范围13～26Gy），在大多数情况下其与HH病变边缘匹配（Regis et al., 2006）。随访至少3年后，37%的患者癫痫发作完全得到控制，22%的患者病情显著好转，所有患者未遗留神经功能缺损。Abla及其同事报道了10例HH患者接受GK放射治疗，40%的患者治疗后无癫痫发作（Abla et al., 2010）。

除了长期随访发现治疗成功率较低外，GK放射治疗效果也会延迟相当长时间才表现出来，通常在治疗6～18个月后会改善。有些患者可能在GK放射治疗后的数周至数月内出现短暂的发作频率增加。因此，GK放射外科最适合那些病情稳定且能忍受疗效延迟的患者，这种情况仅限于痴笑性发作一种发作类型的患者。

间质内放射外科

弗莱堡的Schulze-Bonhage及其同事报道了他们的经验，即短期定向置入放射性碘125粒子治疗HH，伴难治性癫痫（Quiske et al., 2007; Schulze-Bonhage et al., 2008）。本组24例患者中，54%需要二次治疗。末次治疗至少1年后评价效果，结果显示38%的患者无癫痫发作，另外17%显著改善。然而，26%的患者出现了短暂性脑水肿，11%的患者遗留短期记忆障碍。Freiburg小组最近还报道了26例接受间质内放射外科手术的患者术前和术后神经心理学测试结果。研究中使用的量表侧重于学习和记忆，不同分组间差异无统计学意义（Wagner et al., 2014）。

结论

下丘脑错构瘤常伴药物难治性癫痫，大多低龄儿童发病，并损害认知功能发育。外科治疗的目的是终止癫痫发作或减少发作，只要治疗及时，患者在认知功能和行为方面会有相当大的改善。HH大小差异较大，可附着于单侧或双侧下丘脑，应根据病变的解剖部位来选择手术入路。

为此，Delalande提出了4种不同的实用亚型（图34-2），脑室内2型是经内镜离断的最佳指征，较大的3型和4型需要联合入路手术。

无论选择哪种手术入路，手术相关并发症都不应该被忽略，但也需要与频繁发作对发育中大脑的持续影响相权衡。与其他创伤性较小的治疗方法如立体定向射频毁损、立体定向置入碘125粒子或伽马刀治疗相比，手术后癫痫发作会立即得到缓解，随后可以相应减少甚至停用抗癫痫发作药物。

原书参考文献

Abla AA, Shetter AG, Chang SW, et al. Gamma knife surgery for hypothalamichamartomas and epilepsy: patient selection and outcomes. J Neurosurg 2010;113(Suppl): 207-214.

Brandberg G, Raininko R, Eeg-Olofsson O. Hypothalamic hamartoma withgelastic seizures in Swedish children and adolescents. Eu J Pediatr Neurology 2004; 6: 35-44.

Calisto A, Dorfmuller G, Fohlen M, et al. Endoscopic disconnection of hypothalamic hamartomas: safety and feasibility of robot-assisted, thulium laserbased procedures. J NeurosurgPediatr 2014; 14: 563-572.

Cascino GD, Andermann F, Berkovic SF, et al. Gelastic seizures and hypothalamichamartomas: evaluation of patients undergoing chronic intracranial EEG monitoring and outcome of surgical treatment. Neurology 1993; 43: 747-750.

Curry DJ, Gowda A, McNichols RJ, et al. MR-guided stereotactic laserablation of epileptogenic foci in children. Epilepsy Behav 2012; 24: 408-414.

Daniel RT, Meagher-Villemure K, Farmer JP, et al. Posterior quadrantic epilepsysurgery: technical variants, surgical anatomy, and case series. Epilepsia 2007;48: 1429-1437.

Delalalande O, Pinard JM, Basdevant C, et al. Hemispherotomy: A new procedurefor central disconnection. Epilepsia 1992; 33 (Suppl 3): 99-100.

Delalande O, Bulteau C, Dellatolas, G, et al. Vertical parasagittal hemispherotomy: surgical procedures and clinical long-term outcomes in a population of83 children. Neurosurgery 2007; 60 (2 Suppl 1): ONS19-32.

Delalande O, Fohlen M. Disconnecting surgical treatment of hypothalamichamartoma in children and adults with refractory epilepsy and proposal of anew classification. Neurol Med Chir (Tokyo) 2003; 43: 61-68.

Dorfmuller G, Fohlen M, Bulteau C, et al. Surgical disconnection of hypothalamic hamartomas. Neurochirurgie 2008; 54: 315-319.

Fisher R, Salanova V, Witt T, et al. Electrical stimulation of the anterior nucleusof thalamus for treatment of refractory epilepsy. Epilepsia 2010; 51: 899-908.

Golshani KJ, Lalwani K, Delashaw JB, et al. Modified orbitozygomatic craniotomy for craniopharyngioma resection in children. J NeurosurgPediatr 2009;4: 345-352.

Hassaneen W, Suki D, Salaskar AL, et al. Immediate morbidity and mortalityassociated with transcallosal resection of tumors of the third ventricle. J ClinNeurosci 2010; 17: 830-836.

List CF, Dowman CE, Bagchi BK, et al. Posterior hypothalamic hamartomas andgangliogliomas causing precocious puberty. Neurology 1958; 8: 164-174.

Kahane P, Ryvlin P, Hoffmann D, et al. From hypothalamic hamartoma to cortex:what can be learnt from depth recordings and stimulation. Epileptic Disord 2003; 5: 205-217.

Kahane P, Tassi L, Hoffmann D, et al. Crises dacrystiques et hamartoma hypothalamique. A proposd'une observation video-stereo-EEG. Epilepsies 1994; 6: 259-279.

Kameyama S, Murakami H, Masuda H, et al I. Minimally invasive magneticresonance imaging-guided stereotactic radiofrequency thermocoagulation forepileptogenic hypothalamic hamartomas. Neurosurgery 2009; 65: 438-449.

Kerrigan JF, Parsons A, Rice SG, et al. Hypothalamic hamartomas: neuropathological features with and without prior gamma knife radiosurgery. Stereo FunctNeurosurg 2012; 91: 45-55.

Kerrigan J, Ng YT, Chung S, et al. The hypothalamic hamartoma: a model ofsubcortical epileptogenesis and encephalopathy.

Semin Pediatr Neurol 2005;12: 119-131.

Khan S, Wright I, Javed S, et al. High frequency stimulation of the mamillothalamic tract for the treatment of resistant seizures associated with hypothalamic hamartoma. Epilepsia 2009; 50: 1608-1611.

King TT. Removal of inraventricular craniopharyngioma through the laminaterminalis. Acta Neurochir 1979; 45: 277.

Kuzniecky RI, Guthrie BL. Stereotactic surgical approach to hypothalamichamartomas. Epileptic Disord 2003; 5: 275-280.

Kuzniecky R, Guthrie B, Mountz J, et al. Intrinsic epileptogenesis of hypothalamic hamartomas in gelastic epilepsy. Ann Neurol 1997; 42: 60-67.

Likavec AM, Dickerman RD, Heiss JD, et al. Retrospective analysis of surgicaltreatment outcomes for gelastic seizures: a review of the literature. Seizure 2000; 9: 204-207.

Marras CE, Rizzi M, Villani F, et al. Deep brain stimulation for the treatment ofdrug-refractory epilepsy in a patient with a hypothalamic hamartoma: casereport. Neurosurg Focus 2011; 30: E4.

Munari C, Kahane P, Francione S, et al. Role of the hypothalamic hamartomain the genesis of gelastic fits (a video-stereo-EEG study). Electroencephalogr Clin Neurophysiol 1995; 95: 154-160.

Murphy JV, Wheless JW, Schmoll CM. Left vagal nerve stimulation in six patientswith hypothalamic hamartomas. Pediatr Neurol 2000; 23: 167-168.

Ng YT, Rekate HL, Prenger, EC, et al. Transcallosal resection of hypothalamicamartoma for intractable epilepsy. Epilepsia 2006; 47: 1192-1202.

Northfield DW, Russell DS. Pubertas praecox due to hypothalamic hamartoma:report of two cases surviving surgical removal of the tumour. J Neurol Neurosurg Psychiatry 1967; 30: 166-173.

Page RB. Commentary C. Diencephalic structures at risk in third ventricularsurgery. In: Apuzzo MLJ (ed). Surgery of the Third Ventricle. Baltimore: Williams& Wilkins, 1987; p. 553.

Pallini R, Bozzini V, Colicchio G, et al. Callosotomy for generalized seizuresassociated with hypothalamic hamartoma. Neurol Res 1993; 15: 139-141.

Palmini A, Chandler C, Andermann F, et al. Resection of the lesion in patientswith hypothalamic hamartomas and catastrophic epilepsy. Neurology 2002; 58:1338-1347.

Parvizi J, Le S, Foster B, et al. Gelastic epilepsy and hypothalamic hamartomas:neuroanatomical analysis of brain lesions in 100 patients. Brain 2011; 134: 2960-2968.

Polkey CE. Resective surgery for hypothalamic hamartomas. Epileptic Disord 2003; 5: 281-286.

Procaccini E, Dorfmuller, G, Fohlen M, et al. Surgical management of hypothalamic hamartomas with epilepsy: the stereoendoscopic approach. Neurosurgery 2006; 59 (Suppl 2): ONS336-344.

Quiske A, Unterrainer J, Wagner K, et al. Assessment of cognitive functionsbefore and after stereotactic interstitial radiosurgery of hypothalamic hamartomas in patients with gelastic seizures. Epilepsy Behav 2007; 10: 328-332.

Regis J, Scavarda D, Tamura M, et al. Epilepsy related to hypothalamic hamartomas: surgical management with special reference to gamma knife surgery.Childs Nerv Syst 2006; 22: 881-895.

Rosenfeld JV, Harvey AS, Wrennall J, et al. Transcallosal resection of hypothalamic hamartomas, with control of seizures, in children with gelastic epilepsy. Neurosurgery 2001; 48: 108-118.

Rosenfeld JV, Feiz-Erfan I. Hypothalamic hamartoma treatment: surgical resection with the transcallosal approach. Semin Pediatr Neurol 2007; 14: 88-98.

Rosenfeld J. The evolution of treatment for hypothalamic hamartoma: a personal odyssey. Neurosurg Focus 2011; 30: E1.

Savard G, Bhanji NH, Dubeau F, et al. Psychiatric aspects of patients with hypothalamic hamartoma and epilepsy. Epileptic Disord 2003; 5: 229-234.

Schulze-Bonhage A, Trippel M, Wagner K, et al. Outcome and predictors ofinterstitial radiosurgery in the treatment of gelastic epilepsy. Neurology 2008;71: 277-282.

Siomin V, Spektor S, Beni-Adani L, et al. Application of the orbito-cranialapproach in pediatric neurosurgery. Childs Nerv Syst 2001; 17: 612-617.

Valdueza JM, Cristante L, Dammann O, et al. Hypothalamic hamartomas: withspecial reference to gelastic epilepsy and surgery.

Neurosurgery 1994; 34: 949-958.

van Rijckevorsel K, Serieh BA, de Tourtchaninoff M, et al. Deep EEGrecordings of the mammillary body in epilepsy patients. Epilepsia 2005; 46: 781-785.

Wagner K, Buschmann F, Zentner J, et al. Memoryoutcome one year after stereotactic interstitial radiosurgery in patients withepilepsy due to hypothalamic hamartoma. Epilepsy Behav 2014; 37: 204-209.

Wait SD, Abla AA, Killory BD, et al. Surgical approaches to hypothalamic hamartomas. Neurosurg Focus 2011; 30: E2: 1-8.

Wilfong AA, Curry DJ. Hypothalamic hamartomas: optimal approach to clinicalevaluation and diagnosis. Epilepsia 2013; 54 (Suppl 9):109-114.

第35章

微创癫痫手术

Chima Oluigbo, Angus A. Wilfong，著
田宏，译

要 点

- 微创癫痫手术（minimally invasive epilepsy surgery，MIES）的核心目标是利用微创手术通道减少手术入路相关的损伤，它能改善术后效果，如术后疼痛轻、住院时间短及切口外观较好。
- 微创癫痫手术面临的挑战包括深部靶区可见度较低（有时甚至不可见）、手术通道有限、术中定位困难，以及是否能有效切除靶区。
- 利用微创通道进行癫痫手术的安全性取决于高质量的影像、立体定向神经导航和良好的视觉（或影像）反馈。
- 微创癫痫手术包括：
  （1）改良标准的癫痫术式，更小地切开皮质或减少脑组织的切除范围，从而等效地达到致痫灶的消融或离断。
  （2）针对深部致痫病灶，通过"钻孔"手术进行颅内探查、消融或神经调控治疗，包括使用MRI引导的激光间质内治疗、MRI引导的立体定向射频热凝、使用深部电极的立体定向脑电图（SEEG）和脑深部电刺激治疗癫痫。
  （3）神经内镜癫痫手。
  （4）介入癫痫手术。

神经外科作为一个新兴的专业，在其起步阶段就受到了诸多限制：如照明不足和常导致明显脑肿胀的吸入性麻醉剂等，这些因素要求充分显露（开颅术），以确保足够的空间到达病灶，既要切除病灶，又要允许可预期的脑肿胀（Thomas and Kitchen, 1994）。神经外科的口头禅是"开大才能回家"。首先要确保患者术后能够存活，然后才考虑术后生活质量与康复等其他方面。

随着麻醉技术的进步和诸如立体定向、神经导航、手术显微镜、包括烧灼止血技术、内镜、

介入技术和超声吸引器的技术革新，陈旧的观念开始受到挑战。神经导航辅助精准定位病灶，从而避免了大骨瓣开颅术。在立体定向和神经内镜下可以精准地、微创地到达深部病灶或治疗靶点。这些技术革新造就了技术的可能性，从而使得微创神经外科学从最初的概念发展成为临床现实。

临床研究证据表明：相对于传统神经外科手术，小切口的患者康复时间、术后疼痛感、住院时间缩短和费用减少（Reisch et al., 2013），这促进了微创神经外科由抽象概念较快地转变为主流的神经外科实践。研究证据一经提出，患者的需求和市场的驱动使得微创神经外科手术迅速普及。目前，微创神经外科的理念和技术已经被广泛应用于脊柱外科、颅底外科、介入神经外科、功能神经外科和癫痫外科。

在本章中，我们将回顾微创神经外科技术在癫痫外科中的应用现状和发展历程，还将涉及这些技术的适应证和注意事项。最后，还要讨论微创癫痫手术并发症的预防和微创癫痫外科（MIES）的应用前景。

微创癫痫手术的原理与技术基础

MIES的核心目标是缩小癫痫外科的手术通道。它既可以减少手术入路相关损伤，也被证实能改善术后结果，如疼痛减轻、住院时间缩短，以及切口更美观（Reisch et al., 2013）。

虽然减少手术创伤的目标是崇高的，但采用这些技术的关键要求是它们必须具有与传统开放性手术相当的有效性和安全性。MIES目前面临的挑战包括深部靶区可见度低（有时甚至不可见）、手术通道局限、术中定位困难，以及能否有效切除靶区。

因此，利用微创通道进行癫痫手术的安全性取决于高质量影像、立体定向神经导航和良好的视觉（或影像）反馈。视觉反馈可以通过使用内镜或X线荧光镜、计算机体层成像（CT）或磁共振成像（MRI）等影像技术实现，这些技术允许外科医师在二维或三维空间内实时或“近实时”地确定手术区域。其中立体定向可能涉及有框架或无框架的技术，进而精确地定位脑区。在临床实践中，高质量的脑影像常常会与立体定向神经导航软件一起应用（图35-1A至C）。

正是先进科技的发展促进了微手术。就这点而言，主要的进步在于癫痫外科手术区域的结构影像与可视化技术、立体定向定位技术、经过大脑的导航技术，以及通道建立后在术区进行操作的革新技术（Apuzzo, 1996）。

自1973年CT问世以来，影像学快速地改变了致痫灶的定位方式。随后出现的MRI凭借其较CT高的软组织分辨率，提高了从前确定为“隐源性”癫痫病对于小的局灶性皮质发育不良的诊断能力。代谢和功能成像的发展也意味着靶向消融前可以精确地定位癫痫的潜在结构病变，从而避免了大面积射频消融所致的非计划性“副损伤”。

光物理学进展在神经外科领域的应用体现在20世纪60年代手术显微镜和最近神经内镜的广泛使用。1959年，Harold Hopkins发明了棒状透镜光学系统，极大地促进了内镜的普及，随后就应用在神经外科领域（Ishii and Gallia, 2010）。使用神经内镜和手术显微镜可以获得更好的照明和高倍放大率，这就使得利用微创通道手术入路到达癫痫病灶成为可能。

神经导航的概念是从地理学导航和笛卡尔原理的应用演变而来的。最初，这些都是基于固定在患者颅骨上的刚性框架，但是现在已经发展成实时与影像技术相结合的无框架脑立体定向定位系统。

最后，对于靶点处理的方式有了很多种选择，包括激光消融技术、射频、超声刀和显微吸切器。

依据上述原则，MIES谱以下几个方面：

（1）改良标准的癫痫手术，进一步缩小皮质切开或大脑切除范围，同时进行致痫脑组织的等效消融或离断。

（2）针对深部致痫灶的经颅探查、消融或神经调节治疗的“钻孔”手术，它包括MRI引导的激光间质治疗，MRI引导的立体定向射频热凝，使用深部电极的SEEG和深部电刺激治疗癫痫。

（3）内镜癫痫外科手术。

（4）介入癫痫手术。

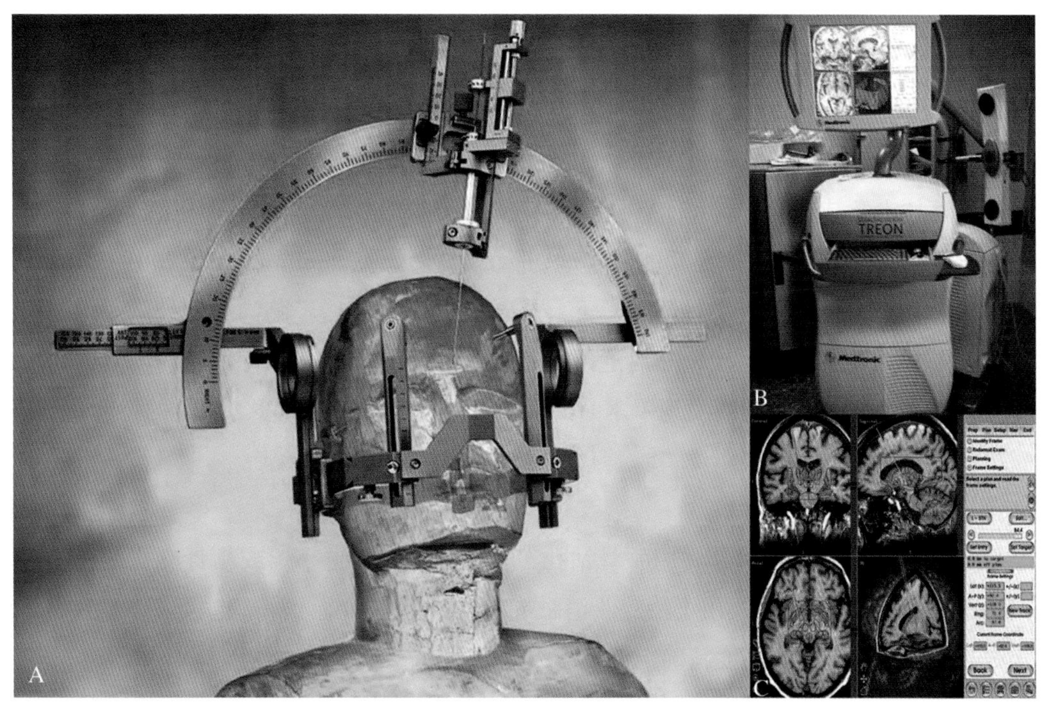

图 35-1 脑影像与立体定向神经导航

A. Leksell立体定向头架（由Elekta®提供）；B和C. 用于脑微创立体定向术中路径规划的神经导航软硬件。

采用更小切口和“锁孔”开颅术改良的标准癫痫手术

颞叶癫痫手术的微创方法

颞叶皮质是一种特殊的语言皮质，在记忆和语言的高级神经功能中起着重要作用。另外，切除颞叶内侧结构（杏仁核和海马）是治疗难治性颞叶癫痫的有效方法。传统的颞叶癫痫手术需要切除前颞叶，切除新皮质后才能到达颞叶内侧结构。然而，前颞叶切除术会引起认知功能的下降，当切除优势侧颞叶时，会累及命名功能。

选择性杏仁核-海马切除术可避免损伤颞叶新皮质语言区的方法已被描述。Miyagi等描述了一种立体定向导航引导下颞下沟入路进行杏仁核-海马切除术。在他们的系列研究中充分显示出颞叶内侧结构，患者术后没有出现神经功能障碍（Miyagi et al., 2003）。

Boling报道了接受微创锁孔手术的颞叶内侧癫痫患者比非锁孔手术患者的住院时间缩短（Boling, 2010）。这项研究报道微创技术并没有限制实施颞叶癫痫手术，也没有降低癫痫控制效果。

经颞中回锁孔入路和经颞叶内侧的微创入路中使用内镜的技术也有进行过描述（Bahuleyan et al., 2013）。

大脑半球切除术和解剖性半球切除术与其他改进型功能性半球切除术的微创方法

1950年，Krynauw报道了大脑半球切除术治疗偏瘫婴儿癫痫发作的情况（KRYNAUW, 1950; Cook et al., 2004）。20世纪60年代后期解剖性大脑半球切除术成为治疗难治性癫痫的外科手段。其后，开始报道解剖性半球切除术的晚期并发症，包括脑表面含铁血黄素沉积与迟发性脑积水。随后，Rasmussen报道了他在功能性半球切除术方面的工作，包括半球次全切除术及基底节和对侧半球的离断术。这项技术及其后续改良的优点是降低了迟发性脑积水的发生率，但仍需大切口开颅。

Schramm报道了经外侧锁孔入路功能性半球切除术的技术（Schramm et al., 2001）。这种微创显露的功能性半球切开术通过一个小骨瓣（4 cm × 4 cm）开颅，然后经脑沟或侧裂的手术通道进行操作。经过外侧裂显露整个脑室系统，然后通过脑室入路和胼胝体切开术行额底和内侧的白质离断。最后进行杏仁核海马切除术。研究发现手术时间和血液置换量均明显减少，88%的患者达到Engel Ⅰ级的癫痫控制效果。

“钻孔”或“麻花钻孔”手术

顾名思义，本节讨论的技术是利用颅骨钻孔（直径14 mm或更小）或颅骨麻花钻孔（直径通常小于4 mm）进入深部致痫组织，用于治疗（消融或神经调节）或置入深部电极来确定致痫组织。在这些技术中，立体定向是确保高度精确定位致痫组织的关键。

MRI引导下的消融手术

因为需要切开并回缩功能皮质及皮质下结构以便形成通向病灶的手术通道，所以针对深部致痫性病变的传统开颅手术一直受到神经系统并发症的限制。治疗这些深部病变的过程中降低神经系统并发症的合理策略是在图像引导下微创置入小型（细）探针，通过这种探针可以对这些深部病变进行消融治疗。

文献报道的技术有MRI引导的激光间质内治疗和MRI引导的立体定向射频热凝。在有框架或无框架的神经导航技术引导下置入激光探针或射频电极。在确认探针在靶区内的准确位置后，利用激光热能或射频产生的热能消融病灶（Kameyama et al., 2009; Curry et al., 2012）。

最近许多研究团队报道了一种实时MRI热成像引导的激光间质内消融术（可视化）（Curry et al., 2012; Tovar-Spinoza et al., 2013; Esquenazi et al., 2014; Gonzalez-Martinez et al., 2014）。该技术的优势在于激光热能的应用是通过实时MRI热成像的图像引导，其中的软件甚至在应用热能之前就可以预测消融组织的体积。激光的使用意味着能以用可控的方式实现精确消融。最后，该系统中的软件可以描绘温度范围，因此相邻的关键结构可以免受激光能量的影响（图35-2）。有几个团队报道了使用这项技术治疗下丘脑错构瘤、室旁灰质异位、结节性硬化和深部皮质发育不良（Curry et al., 2012; Tovar-Spinoza et al., 2013; Esquenazi et al., 2014; Gonzalez-Martinez et al., 2014）。

立体定向射频消融术已用于杏仁核海马切除术治疗颞叶内侧癫痫中，以及致痫性下丘脑错构瘤的热凝治疗（Kameyama et al., 2009）。

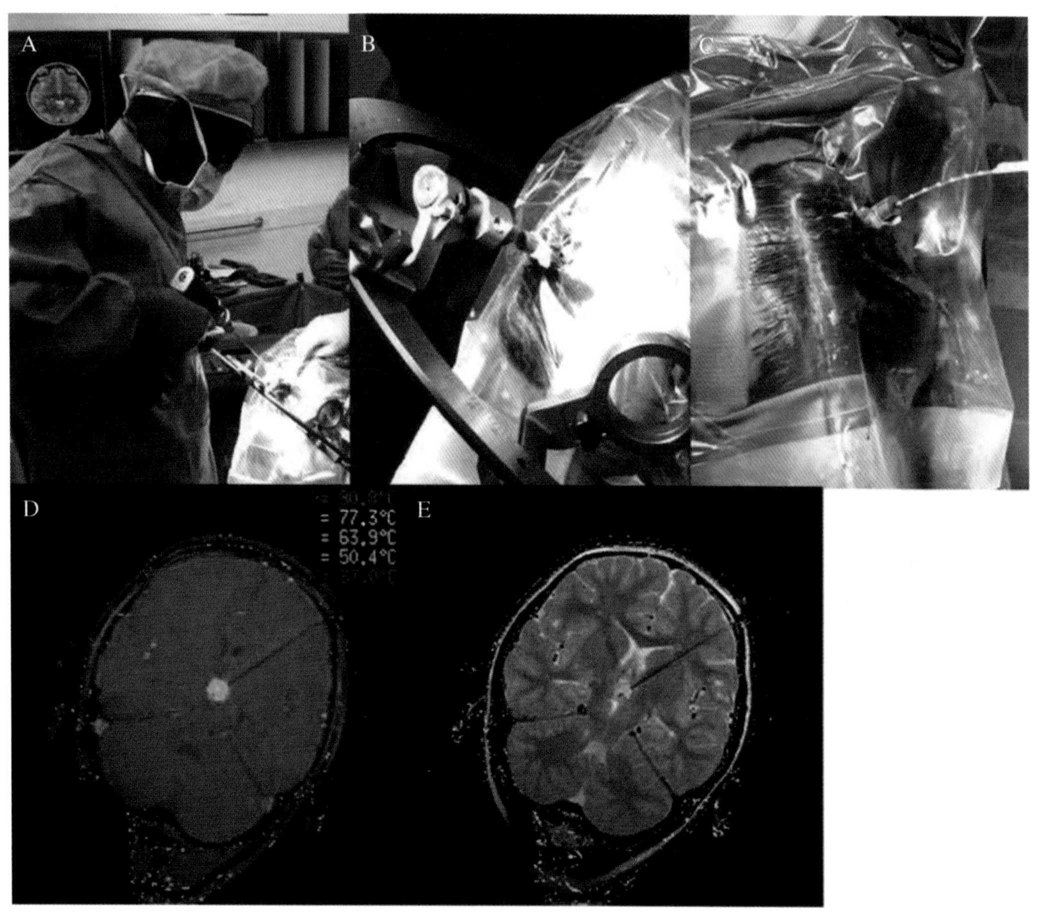

图 35-2　相邻的关键结构免疫激光能量影响

A至C. 使用Leksell立体定向头架将可视化激光探针置入下丘脑错构瘤；D和E. 实时磁共振热成像监测下，对下丘脑错构瘤进行激光消融。

脑深部电刺激（Deep brain stimulation，DBS）治疗癫痫

在有些情况下，切除或消融治疗难治性癫痫的手术方法是不切实际的。如脑内存在多个致痫区，或者致痫区位于不能被损伤的重要功能区。神经调控在这种情况下有明显的优势，因为它具有可逆性和可调节性。

丘脑前核（AN）、丘脑中央正中核（CM）、海马和丘脑底核（STN）的DBS可用于药物难治性癫痫的治疗（Ooi et al., 2011; Pereira et al., 2012）。之所以这些丘脑结构被选择为DBS的刺激靶点，是因为它们涉及丘脑–皮质连接，并且皮质结构已经被证明参与了不同类型癫痫发作的进展和传播。

丘脑前核电刺激治疗癫痫的试验（SANTE）是一项多中心参与的DBS研究，结果表明丘脑前核DBS降低了局灶性和继发性广泛性药物难治性癫痫患者的发作频率。丘脑前核DBS已经在欧洲获得批准，但还没有获得美国FDA的批准。

立体定向原则是DBS手术的基础。DBS系统的主要组成部件是颅内电极和植入式脉冲发生器，以及两者之间的连接导线。颅骨钻孔后放置颅内DBS电极，通过基于有或无框架设计的立体定向装置将脑深部刺激器置入确定好的深部核团（如上述丘脑前核）。此外，还有实时MRI引导下植入DBS电极新技术的报道。

立体定向脑电图技术

一般来说，当无创检查无法确定致痫灶或致痫区邻近功能区时，需要对癫痫患者进行有创监测。硬膜下放置栅状和条形电极通常用于有创性监测，但其局限性在于它们只能对皮质浅表进行脑电图检查。而立体定向脑电图（SEEG）可以置入多根深部电极以实现对皮质深部和皮质下结构进行脑电图记录。这些深部电极常常经过直径2.5 mm的麻花钻颅骨骨孔置入，避免了硬膜下条状电极所需的大骨瓣开颅手术。尽管侵袭性很小，但置入这些深部电极需要根据在无创性癫痫评估过程中制订的具体解剖-电功能假设，对癫痫网络进行三维的评估，并对癫痫传导通路进行极好的时空定义（Gonzalez-Martinez et al., 2014a）。最近报道验证了其在确定患儿致痫灶时的安全性和实用性，并发症的发生率低至3%（Gonzalez-Martinez et al., 2014a）。

SEEG技术是基于立体定向原则的。它是在20世纪50年代，由法国的Bancaud 和Talairach使用Talairach立体定向头架和双栅系统结合远端血管显影术的多相方法发展而来的。多年来，此技术已经过改良，最近报道了机器人置入多根SEEG深部电极的技术（Cardinale et al., 2013; Gonzalez-Martinez et al., 2014b）。

内镜癫痫手术

内镜设备在引入神经外科之前，已经在泌尿科和胃肠科得到了广泛的应用。事实上，泌尿科医生Victor de l' Espinasse是第一位进行神经内镜手术的外科医生，当时他将膀胱镜插入脑室，切除了2例脑积水婴儿的脉络丛（Zada et al., 2013）。正如最初在神经外科的应用一样，神经内镜最初几乎完全用于脑积水的治疗，其中大多数是第三脑室内镜造瘘术、透明隔切除术和脑室间隔开窗术。20世纪60年代的技术进步使内镜发生了革命性的变化，扩大了其在神经外科的适应证。这些进步包括1959年霍普金斯开发的棒状透镜光学系统和Karl Storz发明的光纤冷光源（Ishii and Gallia, 2010）。随后，神经内镜手术的适应证从脑室内操作扩展到颅底和脑池内操作，又扩展到脑实质内的操作。

将内镜应用到颅内腔室需要最低程度的经颅通道，通常需要钻孔或锁孔开颅。然而，有限的视野、放大率和缺乏三维立体感意味着扎实的内镜解剖学知识和明确的解剖标志点是内镜癫痫手术安全性的关键。

因此，大多数神经内镜手术切除致痫病灶最适合靠近脑室系统的病变，在这些病变中，内镜解剖标志已经明确，且脑室的空间允许神经内镜导航。当然，基于影像学的神经导航对于确定手术靶点和手术路径也至关重要。

已经有文献报道了内镜下切除和离断下丘脑错构瘤的手术（Ng et al., 2008）。由于下丘脑错构瘤部位深在且邻近重要的神经血管、神经眼科和神经内分泌结构，所以开颅手术切除下丘脑错构瘤后并发症发生率较高。神经内镜下切除下丘脑错构瘤的手术中，由于肿瘤通常位于第三脑室附近，所以脑室系统被作为通向病灶的自然通道。

研究者报道了经颅内镜癫痫手术的扩大适应证。尸体研究证明了以下技术的可行性：内镜下胼胝体切开术、经脑室选择性海马-杏仁核切除术和经脑室半球离断术（Bahuleyan et al., 2010, 2011, 2013）。这些提及的技术已被证明临床应用是安全的。

介入癫痫手术

介入技术也可用来治疗致痫病变。当需要开展特殊治疗时，介入手术使用微创方法，于周围血管远端穿刺置管，然后在血管造影引导下血管内导管进入脑血管系统。典型的治疗方法是对引起药物难治性癫痫的大脑某一特定区域的供血血管进行栓塞。Mathis等报道了一例半脑畸形的难治性癫痫的10周大的婴儿，对相应大脑半球的脑血管进行了连续栓塞即“栓塞”性半球切除术，术后1年患儿完全无发作（Mathis et al., 1995）。人们也注意到：栓塞术减少了随后的半球切除术中的失血量。

微创癫痫手术的未来

技术的创新和患者的需求将共同推动微创癫痫手术的发展。MIES未来的重点是应用更加尖端的导航系统，同时对大脑的侵袭更少。在不久的将来，神经机器人和手术室自动化的日益广泛应用将是MIES发展的重要组成部分。针对明确癫痫灶的靶向治疗的多模态方法将会进一步发展，包括超声波和光能等不同模式的技术。提高对癫痫作为一种网络性疾病的认识，这将继续驱动微创神经调控治疗癫痫的发展。最后，随着分子生物学的进步，新出现的微创方法将新颖的生物学疗法送达特定的脑区，旨在恢复失调的神经系统环路与局部的神经化学环境。

原书参考文献

Apuzzo ML. The Richard C. Schneider Lecture. New dimensions of neurosurgery in the realm of high technology: possibilities, practicalities, realities. Neurosurgery, 1996, 38, 625-637, 637-639.

Bahuleyan B, Fisher W, Robinson S, et al. Endoscopic transventricular selective amygdalohippocampectomy: cadaveric demonstration of a new operative approach. World Neurosurg, 2013, 80, 178-182.

Bahuleyan B, Manjila S, Robinson S, et al. Minimally invasive endoscopic transventricular hemispherotomy for medically intractable epilepsy: a new approach and cadaveric demonstration. J Neurosurg Pediatr, 2010, 6, 536-540.

Bahuleyan B, Vogel TW, Robinson S, et al. Endoscopic total corpus callosotomy: cadaveric demonstration of a new approach. Pediatr Neurosurg, 2011, 47, 455-460.

Boling W. Minimal access keyhole surgery for mesial temporal lobe epilepsy. J Clin Neurosci, 2010, 17, 1180-1184.

Cardinale F, Cossu M, Castana L, et al. Stereoelectroencephalography: surgical methodology, safety, and stereotactic application accuracy in 500 procedures. Neurosurgery, 2013, 72, 353-366.

Cook SW, Nguyen ST, Hu B, et al. Cerebral hemispherectomy in pediatric patients with epilepsy: comparison of three techniques by pathological substrate in 115 patients. J Neurosurg, 2004, 100, 125-141.

Curry DJ, Gowda A, McNichols RJ, et al. MR-guided stereotactic laser ablation of epileptogenic foci in children. Epilepsy Behav, 2012, 24, 408-414.

Esquenazi Y, Kalamangalam GP, Slater JD, et al. Stereotactic laser ablation of epileptogenic periventricular nodular heterotopia. Epilepsy Res, 2014, 108, 547-554.

Gonzalez-Martinez J, Mullin J, Bulacio J, et al. Stereoelectroencephalography in children and adolescents with difficult-to-localize refractory focal epilepsy. Neurosurgery, 2014, 75, 258-268, 267-268.

Ishii M, Gallia GL. Application of technology for minimally invasive neurosurgery. Neurosurg Clin n Am, 2010, 21, 585-594.

Kameyama S, Murakami H, Masuda H. et al. Minimally invasive magnetic resonance imaging-guided stereotactic radiofrequency thermocoagulation for epileptogenic hypothalamic hamartomas. Neurosurgery, 2009, 65, 438-449, 449.

KRYNAUW R A. 1950. Infantile hemiplegia treated by removing one cerebral hemisphere. J Neurol Neurosurg Psychiatry 13, 243-267.

Mathis JM, Barr JD, Albright AL, et al. Hemimegalencephaly and intractable epilepsy treated with embolic hemispherectomy. AJNR Am J Neuroradiol, 1995, 16, 1076-1079.

Miyagi Y, Shima F, Ishido K, et al. Inferior temporal sulcus approach for amygdalohippocampectomy guided by a laser beam of stereotactic navigator. Neurosurgery, 2003, 52, 1117-1123, 1123-1124.

Ng YT, Rekate HL, Prenger EC, et al. Endoscopic resection of hypothalamic hamartomas for refractory symptomatic epilepsy. Neurology, 2008, 70, 1543-1548.

Ooi YC, Styliaras JC, Sharan A. Thalamic stimulation for epilepsy. Neurosurg Clin N Am, 2011, 22, 457-464.

Pereira EA, Green AL, Stacey RJ, et al. Refractory epilepsy and deep brain stimulation. J Clin Neurosci, 2012, 19, 27-33.

Reisch R, Stadie A, Kockro RA, et al. The keyhole concept in neurosurgery. World Neurosurg, 2013, 79, S17-S19.

Schramm J, Kral T, Clusmann H. Transsylvian keyhole functional hemispherectomy. Neurosurgery, 2001, 49, 891-900, 900-901.

Thomas DG, Kitchen ND. Minimally invasive surgery. Neurosurgery. Bmj, 1994, 308, 126-128.

Tovar-Spinoza Z, Carter D, Ferrone D, et al. The use of MRI-guided laser-induced thermal ablation for epilepsy. Childs Nerv Syst, 2013, 29, 2089-2094.

Zada G, Liu C, Apuzzo ML. “Through the looking glass”: optical physics, issues, and the evolution of neuroendoscopy. World Neurosurg, 2013, 79, S3-S13.

第36章

小儿癫痫外科手术技术的全球调查

Arthur Cukiert, Bertil Rydenhag, William Harkness，著
朱凤军，译

要 点

- 小儿癫痫手术对经过筛选的患者是一种非常有效的方法。
- 各中心之间存在技术差异，可能会反映在不同的预后和花费上。
- 一些技术共识正在形成，可能有助于今后将这些流程标准化。
- 大多数技术问题可以通过设计合理的多中心临床试验来解决。
- 小儿癫痫外科医生的培训存在很大差异。

各个小儿癫痫外科中心有多种多样的手术技术。笔者向几个具有地域代表性的中心发送了一份网络问卷，试图了解世界各地的实际操作情况。调查数据大致可分为一般问题、具体操作问题、管理问题和并发症。调查于2013年8月开始进行，通过SurveyMonkey平台向53个中心发送51个问题。涉及小儿癫痫外科培训要求的数据来自出席2014年7月在哥德堡举办的小儿癫痫外科会议的62位医生（Cukiert et al., 2016）。

这项调查是由ILAE小儿癫痫外科工作组规划的，发送到了世界各地的小儿癫痫外科中心。各中心神经外科医生于2013年11月对问卷进行了答复。要求医生们完成包括51个问题的网络调查，重点是切除性手术。14个一般问题包括年手术量、手术类型、手术室常规［例如，剃发、类固醇的使用、甘露醇、丙戊酸（有潜在的凝血障碍）与抗生素］，以及与皮瓣切开和缝合有关的技术问题。对围术期和术后的影像学资料的使用也进行了研究。对麻醉药品、备皮、止血及硬膜修补进行了评估。涉及儿童颞叶切除术、半球手术和胼胝体切开术的13个各种技术方面的问题，包括体位、围术期影像、围术期神经生理学、手术器械、皮肤切口、骨瓣、手术范围。对不同手术的并发症发生率和类型进行了评估。涉及小儿癫痫外科手术策略的24个问题包括唤醒手术、癫痫持续状态手术、有创性监测，以及颞叶内侧硬化、颞叶肿瘤、海绵状血管瘤、皮质发育不良和半球性手术患儿的手术

入路。每个中心都回答了所有的问题。

在53个被邀请的中心中，52个做出了答复（答复率为59%）。这些答复中心表现出广泛的地理分布，包括北美洲、南美洲、欧洲、亚洲和大洋洲。

一般性问题

每年每个中心切除性手术数量的中位数为47台（范围7～120例）（图36-1）。所有中心都在做切除术和离断术。50个中心做过病灶切除术（50/52），46个中心做过VNS（88%），26个中心做过

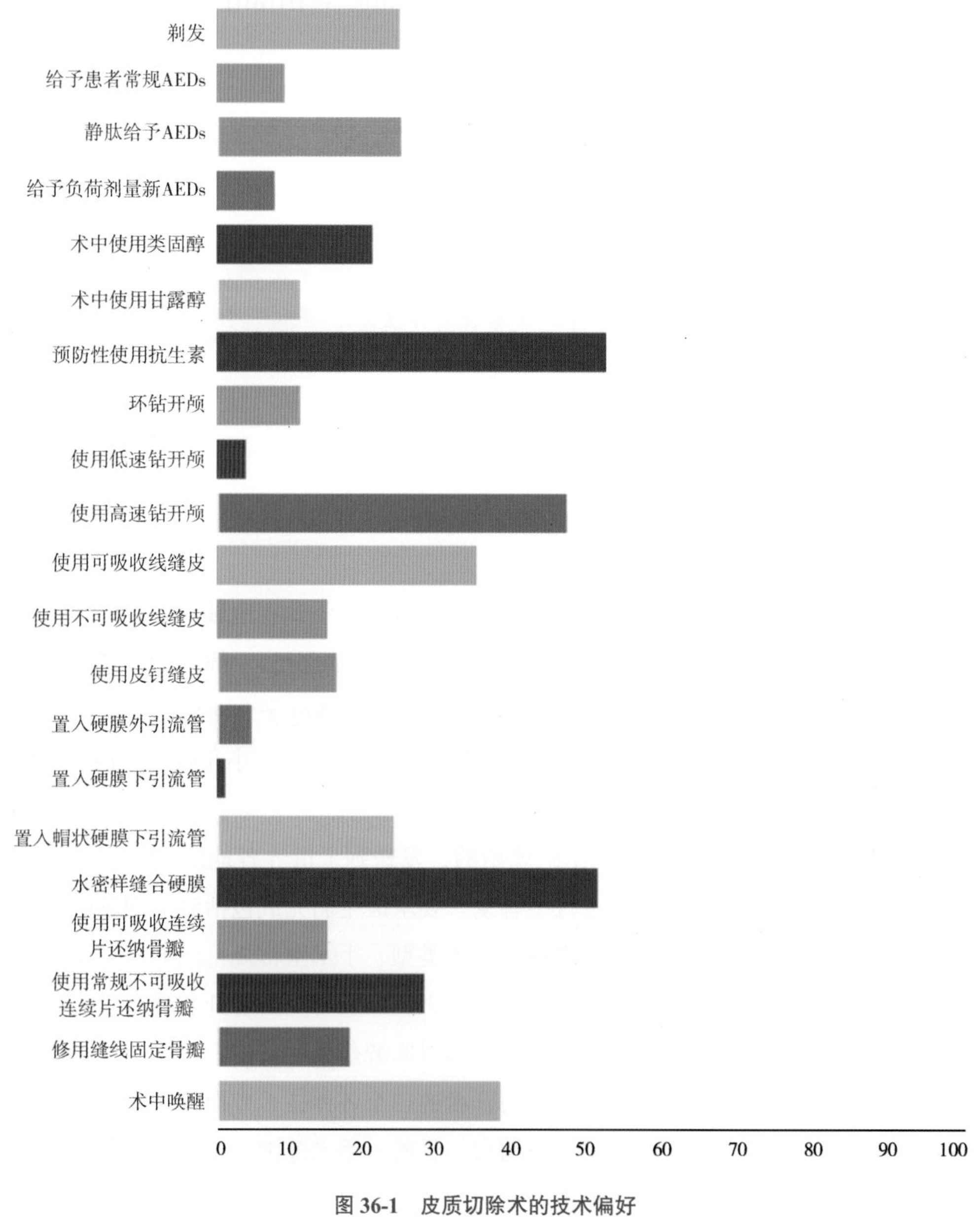

图 36-1　皮质切除术的技术偏好

问题：面对小儿癫痫外科的患儿，当实施开颅术进行皮质切除术时，你会怎么做？请标出你需要的多个答案。

多软膜下横切术（50%），9个中心做过激光消融术（17%），7个中心做过热凝术（13%），5个中心做过DBS（9%）。42个中心没有做过儿童唤醒手术（80%）；31个中心会为癫痫持续状态下的患儿做手术（59%）。29个中心进行了术中电生理监测（55%）（EcoG）。

术中药物治疗

术前，19个中心停用丙戊酸（36%）。术中，21个中心使用类固醇（40%），11个中心使用甘露醇，51个中心预防性使用抗生素（98%）。24个中心术中静脉使用AEDs（46%）。

备皮、切皮和止血

25个中心进行了剃发（48%）。33个中心首先是使用含碘溶液进行备皮（63%），其次是使用氯己定（13个中心；24%）。31个中心首先是使用速即纱止血（59%），其次是使用明胶海绵（19个中心；37%）。46个中心使用高速钻头进行开颅手术（88%）。

关颅

35个中心使用可吸收线缝皮（67%），45个中心使用不可吸收的材料固定骨瓣（85%）。14个中心使用自体移植组织修补硬脑膜（26%）；7/52不修补硬膜（13%）。23个中心采用帽状腱膜下引流（44%）。无论有创性监测还是切除性手术的开颅，上述技术均无差别（图36-1和图36-2）。

术后影像学检查

18个中心术后即刻进行CT扫描（34%），18个中心术后第1天进行CT扫描（34%）。尽管有4个中心在术后立即进行MRI检查（7%），11个中心在术后第1天进行MRI检查（21%），但更多的中心是在后期进行MRI检查（25个中心至少在3个月后检查）。

麻醉药

无论术中是否使用ECoG，59 %的患儿麻醉使用异丙酚。26%的患儿使用七氟醚，15%使用瑞芬太尼，15%使用芬太尼，13 %使用右美托咪酯，11%使用异氟醚。最常联合使用的是异丙酚和阿片类药物，或者七氟醚和阿片类药物。

颞叶切除术

对于颞叶切除术，所有外科医生都使用手术显微镜，47位外科医生使用头架（90%），32位使用影像导航（61%），35位使用超声吸引器（67%），26位应用ECoG（50%）。35位采用同号皮肤切口（66%），43位采用游离骨瓣（82%）。

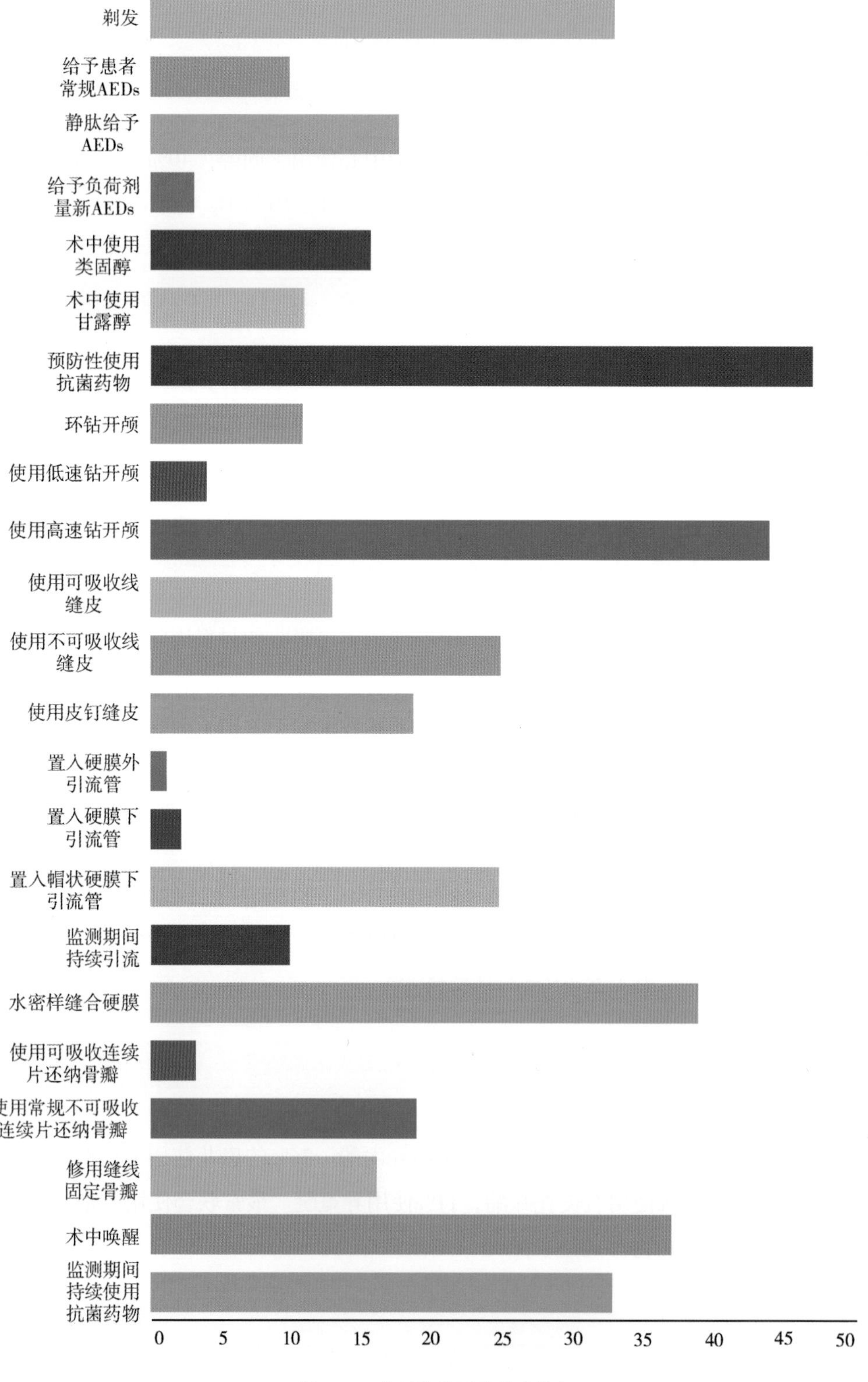

图 36-2 有创性监测的技术偏好

问题：面对小儿癫痫外科的患儿，当实施开颅术进行有创性监测时，你会怎么做？请标出你需要的多个答案。

平均24%的颞叶癫痫患儿进行了有创性监测：其中22%使用了深部电极，52%使用了硬膜下电极，24%使用硬膜下电极联合深部电极。35位外科医生对颞叶内侧硬化的患者进行了皮质-杏仁核-海马切除术（67%）；颞叶外侧皮质切除术中有46%采用了Spencer切除术（保留颞上回）。在选择性海马杏仁核切除术中，8个中心经皮质入路（15%），5个中心经侧裂入路（9%），2个中心经颞下入路（3%）。35位外科医生对颞叶新皮质癫痫患者应用了术中ECoG（67%）。

胼胝体切开术

在做胼胝体切开术时，42位外科医生采用仰卧、颈部屈曲位（80%），18位采用U形皮肤切口（34%），40位采用骨窗越过中线（76%），42位使用双极电凝镊切开胼胝体（80%），24位应用神经导航（46%）。29位外科医生一期进行胼胝体全段切开（55%）。

半球手术

在半球手术中，23个中心采用问号皮肤切口（44%），40个中心采用游离骨瓣（76%），33个中心使用超声刀（63%），30个中心只使用显微镜（58%），20个中心联合使用放大镜和显微镜（38%），28个中心进行岛叶切除术（53%），17个中心进行岛叶离断术（32%），13个中心进行基底节离断（25%）。18位外科医生进行环岛叶半球离断术（34%），11位采用纵向入路半球离断术（21%），7位进行解剖性半球切除术（13%），4位行功能性半球切除术（8%），6位经盖部行半球离断术（11%）。31位外科医生在实施半球手术时会根据可能的病理结果改变手术方式（59%）。

脑梗死是半球手术患者的主要病因（26%），其他如皮质发育不良、Rasmussen综合征、半侧巨脑畸形和Sturge-Weber综合征（分别占比24%、18%、17%和7%）（图36-3和图36-4）。半球手术中平均输血量约为232ml。39个中心报告了半球术后发热综合征（75%）。小儿术后无菌性脑膜炎平均发热4.2天；如果怀疑无菌性脑膜炎，31个中心会进行脑脊液检查（59%），15个中心会使用类固醇治疗（28%），13个中心会使用抗菌药物（25%）。

颞叶肿瘤

对于颞叶肿瘤合并耐药性癫痫的患者，如果肿瘤不侵犯海马，16位外科医生只会切除病变附近的部分海马（30%），但如果肿瘤侵犯海马，那么37位外科医生会切除整个海马（70%）。针对颞叶肿瘤合并药物敏感性癫痫的患者，外科医生会采取更局限的切除方法（意味着更少切除海马）：如果肿瘤未侵犯海马，8（15%）位外科医生仅会切除病变附近的部分海马，但如果肿瘤侵犯海马，那么13位外科医生会切除整个海马（25%）。

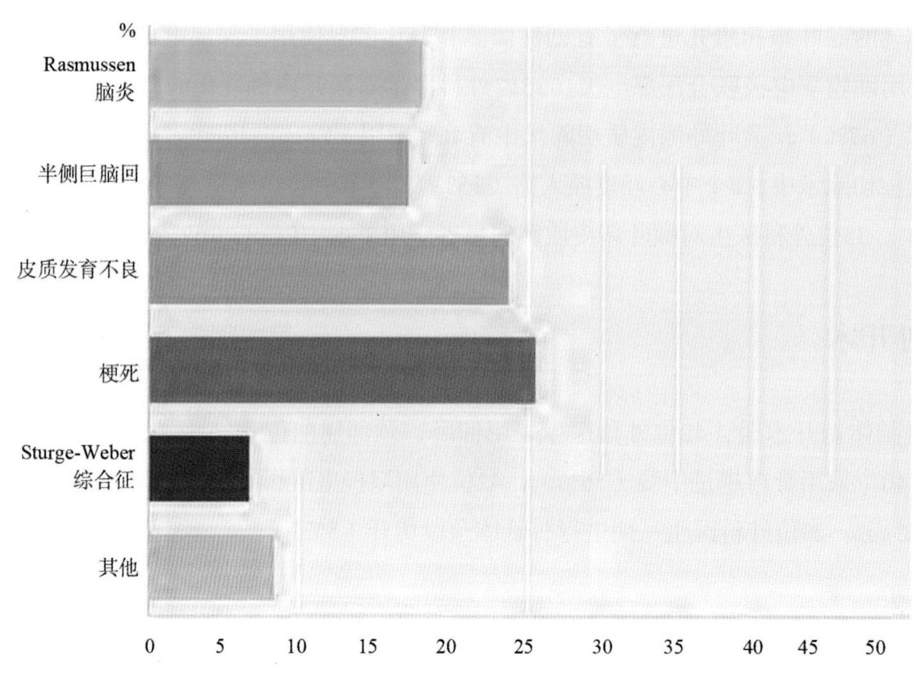

图 36-3 全球 53 个中心里半球手术患者的病因

问题：贵中心半球切除术患者病因的相对百分比（请注意您的答案总计必须是100%）。

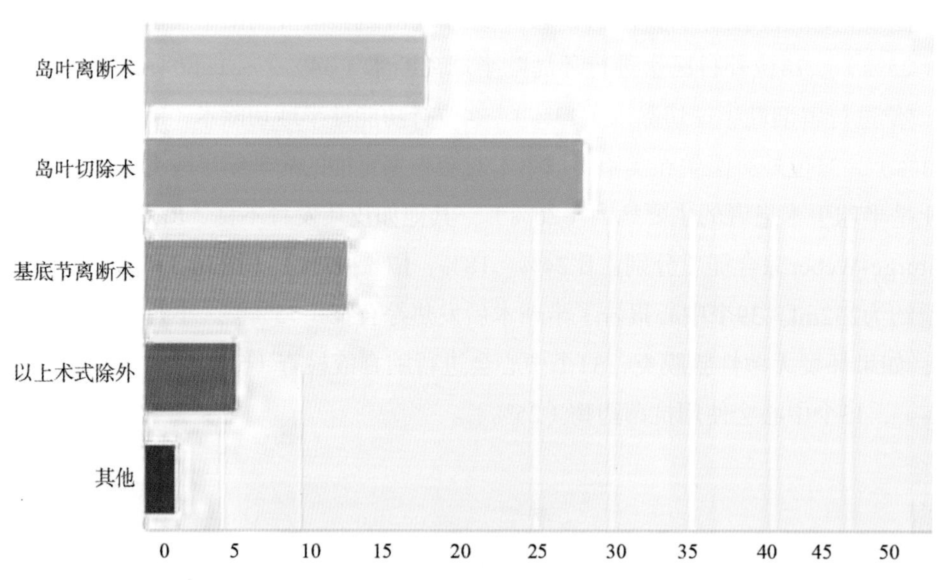

图 36-4 在半球手术（53 个中心）中的扩大离断术

问题：半球术中，您会怎么做？

海绵状血管瘤

对于海绵状血管瘤（颞叶或颞外）合并耐药性或药物敏感性癫痫的患儿，45位外科医生只切除病变及其周围的含铁血黄素环（86%）。而对于皮质发育不良的患者，35位外科医生主要根据术中ECoG结果进行扩大皮质切除（67%）。

并发症

3.8% 的皮质切除术（所有中心的平均数）患者会因并发症延长住院时间，并发症包括梗死、局灶性运动功能障碍、感染、血肿，半球手术的并发症（无菌性脑膜炎、脑膜炎、脑积水、血肿）发生率是9.9%，胼胝体切开术的并发症（急性离断综合征、感染、局灶性运动功能障碍）发生率是5%，深部电极置入术的并发症（血肿）发生率是1.8%，硬膜下电极置入术的并发症（脑水肿、感染、血肿）发生率是5.9%，下丘脑错构瘤切除术的并发症（尿崩症、局灶性运动功能障碍、激素失衡、血肿、记忆损害）发生率是11.9%，VNS的并发症（感染、声音嘶哑）发生率是0.9%，DBS的并发症（感染、血肿）发生率是0.5%。

以上讨论的各国家或地区之间的方法、技术或流程并没有太大区别。

神经外科小儿癫痫手术培训

在哥德堡小儿癫痫外科会议（2014年7月）期间，来自62位外科医生的调研结果显示：80%的医生认为，为了维持医生的小儿癫痫外科的胜任力，应该定义最低年手术量，建议每年20台（20.5 ± 9.2），58%的外科医生认为同时开展成人和儿童手术有益于癫痫外科医生能力的培养。仅有67%的外科医生接受了非正规的癫痫外科培训，或者只进行过普通的小儿神经外科培训（图36-5）。

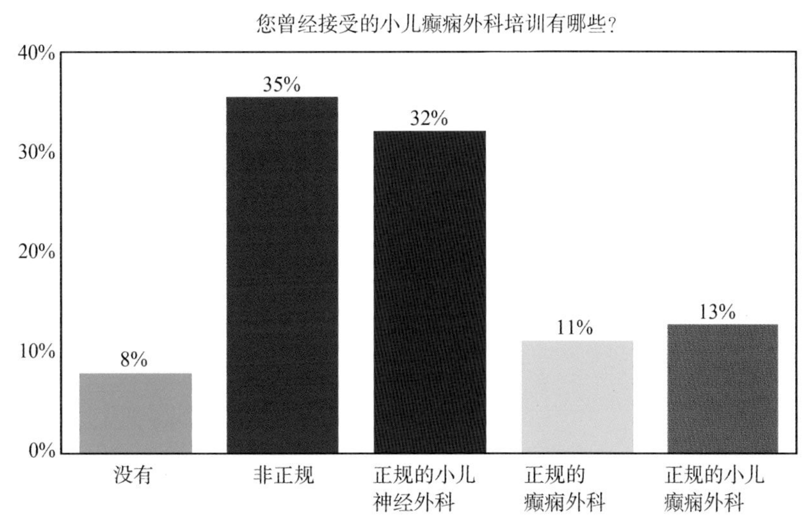

图 36-5　62 位从事小儿癫痫外科的医生曾经进行的神经外科培训

有些调查项目具有较大差异，如皮肤切口、开关颅技术、引流管的使用、术中抗癫痫药物管理等等。其中一些差异可能是由于培训外科医生的“学校”不同导致，这种差异虽然可能对癫痫手术费用产生明显影响，但对病人的预后却并没有什么影响。例如那些使用自体硬脑膜修补或干脆不修补、用常规缝线固定骨瓣、只使用速即纱止血的中心可能会以较低的成本进行手术。与之相比，那些外科医生使用人工硬脑膜修补硬膜、使用可吸收连接板固定颅骨、使用更现代的药物如Floseal用于止血的中心手术费用则较高。使用这些新产品对患者预后的影响从未得到充分的研究。

研究显示，在日常工作和治疗策略上的差异更明显。不同中心有不同的地域偏好并不奇怪，但其中很多问题是长期争议的焦点，可以通过精心设计方案来充分研究，形成一个更加统一的全球性操作规范，从而改善治疗和预后。例如，根据这项调查的结果，可以设计一些临床方案来研究丙戊酸减停、海绵状血管瘤含铁血黄素环切除、ECoG或颞叶内侧病变扩大海马切除的必要性。由于大多数中心报道使用自己的方法可以带来良好的结果，因此这样的研究就需要多个中心参与，拥有大量的患者，而且各中心还需要充分遵守已设计的方案。其中一种方法是前瞻性观察研究，并辅以客观的结果统计（如无发作、神经功能缺损及并发症）。

教育和培训问题同样值得关注。调查发现，许多小儿癫痫外科医生都是自学成才。事实上，专业的小儿神经外科培训在世界各地差别很大，很少有面向小儿癫痫外科的特别奖学金。6岁以下儿童的癫痫外科手术可能是一项特殊的技术挑战，因此强烈建议进行充分的有针对性的培训。独特的病因与术中和术后护理是年轻患者群体的特点，这些都会增加对小患者施行大范围切除手术的挑战难度。

虽然我们注意到了不同中心在手术方法上的差异，但我们也要注意到一些共识正在形成（如手术显微镜、高速钻、预防性抗菌药物的使用等）。我们也认识到某些技术（如使用EcoG或切除海绵状血管瘤周围的含铁血黄素环）可以通过精心设计的多中心临床试验来充分评价。我们希望在不久的将来各中心之间充分合作来解决这些问题。

原书参考文献

Cukiert A, Rydenhag B, Harkness W, et al. Task Force for Pediatric Epilepsy Surgery for the ILAE Commissions of Pediatrics and Surgical Therapies.

Technical aspects of pediatric epilepsy surgery: Report of a multicenter, multinational web-based survey by the ILAE Task Force on Pediatric Epilepsy Surgery. Epilepsia 2016; 57: 194-200.

第37章

有创性监测技术

Jorge A. González-Martínez, Manfred Kudernatsch，创
朱凤军，译

要 点

- 有创性EEG（invasive EEG，iEEG）可以通过多种方法实现，理论上每个癫痫外科中心都能进行有创性脑电监测。
- iEEG可以只能在切除手术前进行，而且可以在术中进行ECoG：虽然它只能提供发作间期的脑电活动，但对于那些能够耐受术中唤醒，可以功能定位的配合患者有必要进行，而在这方面儿童患者却很难做到。
- 硬膜下栅状电极长程术外监测可以极好地覆盖大范围半球表面，特别适合术外大脑功能定位。主要缺陷在于不能到达深部皮质区域，这种缺陷可以通过联合应用深部电极置入选定靶点来弥补。
- SEEG术外长程监测可以精准采样所有皮质区域，范围不只是大脑半球内外侧面，也包括脑沟底部或深部组织和病灶。SEEG电极对于脑功能定位的准确性弱于硬膜下栅状电极，其难以应用于2～3岁的患儿（颅骨厚度太薄）。

癫痫外科追求完整切除（或离断）原始产生癫痫发作的皮质和皮质下脑区（致痫区）。致痫区（EZ）可能最终与功能区（功能表达区）重叠，大部分患者都需要保留这些区域。为了确定EZ的解剖部位，以及是否毗邻皮质和皮质下功能表达区，可应用一系列无创性检查手段：分析发作症状学、头皮视频脑电图记录（包括发作期及发作间期）、神经心理评估、MEG、MRI（Lüders & Comair 2001; Baltuch et al., 2008; Rosenow & Lüders, 2001）。此外，神经影像学技术还可以提供功能（发作期SPECT和fMRI）和代谢信息（MRS和PET）。这些方法通常相辅相成，除了致痫区外，还可以定义下列假设的感兴趣皮质区：症状产生区、激惹区、发作起始区和功能缺损区。当无创性数据不足以精确定位假设的致痫区，可疑早期累及功能表达皮质区和皮质下区，或者可能是多灶性发

作时，适合进行有创性监测（Jayakar, 1999; Winkler et al., 1999; Adelson et al., 1995）。

本章讨论有创性监测在药物难治性局灶性癫痫中的技术要点、临床适应证和作用，重点是硬膜下电极和SEEG。

定位致痫区

对于大多数局灶性药物难治性癫痫的病例来说，来自无创性脑电图记录和其他电生理/神经影像技术的数据足以大致定位致痫区（Siegel, 2004; Rosenow & Lüders, 2001; Wieser, 1996; Cossu et al., 2008）。长程VEEG监测结合高分辨率MRI和临床症状学分析仍然是诊断和定位EZ的"金标准"（Lüders & Comair, 2001）。无创性采样技术可以对致痫区的位置和范围做出很好的概述，但往往只能大概判断激惹区和致痫区的边界。头皮EEG只能记录到大面积脑皮质同步化放电引起的癫痫样电活动，一些研究估计这一皮质面积需要6 ~ 8 cm^2，而且致痫皮质和记录电极之间的颅骨和其他高阻抗组织（如硬脑膜和头皮）的衰减效应会对记录结果造成干扰（Engel et al., 1990; Lüders &Comair, 2001）。虽然MEG能克服上述一些问题，较好地识别切线方向产生的癫痫放电（通常出现在半球间或盖部等区域），但对发作期癫痫活动提供的信息有限（Kakisaka et al., 2012）。对于一些特殊病理类型，如皮质发育畸形（MCD），85% ~ 100%的患者在发作间期头皮EEG可以记录到癫痫样放电，从脑叶到半球均可累及，或者表现为弥散性放电，包括室管膜下灰质异位病例中的广泛性棘慢波（Marnet et al., 2008; LoRusso et al., 2002）。发作间期棘波的空间分布通常比术中所见或MRI表现的异常结构更为广泛（Kellinghaus et al., 2007; Marnet et al., 2008）。基于此，当怀疑轻微皮质发育不良是药物难治性癫痫患者的病因时，而且主要是颞叶外癫痫及影像阴性的患者，此时适合侵袭性监测（Adelson et al., 1995; Marusic et al., 2002; Francione et al., 2003; Gonzalez Martinez et al., 2012）。

定位功能区

定位大脑功能区域，以及这些区域和EZ的解剖边界是制订合适的个体化外科手术策略过程中至关重要的一步（Wieser,1996; Lüders & Comair, 2001; Bancaud, 1970）。因为大部分MCD患儿的病变通常位于额叶（潜在的功能表达皮质），所以了解受累区域的功能状态及其解剖和病理关系至关重要（Jeha et al.2007; Lüders & Comair, 2001; Wieser, 1996）。一些局灶性MCD特征性表现为明显的FLAIR/T_2信号增强，而且位于功能表达区（如初级运动区、Broca区），但直接电刺激无功能表达，同样的病变在mapping发作起始区时也未表现出内在致痫性（Widdess-Walsh et al., 2007）。另外，轻微或无FLAIR/T_2信号增强的MCD病变却具有功能性，有时也具有致痫性。这些结果与先前的观察一致，即功能表达始终在MCD（无气球样细胞）内（Marusic et al., 2002; Ying & Najm, 2002）。在低级别神经胶质瘤患者中也有类似的报道（如胚胎发育不良性神经上皮肿瘤和神经节神经胶质瘤），肿瘤周围环绕着具有致痫性的发育不良皮质（Battaglia et al., 2006）。功能区可能转移至半球内其他区域，这对制订癫痫手术策略具有直接的影响。因此，精准解剖定位于假设的EZ范围内或周围的功能皮质对于外科医生实施安全有效的手术至关重要，最终实现永久控制癫痫发作而无神经功能障碍。在多种诊断和治疗难治性癫痫的侵袭性方法中，硬膜下监测可能提供更精确而详细的来自浅表皮质区的功能mapping数据。

硬膜下监测

长程颅内监测最早报道于1939年，当时Penfield及其同事对1例左颞顶骨骨折的老年患者使用了硬膜外单触点电极，该患者的气脑造影显示为弥漫性脑萎缩（Almeida et al., 2005）。随后，20世纪80年代发表的多篇论文证实了安全性和有效性，硬膜下栅状电极越来越流行（Wyllie et al., 2010; Dinner et al., 1998; Lüders & Comair, 2001）。在那之前，大多数有创性技术都涉及术中监测，在某些地方使用了深部电极。

硬膜下电极的适应证及优缺点

置入颅内电极最常见的适应证包括EZ的定侧、定位，以及功能/表达皮质区的定位，但较少用于定侧。首先，术前无创性检查和症状学常常提示局灶性癫痫，但头皮EEG并不能充分定位甚至定侧致痫区。硬膜下栅状电极具有独特优势：它们可以置入足够长的时间来记录自发性发作和不同觉醒阶段的间歇期电活动，而且可以在术外很好地进行术前大脑功能区定位（mapping）。凭借这些特点，医生就可以在表达皮质区附近进行剪裁式切除，把永久性神经功能障碍的风险降到最低。采用硬膜下技术（包括硬膜下栅状和条状电极）进行术外mapping的主要优点在于能够对邻近皮质的硬膜下区域达到最佳覆盖，从而充分而持续地进行浅表皮质功能定位（Jayakar et al., 1994; Najm et al., 2002; Nair et al., 2008; Marusic et al., 2002）。与置入硬膜下栅状电极长程监测相比，术中ECoG作用有限，因为它只能提供发作间期的脑电活动信息。全身麻醉可能通过改变后放电的阈值和运动反应而影响EEG活动，进而产生误导性EEG（Adelson et al., 1995）。此外，术中功能定位往往需要患者配合，能够在局麻清醒状态下耐受操作。这对于儿童患者尤其困难。

硬膜下栅状电极有许多缺点，包括手术风险、高成本、不能监测深部皮质区域，如脑沟深部、盖部、半球之间、颞叶内侧结构及岛叶（Vadera et al., 2013）。由于是异物进入颅腔，手术风险包括切口感染、骨髓炎、急性脑膜炎、脑水肿和出血（Lee et al., 2000; Simon et al., 2003; Onal et al., 2003）。出于对颅内压增高的担忧，可能会减少置入电极的最大数量，进而不能从大范围的皮质区域得到全面的癫痫定位信息。其他的局限性在于评估中的假设区（如眶额回内侧、前扣带回）和二次手术中皮质粘连区，这些区域难以放置硬膜下电极。其他置入硬膜下栅状电极的限制在于EEG通道数。有些EEG系统仅有64个通道，而有些多达200个通道，这样才可以在更大范围的皮质区域置入更多的电极。不使用或不完全使用立体定向技术联合置入硬膜下电极和深部电极可以部分弥补这些缺陷（Bulacio et al., 2012）。

单纯硬膜下栅状电极或联合深部电极的置入技术

将硬膜下电极（不锈钢或磁共振兼容的铂材料）嵌入条状或片状聚氨酯或其他合成材料中，在置入可疑的致痫病变上方，同时覆盖激惹区和发作起始区。将不同形状和大小的电极个体化应用于特定的临床/解剖情况。将个体化设计的硬膜下电极阵列放置在特定的解剖部位。例如，监测大脑半球间区域，可以根据胼胝体的曲度将电极设计成曲线形。硬膜下栅状电极通过开颅或钻孔置入。由于栅状电极可以滑过骨窗边缘到达邻近皮质区，因此它的覆盖范围可以扩展到骨窗显露的皮质区外。除了ECoG记录和直接电刺激，栅状电极还可记录躯体感觉、运动或皮质–皮质诱发电位。

所有需要置入硬膜下栅状电极进行监测的患者均已进行过标准的术前评估（头皮脑电监测和高分辨率MRI）。经过神经内科医生、神经外科医生、神经放射科医生和神经心理学家在内的多学科讨论后，最终行决定有创性监测。覆盖区域是基于术前无创性检查决定的，包括头皮EEG（+/– 蝶骨电极）、高分辨率MRI、发作期SPECT, PET和MEG。头皮切口设计和开颅术都应该考虑到预期切除区域以外置入电极的情况。患者的体位应兼顾到同一手术中应用立体定向装置放置深部电极的情况。作为手术方案的一部分，我们会在围术期给予抗菌药物、地塞米松，必要时用甘露醇（0.25 g/kg）。头皮切口要足够大，以满足大骨窗开颅，通常采用T形或大问号头皮切口。如果需要覆盖颞底，切口应向下延伸至颧弓。只要切口能够显露关键孔，在此平面向上翻起皮瓣就比较容易覆盖到眶额部。覆盖半球间的皮质需要切口至中线处。为便于置入电极，应仔细检查颅底和半球内侧面是否有妨碍电极置入的引流静脉。用枪状镊夹持并持续冲洗的方法将栅状电极滑动到位。遇到任何阻力都可能提示存在引流静脉，应及时调整电极方向。

在使用栅状和条状电极覆盖外侧皮质之前，应用立体定向技术或无框架影像导航技术置入深部电极（VarioGuide, BrainLab, Feldkirchen, Germany）（图37-1至图37-3）。额外置入的深部电极可以精确评估脑沟底、盖部、半球间、眶额和颞叶内侧结构、扣带回和岛叶边缘区。由于钻孔和切开硬脑膜后不可避免地会出现“脑漂移”，因此不应设计斜插岛叶或穿过侧裂血管的电极。深部电极联合栅状或条状电极总会获得额外信息，这是因其能到达深部皮质及皮质下结构，或者因其能直接从发育不良皮质、肿瘤或病变进行记录。

电极入点应在脑回中央，避开脑沟，路径应尽可能垂直皮质表面。脑实质可以起到固定电极的作用。使用导航棒确定电极入点后穿刺路径，切开软脑膜置入电极。深部电极到位后，就可以放置覆盖凸面皮质的栅状电极。再次使用枪状镊，将较大的栅状电极置于皮质表面，使其末端置于硬膜瓣边缘之下。还有一种方法，尤其是在使用较大的栅状电极时，先置入栅状电极，然后通过栅状电极上的孔插入深部电极。

电极置入到位后，用缝线将每根电极线固定在邻近的硬膜边缘。剩下的关颅过程使用标准的神经外科技术（图37-1）。当低龄患儿需要放置较多电极时，往往需要扩大硬脑膜。为此，可以使用自体组织（帽状腱膜）。在这些病例中，首选游离固定骨瓣，这样可以缓解脑肿胀，还可以为电极提供额外的空间。

特别是在邻近功能皮质区域时，把MR纤维示踪的解剖结构数据与fMRI的功能数据导入神经导航系统，可以提高电极的置入精度。

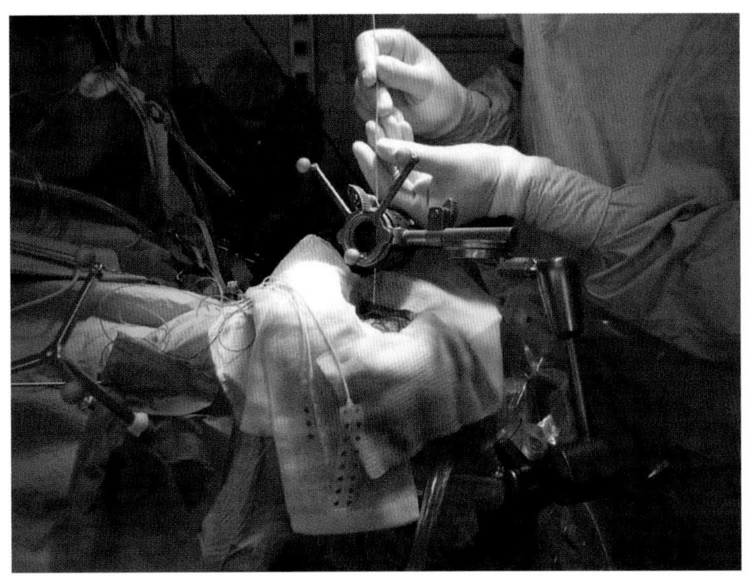

图 37-1 使用无框架影像导航技术置入额外的深部电极（VarioGuide, BrainLab）

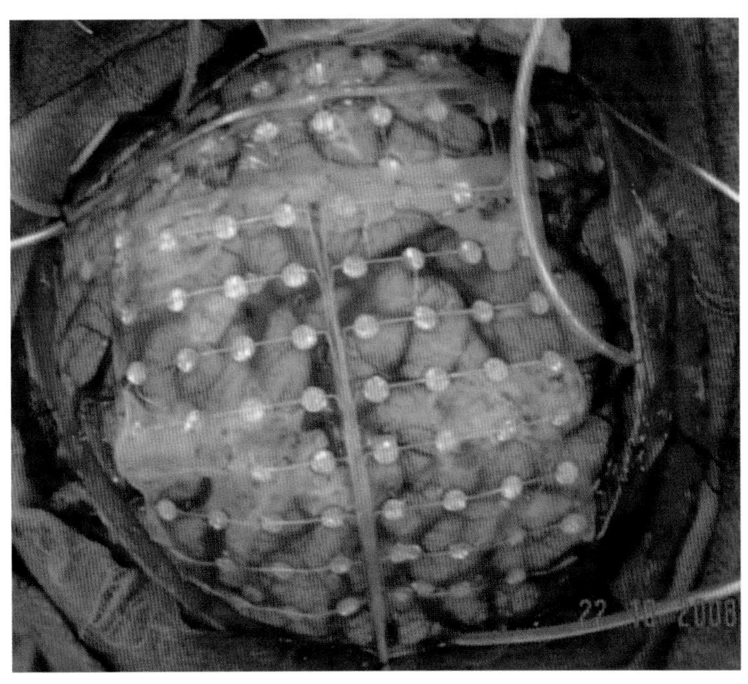

图 37-2 颞叶外癫痫患者，MRI 阴性，硬膜下栅状电极术中置入情况

图片显示右侧颞顶枕大骨瓣开颅，后1/4象限区域的背外侧凸面置入8根 × 8根大小的硬膜下栅状电极，在颞下、额、枕叶内侧区域置入多根条形电极。颞叶、额叶另外置入深部电极。

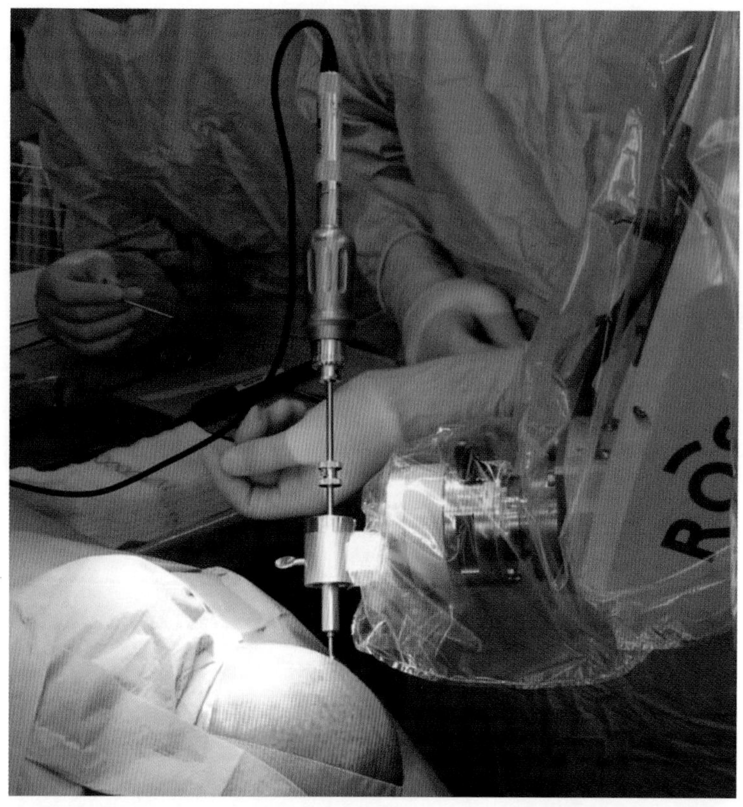

图 37-3 机器人辅助颅骨钻孔（ROSA, Medtech）

SEEG技术

20世纪50年代，法国的Jean Tailarach和Jean Bancaud教授发明和推广了SEEG技术，主要在法国和意大利作为顽固性局灶性癫痫的有创性定位方法（Bancaud et al., 1970; Devaux et al., 2008; Lo Russo et al., 2003）。SEEG主要原理是基于解剖–电–临床关系，即脑内癫痫样放电的三维时空结构与发作症状学之间的对应关系。个体化的电极置入策略依据置入前假设，即考虑痫样放电起源，对发作的产生和传播涉及的网络提出假设。出于以上原因，置入前假设在电极置入策略中的至关重要。如果置入前的假设不正确，深部电极的放置就不充分，解读SEEG结果就会产生错误。据几份欧洲和最近北美的报道，SEEG方法可以精确记录到深部皮质、皮质下结构、多灶的非相邻脑叶的放电，以及进行双侧半球探查，从而避免了大骨窗开颅手术（Cossu et al., 2006; Cossu et al., 2012; Gonzalez Martinez et al., 2012; Vadera et al., 2013; Avanzini, 1994）。

起初，SEEG技术是一种利用Talairach立体定向框架，双侧栅状系统，以及和血管造影术的多步骤的复杂方法（Talairach et al., 1992; Wieser,1996）。尽管长期以来都报道SEEG监测成功有效，临床应用也近60年，但其电极置入技术的复杂性限制了它在欧洲以外中心的广泛应用。借助影像学和计算机技术的革新，许多外科中心已开展SEEG，更现代、更简便的置入方法已应用于日常工作中。

SEEG的适应证、优点和缺点

除了有创性监测的一般适应证外，相比其他有创性监测的方法，SEEG有其特殊的适应证。这些适应证如下。

（1）EZ可能位于深部或难以覆盖的区域，如颞叶内侧、盖部、扣带回、半球间、眶额后部、岛叶或脑沟深部。

（2）前期的硬膜下监测未能明确癫痫发作起始区的确切位置。

（3）需要进行广泛的双侧半球记录。

（4）术前评估结果提示MRI正常，但累及功能网络（如边缘系统）。

在以上情况下，与硬膜下电极方法相比，SEEG被认为是更有效和安全的选择（Taussig et al., 2014）。综上所述，SEEG的优势在于可以广泛而精准地进行脑深部记录和刺激，而且并发症最低。

特别是前期硬膜下电极监测失败后再次手术的患者很可能形成瘢痕，使用SEEG方法再次评估可以克服这些困难，可能实现癫痫灶定位及术后长期无发作（Vadera et al., 2013）。

SEEG方法的主要缺陷在于功能定位能力有限。由于位于皮质表面的电极触点数量有限，因此不能像硬膜下电极那样对功能表达区进行持续的功能mapping。为了弥补这一缺陷，通常会联合其他mapping方法来弥补SEEG方法的功能mapping信息，如DTI影像或术中唤醒技术（Gonzalez Martinez et al., 2012）。

SEEG置入技术

制订SEEG置入计划时需要验证一个明确的解剖电功能假说，这一假说通常在病例讨论会上基于各种无创性检查结果得出来的。在决策制订过程中，各个术前评估检查的意义差异巨大，主要取决于患者。在解剖和功能定位假说形成之后，就要设计个体化的置入策略，目的是确认或否定置入前的假说。在这一阶段，探查的重点是对结构性病灶进行采样（如果存在），确定可能的发作起始结构，以及可能的发作传播路径（功能网络）。根据要探查的特定脑区，选用可购买到的不同长度和不同触点数量的深部电极到达靶点。应用传统的立体定向技术通过2.5 mm直径的钻孔置入电极。使用正交或斜交法置入深部电极，可以对外侧面、半球间或深部皮质和皮质下结构进行颅内三维记录，进而解释癫痫传导路径上动态的、多方向的时空架构。斜交法置入的电极可以很好地覆盖眶额回和岛叶。

笔者的常规流程是患者于手术当天入住医院。手术前一天，进行增强T_1序列MRI检查，儿童和依从性差的患者需要全麻，以便获得最佳质量的MRI图像。之后将图像导入笔者的立体定向神经导航软件中（iPlan Cranial 2.6, Brainlab AG, Feldkirchen, 德国），次日规划电极路径。手术当天，患者全身麻醉后使用标准技术安装Leksell立体定向框架（Elekta, Stockholm, 瑞典）。一旦患者固定在带有框架的手术台上，就进行立体定向CT扫描。术前MRI和CT图像通过专用的融合软件进行数字化处理（syngo XWP, Siemens Healthcare, Forchheim, 德国）。置入过程中通过这些融合图像来确认每根电极的最终位置是否准确，并确保电极路径避开血管，这是之前单独的增强MRI无法确认的。使用立体定向软件做好计划后，记录路径坐标并传送到手术室。电极路径全部在与颅骨矢状面相关的正交方向上设计，以便电极置入和后期解读电极位置。在立体定向头架上，使用Leksell立体定向系统确定每根电极坐标，然后在新位置上做侧位造影扫描。如果特殊路径校准正确，则继续置入电极，包括颅骨钻孔、打开硬脑膜、置入导向螺丝（AdTech, Racine, WI, USA; Integra, Plainsboro, NJ, USA），最后在透视图像引导下置入电极。置入电极过程要在正面实时对照透视观察下进行，确保每根电极路径为直线。另外，可以把与每根电极置入层面相关的冠位MRI叠加在透视图像上作为引导。

置入电极后，患者在手术台上麻醉状态下再进行CT扫描。重建图像与前述融合软件中MRI数据进行融合。在轴位、矢状位和冠状位显示和回顾融合图像，验证电极位置是否正确（Gonzalez Martinez et al., 2012）。

如今越来越多的癫痫中心联合使用神经外科机器人与成熟的立体定向系统。这种立体定向机器人辅助技术（如Leksell 框架联合ROSA 机器人，Medtech）的主要优势在于既可获得极好的立体定向精确度，又能显著提高置入速度（图37-4）。置入一根深部电极的时间缩短至8 min，电极入点的平均精度为0.6 mm。保证这一精度的关键是直接在手术室内机器人上固定立体定向框架，然后配准框架。后续所有步骤都由机器人辅助完成，如颅骨钻孔、开放硬脑膜及导向螺丝放置。

手术后，患者被转送到癫痫监护病房（epilepsy monitoring unit, EMU）。癫痫监护病房的住院时间因人而异，这取决于以下几个因素：记录到的癫痫发作数量、监测质量、发作期和发作间期形式。置入SEEG的患者在EMU 的平均监测时长为7天（范围3～28天）。获得必要信息后，需要在局部麻醉和镇静下或全身麻醉下（儿童）手术室内拔除电极。患者于次日上午出院，计划在SEEG电极拔除后2～3个月再进行切除手术（图37-2）。

有创性监测并发症

在最近的SEEG报道中，总的并发症发生率为3%～5%［Gonzalez-Martinez et al., 2012; Cossu et al., 2012, Taussig et al., 2014（未列入参考文献）］。其他团队报道结果类似。Cossu等报道并发症发生率为5.6%，其中2例患者（1%）因脑出血出现严重的永久性功能障碍。在克利夫兰诊所一系列报告中，所有3例并发症都是出血，一些研究报道这是深部电极置入术中最常见的并发症。其他已发表的有创性监测并发症的（硬膜下栅状电极和深部电极）发生率为0%～26%（Wyler et al., 1991; Onal et al., 2003; Rydenhag & Hans, 2001）。有趣的是，与置入深部电极的并发症发生率（3%～6%）相比，由于没有穿过脑实质，应用栅状电极进行硬膜下监测出现永久性并发症的发生率较低（0%～3%）。由于选择的患者不同、研究机构不同和电极置入数量的不同，很难比较硬膜下栅状电极和SEEG之间的并发症发生率，但笔者的初步印象是，SEEG方法的安全性与硬膜下栅状或条状电极类似。其他人也有同样的观点（Cossu et al., n.d., Guénot & Isnard, 2008; Devaux et al., 2008; Chabardès et al., 2008）。

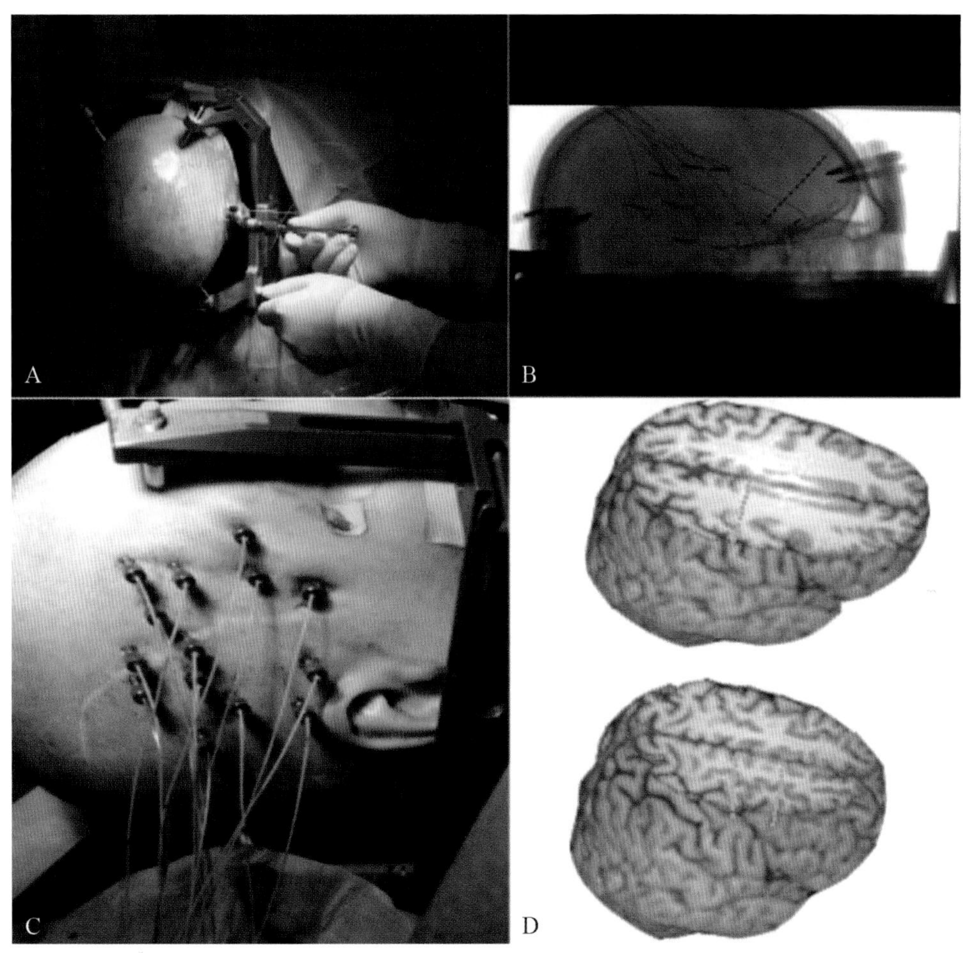

图 37-4　SEEG 方法学

A.显示应用立体定向方法置入深部电极的SEEG置入技术；B.应用直插和斜插法置入右颞、顶、岛叶电极的术后X线图；C.右侧SEEG置入后外观；D.术后影像处理显示3D脑解剖与置入的SEEG电极。

总结

对难治性局灶性癫痫进行有创性监测的目的包括：①需要对假设性致痫区进行更好的解剖定位；②需要对皮质和皮质下脑功能区进行定位。切除术前采用硬膜下方法（包括硬膜下栅状和条状电极）进行功能定位的优点是，可以最完美地覆盖邻近皮质的硬膜下区域，并具有充分而持续的表面皮质功能定位能力。此外，从外科角度来看，置入硬膜下电极是开放性手术，可以更好地处理可能出现的颅内出血并发症。硬膜下电极的缺点在于无法记录和刺激深部皮质和皮质下区域，如岛叶、眶额回后部、扣带回、脑沟深部等。在这种情况下，SEEG方法被认为是一个更有效和更安全的选择。SEEG的优点在于可以进行广泛和精确的脑深部脑记录和刺激，同时并发症更少。

理想的状态是，癫痫中心可以提供SEEG方法及硬膜下栅状电极联合单一深部电极的有创性记录方法，从而可以为所有需要进行有创性监测的患者提供最佳的个体化治疗方案。

原书参考文献

Adelson PD, O'Rourke DK, Albright AL. Chronic invasive monitoring for identifying seizure foci in children. Neurosurg Clin N Am 1995; 6: 491-504.

Almeida AN, Martinez V, Feindel W. The first case of invasive EEG monitoring for the surgical treatment of epilepsy: historical significance and context. Epilepsia 2005; 46: 1082-1085.

Avanzini GG. Discussion of stereoelectroencephalography. Acta Neurol Scand 1994; 152: 70-73.

Baltuch GH, Baltuch G, Villemure JG. Operative Techniques in Epilepsy Surgery. Thieme Medical Pub, 2008.

Bancaud J. [Epilepsy after 60 years of age. Experience in a functional neurosurgical department]. La semaine des hôpitaux 1970; 46: 3138-3140.

Bancaud J, Angelergues R, Bernouilli C. Functional stereotaxic exploration (SEEG) of epilepsy. Electroencephalogr Clin Neurophysiol 1970; 28: 85-86.

Battaglia G, Chiapparini L, Franceschetti S, et al. Periventricular nodular heterotopia: classification, epileptic history, and genesis of epileptic discharges. Epilepsia 2006; 47: 86-97.

Bulacio JC, Jehi L, Wong C, et al. Long-term seizure outcome after resective surgery in patients evaluated with intracranial electrodes. Epilepsia 2012; 53:1722-1730.

Cardinale F, Cossu M, Castana L, et al. Stereoelectroencephalography: surgical methodology, safety, and stereotactic application accuracy in 500 procedures. Neurosurgery 2013; 72: 353-366.

Chabardès S, Minotti L, Hamelin S, et al. Temporal disconnection as an alternative treatment for intractable temporal lobe epilepsy: techniques, complications and results. Neuro-Chirurgie 2008; 54: 297-302.

Cossu M, Cardinale F, Castana L, et al. Stereoelectroencephalography in the presurgical evaluation of focal epilepsy: a retrospective analysis of 215 procedures. Neurosurgery 2005; 57: 706-718.

Cossu M, Cardinale F, Castana L, et al. Stereo-EEG in children. Chids Nerv Syst 2006; 22: 766-778.

Cossu M, Chabardès S, Hoffmann D, et al. [Presurgical evaluation of intractable epilepsy using stereo-electro-encephalography methodology: principles, technique and morbidity]. Neuro-Chirurgie 2008; 54: 367-773.

Devaux B, Chassoux F, Guenot M, et al. Epilepsy surgery in France. NeuroChirurgie 2008; 54: 453-465.

Dinner DS, Lüders HO, Klem G. Chronic electrocorticography: Cleveland clinic experience. Electroencephalogr Clin Neurophysiol Suppl 1998; 48: 58-69.

Engel JJ, Henry TR, Risinger MW, et al. Presurgical evaluation for partial epilepsy: relative contributions of chronic depth-electrode recordings versus FDG-PET and scalp-sphenoidal ictal EEG. Neurology 1990; 40: 1670-1677.

Gonzalez-Martinez J, Bulacio J, Alexopoulos A, et al. Stereoelectroencephalography in the "difficult to localize" refractory focal epilepsy: Early experience from a North American Epilepsy Center. Epilepsia 2012; 54: 323-330.

Guénot M, Isnard J. [Epilepsy and insula]. Neuro-Chirurgie 2008; 54: 374-381.

Jayakar P, Duchowny M, Resnick TJ. Subdural monitoring in the evaluation of children for epilepsy surgery. J Child Neurol 1994; 9 (Suppl 2): 61-66.

Jayakar P. Invasive EEG monitoring in children: when, where, and what? J Clin Neurophysiol 1999; 16: 408-418.

Jeha LE, Najm I, Bingaman W, et al. Surgical outcome and prognostic factors of frontal lobe epilepsy surgery. Brain 2007; 130(Pt 2): 574-484.

Kakisaka Y, Kubota Y, Wang ZI, et al. Use of simultaneous depth and MEG recording may provide complementary information regarding the epileptogenic region. Epileptic Disord 2012; 14: 298-303.

Kellinghaus C, Möddel G, Shigeto H, et al. Dissociation between in vitro and in vivo epileptogenicity in a rat model of cortical dysplasia. Epileptic Disord 2007; 9: 11-19.

Lee WS, Lee JK, Lee SA, et al. Complications and results of subdural grid electrode implantation in epilepsy surgery. Surg Neurol 2000; 54: 346-351.

Lüders, H. & Comair, Y.G., 2001. Epilepsy surgery. Marnet D, Devaux B, Chassoux F, et al. [Surgical resection of focal cortical dysplasias in the central region]. Neuro-Chirurgie 2008; 54: 399-408.

Marusic P, Najm IM, Ying Z, et al. Focal cortical dysplasias in eloquent cortex: functional characteristics and correlation with MRI and histopathologic changes. Epilepsia 2002; 43: 27-32.

Nair DR, Burgess R, McIntyre CC, et al. Chronic subdural electrodes in the management of epilepsy. Clin Neurophysiol 2008; 119: 11-28.

Najm IM, Bingaman WE, Lüders HO. The use of subdural grids in the management of focal malformations due to abnormal cortical development. Neurosurg Clin N Am 2002; 13: 87-92; viii–ix.

Onal C, Otsubo H, Araki T, et al. Complications of invasive subdural grid monitoring in children with epilepsy. J Neurosurg 2003; 98: 1017-1126.

Rosenow F, Lüders H. Presurgical evaluation of epilepsy. Brain 2001; 124(Pt 9): 1683-1700.

Russo GL, Tassi L, Cossu M, et al. Focal cortical resection in malformations of cortical development. Epileptic Disord 2003 (Suppl 5): 47-51.

Rydenhag B, Silander HC. Complications of epilepsy surgery after 654 procedures in Sweden, September 1990-1995: a multicenter study based on the Swedish National Epilepsy Surgery Register. Neurosurgery 2001; 49: 51-56.

Siegel AM. Presurgical evaluation and surgical treatment of medically refractory epilepsy. Neurosurg Rev 2004; 27: 1-18; discussion: 19-21.

Simon SL, Telfeian A, Duhaime AC. Complications of invasive monitoring used in intractable pediatric epilepsy. Pediatric Neurosurg 2003; 38: 47-52.

Talairach J, Bancaud J, Bonis A, et al. Surgical therapy for frontal epilepsies. Adv Neurol 1992; 57: 707-732.

Vadera S, Mullin J, Bulacio J, et al. SEEG Following Subdural Grid Placement for Difficult to Localize Epilepsy. Neurosurgery 2013; 72: 723-729.

Widdess-Walsh P, Jeha L, Nair D, et al. Subdural electrode analysis in focal cortical dysplasia: Predictors of surgical outcome. Neurology 2007; 69: 660-667.

Wieser HG. Epilepsy surgery. Baillières Clin Neurol 1996, 5: 849-875.

Winkler PA, Herzog C, Henkel A, et al. [Noninvasive protocol for surgical treatment of focal epilepsies]. Nervenarzt 1999; 70: 1088-1093.

Wyler AR, Walker G, Somes G. The morbidity of long-term seizure monitoring using subdural strip electrodes. J Neurosurg 1991; 74: 734-737.

Wyllie E. Wyllie's Treatment of Epilepsy: Principles and Practice, 5th ed. Lippincott Williams & Wilkins, 2010.

Ying Z, Najm IM. Mechanisms of epileptogenicity in focal malformations caused by abnormal cortical development. Neurosurg Clin N Am 2002; 13: 27-33.

PART 05

第五部分

姑息性癫痫外科手术

第38章

胼胝体切开术的适应证及结果

Frank Ritter, Bertil Rydenhag，著

姚晨，译

要 点

- 胼胝体切开术是一种治疗难治性全面性癫痫发作的姑息性手术，对跌倒发作最有效。
- 12岁及以下的患儿对胼胝体切开术的耐受性要好于年龄较大的青少年和成人，不表现出典型的离断症状。
- 胼胝体切开术的大多数并发症源于完全离断，需要特殊检查才能发现。
- 对于未来的研究、评估和患者照护，需要采用更标准的结果评估方法。

胼胝体切开术是一种姑息性手术，预期改善癫痫发作，从而提高生活质量。据报道，在1992年棕榈沙漠会议上回顾的563例患者（多数为成年人）中有7.6%完全无发作（Engel et al., 1993）。胼胝体切开术后，所有类型癫痫发作的频率和（或）严重性均降低。跌倒发作（强直/失张力）改善最明显，其次是全面性强直-阵挛、失神、复杂部分性、肌阵挛和简单部分性发作。20多年来，胼胝体切开术最常见的适应证是创伤性跌倒发作的姑息性治疗（Gates et al., 1993; Asadi-Pooya et al., 2008; Fauser & Zenter, 2012; Malmgren et al., 2015）。

人类胼胝体包含约3亿根神经纤维，是大脑半球间6大主要白质纤维束中最大的白质束。胼胝体纤维主要连接相对大脑半球的等位区域。它们以类似皮质起源的方式从头到尾、从背侧到腹侧有序排列（Cantani-Thiebaut de Schotten, 2012）。从前到后主要有五个区域：嘴、膝、体、峡和压部。胼胝体在半球间调节中起主要作用，并协调双侧活动（Sperry, 1982）。新的功能定位技术观察到人类运动和躯体感觉连接胼胝体的位置比先前认为的更靠后（Gawryluk et al., 2011; Glickstein & Berlucchi, 2012; Berlucchi, 2012）。这一点很重要，因为胼胝体切开的后段范围与癫痫控制和离断症状相关。目前，胼胝体切开术被描述为前段部分或完全（全部）切开，包括海马连合。1980年以前，13岁以下儿童胼胝体切开术的文献报道很少，1995年的一篇文献综述回顾不到50例（Ritter, 1995）。此年龄

段很重要，因为13岁以下的儿童不像大龄青少年和成人的胼胝体全段切开术后出现典型的离断综合征（Lassonde, 1991; Lassonde-Saurwine, 1997）。

胼胝体切开术与发作泛化

胼胝体在癫痫发作泛化中的作用还不完全清楚。胼胝体切开术的最初原理是切断癫痫发作的传播通路，以防全面性发作并降低发作的严重程度。通过胼胝体扩散的癫痫发作不能解释胼胝体切开术中及术后的许多脑电图或临床变化。同步性和完全性痫样放电的减少均与胼胝体切开范围有关，但在胼胝体全段切开术后仍有同步放电。术中同步性放电被破坏的程度与癫痫发作的预后无关（Fiol et al., 1993）。术中皮质脑电图和胼胝体复合动作电位、半球间时变一致性、定量发作期和发作间期脑电图分析所提供的证据表明，单纯传播不能解释胼胝体在全面性癫痫发作中的作用（Ono et al., 2002; Matsuo et al., 2003; Salayev et al., 2006; Ono et al., 2009; Lin & Kwan, 2012; Okumura et al., 2013）。虽然我们不能确切地知道胼胝体切开术能降低癫痫发作频率和严重程度的原因，但50多年的经验使我们对其益处和结果有了很好的了解。

术前评估和适应证

术前评估必须充分排除进行根治性局限性病灶切除术的可能性。这就需要对所有可疑类型癫痫发作的临床症状学和脑电图特征进行VEEG监测，并进行磁共振癫痫序列扫描。至少，影像上必须确认存在胼胝体，还应该进行心理、行为、认知、社会和生活质量评估。一旦确诊是难治性癫痫，而且没有能切除或能辨认到的局灶性或偏侧病灶，就应该考虑胼胝体切开术的获益和风险。

癫痫发作类型（“跌倒发作”）、较大范围切开胼胝体、低龄手术与癫痫控制改善相关（表38-1）。胼胝体切开术对由强直性/失张力癫痫发作组成的跌倒发作效果最好。据报道，根除导致摔伤的跌倒发作可能性为30%～88%。其他许多患儿也表现为跌倒发作但频率降低了50%～90%，严重程度降低后造成的伤害也会减少。超过30%～60%的患儿全面强直阵挛发作、失神、不典型失神和具有认知障碍特征的局灶性癫痫发作会减少50%以上。肌阵挛和局灶性运动发作改善的可能性最小。大约10%的患儿在胼胝体切开术后出现新的局灶性发作或局灶性发作频率增加。

胼胝体切开范围越大，癫痫发作控制越好（Cendes et al., 1993; Jalilian et al., 2010; Bower et al., 2013; Kasasbeh et al., 2013）。然而，胼胝体前段部分切开确实能取得极好的疗效（Hodaie et al., 2001; Stigsdotter et al., 2014）。50%胼胝体前段切开不如切开2/3有效，而后者不如切开4/5有效（Tanriverdi et al., 2009）。在某些研究中，胼胝体前段切开术只保留压部（Cukiert et al., 2006; Rathore et al., 2007）或一半压部（Cendes et al., 1993）。已发表的最好的癫痫控制结果与一期彻底切开胼胝体相关，而且是12岁以下儿童。胼胝体全段切开术后跌倒发作的复发率较低（Spencer et al., 1993; Sunaga et al., 2009）。50%～80%的患儿在胼胝体前段切开无效后进行了二期全段切开，预后得到改善。由于胼胝体全段切开术数量较少，选择性偏倚使得难以预测额外获益。对于患儿胼胝体切开术，许多

表 38-1 胼胝体切开术最重要的文献精选

作者 / 年	手术年代	患者数量	年龄段 / 平均	一期 / 二期完成 / 全段切开	前段（%）	无发作（%）	无跌倒发作（%）	跌倒发作大于 90% 的（%）	跌倒发作大于 75% 的（%）	跌倒发作大于 50% 的（%）	社会心理（%）	急性离断综合征（%）	其他并发症（%）
Oguni1, 1991（R）	1981—1990	43	7.8 ~ 60/23.5	0	50 ~ 66	0	45	—	—	65	—	14	16
Cendes, 1993（P）	1986—1989	34	2.3 ~ 16/9.1	9/413	66 ~ 90+S	—	—	—	56T=62A=38S=75	73	81 行为、注意力、活动改善	47	43 外科手术 15 构音障碍 T= 更频繁
Reutens, 1993（R）	1973—1991	64	3 ~ 4720	5/1015	50 ~ 66	12	—	—	—	60	36 改善	54	25
Sorenson, 1997（R）	1991—1994	23	1.5 ~ 4316.6	3/36	68 ~ 89	0	39	—	—	83	—	74	20
McInerney, 1999（R）	1971—1998	43	3.5 ~ 2013.6	27	66	—	30	—	56	70	—	57<12 岁 =45>12 岁 =67	—
Fandiño-Franky, 2000（R）	1989—1997	62	0 ~ 3014	0	66	9	—	—	57	84	大多数人改善	13	—
Kwan2, 2001（R）	1989—1996	61	1.2 ~ 208.3	0	66 ~ 80+	—	19.7	—	—	64	—	—	—
Hodaie, 2001（P）	1992—1999	17	5 ~ 1810.4	6/06	66	0	29 T=17A=36	—	76T=66A=82	—	QOL、注意力、语言提高	12	12
Maehara3, 2001（R）	1991—1998	52	4 ~ 4118	35	66	0	81	85 T=94A=65	—	92	62 改善 15 恶化 越年轻越好 p=0.002	27	4
Kim4, 2004（R）	1990—2001	21	7 ~ 3719.4	0/4 4	66 ~ 80	—	57	—	86	—	80 行为改善	19	5

续表

作者 / 年	手术年代	患者数量	年龄段 / 平均	一期 / 二期完成 / 全段切开	前段（%）	无发作（%）	无跌倒发作（%）	跌倒发作大于 90% 的（%）	跌倒发作大于 75% 的（%）	跌倒发作大于 50% 的（%）	社会心理（%）	急性离断综合征（%）	其他并发症（%）
Shimizu3, 2005（R）	1983—2002	76	1.5 ~ 15 7.8	35	66	—	T=90A=61	—	—	—	—	—	5
Cukiert, 2006（P）	1996—2003	76	2 ~ 28 11.2	0	80+ 保留压部	9	9	68	—	93	注意力提高	95	—
Turanh, 2006（R）	1994—2000	16	2.5 ~ 15 7.3	0	66	6	—	—	—	69	警觉性提高 60 QOL 提高	12	6
Wong2, 2006（R）	1991—2003	75	0.7 ~ 30 9.8	1/1 2	66 80+	9.3	—	—	39	64	许多改善	一些	7
Rahimi, 2007（R）	2000—2005	37	1.5 ~ 187.7	26/2 28	66	14	—	—	T=75A =55	T=89A =82	家长满意度 89	4	8
Jea, 2008（R）	1996—2008	13	5 ~ 15 10	8	66 ~ 80	—	—	—	84 T=88A=80	—	—	—	15
Rathore, 2007（P）	1997—2006	17	3.5 ~ 18 9.5	11/0 11	80+ 保留压部	12	41	64 T=81A=35	—	76	QOL 改善 =75 认知提高 =25	14	35
Shim4, 2008（R）	2003—2006	34	1 ~ 19 8.7	34/0 34	—	35	78	—	92	—	家长满意度 82 ADL=74 越年轻越好	8	—
Sunaga3, 2009（R）	1991—2004	78	0 ~ 39	63/0 63	66	—	84 T=90A=54	—	—	—	—	大多数	4
Tanriverdi1, 2009（R）	1981—2001	95	3 ~ 60 24	0/12 12	50 ~ 66	0	44	—	77	—	大多数提高 / 专注	4	3
Liang5, 2010（P）	2001—2006	60	6 ~ 30 14.6	0	66	8.5	—	—	—	86	改善 越年轻越好 $p > 0.0001$	10	0

续表

作者 / 年	手术年代	患者数量	年龄段 / 平均	一期 / 二期完成 / 全段切开	前段（%）	无发作（%）	无跌倒发作（%）	跌倒发作大于 90% 的（%）	跌倒发作大于 75% 的（%）	跌倒发作大于 50% 的（%）	社会心理（%）	急性离断综合征（%）	其他并发症（%）
Yonekawa, 2011（P）	2005—2010	15	3 ~ 17.96.5	5/05	66 ~ 80	—	60 T=80 A =50	73%	—	93	注意力改善 CBCL 总分	—	—
Iwasaki, 2012（P）	2009—2012	13	1.5 ~ 247	13/013	—	30	88	100	—	—	更好的注意力行为	46	7
Bower, 2013（R）	1990—2011	50	3 ~ 5517	17/522	66	8	40	—	64 A=502/3T=59 一期完成 T=80 二期完成 越年轻越好 $p<0.04$	—	智商不变 主观 10 变好 8 变差	12	8 神经系统 所有成人 2% 感染
Kasasbeh6, 2014（R）	1995—2011	58	3 ~ 2110.5	33/11 44	66	—	结果有益 T=90A=57 p=0.01	—	3	12			
Lee, 2014（P）	2003—2010	41	8 个月 ~ 17 6.7	41/041	—	26.8	Engel 分级 I 级 =26.8 II 级 =14.6 III 级 =56.1	家长报告改善 56	—	—			
Liang5, 2014（P）	2004—2007	23	5 ~ 129.4	0	66	17=1 岁 13=2 岁 8.7=5 岁	—	—	—	65#	FSIQ 改善 44 恶化 5.7 QOL 提高 61 下降 4	17	—
Stigsdotter, 2014（P）	1995—2007	31	2.5 ~ 41.8 13.3	9/211	66 ~ 75	6	33(2 岁） T=9A=45 56(5 ~10 岁）	——	44（2 岁） 72(5 ~ 10 岁）	89	—	0	33

#: 所有癫痫发作类型不仅限于跌倒发作; S: 切开胼胝体压部的1/2; T:胼胝体全段切开术; A: 胼胝体前段切开术; 1-5:表明来自同一中心的文章; (P): 前瞻性; (R): 回顾性。

癫痫中心建议对12岁以下的儿童进行一期全段切开，对大龄患儿进行胼胝体前段部分切开术，然后根据需要进行全段切开（Shim et al., 2008; Kasasbeh et al., 2014）。这是基于低龄患儿恢复较好，不出现永久性的离断综合征。青少年和青壮年有嗜睡、日常活动（步行、穿衣、双手任务）恢复等困难，在一期胼胝体全段切开术后通常需要一段时间康复。在考虑结果相关因素的数据和结论时需要谨慎。没有一项研究是随机的，这种相关性来自多个或单一部位的研究，在选择谁、何时、出于什么原因，以及如何进行胼胝体切开术方面存在不同的偏倚和标准。表38-1中的28篇文献有20种不同的方法来衡量"良好结果"。这些不同的数据不仅开阔了我们的视野，而且还在一定程度上增强了我们的信心，因为总体上结果具有一致性。有报道发现，EEG侧向性异常、广泛性癫痫样放电、无侧向性特征的EEG，以及对半球间棘慢复合波的同步程度和振幅的各种分析可能预示着更好的癫痫控制效果（Fiol et al., 1993; Oguni et al., 1994; Quattrini et al., 1997; Matsuzaka et al., 1999; Kwan et al., 2005; Ogawa et al., 2009; Iwasaki et al., 2011）。总体而言，尚无公认的EEG特征可以预测手术效果，MRI也是如此。对3组癫痫患儿（每组20例）的认知损害进行了前瞻性研究，结果发现轻中度或无认知损害的患儿发作结果无差异，但是智力障碍患者的生活质量明显改善（Liang et al., 2010）。

Lennox-Gastaut综合征与胼胝体切开术

Lennox-Gastaut综合征（LGS）的特点是跌倒发作和广泛性癫痫发作。在17例患有West综合征的难治性癫痫患儿中，13例起初接受了胼胝体前段切开术，其中8例有跌倒发作，术后8例中的2例跌倒发作消失。在二期胼胝体全段切开术后，所有8例的跌倒发作全部根治。笔者也考虑了只做胼胝体后段切开术的可能性。接下来的3例患儿做了胼胝体后段切开术，但跌倒发作并无改变。这3例患儿中有2例行胼胝体前段切开术，其中1例患儿的跌倒发作消失；1例患者接受了一期胼胝体全段切开术，跌倒发作消失。在这组17例患有West综合征的难治性癫痫患儿中，10/12的患儿跌倒发作减少超过90%或彻底消失，25%（2/8）的患儿接受了胼胝体前段部分切开术，89%（8/9）的患儿接受了胼胝体全段切开术。作者认为胼胝体全段切开术更有效。10/17的患儿有成串的痉挛发作，其中7例患儿在胼胝体切开术后停止发作（Pinard et al., 1999）。在一项对74例LGS患儿的回顾性研究中，既往有West综合征病史的患儿在胼胝体前2/3～3/4切开后，发作并没有显著改善。在所有类型的癫痫发作中，14例（18.9%）患儿术后无发作，60.8%的患儿癫痫发作减少超过50%（Kwan et al., 2006）。另一篇关于76例患者的文献报道，28例LGS患者和48例"Lennox样综合征"患者接受了胼胝体前段切开术，只保留胼胝体压部，最终结果良好。尽管9%的癫痫无发作率较低，但68%的患者全面性癫痫发作减少超过90%，93%的患者发作减少超过50%（Cukiert et al., 2006）。本组95%的患者出现急性一过性胼胝体离断综合征的症状和体征。

最近一篇关于难治性癫痫和癫痫性脑病患儿手术的文献（Lee et al., 2014）证实了对术前进行全面评估的必要性。在这项涉及95例患儿研究中，19例为West综合征，76例为LGS，最初表现为弥漫性皮质功能障碍。经过仔细的影像学检查、PET或SPECT，以及VEEG的发作监测，发现57%的患儿有定位或定侧。根据这些结果，41例接受了脑叶切除术（59%为Engel Ⅰ级），13例接受大脑半球离断术（62%为Engel Ⅰ级），41例接受了一期胼胝体全段切开术，27%为Engel Ⅰ级，15%为Engel Ⅱ级，14%为Engel Ⅲ级，总体获得56%的良好结果。家长/看护人报告，良好结果组的整体发育情况有所改善。一项前瞻性研究（Liang et al., 2014）涉及60例顽固性癫痫和LGS的儿童，父母选择了胼胝体前段切开术（23例）或继续药物治疗（37例）。在1年、2年和5年进行了随访评估。胼胝体切开组1年、2年和5年的癫痫无发作率分别为17.4%、13%和8.7%，而药物治疗组为2.9%、5.9%和2.9%。在1年、2年和5年随访中，胼胝体切开组癫痫发作减少均超过50%，而药物治疗组分别为35%、31%和29%。在整个随访期内，两组患儿在癫痫发作减少方面存在显著差异（P=0.01）。同样重要的是，在认知和生活质量方面也存在差异（P<0.01）。在2年的随访中，胼胝体切开组的整体智商提高了43.5%，而药物治疗组只有5.9%，胼胝体切开组的智商下降了8.7%，而药物治疗组的智商下降了38.2%。较好的认知和生活质量与癫痫发作控制良好相关。这项研究表明，一旦确认为药物难治性癫痫，早期手术评估和干预对LGS患儿有益。总而言之，LGS和药物难治性癫痫患儿需要对局灶性起源和可能的切除区域进行全面评估。胼胝体切开术可以降低癫痫发作的频率和严重程度，防止创伤性跌倒发作，还可以提高认知能力和生活质量。胼胝体切开范围越大，患儿获益的可能性越大。

胼胝体切开术的其他情况

有两项小型回顾性研究，所有的手术都是针对儿童/青少年起病的原发性全身强直阵挛发作（primary generalized tonic clonic seizures, PGTCS）的成年患者，有或无失神发作、肌阵挛发作。在第一项研究中，9例PGTCS患者进行了胼胝体前2/3段切开术，1例患者分两期完成了胼胝体全段切开术。1例患者术后9个月猝死（SUDEP），8例癫痫发作减少超过50%，5例发作减少超过80%。5例继发失神发作，3例无发作，2例稍加重。所有患者出现了短暂的急性离断症状。1例二期胼胝体全段切开术的患者留存典型的永久性离断综合征，但在最近一次随访中他已1年无发作，并开始了工作和独立生活（Jenssen et al., 2006）。第二项研究的11例成人患者中，10例有PGTCS，10例失神发作，1例肌阵挛发作。胼胝体前段切开术延伸至压部。所有10例PGTCS患者发作均减少75%以上，其中7例患者减少>80%，4例患者减少>90%。3例失神发作消失，其余7例发作减少了90%以上。1例患者术前每日肌阵挛发作，术后肌阵挛发作消失，但仍有不频繁的失神发作。所有患者均有短暂的急性离断症状（Cukiert et al., 2009）。

9例2～11岁ESES患儿接受了胼胝体切开术治疗顽固性癫痫。6例前段和3例全段切开术后的癫痫发作结果分别是：2例Engel Ⅱ级，5例Engel Ⅲ级，2例Engel Ⅳ级。全面性癫痫样放电明显减少。6例患者行为改善，7例认知衰退停止，2例智商得分提高超过10分（Peltola et al., 2011）。

一篇文献报道7/9的患儿（Ritter, 1995）和另一项研究报道9/14的患儿（Sorenson et al., 1997）反复发作的癫痫持续状态得到完全控制。在这两篇报道中，其他患儿的癫痫持续状态减少。2例患有Dravet综合征、SCN1A通道病和频繁发作的难治性癫痫持续状态的患儿，1例部分胼胝体切开，1例二期胼胝体全段切开，术后均获得良好结果，癫痫发作减少了75%～90%。1例患儿癫痫持续状态发作终止，另1例患儿癫痫发作减少90%（Ritter et al., 2012）。

有文献报道在胼胝体切开术后，大脑皮质发育畸形的癫痫患儿获得良好结果，80%跌倒发作消失，10%无癫痫发作，包括无脑回畸形、双侧巨脑回畸形、带状灰质异位、双侧外侧裂周围脑裂畸形和多灶结节性皮质异位症（Kawai et al., 2004）。2例Aicardi综合征和胼胝体部分发育不全的患者接受了残余胼胝体切开术。1例跌倒发作消失，癫痫发作减少90%以上，另1例情况恶化（Kasasbeh et al., 2014）。

认知、行为、心理社会和生活质量结果

除了已经注意到的，还有一些专门针对生活质量和社会心理学方面的文献（Carmet et al., 1998; Claverie et al., 1995; Rougier et al., 1997; Iwasaki et al., 2012; Yang et al., 1996; Gilliam et al., 1996; konekawa et al., 2011）。总的来说，50%～60%的患者在胼胝体切开术后生活质量得到改善。最常见的是注意力、警惕性、社交能力/互动能力改善，多动症减少。50%～80%的父母/看护人员对结果表示满意。症状改善和家长满意通常与癫痫发作预后密切相关。由于持续的癫痫发作，能力或行为恶化，10%～15%的父母对结果表示失望。

胼胝体切开术的后果

胼胝体切开术后可能出现不良后果和潜在并发症。术后可能立即出现急性离断综合征，包括运用减少、动作协调能力丧失症，或者忽视非优势上肢、主动语言减少（很少缄默）、嗜睡和尿失禁（Jea et al., 2008; Sauerwien & Lassonde, 1997）。在胼胝体前段部分切开术后，这些症状并不明显，并在几天到几周内自行消失。胼胝体全段切开术后症状较重，持续时间较长。但并非所有患者都会出现这些症状。出现辅助运动区（supplementary motor area, SMA）综合征类似症状时提示可能与牵拉损伤或该区域的手术反应有关，或者与胼胝体切开造成的失联络现象有关。一项动物研究表明，在胼胝体切开术后7天，静息态fMRI大脑半球间功能连接（resting state inter-hemispheric functional connectivity, RSIFC）丧失，但在28天内完全恢复（Zhou et al., 2014）。1例6岁的LGS男患儿，术前缺失的RSIFC在胼胝体前2/3切开术后恢复（Pizoli et al., 2011）。据报道，1例胼胝体全段切开术后，88%的RSIFC遭到破坏（Johnston et al., 2008）。另1例胼胝体全段切开术患者，RSIFC随访40年正常（Uddin et al., 2008）。仅通过特殊测试就可发现，胼胝体前段切开术后有三个持续存在的问题：①独立学习双侧运动的能力下降，这需要依赖于对侧肢体动作的同步相互协调运动，难以完成需要双手异相、非同步和不对称运动的任务；②在视觉相关判断任务中反思自我表现的能力；③道德推理（Berlucchi, 2012; Miller et al., 2010）。

典型的离断综合征出现在胼胝体全段切开术后，表现为非优势侧肢体的言语情态失用症和大脑半球间感觉信息传递障碍。非优势侧失用症不是意念性失用症，是因为视觉提示或示范，或者在优势侧肢体执行动作后，患者使用非优势肢体完成任务，来自对侧视野的信息未能共享。采用双视野同步呈现不同的单词，患者只能说出语言优势半球相关视野内的单词。如果仅将单词呈现在非优势

侧视野，患者会否认看到该单词。但如果让他们用非优势手指向该单词，他们会准确地选择出显示的单词。这个问题不会影响阅读，因为读者会看他们正在阅读的单词。听力是双侧支配，然而，非语言优势侧半球的耳部对大脑皮质有更多的输入。应用双听技术证实，正是这只耳部的单词输入量更大。在单耳测听时，双手间体感匹配不能在大于偶然的水平上执行。胼胝体前段切开术也有描述双手运动任务执行障碍，这种综合征可能会有所改善，但不会随着时间的推移而消失（Perry, 1982; Saymaur et al., 1994; Reeves & Risse, 1995; Sauerwain & Lassonde, 1997; Jea et al., 2008; Fauser & Zenner, 2012）。全段胼胝体切开术还会累及海马连合。很少情况下，特别是存在颞叶异常的影像学证据时，共享海马输入维持记忆力。此时，胼胝体切开术后可能出现记忆缺陷（Reeves & Risse, 1995; Tubbs et al., 2015）。

最后，需要解决的两个特殊问题是失读症和异己手。失读症不只是胼胝体切开术的后果，胼胝体全段或后段切开术后的失读症只发生在阅读依赖于非优势侧书面语言视觉输入的半球间转移时（Epelbaum et al., 2008）。这种情况已在优势半球枕叶存在破坏性病灶的个例中报道。术前单独在左或右侧视野内快速呈现单词测试，可以明确这种风险。

在有关胼胝体切开术的文献中，异己手被错误地用于描述多种运动异常（Marchetti, 1998）。异己手现象是患者躯体部位失认，不承认是自己的手。患者把自己的手放在背后，认为自己正在握着别人的手。这只手的异常运动或动作不是该综合征的一部分。无论是否行胼胝体切开术，异己手都与顶叶异常相关。有文献描述过胼胝体切开术后异己手综合征。患者能完全意识到这是他们自己的手，但有“自己的想法”。这种运动通常是奇怪的行为，不符合社会行为。单纯胼胝体切开术是否能解释这种行为尚不清楚。异己手常与额叶内侧面和胼胝体前部的损伤相关。最严重的异常情况是双手间冲突。受影响的手与自主手相反：一只手开门，另一只手立刻关门。通常情况下，随着时间的推移，症状会逐渐减轻，常常会消失。这些不良并发症不常见。急性恢复期之后，绝大多数患者在日常生活中没有因胼胝体切开术而出现明显的缺陷（Scepkowski & Cronin-Golomb, 2003; Marchetti, 1998; Graff-Rafford et al., 2013）。

原书参考文献

Andersen B, Rogvi-Hansen, Kruse-Larsen, et al. Corpus callosotomy: seizure and psychosocial outcom a 39-month follow-up of 20 patients. Epilepsy Res 1996; 23: 77-85.

Asadi-Pooya AA, Sharan A, Nei M, et al. Review corpus callosotomy. Epilepsy Behav 2008; 13: 271-278.

Berlucchi G. Frontal callosal disconnection syndromes. Cortex 2012; 48: 36-45.

Bower R, Wirrell E, Nwojo M, et al. Seizure outcomes after corpus callosotomy for drop attacks. Neurosurgery 2013; 73: 993-1000.

Cantani M, Thiebaut de Schotten M. Atlas of Human Brain Connections. Oxford: Oxford University Press, 2012.

Carmant L, Holmes GL, Lombroso CT. Outcome following corpus callosotomy. J Epilepsy 1998; 11: 224-228.

Cendes F, Ragazzo PC, da Costa V, et al. Corpus callosotomy in treatment of medically resistant epilepsy: preliminary results in a pediatric population. Epilepsia 1993; 34(5): 910-917.

Claverie B, Rougier A. Life comfort and psychosocial adjustment linked to age at the time of anterior callosotomy. J. Epilepsy 1995; 8: 321-331.

Cukiert A, Augusto J, Burattini P, et al. Extended one stage callosal section for treatment of refractory secondarily generalized epilepsy in patients with Lennox-Gastaut and Lennox-like syndromes. Epilepsia 2006; 47: 371-374.

Cukiert A, Burattini JA, Mariani PP. Outcome after extended callosal section in patients with primary idiopathic generalized epilepsy. Epilepsia 2009; 50: 1377-1380.

Engel J, Van Ness P, Rasmussen T, et al. Outlook with Respect to Epileptic Seizures. In: Engel J. Surgical Treatment of the Epilepsies. New York, London, Raven Press, LTD. 1993.

Epelbaum S, Pinel P, Gaillard R, et al. Pure Alexia as a disconnedtion syndrome: New diffusion imaging evidence for an old confor an old confor an old concept. Cortex 2008; 44: 962-974.

Fandiño-Franky J, Torres M, Nariño D, et al. Corpus callosotomy in Colombia and some reflections on care and research among the poor in developing countries. Epilepsia 2000; 41: S22-S27.

Fauser S, Zentner J. Critical review of palliative surgical techniques for intractable epilepsy. Adv Tech Standards Neurosurg 2012; 39: 169-194.

Fiol ME, Gates JR, Mireles R, et al. Value of intraoperative EEG changes during corpus callosotomy in predicting surgical results. Epilepsia 1993; 34: 74-78.

Gates JR, Wada J, Reeves A, et al. Reevaluation of corpus callosotomy. In: Engel J. Surgical Treatments of the Epilepsies, 2nd ed. New York: Raven Press, 1993; pp. 637-648.

Gawryluk J, D'Arcy r, Mazerolle E, et al. Functional mapping of the corpus callosum: A 4 T fMRI study of white matter. Neuroimage 2011; 54: 10-15.

Gilliam F, Wyllie E, Kotagal P, et al. Parental assessment of functional outcome after corpus callosotomy. Epilepsia 1996; 37: 753-757.

Glickstein M Berluchi G. Classical disconnection studies of the corpus callosum. Cortex 2008; 44: 914-927.

Graff-Radford J, Rubin M, Jones D, et al. The Alien Limb Phenomenon. J Neurol 2013; 260: 1880-1888.

Hodaie M, Musharbash A, Otsubo H, et al. Image-guided, frameless stereotactic sectioning of the corpus callosum in children with intractable epilepsy. Pediatr Neurosurg 2001; 34: 286-294.

Iwasaki M, Nakasato N, Kakisaka Y, et al. Lateralization of interictal spikes after corpus callosotomy. Clin Neurophysiol 2011; 122: 2121-2127.

Iwasaki M, Uematsu M, Sato Y, et al. Complete remission of seizures after corpus callosotomy. J Neurosurg Pediatrics 2012; 10: 7-13.

Iwasaki M, Uematsu, Nakayama T, et al. Parental satisfaction and seizure outcome after corpus callosotomy in patients with infantile or early childhood onset epilepsy. Seizure 2013; 22: 303-305.

Jalilian L, Limbrick DD, Steger-May K, et al. Complete versus anterior two-thirds corpus callosotomy in children: analysis of outcome. J Neurosurg Pediatrics 2010; 6: 257-266.

Jea A, Vachhrajani S, Johnson KK, et al. Corpus callosotomy in children with intractable epilepsy using frameless stereotactic neuronavigation: 12-year experience at The Hospital for Sick Children in Toronto. Neurosurg Focus 2008; 25: E7.

Jea A, Vachhrajani S, Widjaja E, et al. Corpus callosotomy in children and the disconnection syndromes: a review. Childs Nerv Syst 2008; 24: 685-692.

Jenssen S, Sperling MR, Tracy JI, et al. Corpus callosotomy in refractory idiopathic generalized epilepsy. Seizure 2006; 15: 621-629.

Johnston J, Vaishnavi S, Smyth M, et al. Loss of resting interhemispheric functional connectivity after complete section of the corpus callosum. J Neurosci 2008; 28: 6453-6458.

Kasasbeh AS, Smyth MD, Steger-May K, et al. Outcomes after anterior or complete corpus callosotomy in children. Neurosurgery 2014; 74: 17-28.

Kasasbeh AS, Gurnett C, Smyth M. Palliative epilepsy surgery in Aicardi syndrome: a case series and review of literature. Childs Nerv Syst 2014; 30: 497-503.

Kawai K, Shimizu H, Yagishita A, et al. Clinical outcomes after corpus callosotomy in patients with bihemispheric malformation of cortical development. J Neurosurg 2004; 101: 7-15.

Kim DS, Yang KH, Kim TG, et al. The surgical effect of callosotomy in the treatment of intractable seizure. Yonsei Med J 2004; 45: 233-240.

Kwan SY, Wong TT, Chang KP, et al. Seizure outcomes after anterior callosotomy in patients with posterior-dominant and with anterior-dominant epileptiform discharges. Childs Nerv Syst 2001; 17: 71-75.

Kwan SY, Lin JH, Wong TT, et al. Prognostic value of electrocorticography findings during callosotomy in children with Lennox-Gastaut syndrome. Seizure 2005; 14: 470-475.

Kwan SY, Lin JH, Wong TT, et al. A comparison of seizure outcome after callosotomy in patients with Lennox-Gastaut syndrome and a positive or negative history for West syndrome. Seizure 2006; 15: 552-557.

Lassonde M, Sauerwein H, Chicoine AJ, et al. Absence of disconnexion syndrome in callosal agenesis and early callosotomy: Brain reorganization or lack of structural specificity during ontogeny? Neuropsychologia 1991; 29(6): 481-495.

Lassonde M, Sauerwein C. Neuropsychological outcome of corpus callosotomy in children and adolescents. J Neurosurg Sci 1997; 41: 67-73.

Lee YJ, Lee JS, Kang HC, et al. Outcomes of epilepsy surgery in childhood-onset epileptic encephalopathy. Brain Dev 2014; 36: 496-504.

Liang S, Li A, Jiang H, et al. Anterior corpus callosotomy in patients with intractable generalized epilepsy and mental retardation. Stereotact Funct Neurosurg 2010; 88: 246-252.

Liang S, Zhang S, Hu X, et al. Anterior corpus callosotomy in school-aged children with Lennox-Gastaut syndrome: a prospective study. Eur J Paediatr Neurol 2014; 18: 670-676.

Lin J, Kwan S. Post-section recruitment of epileptiform discharges in electrocorticography during callosotomy in 48 patients with Lennox-Gastaut syndrome. J. Clin Neurosci 2012; 19: 388-393.

Maehara T, Shimizu H. Surgical outcome of corpus callosotomy in patients with drop attacks. Epilepsia 2001; 42: 67-71.

Malmgren K, Rydenhag B, Hallbook T. Reappraisal of corpus callosotomy. Curr Opin Neurol 2015; 28: 175-181.

Marchetti C. Disentangling the Alien and Anarchic Hand. Cognitive Neuropshch 1998; 3: 191-207.

Matsuo, A, Ono T, Baba H, et al. Callosal role in generation of epileptiform discharges: quantitative analysis of EEGs recorded in patients undergoing corpus callosotomy. Clinical Neurophysiology 2003; 114: 2165-2171.

Matsuzaka T, Ono K, Baba H, et al. Quantitive EEG analyses and surgical outcome after corpus callosotomy. Epilepsia 1999; 40: 1269-1278.

Mclnerney J, Siegal A, Nordgren R, et al. Long-term seizure outcome following corpus callosotomy in children. Stereotact Funct Neurosurg 1999; 73: 79-83.

Miller M, Sinnott-Armstrong W, Young L, et al. Abnormal moral reasoning in complete and partial callosotomy patients. Neuropsychologia 2010; 48: 2215-2220.

Ogawa S, Okutani R, Nakada K, et al. Spike-monitoring of anesthesia for corpus callosotomy using bilateral bispectral index. Anaesthesia 2009; 64: 776-780.

Oguni H, Olivier A, Andermann F, et al. Anterior callosotomy in the treatment of medically intractable epilepsies: a study of 43 patients with a mean follow-up of 39 Months. Am Neurol Assoc 1991; 30: 357-364.

Oguni H, Andermann F, Gotman J, et al. Effect of anterior callosotomy on bilaterally synchronous spike and wave and other EEG discharges. Epilepsia 1994; 35: 505-513.

Okumura E, Iwasaki M, Sakuraba R, et al. Time-varying inter-hemispheric coherence during corpus callosotomy. Clin Neurophysiol 2013; 124: 2091-2100.

Ono T, Matsuo A, Baba H, et al. Is a cortial spike discharge "transferred" to the contralateral cortex via the corpus callosum?: An intraoperative observation of electrocorticogram and callosal compound action potentials. Epilepsia 2002; 43: 1536-1542.

Ono T, Baba H, Toda K, et al. Hemispheric asymmetry of callosal neuronal participation in bilaterally synchronous epileptiform discharges. Seizure 2009; 18: 7-13.

Papo I, Quattrini A, Ortenzi A, et al. Predictive factors of callosotomy in drug resistant epileptic patients with a long follow-up. J Neurosurg Sci 1997; 41: 31-36.

Peltola M, Liukkonen E, Granstrom M, et al. The effect of surgery in encephalopathy with electrical status epilepticus during sleep.

Epilepsia 2011; 52: 602-609.

Pinard J.M., Delalande O, Chiron C, et al. Callosotomy for epilepsy after West syndrome. Epilepsia 1999; 40(12): 1727-1734.

Pizoli C, Shah M, Snyder A, et al. Resting state activity in development and maintenance of normal brain function. PNAS 2011; 108: 11638-11643.

Quattrini A, Papa I, Cesarano R, et al. EEG patterns after callosotomy. J Neurol 1997; 41: 85-92.

Rahimi S, Park Y, Witcher M, et al. Corpus callosotomy for treatment of pediatric epilepsy in the modern era. Pediatric Neurol 2007; 43: 202-208.

Rathore C, Abraham M, Rao R, et al. Outcome after corpus callosotomy in children with injurious drop attacks and severe mental retardation. Brain Dev 2007; 29: 577-585.

Reeves A, Risse G. Neurological Effects of Callosotomy. In: Reeves AG, Roberts DW. Epilepsy and the Corpus Callosum 2, New York and London: Plemum Press, 1995, pp. 241-251.

Reutens DC, Bye AM, Hopkins IA, et al. Corpus callosotomy for intractable epilepsy: seizure outcome and prognostic factors. Epilepsia 1993; 34: 904-909.

Ritter, F. Corpus Callosotomy in Children. In: Reeves AG, Roberts DW. Epilepsy and the Corpus Callosum 2. New York and London: Plenum Press, 1995, pp. 221-223.

Ritter F, Doescher J, Wical B. Corpus callosotomy in children with Dravet syndrome and SCN1A abnormality. Abstract ILAE, Montreal 2013.

Rougier A, Claverie B, Pedespan JM, et al. Callosotomy for intractable epilepsy: overall outcome. J Neurosurg Sci 1997; 41: 51-57.

Salayev K, Nakasato N, Ishitobe M, et al. Evaluation of interhemispheric time difference by magnetoencephalography before and after total callosotomy. Neurol Med Chir (Tokyo) 2006; 46: 136-142.

Sauerwein HC, Lassonde M. Neuropsychological alterations after split-brain surgery. J Neurosurg Sci 1997; 41: 59-66.

Scepkowski L, Cronin-Golomb A. The alien hand: cases, categorizations, and anatomical correlates. Behav Cogn Neurosci Rev 2003; 2: 261-277.

Shim K, Lee Y, Kim H, et al. Changing the paradigm of 1-stage total callosotomy for the treatment of pediatric generalized epilepsy. J Neurosurg Ped 2008; 2: 29-36.

Shimizu H. Our Experience with pediatric epilepsy surgery focusing on corpus callosotomy and hemispherotomy. Epilepsia 2005; 46: 30-31.

Sorensen J, Wheless J, Baumgartner J, et al. Corpus callosotomy for medically intractable seizures. Pediatr Neurosurg 1997; 27: 260-267.

Spencer S, Spencer D, Sass K, et al. Anterior, total, and two-stage corpus callosum section; differential and incremental seizure responses. Epilepsia1993; 34: 561-567.

Stigsdotter-Broman L, Olsson I, Flink R, et al. Long-term follow-up after callosotomy-A prospective, population based, observational. Epilepsia 2014; 55: 316-321.

Sunaga S, Shimizu H, Sugano H. Long-term follow-up of seizure outcomes after callosotomy. Seizure 2009; 18: 124-128.

Tanriverdi T, Olivier A, Pulin N, et al. Long-term outcome after corpus callosotomy; a retrospective analysis of 95 patients. J Neurosurg 2009; 110: 332-342.

Tubbs RS, Bosmia A, Gupta T, et al. The Enigmatic Psalterium: A Review and Anatomic Study with Relevance to Callosotomy Procedures. Operative Neurosurgery 2015; 11: 322-328.

Turanh G, Yalnuzoglu D, Genc-Acukgoz D, et al. Outcome and long term follow-up after corpus callosotomy in childhood onset intractable. Childs Nerv Syst 2006; 22; 1322-1327.

Uddin L, Mooshagian E, Zaidel E, et al. Residual functional connectivity in the split-brain revealed with resting-state fMRi. Neuroreport 2008; 19: 703-709.

Wong T, Kwan S, Chang K, et al. Corpus callosotomy in children. Childs Nerv Syst 2006; 22: 999-1011.

Yang T, Wong T, Kwan S, et al. Quality of life satisfaction in families after a child has undergone corpus callosotomy. Epilepsia 1996; 37; 76-80.

Yonekawa T, Nakagawa E, Inoue Y, et al. Effect of corpus callosotomy on attention deficit and behavioral problems in pediatric patients with intractable epilepsy. Epilepsy Behav 2011; 22: 697-704.

Zhou I, Liang Y, Chan R, et al. Brain resting-state functional MRI connectivity: morphological foundation and plasticity. Neuroimage 2014: 84: 1-10.

第39章

迷走神经刺激术

Jo Sourbron, Lieven Lagae，著
朱晋，译

要　点

- 迷走神经刺激（VNS）是一种有效的辅助性治疗方法。
- 适用于不适合切除性手术的药物难治性癫痫的成年患者。
- 在药物难治性癫痫的儿童患者中，VNS的数据相对缺乏，仅有为数不多的前瞻性研究。
- 大量研究报道VNS可以改善生活质量，这可能是由VNS的直接（内在）或间接（发作减少）效果导致。
- VNS的疗效不是仅与某一个变量相关，而似乎与多种因素相关。
- VNS最常见的不良反应是暂时性的，而且可以良好耐受。
- VNS一个主要的优势是对认知和行为没有负面影响。

长期临床实践表明，VNS成为适用于无法进行癫痫手术的药物难治性癫痫患者的一种有价值的治疗方法［Handforth et al., 1998; Labar et al., 1999;（No authors listed）1995］。使用VNS后，大脑（脑干）接受经过左侧迷走神经的间断性电刺激，通常是每5 min刺激30 s（平均电流强度2.0mA，占空比10%）。这些电刺激来自安放在胸部水平的一个小型装置。现已证实VNS对成人有效，且耐受性良好（Connor et al., 2012）。VNS迟可以改善患者的生活质量（Terry 2009），明显改善患者情绪，但VNS对于儿童患者的疗效却知之甚少。1996年进行了第一组RCT（E01 ~ E05），但仅有一项研究纳入了≥12岁的儿童药物难治性局限性癫痫患者（Morris & Mueller, 1999）。直到16年后才首次报道了纳入<12岁的儿童难治性癫痫患者的前瞻性RCT研究（Klinkenberg et al., 2012）。因此，多数儿童VNS疗效的数据均来自单个或系列病案报道，多为回顾性或前瞻性。由于大多数VNS治疗儿童癫痫的文献都是回顾性的，所以这可能会影响精准评估VNS疗效。此外，几乎所有的研究中都给予受试者单一干预（单臂研究）。这样的研究设计本身就会导致缺乏足够的对照数据。所幸长期随

访能解决这个问题，因为随着刺激时间的延长，患者的保留应答率更有可能是由VNS造成，而不是源于破坏性、耐药性癫痫的自然病程。这种假说已经在结节性硬化的患儿中得到验证，对于其他耐药性癫痫也可能有效（Elliott et al., 2009; Lagae et al., 2015; Orosz et al., 2014）。此外，前瞻性研究并非总是“盲的”，也没有安慰剂对照，以及研究中的小样本的病例数，都难以推测出整个人群的结果，并进行合适的统计学分析（Parker et al., 2001）。

VNS的疗效

VNS对于儿童癫痫的疗效存在很大差异。现在，我们来分析一项针对儿童癫痫的极为重要的VNS研究，其疗效范围大：平均应答率（发作频率减少≥50%）为57.0% ± 22.1%（图39-1，表39-1）。无发作率常常低于5.0%。其总应答率与美国神经病学会循证方法学分析报道的470例患儿的VNS疗效一致（平均55.0%）（Morris et al., 2013）。

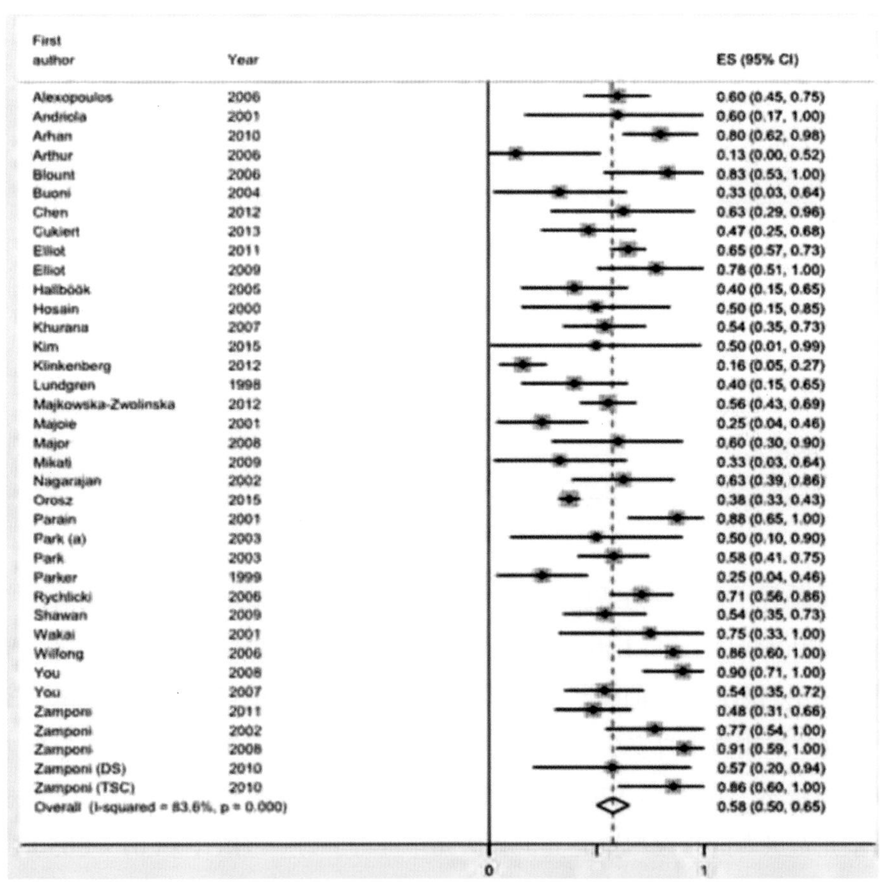

图 39-1　VNS 对癫痫发作频率降低效应量的森林图

ES. 效应量；CI. 95%置信区间；I2. 统计异质性。个体研究的应答率和VNS的总体效应量的汇总分析为（发作频率减少≥50%）58%（CI 50%～65%）。I2= 83.6%，*P*<0.001。由于Arthur等（2006）无应答者，而Zamponi等（2008）仅纳入应答者，我们采用累积二项分布的倒数估计了这些病例中的比例和95%置信区间。内容来自Sourbron等（未发表的数据），每项研究的详细信息参考表39-1。

表 39-1　癫痫患者的统计资料与评估

第一作者	年份	研究类型	小儿患者	癫痫类型	年龄（年）	随访（年）	智障患者（%）	随访中发作减少 ≥ 50% 的患者（%）	随访中发作减少百分比（%）
Alexopoulos	2006	R	40*（37¶）	Various	2.3 ~ 17.9	24.0	92.5（100.0¶）	60.0（59.5¶）	83.0
Andriola	2001	R	5*	Various	3.0 ~ 15	19.2（6.0 ~ 30.0）	100.0	60.0	ND
Arhan	2010	R	20*（12¶）	Various	6.4 ~ 17.9（13.6）	34.5（6.0 ~ 100.0）	60.0（100.0¶）	80.0（75.0¶）	ND
Arthur	2006	R	5	Various	< 12.0	ND（12.0 ~ 48.0）	100.0	0.0	ND
Blount	2006	R	6	Various	2.5 ~ 6.4	21.7（6.0 ~ 58.0）	100.0	83.3	ND
Buoni	2004	R	9*	Various	6.0 ~ 18.0	27.2（9.0 ~ 36.0）	100.0	33.3	23.3
Chen	2012	R	8	Various	4.0 ~ 17.0	20.1（9.0 ~ 33.0）	100.0	62.5	ND
Cukiert	2013	R	20	LGS and LGSl	< 18.0	12.0	100.0	46.6	ND
Elliot	2011	R	128	Various	1.3 ~ 18.0	12.0	79.4	64.8	58.9
Elliot	2009	R	9*（8¶）	TSC	2.0 ~ 18.0（10.9）	38.1（8.5 ~ 108.0）	88.9（100.0¶）	77.8（75.0¶）	ND
Frost	2001	R	20	LGS	< 12.0	6.0	> 50.0	ND	37.0（1 m），48.0（3 m），79.0（6 m）
Hallböök	2005	P	15	Various	4.0 ~ 17.0	9.0	93.3	40.0	63.0（9 m）
Hosain	2000	P	8*	LGS	4.0 ~ 16	6.0	100.0	50.0	53.3
Khurana	2007	R	26	Various	3.0 ~ 17.0	12.0	77.0	54.0	ND
Kim	2015	R	4*	LGS	13.8 ~ 17.1	70.8（42.0 ~ 97.2）	100.0	50.0	ND
Klinkenberg	2012	P	41	Various	3.0 ~ 17.0	9.0	92.7	16.0	ND
Lundgren	1998	P	15*（13¶）	Various	4.0 ~ 19.0	11.0（10.0 ~ 12.0）	87.5（100.0¶）	40.0（38.5¶）	65.9（66.1¶）
Majkowska-Zwolinska	2012	P	56	Variou	< 18.0	24.0	65.0	55.6	ND
Majoie	2001	P	16	LGS and LGSl	6.0 ~ 17.0	6.0	100.0	25.0	26.9
Major	2008	R	10*	TSC	2.2 ~ 15.4	52.8（6.0 ~ 84.0）	100.0	60.0	ND
Mikati	2009	R	9*（8¶）	Various	2.2 ~ 13.8（8.6）	9.2（4.8 ~ 16.8）	90.0（100.0¶）	33.3（25.0¶）	30.4
Nagarajan	2002	R	16	Various	3.0 ~ 17.0	24.9（6.0 ~ 47.0）	100.0	62.5	ND*

续表

第一作者	年份	研究类型	小儿患者	癫痫类型	年龄（年）	随访（年）	智障患者（%）	随访中发作减少≥50%的患者（%）	随访中发作减少百分比（%）
Orosz	2015	R	347	Various	0.1 ~ 14.0	12.0	> 70.5	37.6	42.9
Parain	2001	R	8*	TSC	5.0 ~ 18.0	17.5（6.0 ~ 42.0）	100.0	87.5	ND
Park（a, LKS）	2003	R	6	Various	4.0 ~ 7.8	6.0	100.0	50.0	ND
Park（b, ASD）	2003	R	34	Various	0.0 ~ 10.4	12.0	100.0	58.0	ND
Parker	2001	P	16	Various	5.0 ~ 16.0	12.0	100.0	25.0	ND
Rychlicki	2006	R	36	Various	1.5 ~ 18.0	24.0	86.1	71.0	49.0（6 m）
Shahwan	2009	R	26	Various	5.0 ~ 16.0	18.0	88.5	54.0	ND
Wakai	2001	R	4*（3¶）	Various	3.8 ~ 16.8	7.0（3.0 ~ 10.0）	75.0（100.0¶）	75.0（66.7¶）	57.5
Wilfong	2006	R	7	Rett	1.0 ~ 14.0	12.0	100.0	85.7	ND
You	2007	P	28	Various	2.4 ~ 17.8	12.0	> 50.0	90.0	ND
You	2008	R	10	LGS	10.7	33.0（12.0 ~ 83.0）	100.0	53.6	ND
Zaponi	2011	R	31*	Various	2.2 ~ 17.1	12.0	100.0	48.4	38.6（12 m）
Zamponi（DS）	2010	R	7*	DS	6.0 ~ 11.0	12.0	100.0	57.1	30.6
Zamponi（TSC）	2010	R	7*（6¶）	TSC	3.6 ~ 15.3（9.5）	12.0	85.7（100.0¶）	85.7（66.7¶）	55.3
Zamponi	2008	R	6	Various	0.7 ~ 2.6	41.6（14.3 ~ 81.3）	100.0	100.0	ND
Zamponi	2002	P	13	Various	1.4 ~ 17.0	3.0	100.0	76.9	ND

m.月；R.回顾性；P.前瞻性；¶.智障患者数量；ND.未确定。LGS. Lennox-Gastaut综合征；LGSl. Lennox-Gastaut样综合征；TSC.结节性硬化症；LKS. Landau-Kleffner综合征；ASD.自闭症谱系障碍；DS. Dravet综合征引自Sourbron等未发表的数据

不同的随访时间可能是疗效存在差异的原因（Shahwan et al., 2009; Frost et al., 2001）。推荐进行长期随访来确定VNS的最大疗效（Majkowska-Zwolin' ska et al., 2012），以及全面检查行为的改善（Hallböök et al., 2005）。大多数研究显示随着刺激时间的延长，VNS的疗效会更明显（Parker et al., 2001; Arhan et al., 2010）。另外，Zamponi等证实，最短3个月就可以预测长期效果（Zamponi et al., 2002），而Buoni等则认为2个月就足以预测（Buoni et al., 2004）。

评估VNS疗效时要考虑的另一个相关的因素是抗癫痫药物（AEDs），尤其是VNS治疗期间AEDs的变化。由于几乎所有的研究都没有明显更换药物，所以观察到的效果（疗效和生活质量）并不是由于AEDs数量或剂量的增减。一些研究报道手术后患者服用AEDs的种类明显减少（Andriola & Vitale, 2001; Shahwan et al., 2009）。这种情况更强调了VNS的疗效，因为患者术后仅需要较少的抗癫痫药物就能获得令人满意的发作控制。

有7项研究发表的充足数据能说明，相比智力和发育状态正常的儿童，VNS对智力障碍（ID）患儿有效（Alexopoulos et al., 2006; Arhan et al., 2010; Elliott et al., 2009; Lundgren et al., 1998a; Mikati et al., 2009; Wakai & Kotagal, 2001; Zamponi et al., 2010）。ID可以被认为是更严重癫痫的一个特征，如癫痫性脑病。在这些研究中，ID患者的应答率较低［Mantel-Haenszel Meta分析; P = 0.029, OR 0.18（CI 95% 0.039～0.84）］。在7项研究纳入的所有104例患者中，87例是ID患者［应答者占50/87（57.5%）］。另17例精神和智力正常的患者的应答率较高［n=15/17（88.2%）］。然而，不能仅凭这7项研究结果就认为伴ID的癫痫儿童是VNS的禁忌证。

评估VNS的疗效时还应考虑癫痫发作负荷及其严重程度（Shahwan et al., 2009; Klinkenberg et al., 2012; Cross et al., 2013; Kim et al., 2015）。许多看护人员认为患者生活质量的改善（如癫痫负荷减轻）比发作频率的减少更重要（Frost et al., 2001）。除了癫痫发作严重程度降低之外，也有报道发现大多数应答者的癫痫发作症状减轻，发作时间缩短，发作后恢复时间缩短（Shahwan et al., 2009）。可以预见到在儿童发育阶段发作负荷的减轻对患儿的发育和认知功能大有裨益（Elliott et al., 2011）。Alexopoulos等指出12岁以下的儿童比大龄儿童的癫痫发作减少得更多（Alexopoulos et al., 2006; Blount et al., 2006; Lagae et al., 2015）。Zamponi等报道6岁以下的儿童比大龄儿童在手术后可以获得更好的认知与神经心理学改善效果（Zamponi et al., 2010）。只有很少的研究中记录了患者的EEG。还没有报道VNS治疗对于EEG的系统效果。因为认知功能与发作间期（频繁的）癫痫样放电具有相关性，所以进行EEG检查具有重要价值。

关于癫痫发作的类型，Cukiert等在研究VNS治疗全面性癫痫中发现相比强直发作和失张力发作，VNS对非典型失神发作、全身强直阵挛发作和肌阵挛发作疗效更好（Cukiert et al., 2013）。然而，其他研究并没有发现VNS的疗效与特定的发作类型之间有明确相关性（Lagae et al., 2015; Wakai & Kotagal, 2001; Zamponi et al., 2010）。此外，大多数针对具体癫痫综合征的研究并未明确VNS的疗效与特定的癫痫综合征相关（Shahwan et al., 2009; Luders et al., 2012）。

VNS的参数设置似乎对疗效没有显著影响。实际上，目前还没有可供参考的临床研究，也没有详细的不同方案的系统性研究（如高振幅或低振幅、正常占空比对比短占空比）。仅在2014年Orosz等的文章中提到，较高强度的总刺激电流（基本振幅×占空比）与术后12个月时较高的应答率有关

（Orosz et al., 2014）。然而，这种效果在术后24个月的时候就不存在了。

生活质量

VNS治疗影响患者的心智、行为和情绪，结果令人满意。这些优势在VNS有效治疗难治性抑郁症中得到进一步验证（Shah et al., 2014）。在儿童癫痫中，虽然VNS术后患儿的生活质量有不同程度的改善，但是我们应该注意到，仅有不到1/3的研究结果具有统计学意义。此外，评估患者生活质量的各种方法仍然未能得出结论。有时候，由于患者严重的智力缺陷，甚至无法完成特定的评估，如认知测试（Klinkenberg et al., 2012）与准确的儿童行为学评估（Su et al., 2007; Chen et al., 2012）。另外的研究表明术后患者的警觉性提高，日常工作表现改善。也有报道行为和认知获得改善。尽管许多患儿父母表示生活质量得到改善，但这些方面的数据无法客观地量化（Zamponi et al., 2008）。VNS确切的作用机制还不得而知。因此，患儿生活质量的改善可能归因于癫痫发作的良好控制、VNS治疗期间AEDs的调整和（或）VNS自身的效果（Major & Thiele, 2008）。9项研究并没有把生活质量改善归因于癫痫发作减少，而认为是VNS自身的效果（Klinkenberg et al., 2012; Lundgren et al., 1998a; Majoie et al., 2001; Cukiert et al., 2013; Elliott et al., 2009; Wakai & Kotagal, 2001; Nelia Zamponi et al., 2011; Zamponi et al., 2010; Rossignol et al., 2009）。例如，Klinkenberg等记录到在VNS无应答组中，简明心境量表（profile of mood states, POMS）中紧张与抑郁子量表得分显著减低。因此，这些研究支持VNS对某些生活质量参数的直接影响（不考虑癫痫发作控制）。相反，另一篇涉及大量研究的详细述评认为生活质量改善与更好的癫痫发作控制有关（Nagarajan et al., 2002; Elliott et al., 2011）。尽管如此，由于目前方法学的局限性，解读所报道的生活质量评估结果仍需谨慎。首先，生活质量改善通常是由未公布的测量方法获得，而这些测量方法未经验证，往往具有主观性。此外，超过2/3的研究结果的差异无统计学意义，生活质量的结果也通常不是研究的主要关注点。另一个局限性是大多数研究都是由发达国家完成，特定的人群特征和未考虑的社会心理学差异可能会影响研究结果（Mikati et al., 2009）。由于大多数研究中患者数量有限，通常无法进行统计学分析。尽管一些研究确实获得了充足的数据，但还是没有对生活质量的结果进行合理的统计学分析（Hornig et al., 1997; Lundgren et al., 1998a; Frost et al., 2001; Helmers et al., 2001; Nagarajan et al., 2002; Su et al., 2007）。尽管并非所有的研究报道了生活质量的改善，但生活质量无下降至少可以被认为是VNS治疗癫痫性脑病的阳性结果（N. Zamponi et al., 2011）。

安全性

和AEDs相比，VNS的副作用非常小。手术相关并发症［局部和（或）深部切口感染］罕见。刺激过程中常见的不良反应有声音改变、咳嗽或咽喉部刺痛感，但是其中大多数反应是暂时的，可以通过降低脉宽（如250 μs代替500 μs）、刺激频率（如20 Hz代替30 Hz）或降低输出电流强度来减轻症状（Chen et al., 2012）。通常为了尽量减少不良事件的发生，推荐手术后2周开始VNS治疗

（Rychlicki et al., 2006）。随后，以0.25 mA的幅度逐步增加刺激，以避免声音嘶哑、咳嗽或呕吐。伴有呼吸疾患、严重吞咽障碍、胃肠道疾病和阻塞性睡眠呼吸暂停综合征的患者在治疗期间的监测应该更详细，因为理论上VNS可能会加重上述症状（Frost et al., 2001; Rychlicki et al., 2006）。一些诸如Rett综合征的耐药性癫痫综合征，特点是呼吸节律紊乱和口咽功能障碍。因此，建议对于有这些特定危险因素的患儿进行严密监测。基于上述原因，一些研究甚至建议在考虑VNS之前采用特殊的筛查方法，例如对有打鼾病史的患者进行详细的睡眠问卷调查，甚至进行基线多导睡眠图（PSG）检查（Khurana et al., 2007）。危险因素的存在并不意味着VNS治疗不可行。例如，可以通过关闭刺激器（在脉冲发生器上刷磁铁）来减少进食过程中的吞咽问题（Lundgren et al., 1998b）。严重不良事件发生率低也是VNS再植入率高的原因之一，当手术后4 ~ 6年电池电量耗尽时，平均约70%的患者愿意更换电池延续VNS治疗。

结论

目前的文献支持VNS作为药物难治性癫痫患儿的补充治疗。在大多数针对药物难治性癫痫患儿的研究中，VNS的疗效相当于添加一种新AEDs。大约半数患儿在VNS后发作减少50%。更重要的是，很多研究发现患儿术后发作程度减轻、发作持续时间和发作后恢复时间缩短。对许多家长来说，这些结果比发作频率更重要。由于常规的AEDs的RCT并没有评估癫痫发作的严重程度，因此很难得出症状改善就是VNS的治疗效果。尤其对于癫痫性脑病患儿，VNS似乎是一种很好的治疗选择，因为它有助于避免多种AEDs治疗及其相关不良反应。与添加额外的AEDs相比，VNS的优势在于：既没有认知和行为学方面的不良作用，也不会产生药物相互作用。大量的研究表明，无论癫痫发作控制如何，癫痫相关的生活质量改善将促使小儿神经科医师在难治性癫痫治疗的早期就考虑VNS。然而，由于大多数研究是回顾性和非对照性的，关于VNS治疗癫痫患儿的高质量研究依然有限，所以现有的研究结果还需要谨慎解读。此外，纳入这些研究的各种类型癫痫患者具有异质性，而且每项研究中患者的数量也十分有限。

原书参考文献

[No authors listed]. A randomized controlled trial of chronic vagus nerve stimulation for treatment of medically intractable seizures. The Vagus Nerve Stimulation Study Group. Neurology 1995; 45: 224-230.

Alexopoulos AV, Kotagal P, Loddenkemper T, et al. Longterm results with vagus nerve stimulation in children with pharmacoresistant epilepsy. Seizure 2006; 15: 491-503.

Andriola MR, Vitale SA. Vagus nerve stimulation in the developmentally disabled. Epilepsy Behav 2001; 2: 129-134.

Arhan E, Serdaroglu A, Kurt G, et al. The efficacy of vagal nerve stimulation in children with pharmacoresistant epilepsy: practical experience at a Turkish tertiary referral center. Eur J Paediatr Neurol 2010; 14: 334-349.

Blount JP, Tubbs RS, Kankirawatana P, et al. Vagus nerve stimulation in children less than 5 years old. Childs Nerv Syst 2006; 22: 1167-1169.

Buoni S, Mariottini A, Pieri S, et al. Vagus nerve stimulation for drug-resistant epilepsy in children and young adults. Brain Dev

2004; 26: 158-163.

Chen CY, Lee HT, Chen CC, et al. Short-term results of vagus nerve stimulation in pediatric patients with refractory epilepsy. Pediatr Neonatol 2012; 53: 184-187.

Connor DE Jr., Nixon M, Nanda A, et al. Vagal nerve stimulation for the treatment of medically refractory epilepsy: a review of the current literature. Neurosurg Focus 2012; 32: E12.

Cross JH, Kluger G, Lagae L. Advancing the management of childhood epilepsies. Eur J Paediatr Neurol 2013; 17: 334-347.

Cukiert A, Cukiert CM, Burattini JA, et al. Long-term outcome after callosotomy or vagus nerve stimulation in consecutive prospective cohorts of children with Lennox-Gastaut or Lennox-like syndrome and non-specific MRI findings. Seizure 2013; 22: 396-400.

Elliott RE, Carlson C, Kalhorn SP, et al. Refractory epilepsy in tuberous sclerosis: vagus nerve stimulation with or without subsequent resective surgery. Epilepsy Behav 2009; 16: 454-460.

Elliott RE, Rodgers SD, Bassani L, et al. Vagus nerve stimulation for children with treatment-resistant epilepsy: a consecutive series of 141 cases. J Neurosurg Pediatr 2011; 7: 491-500. doi: 10.3171/2011.2.PEDS10505.

Frost M, Gates J, Helmers SL, et al. Vagus nerve stimulation in children with refractory seizures associated with Lennox-Gastaut syndrome. Epilepsia 2001; 42: 1148-1152.

Hallbook T, Lundgren J, Stjernqvist K, et al. Vagus nerve stimulation in 15 children with therapy resistant epilepsy; its impact on cognition, quality of life, behaviour and mood. Seizure 2005; 14: 504-513.

Handforth A, DeGiorgio CM, Schachter SC, et al. Vagus nerve stimulation therapy for partial-onset seizures: a randomized active-control trial. Neurology 1998; 51: 48-55.

Helmers SL, Wheless JW, Frost M, et al. Vagus nerve stimulation therapy in pediatric patients with refractory epilepsy: retrospective study. J Child Neurol 2001; 16: 843-848.

Hornig GW, Murphy JV, Schallert G, et al. Left vagus nerve stimulation in children with refractory epilepsy: an update. South Med J 1997; 90: 484-488.

Khurana DS, Reumann M, Hobdell EF, et al. Vagus nerve stimulation in children with refractory epilepsy: unusual complications and relationship to sleep-disordered breathing. Childs Nerv Syst 2007; 23: 1309-1312.

Kim HJ, Kim HD, Lee JS, et al. Long-term prognosis of patients with Lennox-Gastaut syndrome in recent decades. Epilepsy Res 2015; 110: 10-19.

Klinkenberg S, Aalbers MW, Vles JS, et al. Vagus nerve stimulation in children with intractable epilepsy: a randomized controlled trial. Dev Med Child Neurol 2012; 54: 855-861.

Labar D, Murphy J, Tecoma E. Vagus nerve stimulation for medication-resistant generalized epilepsy. E04 VNS Study Group. Neurology 1999; 52: 1510-1512.

Lagae L, Verstrepen A, Nada A, et al. Vagus nerve stimulation in children with drug-resistant epilepsy: age at implantation and shorter duration of epilepsy as predictors of better efficacy? Epileptic Disord 2015; 17: 308-314.

Luders HO, Amina S, Baumgartner C, et al. Modern technology calls for a modern approach to classification of epileptic seizures and the epilepsies. Epilepsia 2012; 53: 405-411.

Lundgren J, Amark P, Blennow G, et al. Vagus nerve stimulation in 16 children with refractory epilepsy. Epilepsia 1998a; 39: 809-813.

Lundgren J, Ekberg O, Olsson R. Aspiration: a potential complication to vagus nerve stimulation. Epilepsia 1998b; 39: 998-1000.

Majkowska-Zwolinska B, Zwolinski P, Roszkowski M, et al. Long-term results of vagus nerve stimulation in children and adolescents with drug-resistant epilepsy. Childs Nerv Syst 2012; 28: 621-628.

Majoie HJ, Berfelo MW, Aldenkamp AP, et al. Vagus nerve stimulation in children with therapy-resistant epilepsy diagnosed as Lennox-Gastaut syndrome: clinical results, neuropsychological effects, and cost-effectiveness. J Clin Neurophysiol 2001; 18: 419-428.

Major P, Thiele EA. Vagus nerve stimulation for intractable epilepsy in tuberous sclerosis complex. Epilepsy Behav 2008; 13: 357-360.

Mikati MA, Ataya NF, El-Ferezli JC, et al. Quality of life after vagal nerve stimulator insertion. Epileptic Disord 2009; 11: 67-74.

Morris GL, 3rd, Gloss D, Buchhalter J, et al. Evidencebased guideline update: vagus nerve stimulation for the treatment of epilepsy: report of the Guideline Development Subcommittee of the American Academy of Neurology. Neurology 2013; 81: 1453-1459.

Morris GL, 3rd, Mueller WM. Long-term treatment with vagus nerve stimulation in patients with refractory epilepsy. The Vagus Nerve Stimulation Study Group E01-E05. Neurology 1999; 53: 1731-1735.

Nagarajan L, Walsh P, Gregory P, et al. VNS therapy in clinical practice in children with refractory epilepsy. Acta Neurol Scand 2002; 105: 13-17.

Orosz I, McCormick D, Zamponi N, et al. Vagus nerve stimulation for drugresistant epilepsy: a European long-term study up to 24 months in 347 children. Epilepsia 2014; 55: 1576-1584.

Parker AP, Polkey CE, Robinson RO. Vagal nerve stimulation in the epileptic encephalopathies: 3-year follow-up. Pediatrics 2001; 108: 221.

Rossignol E, Lortie A, Thomas T, et al. Vagus nerve stimulation in pediatric epileptic syndromes. Seizure 2009; 18: 34-37.

Rychlicki F, Zamponi N, Cesaroni E, et al. Complications of vagal nerve stimulation for epilepsy in children. Neurosurg Rev 2006; 29: 103-107.

Shah A, Carreno FR, Frazer A. Therapeutic modalities for treatment resistant depression: focus on vagal nerve stimulation and ketamine. Clin Psychopharmacol Neurosci 2014; 12: 83-93.

Shahwan A, Bailey C, Maxiner W, et al. Vagus nerve stimulation for refractory epilepsy in children: More to VNS than seizure frequency reduction. Epilepsia 2009; 50: 1220-1228.

Terry R. Vagus nerve stimulation: a proven therapy for treatment of epilepsy strives to improve efficacy and expand applications. Conf Proc IEEE Eng Med Biol Soc 2009; 2009: 4631-4634.

Wakai S, Kotagal P. Vagus nerve stimulation for children and adolescents with intractable epilepsies. Pediatr Int 2001; 43: 61-65.

You SJ, Kang HC, Kim HD, et al. Vagus nerve stimulation in intractable childhood epilepsy: a Korean multicenter experience. J Korean Med Sci 2007; 22: 442-445.

Zamponi N, Passamonti C, Cappanera S, et al. Clinical course of young patients with Dravet syndrome after vagal nerve stimulation. Eur J Paediatr Neurol 2011; 15: 8-14.

Zamponi N, Passamonti C, Cesaroni E, et al. Effectiveness of vagal nerve stimulation (VNS) in patients with drop-attacks and different epileptic syndromes. Seizure 2011; 20: 468-474.

Zamponi N, Petrelli C, Passamonti C, et al. Vagus nerve stimulation for refractory epilepsy in tuberous sclerosis. Pediatr Neurol 2010; 43: 29-34.

Zamponi N, Rychlicki F, Cardinali C, et al. Intermittent vagal nerve stimulation in paediatric patients: 1-year follow-up. Childs Nerv Syst 2002; 18: 61-66.

Zamponi N, Rychlicki F, Corpaci L, Cesaroni E, Trignani R. Vagus nerve stimulation (VNS) is effective in treating catastrophic 1 epilepsy in very young children. Neurosurg Rev 2008; 31: 291-297.

第40章

脑深部电刺激

Kristl Vonck, Sofie Carrette, Eric Kossoff, Paul Boon，著
田宏，译

要 点

- 在过去的十年中，使用有创性脑刺激治疗药物难治性癫痫已有广泛研究。
- 刺激既可能直接作用于发作起始区，也可能作用于癫痫网络相关的远隔结构。电流是以开环或闭环（响应性）的刺激模式进行传送，分别与出现发作活动无关或相关。
- 近期Cochrane综述报道，癫痫发作的中度减少与丘脑前部脑深部电刺激（deep brain Stimulation, DBS）（多灶性/局灶性癫痫）、反应性发作起始区刺激（多灶性/局灶性癫痫）及海马DBS（颞叶癫痫）有关。
- 在儿童癫痫中，有创性脑刺激研究是有限的。然而，基于DBS在该患者组中的可行性和耐受性，且考虑到控制癫痫发作对儿童发育和生活质量的重要性，DBS可以并应该考虑用来治疗严重的儿童癫痫。

DBS治疗癫痫的历史

通过刺激大脑来治疗癫痫并非新观念。随着生物工程的发展与DBS治疗运动障碍性疾病经验的积累，在过去的十年中，人们重新对颅内刺激治疗药物难治性癫痫产生了兴趣（Shah et al., 2010; Okun, 2012）。

DBS确切的作用机制及其理想候选对象目前尚未明确。此外，目前仍不清楚应刺激哪些脑内结构以达到最佳的临床疗效。而靶点的选择，部分是基于鉴别致痫网络方面取得的进展（Proctor & Gale, 1999）。由于皮质在癫痫起源中起着至关重要的作用，因此可将颅内电极置于皮质凸面以进行皮质刺激（cortical stimulation, CS）。此外，越来越多的证据表明皮质下结构可能参与癫痫的临床表

现、传播、控制与启动发作，因此，皮质下深部核团也可能是潜在的DBS靶点。由此产生CS/DBS的两种治疗策略：直接刺激发作起始区（如新皮质、颞叶内侧癫痫中的海马等）或刺激癫痫网络中远隔部位的“起搏点”“触发”或“门控”远端结构（如丘脑前核、丘脑中央中核、小脑刺激、尾状核、丘脑下核等）。

应该区分开环和闭环刺激模式。在开环刺激或预定刺激中，刺激是在某些预先编程的特定时间点进行，可以是连续的，也可以是间歇的（遵循特定的占空比），与正在进行的及多变的神经元活动无关。相比之下，在闭环或反应性神经刺激中，电刺激被传送到特定的可检测的触发器上，通常是动态且患者特有的，一旦发作就可检测到癫痫活动。

不同刺激靶点概述

致痫网络中的靶点

小脑

在最早的颅内神经刺激的报道中涉及了刺激小脑结构。小脑刺激的基本原理是激活抑制性浦肯野细胞，增强小脑向腹侧丘脑的抑制性输出，从而导致丘脑–皮质投射的兴奋性降低，最终形成弥散性皮质抑制（Fountas et al., 2010; Halpern et al., 2008）。尽管此理论存在各种争议，但抑制性输出增加的假设仍然成立（McIntyre et al., 2004）。

大多数情况下，电流是通过放置在双侧小脑内上皮质的电极进行控制（Davis, 2000）。最初的调查研究纳入了数百例脑瘫或卒中的患者，这些患者植入电极时间长达20年，以间歇（1 ~ 8 min开，1 ~ 8 min关）、高频（150 ~ 200 Hz）的刺激模式治疗痉挛。电极植入后，60%的难治性癫痫患者发作消失。然而，在两项小样本量的对照研究中（*n*=5，*n*=12）未见显著效果（Van Buren et al., 1978; Wright et al., 1984）。随着完全植入和可编程脉冲发生器的出现，Velasco等针对此争议在5例顽固性运动性癫痫患者［额叶起源的全面性或（多灶）局灶性癫痫］中进行了一项双盲研究，结果显示刺激1 ~ 2个月后，强直–阵挛性癫痫发作明显减少（Velasco et al., 2000）。不同的研究均表明小脑刺激具有良好的耐受性（Davis, 2000; Fountas et al., 2005; Laxer et al., 1980）。然而，因电极移位反复手术仍是一个需要尽快解决且不容忽视的并发症（Velasco et al., 2005; Wright et al., 1984）。

丘脑前核

丘脑前核（anterior thalamic nucleus, ATN）是Papez环路的一部分，其广泛投射到边缘结构，并最终投射到额叶和颞叶的新皮质（Papez, 1937）。由于ATN参与癫痫传播（Mirski & Ferrendelli, 1986），临床前研究（Hamani et al., 2004; Hamani et al., 2008; Kusske et al., 1972; Mirski & Ferrendelli, 1984; Mirski et al., 1997; Takebayashi et al., 2007）和研究临床（Mullan et al., 1967）均支持其作为DBS治疗癫痫的靶点。

大量的开放性试验报道了不同的结果，研究结果显示平均癫痫发作减少了14% ~ 76%，50%的患者应答率占25% ~ 100%（Andrade et al., 2006; Cooper & Upton, 1985; Hodaie et al., 2002; Kerrigan et al., 2004; Lee et al., 2006; Lee et al., 2012; Lim et al., 2007; Osorio et al., 2007）。SANTE试验是一项以双侧ATN为刺激靶点的多中心双盲随机试验，为刺激ATN的有效性和安全性提供了有力证据（Fisher et al., 2010）。在为期3个月的盲期试验（*n*=110；18~65岁）中，对半数难治性局灶性癫痫继发或不继发全面性发作的患者进行刺激，而剩余半数患者为对照组，不进行刺激。随后，将所有患者进行交叉刺激（开放性随访）。电极置入术后，开始刺激之前，患者癫痫发作频率已降低22%，但在盲期的最后1个月，刺激组的癫痫发作频率较对照组降低29%。刺激可显著减少复杂部分性发作和“最严重”发作，而且在2年内刺激疗效进一步提高，癫痫发作减少56%，有效率达到54%，其中14例患者无发作至少6个月。SANTE试验不包括全面性发作的患者，而且颞叶癫痫患者的改善尤为明显。患者的认知和情感未见组间差异，但接受刺激患者更有可能将抑郁或记忆问题报告为不良事件。另外，刺激组癫痫相关的损伤明显减少（7.4% *vs.* 25.5%，$P = 0.01$）。

尽管已经证实ATN DBS治疗难治性癫痫具有良好效果，但患者出现较差的疗效及被SANTE试验排除的患者的疗效仍需要进一步的阐明。

丘脑中央中核

丘脑中央中核（centro-median thalamic nucleus, CMTN）是具有从脑干到大脑皮质弥散性投射的网状上行系统的一部分，被认为介导皮质兴奋性和再同步，并可能参与调节癫痫发作（Miller & Ferrendelli, 1990; Moruzzi & Magoun, 1949; Penfield, 1938; Velasco et al., 2000c）。最佳的立体定向电极置入位置是位于具有相对较大结构的腹外侧或小细胞区（Velasco et al., 2006）。

自1984年以来，Velasco及其同事一直在研究CMTN DBS治疗不同癫痫发作类型患者。他们首次在左侧和右侧CMTN之间交替进行高频刺激（60~130 Hz，2 h/d），其显著减少了全面性强直–阵挛发作（GTCS；减少80%~100%，3/5无癫痫发作）和复杂的部分性发作（CPS；4/5无癫痫发作）（Velasco et al., 1987），然而后来的研究无法获得对CPS的良好疗效（Velasco et al., 1993; Velasco et al., 1995），其他研究小组也未能重复这些结果。Fisher等对7例患者进行了双侧高频CMTN刺激（60 Hz，2h/d；3个月开/关交替）的双盲交叉研究，结果显示，强直–阵挛发作无明显减少（刺激时减少30%，未刺激时减少8%）（Fisher et al., 1992）。在不设盲的开放标签阶段的研究中（24 小时不间断刺激），3/6例患者获得大于 50%的缓解率。此外，在两项非常小的CMTN DBS开放标签试验中（全面性癫痫*n*=1，多灶性癫痫*n*=2）未见癫痫发作显著减少（Andrade et al., 2006; Chkhenkeli et al., 2004）。

人们在近期更多的研究中又表现出当初的热情，Velasco等再次发现良好的癫痫发作结果［*n*=8（Velasco et al., 2000b），*n* = 13（Velasco et al., 2006）；24 小时不间断刺激］尤其是对于Lennox-Gastaut综合征（LGS）的难治性癫痫患者组（平均癫痫发作频率降低81%，而5例多灶性癫痫患者降低57%）。至于ANT DBS，其疗效可能会随着时间的推移而增加，这是基于神经调节随时间发展而产生的变化（Velasco et al., 2002）。Cukiert等（2009）对4例既往做过胼胝体切开术的全面性癫痫患者进行研究发现，在经过1~2年的CMTN刺激后，症状改善65%~98%且注意力有所改善。此外，Valentin等也报道了1例CMTN DBS成功治疗难治性癫痫持续状态的病例（Valentin et al., 2012）。

总之，CMTN刺激可显著降低癫痫发作频率，但此观点尚未得到普遍证实。为进一步阐明

CMTN刺激对难治性癫痫的疗效，需要在同质患者人群中进行24小时不间断刺激的大型RCT。

丘脑底核

通过抑制丘脑底核（subthaiamic nucieus, STN）对黑质网状部的兴奋性输出，可以降低黑质对中脑背侧抗惊厥区的抑制性输出，并最终导致GABA能的顶盖皮质投射的抑制作用降低（去抑制）（Loddenkemper et al., 2001）。除此机制外，各种动物研究（Lado et al., 2003; Usui et al., 2005; Vercueil et al., 1998）及STN DBS在帕金森病治疗中的丰富经验（Okun, 2012），都支持对癫痫患者进行各种先导性试验。

Benabid教授研究组率先对癫痫患者进行了高频（130 Hz）STN DBS（n=5）的研究（Benabid et al., 2002; Chabardes et al., 2002）。他们发现3例中央区起源的局灶性癫痫患者的癫痫发作明显减少（67%～80%）。Dravet综合征患者的改善不明显（–42%），而对常染色体显性的夜间额叶癫痫伴过度运动发作（左侧额岛区病灶）患者却无效。其他关于局灶性和全面性癫痫的研究也发现了类似的结果，约半数患者症状显著改善（Alaraj et al., 2001; Handforth et al., 2006; Loddenkemper et al., 2001; Vesper et al., 2007）。Wille等（2011）报道了STN DBS治疗进行性肌阵挛性癫痫的5例患者，其中肌阵挛性癫痫发作减少30%～100%。3/5的患者暂时中断刺激后症状立即加重，Capecci等对2例既往行胼胝体前部切开术的多灶性耐药性癫痫患者进行STN DBS治疗（Capecci et al., 2012）。其中1例患者的部分运动性癫痫发作减少约65%，GTCS完全消失；第2例患者的刺激治疗并未改善其发作，甚至增加了非典型失神的发作频率。此外，STN刺激在20号环状染色体相关癫痫的随机试验仍在探索中（STIMEP）。

尾状核

Sramka、Chkhenkeli及其同事们已发表数篇有关刺激尾状核的报道（Chkhenkeli & Chkhenkeli, 1997; Chkhenkeli et al., 2004; Sramka et al., 1980; Sramka et al., 1976），尾状核的激活与通过“尾状回路”的皮质神经元的超极化有关（Chkhenkeli et al., 2004; Klee & Lux, 1962; Sramka et al., 1976）。在证实了新皮质和颞叶内侧病灶的间期活动和局灶性放电减少以及广泛性放电与传播突然中止后（Chkhenkeli & Chkhenkeli, 1997），Chkhenkeli等发表了关于长期低频刺激尾状核头部腹侧的结果（Chkhenkeli et al., 2004）。虽然患者癫痫发作多样化且起源不明确，但多数为颞叶癫痫。令人印象深刻的是，53%的患者术后无癫痫发作，另有29%的患者获得了“有意义”的改善。21例DBS联合主要病灶毁损（冷冻杏仁核海马切除术或前颞叶切除术）治疗的患者获得了类似的数据。然而，由于随访历时25年，而且不能排除明显的药物相关性症状改善，所以解释起来要谨慎。此外，Sramka等在1980年报道了10例患者中仅有2例获得良好的早期治疗效果（Sramka et al., 1980）。

非传统靶点

Franzini等（2008）对2例多灶性癫痫患者实施后内侧下丘脑DBS，患者癫痫发作减少75%～80%，并针对局灶性运动性癫痫进行尾部未定带刺激后，其中一例患者癫痫发作减少85%，另一例患者局灶性运动持续状态消失（Franzini et al., 2008）。

多个研究组已经评估了DBS治疗下丘脑错构瘤相关的顽固性癫痫的可行性（Kahane et al., 2003; Khan et al., 2009; Marras et al., 2011; Savard et al., 2003）。Khan等（2009）发现，对乳头丘脑束进行

刺激后，2例患者的痴笑性发作和CPS有显著改善，其中1例患者在随后的10个月无癫痫发作。另一项研究（*n*=1）发现，直接刺激错构瘤可使痴笑性发作完全消失，并显著减少CPS，而对跌倒发作无效（Savard et al., 2003）。相比之下，另2例个案报告未能观察到任何良好效果（Kahane et al., 2003; Marras et al., 2011）。

两份较早的文献报道了刺激蓝斑（locus coeruleus, LC）（Feinstein et al., 1989）和胼胝体（CC）（Marino Junior & Gronich, 1989）。2例癫痫患者单侧LC刺激后似乎降低了发作的频率和严重程度，但Feinstein及其同事（Feinstein et al., 1989）同时警告称，这尚未得到“严格的证实”。Marino Junior等（Marino Junior & Gronich, 1989）曾计划评估数名进行长期CC刺激的患者的效果，但由于首例患者的结果令人失望，以及猫的实验结果亦呈阴性（Cukiert et al., 1989），使得他们专注于立体定向胼胝体前部切开术。

终于在最近，5例难治性部分性癫痫成年患者接受双侧伏隔核（nucleus accumbens, NAC）刺激后，结果显示此方案既可行又安全（Schmitt et al., 2014）。经过6个月的长期NAC DBS后，患者癫痫发作的严重程度显著降低（$P = 0.043$），生活质量（QoL）亦有改善的趋势（$P = 0.068$）。尽管样本量有限，但此研究仍总结出一些治疗效果的指征，其中2/5的患者症状改善，癫痫发作中位减少37.5%。

发作起始区DBS

海马

人体各种（有创性）电生理及其他研究已证实，在颞叶内侧癫痫（MTLE）中，在发作起始期海马发挥至关重要的作用（King & Spencer, 1995; Spencer et al., 1992; Swanson, 1995; Wilson & Engel, 1993）。癫痫发作起始，该区域在脑电图上通常显示出特异的初始癫痫样放电。通过选择性切除杏仁体海马，可观察到癫痫发作显著减少，此亦证明海马在MTLE中具有重要作用（Spencer & Burchiel, 2012; Tanriverdi et al., 2008; Wendling et al., 2012）。

Velasco等率先在切除手术前2 ~ 3周使用诊断性深部电极向内侧颞叶结构发送电脉冲（Velasco et al., 2000a）。在对海马结构及海马回进行长达1周的直接刺激后，7/10的患者发作完全消失，间期棘波数明显减少。比利时Ghent大学医院于2002年进行的一项长期预试验证实了上述初期研究结果，通过对3例患者的海马进行长达3 ~ 6个月的高频刺激后发作减少50% ~ 95%（Vonck et al., 2002）。此项不设盲试验持续6 ~ 10年后，3/11的患者未出现发作超过3年，3/11的患者发作减少＞ 90%，3/11的患者发作缓解40% ~ 70%（Boon et al., 2007; Vonck et al., 2013），有2例患者无效。然而，部分单侧MTLE患者（3/5）仅在刺激双侧海马后才能降低最大癫痫发作频率。在其他两项长期随访的不设盲试验中也发现了类似的结果（Boex et al., 2011; Velasco et al., 2007）。针对海马DBS已经开展了两个小型的随机对照试验（McLachlan et al., 2010; Tellez-Zenteno et al., 2006），尽管其中一项试验报道的发作减少具有统计学意义（McLachlan et al., 2010），但与不设盲试验的结果相比，这些随机对照试验的发作减少情况并不明显。Cukiert等最近发表了一项颇有意义的研究成果，他们对9例成年难治性颞叶癫痫患者进行连续高频海马DBS（Cukiert et al., 2014）。经过平均30.1个月的随访后，7/9的患者癫痫发作频率减少66% ~ 100%。GTCS患者发作完全消失。一项随机对照多中心研究（CoRaStiR,

随机对照刺激与切除比较）正在招募单侧海马硬化（HS）和TLE患者，随机分配进行海马杏仁核切除术或颞叶内侧DBS。

Velasco等研究发现，HS患者与MRI正常的患者相比，其发作减少更慢（前者6～8个月后，后者1～2个月后），且更不明显（前者50%～70%，后者95%～100%）（Velasco et al., 2007）。Boëx及其同事将其归因于刺激参数欠佳，并认为HS患者需要更强的刺激［更高的刺激振幅和(或)多极配置］（Boex et al., 2011）。在其他使用不同刺激参数的研究中未观察到海马DBS治疗HS的疗效差的情况（Boex et al., 2011; Cukiert et al., 2014; Vonck et al., 2013）。然而，由于5/6的RCT患者在MRI上显示典型的HS，因此无法确定是否对研究结果产生影响（McLachlan et al., 2010; Tellez-Zenteno et al., 2006）。

由于长期无发作率可至50%～75%，所以切除术一直是药物难治性MTLE患者的首选治疗方法（de Tisi et al., 2011; Engel et al., 2003; Wiebe et al., 2001）。然而，对于不适合行切除手术（独立双颞病灶、记忆衰退高风险等）或拒绝切除手术的患者，海马DBS似乎是一个有价值的选择。在这种情况下值得一提的是，给予设置合理的刺激参数，单侧或双侧海马刺激都不会导致神经心理恶化，甚至可以改善情绪健康（Boex et al., 2011; Miatton et al., 2011;Tellez-Zenteno et al., 2006; Velasco et al., 2007; Vonck et al., 2013）。随着刺激方案的未来研究及最优化，海马DBS的疗效也会进一步得到改善。

新皮质［皮层刺激（CS）］

对于癫痫起源于功能皮质的边界清楚的病灶，且无法切除，电刺激癫痫病灶（epileptogenic focus, EF）可以作为替代疗法。

Elisevich等（2006）（n=1）与Velasco等（2009）（n=2）对局灶性运动皮层起病的癫痫患者进行了长期脑皮层电刺激，结果发现所有患者发作减少大于90%，同时消除了癫痫的扩散与Todd麻痹现象。1例患者无发作（Velasco et al., 2009）。上述两项研究未报道任何不良事件，患者的运动功能得以保留，这也初步证实CS安全有效，可作为控制运动性癫痫的手术替代方法。

闭环DBS

尽管闭环神经刺激在技术上更具挑战性，但与开环模式相比仍有多个潜在优势。闭环DBS置入颅内的电极具有双重功能：连续监测脑电活动和递送电脉冲。如上所述，仅在检测到癫痫样脑电活动时才进行电刺激，旨在中断进行中发作活动。理论上认为，患者并不知道到癫痫发作或刺激，这种反应性策略的潜在优势包括最小化不良反应，临时使用较高的刺激设置，较低的每日刺激量，延长电池寿命及更高的疗效（Osorio et al., 2001）。因为正常的大脑活动中不进行刺激，所以闭环模式可以克服直接刺激功能皮质而导致的正常皮质活动的失常（Cohen-Gadol et al., 2003）。此外，由于单一的非适配的刺激策略不可能在异质性的受试者中都有效，因此使用灵活的、个体化的反应性刺激参数可能有助于最优化神经刺激（Panuccio et al., 2013）。与开环刺激相比，除了有效的刺激模式外，闭环刺激的适用性和成功与否高度依赖于所采用的敏感、具体、快速的发作检测或预测算法。

早期闭环刺激的想法来源于Lesser等的实验，他们发现脉冲刺激的短暂爆发对电诱导的后放电具有遏制作用（Lesser et al., 1999）。早期的概念验证试验为闭环刺激癫痫病灶的可行性和安全性提供了证据，而且提到了局灶性癫痫发作减少的可能性（Anderson et al., 2008; Fountas et al., 2005; Kossoff et al., 2004b; Osorio et al., 2005）。随着技术的进步，现已设计出植入式反应性神经刺激器（RNS®System, NeuroPace，美国加州山景城），具有1根或2根可记录且可刺激的深部和（或）皮质条状电极，这些电极且可靶向多达两个病灶。此装置体积小，能弯曲以适合颅骨轮廓（图40-1）。该RNS®系统已在成人局灶性难治性癫痫患者中行多中心RCT研究，且结果已于近期获得美国FDA批准（2013年11月）（Morrell & Group, 2011）。作者发现在置入术后电刺激前，两组患者的癫痫发作均有减少，但在启动刺激程序后，两组癫痫发作频率减少情况具有显著差异（刺激组为−37.9%，对照组为−17.3%，$P = 0.012$）。在刺激组有2例患者（2.1%）癫痫发作消失，而对照组没有。在1年和2年的开放标签随访后，发作减少随时间而改善，其缓解率分别为43%和53%，此结果与 ANT DBS类似（Fisher et al., 2010）。不良事件方面，刺激组和对照组之间无差异，且神经心理测试或情绪量表中也未见恶化（Heck et al., 2014; Morrell & Group, 2011）。更有学者报道患者在生活质量、健康问题、社会功能及认知方面均有改善。有关刺激数据的回顾性分析显示，大多数患者每天进行600～2000次闭环刺激，而24小时累计刺激时间小于5 min（Sun and Morrell, 2014）。这说明了反应性闭环刺激相较于固定开环刺激更具有优势。

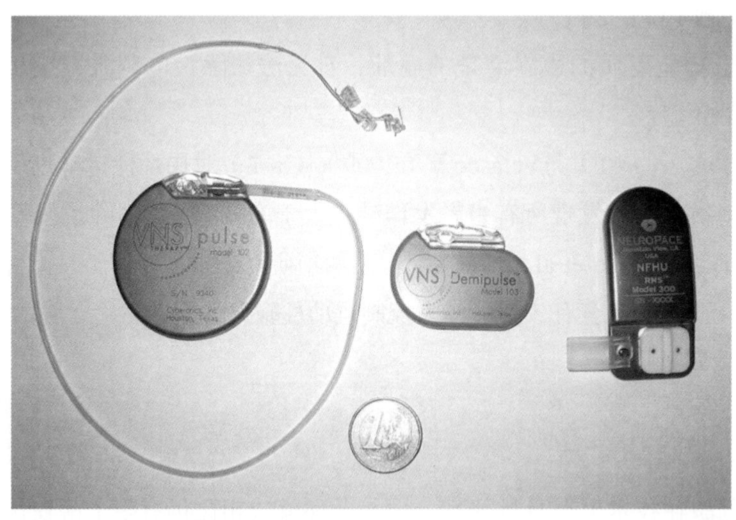

图 40-1　VNS（左侧两设备）和 RNS（NeuroPace）与 1 欧元硬币大小比较

在RNS设备的开发中有一些有趣的见解。首先，该设备每日刺激的次数要多于预先估计的次数，有时会进行数百次刺激。这通常是有意为之，由于RNS范式设计非常敏感，与进行额外刺激相比，错过可能的癫痫发作所造成的代价会更大。某些刺激可能是由间期刺激或癫痫样异常脑电触发，而非严格的发作期癫痫活动所触发，但这同样可能有助其疗效。其次，起初的数月可以观察到明显的置入/假性效果（类似于先前提到的SANTE试验）。目前尚不明确为何置入电极后（未行刺激）会出现暂时有效，但这种情况确实存在，所以重要的是对以后有关该设备的安慰剂对照试验做出解释。最后，相较于仅仅依赖于患者记录的日志，超长期的颅内记录（多年）的实用性已经显示昼夜及月经相关的发作模式实际上是有根据的（图40-2）。

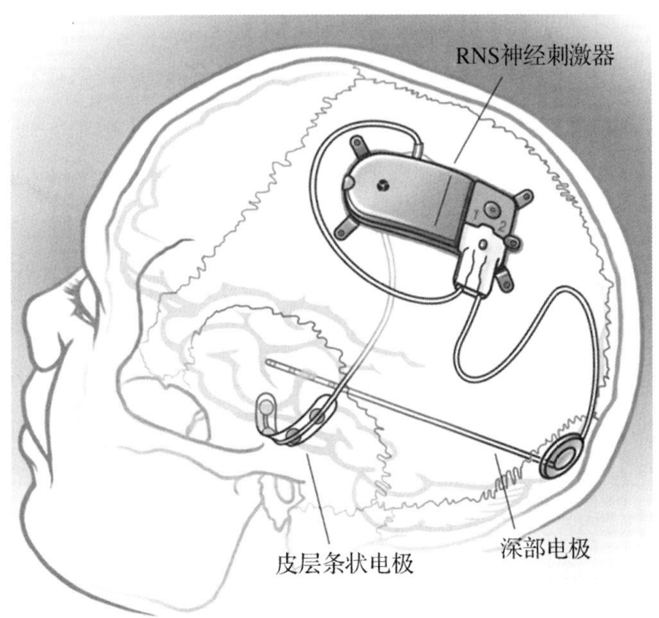

图 40-2 RNS 设备置入患者体内示意图（由 NeuroPace 提供）

闭环刺激其他靶点方面的研究效果较差。在一项边缘系统发作的体外模型中，闭环海马DBS与低频开环刺激具有相似的抑制发作事件的作用，而且闭环刺激在需要较少电脉冲的情况下可获得更高的效率（Panuccio et al., 2013）。闭环刺激的远程神经调控已经着手研究（Sun and Morrell, 2014）。Osorio等的一项短期试验（4 ~ 12天）证明了反应性刺激ANT发作减少了40.8%，而刺激癫痫病灶则下降了55.5%（Osorio et al., 2005）。Stypulkowski等最近报道了闭环DBS海马及丘脑可使网络兴奋性下降的证据（Stypulkowski et al., 2014）。

最近，在大鼠癫痫模型中利用光遗传学对不同靶点进行闭环调节，并证实活体阻断癫痫发作的可行性。光遗传学是一种基于分子技术的新型的有前途的脑刺激方法，目前正进行临床前研究测试。在遗传学定义的神经元亚群中，通过发射特定波长的光来诱导光敏离子通道（视蛋白）的选择性激活/抑制（Tonnesen et al., 2009）。通过基因控制表达这些离子通道的细胞及离子传导本身使该技术具有高度特异性，并仅在表达视蛋白的细胞中产生确定且可控的去极化或超极化。通过对丘脑-皮质环路进行干扰，Paz等证实了通过抑制高兴奋性丘脑-皮质神经元对皮质癫痫活动的反应来诱导发作中止（Paz et al., 2013）。此外，分别在运动性皮质发作和颞叶癫痫的小鼠模型中，将光基因靶向发作起始区，即直接刺激新皮质（Wykes et al., 2012）或海马体（Krook-Magnuson et al., 2013），结果显示成功抑制发作活动。

儿童DBS

基于DBS治疗成人运动和神经精神障碍疾病的成功，它在儿童人群中针对一些适应证的应用成为新兴的专业领域（DiFrancesco et al., 2012）。刺激苍白球内侧部（GPi）治疗肌张力障碍是小儿DBS最常见的适应证，也是目前FDA唯一获批的适应证。DBS治疗抽动秽语综合征和强迫症已经在成人中进行了广泛研究，但在儿童中的应用仅有少数病例报道，而且由于这些疾病在成年后的缓解率很高，因此对儿童的应用应慎重考虑。使用DBS治疗成人肥胖症和癫痫仍处于研究中，但鉴于这些疾病在儿童中存在严重的并发症，确实需要对这些治疗方法在儿童中的应用进一步研究。就癫痫而言，仅有少数研究报道证实了DBS治疗儿童和（或）青少年的可行性和耐受性。

Benabid等对患难治性癫痫的2例儿童（5岁和9岁）和2例青少年（17岁和19岁）进行了STN DBS研究（DiFrancesco et al., 2012）。2例年轻的对象均诊断为起源于中央区的局灶性癫痫，术后效果明显，发作分别减少80.7%和67.8%。19岁患有严重的Dravet综合征的青少年，术后中度缓解（–42%），17岁左额岛叶过度运动发作的青少年，术后无效。这些患者对DBS均有良好的耐受性，其中，2例患者术后出现并发症但未见后遗症，即硬件感染和需要手术干预的植入后硬膜下血肿。

Kossoff等报道了4例接受有创性硬膜下监测的患者在外部反应性神经刺激系统（eRNS）下的脑电图和临床反应，这种外部RNS是植入式RNS（NeuroPace）设备的前身（Kossoff et al., 2004a）。其中1例15岁的青少年患者，在接受切除手术的同时进行了颅内监测。在本例及其他患者中，对发作起始区进行皮质刺激可改变和抑制癫痫发作，且无明显不良反应。图40-3显示在癫痫发作后进行刺激，理论上发作中止。

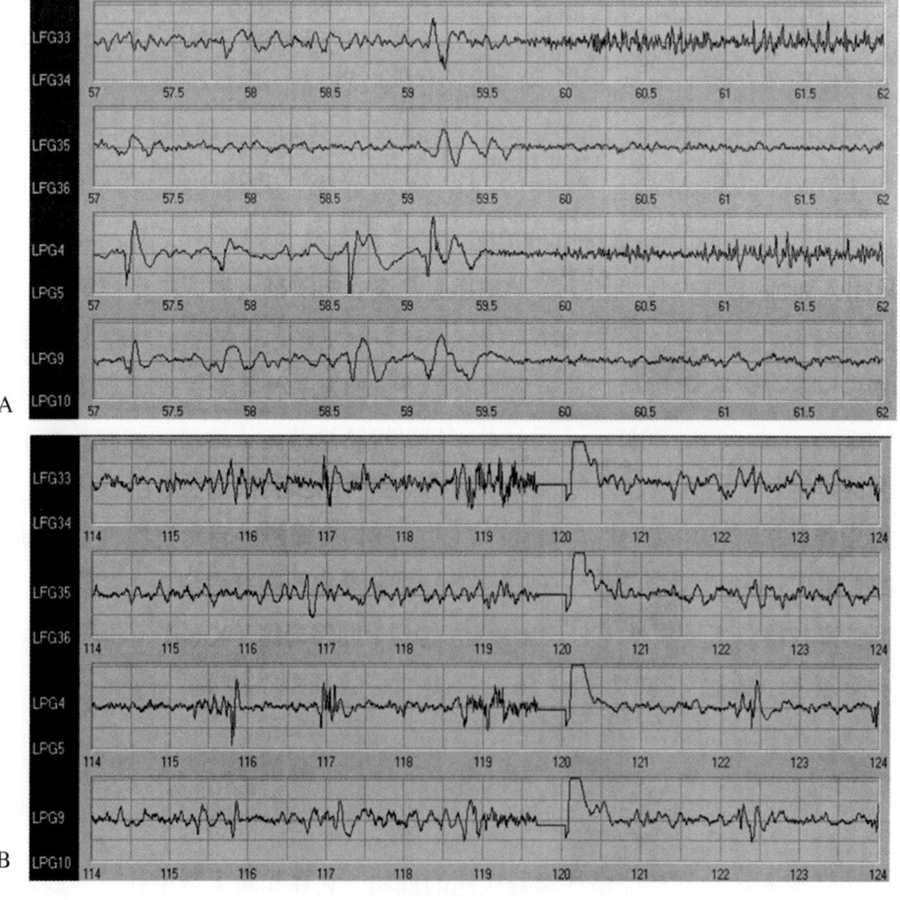

图 40-3　一例 15 岁患者的脑电图，通过外部神经刺激器使用 RNS 技术中止癫痫发作

A. 癫痫发作（无刺激）；B. 进行刺激后的癫痫发作。

Velasco等对重度难治性全面性癫痫患者进行了多项有关CMTN DBS的研究，其中主要包括LGS儿童和青少年。他们长期随访发现患者总体癫痫发作减少80%，且能力量表得分及独立性显著提高，其中10/13的患者在20岁以下（4～19岁）（Velasco et al., 2006）。患者对手术过程及电刺激耐受性良好，未见手术后遗症或明显不良反应。仅有2例患儿（分别为7岁和9岁）反复出现皮肤溃烂，并最终取出刺激装置。

尽管处于初期，但DBS似乎对儿童可行且耐受性良好。将来，它很可能成为难治性癫痫儿童有效的治疗选择。由于长期DBS对癫痫网络的远期影响尚未明确，因此对发育中的大脑使用DBS必须谨慎考虑（Lipsman et al., 2010）。而且，目前尚不清楚大脑的发育和神经元回路的可塑性对DBS疗效的影响。一个专家小组分析了2009年得到的数据，他们认为只要长期脑刺激的远期疗效不明确，就不支持在儿童中使用DBS治疗情绪、行为和思维障碍疾患（MBT）（Rabins et al., 2009）。但值得注意的是，儿童慢性癫痫会影响成年后的教育、就业、婚姻状况和心理健康（Shinnar and Pellock, 2002）。为了减少这些严重的长期损害，也许在疾病早期就应该考虑进行儿童DBS。此外，适合严重难治性癫痫的儿童的其他外科手术（半球切除术、胼胝体切开术）也存在神经后遗症的风险。尽管如此，植入性硬件在年轻人群中的使用仍引起相当大的关注（DiFrancesco et al., 2012）。由于存在导线断裂或更换电池需要反复手术的可能性，DBS导致手术并发症的风险较成人更高。所以，开发电池寿命更长的和经皮可充电式的刺激器，进而减少外科干预，这是DBS应用于儿童人群首先应考虑的事情。

总结

已经有大量的研究致力于评估有创性脑刺激治疗癫痫的疗效，而且在此过程中探索了不同的刺激靶点。至少有一些RCT显示颅内刺激后有显著改善，但常常与不设盲试验中报道的非常有利的结果相比，结果通常是适中的。近期发表的Cochrane综述总结：中度癫痫发作减少与丘脑前DBS（多灶性/局灶性癫痫）、反应性发作起始区刺激（多灶性/局灶性癫痫）及海马DBS（颞叶癫痫）有关（Sprengers et al., 2014）。儿童癫痫的研究仍然局限于少数病例报道，到目前为止，在DBS的安全性和长期疗效更好之前，不鼓励将这一人群纳入临床试验。因此，需要进行更多大型的RCT，同时也需要证实目前仍不足，并越来越多地了解DBS治疗癫痫的机制。

然而，关于DBS治疗严重的、进行性恶化的癫痫儿童的报道显示，有创性脑刺激对本组患者具有可行性和耐受性。此外，较少的经验已然发现癫痫有可能控制得更好，提高儿童目前和将来的独立性和生活质量。因此，即使在严格的伦理准则和标准下，在单个患者层面上，可以也应该考虑DBS用于严重的儿童癫痫（Lipsman et al., 2010）。

原书参考文献

Alaraj A, Commair Y, Mikati M, et al. Subthalamic nucleus deep brain stimulation: a novel method for the treatment of non-focal intractable epilepsy. Neuromodulation: defining the future, poster presentation, 2001, Cleveland Ohio.

Anderson WS, Kossoff EH, Bergey GK, et al. Implantation of a responsive neurostimulator device in patients with refractory epilepsy. Neurosurg Focus 2008; 25: E12.

Andrade DM, Zumsteg D, Hamani C, et al. Long-term follow-up of patients with thalamic deep brain stimulation for epilepsy. Neurology 2006; 66: 1571-1573.

Benabid AL, Minotti L, Koudsie A, et al. Antiepileptic effect of high-frequency stimulation of the subthalamic nucleus (corpus luysi) in a case of medically intractable epilepsy caused by focal dysplasia: a 30-month follow-up: technical case report. Neurosurgery 2002; 50: 1385-91; discussion 1391-1392.

Boex C, Seeck M, Vulliemoz S, et al. Chronic deep brain stimulation in mesial temporal lobe epilepsy. Seizure 2011; 20: 485-490.

Boon P, Vonck K, De Herdt V, et al. Deep brain stimulation in patients with refractory temporal lobe epilepsy. Epilepsia 2007; 48: 1551-1560.

Capecci M, Ricciuti RA, Ortenzi A, et al. Chronic bilateral subthalamic stimulation after anterior callosotomy in drug-resistant epilepsy: long-term clinical and functional outcome of two cases. Epilepsy Res 2012; 98: 135-139.

Chabardes S, Kahane P, Minotti L, et al. Deep brain stimulation in epilepsy with particular reference to the subthalamic nucleus. Epileptic Disord 2002; 4 (Suppl 3): S83-93.

Chkhenkeli SA, Chkhenkeli IS. Effects of therapeutic stimulation of nucleus caudatus on epileptic electrical activity of brain in patients with intractable epilepsy. Stereotact Funct Neurosurg 1997; 69(1-4 Pt 2): 221-224.

Chkhenkeli SA, Sramka M, Lortkipanidze GS, et al. Electrophysiological effects and clinical results of direct brain stimulation for intractable epilepsy. Clin Neurol Neurosurg 2004; 106: 318-329.

Cohen-Gadol AA, Stoffman MR, Spencer DD. Emerging surgical and radiotherapeutic techniques for treating epilepsy. Curr Opin Neurol 2003; 16: 213-219.

Cooper IS, Upton AR. Therapeutic implications of modulation of metabolism and functional activity of cerebral cortex by chronic stimulation of cerebellum and thalamus. Biol Psychiatry 1985; 20: 811-813.

Cukiert A, Baumel SW, Andreolli M, et al. Effects of Corpus-Callosum Stimulation on the Morphology and Frequency of Epileptic Bursts in the Feline Topical Penicillin Generalized-Model. Stereotac Function Neurosurg 1989; 52: 18-25.

Cukiert A, Burattini JA, Cukiert CM, et al. Centro-median stimulation yields additional seizure frequency and attention improvement in patients previously submitted to callosotomy. Seizure 2009; 18: 588-592.

Cukiert A, Cukiert CM, Burattini JA, et al. Seizure outcome after hippocampal deep brain stimulation in a prospective cohort of patients with refractory temporal lobe epilepsy. Seizure 2014; 23: 6-9.

Davis R. Cerebellar stimulation for cerebral palsy spasticity, function, and seizures. Arch Med Res 2000; 31: 290-299.

de Tisi J, Bell GS, Peacock JL, et al. The long-term outcome of adult epilepsy surgery, patterns of seizure remission, and relapse: a cohort study. Lancet 2011; 378: 1388-1395.

DiFrancesco MF, Halpern CH, Hurtig HH, et al. Pediatric indications for deep brain stimulation. Childs Nerv Syst 2012; 28: 1701-1714.

Elisevich K, Jenrow K, Schuh L, et al. Long-term electrical stimulationinduced inhibition of partial epilepsy - Case report. J Neurosurg 2006; 105: 894-897.

Engel J, Wiebe S, French J, et al. Practice parameter: Temporal lobe and localized neocortical resections for epilepsy – Report of the quality standards subcommittee of the American Academy of Neurology, in association with the American Epilepsy Society and the American Association of Neurological Surgeons. Neurology 2003; 60: 538-547.

Feinstein B, Gleason CA, Libet B. Stimulation of locus coeruleus in man. Preliminary trials for spasticity and epilepsy. Stereotact Funct Neurosurg 1989; 52: 26-41.

Fisher R, Salanova V, Witt T, et al. Electrical stimulation of the anterior nucleus of thalamus for treatment of refractory epilepsy. Epilepsia 2010; 51: 899-908.

Fisher RS, Uematsu S, Krauss GL, et al. Placebo-controlled pilot study of centromedian thalamic stimulation in treatment of intractable seizures. Epilepsia 1992; 33: 841-851.

Fountas KN, Kapsalaki E, Hadjigeorgiou G. Cerebellar stimulation in the management of medically intractable epilepsy: a systematic and critical review. Neurosurg Focus 2010; 29: E8.

Fountas KN, Smith JR, Murro AM, et al. Implantation of a closed-loop stimulation in the management of medically refractory focal epilepsy: a technical note. Stereotact Funct Neurosurg 2005; 83: 153-158.

Franzini A, Messina G, Marras C, et al. Deep brain stimulation of two unconventional targets in refractory non-resectable epilepsy. Stereotact Funct Neurosurg 2008; 86: 373-381.

Halpern CH, Samadani U, Litt B, et al. Deep brain stimulation for epilepsy. Neurotherapeutics 2008; 5: 59-67.

Hamani C, Ewerton FI, Bonilha SM, et al. Bilateral anterior thalamic nucleus lesions and high-frequency stimulation are protective against pilocarpine-induced seizures and status epilepticus. Neurosurgery 2004; 54: 191-5; discussion 195-197.

Hamani C, Hodaie M, Chiang J, et al. Deep brain stimulation of the anterior nucleus of the thalamus: effects of electrical stimulation on pilocarpineinduced seizures and status epilepticus. Epilepsy Res 2008; 78: 117-123.

Handforth A, DeSalles AA, Krahl SE. Deep brain stimulation of the subthalamic nucleus as adjunct treatment for refractory epilepsy. Epilepsia 2006; 47: 1239-1241.

Heck CN, King-Stephens D, Massey AD, et al. Two-year seizure reduction in adults with medically intractable partial onset epilepsy treated with responsive neurostimulation: final results of the RNS System Pivotal trial. Epilepsia 2014; 55: 432-441.

Hodaie M, Wennberg RA, Dostrovsky JO, et al. Chronic anterior thalamus stimulation for intractable epilepsy. Epilepsia 2002; 43: 603-608.

Kahane P, Ryvlin P, Hoffmann D, et al. From hypothalamic hamartoma to cortex: what can be learnt from depth recordings and stimulation? Epileptic Disord 2003; 5: 205-217.

Kerrigan JF, Litt B, Fisher RS, et al. Electrical stimulation of the anterior nucleus of the thalamus for the treatment of intractable epilepsy. Epilepsia 2004; 45: 346-354.

Khan S, Wright I, Javed S, et al. High frequency stimulation of the mamillothalamic tract for the treatment of resistant seizures associated with hypothalamic hamartoma. Epilepsia 2009; 50: 1608-1611.

King D, Spencer S. Invasive electroencephalography in mesial temporal lobe epilepsy. J Clin Neurophysiol 1995; 12: 32-45.

Klee MR, Lux HD. Intracelluläre Untersuchungen über den Einfluß hemmender Potentiale im motorischen Cortex. II. Die Wirkungen electrischer Reizung des Nucleus caudatus. Arch Psychiatr Nervenkr 1962; 203: 667-689.

Kossoff EH, Ritzl EK, Park YD, et al. Use of an external responsive neurostimulator device in adolescents with epilepsy. Ann Neurol 2004a; 56: S83-S83.

Kossoff EH, Ritzl EK, Politsky JM, et al. Effect of an external responsive neurostimulator on seizures and electrographic discharges during subdural electrode monitoring. Epilepsia 2004b; 45: 1560-1567.

Krook-Magnuson E, Armstrong C, Oijala M, et al. On-demand optogenetic control of spontaneous seizures in temporal lobe epilepsy. Nat Commun 2013; 4: 1376.

Kusske JA, Ojemann GA, Ward AA, Jr. Effects of lesions in ventral anterior thalamus on experimental focal epilepsy. Exp Neurol 1972; 34: 279-290.

Lado FA, Velisek L, Moshe SL. The effect of electrical stimulation of the subthalamic nucleus on seizures is frequency dependent. Epilepsia 2003; 44: 157-164.

Laxer KD, Robertson LT, Julien RM, et al. Phenytoin: relationship between cerebellar function and epileptic discharges. Adv Neurol 1980; 27: 415-427.

Lee KJ, Jang KS, Shon YM. Chronic deep brain stimulation of subthalamic and anterior thalamic nuclei for controlling refractory partial epilepsy. Operative Neuromodulation: Vol 2: Neural Networks Surgery 2006; 99: 87-91.

Lee KJ, Shon YM, Cho CB. Long-term outcome of anterior thalamic nucleus stimulation for intractable epilepsy. Stereotact Funct Neurosurg 2012; 90: 379-385.

Lesser RP, Kim SH, Beyderman L, et al. Brief bursts of pulse stimulation terminate afterdischarges caused by cortical stimulation. Neurology 1999; 53: 2073-2081.

Lim SN, Lee ST, Tsai YT, et al. Electrical stimulation of the anterior nucleus of the thalamus for intractable epilepsy: a long-term follow-up study. Epilepsia 2007; 48: 342-347.

Lipsman N, Ellis M, Lozano AM. Current and future indications for deep brain stimulation in pediatric populations. Neurosurg

Focus 2010; 29: E2.

Loddenkemper T, Pan A, Neme S, et al. Deep brain stimulation in epilepsy. J Clin Neurophysiol 2001; 18: 514-532.

Marino Junior R, Gronich G. Corpus callosum stimulation and stereotactic callosotomy in the management of refractory generalized epilepsy. Preliminary communication. Arq Neuropsiquiatr 1989; 47: 320-325.

Marras CE, Rizzi M, Villani F, et al. Deep brain stimulation for the treatment of drug-refractory epilepsy in a patient with a hypothalamic hamartoma. Case report. Neurosurg Focus 2011; 30: E4.

McIntyre CC, Savasta M, Kerkerian-Le Goff L, et al. Uncovering the mechanism(s) of action of deep brain stimulation: activation, inhibition, or both. Clin Neurophysiol 2004; 115: 1239-1248.

McLachlan RS, Pigott S, Tellez-Zenteno JF, et al. Bilateral hippocampal stimulation for intractable temporal lobe epilepsy: impact on seizures and memory. Epilepsia 2010; 51: 304-307.

Miatton M, Van Roost D, Thiery E, et al. The cognitive effects of amygdalohippocampal deep brain stimulation in patients with temporal lobe epilepsy. Epilepsy Behav 2011.

Miller JW, Ferrendelli JA. The central medial nucleus: thalamic site of seizure regulation. Brain Res 1990; 508: 297-300.

Mirski MA, Ferrendelli JA. Interruption of the mammillothalamic tract prevents seizures in guinea pigs. Science 1984; 226: 72-74.

Mirski MA, Ferrendelli JA. Selective metabolic activation of the mammillary bodies and their connections during ethosuximide-induced suppression of pentylenetetrazol seizures. Epilepsia 1986; 27: 194-203.

Mirski MA, Rossell LA, Terry JB, et al. Anticonvulsant effect of anterior thalamic high frequency electrical stimulation in the rat. Epilepsy Res 1997; 28: 89-100.

Morrell MJ, Group RNSSiES. Responsive cortical stimulation for the treatment of medically intractable partial epilepsy. Neurology 2011; 77: 1295-1304.

Moruzzi G, Magoun HW. Brain stem reticular formation and activation of the EEG. Electroencephalogr Clin Neurophysiol 1949; 1: 455-473.

Mullan S, Vailati G, Karasick J, et al. Thalamic lesions for the control of epilepsy. A study of nine cases. Arch Neurol 1967; 16: 277-285.

Okun MS. Deep-brain stimulation for Parkinson's disease. N Engl J Med 2012; 367: 1529-1538.

Osorio I, Frei MG, Manly BF, et al. An introduction to contingent (closed-loop) brain electrical stimulation for seizure blockage, to ultra-short-term clinical trials, and to multidimensional statistical analysis of therapeutic efficacy. J Clin Neurophysiol 2001; 18: 533-544.

Osorio I, Frei MG, Sunderam S, et al. Automated seizure abatement in humans using electrical stimulation. Ann Neurol 2005; 57: 258-268.

Osorio I, Overman J, Giftakis J, et al. High frequency thalamic stimulation for inoperable mesial temporal epilepsy. Epilepsia 2007; 48: 1561-1571.

Panuccio G, Guez A, Vincent R, et al. Adaptive control of epileptiform excitability in an in vitro model of limbic seizures. Exp Neurol 2013; 241: 179-183.

Papez JW. A proposed mechanism of emotion. Arch Neur and Pscyh 1937; 38: 725-743.

Paz JT, Davidson TJ, Frechette ES, et al. Closed-loop optogenetic control of thalamus as a tool for interrupting seizures after cortical injury. Nat Neurosci 2013; 16: 64-70.

Penfield W. The cerebral cortex in man: I. the cerebral cortex and consciousness. Arch Neurol Psychiatr 1938; 40: 417-442.

Proctor M, Gale K. Basal ganglia and brain stem anatomy, in Engel, J. & Pedley, T., eds (eds), In: Epilepsy, the comprehensive CBD rom.Lippincot Williams and Wilkins, 1999.

Rabins P, Appleby BS, Brandt J, et al. Scientific and ethical issues related to deep brain stimulation for disorders of mood, behavior, and thought. Arch Gen Psychiatry 2009; 66: 931-937.

Savard G, Bhanji NH, Dubeau F, et al. Psychiatric aspects of patients with hypothalamic hamartoma and epilepsy. Epileptic Disord 2003; 5: 229-234.

Schmitt FC, Voges J, Heinze HJ, et al. Safety and feasibility of nucleus accumbens stimulation in five patients with epilepsy. J Neurol 2014.

Shah RS, Chang SY, Min HK, et al. Deep brain stimulation: technology at the cutting edge. J Clin Neurol 2010; 6: 167-182.

Shinnar S, Pellock JM. Update on the epidemiology and prognosis of pediatric epilepsy. J Child Neurol 2002; 17 (Suppl 1): S4-17.

Spencer D, Burchiel K. Selective amygdalohippocampectomy. Epilepsy Res Treat 2012; 382095.

Spencer SS, Guimaraes P, Katz A, et al. Morphological patterns of seizures recorded intracranially. Epilepsia 1992; 33: 537-545.

Sprengers M, Vonck K, Carrette SE, et al. Deep brain and cortical stimulation for epilepsy. Cochrane Database Syst Rev 2014; 6: CD008497.

Sramka M, Fritz G, Gajdosova D, et al. Central stimulation treatment of epilepsy. Acta Neurochir Suppl (Wien) 1980; 30: 183-187.

Sramka M, Fritz G, Galanda M, et al. Some observations in treatment stimulation of epilepsy. Acta Neurochir (Wien) 1976; (23 Suppl): 257-262.

Stypulkowski PH, Stanslaski SR, Jensen RM, et al. Brain stimulation for epilepsy – local and remote modulation of network excitability. Brain Stimul 2014; 7: 350-358.

Sun FT, Morrell MJ. Closed-loop Neurostimulation: The Clinical Experience. Neurotherapeutics 2014.

Swanson TH. The pathophysiology of human mesial temporal lobe epilepsy. J Clin Neurophysiol 1995; 12: 2-22.

Takebayashi S, Hashizume K, Tanaka T, et al. The effect of electrical stimulation and lesioning of the anterior thalamic nucleus on kainic acidinduced focal cortical seizure status in rats. Epilepsia 2007; 48: 348-358.

Tanriverdi T, Olivier A, Poulin N, et al. Long-term seizure outcome after mesial temporal lobe epilepsy surgery: corticalamygdalohippocampectomy versus selective amygdalohippocampectomy. J Neurosurg 2008; 108: 517-524.

Tellez-Zenteno JF, McLachlan RS, Parrent A, et al. Hippocampal electrical stimulation in mesial temporal lobe epilepsy. Neurology 2006; 66: 1490-1494.

Tonnesen J, Sorensen AT, Deisseroth K, et al. Optogenetic control of epileptiform activity. Proc Natl Acad Sci USA 2009; 106: 12162-12167.

Usui N, Maesawa S, Kajita Y, et al. Suppression of secondary generalization of limbic seizures by stimulation of subthalamic nucleus in rats. J Neurosurg 2005; 102: 1122-1129.

Valentin A, Nguyen HQ, Skupenova AM, et al. Centromedian thalamic nuclei deep brain stimulation in refractory status epilepticus. Brain Stimul 2012; 5: 594-598.

van Buren JM, Wood JH, Oakley J, et al. Preliminary evaluation of cerebellar stimulation by double-blind stimulation and biological criteria in the treatment of epilepsy. J Neurosurg 1978; 48: 407-416.

Velasco AL, Velasco F, Jimenez F, et al. Neuromodulation of the centromedian thalamic nuclei in the treatment of generalized seizures and the improvement of the quality of life in patients with Lennox-Gastaut syndrome. Epilepsia 2006; 47: 1203-1212.

Velasco AL, Velasco F, Velasco M, et al. Neuromodulation of epileptic foci in patients with non-lesional refractory motor epilepsy. Int J Neural Syst 2009; 19: 139-147.

Velasco AL, Velasco F, Velasco M, et al. Electrical stimulation of the hippocampal epileptic foci for seizure control: a doubleblind, long-term follow-up study. Epilepsia 2007; 48: 1895-1903.

Velasco AL, Velasco M, Velasco F, et al. Subacute and chronic electrical stimulation of the hippocampus on intractable temporal lobe seizures: preliminary report. Arch Med Res 2000a; 31: 316-328.

Velasco F, Carrillo-Ruiz JD, Brito F, et al. Double-blind, randomized controlled pilot study of bilateral cerebellar stimulation for treatment of intractable motor seizures. Epilepsia 2005; 46: 1071-1081.

Velasco F, Velasco M, Jimenez F, et al. Predictors in the treatment of difficultto-control seizures by electrical stimulation of the centromedian thalamic nucleus. Neurosurgery 2000b; 47: 295-304; discussion 304-305.

Velasco F, Velasco M, Jimenez F, et al. Centromedian nucleus stimulation for epilepsy. Clinical, electroencephalographic and behavioural observations. Thal Syst 2002; 1: 387-398.

Velasco F, Velasco M, Ogarrio C, et al. Electrical stimulation of the centromedian thalamic nucleus in the treatment of convulsive seizures: a preliminary report. Epilepsia 1987; 28: 421-430.

Velasco F, Velasco M, Velasco AL, et al. Effect of chronic electrical stimulation of the centromedian thalamic nuclei on various intractable seizure patterns: I. Clinical seizures and paroxysmal EEG activity. Epilepsia 1993;34: 1052-1064.

Velasco F, Velasco M, Velasco AL, et al. Electrical stimulation of the centromedian thalamic nucleus in control of seizures: long-term studies. Epilepsia 1995; 36: 63-71.

Velasco M, Velasco F, Velasco AL, et al. Acute and chronic electrical stimulation of the centromedian thalamic nucleus: modulation of reticulo-cortical systems and predictor factors for generalized seizure control. Arch Med Res 2000c; 31: 304-315.

Vercueil L, Benazzouz A, Deransart C, et al. High-frequency stimulation of the subthalamic nucleus suppresses absence seizures in the rat: comparison with neurotoxic lesions. Epilepsy Res 1998; 31: 39-46.

Vesper J, Steinhoff B, Rona S, et al. Chronic high-frequency deep brain stimulation of the STN/SNr for progressive myoclonic epilepsy. Epilepsia 2007; 48: 1984-1989.

Vonck K, Boon P, Achten E, et al. Long-term amygdalohippocampal stimulation for refractory temporal lobe epilepsy. Ann Neurol 2002; 52: 556-565.

Vonck K, Sprengers M, Carrette E, et al. A decade of experience with deep brain stimulation for patients with refractory medial temporal lobe epilepsy. Int J Neural Syst 2013; 23: 1250034.

Wendling AS, Hirsch E, Wisniewski I, et al. Selective amygdalohippocampectomy versus standard temporal lobectomy in patients with mesial temporal lobe epilepsy and unilateral hippocampal sclerosis. Epilepsy Res 2012.

Wiebe S, Blume WT, Girvin JP, et al. Effectiveness & Efficiency of Surgery for Temporal Lobe Epilepsy Study, G. A randomized, controlled trial of surgery for temporal-lobe epilepsy. N Engl J Med 2001; 345: 311-318.

Wille C, Steinhoff BJ, Altenmuller DM, et al. Chronic high-frequency deep-brain stimulation in progressive myoclonic epilepsy in adulthood – report of five cases. Epilepsia 2011; 52: 489-496.

Wilson CL, Engel J, Jr. Electrical stimulation of the human epileptic limbic cortex. Adv Neurol 1993; 63: 103-113.

Wright GD, McLellan DL, Brice JG. A double-blind trial of chronic cerebellar stimulation in twelve patients with severe epilepsy. J Neurol Neurosurg Psychiatry 1984; 47: 769-774.

Wykes RC, Heeroma JH, Mantoan L, et al. Optogenetic and potassium channel gene therapy in a rodent model of focal neocortical epilepsy. Sci Transl Med 2012; 4: 161ra152.

PART 06

第六部分

术后随访

第41章

长期随访并向成人生活的过渡

Douglas Nordli, Michael Duchowny, J.Helen Cross，著
杨荣华，译

要 点

- 建议术后早期基线评估用来评价手术影响。
- 精神状态和（或）行为可能在术后任何阶段恶化，需要积极干预。
- 对无癫痫发作的患者应及早考虑减停药物。
- 强烈建议患儿在青少年时期就向成人神经内科医师诊治有序过渡。

对进行癫痫手术患儿的综合护理不应在手术时停止。正如本书前面章节指出，小儿癫痫外科涉及范围广，不仅要关注手术和病理，而且还要关注神经发育和神经行为方面的问题（Harvey et al., 2008; Cormack et al., 2007; McLellan et al., 2005; Colonelli et al., 2012）。术后需要考虑的重要医学问题常常受到手术方式和病理的影响，包括药物减停、心理调整、教育问题与康复。为了达到最佳效果，所有这些都需要认真关注。然而，与其他问题相比，更多时候对这些问题有所忽视，也很少有发表的文章或指南来帮助癫痫外科团队。

本章中，我们提出一个通用的关于小儿癫痫外科术后要考虑的问题的时间轴。2004年进行的一项国际外科手术调查显示，虽然大多数接受手术的儿童在婴儿期就患有癫痫，但手术年龄相对平均地分布在整个儿童期，直到18岁。由此，针对每例患者的特殊治疗方案会随着手术的方式和时机，以及结果的不同而异（Harvey et al., 2008）。

鉴于缺乏具体的指南，下面的讨论是基于不同的三级儿童癫痫中心的集体经验。在这方面，也许下文简短讨论的最大价值在于突出富有成果的主题：如果要持续改进小儿癫痫外科效果，那我们就需要深入进行健康结果的研究工作。

术后急性期护理

常见问题

术后即刻需要关注的问题与切除术及其任何相关并发症的直接影响有关，尤其是出血和容量缺失（Pietrini et al., 2006）。术后尽早进行神经系统检查可对潜在的长期功能缺失提供有价值的评估，可作为今后数天连续观察的重要基线。延迟最初的神经系统检查可能会错失有价值的信息，涉及如出血、梗死或水肿等并发症的发展变化，也会妨碍从这些因素中来鉴别手术直接影响的能力。

神经系统检查的重点取决于病理、病变部位和切除方式。对于术前不完全偏瘫的患者，运动功能的急性恶化通常与大脑半球切除术有关。与成人相比，颞叶切除术后新出现的记忆功能障碍可能在儿童中并不常见，但存在面部识别障碍（Mabbott & Smith, 2003）。

诸如感染、出血和容量缺失的术后并发症通常在早期就很明显，但相对风险的大小取决于手术方式。例如，完全大脑半球离断术后常见发热。因此，小儿神经科专科医师的全面评估是必需的，特别是颈强直伴发热的细菌性脑膜炎可能没有无菌性脑膜炎常见（Kossoff et al., 2002）。颅内电极置入较长时间的儿童感染率较高，体液转移在小患儿中更为突出。

术后不久，常常要求小儿神经科专科医师对抗癫痫药物进行紧急管理。如果出现癫痫发作，通常要考虑三个方面：治疗任何急性癫痫发作，恢复所有术前用药并对药物及时调整；任何药物剂量的调整都必须考虑手术应激导致的代谢动态变化；注意同时服用的药物的影响，如皮质类固醇。

行动计划

术后急性期通常持续数天至1周。这段时间的癫痫发作与其他任何时间出现的癫痫发作相似，但鉴别诊断应包括术后并发症，特别是针对新的发作类型。当表现为昏昏欲睡时，可能与止痛药或麻醉药的残留效应有关，这可能持续48 ~ 72 h；鉴别持续存在的症状需要全面考虑其他原因。

因此，最好在术后立即对所有患者进行评估，每天随访直至出院。之后，在术后第一次复诊时，应联合神经外科医生重新评估患者的手术效果并协调治疗计划。虽然外科医生会提供一些出院后恢复正常活动的指导意见，但家长往往会咨询他们的小儿癫痫科医生关于是否适合学校住宿的问题。如条件允许，可咨询康复机构，为住院或门诊患者安排神经康复。一些患者及其家属可能被提前建议康复锻炼，特别是可能出现新增功能障碍时。

过渡期护理

常见问题

在术后几周至几个月内，常会表现出几个重要的问题。早期发作复发是需要关注的最大、最突出的问题（Benifla et al., 2008）。发作复发通常表明切除不彻底。这个重要的问题及相应的药物调整都将在第42章中讨论。

还有其他一些重要但有时更为微妙的问题。当患儿精神状态恢复到基线水平时，就可能会出现新的认知或精神问题的体征，可能出现较早，却归因于手术效果减弱。因此，常规询问学校表现、同伴交往，以及密切监测行为改变是重要的。在罕见的情况下，患儿的癫痫发作减少会有一个调整期，这与成人的报道相似（Wilson et al., 2011）。在其他情况下，术前就存在的行为障碍可能在术后早期出现（McLellan et al., 2005; Colonelli et al., 2012）。总的来说，小儿癫痫术后长期的心理健康后果尽管至关重要，但目前仍不清楚，有待深入研究（Baca et al., 2011）。这些将在第45章和第46章中更详细地讨论。

行动计划

这个过渡阶段持续几个月到2岁。通常在患儿出生后第1年每隔3个月重新评估1次，之后每年1次，但如果癫痫发作控制不完全，则应更频繁地去评估。在此期间，如果必要，应重新评估和调整药物治疗。在完全停药之前，应根据个体化情况获取神经影像与脑电图随访结果。对于表现出情感障碍和其他心理健康问题的患儿应考虑转诊进行儿童精神病治疗。此期适合处理学校问题和询问社交情况。

长期随访并向成人生活的过渡

常见问题

对医疗团队来说，术后随访提供了关于手术对患者生活质量最终影响的宝贵信息。除了控制癫痫发作外，我们还要探讨患者的受教育程度、职业和社会成就。这些信息对于完善转诊、癫痫外科评估方法及手术过程本身至关重要。考虑到慢性癫痫的严重程度及手术的巨大影响，监测晚期出现的心理健康问题很重要。神经心理功能可能要等手术成功后5年才会明显持续改善（Sehgal et al., 2014）。临床神经心理学家的持续支持与再评估可能是有益的。服用药物的年轻女性会面临重要的生育和妊娠问题。所有患儿都需要一个有序的过渡计划，从而得到专业的成人健康护理。针对尚未停用的药物也需要制订计划来考虑过渡问题（参阅第44章）。

癫痫反复发作一直是一个基本问题，将在第42章详细讨论。当癫痫复发时，如果患者没有得到常规的神经科护理，就可能延迟正确评估。因此，要提醒患者出院后一旦发作，应尽快联系神经科医生，这一点很重要。

行动项目

有计划的、有序的过渡效果更好。非计划地、突然地转移到成人专业医师手上往往使患儿感到痛苦，不但结果不成功，甚至浪费医疗资源。这一过程应在患者青少年早期开始，使他们逐渐承担起自我护理方面的责任。在笔者的医院，使用一套简单的三步程序来帮助强调这一过程。笔者依次要求年轻的成年患者识别确认自身的癫痫，说出服用的药物名称与剂量，并通过询问医生一个癫痫相关的医学问题来积极参与诊疗过程。

首先确定那些即将转诊的患者，然后讨论在笔者的多学科团队中可能的转诊资源，最后要求患者、患者家属，或者双方进行恰当的首次预约就诊。在笔者的办公室编制了包括医疗总结、影像学和临床神经生理学结果在内的转诊材料。笔者通常在首次成人内科就诊后制订随诊日程，以确保一切顺利进行。

结论

小儿癫痫外科已被证明是对经过精心挑选患儿的最佳治疗方法，但也要充分注意术后认真随访，并向成人执业医师有序过渡。这些问题对于在青少年期接受手术或反复发作的患儿最为突出。这个年龄段的患者出现手术不良反应的风险最高。

原书参考文献

Baca CB, Vickrey BG, Caplan R, et al. Psychiatric and medical comorbidity and quality of life outcomes in childhood-onset epilepsy. Pediatrics 2011; 128: e1532-1543.

Benifla M, Rutka JT, Otsubo H, et al. Long-term seizure and social outcomes following temporal lobe surgery for intractable epilepsy during childhood. Epilepsy Res 2008; 82: 133-138.

Colonnelli MC, Cross JH, Davies S, et al. Psychopathology in children before and after surgery for extratemporal lobe epilepsy. Dev Med Child Neurol 2012; 54: 521-526.

Cormack F, Cross JH, Isaacs E, et al. The development of intellectual abilities in pediatric temporal lobe epilepsy. Epilepsia 2007; 48: 201-204.

Harvey AS, Cross JH, Shinnar S, et al. Defining the spectrum of international practice in pediatric epilepsy surgery patients. Epilepsia 2008; 49: 146-155.

Kossoff EH, Vining EP, Pyzik PL, et al. The postoperative course and management of 106 hemidecortications. Pediatric Neurosurg 2002; 37: 298-303.

Mabbott DJ, Smith ML. Memory in children with temporal or extra-temporal excisions. Neuropsychologia 2003; 41: 995-1007.

McLellan A, Davies S, Heyman I, et al. Psychopathology in children with epilepsy before and after temporal lobe resection. Dev Med Child Neurol 2005; 47: 666-672.

Pietrini D, Zanghi F, Pusateri A, et al. Anesthesiological and intensive care considerations in children undergoing extensive cerebral excision procedure for congenital epileptogenic lesions. Childs Nerv Syst 2006; 22: 844-851.

Sehgal R, Gulati S, Sapra S, et al. Neurodevelopmental and epilepsy outcome in children aged one to five years with infantile spasms-a North Indian cohort. Epilepsy Res 2014; 108: 526-534.

van Empelen R, Jennekens-Schinkel A, Buskens E, Helders PJ, van Nieuwenhuizen O. Functional consequences of hemispherectomy. Brain 2004; 127: 2071-2079.

Wilson SJ, Bladin PF, Saling MM, et al. The longitudinal course of adjustment after seizure surgery. Seizure 2001; 10: 165-172.

第42章

手术失败、早期复发及再手术

Michael Duchowny, Douglas Nordli，著

姚晨，译

要 点

- 癫痫手术失败后的复发大部分发生在术后第1年。
- 复发可能是由于病灶切除不完全或更广泛的病理异常所致。
- 可能导致不完全切除的因素包括在制订切除计划时对不同资料的最佳解读、应用某些外科手段无法接近相关组织，与功能区皮质毗邻，使用侵袭性记录电极时不能对真实来源完全覆盖。
- 尽管存在这些顾虑，相当一部分患者再次手术可能会成功。

尽管外科手术有可能永久缓解难治性局灶性癫痫，术后仍有发作的患者通常要求进一步手术干预。即使明显减轻了癫痫发作的负担，也很少能够改善生活质量。此外，即使术后癫痫发作减少了90%，SUDEP的风险也没有改变（Sperling, 2005）。本章将回顾癫痫手术失败的发生率和时机，并讨论导致不良预后的因素。同时也涉及再次手术的情况。

手术失败

难治性局灶性癫痫是由广泛的病理基础引起的，这些病变累及一处或多处大脑皮质区域，或者更罕见于皮质下结构。因此，一些外科技术和策略已经发展到接近和切除各种致痫区，但无论是高度靶向性消融、根治性切除，还是功能性离断，无一例外，术后仍有发作的可能性。因此，癫痫外科手术与其他手术没有区别，都不能明确地保证良好的结果。

癫痫复发最常见于术后第1年。在一项术后癫痫复发的回顾性研究中，72例患者中有86%在第1年内首次发作（Wingkun et al., 1991）。术后癫痫症状学与术前表现相似者占74%，表明可能与手术区域相邻或接近的组织受累。术后第1年内复发的癫痫与高度耐药相关，而迟发性癫痫复发更可能获

得有效控制。

术后癫痫持续发作的患者队列研究的回顾性分析发现有两个主要原因：原发性癫痫病灶切除不完全，更罕见的是出现新病灶。前者所占比例最大，因此术后癫痫发作模式可能与术前发作症状学相同，或保留许多特征。

手术失败原因：致痫灶切除不彻底

术后复发有多种原因，残留组织包括癫痫发作起始区和潜在病变（如果术前MRI可见）是最常见的原因。

术前资料不全

癫痫外科小组的首要职责是制订手术计划，旨在完全切除致痫灶，并尽可能保留功能区皮质。实际上，这一目标可能难以实现，因为多种资料必须符合一个假设，既能定位又可避免功能缺失。医疗机构诊断资源的有效利用和关于数据充分性的文化偏倚将影响手术计划和结果。

正确分析发作期脑电模式及症状学是手术成功的基本要求，而致痫性解剖结构的不准确或不完整是手术失败的重要原因。因此，必须仔细分析临床症状和脑电的相关性。最近对54例额叶癫痫患者的SEEG研究表明，对额叶亚区的癫痫症状学进行有意义的分类是有可能的（Bonini et al., 2014）。类似相关性方法已成功应用于颞叶（Duchowny et al., 1992）和后头部（Liava et al., 2014）起始的癫痫发作。

影像资料不完整是低龄患儿的一个特殊问题，因为在大脑发育早期，高分辨率MRI可能意义不大。这一问题在局灶性皮质发育不良的低龄患儿中尤为明显，髓鞘的阶段性成熟可能掩盖微小的发育异常病变（Eltze et al., 2005）。如果没有高分辨率MRI，就可能彻底遗漏细微病变（Urbach, 2012）。癫痫的无发作率易于接受，尽管MRI阴性患儿有可能手术成功（Jayakar et al., 2009），但仍低于MRI阳性病例。

在儿童癫痫中心，PET和SPECT越来越多地用于复杂的局灶性癫痫病例。结果一致的功能影像数据证实致痫区定位正确的话，手术失败率较低。在FCD和结节性硬化症（tuberous sclerosis complex, TSC）患儿的病例已证实，发作期SPECT确定的皮质区域就在术区（Krsek et al., 2009, 2013）。最近一项173例发作期SPECT研究分析发现，当发作期SPECT高灌注区被完全切除时，106例组织学证实是FCD的患儿，术后无发作率为86%。这一结果优于仅根据MRI和EEG进行切除术的患者，后者术后无发作率为75%（Krsek et al., 2013）。

功能皮质和致痫皮质的协同定位

结构和功能重叠在皮质畸形中常见（Duchowny, 2009）。癫痫外科患者的功能MRI和皮质刺激定位研究证实发育异常组织、致痫区与皮质功能区存在密切关系。癫痫发作通常起始于语言、感觉运动功能或视觉皮质区域内或附近（Leblanc et al., 1991, 1995; Duchowny et al., 1996），例如，电刺激脑裂畸形处可产生功能性运动反应（Leblanc et al., 1991）。考虑到难治性局灶性癫痫患儿常常存在皮质畸形病变，因此需要保留术后功能是导致不能完全切除和手术失败的主要原因。

非邻近致痫区

定位皮质畸形的电生理边界是非常困难的。即使解剖上明确的病变也可能被证实，癫痫发作起源于它的远隔部位，而电生理监测也常常能在远隔继发区域记录到发作活动。这些“发作期内”激活的区域能够自我维持致痫性，而且可能出现在距离原发病灶相当远的部位（Jayakar et al., 1994）。因此，除非同时切除远处的兴奋性组织，否则手术失败的可能性很大。发作期激活区域可能毗邻或接近原发性致痫区、脑叶之外，甚至对侧。因为扩散通路很少与主要纤维束的走形一致，所以它们的解剖部位很难预测（Thiebaut de Schotten et al., 2008）。相反，发作期活动通过皮质-皮质通路或异常神经网络扩散（Duchowny-Jayakar, 2000; Duchowny, 2009）。因此，MRI可以识别大脑皮质发育异常，但并不总是能明确其完整的功能范围。

复杂的病灶外相互作用是皮质畸形的特征。一项针对4例多微小脑回畸形患者致痫区的SEEG研究显示，广泛的致痫网络与多微小脑回畸形皮质的高频放电有关（Chassoux et al., 2008）。在FCD、结节性灰质异位和皮质下带状灰质异位患者的EEG-fMRI发作期和发作间期事件记录显示，上层皮质和带状异位灰质有放电活动（Tyvaert et al., 2008）。TSC的EEG-fMRI研究也发现远隔部位存在网络连接（Jacobs et al., 2008）。

颅内电极覆盖不足

术前资料分析不充分会导致置入颅内电极不精准，最终会影响患者致痫灶的定位。如果头皮脑电记录不能完全确定致痫灶，即使是对低波幅放电能可靠定位的颅内电极，也会错过离深部或硬膜下电极触点仅几厘米远的低电压活动。空间采样也受到电极数量的限制，分散的发作起始可能并不总是明显的。这些术中的局限性突出了全面的术前评估和手术计划的重要性。

源自大脑深部病灶的发作间期棘波和（或）发作期放电可在不累及大脑皮质的情况下传播。尤其是大脑底部皮质放电可能无法检测到，除非它们激活了凸面的大脑皮质，看起来就像边界清楚的“假病灶”。因此，即使记录到局部的皮质尖波或β放电，也必须始终考虑到它是从未放置电极（或电极覆盖不足）的部位传播过来的可能性。如果存在广泛或多个致痫区，那么发作起始部位和早期扩散模式可能各不相同。不同区域之间的相互作用使得精准定位发作起始区变得异常困难。

硬膜下电极造成的覆盖不足有时会造成“最后一排”的问题。在这种情况下，电极格栅只能部分覆盖致痫区，而不是将其四周包围。如果在致痫区四周没有一排静默电极，那么致痫区的边界就不可能被精确定义。因为不可能完整记录受累皮质，所以次全切除和手术失败仍然很有可能。

手术的局限

对某些患者来说，切除致痫灶可能具有挑战性。这通常发生在深部的解剖结构，包括岛叶（Dylgjeri et al., 2014）和下丘脑（Freeman et al., 2004）。

出现新致痫灶

虽然原发的术前确定的致痫灶被切除后，出现新致痫灶常常是一个潜在需要考虑的问题，但这不是手术失败的常见原因。事实上，大多数手术失败是由于术前确定的致痫灶未被完全切除。然而，一项对44例成人颞叶手术失败的调查发现，12例患者中仅有1例发作起源于残留海马硬化，5例患者发作起源于对侧海马，6例患者发作起源于颞叶新皮质。其他病变的患者更可能新发起源于同侧的癫痫发作，但大部分发作来自颞叶外（Hennessy et al., 2000）。

癫痫手术失败后迟发性癫痫发作机制尚不完全清楚，目前缺乏准确的数据，但至少有些患者未表现出术前就存在的间期放电病灶。药物减量也可能是原因之一。最近，欧洲小儿癫痫手术队列的“Time to stop”研究对95例癫痫术后复发的患儿进行了回顾性研究，分析了AEDs减量对癫痫复发的影响（Boshuisen et al., 2014）。使用多变量回归分析发现，AEDs减药时间间隔较短是短期内复发的唯一独立预测因素。单变量分析进一步证实切除不完全与较短时间内复发相关。此外，大脑半球切除术也与较短时间内复发相关。

再次手术

不足为奇的是，对于初次切除性手术失败的患者来说，再次手术的目标和策略与为首次手术患者制订的目标和策略一致。完全了解发作症状学和趋于一致的术前评估资料是手术成功的必要条件，完全切除致痫区和病灶（如果有）预后会更好。术后MRI上残留个别的异常结构可作为重新评估原发致痫灶的有用标志。

已发表的一系列因持续性癫痫发作再次手术患者的研究报道了相当好的结果。虽然手术失败和再次手术之间的间隔各不相同，但多数情况下时间是相当长的。众所周知，许多患者手术前病程较长，但更难解释的、令人意外的是，再次手术前患者仍要忍受类似长时间的发作。

颞叶切除术、颞叶癫痫再手术在成人癫痫患者中更普遍常见。进一步切除颞叶内侧结构通常与手术成功相关，而手术失败更有可能和对侧颞叶内侧新发的致痫灶有关（Hennessy et al., 2000）。保持一致的同侧致痫灶、更大的切除范围与更好的癫痫控制相关（Schultz et al., 2001）。相比之下，脑炎和外伤性脑损伤后更广泛的病变，以及后颞部受累与预后较差相关（Salanova et al., 2005）。具有弥散病变的患者更可能需要有创性EEG监测。

Surges和Elger于2013年回顾了402例成人切除性癫痫手术失败后再次手术的15份病历。他们全面性的结果如表42-1所示。在所有接受切除性癫痫手术的患者中，3.8%～4%的患者在第一次手术后2～5.5年内进行了第二次手术；36.6%的无发作患者在第二次手术后至少随访了6个月～4年。术后并发症发生率为13.5%（视野缺损、偏瘫）。第一次癫痫手术失败的原因多种多样，包括致痫灶定位不正确或切除不完全、存在另外的致痫灶或基础疾病的进展。最终的癫痫无发作与术后影像学和临床电生理结果一致，癫痫发作前无潜在的脑外伤或中枢神经系统感染相关。

迈阿密儿童医院是最早报道小儿再次手术经验的中心之一（Shaver et al., 1997）。12例局灶性新

表 42-1 成人切除性癫痫手术后再手术病例综述

参考文献	癫痫类型（病理）	第一次手术后癫痫发作复发	再次手术和分析的患者数量	第二次手术后癫痫发作预后良好（患者数量）	与第二次手术相关的并发症（患者数量）	第二次手术后的最短随访时间（平均）	第一次和第二次手术之间的平均时间间隔	第二次手术后癫痫发作预后良好的指标 / 预测因素（作者强调）	第二次手术后癫痫发作不良预后的指标 / 预测因素（作者强调）
Siegel et al., 2004	混合型（约 2/3 是 TLE）	第一年内 8.9%	64	1 : 22 2 : 5	10 pts： 9 例视野缺损 1 例偏瘫	1 年 （4.0 年）	5.5 年	第一次手术前癫痫持续时间小于等于 5 年，（OR3.18，95%CI1.03，9.90）；第一次手术前的局灶性 IED**（OR4.45，95% 可信区间 1.22，16.18）	
Gonzalez Martinez et al., 2007	异种人群（FCD，HS，肿瘤，双重病理，非特异性病变）	第一年内 71%	57	1 : 22 2 : 8	12pts： 8 例象限盲 4 例偏瘫	2 年 （10.6 年）	4.4 年	肿瘤作为最初的病理结果优于 FCD 或海马硬化	
Germano et al., 1994	TLE	术后 6 个月内 60%，术后 2 年内 90%	40	1 : 21 2 : 4	0 例	2 年 （4.8 年）	5.5 年		多脑区 EEG 异常
Salanova et al., 1994	FLE（非肿瘤）	未报告	39	35pts 中 1 例无发作，6 例术后早期无发作	3pts： 1 例偏瘫 1 例腿轻瘫 1 例面瘫	4 年（19 年）	未报告	切除术后 ECoG 中没有棘波（或明显减少）	额颞联合切除术（与单纯额叶切除术相比）
Wyler et al., 1989	混合型 （大多数是 TLE）	未报告	31	1 : 15	3pts： 2 例象限盲 1 例偏瘫	未报告	未报告	残余结构性病灶；第一次手术的扩大切除，非病灶性癫痫首次手术前的侵袭性 EEG 监测	
Schulz et al., 2011	MTLE（HS）	未报告	22	1 : 9	2pts：1 例偏盲 1 例阅读障碍 / 象限盲	2 年（3.6 年）	4.95 年		发作期电活动向对侧半球的扩散；少量颞叶外侧皮质切除

续表

参考文献	癫痫类型（病理）	第一次手术后癫痫发作复发	再次手术和分析的患者数量	第二次手术后癫痫发作预后良好（患者数量）	与第二次手术相关的并发症（患者数量）	第二次手术后的最短随访时间（平均）	第一次和第二次手术之间的平均时间间隔	第二次手术后癫痫发作预后良好的指标/预测因素（作者强调）	第二次手术后癫痫发作不良预后的指标/预测因素（作者强调）
Holmes et al., 1999	混合型	未报告	21	1∶9	0例	1年（3年）	2年	第一次手术失败前后的术前MRI局灶性表现与发作期EEG起源具有一致性	癫痫发作前有中枢神经系统感染史
Schwartz & Spencer, 2001	异种人群（FCD，HS，肿瘤，其他）	未报告	21	1∶4	未报告	1年（3.5年）	未报告	切除复发性肿瘤，反复进行侵袭性监测纠正先前的采样错误	
Salanova et al., 2005	TLE	未报告	21	1∶12 1∶5	未报告	1年（范围1~6年）	5.2年	前颞叶致痫灶，脑部影像异常	
Pati et al., 2011	HH	未报告	21	1∶2	12pts： 1例症状性中风 5例嗜食症1例全垂体功能减退 4例低钠血症 1例交通性脑积水	6个月（平均9个月）	未报告		
Jung et al., 2012	TLE	术后即刻发作（16pts）	17	1∶5	未报告	1年(6.3年)	未报告		颅脑外伤史
Awad et al., 1991	混合型（大多数是TLE）	术后6个月内8.7%	15	1∶7	0例	8个月（1.5年）	3.2年		
Jehi et al., 2010	TLE	第一年内69%，第一年后31%	15	1∶6	未报告	未报告	未报告	同侧（原手术侧）颞叶底部和颞叶内侧癫痫复发	

续表

参考文献	癫痫类型（病理）	第一次手术后癫痫发作复发	再次手术和分析的患者数量	第二次手术后癫痫发作预后良好（患者数量）	与第二次手术相关的并发症（患者数量）	第二次手术后的最短随访时间（平均）	第一次和第二次手术之间的平均时间间隔	第二次手术后癫痫发作预后良好的指标 / 预测因素（作者强调）	第二次手术后癫痫发作不良预后的指标 / 预测因素（作者强调）
Abosch et al., 2002	MTLE	未报告	13	4 例癫痫无发作	未报告	未报告	2.6 年		
Ramos et al., 2009	MTLE	都在 1 年内	5	1：22：1	未报告	未报告	未报告		
总结（所有）			402	147 癫痫无发作（36.6%）	42/310pts（13.5%）				
总结（不含 HH）			381	145 癫痫无发作（38%）	30/289pts（10.4%）				

ECoG：皮层脑电图；FCD：局灶性皮质发育不良；FLE：额叶癫痫；HH：下丘脑错构瘤；HS：海马硬化；IED：发作间期癫痫样放电；pts：患者；TLE：颞叶癫痫；MTLE：颞叶内侧癫痫。** 与局部、双侧或全面性IED相反。

来自：Surges R, Elger CE. Reoperation after failed resective epilepsy surgery. Seizure 2013; 22： 493-501.

皮质切除术患者中大多数具有皮质发育不良，切除术前多采用硬膜下电极术外评估。4例患者进一步扩大切除原术区，3例（异位神经元、皮质发育不良）术后无发作。4例进行了脑叶外切除，其中2例术后无发作；4例需要多脑叶切除术，其中2例术后无发作（1例是皮质发育不良，另1例是海马硬化）。后一组出现了3种神经功能缺损（失语症、偏瘫、脑室出血）。

就在最近，Ramantani等于2013年报道了23例再次手术的患儿术后无发作率为61%。大部分复发出现在前3个月，部分病例甚至在2周内出现。值得注意的是，8例接受了多脑叶切除术，7例接受了大脑半球切除术。在这个队列中，大部分根治性再次手术证明低龄难治性癫痫患儿往往存在大脑半球广泛受累（Duchowny et al., 1998），未能获得良好预后是因为保留了功能皮质，限制了切除范围。研究人员强调，为取得较好的长期功能恢复，尽早考虑再次手术很重要，避免延迟。

结论

虽然没有关于再次手术后认知、行为结果，以及生活质量的数据，但似乎有理由认为，再次手术后无发作与首次手术后获益类似。再次手术与首次手术的主要区别在于癫痫持续时间较长，再次对大脑进行手术。埋置过硬脑膜下电极的手术区域再次手术会增加术中出血和感染，以及再次神经外科组织有创性手术所固有的风险。

原书参考文献

Abosch A, Bernasconi N, Boling W, et al. Factors predictive of suboptimal seizure control following selective amygdalohippocampectomy. J Neurosurg 2002; 97: 1142-1151.

Awad IA, Nayel MH, Lüders H. Second operation after the failure of previous resection for epilepsy. Neurosurgery 1991; 28: 510-518.

Bonini F, McGonigal A, Trebuchon A, et al. Frontal lobe seizures: From clinical semiology to localization. Epilepsia 2014; 55: 264-277.

Boshuisen K, Schmidt D, Uiterwaal CSPM, et al. Time to relapse after epilepsy surgery in children: AED withdrawal policies are a contributing factor. Epileptic Disord 2014; 16: 305-311.

Chassoux F, Landre E, Rodrigo S, et al. Intralesional recording and epileptogenic zone in focal polymicrogyria. Epilepsia 2008; 49: 51-64.

Duchowny M. The syndrome of partial seizures in infancy. J Child Neurol 1992; 7: 66-69.

Duchowny M, Jayakar P, Harvey AS, et al. Language cortex representation: Effect of developmental versus acquired pathology. Ann Neurol 1996; 40:31-38.

Duchowny M, Jayakar P, Resnick T, et al. Epilepsy surgery in the first three years of life. Epilepsia 1998; 39: 737-743.

Duchowny M. Clinical, functional and neurophysiologic assessment of dysplastic cortical networks: Implications for cortical functioning and surgical management. Epilepsia 2009; 50 (Suppl 9): 19-27.

Dylgjeri D, Taussig M, Chipaux et al. Insular and insulo-opercular epilepsy in childhood: An SEEG study. Seizure 2014; 23: 300-308.

Eltze CM1, Chong WK, Bhate S, et al. Taylor-type focal cortical dysplasia in infants: some MRI lesions almost disappear with maturation of myelination. Epilepsia 2005; 46: 1988-1992.

Freeman J, Lee T, Coleman R, et al. MR imaging and spectroscopic study of epileptogenic hypothalamic hamartomas: Analysis of

72 cases. Am J Neuroradiol 2004; 25: 450-462.

Germano IM, Poulin N, Olivier A. Reoperation for recurrent temporal lobe epilepsy. J Neurosurg 1994; 81: 31-36.

Gonzalez-Martınez JA, Srikijvilaikul T, Nair D, et al. Long-term seizure outcome in reoperation after failure of epilepsy surgery. Neurosurgery 2007; 60: 873-880.

Hennessy MJ, Elwes RDC, Binne CD, et al. Failed epilepsy surgery. A study of persistence and recurrence of seizures following temporal resection. Brain 2000; 123: 2445-2446.

Holmes MD, Wilensky AJ, Ojemann LM, et al. Predicting outcome following reoperation for medically intractable epilepsy. Seizure 1999; 8: 103-106.

Jacobs J, Roht A, Moeller F, et al. Evaluation of epileptogenic networks in children with tuberous sclerosis complex using EEG-fMRI. Epilepsia 2008; 49: 816-825.

Jayakar P, Dunoyer C, Dean P et al. Epilepsy surgery in children with normal or non-focal MRI scans: Integrative strategies offer long-term seizure relief. Epilepsia 2008; 49: 758-764.

Jehi L, Sarkis R, Bingaman W, et al. When is a postoperative seizure equivalent to "epilepsy recurrence" after epilepsy surgery? Epilepsia 2010; 51: 994-1003.

Jung R, Aull-Watschinger S, Moser D, et al. Is reoperation an option for patients with temporal lobe epilepsy after failure of surgery? Seizure 2012; 1059-1311.

Krsek, P, Maton, B, Jayakar P, et al. Incomplete resection of focal cortical dysplasia is the main predictor of poor postsurgical outcome. Neurology 2009; 72: 217-223.

Krsek P, Kudr M, Jahadova A, et al. Localizing value of ictal SPECT is comparable to MRI and EEG in children with focal cortical dysplasia. Epilepsia 2013; 54: 351-358.

Leblanc R, Tampieri D, Robitaille Y, et al. Surgical treatment of intractable epilepsy associated with schizencephaly. Neurosurgery 1991; 29: 421-429.

Leblanc R, Robitaille Y, Andermann F, et al. Retained language in dysgenic cortex: case report. Neurosurgery 1995; 37: 992-997.

Liava A, Mai R, Tassi L, et al. Paediatric epilepsy surgery in the posterior cortex: a study of 62 cases. Epileptic Disord 2014; 16: 141-164.

Pati S, Abla AA, Rekate HL, et al. Repeat surgery for hypothalamic hamartoma in refractory epilepsy. Neurosurg Focus 2011; 30: E3.

Ramantani,G, Strobl K, Stathi A, et al. Reoperation for refractory epilepsy in childhood: A second chance for selected patients. Neurosurgery 2013; 73: 695-704.

Ramos E, Benbadis S, Vale FL. Failure of temporal lobe resection for epilepsy in patients with mesial temporal sclerosis: results and treatment options. J Neurosurg 2009; 110: 1127-1134.

第43章

术后影像

Chima Oluigbo, William D. Gaillard，著

徐成伟，译

要点

- 术后即刻进行的影像学检查包括：计算机体层成像（CT）、磁共振成像（MRI）及X线成像。
- 术后即刻进行CT是为了排除可能需要立即再次手术的颅内病变。
- MRI是为了确定残余致痫脑组织，例如切除性癫痫外科手术后局灶性皮质发育不良或肿瘤的残余部分。
- 与CT相比，MRI有良好的软组织分辨率，可以多方位成像评估。
- X线成像可用来定位深部和硬膜下电极，以及确定植入的神经调控设备的线路是否断裂或断开。
- 植入的神经调控设备暴露在磁共振环境中可能会出现严重的危害，例如磁场诱导的设备移位，设备操作系统的破坏，设备的电流感应或热效应可能会导致严重的神经损伤。
- 基于这些体内试验，一些特殊的神经调控设备带有MRI兼容标识。
- 这些设备可以在不同的生产厂家设定的特殊条件下进行MRI扫描。

对于癫痫外科患者，影像在术后评估中起到关键性作用。术后早期，影像检查的目的是处理即刻出现的临床问题及关注点。这些临床问题包括是否有并发症发生；切除性癫痫外科手术是否达到彻底切除所有异常的致痫组织的目的；脑深部或栅状电极（侵袭性监测）是否被准确地置入假设脑区；刺激电极（神经调控癫痫外科手术）是否被准确地植入要刺激的相关脑区。

这些临床关注点使得结构脑影像在术后早期发挥着重要的作用。患者术后恢复期间，影像检查仍为临床所需。相应地，以术后晚期影像为研究对象的应用型研究开始出现，例如术后确定功能性连接改变的研究。

本章的目的是回顾术后可能涉及的影像检查的类型与适应证。本章会详述癫痫患者术后影像的临床与研究目的，还会回顾一些常规的癫痫术后脑影像结果。最后，鉴于越来越多的患者植入神经调控设备来治疗癫痫（如迷走神经刺激器和脑深部刺激器），本章还会处理一些植入神经调控设备的磁共振的问题。

术后早期与后期结构影像检查项目

术后早期进行的主要影像学检查包括CT、MRI、X线成像。

自20世纪70年代以来，CT一直是神经外科临床工作中的顶梁柱（Pan, Siewerdsen, La Riviere, & Kalender, 2008）。它的优势在于高效而便捷地获取图像。与MRI相比，它还可以在术后即刻发现出血。因此，它主要应用于术后早期，及时排除可能需要立即再次手术的颅内病变。当术后患者新发神经功能障碍时，就更需要CT检查。一旦早期发现颅内血肿、张力性气颅及急性脑积水，就须紧急采取适当的神经外科干预措施。对于儿童，简便快捷的CT扫描常常可以避免过度镇静。

CT可以合理评估假设的致痫灶是否完全切除，然而，这种评估不如MRI翔实，具体理由如下。CT也可以用于个体化定位癫痫有创性监测中的深部和硬膜下电极（van Rooijen et al., 2013）。因为置入前MRI影像可以良好地显示皮质解剖结构，所以置入后CT影像配准到置入前MRI影像有助于把颅内电极精准配准到皮质表面。精准解剖定位置入的硬膜下或立体定向深部电极对于成功切除术前MRI阴性的致痫灶是非常关键的。

CT的局限性在于虽小但严重可致癌的辐射性。对于暴露在诊断性CT扫描低剂量电离辐射的儿童和青少年来说，有发生各种恶变的绝对超量危险，这种情况最近被Methews等学者报道：基于1100万个澳大利亚人数据相关研究，年发病率为9.38/10万人（Mathews et al., 2013）。因此，如果可能，应该限制使用CT扫描，特别是在低龄组。即使要使用，也应把辐射量调整到最低，特别是对于低龄儿童和婴幼儿。

相比CT，MRI的优势在于良好的软组织分辨率及多方位成像。它的劣势在于对静止不动的患者图像采集时间较长。这通常需要镇静处理，有时候对于一些不配合的低龄儿童甚至需要全身麻醉。术后早期发现颅内出血方面也不如CT（尽管磁共振SWAN序列提高了诊断出血的能力）。然而，不同于CT，MRI没有电离辐射。

MRI良好的软组织分辨率提供了更多的用途。我们可以精确地评估癫痫患者大脑结构细节。MRI可以鉴别残余的致痫脑组织，如切除性癫痫术后局灶性皮质发育不良或肿瘤的残余区域（图43-1）。在这方面，使用CT鉴别是困难的。这种残余的致痫组织对控制癫痫发作有明确的影响（Rowland et al., 2012）。MRI多方位成像可以精确地分析残余致痫脑组织，或者颞叶内侧切除术后海马功能相关结构的体积。从长远来看，这可以预测海马切除术后神经认知功能的结果和发作复发的情况。

术后早期，MRI比CT易利于发现可疑的脑血管病事件，如脑卒中及动脉或静脉梗死，这源于手术对动脉血供或相关静脉回流的干扰。MRI弥散加权成像的变化比CT上结构变化更早。当患者术后出现典型的临床症状，如意料之外的偏侧体征，CT并不能从结构上对出现的神经功能损伤给予解释时，这时候可以行MRI弥散加权成像。

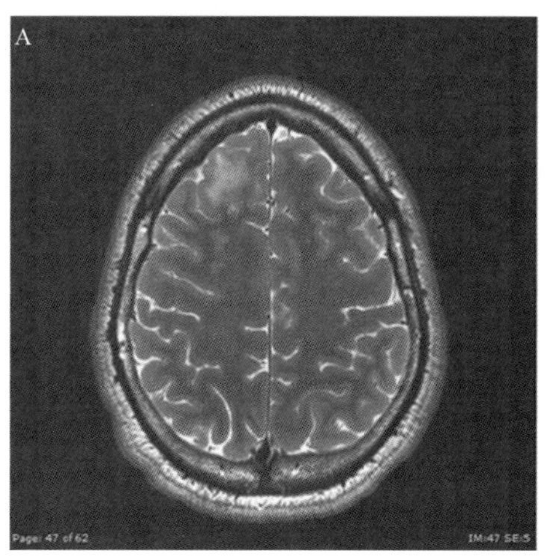

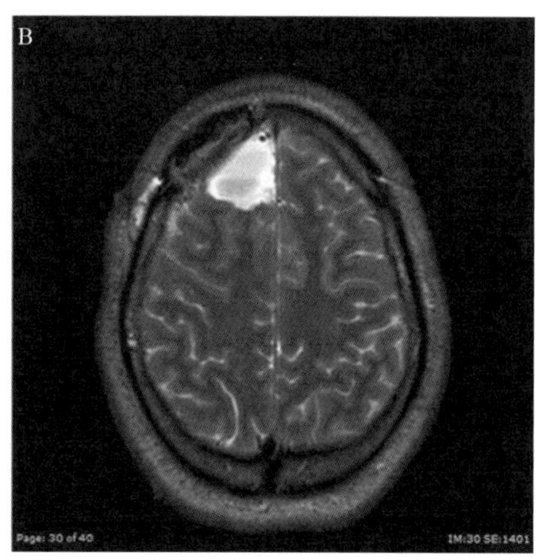

图 43-1　肿瘤残余区域

A. 术前脑MRI T2W扫描显示右额可疑皮质发育不良；B. 术后脑MRI扫描显示完全切除术前确定的右额皮质发育不良区域。

对于行脑肿瘤相关癫痫手术的患者，特别是当患者癫痫发作频率增加时，MRI可以用来监测术后晚期脑肿瘤的复发。最后，前期进行过癫痫放射外科治疗的患者，如导致顽固性发笑发作的下丘脑错构瘤，磁共振波谱可用来鉴别放射性坏死和放射诱导性肿瘤。

X线成像

把X线成像归入历史的脚注中是不合适的，因为在患者术后评估中，它有重要的适应证。X线成像简单易行，可以观察金属置入物的位置，如用于有创性颅内监测癫痫的深部和硬膜下电极。这些电极的大概位置可以关联到邻近的骨性标志并进行减影处理。

X线成像也被用来检查植入型神经调控设备，如迷走神经刺激器、脑深部刺激器、闭环刺激设备，像Neuropace生产的反应性神经刺激系统。X线成像可以显示出这些设备线路是否完整。因此，当神经调控临床疗效下降或当电路检查发现可能由于导线（线路）折断导致导线高阻抗时，它可以用来检查术后线路的完整性（图43-2）。

术后早期意料之中和意料之外的脑影像结果

儿童术后影像对于确定术后并发症非常重要。与文献报道相反，术后并发症可能表现为非特异性症状。对于不能配合的详细神经系统查体的儿童来说，影像作用更大。早期明确这类并发症很关键，以便及时采取补救措施，例如快速返回手术室进行颅内血肿清除术。

然而，某些术后早期脑影像结果是意料之中的，不需要任何干预，如幕上开颅术后2天内患者均有少量颅内积气（Sinclair & Scoffings, 2010），或者有少量无任何占位效应的颅内颅外出血，以及在切除脑组织的边缘呈现高密度或短暂的对比强化。

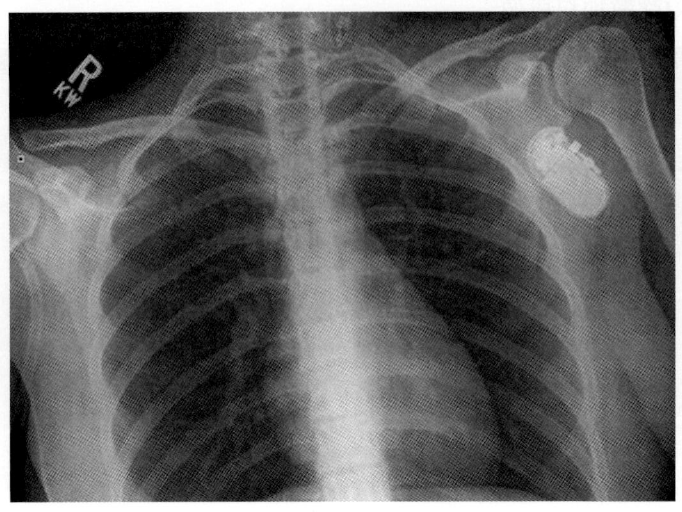

图 43-2 胸部 X 线显示植入型迷走神经刺激器导线和脉冲发生器

出乎意料的结果中最有意义的是术后颅内血肿，压迫颅内结构，需要紧急神经外科血肿清除术。下列这些开颅术的发生率是1.1%（Sinclair & Scoffings, 2010），血肿可能位于硬膜外、硬膜下或脑实质内。有时，血肿位于远隔部位，例如小脑内。这类患者在术后可能处于极端危险状态，伴有局灶性神经功能障碍、癫痫发作、意识改变。危重病例的任何延误诊断都可能会导致严重的神经系统后遗症或死亡。

如上所述，脑MRI成像可以明确术后卒中区域，特别是当弥散加权成像（DWI）上有变化时。一种典型的临床状况是当术后患者出现意料之外的偏侧体征时，对于这种表现出来的神经功能障碍，CT成像并不能证实相关的结构性改变，此时可以借助于DWI。

术后晚期，开颅术后切口感染及其影像结果都可能会表现出来。通常，这类患者会伴有切口感染的局部或全身表现，如切口渗出、皮肤发红、发热、头痛、假性脑膜炎及意识改变。对这些患者我们必须心存疑虑，需要做CT或MRI来确诊，但是全面的评估需要静脉注射对比剂。影像可以显示软组织、骨瓣感染，硬膜外脓肿或硬膜下积脓。另外，需要早发现，以及包括清创切口与使用合适的抗生素在内的及时有创性干预。

术后MRI扫描也能明确是否存在残余致痫脑组织，如切除性癫痫外科术后局灶性皮质发育不良的残余区域，而且是在按术前计划切除病灶后24 ~ 48 h之内就可获取最好的图像。

进行有创性监测的深部和硬膜下电极的成像与定位

有创性颅内监测适用于定位顽固性局灶性癫痫患者发作起始区，此类患者在脑致痫灶影像中无结构性的证据，或者影像与脑电图结果不一致时。因为这种检查旨在定位，所以空间精准性至关重要。植入的深部或硬膜下电极必须从空间上高度精准地配准到相应的皮质解剖区。

电极植入前脑MRI影像可以非常详细地展示出皮质解剖结构。电极植入期间，深部或硬膜下电极的金属部分可能会使其覆盖的皮质结构扭曲变形。针对这种情况，可以使用现有的商业影像融合软件将置入后脑CT影像与置入前MRI影像配准在一起（Serra et al., 2013; van Rooijen et al., 2013）。然后，这些融合影像可以导入导航系统进行术中导航及相关操作。

现已研发了电极位置的自动分割，以及将其空间上准确地叠加在置入前MRI影像上的相关程序（Wagner et al., 2009）。这些系统可以精确地定位电极，误差通常<2 mm（Wagner et al., 2009）。也可以把分割电极叠加到标准三维大脑模型上用于被试间研究（Dykstra et al., 2012）。

脑影像：癫痫患者术后的研究工具

做过切除术的癫痫患者为我们提供了一种研究全脑和局部脑连接网络紊乱，及其引起的神经认知功能方面临床表现的独特机会（如脑局部切除术）。

颞叶内侧及外侧切除术的效果得到了最广泛的研究。很多研究关注海马切除体积与长度对于记忆的影响，它们联合使用影像与神经认知评估工具。功能磁共振也已被用来评估前颞叶切除对于语言网络的影响（Bonelli et al., 2012）。癫痫术后白质异常的基于纤维束空间统计的弥散张量成像分析也已被用来研究癫痫术后脑结构重组（Nguyen et al., 2011; Yogarajah et al., 2010）。

目前，静息态功能磁共振正被用来研究切除性癫痫术后更多功能连接的全局性改变。这些研究阐述了脑网络改变，例如默认网络，还解释了这类网络初期组织在一起的方式。

治疗癫痫的植入型神经调控设备的MRI安全性

1997年美国食品和药品管理局（FDA）批准使用迷走神经刺激作为局灶性癫痫的辅助治疗方法。2013年11月FDA也授予了NeuroPace RNS系统上市许可证，它用来治疗药物难治性局灶性癫痫。加拿大和欧洲根据SANTE试验批准了脑深部电刺激（DBS）丘脑前核治疗难治性癫痫。植入这类神经调控设备的患者数量急剧增加。

随着植入神经调控设备的患者数量激增，可以预见到其中部分患者需要MRI来评估潜在的慢性或急性出现的神经功能障碍。因为固有的多方位成像优势及极佳的软组织分辨率，脑和脊髓MRI最适合用来评估全脑脊髓。

植入型神经调控设备暴露在磁场环境中可能会造成严重的危害。这些危害包括磁场可能诱导设备移位，或者这些设备的操作系统可能崩溃，以及诱导产生电流或产热，这些可能会产生严重性的神经系统损伤。

MRI扫描过程中会产生三个强磁场：静磁场、射频脉冲磁场、快速切换梯度磁场。这三个磁场协调作用后即生成最终的磁共振图像。然而，这些磁场可能或单独或联合地对神经调控设备诱导产生以下有害后果。

（1）神经调控设备发热：机制为射频或电阻设备发热。这类设备发热可能会伤及周围组织。电阻设备发热来源于神经调控设备产生的涡流，这取决于植入设备的大小、梯度磁场切换率、设备与磁共振成像孔的距离。另外，射频设备发热来自神经刺激导线接收的射频能量，之后这些类似天线的导线把能量聚集、发散到设备的更小区域。

（2）神经调控设备导线产生电压感应可能会导致意想不到的电刺激。

（3）植入的神经调控设备产生的扭矩可能会导致设备移位或组织损伤。这种扭矩力取决于静磁场强和神经调控设备中铁磁性物质的数量。

（4）设备故障可能源于设备元件电路通道的电压感应效应，这会损坏电路元件，影响磁场切换或使得铁磁元件脱离开关面板。

体内研究显示内在和外在因素影响神经调控设备在磁共振环境中产生的热量。外在因素包括发射或接收体与头线圈的成对使用及成像中使用的射频能量大小［它与整体的平均比吸收率（SAR）成一定比例］。内在的因素包括神经调控系统元件配置、导线的长度与布局，以及电线的破损区或电线阻抗改变。

迄今为止，关于植入神经调控系统的患者磁共振安全性的推荐和指南的更新一直由行业主导。基于上述体内研究，一些特殊设备带有磁共振兼容的标识。这些设备包括脑深部电刺激设备和迷走神经刺激治疗系统。磁共振兼容是指植入这类设备的患者可以在各个磁共振厂家所限定的特定条件下进行MRI扫描。在确保没有闭合环路后，给出的一些推荐如下（Rezai et al., 2005）（Cyberonics 指南：磁共振下VNS治疗系统）。

（1）应该使用发射并接收射频的磁共振头线圈进行扫描。

（2）磁共振参数应该设定至DBS系统比吸收率为0.4 W/ kg，VNS治疗系统比吸收率为3.2 W/ kg。

（3）扫描前调控设备应该进行电子检查、阻抗评估以排除导线折断。无论是正常模式还是磁场模式，VNS设备输出电流参数设置都应设置为输出电流为0，磁场电流为0。而对于DBS设备，脉冲发生器应设置为关机状态，电压设置为0。

随着磁共振技术的进步和扫描序列的更新，期待这些推荐被重新审视。就目前形势，良好沟通的必要性如何强调也不为过。应该在扫描前告知患者及其家属可能出现的危害，保持有需求的临床医生和放射科医生之间良好的沟通也很重要。应该事先充分地告知放射科医生植入了神经调控设备的患者要进行MRI扫描，这样便于选择合适的发射与接收的磁共振头线圈。放射科医生学习上述生产厂家的推荐也很关键。最后，磁共振扫描前应该询问有无刺激器，扫描前关机，扫描结束后再开机。

原书参考文献

Bonelli SB, Thompson PJ, Yogarajah M, et al. Imaging language networks before and after anterior temporal lobe resection: Results of a longitudinal fMRI study.Epilepsia 2012; 53: 639-650.

Dykstra AR, Chan AM, Quinn BT, et al. Individualized localization and cortical surface-based registration of intracranial electrodes. NeuroImage 2012; 59:3563-3570.

Mathews JD, Forsythe AV, Brady Z, et al. Cancer risk in 680,000 people exposed to computed tomography scans in childhood or adolescence: Data linkage study of 11 million australians. BMJ 2013; 346: f2360.

Nguyen D, Vargas MI, Khaw N, et al. Diffusion tensor imaging analysis with tract-based spatial statistics of the white matter abnormalities after epilepsy surgery. Epilepsy Res 2011; 94: 189-197.

Pan X, Siewerdsen J, La Riviere PJ, et al. Anniversary paper. development of x-ray computed tomography: The role of medical physics and AAPM from the 1970s to present. Med Physics 2008; 35: 3728-3739.

Rezai AR, Baker KB, Tkach JA, et al. Is magnetic resonance imaging safe for patients with neurostimulation systems used for deep brain stimulation? Neurosurgery 2005; 57: 1056-62; discussion 1056-1062.

Rowland NC, Englot DJ, Cage TA, et al. A metaanalysis of predictors of seizure freedom in the surgical management of focal cortical dysplasia. J Neurosurg 2012; 116: 1035-1041.

Serra C, Huppertz HJ, Kockro RA, et al. Rapid and accurate anatomical localization of implanted subdural electrodes in a virtual reality environment. J Neurol Surg Part A, Centr Eur Neurosurg 2013; 74: 175-182.

Sinclair AG, Scoffings DJ. Imaging of the post-operative cranium. Radiographics 2010; 30: 461-482.

van Rooijen BD. Backes WH, Schijns OE, et al. Brain imaging in chronic epilepsy patients after depth electrode (stereoelectroencephalography) implantation: Magnetic resonance imaging or computed tomography? Neurosurgery 2013; 73: 543-549.

Wagner S, Kuss J, Meyer T, et al. An integrated tool for automated visualization of subdural electrodes in epilepsy surgery evaluation. Int J Comput Assist Radiol Surg 2009; 4: 609-616.

Yogarajah M, Focke NK, Bonelli SB, et al. The structural plasticity of white matter networks following anterior temporal lobe resection. Brain 2010; 133: 2348-2364.

第44章

抗癫痫药物停药时机

Kees Braun, Kim Boshuisen, Shlomo Shinnar，著
马久红，译

要点

- 术后停用抗癫痫药物（AEDs）后，癫痫复发率为15%～30%，儿童复发的风险低于成人。
- 没有证据表明停用AEDs本身会增加癫痫长期失控的风险。
- 术后AEDs减药可改善认知功能。
- 相较于成人，儿童更适合尝试减药，因为儿童复发的风险较低，复发的社会心理障碍不明显，而且他们长期的认知功能发育还有更大的提升空间。
- 早期减AEDs会轻度增加复发风险，这是因为手术成功后时间较短。
- 儿童早期停用AEDs并不影响最终的发作控制预后。

对大多数小儿癫痫外科手术适应证患儿而言，手术治疗要达到治愈的目的。切除或离断致痫脑组织的目的是获得完全无发作。一旦患儿摆脱了这种致残的、反复发作的疾病，是否停药，以及何时可以安全地停用AEDs是值得考虑的问题。但是，要证明手术是否成功、癫痫能否治愈还需要时间。术后无发作率会随时间延长而下降（Tellez-Zenteno et al., 2005; Edelvik et al., 2013）。手术治愈癫痫定义为：术后无发作、停药至少5年（Schmidt et al., 2004）。

当考虑术后无发作的患儿停用AED时，应认真权衡停药可能带来的益处，也要单独评估癫痫复发的风险和后果（Braun & Schmidt, 2014）。药物的不良反应、是否存在癫痫预后不良的预测因素，以及患儿及其父母的意向，这些都是用来决定是否减药的因素。在本章中，我们将解决三个主要问题：为什么要考虑减停AEDs；其风险是什么；何时开始减药。我们将回顾现有文献，对比药物治疗组和手术治疗组，成人组与儿童组。我们认为，儿童比成人更适合停药，没有证据表明停药本身会对长期癫痫预后产生负面影响，而且一些研究表明减药有益于认知功能改善。最后，我们将讨论减停AEDs时机的问题，并说明早期停药并不影响患儿最终的癫痫预后（Boshuisen et al., 2012）。因

此，关于患儿术后AEDs的决策似乎集中在一个问题上：什么时候手术算完全成功了。

为什么应该考虑减停AEDs

停用抗癫痫发作药物避免了不必要的长期药物毒性，药物与药物之间的相互作用，以及持续的认知或其他不良反应。这样就降低了药物、监测和后续护理的成本，而且还可以防止“患者角色”固化（Cole & Wiebe, 2008）。需要鉴别五种不同类型的药物不良反应（Perucca & Gilliam, 2012），其中有药物间相互作用的不良反应（E型），例如由酶诱导引起的相互作用（Brodie et al., 2013），特异质药物不良反应（B型），以及剂量相关的不良反应（A型）。对于后者，认知和行为问题很常见（Ortinskis & Meador, 2004），新老药物都可能发生（Sarco & Bourgeois, 2010）。警觉性、注意力、精神运动反应速度、记忆力和学习能力受影响最大，儿童的风险尤其大（Guerrini et al., 2012）。在发育的关键阶段长期使用AEDs所产生的累积效应可能会永久影响教育历程和最终功能（Mula & Trimble, 2009）。此外，AEDs可能会干扰正常的大脑发育（Ikonomidou & Turski, 2010）。早期停用AEDs会明显减少儿童药物暴露时间及其潜在的不良反应。往往在停用AEDs后，父母才能认识到抗癫痫药物对患儿的警觉性和认知功能的真正不良影响。

对于癫痫患者，无论是药物治疗，还是手术治疗的队列研究均已描述减用AEDs有益于认知功能改善。一项单药治疗的癫痫无发作的成人随机对照研究表明，停用AEDs能改善时间压力下的复杂认知进程（Hessen et al., 2006）和执行能力（Hessen et al., 2009），还会增加神经心理学表现完全正常的患者数量（Lossius et al., 2008）。在非手术小儿队列研究中发现，虽然单药治疗无发作的患儿IQ得分并未显著提高（Chen et al., 2001），但精神运动反应速度有所提高，其父母反映停药后警觉性和活跃度改善（Aldenkamp et al., 1993, 1998）。波恩小组最近的一项以成人为主的队列研究发现，癫痫外科术后减少药物负荷可以改善执行功能（EpiTrack量表测试）（Helmstaedter et al., 2016）。在儿童颞叶术后，停用AEDs是术后远期IQ增加的最强预测因素（Skirrow et al., 2011）。此外，小儿癫痫手术后停用AEDs可以改善精神运动反应速度（van Schooneveld et al., 2013）。与继续用药患儿相比，术后2年内停用所有药物的患儿具有更好的基于标准化回归分析的语言记忆评分（Meekes et al., 2013）。最后，来自“TimeToStop”研究队列的301例患儿在术前和术后进行了神经心理测评，研究结果发现在最近一次评估时开始减用AEDs的患儿术后IQ值显著提高，术后IQ变化也最明显，而且停用AEDs的数量与认知预后相关（Boshuisen et al., 2015）。

许多AEDs的不良反应都可能会影响生活质量（QoL）（St. Louis, 2009）。尽管在Scandinavian的系列试验中，减停AEDs后QoL并没有改善（Lossius et al., 2008），但最近一项中国的研究表明，非手术治疗的无发作的成人，撤药后比继续服用AEDs的QoL更好（Zou et al., 2014）。目前尚无有关儿童减药后QoL变化的数据。

AEDs减药的风险

在药物治疗的研究队列中，AEDs撤药后的癫痫复发率之间存在很大差异（表44-1：Berg & Shinnar, 1994; Specchio & Beghi, 2004; Schmidt & Löscher, 2005）。癫痫发作的结局在很大程度上取决于所调查人群中是否存在特定的危险因素，随访期限与患者癫痫起病年龄和AEDs减药时的年龄（有关综述，请参见Braun & Schmidt, 2014; Gross-Tsur et al., 2014）。通常，儿童停药后的复发率低于成人（表44-1）。与成人相比，这至少一部分归因于儿童期起病的"良性"癫痫综合征的发病率相对较高；在一项264例儿童AEDs停药后无发作的前瞻性研究中，只有37%的患儿有远期的症状性病因，而63%属于"特发性"癫痫（包括隐源性病例）（Shinnar et al., 1994）。不足为奇的是，起病年龄超过12岁的（RR 4.24，95% CI 2.54 ~ 7.80）症状性病因是复发的重要危险因素（RR 1.81，95%CI 1.21 ~ 2.70）。在一项大型的Meta分析中，显示青春期发病的癫痫确实具有很高的复发风险（Berg & Shinnar, 1994）。

这些汇总的癫痫复发率均来自独立研究，包括在关于药物治疗患者撤药的三篇系统评价或Meta分析论文中（Berg & Shinnar, 1994; Specchio & Beghi, 2004; Schmidt & Loscher, 2005; 共纳入41项研究，7520例患者），以及一篇关于术后撤药的Meta分析（Ladino et al., 2014; 共纳入23项研究，2717例患者）。根据患者停用AEDs的年龄对研究进行分类，其中包括仅成人患者、仅儿童患者，或成人和儿童混合的患者群。表44-1列出了汇总人群的平均复发率，以及来自独立研究的百分比范围和95%的置信区间（CI）。

表 44-1 癫痫无发作患者减停 AEDs 后复发率汇总

	药物治疗患者	手术治疗患者
成人	51.1% （范围 46% ~ 66%，95% CI 47.5 ~ 57.1） 7 项研究的汇总数据，n=1082	20.8% （范围 10% ~ 34.95% CI 14.1 ~ 35.5） 4 项研究的汇总数据，n=240
混合人群	33.4% （范围 23% ~ 50%，95% CI 28.2 ~ 42） 8 项研究的汇总数据，n=2215	30.1% （范围 16% ~ 46%，95% CI 23.6 ~ 35.3） 13 项研究的汇总数据，n=1294
儿童	27.5% （范围 12% ~ 52%，95% CI 25.5 ~ 32.6） 26 项研究的汇总数据，n=4223	15.2% （范围 6% ~ 44%，95% CI 9 ~ 30.8） 6 项研究的汇总数据，n=1183

基于一个简单的前提，即在预计手术成功（不包括姑息手术），潜在的致痫区已被准确切除，我们可以预期不需要AEDs治疗，而且术后停用AEDs后癫痫复发的概率相对较低。在药物治疗的患者中，只有癫痫综合征的良性自然演变（即"时间"）才能确保成功撤药。然而，选择手术治疗患者是基于可能治愈的内在假设，所以他们长期无发作的概率预计比药物治疗的患者高。与药物治疗患者相比，手术患者汇总的平均复发率更低（表44-1），各研究之间的差异大，与成人相比，儿童的风险更低。几项独立研究报道，低龄手术患儿预计在停用AEDs后长期无发作的概率更高（Al- Kaylani et al., 2007; Lee et al., 2008; Rathore et al., 2011; Afshari & Moradian, 2012; Menon et al.,

2012）。重要的是，在多数研究中，对于AEDs减药和完全停药之间的差异对复发率的影响未做进一步解释说明（Ladino et al., 2014）。最后，表44-1所示的汇总平均复发率并未考虑不同研究之间随访时间的差异。因此，笔者最近进行了一项Meta分析，用来确定随时间推移的累积复发的风险，结果发现对于汇总后的成人和小儿研究人群而言，从术后开始停用AEDs后，1年的复发率是14%，2年的复发率是21%，3～4年的复发率是24%，5年及以上随访后的复发率达29%（Lamberink et al., 2015）。

术后AEDs减药是否会增加复发风险

许多研究报道，与仍然接受药物治疗的患者相比，停用AEDs的患者复发的风险更低。甚至最近的一项涉及16项研究的Meta分析揭示了尝试停药的患者癫痫复发率OR值为0.39（95% CI 0.30～0.51，$P<0.001$）（Ladino et al., 2014），这很大程度上解释了人群间的内在差异。在大多数研究中，只有癫痫无发作的患者才尝试停药，而术后癫痫复发的患者从不停药。即使仅比较撤药和继续用药患者的缓解情况，撤药组患者的手术预期成功率也可能是最高的。因此，其他一些影响发作预后的主要因素，例如完全切除和病理结果可能在AEDs用药组间有所不同，而且干扰癫痫发作预后差异。在一项大型研究中，纳入的291例患者在术前评估时至少12岁，术后1年发作缓解，与AED减药组32%的癫痫复发率相比，非减药组复发率为45%（Berg et al., 2006）。可以看出，这两组在缓解时间有所不同；继续服药的患者延迟缓解，这也可以解释其较高的复发率。

很少有对照研究真正比较在AEDs策略方面（撤药还是继续用药）完全不同的患者组之间的癫痫发作结局。在一项前瞻性研究中，在术后1年达到Engel ⅠA级的60例患者被建议撤药。在同意撤药的研究组中，76%的患者达到了5年完全无发作，而继续药物治疗的患者中62%无发作（Kerling et al., 2009）。即使在这种设计的试验中，患者可能还有其他理由决定不停用AEDs，这可以解释两组之间复发率的差异。尚无随机对照研究来比较停用AEDs患者和继续用药患者之间术后短期和长期的癫痫发作预后。

AEDs减药后癫痫复发的后果

首先，也许最重要的原因是患者、家属和医生可能担心一旦停药后癫痫复发，癫痫发作会长期失控。然而，AEDs减药本身并不会增加再次发展为难治性癫痫的风险。将成人和儿童的研究汇总发现，75%（95%CI 72.4～79）的患者停药后癫痫复发，再次服用AEDs后又无发作，相比之下，从未尝试AEDs撤药的术后患者中有39%（95%CI 29.8～48.7）出现癫痫复发（Ladino et al., 2014）。这表明，撤药后复发对比服药中复发而言，相对“良性”，更容易治疗。汇总6项小儿研究的数据发现，在168例儿童中有128例（75.6%，95% CI 55.5～86.3）在改变药物治疗后再次无发作。尚不清楚那些没有改变AEDs治疗方案的患者是否会发展为难治性复发性癫痫。众所周知，尽管大多数术后癫痫复发出现在第1年，长期无发作率并不稳定，但随着时间的推移会下降（Spencer & Huh, 2008; Wiebe & Jette, 2012; Najm et al., 2013），其程度可能取决于潜在的致痫性病理（Bulacio et al., 2012; Najm et al.,

2013）。在大多数关于术后癫痫发作预后的研究中，并未考虑AED策略。然而，随访时间越长，无发作率越低（Tellez-Zenteno et al., 2005; Edelvik et al., 2013），这一现象强烈提示，至少不减药的患者也可能出现癫痫发作失控。即使完全切除了解剖学病变和原始的致痫区，远期癫痫复发也不容忽视，因为整个潜在的致痫网络可能比最初假设的要大得多（Wiebe & Jette, 2012; Engel et al., 2013），或者致癫皮质病理可能在术后持续存在或重新出现，而且持续致癫数年（Najm et al., 2013）。

其次，即使治疗有效，癫痫复发仍可能引起极大的失落，产生巨大的社会心理后果（Cole & Wiebe, 2008; Schmidt, 2011）。突如其来的发作会使患者产生羞耻感，降低他们的生活质量，对生活造成新的限制，并可能严重损害职业生涯，以及限制开车（Bonnett et al., 2011）。

应该考虑在哪些人群中停用AEDs

对每个人来说，决定开始减药都应该谨慎权衡利弊，以平衡其风险和获益。服用药物的数量、患者的主客观不良反应、癫痫复发预计对患者社会和职业方面的影响、患者或家属的个人意向、是否存在癫痫发作预后差的预测因素，这些都能决定是否及何时可以尝试AEDs撤药。癫痫复发的社会心理影响可能对成人更明显。事实上，当基于MRC AEDs撤药研究（MRC AEDs撤药研究小组，1993）得出的预测模型而告知患者撤药的确切复发风险时，绝大多数接受药物治疗而无发作的成人都选择继续药物治疗（Jacoby et al., 1993）。据报道，影响患者决定继续治疗的两个最常见的因素可能是害怕失去驾驶执照和害怕再发作（Jacoby et al., 1993）。这些问题在手术治疗的成年患者中有所不同。但是，对儿童患者而言，单一发作的长期影响极小，复发风险较低（表44-1），他们可能在认知发育方面获益更多。因此，他们是AEDs撤药更好的人选。来自瑞典国家癫痫外科登记册的结果反映了这一点，该结果表明，86%的无发作患儿在术后10年停用AEDs，而成人中只有43%停药（Edelvik et al., 2013）。

已经确定许多危险因素可能是术后AEDs停药后癫痫复发的预测指标。在表44-2中，列出了在多变量研究中被发现可独立预测复发的所有因素，以及未发现有显著预测价值的因素。在最近的系统评价中，我们得出结论：各项研究之间存在明显不一致，在所有分析、人群和不同的方法中均未找到一致的预测变量，而且没有一项研究具有将大型多变量预测模型中所有先前确定过的可能决定因素全部纳入统计学的能力（Lamberink et al., 2015）。在一项较大的队列研究中，766例患者术后AEDs减药，结果将早期开始完全停药、病灶不完全切除、既往手术史、多灶MRI病变和术后癫痫性脑电图异常被确定为癫痫复发的独立预测因素（Boshuisen et al., 2012）。

何时可以开始AEDs减药

在非手术的儿童队列研究中，使用AEDs控制效果良好的患儿，早期撤药（如癫痫无发作后2年内）比晚期撤药复发风险稍高（RR 1.32）（Sirven et al., 2001）。越早停药复发风险越高并不意外，因为需要时间来确定缓解。根据药物治疗策略，长期以来一直建议在癫痫术后继续使用AEDs至少2

年。我们自然坚持这一建议吗？这些年来，我们对术后AEDs撤药最佳时机的看法是否有所改变？术后早期AEDs减药是危险的吗？

表 44-2　手术治疗患者（成人和儿童）在 AEDs 撤药后复发的危险因素

可能的预测因素	具有显著意义的研究数量 / 研究总数
预测因素：	
开始撤药的年龄	1/1
从手术到减药的时间	3/3
术前癫痫病程	2/4
MRI 缺乏局灶性异常	1/1
MRI 可见多灶性异常	1/1
术后撤药前 EEG 癫痫样放电	4/5
治疗前发作的频率与数量	1/4
手术与撤药之间的发作	2/4
大脑半球切除术	1/1
病因学 *	1/5
不完全切除	1/2
前期手术	1/1
非预测因素：	
癫痫起病年龄	0/2
手术时年龄	0/3
术前对侧发作间期 EEG 棘波	0/3
全面性强直 – 阵挛发作	0/2
热性惊厥病史	0/2
术后早期癫痫发作 **	0/3
脑叶切除手术	0/2
左侧手术	0/2
AEDs 数量	0/3

*在一系列颞叶内侧切除术中，明确的海马硬化有显著意义

**术后1周或2周内癫痫发作，或出院前癫痫发作

改编自（Lamberink et al., 2015）

现行方法和意见

一份对1991—2012年发表的关于术后撤药发作结局的所有研究进行的Meta分析显示，手术与开始减药之间平均间隔是14（3～32）个月，手术至完全停药的平均时间为30（2～60）个月（Ladino et al., 2014）。2007年对美国癫痫中心的151位神经内科医生的调查发现，有71%的医生在术后癫痫无发作后2年或2年以上才停用AEDs，甚至从来不会建议停用AEDs（Berg et al., 2007）。然而，就在最近，对于接受药物联合治疗的患者，来自加拿大和美国分别仅有3%和7%的癫痫病学家在术后癫

痫无发作2年以上才开始AEDs减药；而如果患者是单药治疗，则两国专家中进行减药的比例分别是24%和35%（Téllez-Zenteno et al., 2012; Swisher & Sinha, 2013）。这些数据表明，这些年来我们倾向于早期撤药。在荷兰全国范围小儿癫痫外科项目中，也观察到了类似的趋势。2001年之前接受手术治疗的患儿中，术后2年内癫痫无发作及AEDs撤药占比为13%，而2001—2011年同样情况占比32%（*P*=0.005, Lamberink et al., 2015），两者癫痫无发作率并未改变。然而，UCLA小组报道了相反的趋势（Hemb et al., 2010）。将1997年前后手术患儿进行比较发现，癫痫无发作率从50%显著提高到77%，而既无发作又撤药的患儿人数从 31%下降至15%。后一段时期内较高的癫痫无发作率归因于较长的药物使用时间。考虑到服用AEDs对儿童的认知和其他不良影响，问题仍然在于早期撤药是否安全。

在多变量模型中探索可能的决定因素，如果在至少一项研究中被确定与复发明显相关，就被列为“有预测性”，如果在至少两项研究中测试没有显示出与复发显著相关，则被列为“无预测性”。仅在一项研究中探讨的非显著相关性预测因素是：性别、手术评估时的年龄、彻底停药时间、定位不太明确的局灶性病变、切除病灶后的ECoG尖波、术前发作期SPECT定位在对侧、术前PET定位在对侧、术前评估期的颅内监测、对侧发作症状学、反复出现先兆、颞叶定位、脑叶定位、手术类型（病变切除术与双/多脑叶切除术）、MRI诊断的海马硬化、肿瘤和局部放射性改变。

术后早期撤药是否安全

很少有研究探讨与AEDs停药时机相关的癫痫复发的风险。在内侧TLE中，尝试撤药后癫痫复发的和未复发的患者完全停药时间间隔相似（Rathore et al., 2011）。但有4项研究表明，早期撤药会增加癫痫复发风险。在大多数经历了颞叶内侧手术（Lee et al., 2008）或新皮质癫痫手术的成人（Park et al., 2010），以及经过手术治疗的儿童中（Lachhwani et al., 2008），早期AEDs减药（癫痫术后少于6～10个月）的患者与在此时间段内继续服药的患儿相比，复发风险显著增加。最近的一项欧洲多中心“TimeToStop”研究发现（Boshuisen et al., 2012），缩短开始减药及完全停药时间间隔，只会轻度增加复发的风险，每月仅增加2%～3%。

然而，这些结果绝不能证明早期撤药本身不安全或较差发作控制预后。首先，AEDs撤药有望用来预估手术成功，而且越早开始减药，就越早表明患者是否依赖AED保持无发作。其次，在上述4项研究中，没有以随机或对照的方式将早期撤药与晚期减药相比较，而撤药组之间的其他差异可能是造成复发风险的原因。再次，越晚开始撤药的患者，其手术成功的证据时间越长，因此与早期撤药的患者相比，其自然就有较低的复发风险。最后，类似于药物治疗队列研究，确定症状缓解需要时间。

尽管早期撤药一般会增加癫痫复发的风险，但问题仍然在于复发是否可治，即重新开始服用AEDs导致重获癫痫无发作，或者影响远期发作预后。“TimeToStop”研究通过调查AEDs撤药时机与最终无发作和“治愈率”之间的关系来解决这些问题，“无发作”定义为最近一次随访中至少1年内无癫痫发作，且无药物治疗（Boshuisen et al., 2012）。在2000—2008年手术的766例儿童在术后癫痫发作得到控制后开始AEDs减药时，从手术到开始AEDs撤药的间隔差异大，中位时间为12.5个月，在包括444例患者的亚组中，从中位时间到完全停药的时间是28.8个月。研究表明，停药时机与癫痫复发后再次无发作的概率无关。此外，早期开始减药或早期彻底停药并不影响最近随访中获得癫痫无发作或治愈的机会。预测最终发作控制预后差的因素有病灶不完全切除、既往手术史，以及使用药物数量较多（Boshuisen et al., 2012）。复发时间主要取决于AEDs撤药的时机（Boshuisen et al., 2014），这进一步支持以下假设：早期撤药仅能说明手术不完全成功，迟早要依赖药物。早期减药不会影响远期发作预后，而且可防止大量儿童不必要的长期服用AEDs。目前正在进行一项前瞻性随机对照试验，比较早期或晚期撤药的儿童之间的癫痫发作情况和认知结果。

结论

在接受治愈性癫痫外科，当癫痫发作得到控制后应考虑撤药，并与患者或家属仔细讨论。通常，与未手术、通过药物治疗的无发作患者相比，术后AEDs撤药似乎并没有更高的癫痫复发风险。撤药后复发者，其癫痫发作长期失控的风险也较低；大约75%的患者在重新开始用药后再次获得无发作。没有证据表明撤药本身会导致难治性癫痫复发。

儿童比成人更适合尝试减药，因为他们的复发风险较低，长期服用AEDs的不良反应更明显。越来越多的证据表明，停用AEDs可以改善患儿的神经心理学预后。此外，儿童癫痫复发的社会心理后果可能要比成人低，因为对待成人再谨慎也不为过，特别是涉及职业或驾驶能力时。

无论是药物治疗，还是外科治疗的研究队列，减停AEDs之前都需要一定的时间来夯实疗效。由于手术成功证据时间较短，所以早期停药会轻度增加复发率。然而，在儿童中已证实，早期减停AED不会降低癫痫复发后再获无发作的机会，也不会影响远期癫痫无发作或治愈率。如果存在术后癫痫结局不良的预测因素时，如切除不完全、术后癫痫性EEG异常和既往手术史，则可以不停药。开始AEDs撤药的最终决定及其时机，很大程度上取决于风险与获益的仔细讨论，要针对特定患者及其家庭进行个体化决策。不过，越来越多的数据支持，大多数术后无发作的患儿至少要尝试一次撤药。

原书参考文献

Afshari D, Moradian N. Evaluating the rate of recurrence of epilepsy after therapy discontinuation in 2-year seizure-free epileptic patients. Int J Neurosci 2012; 122: 598-601.

Aldenkamp AP, Alpherts WC, Blennow G, et al. Withdrawal of antiepileptic medication in children: effects on cognition – the multicenter Holmfrid study. Neurology 1993; 43: 41-50.

Aldenkamp AP, Alpherts WC, Sandstedt P, et al. Antiepileptic drug-related cognitive complaints in seizure-free children with epilepsy before and after drug discontinuation. Epilepsia 1998; 39: 1070-1074.

Al-Kaylani M, Konrad P, Lazenby B, et al. Seizure freedom off antiepileptic drugs after temporal lobe epilepsy surgery. Seizure 2007; 16: 95-98.

Berg AT, Shinnar S. Relapse following discontinuation of antiepileptic drugs: a meta-analysis. Neurology 1994; 44: 601-608.

Berg AT, Vickrey BG, Langfitt JT, et al. Reduction of AEDs in postsurgical patients who attain remission. Epilepsia 2006; 47: 64-71.

Berg AT, Langfitt JT, Spencer SS, et al. Stopping antiepileptic drugs after epilepsy surgery: a survey of U.S. epilepsy center neurologists. Epilepsy Behav 2007; 10: 219-222.

Bonnett LJ, Shukralla A, Tudur-Smith C, et al. Seizure recurrence after antiepileptic drug withdrawal and the implications for driving: further results from the MRC Antiepileptic Drug Withdrawal Study and a systematic review. J Neurol Neurosurg Psychiatry 2011; 82: 1328-1333.

Boshuisen K, Arzimanoglou A, Cross JH, et al. Timing of antiepileptic drug withdrawal and long-term seizure outcomes after paediatric epilepsy surgery (TimeToStop): a retrospective observational study. Lancet Neurol 2012; 11: 784-791.

Boshuisen K, Schmidt D, Uiterwaal CS, et al. Time-to-relapse after epilepsy surgery in children: AED withdrawal policies are a contributing factor. Epileptic Disord 2014, 16: 305-311.

Boshuisen K, van Schooneveld MM, Uiterwaal CS, et al. Intelligence quotient improves after antiepileptic drug withdrawal following pediatric epilepsy surgery. Ann Neurol 2015; 78:104-114.

Braun KP, Schmidt D. Stopping antiepileptic drugs in seizure-free patients. Curr Opin Neurol 2014; 27: 219-226.

Brodie MJ, Mintzer S, Pack AM, et al. Enzyme induction with antiepileptic drugs: cause for concern? Epilepsia 2013; 54: 11-27.

Bulacio JC, Jehi L, Wong C, et al. Long-term seizure outcome after respective surgery in patients evaluated with intracranial electrodes. Epilepsia 2012; 53: 1722-1730.

Chen Y, Chow JC, Lee I. Comparison of the cognitive effect of antiepileptic drugs in seizure-free children with epilepsy before and after drug withdrawal. Epilepsy Res 2001; 44: 65-70.

Cole AJ, Wiebe S. Debate: should antiepileptic drugs be stopped after successful epilepsy surgery? Epilepsia 2008; 49 (Suppl 9): 29-34.

Edelvik A, Rydenhag B, Olsson I, et al. Long-term outcomes of epilepsy surgery in Sweden: a national prospective and longitudinal study. Neurology 2013; 81: 1244-1251.

Engel J Jr, Thompson PM, Stern JM, et al. Connectomics and epilepsy. Curr Opin Neurol 2013; 26: 186-194.

Guerrini R, Zaccara G, la Marca G, et al. Safety and tolerability of antiepileptic drug treatment in children with epilepsy. Drug Saf 2012; 35: 519-533.

Helmstaedter C, Elger CE, Witt JA. The effect of quantitative and qualitative antiepileptic drug changes on cognitive recovery after epilepsy surgery. Seizure 2016; 36: 63-69.

Hemb M, Velasco TR, Parnes MS, et al. Improved outcomes in pediatric epilepsy surgery: the UCLA experience, 1986–2008. Neurology 2010; 74: 1768-1775.

Hessen E, Lossius MI, Reinvang I, et al. Influence of major antiepileptic drugs on attention, reaction time, and speed of information processing: results from a randomized, double-blind, placebo-controlled withdrawal study of seizurefree epilepsy patients receiving monotherapy. Epilepsia 2006; 47: 2038-2045.

Hessen E, Lossius MI, Gjerstad L. Antiepileptic monotherapy significantly impairs normative scores on common tests of executive functions. Acta Neurol Scand 2009; 119: 194-198.

Ikonomidou C, Turski L. Antiepileptic drugs and brain development. Epilepsy Res 2010; 88: 11-22.

Jacoby A, Baker G, Chadwick D, et al. The impact of counselling with a practical statistical model on patients' decision making, about treatment for epilepsy: findings from a pilot study. Epilepsy Res 1993; 16: 207-214.

Kerling F, Pauli E, Lorber B, et al. Drug withdrawal after successful epilepsy surgery: how safe is it? Epilepsy Behav 2009; 15: 467-480.

Lachhwani DK, Loddenkemper T, Holland KD, et al. Discontinuation of medications after successful epilepsy surgery in children. Pediatr Neurol 2008; 38: 340-344.

Ladino LD, Hernández-Ronquillo L, Téllez-Zenteno JF. Management of antiepileptic drugs following epilepsy surgery: a meta-analysis. Epilepsy Res 2014; 108: 765-774.

Lamberink HJ, Boshuisen K, van Rijen PC, et al. Changing profiles of pediatric epilepsy surgery candidates over time; a nationwide single-center experience from 1990 to 2011. Epilepsia 2015; 56: 717-725.

Lamberink HJ, Otte WM, Geleijns K, et al. Antiepileptic drug withdrawal in medically and surgically treated patients: a meta-analysis of seizure recurrence and systematic review of its predictors. Epileptic Disord 2015; 17: 211-212.

Lee S, Lee J, Kim DW, et al. Factors related to successful antiepileptic drug withdrawal after anterior temporal lobectomy for medial temporal lobe epilepsy. Seizure 2008; 17: 11-18.

Lossius MI, Hessen E, Mowinckel P, et al. Consequences of antiepileptic drug withdrawal: a randomized, double-blind study

(Akershus Study). Epilepsia 2008; 49: 455-463.

Meekes J, Braams O, Braun KP, et al. Verbal memory after epilepsy surgery in childhood. Epilepsy Res 2013; 107: 146-155.

Menon R, Rathore C, Sarma SP, et al. Feasibility of antiepileptic drug withdrawal following extratemporal resective epilepsy surgery. Neurology 2012; 79: 770-776.

MRC Anti-Epileptic Drug Withdrawal Study Group. A prognostic index for recurrence of seizures after remission of epilepsy. Br Med J 1993; 306: 1374-1378.

Mula M, Trimble MR. Antiepileptic drug-induced cognitive adverse effects. Potential mechanisms and contributing factors. CNS Drugs 2009; 23: 121-137.

Najm I, Jehi L, Palmini A, et al. Temporal patterns and mechanisms of epilepsy surgery failure. Epilepsia 2013; 54: 772-782.

Ortinski P, Meador KJ. Cognitive side effects of antiepileptic drugs. Epilepsy Behav 2004; 5 (Suppl 1): S60-65.

Park K, Lee SK, Chu K, et al. Withdrawal of antiepileptic drugs after neocortical epilepsy surgery. Ann Neurol 2010; 67: 230-238.

Perucca P, Gilliam FG. Adverse effects of antiepileptic drugs. Lancet Neurol 2012; 11: 792-802.

Rathore C, Panda S, Sarma SP, et al. How safe is it to withdraw antiepileptic drugs following successful surgery for mesial temporal lobe epilepsy? Epilepsia 2011; 52: 627-635.

Sarco DP, Bourgeois BF. The safety and tolerability of newer antiepileptic drugs in children and adolescents. CNS Drugs 2010; 24: 399-430.

Schmidt D. AED discontinuation may be dangerous for seizure-free patients. J Neural Transm 2011; 118: 183-186.

Schmidt D, Löscher W. Uncontrolled epilepsy following discontinuation of antiepileptic drugs in seizure-free patients: a review of current clinical experience. Acta Neurol Scand 2005; 111: 291-300.

Schmidt D, Baumgartner C, Löscher W. The chance of cure following surgery for drug-resistant temporal lobe epilepsy. What do we know and do we need to revise our expectations? Epilepsy Res 2004; 60: 187-201.

Shinnar S, Berg AT, Moshé SL, et al. Discontinuing antiepileptic drugs in children with epilepsy: a prospective study. Ann Neurol 1994; 35: 534-545.

Sirven JL, Sperling M, Wingerchuk DM. Early versus late antiepileptic drug withdrawal for people with epilepsy in remission. Cochrane Database Syst Rev 2001; 3:CD001902.

Skirrow C, Cross JH, Cormack F, et al. Long-term intellectual outcome after temporal lobe surgery in childhood. Neurology 2011; 76: 1330-1337.

St Louis EK. Minimizing AED adverse effects: improving quality of life in the interictal state in epilepsy care. Curr Neuropharmacol 2009; 7: 106-114.

Specchio JM, Beghi E. Should antiepileptic drugs be withdrawn in seizurefree patients? CNS Drugs 2004; 18: 201-212.

Spencer S, Huh L. Outcomes of epilepsy surgery in adults and children. Lancet Neurol 2008; 7: 525-547.

Swisher CB, Sinha SR. Survey of current practices among US epileptologists of antiepileptic drug withdrawal after epilepsy surgery. Epilepsy Behav 2013; 26: 203-206.

Téllez-Zenteno JF, Dhar R, Wiebe S. Long-term seizure outcomes following epilepsy surgery: a systematic review and meta-analysis. Brain 2005; 128: 1188-1198.

Téllez-Zenteno JF, Ronquillo LH, Jette N, et al. Discontinuation of antiepileptic drugs after successful epilepsy surgery. A Canadian survey. Epilepsy Res 2012; 102: 23-33.

Gross-Tsur V, Shinnar RC, Shinnar S. Initiation and discontinuation of antiepileptic drugs. In Wyllie E, Gidal BE, Goodkin HP, Sirven J, Loddenkemper T eds. Wyllie's Treatment of Epilepsy, Sixth Ed. Philadelphia, PA: Lippincott Williams & Wilkins, 2014.

van Schooneveld MM, van Erp N, Boshuisen K, et al. Withdrawal of antiepileptic drugs improves psychomotor speed after childhood epilepsy surgery. Epilepsy Res 2013; 107: 200-203.

Wiebe W, Jette N. Pharmacoresistance and the role of surgery in difficult to treat epilepsy. Nat Rev Neurol 2012; 8: 669-677.

Zou X, Hong Z, Chen J, et al. Is antiepileptic drug withdrawal status related to quality of life in seizure-free adult patients with epilepsy? Epilepsy Behav 2014; 31: 129-135.

第45章

认知、语言和记忆结果

Mary Lou Smith, Torsten Baldeweg，著
王思瑜，译

要　点

- 大多数研究都随访了相对短期的手术效果（1～2年）。
- 在这些研究中，大多数都探讨了颞叶切除术后的效果。
- 大多数研究都没有发现智商的变化；即使发现有改变，也普遍较少。
- 术后记忆通常保持稳定，尽管有些报道显示记忆会有所改善，也有一些显示下降。
- 关于额叶、顶叶或枕叶切除术后效果的研究相对较少。大多数研究报道样本量非常小，而且研究结果并不一致。
- 对于单侧广泛脑损伤的重度癫痫患者，半球切除术是一种安全而有效的治疗方法。只有少数患者术前认知水平进步或下降的表现可以很好地预测术后认知水平。在目前临床实践中，观察到的证据表明手术年龄和认知结果并无相关。
- 目前还没有长期（＞术后5年）疗效的足够证据，一些研究显示智力功能保持稳定，而另一些研究表明术后能够“赶上”正常的发育。

决定儿童癫痫手术成功的首要考虑因素是：是否对生活质量造成影响。癫痫的主要共患病之一是存在认知障碍，这可能对儿童在学校的表现、社交机会和最终职业前景产生重大的影响。因此，人们对“在儿童时期手术能否改善或促进认知发育”这一问题非常感兴趣。

在本章，对于儿童癫痫切除手术的结果，我们回顾了认知功能的资料，包括智力、语言、记忆和执行功能。研究的重点放在使用标准化或客观性测量上，而不是由患儿或照顾者提供的主观报告。本章内容按照切除部位进行排序；我们还研究了手术年龄和随访时间等因素对认知的影响。

颞叶切除术

在儿童中，大约有23%的手术是颞叶切除手术（Harvey et al., 2008）。也许因为在早期的小儿癫痫手术史中，大多数中心专注于颞叶手术，所以关于颞叶切除结果的文献比其他部位多。本章中的一些研究也包括颞叶外切除术的病例；还有一些病例，尽管数量非常少，或者被作者单独分析的颞叶患者，也被收录了进来。

大部分关注智力的研究结果发现，在组水平上，和术前的基线相比，患者术后智商并没有改变（Adams et al., 1990; Bizzi et al., 1997; Jambaqué et al., 2007; Korkman et al., 2005; Kuehn et al., 2002; Meyer et al., 1986; Sinclair et al., 2003; Smith et al., 2004; Szabo et al., 1998; Williams et al., 1998）。还有一些研究发现，智商量表中的一个或多个指标发生了显著或适中的变化。2000年，Westerveld等发现，患者左侧颞叶切除术后操作智商有小幅提高（约4分）；但在言语智商或整体智商上都没有变化，右侧颞叶手术的患儿也无任何变化。2001年，Miranda和Smith也发现了操作智商有类似变化，但这一结果与切除的侧别无关。他们还注意到，IQ测试任务中的3项子测试，即图片排列、图形拼凑和理解能力，术后分值增加（与手术侧别无关）。

许多早期的研究样本量非常小，并没有考虑癫痫发作的结果，因而增加了一种可能性，即纳入了术后仍有癫痫发作的儿童，这可能掩盖了手术后智力发育的表现。那些调查癫痫发作的研究结果被混淆了。在一项研究中，癫痫无发作与言语智商提高有关，与操作智商或全智商（整体智商）无关（Miranda & Smith, 2001），而在另一项研究中，癫痫无发作患者的言语和全智商均有所提高（Robinson et al., 2000）。其他研究并没有发现癫痫发作情况与智商改变有任何关系（Jambaqué et al., 2007; Korkman et al., 2005; Skirrow et al., 2011; Smith et al., 2004; Westerveld et al., 2000）。

有些研究在个体水平上检查了颞叶术后的智商结果。目前，在方法上还没有达成一个共识来确定评分变化是否具有临床显著性；有些研究使用了2/3 ~ 1个标准差的幅度变化（Bjornaes et al., 2002; Korkman et al., 2005; Smith et al., 2004），其他研究使用了试验测量的2倍标准误（Miranda & Smith, 2001; Westerveld et al., 2000），还有一些研究讨论了个体变化，但没有明确说明这种变化的标准。对儿童进行个体化智商检查的研究常常发现，智商显著提高的儿童数量往往大于智商显著下降的儿童数量，尽管这种差异并不常见（Beaton et al., 2012; Korkman et al., 2005; Lah, 2004; Miranda & Smith, 2001; Westerveld et al., 2000）。一项为期2年的随访研究是个例外，发现仅有42% ~ 45%的接受了颞叶切除术的儿童，智商得分没有变化或有所提高（Viggedal et al., 2013）。然而，不论是改善或下降的患儿数量，总是比没有改变的患儿少得多（范围是64% ~ 82%）。此外，将有难治性癫痫且未手术的患儿与接受过手术的患儿进行比较，并未发现两组之间有差异（Bjornaes et al., 2002; Smith et al., 2004），这就提示手术或癫痫发作改善对认知获益并无相关。

鉴于颞叶对记忆的重要性，许多研究都调查了儿童颞叶手术对记忆结果的影响。各项研究应用了多种记忆测试和刺激，包括学习、故事回忆和识别、单词、计划和面部识别。大多数文献表明，手术后1 ~ 2年的时间内，尽管记录了一些改善和一些恶化的病例，记忆没有显著变化。每种类型结果的证据总结如下。

有报道称，病灶在颞叶或颞外的患儿组，在不考虑手术侧别的情况下，术后面部识别的能力得到改善（Beaton et al., 2012; Beardsworth & Zaidel, 1994; Gonzalez et al., 2012; Mabbott & Smith, 2003）。2002年，Kuehn等报道了左侧颞叶切除术后视觉记忆得到改善，而其他人发现，任何一侧半球术后，视觉相关任务表现没有改变，人脸识别能力有变化，但这种改变也不总是能被发现（Jambaqué et al., 2007; Lendt et al., 1999; Lewis et al., 1996; Mabbott and Smith, 2003; Oitment et al., 2013; Smith et al., 2004, 2006）。有报道称，右侧颞叶切除术后，言语记忆得分增加（Oitment et al., 2013; Robinson et al., 2000）。据记载，对于包括海马在内的不论是左侧还是右侧颞叶切除术后无发作的儿童，单词回忆、即时故事回忆和句子识别的分数均有提高（Jambaqué et al., 2007）。最后，据报道，交叉模式记忆（声音–符号关联）改善与手术侧别无关（Sinclair et al., 2003）。

有报道称，左侧而非右侧颞叶切除术后言语记忆的某些方面有所下降（Adams et al., 1990; Lee et al., 2005; Meekes et al., 2013; Oitment et al., 2013）。2014年，Meekes等报道，有更多的患者术后视觉记忆下降，这与手术侧别、手术部位和术后无发作无关。

随访测试时机可能对记忆表现有重要影响。Gleissner等于2002年调查了接受颞叶手术的儿童对一系列单词的学习和记忆的情况，结果发现左侧颞叶切除的儿童在术后3个月出现下降，但在1年后恢复到术前水平。这项研究比较了两组患者，一组是接受了左侧颞叶癫痫手术的儿童患者，另一组是在癫痫起病年龄、发作类型、切除方式上与儿童组相匹配，但在成年后完成手术的患者，之后进一步探讨了恢复情况。儿童组显示术后先下降再恢复。成人组显示，言语学习能力和记忆能力在术后3个月时下降，12个月时有所改善，但未达到基线水平。作者认为，儿童大脑的可塑性更强，可以在1年内完全恢复。

这样的病例表明儿童比成人功能恢复更好。Smith等于2006年发现，接受颞叶或颞叶外切除术的儿童在术后2年多记忆没有变化（回归分析表明，切除部位对记忆结果没有显著影响）。然而，这项研究第一次随访时间是在术后1年，这个时间是2005年Gleissner等研究中提到的长期随访时间，此时儿童的结果与他们术前记忆得分有很大改善。总之，这些结果表明，儿童颞叶切除后的记忆重组可能发生得相对较快，主要发生在术后第1年。长期随访中的记忆是否会有进一步的变化，这一问题将在本章后面讨论。

无论是左侧还是右侧颞叶切除术后，大多数研究均未发现言语学习、回忆或识别能力有所变化（Kuehn et al., 2002; Lee et al., 2005; Lendt et al., 1999, 2002; Lewis et al., 1996; Mabbott & Smith, 2003; Meyer et al., 1986; Robinson et al., 2000; Smith et al., 2004; 2006; Szabó et al., 1998; Williams et al., 1998）。但有一个例外（Lendt et al., 1999），上述研究调查记忆的随访时间比Gleissner等（2002,2005）3个月的随访时间间隔要长，结果发现左颞叶术后损伤的患儿很可能早期出现记忆下降。

有项研究调研了不同的颞叶切除术式是否对记忆结果有影响（Clusmann et al., 2004）。患儿被分为前颞叶加海马切除、海马杏仁核切除，或者外侧颞叶切除3组。在术前、术后3个月和术后12个月分别进行了评估。测试结果按照表现情况，从受损到高于平均水平进行分类。对于右侧手术的患儿，言语或视觉记忆方面没有发现与手术类型相关的显著差异；对于左侧切除的儿童，与其他两组相比，接受杏仁核–海马切除术的患儿术后得分低于平均水平（术后两次随访）。切除术式的问题需要进一步关注：一是左侧切除组的样本量较小（7 ~ 10例），二是行海马杏仁核切除术组的结果比前颞叶加海马切除术组要差。尽管两种术式都包括海马，但术后记忆功能为何不同还不清楚。

2012年，Beaton等报道了10例海马硬化患者的结果，他们接受了经侧裂入路的选择性海马杏仁核切除的手术。10例患者中8例有神经心理学资料。大多数儿童在视觉或言语记忆方面没有变化，而即时视觉记忆和即时/延迟言语记忆有改善或下降的儿童数量大致相同；视觉延迟记忆改善的比例略高于下降的比例。但这项研究没有和其他手术方式比较。

很少有研究直接针对检查变量来预测术后记忆的变化。术前表现良好的儿童术后存在言语记忆下降的风险（Sinclair et al., 2003; Szabo et al., 1998; Williams et al., 1998）。除了上述文章中提到的少数例外，记忆结果与手术切除的侧别无关（Jambaqué et al., 2007; Mabbott & Smith, 2003; Sinclair et al., 2003; Smith et al., 2004, 2006）。

到目前为止，在儿童的颞叶手术中，其他认知功能，诸如注意力、语言和视觉空间技能并没有成为众多研究的焦点。无论左侧还是右侧颞叶切除术后，注意力都有所改善（Clusmann et al., 2004; Gleissner et al., 2005; Lendt et al., 1999）。Clusmann等于2004年发现，注意力和癫痫发作之间的关系并不显著，尽管这样的病例中超过80%的患者无发作。虽然许多研究包括了非言语智力（操作智商）的评估，但用来检查其他特定的视觉空间技能的任务较少。有项研究发现，左侧颞叶切除术后1年，患者的视觉空间技能显著提高（Clusmann et al., 2004）。另一项研究表明，右颞叶切除手术后3个月，视觉空间技能下降的儿童数量明显多于预期（Gleissner et al., 2005）；然而，只有少数患者在术后12个月仍表现出低于术前评分。

1999年，Dlugos等报道了8例患者（5例左颞叶，3例右颞叶），其中左颞叶术后语言相关认知能力下降。5例左侧病变患者在术后测试中均表现出显著的语言相关的一种或多种任务得分下降。言语智商（1例）、言语学习（4例）、命名（1例）和阅读理解（1例）出现缺陷。Blanchette和Smith于2002年发现，在颞叶（n=10）或额叶（n=9）有病灶的儿童中，无论术前还是术后，不考虑癫痫发作部位，左侧病灶的儿童在语义流畅性和语言理解任务上都比右侧的表现差。尽管在组水平上，没有证据表明手术后言语得分显著下降，但在个体水平上观察到许多儿童，不论切除的是哪一侧，都有显著的变化。Williams等于1998年发现，患儿手术后在分类流畅性、接受性词汇和语言理解方面没有变化，而其他研究发现，在命名（Jambaque et al., 2007）和理解（Lendt et al., 1999）方面的改善与侧别无关。接受右颞叶手术的患儿中，使用多项言语任务得出的综合评分有所改善，而接受左颞叶手术患儿术后没有发现任何改变（Clusmann et al., 2004）。与此相反，Gleissner等于2005年发现，无论左侧，还是右侧颞叶切除术后，少数患儿的语言成绩有所提高（无显著下降）；但意外的是，增加的人数并不比预期的高太多。

2009年，De Koning等对24例患儿的颞叶手术（左侧11例，右侧13例）后2年内的语言发育情况进行了详细的研究。他们对理解、表达词汇（词）和表达语法的分析表明，手术之前语言发育迟缓，但没有证据表明术后语言发育能够加速；事实上，患儿的发育比正常情况要慢，久而久之，会出现语言技能提高延迟。手术侧别对语言习得率并无显著影响。

额叶切除术

在接受切除术的患儿中，约17.5%涉及额叶（Harvey et al., 2008）。然而，关于额叶切除术的神经心理学结果的文献少之又少，而且这些研究的样本量也相对较小。

在一项研究中，对12例额叶癫痫患儿（左、右侧各6例）与12例接受颞叶切除术的患儿在术前及术后1年进行了比较（Lendt et al., 2002）。结果表明，注意力和记忆力的改善与手术部位和侧别无关；执行功能和语言没有变化。个体变化分析显示，大部分患儿随时间无明显改变；即使有改变也是改善而不是恶化。术后改善与术后癫痫无发作没有相关性。癫痫无发作组的短期记忆有所改善，而矛盾的是，在术后仍有癫痫发作的患儿中，注意力和长期记忆的改善更为多见。

另一项研究比较了12例接受额叶切除的患儿和12例接受颞叶切除的患儿（手术的年龄和侧别匹配），结果发现额叶组中5例患儿术后智商下降了10分或更多（Chieffo et al., 2010）。在20例做了额叶切除术的患儿中，9例（45%）术后2年随访时，全智商和言语智商得分不变或有提高，而12例（60%）表现为操作智商得分不变或有提高，总之有40% ~ 55%得分较低；但他们得分的平均变化相对较小（Viggedal et al., 2013）。

2010年，Chieffo等也研究了注意力和执行功能。和颞叶组相比，额叶组术后功能减低的比例更高。他们没有重复出Lendt等于2002年得出的注意力改善的结论。

当切除语言优势侧半球的额叶时，语言能力下降的风险是潜在的担忧。Lendt等于2002年进行的研究中，2例患者接受了涉及左侧半球Brodmann（BA）44区的手术； 他们都是使用异戊巴比妥进行语言优势侧的评估。1例表现为双侧语言优势，术外皮质电刺激BA44区并未影响语言功能。该患者术前语言功能正常，术后出现言语流畅性和理解力下降。第2例患者右侧半球语言优势，但当电刺激术中保留的左额叶一小片区域时，会出现言语终止。此例患者的言语流畅性和命名能力术后均有改善。

另一组以左半球为语言优势侧的儿童完成了各种语言功能测试，包括言语流畅性、阅读、拼写、词汇和理解（Blanchette & Smith, 2002）。在术前和术后，没有发现与手术部位（额叶和颞叶）相关的差异，而且在额叶和颞叶切除后组间均值没有变化。在个体水平上，许多儿童出现语音流畅性下降，但这与切除侧别无关。2010年，Chieffo等的研究发现，患儿接受额叶切除手术后言语能力一般不受影响，且与手术侧别无关。

顶叶或枕叶切除术

顶叶或枕叶的切除只占儿童手术的一小部分。在儿科手术病例中，顶叶切除占到不足3%，枕叶切除仅占1.7%（Harvey etal., 2008）。这就可以理解，目前几乎没有接受顶叶或枕叶切除术的儿童术前或术后的功能数据。

一项针对15例顶叶切除术儿童的调查发现，患儿术前在智力、记忆、语言、视觉空间处理、注意力、执行功能和运动功能方面存在缺陷的比例较高（Gleissner et al., 2008）。大部分患者的功能缺损与病灶侧不一致。手术后，注意力改善是可记录到的认知能力的唯一变化。3例中央后回切除的小病例系列研究发现，认知缺陷并不普遍，随访一般未发现改变（Lam et al., 2006）。其中2例进行了手部精细运动灵巧度的评价，术后表现双侧功能下降。在这两项研究中，患者的切除部位差异相当大，这可以解释结果的差异。

有项研究调查了儿童在切除顶叶（8例）或枕叶（4例）前和术后大约16个月的各种神经心理测试（Sinclair et al., 2005）。尽管枕叶病例的视空间能力有降低的趋势，但术前测试差异与部位无关。每组患者术后的智商、注意力、精细运动协调能力和记忆力均无变化。在接受顶叶、枕叶切除术后3～7年，一小部分患儿（n=5）得到了不同的智商结果（Lippe et al., 2010）。这些患儿的言语智商有所提高；操作智商明显低于言语智商，但是术后基本没有变化。

多脑叶切除手术（不包括半球离断）

大约13%的小儿外科患者的切除术涉及两个或两个以上的脑叶（Harvey et al., 2008）。包括这类患者在内的研究通常将他们合并为一组，或者在进行颞叶切除或半球切除术的分析中并未将他们分离开。在这些研究中，通常不可能检查与特定脑区手术相关的任何特异性结果。还有一些研究描述了颞叶外切除的标本，但没有具体说明该标本中是否包括多脑叶切除的病例。

在对接受一个脑叶切除和多个脑叶切除的儿童进行比较时，Smith等于2004年发现，多脑叶而非单脑叶切除组术后出现了依赖于知觉组织的技能下降；但多脑叶切除组在智力、记忆、学术技能或注意力等其他指标并没有下降。在一个由颞外和多脑叶切除患者组成的小样本研究中，术后智商没有变化（Korkman et al., 2005; Kuehn et al., 2002）。在另一项智力结果的研究中，12例患儿接受了多脑叶切除术，其中5例患儿术后的全智商和言语智商提高或不变，7例患儿术后2年的操作智商得分提高（Viggedal et al., 2013）。

一项著名的大样本（n=206）研究，调查了智力和记忆的结果；异质性样本包括了接受病灶切除、颞叶切除、多脑叶切除和胼胝体切除的患者（Liang et al., 2012）。作者没有报道切除术式的情况，但是他们确实发现，术后2年，有40.3%的患者智商评分提高，5.3%的得分下降；在记忆商方面，35.4%的患者得分增加，9.7%的得分下降。两者的改善与术前较低的评分和术后癫痫无发作有关。

半球切除手术

大脑半球离断术（hemispheric disconnections, HD）的神经心理学研究比较复杂，这是由于大多数儿童在手术前已经表现出明显的神经发育迟滞。患者存在的严重损伤和频繁的癫痫发作常常限制了他们所能接受的认知测试类型和数量。此外，测试可能无法得出与他们实际年龄相对应的标准分数，或者基础分数不够低，无法准确反映患儿的功能水平。在本章中，我们的回顾是针对那些术前数据作为评估结果基线的研究，以及对其进行直接神经心理状态评估的研究。个案研究不包括在内，因为它们通常显示的是特异的而非典型结果。尽管存在这些局限性，最近还是发表了一项较大规模的队列研究，对HD患儿的术前和术后认知状况得出一些普遍性的结论（也可参见Van

Schooneveld & Braun的综述，2013）。

HD是一种安全的干预方法，可以使大部分患者保持长期无发作及全面稳定的认知状态。大多数HD患儿并没有因为手术而出现发育或认知功能的显著变化（Devlin et al., 2003; Jonas et al., 2004; Lettori et al., 2008; Loddenkemper et al., 2007; Maehara et al., 2002; Althausen et al., 2013; Ramantani et al., 2013）。大多数患者在智商（IQ）或发育商（DQ）上没有或只有轻微变化，只有少数患儿的变化较为明显。迄今为止，16项已发表的研究共纳入402例患者（包括Van Schooneveld & Braun, 2013年综述中列出的11例），其中62%的患者认知功能保持不变，8%出现下降，30%IQ/DQ明显上升。

研究人员试图确定变量来预测哪些儿童术后会改善，哪些会下降，但这些结果有时是矛盾的。例如，术前较高的DQ被确定既是预测术后改善的因素，又是预测下降的因素（Jonas et al., 2004; Maehara et al., 2002; Loddenkemper et al., 2007）。一些研究将病理或癫痫发作类型确定为术后结果的预测因素，但其他研究则不这样认为（Jonas et al., 2004; Loddenkemper et al., 2007; Caplan et al., 2002; Pulsifer et al., 2004）。毫无疑问，这些不同的且有时相互冲突的结果可能是由样本量小和异质性造成的。除少数研究外（Jonas et al., 2004），以下变量已被证明与半球切除术（HR）前后的发育无关：术前癫痫发作频率、癫痫病程、手术侧别和抗癫痫药物数量的变化（Boshiusen et al., 2010; Caplan et al., 2002; Devlin et al., 2003; Lettori et al., 2008; Loddenkemper et al., 2007）。相比之下，术后癫痫无发作已被证明对认知发育有积极影响：在大面积皮质发育畸形（Maehara et al., 2002）和混合病因的病例（Jonas et al., 2004; Ramantani et al., 2013; Moosa et al., 2013; Althausen et al., 2013）中均有报道。

在本章的剩余部分，我们将对近期大样本的研究结果进行总结。

2003年，Devlin等发现27例患儿中有23例（85%）在手术后仍处于同一发育状态。其余4例获得改善，但仍属于严重或中度发育受损的状态。无论左侧或右侧HD术后，没有患者的语言功能丧失。2例Rasmussen脑炎患者术前失语，在接受左侧HD术后，症状有所改善（手术时1例4.2岁，另1例3.8岁）。

在一项针对44例HD儿童术后病理性质影响结果的研究中，皮质发育不良组与脑梗/局部缺血组、其他/病理混杂组比较明显不同，前者术后发育商明显增高，但与Rasmussen脑炎组相比无差别（Jonas et al., 2004）。仔细检查结果发现，即使术后发育有所改善，这些患儿仍有明显的发育迟滞。所有患者术前术后的发育商均低于正常范围（70.8%低于50分）。

对53例Rasmussen脑炎、皮质发育不良或先天性血管畸形儿童的认知结果也进行了病因学的调查（Pulsifer et al., 2004）。所有患者都有智商得分；许多患儿接受了认知功能其他方面的测试，但这些测试的病因学样本量相对较小，而这些更专业的测试结果只针对Rasmussen脑炎组进行了报道，因为他们样本量较大。对于Rasmussen脑炎患者（n=31），左侧HD组的术前智商、语言理解和语言表达均低于右侧患者。随访中仅发现表达性语言得分低于术前。皮质发育异常组（n=15）术前平均智力水平很低（＜50分），未发现手术侧别和检查时间对智商的影响。7例血管病因的患者从术前基线水平到随访中均未发现明显的改变。

在平均6年的随访期后，Liegeois及其同事于2008年报道了30例患者HD术后高级语言技能的问题。右半球获得性病变的患者HD术后大部分语言功能（包括词汇、表达性和接受性语法）得以保存。患者的言语短期记忆能力（句子重复）是总体言语能力最好的预测。详细的言语病理学检查显示，虽然患者HD术后的言语一般可以听懂，但有轻微的构音障碍，这与手术的侧别无关（Liegeois et al., 2010）。

某项研究（Caplan et al., 2002）比较了症状性婴儿痉挛（infantile Spasms, IS）患儿和症状性（非IS）癫痫患儿的结果，大多数病例在早期接受了HD或多脑叶切除术（IS组的平均年龄为1.8岁，非IS组的平均年龄为3.3岁）。这些患儿在手术前后2年的语言、认知和社交的发育明显受损。社交障碍与自闭症患者相似。术后非言语交流的发育与神经病理和形态学指标有关，而与癫痫是否得到控制或药物治疗无关。这些结果强调，异常的大脑结构，而不是癫痫发作，在这些患儿发育缺陷中起到了相当大的作用。

最近一项研究纳入52例患儿，HD术后3年的结果证实术后认知功能的稳定性（Ramantani et al., 2013），但也指出，不仅是癫痫无发作，还有获得性病因，会增加认知改善的机会,这证实了早期研究（Jonas et al., 2004; Liegeois et al., 2008）结果。

Althausen及其同事2014年的研究随访时间长达9.4年。尽管他们在随访中使用的是问卷调查，但在子样本中已经过验证，问卷调查和心理测试分数高度相关。术后的认知情况最佳预测指标是术前智商、术后无发作，以及晚期手术（青春期/成年早期）。如果术后无发作，术前功能低下的患者更有可能改善认知能力。晚期手术的明显好处是：术前未受影响的半球有机会进行功能重组。Ramantani等2013年的研究支持这一结果，而且晚期进行HD术后总体结果较好（Liang et al., 2013）。手术的侧别和病因并不能进一步预测，这可能和术前的功能水平相关。值得注意的是，术前智商得分对这一群体的社会心理和教育发展具有预测价值。

对对侧MRI和EEG异常的预测价值已有两项研究进行了调查，结果得出了不同的结论。Boshuisen及其同事2010年得出的结论是，对侧MRI明显异常而非EEG异常，可以预测HD后较差的发作和认知结果（*n*=34）。这在更大的HD患者队列中没有得到证实（Ramantani et al., 2013），尽管对侧MRI存在显著异常，但对术后癫痫发作控制和认知发育没有不良影响。

最后，一项针对115例患儿HD后平均随访6年的研究报道了由结构性问卷（非正式测试）定义的功能结果，研究显示70%的患儿具有令人满意的言语技能，但仅有42%的患儿具有阅读技能（Moosa et al., 2013）。术后癫痫无发作对所有认知领域均有积极影响，而手术侧别和病因对预后无影响。然而，只有65%的患儿能够进入普通学校，而且大部分需要特殊帮助；大约27%的患儿行为仍然存在问题，这与术后癫痫发作控制有关。

进行多中心协作研究必不可少，以便按病因进行分类，从而仔细检查关键的临床因素（如手术年龄和切除侧别）潜在的相互作用。

手术年龄

一个常见的问题是，手术年龄越早是否认知结果越好。这个问题的答案比较复杂，由许多因素决定，包括缺乏按照年龄对手术与药物治疗进行随机分配。事实上，患儿在年龄非常小时接受手术，会出现显著的大脑异常，这与严重的发育缺陷有关。手术的年龄范围相对有限，而且样本量小，很难找到与年龄的相关性。

本章前方回顾的一些研究调查了手术后认知功能变化与手术年龄之间的潜在关联。这些论文中大多数都报道手术年龄对术后认知没有显著影响（de Koning et al., 2009; Gleissner et al., 2002; Jambaqué et al., 2007; Lendt et al., 2002; Smith et al., 2006）。两项研究发现，手术年龄与智商变化有关：一项研究发现，手术年龄越小，术后言语智商越高（Westerveld et al., 2000）；而另一项研究则相反——手术年龄越大，术后言语智商越高（Miranda & Smith, 2001）。Meyer等于1986年报道癫痫起病年龄和手术年龄之间的间隔越短，术后认知结果越好，这一发现可解读为支持低龄手术。但此结果没有被Smith等通过实验重复（2014年），后者在长期随访中并没有发现癫痫术前的病程与认知功能之间的关系。

以上报道的相关分析并不能完全解决以下问题，即如果患者在年龄较小时手术，并且术后无发作，发育的速度是否会增加？Freitag和Tuxhorn于2005年系统地检查了一组3～7岁患儿（n = 50）术后（颞叶，n=16；颞叶外和（或）多脑叶，n=34）的发育和智力结果。所有患儿均于术前及术后6～12个月进行短期随访。40例患儿在术后2～3年的长期随访中再次接受检查。只有比较了术前评分和长期随访评估时的得分才能发现DQ/IQ显著增加。病程较短的患儿术后发育更有可能显著增加，而术后无发作的患儿也会出现类似情况（但并非所有无癫痫发作的患儿术后发育商增加，有些表现出退步）。作者没有报告手术部位是否在术后的DQ/IQ变化大小和方向上起作用。

对于考虑HD的患者来说，手术时机在临床上也非常重要。最近观察的证据表明，早期手术与术后可以更好地控制癫痫发作有关，但较晚时间手术对患者认知结果更有利（Althausen et al., 2013）。这可能和需要早期而非晚期手术患者的潜在病因、进展严重程度有关，考虑到这一证据是回顾性研究的结论，而且没有迹象表明能改变当前的临床实践。

长期随访

很少有研究调查随访超过2年的小儿癫痫外科的结果。术后恢复和重塑过程可能会花费相当长的时间。在常规1年随访期，或者甚至在术后2年，术后认知的变化均不明显（在较少的研究中调查）。很少有研究调查认知的长期结果，并且当前的文献得出的结果也不一致。评估这些研究的一个复杂因素是患者样本的差异很大。

2007年，Téllez-Zenteno等在总结已发表的术后长期随访结果（1991—2005年，定义为平均/中位随访时间为≥5年）中发现，只有一项研究符合他们述评的纳入标准，且仅对平均术后时间为4.8年的患儿进行了检查（Bizzi et al., 1997）。该研究报道称，对于接受颞叶或颞叶外手术的患儿样本进行随访，未发现智力得分有变化。同样地，Adams等于1990年发现接受颞叶切除术的小样本患儿，随访5年后IQ无变化。Lewis等于1996年报道了23例接受颞叶切除术的青少年，他们的平均随访时间是4.8年（尽管只有7例随访5年或以上）；他们发现患者的记忆力没有变化，全智商有轻微（3分）却显著提高。

然而就在最近，Skirrow等于2011年对儿童期接受过颞叶手术的患者进行了研究，随访时间为

5～15年（平均9年）。他们发现患者智商提高了，但这种提高只出现在手术后6年或以上的患者身上，而在未手术的对照组中没有观察到这种变化。这一结果略显复杂，只有部分患儿在治疗过程中进行了评估，而所有患儿都在术后进行了至少5年的评估。智商的变化与癫痫发作结果无关，但术前智商较低和停用AEDs的患儿，智商有较大的改善。术前和术后的定量MRI显示，智商的增加与灰质体积的增加有关。

在同一组患者中，Skirrow等（2015年）检查了术后至少5年的陈述性记忆（情景性、语义性）功能。从术前到术后，和手术相关的记忆力未出现显著下降，这与一项为期1年的随访研究一致（Gleissner et al., 2005）。在对照组的任何记忆测试中，未发现随时间的显著变化。相比之下，右侧颞叶术后言语情景记忆能力有所增强，而左侧颞叶术后视觉情景记忆能力有所改善。这表明在癫痫发作减少或停止后，未切除的颞叶功能释放出来。此外，在左侧颞叶手术组，从智商评分中的语义记忆的得分结果来看，也发现了类似的释放效应。基于MRI的新皮质和海马切除范围的详细分析显示，术后残留的海马体积越大，随访时言语情景记忆越好，左侧手术患者最为显著；良好的语义记忆能力与左颞叶较小的切除区和更大的颞极保留完整性相关，这与前颞叶在成人语义记忆功能障碍中的作用一致。结果与术后智商、语言优势的侧别无关。这些结果表明，完整的颞叶在术后会出现半球依赖的、结构相关的特异性改善。然而，结果与颞叶记忆系统的解剖完整性有关，这表明代偿机制受制于手术侧颞叶保留的组织数量。

Viggedal等于2012年描述了17例异质性患者（包括颞叶和颞叶外切除、多软脑膜下横切和胼胝体切除）在术后2年和10年的随访结果。在早期和后期的随访评估中发现，患者学习能力有所提高，但智商和记忆力没有提高，反应时间也逐渐变慢；也没有为其他认知功能测试提供统计数据，这就使得很难确定这些变化是否有意义。

2014年，Smith等研究了在儿童期接受手术的青年人的认知功能，并将其与患有难治性癫痫但未手术的对照组进行了比较。手术组包括颞叶、颞叶外和多脑叶切除。结果发现在测试视觉构建能力、视觉记忆和概念形成方面，没有组间差异。术后仍有发作的患者在词汇和故事回忆方面得分较低。和非手术对照组相比，术后无发作组在随访时的认知表现并没有优势。在比较手术组随时间的变化时，没有证据表明患者在视觉构建能力、记忆或解决问题的能力上有变化，但词汇得分在后期随访中有所提高。

结论与未来方向

这篇综述揭示，虽然有一些报道发现儿童癫痫术后的认知功能有所改善，但现阶段的证据并不充分。在得出决定性结论之前，还有许多问题需要考虑。第一，许多研究的样本量非常小，而且患者往往异质性。第二，大多数证据与智商和记忆有关，许多认知功能的其他方面需要更系统地评估。第三，关于颞叶外切除术的相关影响的研究很少。第四，我们正处于一个重要研究方向的前沿——需要进行长期的随访研究，以便更严格地评估认知问题。

未来的研究还应处理术后发育的风险和保护因素的问题。该领域不仅需要更长期的随访研究，而且还应该关注特殊发育时期。认知结果不仅与患儿手术年龄有关，而且会随着患儿成长而变化。调查研究手术年龄或癫痫病程的影响可能有助于确定是否有最佳的实施手术时间。

不同研究结果的差异可能是由于研究方法的不同。未来的研究显然需要前瞻性设计，包括术前基线和足够大的样本量，以探索许多潜在的重要变量对结果的影响。这样的设计可能只有通过多中心的研究才能完成。设计的另一个关键方面是纳入适当的对照组。Zenteno及其同事于2007年对癫痫手术长期疗效的Meta分析充分说明了这一需求。他们的回顾性研究表明，没有对照组的研究总是报道患者术后心理状态得到改善，但这些改善在有对照研究中并不那么明显。此外，如果没有对照组，就不可能确定术后随时间变化的结果是受正常发育成熟的结果影响，还是受手术和（或）癫痫发作结果的影响。

这一领域的持续研究将提高外科团队告知患儿及其父母手术重要性的能力，从而做出明智的决策。此外，这些信息对于理解癫痫及术后大脑的重塑机会、恢复能力很有价值。了解术后哪些变化而哪些无变化，将指导康复技术和项目的发展和应用，以便满足手术患儿的需求，使他们最大限度地发挥自己的潜能并提高他们的生活质量。

原书参考文献

Adams CBT, Beardsworth ED, Oxbury SM, et al. Temporal lobectomy in 44 children: outcome and neuropsychological follow-up. J Epilepsy 1990: 3 (Suppl.1): 157-168.

Althausen A, Gleissner U, Hoppe C, et al. Long-term outcome of hemispheric surgery at different ages in 61 epilepsy patients. J Neurol Neurosurg Psychiatry 2013; 84: 529-536.

Beaton AE, Durnford A, Heffer-Rahn PE, et al. Transsylvian selective amygdalohippocampectomy in children with hippocampal sclerosis: Seizure, intellectual and memory outcome. Seizure-Eur J Epilep 2012; 21(9): 699-705.

Beardsworth ED & Zadel DW. Memory for faces in epileptic children before and after brain surgery. J Clin Experim Psychol 1994; 16: 589-596.

Bizzi JW, Bruce DA, North R, et al. Surgical treatment of focal epilepsy in children: results in 37 patients. Pediatr Neurosurg 1997; 26: 83-92.

Bjørnæs H, Stabell KE, Henriksen O, et al. Surgical versus medical treatment for severe epilepsy: consequences for intellectual functioning in children and adults. A follow-up study. Seizure 2002; 11: 473-482.

Blanchette N, Smith ML. Language after temporal or frontal lobe surgery in children with epilepsy. Brain Cogn 2002; 48: 280-284.

Boshuisen K, van Schooneveld MM, Leijten FS, et al. Contralateral MRI abnormalities affect seizure and cognitive outcome after hemispherectomy. Neurology 2010; 75: 1623-1630.

Caplan R, Siddarth P, Mathern G, et al. Developmental outcome with and without successful intervention. Int Rev Neurobiol 2002; 49: 269-284.

Chieffo D, Lettori D, Contaldo I, et al. Surgery of children with frontal lobe lesional epilepsy: Neuropsychological study. Brain Dev 2011; 33: 310-315.

Clusmann H, Kral T, Gleissner U, et al. Analysis of different types of resection for paediatric patients with temporal lobe epilepsy. Neurosurgery 2004; 54: 847-860.

De Koning T, Versnel H, Jennekens-Schinkel A, et al. Language development before and after temporal surgery in children with intractable epilepsy. Epilepsia 2009; 50: 2408-2419.

Devlin AM, Cross JH, Harkness W, et al. Clinical outcomes of hemispherectomy for epilepsy in childhood and adolescence. Brain 2003; 126: 556-566.

Dlugos DJ, Moss EM, Duhaime AC, et al. Language-related cognitive declines after left temporal lobectomy in children. Pediatr Neurol 1999; 21: 444-449.

Freitag H & Tuxhorn I. Cognitive function in preschool children after epilepsy surgery: rationale for early intervention. Epilepsia 2005; 46: 561-567.

Gleissner U, Sassen R, Lendt M, et al. Pre- and postoperative verbal memory in pediatric patients with temporal lobe epilepsy. Epilepsy Res 2002; 51: 287-296.

Gleissner U, Kuczaty S, Clusmann H, et al. Neuropsychological results in pediatric patients with epilepsy surgery in the parietal cortex. Epilepsia 2008; 2: 1-5.

Gleissner U, Sassen R, Schramm J, et al. Greater functional recovery after temporal lobe epilepsy surgery in children. Brain 2005; 128: 2822-2829.

Gonzalez LM, Mahdavi N, Anderson VA, et al. Changes in memory function in children and young adults with temporal lobe epilepsy: A follow-up study. Epilepsy Behav 2012; 23: 213-219.

Harvey AS, Cross JH, Shinnar S, et al. Pediatric Epilepsy Surgery Survey Taskforce. Defining the spectrum of international practice in pediatric epilepsy surgery patients. Epilepsia 2008; 49: 146-155.

Jambaqué I, Dellatolas G, Fohlen M, et al. Memory functions following surgery for temporal lobe epilepsy in children. Neuropsychologia 2007; 45: 2850-2862.

Jonas R, Nguyen S, Hu B, et al. Cerebral hemispherectomy: Hospital course, seizure, developmental, language and motor outcomes. Neurology. 2004; 62: 1712-1721.

Korkman M, Granström ML, Kantola-Sorsa E, et al. Two-year follow-up of intelligence after pediatric epilepsy surgery. Pediatr Neurol 2005; 33: 173-178.

Kuehn SM, Keene DL, Richards PMP, et al. Are there changes in intelligence and memory functioning following surgery for the treatment of refractory epilepsy in childhood? Childs Nerv Syst 2002; 18: 306-310.

Lah S. Neuropsychological outcome following focal cortical removal for intractable epilepsy in children. Epilepsy Behav 2004; 5: 804-817.

Lam FW, Weiss SK, Kerr E, et al. Analysis of neuropsychological function in parietal lobe epilepsy surgery patients: Is this surgery well tolerated in children? Epilepsia 2007; 48 (Suppl. 6): 233.

Lee GP, Westerveld M, Blackburn LB, et al. Prediction of verbal memory decline after epilepsy surgery in children: effectiveness of Wada memory asymmetries. Epilepsia 2005; 46: 97-103.

Lendt M, Glessner U, Helmstaedter C, et al. Neuropsychological outcome in children after frontal lobe epilepsy surgery. Epilepsy Behav 2002; 3: 51-59.

Lendt M, Helmstaedter C, Elger CE. Pre- and postoperative neuropsychological profiles in children and adolescents with temporal lobe epilepsy. Epilepsia 1999; 40: 1543-1550.

Lettori D, Battaglia D, Sacco A, et al. Early hemispherectomy in catastrophic epilepsy: a neuro-cognitive and epileptic long-term follow-up. Seizure 2008; 17: 49-63.

Lewis DV, Thompson RJ, Santos CC, et al. Outcome of temporal lobectomy in adolescents J Epilepsy 1996; 9: 198-205.

Liang S, Zhang G, Li Y, et al. Hemispherectomy in adults patients with severe unilateral epilepsy and hemiplegia. Epilepsy Res 2013; 106: 257-263.

Liang S, Wang S, Zhang J, et al. Long-term outcomes of epilepsy surgery in school-aged children with partial epilepsy. Ped Neurol 2012; 47: 284-290.

Liégeois F, Cross JH, Polkey C, et al. Language after hemispherectomy in childhood: contributions from memory and intelligence. Neuropsychologia 2008; 46: 3101-3107.

Liégeois F, Morgan AT, Stewart LH, et al. Speech and oral motor profile after childhood hemispherectomy. Brain Lang 2010; 114: 126-134.

Lippé S, Bulteau C, Dorfmuller G, et al. Cognitive outcome of parietooccipital resection in children with epilepsy. Epilepsia 2010; 51: 2047-2057.

Loddenkemper T, Holland KD, Stanford LD, et al. Developmental outcome after epilepsy surgery in infancy. Pediatrics 2007; 119:

930-935.

Mabbott DJ, Smith ML. Memory in children with temporal or extra-temporal excisions. Neuropsychologia 2003; 41: 995-1007.

Maehara T, Shimizu H, Kawai K, et al. Postoperative development of children after hemispherotomy. Brain Dev 2002; 24: 155-160.

Meekes J, Braams O, Braun KP, et al. Verbal memory after epilepsy surgery in childhood. Epilepsy Res 2013; 107: 146-155.

Meekes J, Braams OB, Braun KP, et al. Visual memory after epilepsy surgery in children: A standardized regression-based analysis of group and individual outcomes. Epilepsy Behav 2014; 21: 57-67.

Meyer FB, Marsh WR, Laws ER, et al. Temporal lobectomy in children with epilepsy. J Neurosurg 1986; 64: 371-376.

Miranda C & Smith ML. Predictors of intelligence after temporal lobectomy in children with epilepsy. Epilepsy Behav 2001; 2: 13-19.

Moosa AN, Jehi L, Marashly A, et al. Long-term functional outcomes and their predictors after hemispherectomy in 115 children. Epilepsia 2013; 54: 1771-1779.

Oitment C, Vriezen E, Smith ML. Everyday memory in children after epilepsy surgery. Epilepsy Behav 2013; 28: 141-146.

Pulsifer MB, Brandt J, Salorio CF, et al. The cognitive outcome of hemispherectomy in 71 children. Epilepsia 2004; 45: 243-254.

Ramantani G, Kadish NE, Brandt A, et al. Seizure control and developmental trajectories after hemispherotomy for refractory epilepsy in childhood and adolescence. Epilepsia 2013; 54: 1046-1055.

Robinson S, Park TS, Blackburn LB, et al. Transparahippocampal selective amygdalohippocampectomy in children and adolescents: efficacy of the procedure and cognitive morbidity in patients. J Neurosurg 2000; 93: 402-409.

Sinclair DB, Aronyk K, Snyder T, et al. Pediatric temporal lobectomy for epilepsy. Pediatr Neurosurg 2003; 38: 195-205.

Sinclair DB, Wheatley M, Snyder T, et al. Posterior resection for childhood epilepsy. Pediatr Neurol 2005; 32: 257-263.

Skirrow C, Cross JH, Cormack F, et al. Long-term intellectual outcome after temporal lobe surgery in childhood. Neurology 2011; 76: 1330-1337.

Skirrow C, Cross JH, Harrison S, et al.Temporal lobe surgery in childhood and neuroanatomical predictors of long-term declarative memory outcome. Brain 2015; 138: 80-93.

Smith ML, Elliott IM, Lach L. Cognitive, psychosocial, and family function one year after pediatric epilepsy surgery. Epilepsia 2004; 45: 650-660.

Smith ML, Elliott IM, Lach L. Memory outcome after pediatric epilepsy surgery: Objective and subjective perspective. Child Neuropsychol 2006; 12: 151-164.

Smith ML, Olds, J, Snyder T, et al. A follow-up study of cognitive function in young adults who had undergone resective epilepsy surgery in childhood. Epilepsy Behav 2014; 32: 79-83.

Szabo CA, Wylie E, Stanford LD, et al. Neuropsychological effects of temporal lobe resection in preadolescent children with epilepsy. Epilepsia 1998; 39: 814-819.

Téllez-Zenteno JF, Dhar R, Hernandez-Ronquillo L, et al. Long-term outcomes in epilepsy surgery: antiepileptic drugs, mortality, cognitive and psychosocial aspects. Brain 2007; 130: 334-345.

Van Schooneveld MM & Braun KP. Cognitive outcome after epilepsy surgery in children. Brain Dev 2013; 35: 721-729.

Viggedal G, Kristjansdottir R, Olsson, et al. Cognitive development from two to ten years after pediatric epilepsy surgery. Epilepsy Behav 2012; 25: 2-8.

Viggedal G, Olsson I, Carlsson G, et al. Intelligence two years after epilepsy surgery in children. Epilepsy Behav 2013; 29: 565-570.

Westerveld M, Sass KJ, Chelune GJ, et al. Temporal lobectomy in children: cognitive outcome. J Neurosurg. 2000; 92: 24-30.

Williams J, Griebel ML, Sharp GB, et al. Cognition and behavior after temporal lobectomy in pediatric patients with intractable epilepsy. Pediatr Neurol 1998; 19: 189-194.

第46章

癫痫术后社会心理结果

David Dunn, Jay Salpekar，著
王思瑜，译

要 点

- 儿童和青少年癫痫术后行为的显著变化尚未得到一致性发现。
- 手术成功及术后无发作可能预示行为的改善。
- 术后癫痫无发作与社会能力和生活质量的改善有关。
- 患者家属对癫痫手术表示满意。
- 有必要对术后结果进行前瞻性研究，包括术前和术后多次的行为、社会能力和生活质量监测，还要纳入足够的对照组。

在病例选择合适的情况下，癫痫术后可能无发作，可能减轻或解除抗癫痫发作药物的负担。儿童、青少年和家长也希望手术能改善认知功能，减少行为和情绪问题，并改善生活质量。本章将聚焦儿童和青少年癫痫手术的社会心理学结果，旨在回顾精神病学结果及外科手术对社会能力和生活质量的影响。我们将讨论在儿童和青春期接受癫痫手术的患者和父母的满意度。

与患有不影响中枢神经系统的慢性病儿童相比，癫痫儿童和青少年共患精神病的风险高，而且生活质量较低。癫痫患儿的行为和情绪问题可能是由一种常见的既可致癫痫发作，又可致精神障碍的基因或结构异常引起。癫痫儿童的精神问题可能是由于癫痫的反复发作、癫痫样放电，抗癫痫药物的不良反应，以及个人或社区对癫痫儿童的负面反应所致。如果情绪和行为问题是继发癫痫发作或对癫痫发作的反应所致，那么我们有理由希望通过癫痫手术达到无发作，从而使行为正常化并大大改善生活质量。我们将在本章简要回顾关于成人癫痫手术的精神病学和生活质量结果的大量文献，然后提出几个问题：癫痫手术能否改善儿童的行为和情绪问题；如果行为得到改善，那么预测改善的因素有哪些；癫痫术后社交能力和生活质量是否会有改善；预测改善的因素是什么；儿童、青少年及其家人对手术结果是否满意。

成人的社会心理结果报告

几项系统评价讨论了癫痫术后的社会心理、精神病学、社会情况和生活质量。大多数研究涉及成人样本或成人与大龄青少年的组合样本，而儿童样本相对很少。大多数研究是关于颞叶手术的。Tellez-Zenteno等于2007年回顾了11份关于驾驶、教育、就业、社交和人际关系，以及生活质量等社会心理学结果的报道。无对照的研究报道了社会心理学变量的改善，尤其是无发作的患者；但有两项比较内科和外科患者的研究表明，两组患者的社会心理结果无差异。Macrodimitris等于2011年回顾了13篇关于精神病学结果的文章。他们发现术前抑郁和焦虑的比例较高，大多数研究表明，术后抑郁和焦虑的比例有所下降；少数研究发现抑郁和焦虑没有变化。抑郁症复发率为4%～18.2%，焦虑复发率为6.9%～13%。术后的抑郁或焦虑可以通过术前已存在的精神病理学和持续存在的癫痫发作来预测。在对社会结果的系统评价中，Hamiwka等于2011年回顾了14项研究，其中12项以成年人为样本，2项以成年人和青少年为样本。7项研究报道就业情况有所改善，4项没有变化，9项研究报道驾驶情况有所改善。驾驶车辆的前提是无发作，而且更多研究表明发作消失后能获得更好的工作。一项对成年癫痫患者术后生活质量的系统回顾发现，29/32份报道显示手术有积极效果（Seiam et al., 2011）。无发作是术后生活质量改善的最佳预测因子。心理状态是最好的术前预测指标，也是术后的重要变量。术后无发作是大多数患者对手术满意的最佳预测指标（Macrodimitris et al., 2011）。

行为和情绪

相对较少的研究评估了手术前后的分类诊断，并且没一项研究纳入非手术对照组。Danielson等于2002年评估了颞叶切除术前和术后2年的16例儿童。在5例孤独症谱系障碍的患儿中，尽管3例仍符合孤独症的诊断标准，但已经有所改善，1例无变化，1例病情加重。5例ADHD儿童和2例患有其他精神障碍的儿童得到了改善，4例术前正常的儿童中有1例在术后患上了抑郁症。行为结果的预测指标是无发作和发作频率减少。Devlin等于2003年发现，在大脑半球切除术前的33例儿童中，有12例（36%）存在注意力、情绪、脾气暴躁方面的问题，值得注意的是，在术后平均3.4年，有 11/12例儿童在行为有所改善，但有5例术前表现正常的儿童出现了新的行为问题。2005年，McLellan等评估了60例儿童在颞叶手术前和术后平均5年的情况。术前、术后诊断精神病的比例均为72%。他们指出，术前未出现精神类疾病的儿童，术后54%的儿童仍然没有，但是有46%的儿童术后会患上新的精神类疾病。术前38%的患者有广泛性发育障碍（pervasive developmental disorder, PDD），23%有ADHD，23%有对立违抗性障碍，42%有破坏行为障碍，这些比例几乎和术后完全相同。术前8%的患者出现情绪障碍（焦虑、抑郁），5年后比例为21%。PDD的患儿癫痫发病年龄较小，多见于右侧颞叶病灶，和无PDD的患儿比较，术后无癫痫发作的可能性较小。他们没有发现术后诊断精神疾病的明确预测因素。34例术后无发作的儿童中，8例不再患有先前诊断的精神疾病，但5例出现了新的精神疾病，而在23例仍有发作的儿童中，仅1例不再患有先前诊断的精神疾病，2例出现了新的精神疾病。Moosa等于2013年发现，62/115例（54%）接受半球切除术的儿童没有行为问题，其余46%的儿童有或轻或重的行为问题。在术后随访平均6年里，行为问题与癫痫发作的情况相关，与17%无癫痫发作的儿童相比，40%癫痫复发的儿童存在着显著的行为障碍。在美国癫痫学会最近的一份报道的摘要中也指出，精神病理学上的变化有限。Doss等于2013年发现17例儿童中有13例术后出现了相同或更严重的问题。手术前后行为症状之间存在关联，但手术这一变量与精神状况或结局之间并无关联。

关于癫痫术前术后的行为问题，大多数其他的研究使用了儿童行为检查量表（child behavior checklist, CBCL），这是一种情绪和行为问题的维度指标，用来评估术后变化。Lendt等（2000）、Smith等（2004）和Elliott等（2008）的研究包括了药物治疗的对照样本。Lendt等（2000）发现，术前有39%的患儿CBCL得分在临床范围内，而11%的患儿CBCL得分在风险范围内。他们注意到，在3个月的随访中，手术组患儿的内化、外化、注意力问题和思考问题得分有所改善，但药物组患儿没有变化或出现恶化。行为的改善可以通过癫痫发作频率的降低来预测。相比之下，Smith等（2004）和Elliot等（2008）发现手术组CBCL评分变化与药物组无显著差异。初次评估1年后，Smith等于2004年发现，手术组CBCL总分提高的占17%，下降的占13%，无变化的占70%；药物治疗组得分提高的占11%，恶化的占6%，无变化的占83%。Elliot等（2008）发现手术组术前55%的患儿CBCL总分异常，术后2年随访时45%的患儿CBCL总分异常；与之相比，药物治疗组58%的患儿评分异常，服药2年随访时42%的患儿评分异常。

一些研究报道了在没有药物治疗作为对照样本的情况下，比较了手术前后的行为。Yang等（1996）对25例胼胝体切开的儿童，进行了术前和术后约18个月的评估。他们发现患儿注意力持续时间、多动行为和社交技能都有改善。行为改善与癫痫发作严重程度的降低有关。Pulsifer等（2004）评估了71例因Rasmussen综合征、发育不良或血管病变而行半球切除术的患者，术后随访时间平均5.4年。令人惊讶的是，他们发现患者行为问题的证据很少，平均CBCL总分在52.7～55.1。但在CBCL分量表上，他们确实发现，术后得分有所提高，注意力和思考问题得到改善。Williams等（1998）在9例接受颞叶切除术的儿童样本中发现，在颞叶切除术后1～4年，CBCL量表中的内化、外化、思考问题和攻击性的得分有显著改善，但抑郁和焦虑的得分没有变化。Hannan等（2009）评估了13例患者，8例局灶性切除、4例半球切除和1例软脑膜下横切，结果发现术后24～26个月，强度和难度问卷评分从高分降至正常范围。有两组研究比较了额叶和颞叶切除术后的结果。Chieffo等（2011）报道，在额叶和颞叶样本中，行为问题从50%下降到17%。Andresen等（2013）评估153例局灶性切除的患儿时发现，相比颞叶组，额叶癫痫患儿术前CBCL分量表中问题较多，但术后改善情况也较多。他们注意到在颞叶和额叶两组的分量表中，孤僻、社会问题、思考问题和注意力问题在术后得到改善。

其他团队报道的结果更加复杂。Sinclair等（2005）发现，在顶叶或枕叶切除术后，思考问题能力得到改善，但在注意力或强迫性思维方面没有改善。Gleissner等（2008）发现，在顶叶切除术后，总问题得分有所提高，但外化或内化分数没有变化。相比之下，Sinclair等（2003）对42例接受颞叶切除术的儿童进行了研究，Doss等（2013）随访17例儿童发现，即使癫痫发作控制有所改善，术后得分仍无变化。

有些团队在癫痫手术前后，对焦虑和抑郁进行了特殊的测试。一项研究对儿童癫痫手术前后的焦虑和抑郁症状进行了标准评估，结果发现在术前和术后1年的评分之间没有显著差异（Williams et al., 1998）。另一项研究测试了自尊心，结果发现术前和术后1年的得分没有显著差异（Smith et al., 2004）。相比之下，Andresen等（2013）报道，癫痫儿童术后10个月评估时，38%的焦虑和21%的抑郁情况得到改善，而且这种改善在额叶切除组比颞叶切除组更普遍。在颞叶手术的儿童中，27%的焦虑情况有所改善，而额叶手术的儿童中，45%有改善。他们还报道了33%的额叶切除患者和15%的颞叶切除患者，抑郁评分较低的情况有所改善。在他们的研究中，无药物治疗对照组，也未提及焦虑或抑郁复发的情况。

唯一的偶尔与行为改善相关的因素是癫痫无发作，但只有3项研究报道（Danielsson et al., 2002; Moosa et al., 2013; Lendt et al., 2000），有项研究指出，术后无发作的儿童比仍有癫痫发作的儿童的行为问题更少（McLellan et al., 2005）。有4项研究发现癫痫发作情况和行为无关（Devlin et al., Doss et al., 2013; Smith et al., 2004; Elliott et al., 2008）。与行为结果无关的因素包括发病年龄、手术年龄、癫痫病程、手术切除类型或部位，以及抗癫痫药物（McLellan et al., 2005; Moosa et al., 2013; Doss et al., 2013; Lendt et al., 2000; Smith et al., 2004; Elliott et al., 2008）。

大多数外科研究发现，中枢神经系统病理并不是行为结果的重要预测因子，但可能下丘脑错构瘤例外。下丘脑错构瘤是一种先天性病变，可导致癫痫、性早熟、认知下降和频繁的行为问题。通过切除或立体定向放疗可以改善患者的行为。Schulze-Bonhage等（2004）针对8例患者（7例＜18岁）在放疗前和放疗后的3个月、6个月和12个月进行了CBCL评估。8例患者中有5例出现行为改善，其中最显著的是社会问题和注意力改善，3例患者生活质量改善。其他5项研究，样本大小从21～44例，主要是儿童和青少年，记录到术后行为的改变，但没有进行标准化评估（Rekate et al., 2006; Régis et al., 2006; Ng et al., 2006; Kameyama et al., 2009; Pati et al., 2011）。术前最常见的问题是注意力受损、对立行为、易怒、攻击性和强迫行为。术前40%～89%的患者有行为异常。这些研究发现，从76%到几乎所有患者的行为都有显著改善，尤其是癫痫发作得到控制后。下丘脑错构瘤患者可能会有明显的精神障碍，但没有难治性癫痫发作。Ng等于2010年报道了3例癫痫发作控制良好的患者和1例无癫痫发作病史的患者，他们在切除下丘脑错构瘤后行为明显改善。

社交能力

成人的社交能力是通过婚姻状况、就业、驾驶或社会参与来评估的。儿童通过使用CBCL进行评估。这个量表既有总体能力的评分，也有活动、社交和学校的分量表评分。Smith等（2004）比较了手术组和药物组，结果发现治疗1年后的社交能力无显著差异。手术组中8.6%的患者1年后好转，4.3%恶化，87%保持不变；药物组中22%的患者好转，22%恶化，56%保持不变。这组样本2年后重新评估时发现（Elliott et al., 2008），社交能力的分量表（异常范围的百分比：手术组–11%，药物组–67%）及活动能力分量表（手术组–10%，药物组–42%）上有显著差异，在总能力量表和学校分量表上无显著差异。在CBCL的社会问题分量表上有显著差异，药物组比手术组的异常分值更高。社交能力与癫痫发作状态及AEDs的数量有关。这表明，社交能力可能会因成功的手术而发生变化，但需要随访更长时间才能变得明朗。

有研究提示，癫痫术后随着时间的推移，癫痫发作得到缓解，患者行为会持续改善，但仍应谨慎。Benifla等（2008）在10年多的跟踪调查中发现，与仍有癫痫发作的患者（57%）相比，无癫痫发作的患者有就业或上学的趋势（86%）。Micallef等（2010）发现，尽管无癫痫发作的患者在术后约13年有适应困难，但他们没有像仍癫痫发作的患者那样患有抑郁症及更突出的情绪问题。一项加拿大进行的术后大约10年的随访评估中发现，无癫痫发作的患者情绪症状更少。他们注意到，这些患者与术后仍有癫痫发作的患者或接受药物治疗的对照组相比，在就业方面有较少的负面压力，往往能更多地融入社区组织，且具有一样稳定的社会关系（Lach et al., 2010; Smith et al., 2011）。上述4项研究都表明了癫痫无发作预示着生活中社会心理方面的改善。

生活质量、家庭和结果满意度

癫痫手术后生活质量（quality of life, QoL）的测试结果，比行为改变的测试结果更乐观。大多数研究报道生活质量有改善。有两项研究比较了手术组和药物组两组样本的生活质量。Griffiths等（2007）评估了半球切除术、颞叶切除术或额叶切除术后及非手术的药物治疗组患儿的生活质量。术后评估时间一般2.6～5.4年。他们发现4组间的健康相关生活质量无显著差异。手术组中生活质量下降与癫痫发作控制不良、发病年龄早相关；而药物治疗组中生活质量下降和服药数量多相关；两组中均有更多的功能损伤。Mikati等（2008）比较了17例平均年龄13岁的癫痫术后2年的患儿与12例接受药物治疗的癫痫患儿的生活质量得分。在Hague癫痫严重程度量表（Hague Seizure Severity Scale, HASS）、Hague不良反应量表（Hague Side Effects Scale, HASES）和儿童癫痫生活质量量表（Quality of Life in Childhood Epilepsy Scale, QOLCE）总体量表上，手术组得分明显更高。手术组在QOLCE中的一般健康、体育活动和幸福感量表上得分较高，但在社会、行为和认知功能量表上没有显著差异。在另一份报告中，Mikati等于2010年比较了手术治疗、药物治疗和健康对照组的结果。在该研究中，从 QOLCE中的行为量表和HASES来看，手术组的生活质量优于药物组，但综合来看，手术组在QOLCE的总分、一般健康、社会、认知、幸福感或生理量表，以及HASS的得分并不优于药物组。手术组在QOLCE总分、一般健康和生理量表上得分低于健康对照组，但在其他量表上无显著差异。这两项研究中，AEDs不良反应的减少与生活质量的改善相关。在第二项研究中，术后无发作组在所有生活质量测试上与健康对照组相似。

有些研究在癫痫手术前后测试了QoL。Van Empelen等于2005年对52例儿童在癫痫手术前、术后6个月、12个月和24个月后进行了评估。术前QoL在生理、认知和社会因素上低于正常人群标准，对疾病的感受是消极的。术后6个月时，患儿及其父母报告体育和社会活动的频率和质量均有所改善；术后24个月时，他们表示体育、社会和认知活动均有所改善。Sabaz等（2006）在术前和术后6～18个月使用QOLCE评估了35例儿童。他们比较了20例无发作儿童和15例仍有发作的儿童的QoL结果。无发作患儿在所有9个QOLCE分量表上的QoL均明显优于仍有发作的患儿。与术前分数相比，无发作的儿童在总体QoL、社交互动、社交活动、焦虑、控制/无助和生理限制方面都有改善。术后QoL的改善与癫痫发作情况、AEDs数量和术前QoL相关。Gagliardi等（2011）测试了13例颞叶切除术前和术后平均3.8年的患儿QoL。12例患儿QoL改善，1例患儿QoL下降。在总体QoL、健康和药物效果方面有显著改善，但在生理、情绪、认知或行为方面没有变化。

更多的研究评估了术后某一时间点的生活质量，但没有和术前或对照组进行比较。研究表明，癫痫无发作的儿童和青少年的QoL优于仍然有发作的（Yang et al., 1996; Keene, 1997; Gilliam et al., 1997; Keene et al., 1998; Carmant et al., 1998; Benifla et al., 2008）。Elliott等（2000）使用了一种定性的测试方法对15例接受癫痫手术的青少年的QoL进行了评估。他们在青少年患者及其母亲的报告中发现了差异。青少年在QoL的5个方面上有正性变化，范围是54%～77%，而负性变化范围是0%～15%。家长们反馈的正性变化类似，范围在54%～85%，但他们指出负性变化或持续存在问题的范围在62%～79%。Hum等（2010）也采用了一种定性方法来评估癫痫术后2年的QoL。他们发现，无发作的青少年比仍有发作的青少年更独立，但两组都持续存在社交困难。

有较好QoL的一个预测因素是无癫痫发作。与较好QoL无关的因素有起病年龄、手术年龄、病程、切除部位、组织病理学，或AEDs。

有项研究测试了手术前和术后1年的家庭情况，并将结果与非手术对照组进行了比较（Smith et al., 2004）。他们发现，接受癫痫手术的患儿父母比接受药物治疗的患儿父母更善于提升孩子的独立性，但并未发现与癫痫发作结果有关联。他们还指出，接受过手术的儿童对家庭的不满程度高于接受过药物治疗的儿童。

虽然不常报道，但对手术结果的满意度总体上是积极的。有两组研究调查了胼胝体切开术后患者的满意度。Gilliam等（1996）发现手术满意度是88%，所有人都会向有类似困难的人推荐手术。满意度与社会心理改善有关，但与癫痫发作频率的降低无关。Yang等（1996）发现76%的患者对手术结果满意，72%的患者对QoL满意。满意度与癫痫发作控制改善有关。一系列针对因癫痫发作而进行局灶性切除的儿童和青少年的研究也报道了类似的结果，有74%～85%的患者对手术结果满意（Gilliam et al., 1997; Keene et al., 1998; Benifla et al., 2008）。在这些系列研究中，满意度与无发作有关。

结论

总的来说，癫痫术后行为改变的评估结果并不一致。一些研究未发现有变化，而另一些报道则说有获益。当行为改善时，癫痫无发作是始终如一的预测因子。发作起始年龄、癫痫病程和手术年龄与行为的改变无关。相比之下，对于局灶性切除术后无发作，以及胼胝体切开术后发作次数减少的儿童来说，QoL似乎确实有改善。社会能力随着手术的成功而提高，但是一些团队报道患者仍然存在持续的困难。

关于癫痫外科的社会心理学结果的数据仍有局限性。许多研究样本量小，而且对接受药物治疗的对照组没有进行评估。手术时的年龄范围宽泛，而依据年龄得出的结果信息有限。“越早手术越可能会获得更好的社会心理结果”的建议仍然需要适当的验证。认知功能与行为显著相关，但很少有报道同时评估行为和认知变化。

在不久的将来是否会有进展？现在有大量文献记载了癫痫的行为、情感、社会和认知共患病的重要性。ILAE委员会建议将神经心理学和神经精神病学评估作为术前评估的常规项目，以及癫痫术后行为、社会心理状态、认知和生活质量等常规测试项目（Cross et al., 2006）。目前，仍然非常需要转化与临床研究来推进对癫痫儿童的关爱。

原书参考文献

Andresen EN, Ramirez M, Dorfman AB, et al. Mood and behavior outcome following pediatric epilepsy surgery. Abstract B.06. American Epilepsy Society 2013.

Benifla M, Rutka JT, Otsubo H, et al. Long-term seizure and social outcomes following temporal lobe surgery for intractable epilepsy during childhood. Epilepsy Res 2008; 82: 133-138.

Carmant L, Holmes GL, Lombroso CT. Outcome following corpus callosotomy. J Epilepsy 1998; 11: 224-228.

Chieffo D, Lettori D, Contaldo I, et al. Surgery of children with frontal lobe lesional epilepsy: neuropsychological study. Brain Dev 2011; 33: 310-315.

Cross JH, Jayakar P, Nordli D, et al. Proposed criteria for referral and evaluation of children for epilepsy surgery: recommendations for the subcommittee for pediatric epilepsy research. Epilepsia 2006; 47: 952-959.

Danielsson S, Rydenhag B, Uvebrant P, et al. Temporal lobe resections in children with epilepsy: neuropsychiatric status in relation to neuropathology and seizure outcome. Epilepsy Behav 2002; 3: 76-81.

Devlin AM, Cross JH, Harkness W, et al. Clinical outcomes of hemispherectomy for epilepsy in childhood and adolescence. Brain 2003; 136: 556-566.

Doss J, Adams, E, Buck L, et al. Psychiatric functioning in pediatric patients pre and post-epilepsy surgery. Abstract 2.189. American Epilepsy Society 2013.

Elliott IM, Lach L, Kadis DS, et al. Psychosocial outcomes in children two years after seizure surgery: has anything changed? Epilepsia 2008; 49: 634-641.

Elliott IM, Lach L, Smith ML. Adolescent and maternal perspectives of quality of life and neuropsychological status following epilepsy surgery. Epilepsy Behav 2000; 1: 406-411.

Gagliardi IC, Guimarães CA, Souza EAP, et al. Quality of life and epilepsy surgery in childhood and adolescence. Arq Neuropsiquiqtr 2011; 69: 23-26.

Gilliam F, Wyllie E, Kashden J, et al. Epilepsy surgery outcome: comprehensive assessment in children. Neurology 1997; 48: 1368-1374.

Gleissner U, Kuczaty S, Clusmann H, et al. Neuropsychological results in pediatric patients with epilepsy surgery in the parietal cortex. Epilepsia 2008; 49: 700-704.

Griffiths SY, Sherman EMS, Slick DJ, et al. Postsurgical health-related quality of life (HRQOL) in children following hemispherectomy for intractable epilepsy. Epilepsia 2007; 48: 564-570.

Hamiwka L, Macrodimitris S, Tellez-Zenteno JF, et al. Social outcomes after temporal or extratemporal epilepsy surgery: a systematic review. Epilepsia 2011; 52: 870-879.

Hannan S, Cross JH, Scott RC, et al. The effects of epilepsy surgery on emotions, behavior, and psychological impairment in children and adolescents with drug-resistant epilepsy: a prospective study. Epilepsy Behav 2009; 15: 318-324.

Hum KM, Smith ML, Lach L, et al. Self-perceptions of social function 2 years after pediatric epilepsy surgery. Epilepsy Behav 2010; 17: 354-359.

Kameyama S, Murakami H, Masuda H, et al. Minimally invasive magnetic resonance imaging-guided stereotactic radiofrequency thermocoagulation for epileptogenic hypothalamic hamartomas. Neurosurgery 2009; 65: 4438-4449.

Keene DL, Higgins MJ, Ventureyra ECG. Outcome and life prospects after surgical management of medically intractable epilepsy in patients under 18 years of age. Childs Nerv Syst 1997; 13: 530-535.

Keene D, Loy-English I, Ventureyra E. Patient satisfaction with surgical treatment of refractory epilepsy done in childhood and early adolescence. Childs Nerv Syst 1998; 14: 30-32.

Keene DL, Loy-English I, Ventureyra ECG. Long-term socioeconomic following surgical intervention in the treatment of refractory epilepsy in childhood and adolescence. Childs Nerv Syst 1998; 14: 362-365.

Lach LM, Elliott I, Giecko T, et al. Patient-reported outcome of pediatric epilepsy surgery: social inclusion or exclusion as young adults? Epilepsia 2010; 51: 2089-2097.

Lendt M, Helmstaedter C, Kuczaty S, et al. Behavioural disorders in children with epilepsy: early improvement after surgery. J Neurol Neurosurg Psychiatry 2000; 69: 739-744.

Macrodimitris S, Sherman EMS, Forde S, et al. Psychiatric outcomes of epilepsy surgery: a systematic review. Epilepsia 2011; 52: 880-890.

Makrodimitris S, Sherman EMS, Williams TS, et al. Measuring patient satisfaction following epilepsy surgery. Epilepsia 2011; 1409-1417.

McLellan A, Davies S, Heymann I, et al. Psychopathology in children with epilepsy before and after temporal lobe resection. Dev Med Child Neurol 2005; 47: 666-672.

Micallef S, Spooner CG, Harvey AS, et al. Psychological outcome profiles in childhood-onset temporal lobe epilepsy. Epilepsia 2010; 51: 2066-2073.

Mikati MA, Rahi AC, Shamseddine A, et al. Marked benefit in physical activity and well-being but not in functioning domains, 2 years after successful epilepsy surgery in children. Epilepsy Behav 2008; 12: 145-149.

Mikati MA, Ataya N, Ferzli J, et al. Quality of life after surgery for intractable partial epilepsy in children: a cohort study with controls. Epilepsy Res 2010; 90: 207-213.

Moosa ANV, Jehi L, Marashly A, et al. Long-term functional outcomes and the predictors after hemispherectomy in 115 children. Epilepsia 2013; 54: 1771-1779.

Ng Y, Rekate HL, Prenger EC, et al. Transcallosal resection of hypothalamic hamartoma for intractable epilepsy. Epilepsia 2006; 47: 1192-1202.

Ng Y, Hastriter EV, Wethe J, et al. Surgical resection of hypothalamic hamartomas for severe behavioral symptoms. Epilepsy Behav 2011; 20: 75-78.

Pati S, Abla AA, Rekate HL, et al. Repeat surgery for hypothalamic hamartoma in refractory epilepsy. Neurosurg Focus 2001; 30: E3.

Pulsifer MB, Brandt J, Salorio CF, et al. The cognitive outcome of hemispherectomy in 71 children. Epilepsia 2005; 45: 243-254.

Régis J, Scavarda D, Tamura M, et al. Epilepsy related to hypothalamic hamartomas: surgical management with special references to gamma knife surgery. Childs Nerv Syst 2006; 22: 881-895.

Rekate HL, Feiz-Erfan I, Ng Y, et al. Endoscopic surgery for hypothalamic hamartomas causing medically refractory gelastic epilepsy. Childs Nerv Syst 2006; 22: 874-880.

Sabaz M, Lawson JA, Cairns DR, et al. The impact of epilepsy surgery on quality of life in children. Neurology 2006; 66: 557-561.

Schulze-Bonhage A, Quiske A, Homberg V, et al. Effect of interstitial stereotactic radiosurgery on behavior and subjective handicap of epilepsy in patients with gelastic epilepsy. Epilepsy Behav 2004; 5: 94-101.

Seiam A-HR, Dhaliwal H, Wiebe S. Determinants of quality of life after epilepsy surgery: systematic review and evidence summary. Epilepsy Behav 2011; 21: 441-445.

Sinclair DB, Aronyk K, Snyder T, et al. Pediatric temporal lobectomy for epilepsy. Pediatr Neurosurg 2003; 38: 195-205.

Sinclair DB, Wheatley M, Snyder T, et al. Posterior resection for childhood epilepsy. Pediatr Neurol 2005; 32: 257-263.

Smith ML, Elliott IM, Lach L. Cognitive, psychosocial, and family function on year after pediatric epilepsy surgery. Epilepsia 2004; 45: 650-660.

Smith ML, Kelly K, Kadis DS, et al. Self-reported symptoms of psychological well-being in young adults who underwent respective epilepsy surgery in childhood. Epilepsia 2011; 52: 891-899.

Téllez-Zenteno JF, Dhar R, Hernandez-Ronquillo L, et al. Long-term outcomes in epilepsy surgery: antiepileptic drugs, mortality, cognitive and psychosocial aspects. Brain 2007; 130: 334-345.

Van Epelen R, Jennekens-Schinkel A, van Rijen PC, et al. Health-related quality of life and self-perceived competence of children

assessed before and up to two years after epilepsy surgery. Epilepsia 2005; 46: 258-271.
Williams J, Griebel ML, Sharp GB, et al. Cognition and behavior after temporal lobectomy in pediatric patients with intractable epilepsy. Pediatr Neurol 1998; 19: 189-194.
Yang T-F, Wong T-T, Kwan S-Y, et al. Quality of life and life satisfaction in families after a child has undergone corpus callosotomy. Epilepsia 1996; 37: 76-80.

第 47 章

手术效果的综合性评价

Brian Neville, J. Helen Cross，著
田宏，译

要 点

- 癫痫手术的主要目的仍然是完全控制发作或至少显著减少发作，因此有必要记录癫痫发作结果。
- 神经认知和神经行为学评估应该在术前及术后至少同一时间点进行。
- 个人的目标和期望应与家属充分讨论，它是决策过程的一部分，而且应该在术后某些时刻进行回访。
- 建议建立一个数据库来记录短期和长期的不良事件，既有预料到的，也有出乎意料的，还应该记录癫痫发作和认知的结果。
- 应该对个别中心的结果进行定期审核。

癫痫外科的首要目标是术后无发作，或者至少获得临床意义的发作减少。就结果而言，这似乎相对比较直接，但问题随之而来，主要涉及术后评估的时机，以及由谁来评估效果。癫痫外科的次要目标包括认知或行为的改善，但如何评估这些指标可能会因个人和中心的差异而不同，而且评估时机也很重要。然而，癫痫外科的终极目的是对个体不造成进一步损害；虽然在许多文献中没有相关的研究报道，但是不良事件或手术意外的发生率也是重要指标。

报告结果的内容

当讨论手术效果时，我们必然会评价综合效果，包括发作缓解、认知和行为结果、患儿的生活状况，即包括生活质量在内的社会心理结果。死亡率并不是一个很好的指标，因为很少有人因手术而死亡（Duchowny et al., 1998; Moosa et al., 2013; Dunkley et al., 2011）。首要的问题仍然是由谁来进行手术评估效果。理想状态应该是由术前多学科评估，并且包括患儿家长的评估。当然，其中一个

问题是客观地确定有效干预后的结果，但目前没有能够进行比较的相对标准化的评估方案。很多研究并没有对发作结果进行前瞻性的评估。我们要考虑的是在术前确定手术目标，以便在术后某个时间再次回顾，这样往往对预期与成果有启示作用（Taylor et al., 1997）。

发作控制效果

发作控制效果被定义为许多结果中最重要的内容。理想状态下，基本目标是不服药、无发作。然而，关键的问题是在什么时候进行评估，以及如何定义完全无发作。首先会被提出来，但可能取决于术后时间的长短及是否已经停用抗癫痫药物。其次，可能会根据术前发作的频率和影响对手术成功做出不同的判断，同样也包括每个个体的手术目标与期望。在所发表的研究中，术后随访评估时间不同，短期6个月～3年，长期5～10年。尽管术后完全无发作评估相对容易，但是在术后即刻或减药期间等关键时刻进行评估可能有困难，尤其是偶有或罕有发作时更困难。最近，国际抗癫痫联盟召集了一个特别小组来处理耐药问题；期间，他们还确定了对常规治疗有效的概念：至少是术前记录的无发作期的3倍（Kwan et al., 2010）。这可能适用于外科，但是当然因人而异，还取决于病理结果。

因此，癫痫发作缓解的正常预期可能有所不同，包括以下几方面。

（1）根据研究，1～2年或5年完全无发作。

（2）每年1～2次的罕见发作或一个月内出现发作。

（3）发作频率减少90%。

（4）没有“危险性发作”，例如癫痫持续状态或跌倒发作。

（5）发作频率持续高于之前的10%。

这需要对术前状态有一个准确的前瞻性描述。随后我们还会有这样的问题：除了无发作之外，发作减轻到何种程度对儿童、家庭和护理人员是有帮助的？确保减少危险性发作是非常有益的，但即使发作减少到术前10%的水平，仍然会让家属担心下一次发作。

LKS（Landau-Kleffner Syndrome）的手术效果研究清楚地提示预测效果的时间至少需要等待5年。尽管这些研究很有意义，它们还是指出需要尽可能控制发作（Morrell et al., 1995）。起初，早期的14例患者的言语恢复被过于乐观地报道，2例患者在第二次报道时因不符合入组条件而被舍弃，2例患者出现轻度“短暂性”肢体无力。4年后，当这组病例被重新报道时，包括了10例早期患者与4例新增患者，评估使用了更详细的词汇测试（Grote et al., 1999）。13例患儿先后完成了测试，其中8例改善显著，5例无明显变化，1例患儿评分下降。1例患儿感染脑膜炎伴认知后遗症，另1例患儿脑卒中后恢复非常好。最重要的预后指标是从发作起始到终止的持续时间——手术影响了自然病程吗？由于没有对照组与之比较，这一点很难确定，但最近被手术病例进一步证实（Downes et al., 2015）。因此，需要尝试一项长期对照研究，这一点是明确的，即使有复发也应该包括数年无发作以及无功能损害，然而，这种研究设计实际的和伦理学的限制是显而易见的，尤其是以前对成年患者的研究（Wiebe et al., 2001; Engel et al., 2012）。

在所报道的结果中还有一个问题是如何定义发作控制效果。起初，量表用于报道颞叶癫痫手术效果（表47-1）（Engel et al., 1993; ILAE, 2001），其中术前癫痫发作频率可能相对较低，不能准确地反映出多脑叶切除术对频繁发作患儿的益处。因此，许多关于手术控制患儿发作的报道更倾向于制订自己的标准，也就造成了缺少研究之间的统一标准。在缺乏预后预测指标及如何衡量结果的精确定义的情况下，变量具有了不同的解读（Beghi, 2015）。其中一个可能重要的部分是在用与不用药物的情况下发作控制效果，特别是发现长期认知改善与减停AEDs高度相关（Skirrow et al., 2011）。报道中另一个问题是主观评估的影响，以及大多数研究都缺少掩蔽。报道中发作频率的显著性差异可能来自参与评估的医生或其他人员（Beghi, 2015）。

表 47-1　癫痫手术效果的 Engel 分级（Engel et al., 1993）

Ⅰ级 无致残性癫痫发作	A：无发作 B：无仅有意识损害的非致残性癫痫发作 C：近 2 年无发作 D：仅在停止使用抗癫痫药物后抽搐
Ⅱ级 稀少的致残性癫痫发作	A：初期无发作，后期稀少发作 B：稀少的致残性癫痫发作 C：近 2 年稀少发作 D：仅有夜间发作
Ⅲ级 得到相当的改善	A：发作明显减少 B：不少于 2 年的无发作期
Ⅳ级 改善不明显	A：发作减少程度轻微 B：发作无变化 C：发作增多

来自ILAE小儿癫痫外科的一个团队（2005—2009年）考虑到了这些因素，讨论修改了Engel结果评分，改良后以便适用于儿童患者，还对那些同时接受过切除和姑息性手术的患儿做了修正并给了合适的定义（表47-2）。这样的量表才会为切除与姑息手术效果提供一致的记录，可以在任何时间点使用（假如是定期的），并记录患儿是否在用药。

并发症/意外事件

癫痫外科的主要目标是切除发作起始区，对患儿不造成功能障碍。然而，任何手术都有风险，术前量化风险，应与患儿家属逐条沟通，以便他们做出明智的选择。这些风险必须与活动性发作的风险，包括受伤和死亡，以及神经发育风险和无发作可能性权衡利弊。尽管患儿术后短期和长期的组数据可能显示出效果，但从长远来说，效果可能还是个体化的。另外，对于单中心确定他们取得的最佳效果时，基准化分析法是重要的。因此，有必要记录短期的手术并发症和长期的神经病学结果，既有预期（预测）的结果，也有意料之外的表现。推荐建立手术及其疗效的数据库，以便进行审查和基准测试。

表 47-2 儿童癫痫手术新推荐的结果量表

Ⅰ级 完全不发作	A：无发作 B：仅有先兆 C：近 2 年无发作 D：仅在停药后发作
Ⅱ级 稀少发作（1 ~ 4 个发作日 / 年）	
Ⅲ级 得到相当的改善	A：发作明显减少 1. 发作减少＞ 90%（＞ 4 个发作日 / 年） 2. 无主要发作 3. 主要癫痫发作改善＞ 90% B：不少于 6 个月的无发作期 C：发作改善 50% ~ 90%
Ⅳ级改善不明显	A：发作减少＜ 50% B：发作无明显变化 C：发作增多

忽略术后第1个月（根据ILAE 2001提案）。
每个患儿在回顾分析时都归入最合适的类别。
1.在所有的分组中，一个"+"号或"–"号表示患儿是否仍在使用或停用抗癫痫药物。
2.根据2001年的分类意见，建议忽略术后第1个月的癫痫发作。
3.每个患儿在回顾分析时均归入最合适的类别。
4.保留Ⅰ A级无癫痫发作的分类；这表明手术后无癫痫发作。
5.先兆定义（与简单部分性发作相反）为一种感觉，临床上没有表现出明显的发作。
6.Ⅱ级，稀少发作是借用2001年提案中的术语。
7.2001年提案将无发作日定义为24 h内一次或多次发作。这可能包括癫痫持续状态。
8.Ⅲ级中的"得到相当的改善"，现在的定义更加明确，可应用到功能手术中，是针对主要发作，而不是所有发作。
9.Ⅳ级中"改善不明显"，包括了癫痫发作增多这一类别。

精神与神经认知结果

儿童癫痫外科的前提是最优化神经发育结果。因此，重要的是考虑如何报道认知结果。缺乏远期的前瞻性研究，主要是因为手术患儿的多样性、病理结果的差异性，以及没有适用于所有年龄段的标准化测试方法。相关研究提示认知可能会在短期或长期内得到改善，并与无发作和停用抗癫痫药物有关。面临的困难是根据患儿个人基础情况来预测疗效，随后还应该与其家属就此进行讨论商议。术前神经发育基线评估依然是术前评估的必要部分（Cross et al., 2006）。家属可能不知道手术的困难程度，因此术前记录很重要。此外，术前神经发育过程中的任何变化对于手术决策都是不可或缺的。

术后评估至少应该在12个月后进行，记录改善情况并提出干预和支持的意见。既包括儿童发育的所有方面，又包括认知损害，既要有选择性又要全局掌握。深入评估应包括精神类疾病的诊断，如注意力缺陷/多动症、自闭症谱系障碍、抑郁和焦虑。所有这些疾病可能需要管理和药物治疗。现在我们很清楚，5～16岁的人群中，约60%的复杂性癫痫患者至少合并一项这样的疾病（Reilly et al., 2014），而在手术组患者中，这一比例甚至更高，许多儿童有一种以上的疾病诊断（McLellan, 2005; Colonelli et al., 2010）。鉴于这些儿童的认知和行为障碍发生率如此之高，记录术前基线水平是确保所有护理人员，尤其是家庭成员，在术前了解患儿精神行为障碍水平与表现的前提条件。

清晰地记录患者技能退化的情况也很重要。这可以显示癫痫性脑病，如婴儿痉挛的进展情况，而且病变需要急切关注。随后需要仔细记录术后神经发育的水平，还需要仔细评估特殊关注的区域（Humphrey et al., 2014）。

重要的是，任何评估都能根据患儿的病情提供最合适的治疗方案。心理学家不应该认为低水平的评估不合适，因为没有其他代替方法的情况下就是最好的。然而，我们认为由于语言和文化的差异，这些评估也会有差异。此外，由于每个癫痫中心的喜好不同，评估所采用的测试可能也存在差异。除非有计划地合作，每个中心手术前后的评估具有一致性，但没有形成规范。

一般而言，如果我们掌握了疾病的自然病程，在病程早期进行干预的话，效果就会更好。这也许是对的，但实际情况是早期干预并未进行。最近对来自墨尔本的关于先天性偏瘫手术的评论指出，在第2个十年中病情有所缓解（Wanigasinghe et al., 2010），而且半侧多微小脑回的患儿也可能表现出类似的改善（Guerrini et al., 1998）。然而，这些研究并没有监测认知功能，因此不可能确定所期待的认知受到的影响。我们需要判断可能存在的对最佳手术时机的全部影响因素，但只有通过精心计划的研究，我们才能推进这个课题。

患者各自具有不同的自然病史。下面（A～E）的每种情况都有一个适合于认知与行为需求的评估时间表。

患者 A（婴儿痉挛）：患有婴儿痉挛时智力迅速减退。局灶性发育不良区域在 2 岁时就可以进行手术切除。术后偶有癫痫发作伴持续性 ADHD 和 ASD。偶有发作的结果远不如无发作好，但持续存在的其他功能障碍是可以治疗的。无论是对于医学还是对于外科学，婴儿痉挛的早期干预仍然都是一个悬而未决的问题，我们应该知道这是未来的目标。

术前		术后	评估
最初正常	①婴儿痉挛 4 ～ 6/12 ② 50% 减少 ③ ADHD 和 ASD ④ 2 岁时手术	6/12 局灶性发作	偶有发作 术后 3/12，1 ～ 2 年，5 年术后评估

患者 B（偏瘫）：有先天性偏瘫，早期发育智商为 80，但随着包括癫痫持续状态在内的严重局灶性发作，7 岁时的智商为 55，即智商没有正常增加。

术前			术后		评估
先天性偏瘫 ① IQ ＞ 80 ② ADHD ③早期出现	局灶性发作 从 2 岁起伴有癫痫持续状态	7 岁时：IQ=55；持续发作	3/12 术后	1 ～ 2 年 全面评估并治疗 ADHD	5 年全面评估

患者 C（半侧巨脑症）: 许多半侧巨脑症患者从出生后第 1 周就开始癫痫发作，并且在手术评估时已有明显的认知障碍。但是，我们不知道这些是如何产生的。患儿 2 岁时手术后癫痫发作率为术前的 1/3。然而，家属仍在担心下一次发作时，他们的孩子认知严重受损，不能说话及走动。对癫痫发作率的降低是否有帮助还值得怀疑，少于 10% 的发作可能有益，但完全无发作才是主要效果。然而，在这种情况下，即使无发作，家人也会继续提供全面的护理。

术前		术后			评估
①半侧巨脑症 ②发育商低于 50 ③不能走路 ④自出生前患有难治性癫痫 ⑤ ADHD	术前 持续性局灶性发作	2 岁时手术	术后 3/12	术后 1 ~ 2 年 发作减少至术前的 1/3	术后 5 年

患者 D： 本例患者局灶性发作，IQ = 80，伴有自闭症谱系障碍（autism spectrum disorder，ASD）。初期治疗有效，但是症状复发，后同意手术。术后 IQ 无明显变化，无发作，但自闭症需要继续治疗。

术前		术后			评估
① FCD ② IQ=80 ③ ASD 出生后 7 个月 出现局灶性发作	持续性 局灶性发作	7 岁时手术	术后 3/12	术后 1-2 年	术后 5 年

患者 E（Rasmussen 综合征）: 这位女孩最初是很正常的，直到 5 岁局灶性运动性发作时，继发认知缺陷和持续性部分性癫痫。单侧大脑半球进行性萎缩，明确诊断 Rasmussen 综合征。手术方式有两种：部分切除受累的大脑半球或大脑半球切除术。本例首先选择了第一种手术方式，但术后仍有发作，接着进行了优势半球切除术。这是极其困难的决定之一，因为易致严重的偏瘫或者优势半球损伤（不管是否是部分性）。似乎半球切除术在所难免。我们要带领患儿及其家属渡过难关，也要认识到没有任何方法是完美的。我们的工作是尽可能使得未来效果更好，如果必要可以经常拜见家属。

术前		术后			评估
5 岁前正常	5 岁出现发作；认知缺陷，IQ = 80，1 年后持续出现局灶性发作	诊断为 Rasmussen 综合征 讨论手术方式并决定在 7 岁时进行保留运动 / 感觉区的部分切除术 ①术后发作减少，但 2 年后恢复，偏瘫加重，IQ 降至 60 ②半球切除术	术后 3/12 遗留严重的右侧偏瘫和失语症，但随后有改善	术后 1 ~ 2 年 全面评估	术后 5 年 全面评估

任何术后仍有发作的儿童都需要重新评估是否需要进一步手术。这需要进行全面的重新评估，包括认知和行为障碍能否通过手术得到改善。如果首次切除术后仍有癫痫发作而没有任何明显的缓解，可能至少有一部分的致痫区没有被切除。如果手术不太可能造成难以接受的后果，那么无发作一段时间后复发时就可能需要进一步切除。

提供给专业人士、患者及其家长一个有效果的病例，需要尽可能地精心准备，但选择病例要灵活，手术效果可以按照患儿家长期望的进度发展。在大多数情况下，家属理解手术风险，但重要的是应该以尽可能简单的方式向家属详细解释这些风险。除了术后无发作的概率为60%，发作减少一半的概率为20%，偏瘫的发病率为1%，感染的风险为3%，家属还需要知道如果术后无发作，患儿的认知损害、ADHD、ASD等的症状即使不明显，也可能会继续维持数年。了解成年患者的效果也很重要。一种常见的情况是：每位家长采取一种立场，以便他们有机会辩论这个问题，即采取明显对立的观点，但这可能并不是他们的真正立场。这些情况需要理解。

社会心理/生活质量

对持续癫痫发作的人群的研究表明，癫痫的影响远远超出了发作与认知的领域。当要家属列出对患儿生活或护理方面的顾虑时，他们会提出各种各样的问题，包括药物不良反应、认知和学业成绩、安全性、发作对生理和社会心理的影响，以及发作的不可预测性（Arunkumar et al., 2000）。然而，他们还更广泛地关注社会孤立、缺乏自信与“另类”感觉等方面（Elliott et al., 2005）。这些情感可能会因患儿个体化和整体能力的不同而有所差别；进一步的感知影响可能取决于心理学角度上的个体化程度。其他研究表明，精神病理学比发作本身可能对生活质量有更大的影响。从长期研究中我们得知，社会心理方面的问题比持续癫痫发作更不受欢迎；显然他们被雇用、结婚和生育的可能性更低（Jalava et al., 1997）。儿童颞叶癫痫术后长达10年的更长期的随访研究显示，与对照组相比，虽然在就业方面没有差异，但是手术患者的受教育程度更高，残疾程度降低，生活更独立（Skirrow et al., 2015）。这些结果可能在个体层面上产生重大影响；了解整体数据很重要，但术前就应该探讨手术目的，术后至少在一个时间点，在个体层面上进行评估与合理思考结果。必须考虑的是，患儿认识能力可能会随预期而改变，它依赖于患者或家属的层面；尽管手术与无发作的影响可能是立竿见影的，但面临的困难可能会随着时间而改变，这取决于患儿的发育水平和父母的期望（Hannan, 2009）。

结论

癫痫外科的效果可以通过病理结果一致而手术方式不同的患儿组随访研究进行评价。然而，尽管手术结果需要以标准化的方式进行监控，但对疗效的预测应该个体化。术前评估将成为回顾分析手术目标和预期能否实现的基础。发作结果固然是最重要的，也是最容易记录的，但神经发育、行为和生活质量的结果也需要记录。

原书参考文献

Arunkumar G, Wyllie E, Kotagal P, et al. Parent- and patientvalidated content for pediatric epilepsy quality of life assessment. Epilepsia 2000; 41: 1474-1484.

Beghi E. Long term outcomes of epilepsy surgery in adults and children: methodological demands on observational studies. In: Long Term Outcome Of Epilepsy Surgery. New York: Springer, 2015: 5-18.

Colonnelli MC, D’Argenzio L, Davies S, et al. Psychopathology in children before and after surgery for extratemporal epilepsy.

Epilepsia submitted. 2010.

Commission on Neurosurgery of the International League Against Epilepsy (ILAE) 1997-2001.

Wieser HG, Blume WT, et al. Proposal for a new classification of outcome with respect to epilepstic seizures following epilepsy surgery. Epilepsia 2001: 282-286.

Cross JH, Jayakar P, Nordli D, et al. Proposed criteria for referral and evaluation of children for epilepsy surgery: recommendations of the Subcommission for Paediatric Epilepsy Surgery. Epilepsia 2006; 47: 952-959.

Downes M, Greenaway R, Jolleff N, et al. Outcome following multiple subpial transection in Landau-Kleffner syndrome and related regression. Epilepsia 2015; in press.

Duchowny M, Jayakar P, Resnick T, et al. Epilepsy surgery in the first three years of life. Epilepsia 1998; 39: 737-743.

Dunkley C, Kung J, Scott RC, et al. Epilepsy surgery in children under 3 years. Epilepsy Res 2011; 93: 96-106.

Elliott IM, Lach L, Smith ML. I just want to be normal: a qualitiative study exploring how children and adolescents view the impact of intractable epilepsyon their quality of life. Epilepsy Behav 2005; 7: 664-678.

Engel J, Jr., McDermott MP, Wiebe S, et al. Early surgical therapy for drugresistant temporal lobe epilepsy: a randomized controlled trial. JAMA 2012; 307: 922-930.

Engel J, Jr., Van Ness PC, Rasmussen TB, et al. Outcome with respect to epileptic seizures. In: Engel J, Jr. (ed). Surgical Treatment Of The Epilepsies. New York: Raven Press, 1993: 609-621.

Grote CL, Van Slyke P, Hoeppner JAB. Language outcome following multiple subpial transection. Brain 1999; 122: 561-566.

Guerrini R, Genton P, Bureau M, et al. Multilobar polymicrogyria, intractable drop attack seizures and sleep related electrical status epilepticus. Neurology 1998; 51: 504-512.

Hannan S, Cross JH, Scott RC, et al. The effects of epilepsy surgery on emotions, behavior, and psychosocial impairment in children and adolescents with drug-resistant epilepsy: a prospective study. Epilepsy Behav 2009; 15: 318-324.

Humphrey A, Maclean C, Ploubidis GB, et al. Intellectual development before and after the onset of infantile spasms: a controlled prospective longitudinal study. Epilepsia 2014; 55: 108-116.

Jalava M, Sillanpaa M, Camfield C, et al. Social adjustment and competance 35 years after onset of childhood epilepsy: a prospective controlled study. Epilepsia 1997; 38: 708-715.

Kwan P, Arzimanoglou A, Berg AT, et al. Definition of drug resistant epilepsy: Consensus proposal by the ad hoc Task Force of teh ILAE Commission on Therpeutic Strategies. Epilepsia 2010; 51: 1069-1077.

Mclellan A, Davies S, Heyman I, et al. Psychopathology in children undergoing temproal lobe resection – a pre and postoperative assessment. Dev Med Child Neurol 2005; 47: 666-672.

Moosa AN, Jehi L, Marashly A, et al. Long-term functional outcomes and their predictors after hemispherectomy in 115 children. Epilepsia 2013; 54: 1771-1779.

Morrell F, Whisler WW, Smith MC, et al. Landau-Kleffner syndrome; Treatment with subpial transection. Brain 1995; 118: 1529-1546.

Reilly C, Atkinson P, Das KB, et al. A population based study of neurobehavioral comorbidities in children with active epilepsy. Pediatrics 2014; 2013-3087.

Skirrow C, Baldeweg T. Educational and employment outcomes following epilepsy surgery in childhood. In: Malmgren K, Baxendale SA, Cross JH (eds). Long Term Outcomes Of Epilepsy Surgery In Adults And Children. New York: Springer, 2015: 151-164.

Skirrow C, Cross JH, Cormack F, et al. Long-term outcome after temporal lobe surgery in childhood; Intellectual gains are correlated with brain volume changes. Neurology 2011; 76: 1330-1337.

Taylor DC, Cross JH, Harkness W, et al. Defining new aims and providing new categories for measuring outcome of epilepsy surgery in children. In: Tuxhorn I, Holthausen H, Boenigk H (eds). Paediatric Epilepsy Syndromes And Their Surgical Treatment. London: John Libbey, 1997: 17-25.

Wanigasinghe J, Reid SM, Mackay MT, et al. Epilepsy in hemiplegic cerebral palsy due to perinatal arterial ischaemic stroke. Dev Med Child Neurol 2010; 52: 1021-1027.

Wiebe S, Blume WT, Girvin JP, Eliasziw M. A randomized, controlled trial of surgery for temporal lobe epilepsy. N Engl J Med 2001; 345: 311-318.

PART

07

第七部分

展　望

第48章

小儿癫痫外科综合方案：技术现状与未来观点

Alexis Arzimanoglou, Philippe Kahane, J. Helen Cross, et al., 著
朱宏伟　徐成伟，译

要　点

- 当考虑小儿癫痫外科手术时，神经发育问题至少与术后无发作一样重要。
- 整合了神经病学与临床癫痫病学专业能力，由多学科团队运行的模式，代表了癫痫外科综合方案的基础。
- 挑选一名儿童作为外科治疗的候选人不是起点，而是漫长术前评估的结果。
- 早期转诊小儿癫痫中心，为患儿提供一个最佳诊疗机会，以及用足够长时间来尝试两种以上抗癫痫药物。
- 内科医生与公众的误解仍然是主要障碍，妨碍及时转诊到癫痫中心进行外科评估。
- 拥有良好的药物难治性癫痫起源的病因学（病灶类型）自然演变的知识背景，熟悉具体的手术方法相关风险，二者是共享并及时决策的先决条件。
- 正是由于多学科专家团队一系列的讨论研究、正确的选择与合理的解释，才有了发作控制及因癫痫而手术的患儿生活质量的改善。

提高对儿童癫痫自然史的认识，引进评估病因与起源的新技术，如早期确定局部脑病损，让越来越多的局灶性癫痫儿童能更早更多地接受外科治疗。

近年来，虽然令人遗憾的是许多小儿神经病学医生仍然认为癫痫外科是最后手段，但是在更明确定义纳入标准及最合适诊断方法的应用上，已经取得了相当大的进步（Lamberink et al., 2015）。来自成人的临床实践极大地促成了这一进步（West et al., 2015）。可是，该领域的所有专家也很快清楚地认识到一些有别于成人的评估与治疗儿童癫痫的概念和策略，并已经形成了针对儿童患者特殊需求而设计的癫痫外科综合方案（Cross et al., 2006; Gaillard et al., 2009; Harvey et al., 2008; Jayakar et al., 2014）。

儿童癫痫的特殊性

治疗成年患者的主要挑战是既要获得癫痫无发作，又要避免外科手术本身造成的功能障碍。这些病例中，癫痫发作可能是由于获得性大脑病灶引起，或者在大多数患者中出生时即有的病灶，如皮质发育畸形，特别是发育不良性病灶。这些病灶相关癫痫可能会在儿童期或之后的任何时候表现出来。

儿童，尤其是婴幼儿，疾病与病因呈现多样性，以及发作起源固有的病理生理机制，尤其是涉及复杂的发育问题，都表现出与成人癫痫较多的差别。获得癫痫无发作与避免功能障碍一样具有挑战性，但是发育和社会心理的改善也需要首先考虑。这些关键性的差别就使得有必要在疾病超早期对儿童进行评估，而且需要在整合了小儿神经病学和癫痫病学的专业的小儿癫痫中心中进行。癫痫发作对于脑发育的负面影响也应该及时关注。因此，我们应该分享国家临床医学研究所制定的指南，当可疑癫痫发作的患儿被送到急诊科时，应该首先甄别癫痫。这部分工作应由儿内科医师完成，之后尽早转诊至在癫痫方面有过培训及具有专业知识的儿科医生那里（Nunes et al., 2012）。

外科治疗缺口

1997年，Jean Aicardi曾说道“反对手术最明显的，也可能是最强烈的理由是文化背景与心理作用”。除非致命，因为某些东西切除部分脑仍然不被许多人接受，其中甚至包括医学专业人士（Aicardi, 1997）。近20年来，虽然已经取得一些进步，但人们还是不接受意癫痫手术。大量适合手术评估的候选处于反复转诊中，或者被耽误转诊的现象仍然比比皆是。

在最近的一份系统评价中，Dewar and Pieters（2015）给出了一份关于癫痫外科治疗观点的批判性分析。报道显示是否接受癫痫手术取决于首诊的普通神经科医生和小儿神经科医生，以及同意治疗的患者的看法、经验和预期。

内科医生的态度、医疗行为受专业经验与个人理念的影响。有些因素，在不同的程度上仍代表着患者接受手术的巨大阻碍，并最终减少了获得最佳治疗的机会。这些因素包括：不熟悉癫痫外科手术；不了解手术纳入与排除标准（即使是涉及各种病灶引起的病灶性癫痫病例）；对于药物难治性癫痫的概念理解不够充分。当给患儿治病时，治疗医生也必须熟悉所有涉及的关于发育和认知的问题。这些问题也必须计划在青少年和成人时期依然存在癫痫的患儿的生活中。

从患者角度来说，疾病的严重性、治疗经验、治疗预期、认知相关方面等个人观点也会影响到决策（Dewar & Pieters, 2015）。患者往往高估手术风险和（或）低估包括猝死在内的持续性癫痫以及药物不良反应的风险。对于小儿癫痫，父母可能是主要的决定因素。他们更喜欢等待孩子达到能知情同意和年龄。虽然这种态度完全能够理解，但是医生应该把早期手术能救命与延长生命的益处纳入讨论中。

因为不愿意考虑手术的原因是多方面的，所以患儿、家庭、经验丰富的小儿癫痫团队之间的紧密合作应该是构成决策的基础。多学科团队在这一领域的经验将会给患者及其家人提供一个框架，利用最好的可获得的证据做出决策（Pickrell et al., 2015）。

术前评估对象或适合手术的患者：他们有什么与众不同

早期提交候选人进行术前评估是诊疗第一步，旨在保护儿童免受长期癫痫的危害及认知功能的下降。术前评估候选人与手术候选人本来是不同的两类人，可遗憾的是他们常常被混淆。必须告知内科医生：癫痫儿童只有在术前评估后才有可能成为手术候选人，条件是术前评估已得出结论：致痫灶已明确，也考虑了接近或累及语言皮质的相关风险。“术前评估候选人”的定义是不同的，因为它是指所有口服两种抗癫痫药物后仍然不能完全控制癫痫的患儿（Kwan et al., 2010）。由于术前评估过程相当长且复杂（图48-1），几乎所有新近诊断为局灶性癫痫的儿童理论上都有可能被认为是术前评估候选人，所以要征求小儿癫痫中心的治疗意见。只有经过全面分析所有正反两方面证据的术前评估后，才能最终确定患儿是否适合手术。

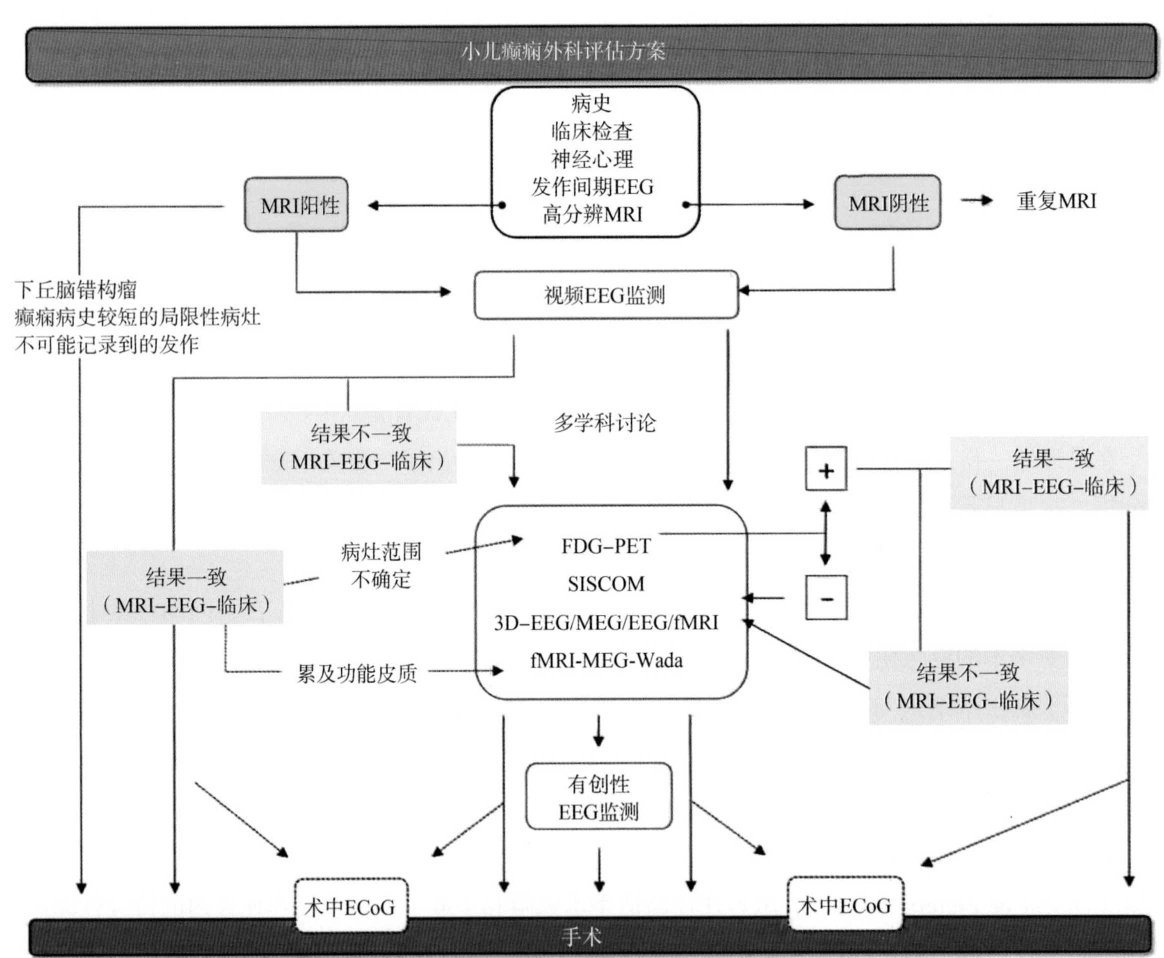

图 48-1　各种类型术前评估中的多学科讨论路线图

当然，也存在一此例外，包括那些明确的排除其他病因的诊断，如遗传性/特发性癫痫（SCN1A相关癫痫、Rett综合征或Angelmann综合征、Gastaut型或Panayiotopoulos型中央区或枕叶癫痫、儿童及青少年失神癫痫、青少年肌阵挛癫痫等）或者代谢相关癫痫。然而，也应该考虑到基因突变实际上也不是排除因素，特别是明确的局灶性癫痫的儿童，最终是适合手术的。本书中结节性硬化或局灶性皮质发育不良的章为这种情况提供了很好的例子。最近非常典型的例子是*DEPDC5*突变，即可在遗传性局灶性癫痫找到，如常染色体显性遗传夜间额叶癫痫（Picard et al., 2014），也可在脑发育畸形的儿童中出现（Scheffer et al., 2014; Baulac et al., 2015）。单基因突变可能会造成某一位家庭成员非病灶局灶性癫痫，而另一位家庭成员出现局灶性皮质发育不良，这一概念对以前的观念提出了挑战，以前会把遗传畸形综合征和非病灶性癫痫综合征割裂开来。儿童神经系统基础疾病与最终确诊的能决定诊断与治疗策略的共患病，两者构成了完整的知识体系。以上提到的所有内容旨在快速确定一种已知的遗传性疾病是否可以纳入术前评估。

实际上术前评估首先开始于病因学检查（临床表现、头皮EEG、VEEG、磁共振），好似一个“过滤器”，指导快速转诊。在疾病早期不必考虑耐药相关问题。目前ILAE关于耐药的定义（Kwan et al., 2010）基于对成人与儿童研究的可靠数据，定义指出2种抗癫痫药物的治疗失败就已经强烈表明该癫痫很难被控制。在第一病因检查期间，内科医生总是有时间尝试两种或更多种抗癫痫药物。人们误以为必须尝试过所有现有抗癫痫药物后才考虑是药物难治性癫痫，再进行术前评估。

事实上，检查后认为有可能手术的儿童并不意味着其肯定会手术。那些药物有效果的患者，即使有明显手术指征，也常常会选择推迟手术。主要的区别在于，一旦证明患儿有耐药性（或者如果手术似乎比长期用药更可靠），他们将获得宝贵的时间来增加保护和（或）改善认知及融入社会的机会。治疗医生也应该考虑到的事实是：对于新近诊断的癫痫患者，我们缺乏关于长期抗癫痫药物治疗相对于手术对儿童一定是更好的选择的前瞻性研究的证据。相反，针对儿童期接受了切除术的患儿，长期随访结果表明停用抗癫痫药物与患儿认知功能改善高度相关（Skirrow et al., 2015）。

为了提高患者早期确定成为手术候选人的概率，先决条件是掌握丰富的关于各种局灶性癫痫病因的知识。可能存在致痫病灶有很多（Holthsausen et al., 2012），正如本书前面部分所述，每种类型的病灶都有不同的特点与不同的演变规律。在讨论手术时，它们既可能起到提示作用，又可能造成误导。因此，不要认为外科手术是“单行道”。当我们考虑癫痫外科结果时，把所有类型的病灶和手术方式混在一起，这可能是一种严重的方法学错误，甚至可能进一步造成错误的方法和解读。

从上述内容得出的第一个结论是：制订小儿癫痫外科手术方案首先需要临床医生兼备小儿神经病学与癫痫两方面的能力。癫痫患儿必须在病程的早期由小儿癫痫专业团队至少筛选一次。基于临床经验和现有文献的回顾，我们提议一份简易的转诊标准（表48-1）。早期转诊有助于筛选出能快速受益于手术的儿童，也可以尽早确定致痫区，这些致痫区通常需要非常专业的深入的检查。之后由小儿神经科医生与癫痫中心合作定期随访。

专业经验

为了确保患者安全，尽早诊断，降低长期影响与风险，专业知识是必需的。临床经验是关键，为了评价个体患者，确定相关检查，癫痫团队必须每年回顾分析大量重点儿童。一位神经外科医生应该主刀的最少癫痫手术的数量还存在争议，但似乎最重要的是专注于癫痫切除术的时间，以及在多学科团队中工作的经验。有创性脑电图手术（在脑表面或者脑内置入颅内电极进行术后监测）风险很高。合理的电极植入计划是癫痫团队和经验丰富的神经外科医生之间定期会诊的结果。现有资料虽少，但显示癫痫外科的结果及发病风险均因大量个体评估与手术而得到相当大的改善。对于罕见的病因，如下丘脑错构瘤和半侧巨脑症，应该有组织地转诊到为数不多的高度专业的中心。

表 48-1 转诊小儿癫痫中心的标准

a. 在起病 6 个月内（对于 18 月龄及以内的儿童应该立即转诊）不可能明确地分类到电临床癫痫综合征中的所有儿童期癫痫
b. 服用两种抗癫痫药物不能完全控制癫痫或者起病 3 个月或更短时间内仍发作的所有儿童期癫痫
c. 所有磁共振阴性的局灶性癫痫儿童，除了那些明确诊断为遗传性或特发性不适合术前评估的患儿
d. 所有脑磁共振阳性的儿童（参考相关章节：结节性硬化症、错构瘤、累及一侧半球的皮质发育异常、Sturge-Weber 综合征、Rasmussen 综合征、皮质发育不良或神经发育肿瘤、分水岭区病变、血管畸形、感染后及创伤后）
e. 睡眠期癫痫性电持续状态（ESES）或 Landau-Kleffner 综合征患儿
f. 可疑与未诊断的代谢性或遗传性疾病有关的癫痫

必须尊重决策前的程序，前瞻性的基于电脑的数据库应该经常更新。强烈推荐经常处理来自其他癫痫中心的结果。基于高收入国家学者的经验，表48-2列出了一些建议，关于配备2～3张床的监测单元制订癫痫手术预案的先决条件。

从卫生保健政策视角来看，我们也迫切地需要高质量的数据来决定每百万居民所必需的大型癫痫中心的数量。这样的研究应该考虑小儿癫痫的发病率及流行病学情况，因为小儿癫痫可能会受益于术前评估、延迟住院现状、成本效益、专业水平，以及总体效果等参数。高收入国家网络设施的发展及小型癫痫中心的使命也需要评估。

中低收入国家面临的挑战明显不同。癫痫治疗缺口巨大，在一些国家超过75%的患者未能获得任何治疗（Warf, 2016; Jetté et al., 2016）。由于这些国家神经科医生、脑电图机与影像技术极度短缺，所以即使是基本的诊断也常常不能得出。像乌干达这样的国家，人口大约3000万，预计60万人（2%）患有癫痫，其中18万人（30%）即使能够轻易获得药物，但可能属于药物难治性癫痫。在面对诸如贫穷、基础设施不足、基本卫生保健未能全覆盖等问题时，所提供的癫痫外科设施似乎并不合理。然而，正如Warf（2016）评论的那样，区域性卫生中心可以利用现有的资源、信息技术、区域外的合作顾问来发展外科。针对当地儿科医生或儿童神经科医生的基础培训可以定位在局灶性癫痫（许多局灶性癫痫可以通过颅脑CT结合视频脑电图监测来确诊）的早期转诊上，也可以向外地成熟的癫痫中心咨询下一步的诊疗建议。至于更详细的讨论内容，读者也可以参阅由Fieggen和Wilmshurst撰写的第8章内容。

如何选择术前评估策略

从目前获取的知识与术前策略的演变可以看出，癫痫是动态变化的疾病。就结果而言，多学科团队的经验仍然是所有癫痫方案与术前评估策略的基础。U-TASK（每年召开两届，由许多欧洲癫痫中心参与评估着实疑难的病例）15年的成功经验表明绝对需要优先进行包括大型癫痫中心在内的有

表 48-2 小儿癫痫外科中心：专业人员与设施需求

在岗的专业人员
①至少一位（最好是 2 位）全职的合格的在小儿癫痫方面培训过的小儿神经科医生
②至少一位（最好是 2 位）全职的神经生理学医生，需要具备小儿神经生理学专业知识（包括新生儿脑电图）
③最少一位全职的神经心理学医生（具有癫痫专业知识，经常参加多学科癫痫讨论会）
④一位具有小儿神经放射学专业知识的神经放射科医生，参加多学科癫痫讨论会
⑤一位参与会诊的（可以是客座的）小儿神经外科医生，经常参加多学科癫痫讨论会
⑥小儿麻醉科医生
⑦具有小儿护理资质的癫痫专业护士，经过持续视频脑电图监测培训（至少能够负责护理 2 张床的监测单元，一位合格的护士和 24 小时的助理护士）
⑧具有饮食治疗经验（生酮饮食）
⑨神经调控
⑩免疫治疗
⑪小儿癫痫方面的学术研究与培训项目
⑫随访着 200 例或以上患有罕见和或复杂癫痫的患儿，每年评估超过 50 例新增的罕见和（或）复杂癫痫，每年不少于 15 例手术患儿
多中心网络联系的专业人员
①至少一位小儿神经外科医生（拥有功能神经外科经验，可以计划并置入侵袭性记录电极）*
②具有癫痫专业知识的临床遗传学家
③遗传代谢性疾病顾问专家
④小儿眼科医生
⑤神经病理学家
⑥小儿精神病医生
配置设施
①可以持续视频脑电监测的床位（至少一台 256 导脑电），能够持续监控到的良好的儿童场所
②一台（至少 1.5 T；最好 3 T）MRI，可以同时进行全麻
③专职于小儿癫痫门诊的专家，拥有药物耐受和新近诊断儿童癫痫的经验
④小儿重症护理单元（即时护理）
⑤配备 1 位父母亲（或其他成年家庭成员）可以在整个监测过程中陪伴孩子的相关设施
⑥教育项目
⑦定期（每月至少 2 次）多学科会议（癫痫讨论会）
连接局域网内其他设备
可链接先进的 MRI 与功能影像技术（fMRI、PET、发作期和发作间期 SPECT）

*.理想状态下，小儿神经外科应是该中心的一部分，然而，如果多个地区的癫痫中心经常合作的话，可以共享神经外科专家

组织的经验交流。这种经验已在某些病理上确定最佳评估时取得了进展，例如下丘脑错构瘤深部电极记录曾被认为是不合适的。无独有偶，过去到现在，随着新技术的进步与颅内电极的广泛应用，越来越多的MRI阴性患者被评估认为有手术治疗的可能。国际层面上，在ILAE的资助下，这种经验交流活动已经促成特别小组完善了儿童外科策略，其来源于最新推荐（Cross et al., 2006; Gaillard et al., 2009; Harvey et al., 2008; Jayakar et al., 2014），与本书原创作者的意见一致。图48-2很好地总结了当决定需要应用哪种术前评估策略时，病因学是如何成为一项非常重要的决定因素的（Jayakar et al., 2014）。

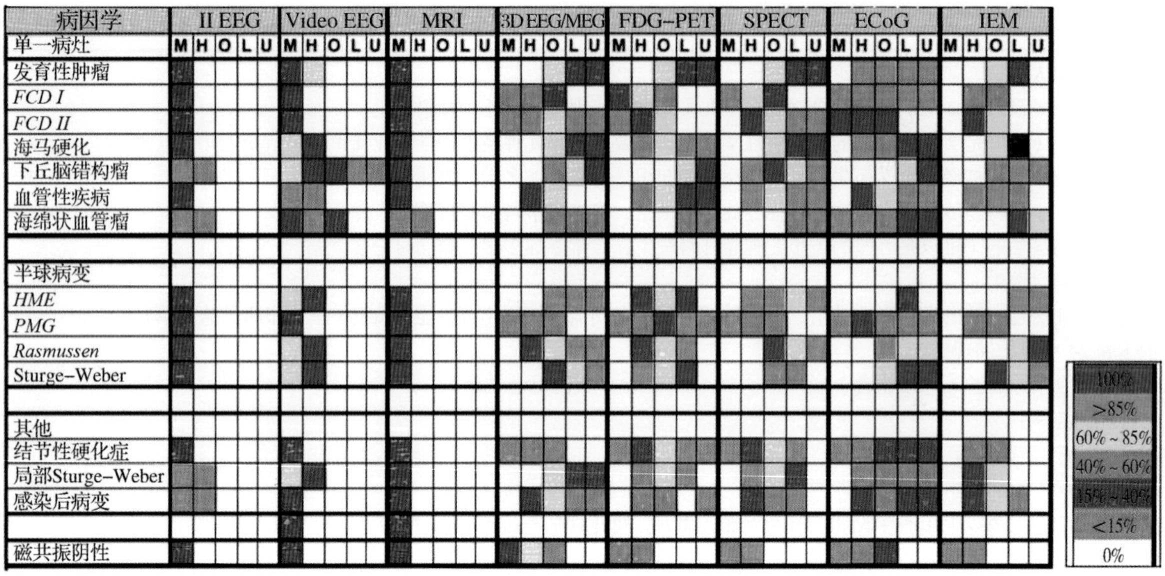

病因学	II EEG					Video EEG					MRI					3D EEG/MEG					FDG–PET					SPECT					ECoG					IEM				
单一病灶	M	H	O	L	U	M	H	O	L	U	M	H	O	L	U	M	H	O	L	U	M	H	O	L	U	M	H	O	L	U	M	H	O	L	U	M	H	O	L	U
发育性肿瘤																																								
FCD I																																								
FCD II																																								
海马硬化																																								
下丘脑错构瘤																																								
血管性疾病																																								
海绵状血管瘤																																								
半球病变																																								
HME																																								
PMG																																								
Rasmussen																																								
Sturge–Weber																																								
其他																																								
结节性硬化症																																								
局部Sturge–Weber																																								
感染后病变																																								
磁共振阴性																																								

图例
100%
>85%
60%～85%
40%～60%
15%～40%
<15%
0%

图 48-2　诊断检查设备专家意见

（授权于Jayakar et al., 2014；代表ILAE小儿癫痫外科特别小组、儿科委员会、诊断委员会意见）。

最低要求

在这个技术普及的时代，仔细观察临床症状与体征，基于全面的知识做出正确的判断，这依然很重要（Aicardi, 1997）。这些知识涉及如何确定提示局灶性发作起源的症状及其相关解剖部位，正是这些全面的知识快速确定了需要的检查项目。

如图48-1所示，分析来自详细的病史采集与发作性事件中描述的数据，结合细致的神经病学检查、良好的发作间期EEG、神经影像与神经心理学评估结果，这些代表了所有术前评估的基础。这种综合性的方法可能直接能做出手术的决定：对于癫痫病程短，临床与发作间期EEG结果高度一致的患儿，可以明确病灶。尽管取得了一些进步，但确实还有相当数量的患儿仍然进行了多年的药物治疗。在病程的早期，单一病灶切除术可能就够了（具体细节详见第二部分）。外科医生处理致痫灶的经验也是很重要的。

（1）间期头皮EEG：包括自然状态睡眠记录，对于几乎所有儿童期癫痫的评估都是必需的。它空间分辨率有限，但相对成本较低，全世界普遍在用，尤其是对那些有独立分散病灶的患者。特别是新近诊断癫痫的患儿，存在多灶、双侧或明显广泛异常的，应该谨慎解读。首先，不应该不假思索地认为它属于术前评估禁忌。同样地，发作间期局灶性异常可能与发育成熟有关，不应解读为“多灶性”的标志。只有具备小儿癫痫诊疗与解读EEG两方面的能力，才能为下一步术前评估提出宝贵建议。虽然标准的头皮EEG容易完成，但是在脑电图机与人员配置较少的癫痫中心，选择哪些患儿需要反复记录发作间期EEG，应该全面分析检查的必要性以及这些检查项目预计解决的问题。

（2）磁共振成像（MRI）是基本的影像模式，对于具体的癫痫诊疗方案必不可少（Gaillard et al., 2009; Wilmshurst et al., 2015; Mouthaan et al., 2016）。在资源有限的国家，颅脑CT扫描相对于少数病灶很局限的患者来说已经足够。癫痫起病时普通常规MRI还不足以认为我们处理的是MRI阴性的病例，需在筛查过程中获得了电临床数据的基础上，还需要反复MRI检查，因为它有利于发现微小病灶，常常是发育障碍性病灶。儿童早期复杂的成长演变需要神经放射科医生特定的专业知识，不仅能熟练解读儿童癫痫病例，还需要与临床主管医生进行紧密合作（Gaillard et al., 2009）。没有研究直接比较1.5T和3.0T磁共振。目前经验显示一些问题诸如临床上定位良好的MRI与癫痫团队解读MRI的技能要比单纯MRI机技术配置更重要，也需要考虑进行神经影像检查时患者的年龄。影像失败的原因包括不合适的时间窗，典型的是6月龄以后病灶，特别是局灶性皮质发育不良，可能会被逐渐增加但还不完全被髓鞘化所掩盖，或者这样的病灶也许会消失。

（3）神经心理和发育评估：是另一个儿童癫痫护理必需项目，特别是在患儿适合术前评估和（或）考虑手术时（Helmstaedter et al., 2011）。病程中尽早提供基线数据既有助于未来随访，也有助于量化手术（和药物治疗）的影响。适宜的评估也有助于定位/定侧功能区，告知术后功能障碍风险，为大龄儿童提供相关的教育和康复计划。同时儿童神经精神科医生的建议也必不可少。

发作期VEEG记录

VEEG已逐渐成为更好地诊断儿童癫痫的必要设备，不仅可以记录到大量的发作间期脑电活动，而且还可以捕捉到发作期信息。

普通医院安装视频脑电设备及父母亲携带的院外视频，有助于更好地描述发作期症状，并确定多种发作类型及非癫痫性事件。在癫痫筛查第一阶段，当一个很明确的发作间期EEG病灶明显与另一个高质量的标准MRI结果一致时，就有可能确定相当数量的癫痫儿童作为手术候选人。

制订不同的决策，原因在于合理解读数据方面的癫痫团队的经验。当地不能做出决策时，应尽快向小儿癫痫中心寻求帮助，官方的远程医疗能以合理的费用支持这种做法。如上所述，在低收入国家要获得VEEG设备及家庭记录，首先要做到更好的癫痫护理。

对于MRI阴性、病灶不确定、累及或邻近皮质语言区的儿童，往往受益于长程VEEG记录。此时的术前或手术评估，VEEG检查的唯一目标就是记录发作性事件，最好两次以上。优秀的神经生理医生的分析应该集中在发作的电临床模式，并能把它与神经解剖影像数据联系起来。对于临床表现为婴儿痉挛或双侧发作间期异常的幼儿，应该仔细寻找非对称的临床和（或）脑电表现。

经过VEEG监测与发作测试培训的癫痫科护士是综合癫痫手术方案中重要的一环。也要求他们提出建议，参与日常管理，开发一些教育治疗方案。

其他检查工具

在一些病例中，从上述提及最少的检查中获得数据就能强烈提示是否适合手术治疗，但另一些辅助检查也可能被认为是必要的。尤其对于儿童，缺乏关于每种技术的评价强度、注意事项与缺陷的1级和2级研究（West et al., 2015; 2016）。对于所有的小儿癫痫外科手术方案，有更多的理由必须使用能系统升级的数据库，这样可以比较所得结果。目前手术操作都基于专家共识（图48-2），主要依据病因学与病灶部位（Jayakar et al., 2014）。

大家的共识认为每一项单独的辅助检查结果都不可能对适合手术与否给出明确的答案。它是全面的、多学科分析的结果，这会增加患者获得最佳治疗效果的机会。至于每项检查技术或工具的有效性、注意事项及缺陷，读者可以参阅本书相关章节。

（1）功能影像：一个标准的癫痫中心本身必须配备功能影像设备［DG-PET和（或）发作期SPECT］，或者建立与其他中心的合作。这两项检查的用途类似，两者都倾向于发作的传播效应，因此异常区域要比致痫区更大。FDG-PET对于可疑区域的定侧最有帮助，也可以缩小定位范围。对于幼儿或有认知障碍的儿童，主要困难在于需要镇静或麻醉。褪黑素可能有效。

对于发作期SPECT，注射时机非常关键。因此需要癫痫科护士床旁操作，并由组织良好的机构将患者快速转至神经影像科。发作期与发作间期SPECT减影有助于定位，但还需要其他SPECT试验与计算机专业技术。

（2）3D脑磁图（MEG）或EEG源影像：对于那些发作起始缺乏一个明确假设的病例，MEG可以作为术前检查的一部分。如果在MRI上，怀疑癫痫涉及岛叶、大脑半球间区域、多发或大面积致痫区，那么MEG有助于确定更活跃区域。之后应用MEG结果来分析结构性影像资料，研究小范围的致痫区，或者指导颅脑电极的置入，精确定位致痫区。

这项检查的图像采集与机器维护，相对成本较高，而且尤其需要有经验的、资深的人员。这也是需要更合理的卫生保健政策的理由。这些就是在网络内运行的癫痫中心之间可以分享的典型技术与专业知识。

有创性VEEG监测

与受益于癫痫手术的儿童数量相比，置入深部或硬膜下电极的患儿只占少数。当癫痫团队从之前的术前评估中逐渐认识到切除术后良好的效果能够给患者及其家庭带来希望时，或者有可能对致痫灶产生清晰的假设时，或者当解剖–电–临床资料不一致妨碍直接手术治疗时，就适合置入电极。临床癫痫病学及神经电生理专家制订的最优个体化电极置入计划与神经外科医生的技术与经验一样重要。因此，该设备应该专用于标准的癫痫中心，可以进行大量的术前评估和外科手术。

要定期通过现场或已构建的网络与经验丰富的神经外科团队合作，因为他们熟悉皮质脑电图及深部或硬膜下电极的置入，这是获得全面的癫痫诊疗方案显而易见的、必要的步骤。服务小众的癫痫中心应该通过网络分享早期癫痫的工作经验，当需要置入颅内电极时，就应该把患者转诊到装备齐全的癫痫中心。各中心拔出电极后未行切除术的比率差距相当大，也反映出各癫痫与神经外科团队的能力（或局限性）。

团队中至少需要一位成员具有皮质电刺激的经验，因为它是功能定位的“金标准”。常常需要把刺激范式调整到足以引出低龄儿童出现可靠的反应（Jayakar et al., 1992）。

术后长期随访设施

全面的癫痫手术计划必须包括术后标准的随访方案，以及现有的必要人员与技术支持。术后无发作的患者必须定期监测（如在3个月、6个月、12个月、24个月）。术后早期的MRI和VEEG资料应该在多学科病例会上讨论，因为需要在此基础上预先确定抗癫痫药物的减停标准（Boshuisen et al., 2012，2014，2015）。术后12个月、24个月还应该进行神经心理学评估。术后收集到的资料应该定期更新到数据库。

另外，我们依然需要前瞻性地收集随访资料，以便更好地理解大量不同病因的疾病的演变规律（West et al., 2015）。

未来挑战与展望

尽管小儿癫痫外科医疗保健近20年取得了很大进步，但是要将其做到最好依然充满挑战。新近诊断的癫痫仍然在病程的很晚期才求助于专业癫痫中心，错过了治疗的最佳时机。这其中既有非手术患者也有手术患者。这部分是因为在儿童癫痫如何检查和治疗的问题上一直存在着误解。另外，尽管存在罕见和复杂癫痫的误诊误治的巨大代价，但这依然没有被众多行政机构认为是当务之急，因而需要发展更多的小儿癫痫中心，尤其是在中低收入国家。如果早期给予正确诊断及最佳治疗，大部分癫痫可治，这一信息需要更好地普及。除了控制发作，治疗目标还要阻止发育受损或认知缺陷，也要考虑获得某项技能的最佳年龄。癫痫外科面临的挑战也与此类似。

虽然缺少确切的癫痫流行病学资料，但也能估算到：例如在欧洲，人口7亿3千万，超过25万人可能需要癫痫手术，另外每年新增14 000人（NIH Consensus Panel, 1990）。儿童受到特别的关注，估计每年每百万居民中有2 ~ 4例儿童需要癫痫手术。手术候选患儿反复转诊或延迟转诊仍然是现实存在的障碍，这使得患儿及其家庭丧失了安全有效的治疗机会。

目前迫切需要缩小患者与医生之间从知识到行动的鸿沟，并通过完整的多要素知识转化干预方法来消除癫痫外科壁垒（包括为患者、护理人员及医生提供决策援助）。在其中，癫痫患者、赞助机构、医生、政策制订者与科研人员须保证能使用一个共享的决策流程，携手共进确保适合癫痫手术的候选人及时转诊（Jetté et al., 2016）。

与此同时，在国际抗癫痫联盟小儿癫痫外科特别小组的领导下，我们期望进一步开展一系列的活动，并完成一些任务。

（1）建立循证培训指南及小儿癫痫护理与手术的最低要求。

（2）就患者数量、专业知识及术后效果评估的三个方面，建立循证标准，针对小儿癫痫外科领域转诊中心提出最低要求。

（3）评估大小型转诊中心的必要性以及各自的使命。

（4）向卫生当局提供可信的证据说明小儿癫痫外科领域交流与合作成本-效益良好，应该加以鼓励。

全世界大多数小儿癫痫标准中心参与的可持续学术研究项目也需要发展。研究应该集中在小儿癫痫外科领域中遗传和（或）神经病理学上。这类研究包括发展前瞻性组群，应该在一个长期的基础上计划与投资（至少10年）。为了验证探测高频震荡在决策，在更好地确定所需专业知识程度及在减少发作记录需求方面的最终影响时，需要开展神经生理学项目。

认知和行为问题也需要投入大量的工作。我们需要进行前瞻性的、10年的随访研究，而且要使用最少量的所有参与中心都公认的测验和评分。事实上，目前我们处理的数据充分表明：儿童期起病癫痫，晚期转诊造成了神经认知下降及社会融入困难。我们也可以声明：小儿癫痫外科可以有效控制癫痫发作，但仍缺乏早期手术及无发作儿童的全局性演变的数据。

撰写此书仅仅是第一步，因为所有参与其中的作者都表示愿意同小儿神经病学界分享自己的经验。作为本书作者，我们想借此机会感谢所有执笔者，谨代表癫痫儿童及其家庭，因为他们有权利获得更多的关注，追求最佳的治疗效果。

原书参考文献

Aicardi J. Pediatric Epilepsy Surgery: How the views have changed. In: Tuxhorn I, Holthausen H, Boenigk H, (eds). Paediatric Epilepsy Syndromes and their Surgical Treatment. London: John Libbey, 1997.

Baulac S, Ishida S, Marsan E, et al. Familial focal epilepsy with focal cortical dysplasia due to DEPDC5 mutations. Ann Neurol 2015; 77: 675-683.

Boshuisen K, Arzimanoglou A, Cross JH, et al. TimeToStop study group. Timing of antiepileptic drug withdrawal and long-term seizure outcome after paediatric epilepsy surgery (TimeToStop): a retrospective observational study. Lancet Neurol 2012; 11: 784-791.

Boshuisen K, Schmidt D, Uiterwaal CS, et al. TimeToStop Study Group. Time to relapse after epilepsy surgery in children: AED withdrawal policies are a contributing factor. Epileptic Disord 2014; 16: 305-311.

Boshuisen K, van Schooneveld MM, Uiterwaal CS, et al. TimeToStop cognitive outcome study group. Intelligence quotient improves after antiepileptic drug withdrawal following pediatric epilepsy surgery. Ann Neurol 2015; 78: 104-114.

Cross JH, Jayakar P, Nordli D, et al. International League against Epilepsy, Subcommission for Paediatric Epilepsy Surgery; Commissions of Neurosurgery and Paediatrics. Proposed criteria for referral and evaluation of children for epilepsy surgery: recommendations of the Subcommission for Pediatric Epilepsy Surgery. Epilepsia 2006; 47: 952-959

Dewar SR, Pieters HC. Perceptions of epilepsy surgery: a systematic review and an explanatory model of decision-making. Epilepsy Behav 2015; 44: 171-178.

Gaillard WD, Chiron C, Cross JH, et al. Committee for Neuroimaging, Subcommittee for Pediatric. Guidelines for imaging infants and children with recent-onset epilepsy. Epilepsia. 2009; 50: 2147-2153.

Harvey AS, Cross JH, Shinnar S, et al. ILAE Pediatric Epilepsy Surgery Survey Taskforce. Defining the spectrum of international practice in pediatric epilepsy surgery patients. Epilepsia 2008; 49: 146-155.

Helmstaedter C, Hermann B, Lassonde M, et al. Arzimanoglou A (eds). Neuropsychology in the Care of People with Epilepsy. Montrouge: John Libbey Eurotext, 2011.

Holthausen H, Fogarasi A, Arzimanoglou A, et al. Structural (symptomatic) focal epilepsies of childhood. In: Bureau M, Genton P, Dravet C, Delgado-Escueta A, Tassinari CA, Thomas P, Wolf P (eds). Epileptic Syndromes in Infancy, Childhood and Adolescence (5th ed). Paris: John Libbey Eurotext Ltd, 2012, 455-505.

Jayakar P, Gaillard WD, Tripathi M, et al. Task Force for Paediatric Epilepsy Surgery, Commission for Paediatrics, and the Diagnostic Commission of the International League Against Epilepsy. Diagnostic test utilization in evaluation for resective epilepsy surgery in children. Epilepsia 2014; 55: 507-518.

Kwan P, Arzimanoglou A, Berg AT, et al. Definition of drug resistant epilepsy: consensus proposal by the ad hoc Task Force of the ILAE Commission on Therapeutic Strategies. Epilepsia 2010; 51: 1069-1077.

Lamberink HJ, Boshuisen K, van Rijen PC, et al. Dutch Collaborative Epilepsy Surgery Program (DCESP). Changing profiles of pediatric epilepsy surgery candidates over time: A nationwide single-center experience from 1990 to 2011. Epilepsia 2015; 56: 717-725.

Mouthaan BE, Rados M, Barsi P, et al. Current use of imaging and electromagnetic source localization procedures in epilepsy surgery centers across Europe.Epilepsia 2016 Mar 25.

NIH Consensus Panel. Surgery for epilepsy: National Institute of Health Consensus Conference. JAMA 1990; 264: 729-733.

Nunes VD, Sawyer L, Neilson J, et al. Diagnosis and management of the epilepsies in adults and children: summary of updated NICE guidance. BMJ 2012; 344: e281.

Picard F, Makrythanasis P, Navarro V, et al. DEPDC5 mutations in families presenting as autosomal dominant nocturnal frontal lobe epilepsy. Neurology 2014; 82: 2101-2106.

Pickrell WO, Elwyn G, Smith PE. Shared decision-making in epilepsy management. Epilepsy Behav 2015; 47: 78-82.

Scheffer IE, Heron SE, Regan BM, et al. Mutations in mammalian target of rapamycin regulator DEPDC5 cause focal epilepsy with brain malformations. Ann Neurol 2014; 75: 782-787.

West S, Nolan S, Cotton J, et al. Surgery for epilepsy. Cochrane Database Syst Rev 2015; 7: CD010541.

West S, Nolan S, Newton R. Surgery for Epilepsy: a systematic review of current evidence. Epileptic Disord. 2016, June (in press).

Wilmshurst JM, Gaillard WD, Vinayan KP, et al. Summary of recommendations for the management of infantile seizures: Task Force Report for the ILAE Commission of Pediatrics. Epilepsia 2015; 56: 1185-1197.

Wyllie E, Comair YG, Kotagal P, et al. Seizure outcome after epilepsy surgery in children and adolescents. Ann Neurol 1998; 44: 740-748.